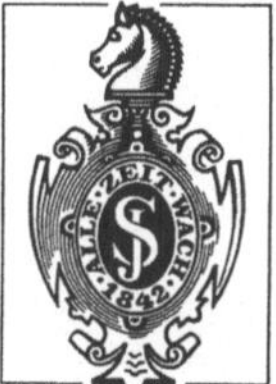

Pädiatrische Pneumologie

Herausgegeben von
A. Fenner und H. von der Hardt

Mit 198 Abbildungen und 114 Tabellen

Springer-Verlag
Berlin Heidelberg New York Tokyo 1985

Professor Dr. med. A. Fenner

Medizinische Hochschule Lübeck, Klinik für Neonatologie
Kahlhorststraße 31–35, D-2400 Lübeck

Professor Dr. med. H. von der Hardt

Medizinische Hochschule Hannover, Kinderklinik,
Abt. Kinderheilkunde I, Pädiatrische Pneumologie
Konstanty-Gutschow-Straße 8, D-3000 Hannover 61

CIP-Kurztitelaufnahme der Deutschen Bibliothek:
Pädiatrische Pneumologie / hrsg. von A. Fenner u. H. von der Hardt. –
Berlin; Heidelberg; New York; Tokyo: Springer, 1985.

ISBN-13:978-3-642-68542-2   e-ISBN-13:978-3-642-68541-5
DOI:10.1007/978-3-642-68541-5

NE: Fenner, Axel [Hrsg.]

Fotosatz: Brühl Druck- und Pressehaus Gießen
Offsetdruck: Saladruck, Berlin. Bindearbeiten: Lüderitz & Bauer, Berlin
2121/3020-543210

Autorenverzeichnis

Professor Dr. med. U. Bernsau
Kinderklinik der Medizinischen Hochschule Hannover
Abteilung III – Pädiatrische Kardiologie
Konstanty-Gutschow-Straße 8, D-3000 Hannover 61

Professor Dr. med. K.-D. Ebel
Kinderkrankenhaus der Stadt Köln
Amsterdamer Straße 59, D-5000 Köln 60

Professor Dr. med. A. Fenner
Klinik für Neonatologie der Medizinischen Hochschule Lübeck
Kahlhorststraße 31–35, D-2400 Lübeck

Dr. med. S. Gonda
Seehospiz „Kaiserin Friedrich"
Postfach, D-2982 Norderney

Professor Dr. med. H. von der Hardt
Kinderklinik der Medizinischen Hochschule Hannover
Abteilung I – Pädiatrische Pneumologie
Konstanty-Gutschow-Straße 8, D-3000 Hannover 61

Professor Dr. med. D. Helbig
Kinderchirurgische Klinik im Kinderkrankenhaus der Stadt Köln
Amsterdamer Straße 59, D-5000 Köln 60

Professor Dr. med. D. Hofmann
Abteilung für Allgemeine Pädiatrie II des Klinikums der
Johann Wolfgang Goethe-Universität
Theodor-Stern-Kai 7, D-6000 Frankfurt am Main 70

Professor Dr. med. H. C. Kallfelz
Kinderklinik der Medizinischen Hochschule Hannover
Abteilung III – Pädiatrische Kardiologie
Konstanty-Gutschow-Straße 8, D-3000 Hannover 61

Professor Dr. med. F. Lampert
Kinderklinik der Justus Liebig-Universität
Feulgenstraße 12, D-6300 Gießen

Professor Dr. med. T. Luthardt
Städtische Kinderklinik
D-6520 Worms

Professor Dr. med. W. Marget
Kinderklinik der Universität München
Lindwurmstraße 4, D-8000 München 2

Professor Dr. med. C. H. L. Rieger
Kinderklinik der Universität Marburg
Deutschhausstraße 12, D-3550 Marburg

Professor Dr. med. P. Ch. Schmid
Lungenfachklinik
D-8171 Gaissach (Obb.)

Professor Dr. med. H.-J. Schultz-Coulon
Lukas-Krankenhaus, HNO-Klinik
Preussenstraße 84, D-4040 Neuss 1

Professor Dr. med. U. Stephan
Kinderklinik und Poliklinik des Universitätsklinikums Essen
Hufelandstraße 55, D-4300 Essen

Professor Dr. med. H. B. von Stockhausen
Abteilung für Neonatologie, Kinderklinik der Universität Würzburg
Josef-Schneider-Straße 2, D-8700 Würzburg

Dr. med. H. J. Zimmermann
Kinderchirurgische Klinik, Hochschule Hannover
Konstanty-Gutschow-Straße 8, D-3000 Hannover 61

Dr. med. H. G. Wiesemann
Kinderklinik und Poliklinik des Universitätsklinikums Essen
Hufelandstraße 55, D-4300 Essen

Dr. phil. Dipl. Psych. G. Wolff
Kinderklinik der Medizinischen Hochschule Hannover
Konstanty-Gutschow-Straße 8, D-3000 Hannover 61

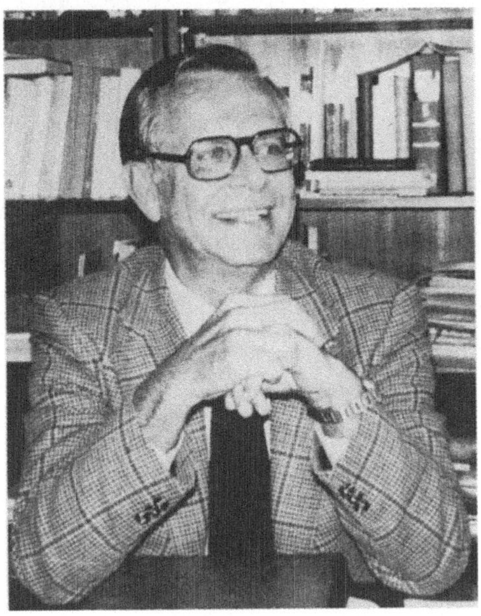

Die Herausgeber widmen dieses Buch dem Begründer der Pädiatrischen Pneumologie in Deutschland, Herrn Prof. Dr. med. J. Wenner, geb. am 26.11.1922 und gestorben am 18.5.1979.

Mit der Berufung auf den Lehrstuhl für Pädiatrie an der Medizinischen Hochschule Hannover 1968 richtete er die erste Abteilung für Pädiatrische Pneumologie an einer Universitäts-Kinderklinik in der Bundesrepublik Deutschland ein. Auf seine Initiative ging die Gründung der Gesellschaft für Pädiatrische Pneumologie im Jahre 1975 zurück.

Er war bis zu seinem frühen Tode der erste Vorsitzende dieser Gesellschaft. Schon früh übernahm er zusammen mit A. Fenner die Herausgabe eines Buches über Pädiatrische Pneumologie. Durch seine schwere Krankheit und seinen Tod am 18.5.1979 konnte er diese Aufgabe nicht mehr vollenden. Das vorliegende Buch wurde neu konzipiert und enthält doch viele seiner ursprünglichen Vorstellungen. In dankbarer Erinnerung soll ihm dieses Buch daher gewidmet sein.

Lübeck/Hannover im Herbst 1984
A. Fenner
H. von der Hardt

Inhaltsverzeichnis

1 Einleitung

A. Fenner und H. von der Hardt

Die großen pädiatrischen Probleme vergangener Zeiten, Infektionskrankheiten und Ernährungsstörungen, haben im Laufe des 20. Jahrhunderts immer mehr an Bedeutung verloren. Parallel zu dieser Entwicklung ging auch die Mortalität an infektiös bedingten Erkrankungen der Respirationsorgane zurück, doch haben Vielfalt und Zahl der Atemwegskrankheiten sowie auch besonders ihr Anteil am gesamten pädiatrischen Krankengut stetig zugenommen: die Beatmung von Unreifgeborenen mit ihren Akut- und Langzeitproblemen, die größere Zahl der bis ins Erwachsenenalter überlebenden Mukoviszidosepatienten, das wachsende Bewußtsein um Inzidenz und Verlauf der chronischen Bronchitis bereits im Kindesalter, die Zunahme des Asthmasyndroms in seinen vielfältigen Formen – um einige Beispiele für diese Entwicklung zu nennen.

Die in der Lungenphysiologie gewonnenen Erkenntnisse der Atemfunktionsdiagnostik wurden in der adulten inneren Medizin zunächst v. a. in Tuberkuloseheilstätten und Emphysemkliniken (in USA) angewendet. Innerhalb der Pädiatrie wurde das Verständnis für die Pathophysiologie der Atmung durch die Blutgasanalyse aus Kapillarblut geweckt, eine Entwicklung der 60er Jahre, die insbesondere der Neonatologie zu ihrer heutigen Stellung verhalf. Die zweite Wurzel der pädiatrischen Pneumologie ist die Erwachsenenpneumologie: Von ihr wurden Techniken übernommen und an die pädiatrischen Probleme adaptiert, wobei sehr rasch deutlich wurde, daß grundlegende Unterschiede bestanden: 1. der wachsende und reifende Organismus verlangt eine dynamische Denk- und Interpretationsweise; 2. nicht in jeder Altersgruppe kann die Mitarbeit des Kindes vorausgesetzt werden.

Wesentliche Impulse sind inzwischen auch in umgekehrter Richtung weitergegeben worden: Erwähnt sei in diesem Zusammenhang die Kenntnis über das Surfactant in den Alveolen, das in seiner Bedeutung zunächst von Pädiatern richtig eingeschätzt wurde.

Erkrankungen der Atemwege sind in der Pädiatrie der häufigste Grund, ärztliche Hilfe in Anspruch zu nehmen. Dabei wird der praktizierende Kinderarzt jedesmal vor die Frage nach dem Grad der Banalität bzw. Ernsthaftigkeit des jeweiligen Krankheitsbildes gestellt: Das Wissen, daß über 90% dieser Kinder an einem banalen Virusinfekt leiden, hilft ihm nicht, die wenigen Fälle von Mukoviszidose, frühem Asthma, α_1-Antitrypsinmangel, Tuberkulose oder infantiler Myopathie zu diagnostizieren. Vielmehr braucht er dazu einen hohen Verdachtsindex, um die kleinen Besonderheiten im Verlauf der Erkrankung richtig zu werten; er sollte jedoch auch in etwa die Fragestellung kennen, mit der er einen solcherart herausgefundenen „Fall" zur weiteren Diagnostik in eine Spezialambulanz überweist. Zentren, in denen eine gründliche und folgerichtige pädiatrisch-pneumologische Diagnostik und Therapie möglich ist, sind bei uns noch rar. Deshalb gibt es immer noch zu viele Kinder, die mit „chronisch-rezidivierenden Atemwegsinfekten" viele Jahre hindurch nur symptomatisch behandelt und womöglich wiederholt zu teuren Kuren verschickt werden, ohne daß den Ursachen für diese Krankheitszeichen auf den Grund gegangen wird. So ergab eine Anfrage bei der Landesversicherungsanstalt Schleswig-Holstein, daß sie im Jahre 1982 504 Kinderheilbehandlungen finanzierte, davon 54,26% wegen Atemwegserkrankungen (273 Fälle)[1]. Für die 504 Kinderheilbehandlungen wurden 2 461 701,93 DM ausgegeben, 54% davon sind annähernd 1,3 Mill. DM[1]. Insgesamt sind 1982 in der BRD 14 138 Kinderheilbehandlungen durchgeführt worden; nimmt man den Anteil der Atemwegserkrankungen wiederum mit etwa 50% an, wären etwa 7 000 Kinderheilbehandlungen wegen Atemwegserkrankungen für die BRD pro Jahr zu veranschlagen, die beim Verband Deutscher Versicherungsträger erfaßt werden. Die Kosten für eine Heilbehandlung werden mit ca. 5 000 DM veranschlagt. Das ergibt eine Gesamtsumme von 35 Mill. DM jährlich für Heilbehandlungen von Atemwegserkrankungen bei Kindern. Diese Zahl muß als Minimalsumme betrachtet werden, da auch andere Kostenträger, wie z. B. DRK, karitative Verbände, Gewerkschaften usw. Rehabilitationsmaßnahmen bei Kindern durchführen, die vom Verband Deutscher Rentenversicherungsträger nicht miterfaßt werden.

Auch in bezug auf die medikamentöse Therapie wird viel Unsinniges getan: Von der mißverstandenen Prophylaxe (nicht an die frische Luft gehen, damit man sich nicht „erkältet"!) über das riesige Angebot der Industrie an Externa (Einreibungen, Wickel) bis hin zu der unübersehbaren Menge von internen Grippe- und Erkältungsdrogen gibt es eine Fülle von Maßnahmen, Empfehlungen und ärztlichen Verordnungen, deren Wert oder Unwert kritischer beurteilt werden sollte. Die Rote Liste 1983 weist 90 Grippemittel, 421 Antitussiva/Expektoranzien, 120 Rhinologika und 31 Otologika aus. Hinzu kommen in der Verordnungsliste Bronchospasmolytika, Betarezeptorenblocker, Balneotherapeutika, Antibiotika, Sulfonamide, Roboranzien/Tonika, Vitamine und Gammaglobulinpräparate. Allein diese Fülle beweist, wie groß die Polypragmasie ist, die auf diesem Sektor von Ärzten praktiziert wird. Nicht berücksichtigt ist dabei die riesige Menge der sog. OTC-Präparate ("over the counter"), die von Laien ohne Rezept gekauft und benutzt werden.

Die pädiatrische Pneumologie in diesem Sinne als wichtige neue, in diagnostischer wie therapeutischer Hinsicht kritische Subspezialität vorzustellen, dem pädiatrisch tätigen Arzt Hilfe und Anregung zu sein, den Studenten möglichst umfassend und praxisbezogen zu informieren – das sind die Aufgaben dieses Buches.

---

[1] Das Zahlenmaterial über die Kinderheilbehandlungen wurde dankenswerterweise von der Geschäftsführung der Landesversicherungsanstalt Schleswig-Holstein in Lübeck (Dr. med. Bluhm) zur Verfügung gestellt.

2 Allgemeiner Teil

2.1 Morphologische Entwicklung

A. Fenner

2.1.1 Pränatale Entwicklung

Beim menschlichen Embryo ist im Alter von 24 Tagen erstmals die Anlage eines Bronchialbaumes in Form einer Ausbuchtung des Entodermschlauches erkennbar (Abb. 1). 2–4 Tage später erscheinen 2 Primäräste, die späteren Hauptbronchien. Die

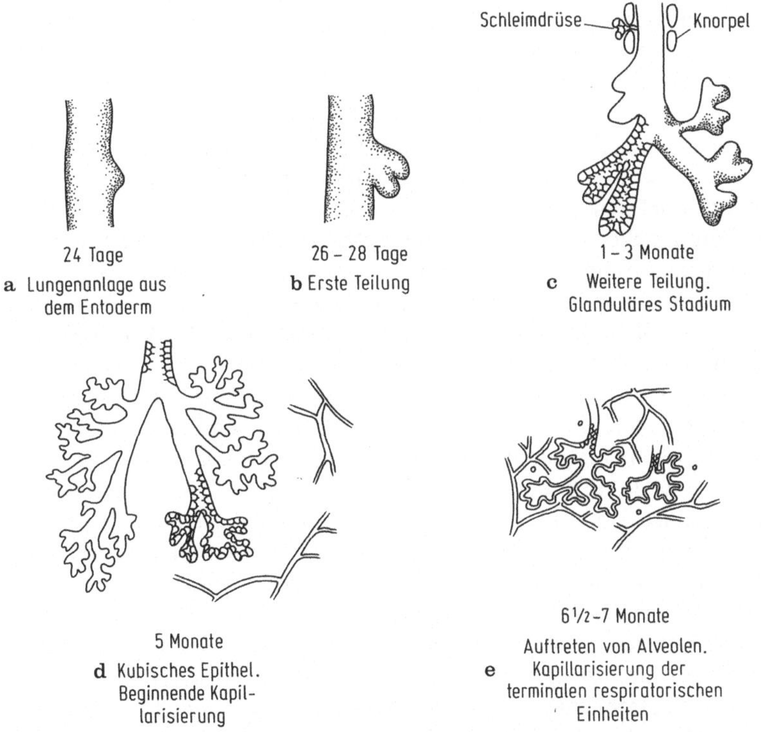

Abb. 1 a–e. Schematische Darstellung der pränatalen Entwicklung des Respirationsorganes (modifiziert nach Avery u. Fletcher [1])

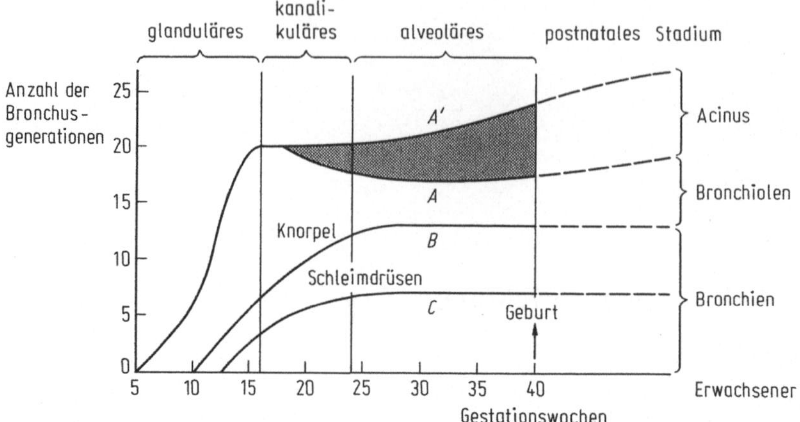

Abb. 2. Pränatale Entwicklung des Bronchialbaumes. Kurve *A* zeigt die Anzahl der Bronchialgenerationen, *A'* die Bronchioli respiratorii und Ductuli alveolares. *B* ist ein Maß für die Ausdehnung von Knorpel im Bereich des Bronchialbaumes, *C* diejenige der Schleimdrüsen (modifiziert nach Bucher u. Reid [2])

weitere Differenzierung erfolgt angenähert in dichotomer Aufteilung, die wir als „Bronchusgenerationen" bezeichnen. Die Abb. 2 veranschaulicht, daß die Zahl der Bronchusgenerationen zunächst sehr rasch, von der 16. Woche ab jedoch nur noch langsam zunimmt und vor der Geburt nicht abgeschlossen ist. Die Generationen 1–16 sind präazinäre Bronchien, ihre Zahl ist etwa mit der 16. intrauterinen Woche festgelegt. Entsprechend müssen Anomalien der präazinären Bronchien in Störungen vor der 16. Woche begründet sein.

Der Acinus (funktionelle, am Gasaustausch beteiligte Endeinheit der Lunge) umfaßt die Bronchusgenerationen 17–25. Differenzierung und Wachstum nach der Geburt lassen sich v. a. an den Alveolen beobachten: Zum Zeitpunkt der Geburt beträgt die Zahl der Alveolen 24 Mill., im 8. Lebensjahr 300 Mill. Die Größenzunahme der Einzelalveole geht in den ersten Jahren langsam vor sich, dann rascher bis zum Ende der Wachstumsperiode. Wachstumshemmende Einflüsse entstehen durch Alveolarhypoplasie bei Skoliose, Zwerchfellhernie sowie bei rekurrierenden Infektionen. Parallel zur Entwicklung der Bronchusgenerationen kommt es zum Einwachsen von Mesenchym zwischen die Äste des Bronchialbaumes. Dabei lassen sich zwei Arten von Mesenchymgewebe unterscheiden: Die eine, reich an zellulären Elementen, bildet die Grundlage für die späteren nichtepithelialen Strukturen der Alveolarwände; aus der anderen zellärmeren Mesenchymart entwickeln sich später die großen bindegewebigen Elemente der Lunge, wie Pleura, Interlobärsepten, subpleurales Bindegewebe sowie die knorpeligen Strukturen des Bronchialbaumes. Diese Stützelemente erreichen in der 27. Woche die für die Luftatmung erforderliche Funktionsfähigkeit. Die für die Sekretion des Bronchialschleimes wichtigen Bronchialdrüsen und intraepithelialen Goblet-Zellen werden in der 12. und 13. Woche nachweisbar, in der 25. Woche ist ihre Entwicklung abgeschlossen.

Aus Abb. 2 geht hervor, daß das pulmonale Entwicklungsstadium bis zur 16. Woche als glanduläres, von der 16.–24. als kanalikuläres und nach der 24. als alveoläres

Stadium bezeichnet wird. Diese Einteilung beruht auf dem histologischen Bild des Epithels, das die terminalen Funktionseinheiten des Respirationsorganes in den verschiedenen Entwicklungsstadien auskleidet: Zunächst erscheint ein kubisches Epithel, das reich mit Glykogen gefüllt ist und dem gesamten Organ das Aussehen einer Drüse verleiht (glanduläres Stadium). Im Alter von etwa 20 Wochen beginnt die Kanalisierung dieses Drüsengewebes, so daß jetzt mit kubischem Epithel ausgekleidete Gänge entstehen (kanalikuläres Stadium). Der letzte Schritt ist die Attenuierung des kubischen Epithels zu dem für das extrauterine Leben charakteristischen flachen Alveolarepithel (alveoläres Stadium). Die früher vorherrschende Meinung, daß diese Attenuierung sich erst durch den Eintritt von Luft in die Lunge vollziehe und damit ein postnatales Ereignis darstelle, kann nicht mehr aufrechterhalten werden, da totgeborene Kinder die gleiche Menge an Alveolarepithel aufweisen wie kurz nach der Geburt verstorbene. Der Zeitraum des Auftretens der eigentlichen Alveolen beginnt in der 24. Woche.

Bei licht- und insbesondere elektronenmikroskopischen Untersuchungen lassen sich 2 Formen von Alveolarzellen unterscheiden, die als Typ-1- und Typ-2-Zellen (auch Pneumozyten 1 und 2) bezeichnet werden. Die weniger zahlreichen Typ-2-Zellen fallen durch reichliche Vakuolenbildung (osmiophile Einschlußkörperchen) auf, ein Hinweis auf Lipoideinschlüsse. Auf die besondere Funktion, die man diesen Zellen heute zuschreibt, wird später (Abschn. 16) eingegangen werden. Es ist interessant, daß es für jede Tierspezies einen eng definierten Zeitraum zu geben scheint, in welchem die Pneumozyten 2 erstmals nachweisbar werden.

Die Blutversorgung der Lungenanlage erfolgt zunächst aus paarigen, segmental angeordneten Arterien, die aus der dorsalen Aorta entspringen. Beim 7-mm-Embryo erscheint erstmalig die Anlage einer Gefäßversorgung für das Respirationsorgan als ventrale Aufzweigung aus dem 4. Aortenbogen. Dieses Gefäß anastomosiert mit der oben erwähnten, aus der dorsalen Aorta stammenden Arterie. Später entwickelt sich aus dem ventrokaudalen Teil des 6. Aortenbogens die Pulmonalarterie, aus dem dorsalen der Ductus arteriosus (Botalli). Die alte Verbindung zu den dorsalen Ästen des Aortenbogens verschwindet, mit Ausnahme des ersten Paares, welches die Anlage der Bronchialarterien bildet. Die Aufzweigung der Pulmonalarterie folgt derjenigen des Bronchialbaumes, wobei jedoch viele zusätzliche Arterien angelegt werden. Die vollständige Trennung zwischen dem System der Bronchialarterien und dem der A. pulmonalis vollzieht sich erst um den Zeitpunkt der Geburt herum. Bei Sektionen von während der ersten Lebenswochen verstorbenen Kindern sind Anastomosen zwischen beiden Gefäßgebieten noch erhalten.

Das System der Lungenvenen entwickelt sich selbständig als Ausstülpung der oberen Wand des linken Herzvorhofs. Die Venen des Bronchialsystems entstehen aus dem Komplex der Bauchvenen und münden schließlich z. T. in die Lungenvenen, z. T. in die V. azygos.

Lymphgefäße erscheinen in der 9. Embryonalwoche in der Hilusregion. Bei ausgetragenen Neugeborenen sind Bronchien, Lungenarterien und -venen sowie die distalen Aufzweigungen des Bronchialbaumes bis hin zu den Ductuli alveolares von Lymphbahnen umgeben. Der Lymphfluß ist zentripetal, mit Ausnahme von Gebieten unmittelbar unterhalb der Pleura, wo die Lymphflüssigkeit zunächst über oberflächliche Lymphbahnen der Pleura fließt, bevor sie die Hilusregion erreicht.

2.1.2 Postnatale Entwicklung

Es wurde bereits erwähnt, daß die Entwicklung der 16 präazinären Bronchusgenerationen etwa in der 16. Woche abgeschlossen ist, diejenige der azinären Generationen 17–25 danach einsetzt und zeitlich weit über den Geburtstermin hinausreicht. Cohn-Poren, die die Voraussetzung für die kollaterale Ventilation darstellen, entwickeln sich erst postnatal. Die Entwicklung der Größenverhältnisse der verschiedenen Strukturen wird durch die Abb. 3 veranschaulicht: Interessant erscheint v. a. die Aussage der Kurve 4, derzufolge sich das Verhältnis zwischen Lungenvolumenzunahme und Tracheallumengröße von der Geburt bis ins Erwachsenenalter hinein nicht wesentlich ändert.

Insgesamt wächst die Lungenstruktur nicht in einem festen Verhältnis zur Körpermasse und zeigt auch innerhalb ihrer eigenen Einzelstrukturen unterschiedliche

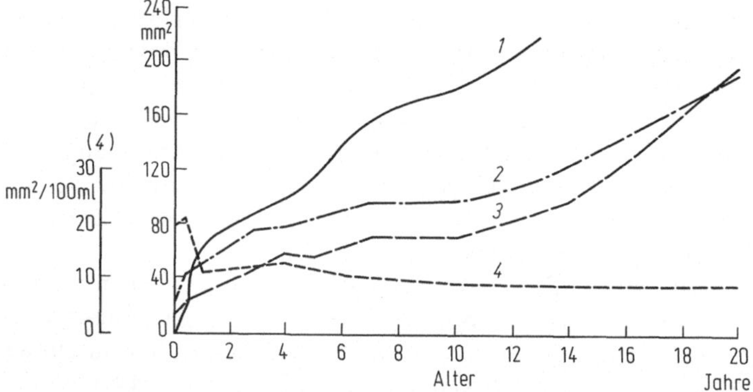

Abb. 3. Beziehung zwischen Tracheallumen (*2, 3, 4*) und dem wachsenden Lungenvolumen (*1*). *2* Trachealquerschnitt (nach Engel [3]). *3* Trachealquerschnitt (nach Wetzel, zit. n. Engel [3]). *4* Trachealquerschnitt pro 100 ml Lungenvolumen. Der linke Maßstab der *Ordinate* gilt für die Kurve *4*, der rechte für die Kurven *1*, *2*, u. *3* (nach Engel [3])

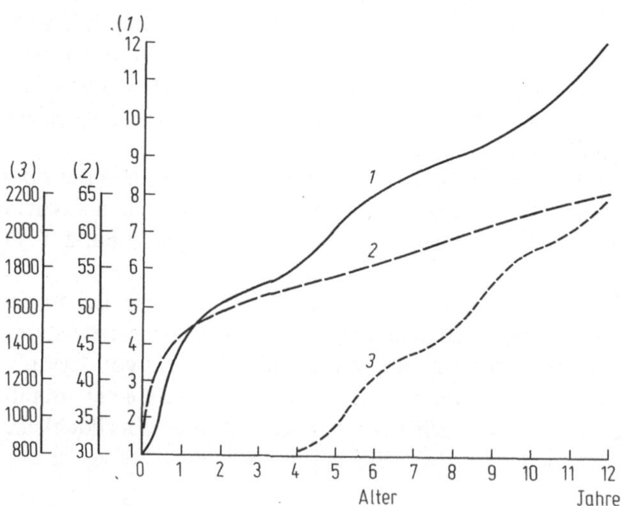

Abb. 4. Lungenvolumina (als Vielfaches des Lungenvolumens beim Neugeborenen aufgetragen, Kurve *1*) im Vergleich zum Brustumfang (Kurve *2*, in cm) und zur Vitalkapazität (Kurve *3*, in ml) in verschiedenen Lebensaltern. Es ist deutlich, daß Lungenvolumen und Vitalkapazität in einem festen Verhältnis zueinander stehen. (Nach Engel [3])

Wachstumsgeschwindigkeiten: Während die Körpermasse vom Neugeborenen- bis zum Erwachsenenalter etwa um das 20fache zunimmt, findet sich beim Trachealdurchmesser eine Verdreifachung, bei den Alveolardurchmessern der 4fache und bei der Anzahl der Alveolen der 10fache Wert im Erwachsenenalter, verglichen mit der Neugeborenenperiode. Diese Aussage beweist, daß die Anzahl der Alveolen des Erwachsenen relativ größer ist als die Summe der Alveolendurchmesser, wodurch eine erhebliche Oberflächenvergrößerung erreicht wird: mehr kleinere Alveolen als weniger größere.

Das Lungenvolumen nimmt während der kindlichen Wachstumsperiode fast geradlinig zu und verhält sich damit etwa wie das Körpervolumen (Abb. 4). Wichtiger für die funktionelle Betrachung ist jedoch die Zunahme der Atemoberfläche, die streng parallel zur Körpermasse wächst: In m^2 entspricht die Atemoberfläche in jedem Lebensalter etwa dem Körpergewicht in kg.

Retrograde Katheteruntersuchungen ergaben die Möglichkeit der getrennten Messung des Strömungswiderstandes der zentralen (1–16) und der peripheren (17–25) Atemwege: Bei kleinen Kindern sind die peripheren Bronchien im Verhältnis zu den zentralen großen relativ enger als bei jungen Erwachsenen (dysproportionale Änderung des peripheren und zentralen Gesamtquerschnittes).

Literatur

1. Avery ME, Fletcher BD (1974) The lung and its disorders in the newborn infant. Major Probl Clin Pediatr 1:3–14
2. Bucher U, Reid L (1961) Development of the intrasegmental bronchial tree: the pattern of branching and development of cartilage at various stages of intrauterine life. Thorax 16:207–218
3. Engel S (1950) Die Lunge des Kindes. Thieme, Stuttgart

2.2 Entwicklung der Lungenfunktion

H. von der Hardt

2.2.1 Intrauteriner Gasaustausch, Lungenreifung

Der intrauterine Gasaustausch erfolgt in der Plazenta und wird weitgehend bestimmt von der Diffusionsstrecke zwischen mütterlichem und fetalem Blutstrom, von der Gasdruckdifferenz und von den mütterlichen und fetalen Durchblutungsgrößen. Die Gasdruckdifferenz wird für Sauerstoff wesentlich durch die höhere O_2-Kapazität und die höhere O_2-Affinität des fetalen Blutes, verglichen mit dem Blut der Schwangeren, aufrechterhalten. Für Kohlendioxyd wird die Gasdruckdifferenz v. a. durch die Hyperventilation der Schwangeren gewährleistet, begünstigt vom CDH-Effekt (Christiansen-Douglas-Haldane-Effekt: Die Bindungsfähigkeit des Blutes für CO_2 nimmt mit der O_2-Beladung ab). Die plazentare Diffusionsstrecke zwischen mütterlichem und fetalem Blut nimmt mit der Schwangerschaftsdauer ab, gleichzeitig nimmt das Plazentavolumen zu und vergrößert sich die Gasaustauschfläche (Oberfläche pro Volumeneinheit) durch Verkleinerung des Zottendurchmessers. Diese Veränderungen gewährleisten zusammen mit steigender Durchblutung der mütterlichen und fetalen Seite der Plazenta den erforderlichen O_2-Übertritt bei zunehmendem O_2-Verbrauch des Feten bis zur Geburt. Die fetale Lunge ist am intrauterinen Gasaustausch nicht beteiligt, nur ca. 10% des Herzminutenvolumens durchströmen die flüssigkeitsgefüllte Lunge. Bei intrauteriner Asphyxie kann die Lungendurchblutung fast vollständig unterbunden werden, das plazentare Minutenvolumen nimmt um mehr als 20% zu. Indirekt beeinflußt die Lunge so auch intrauterin den Gasaustausch. Von größter Bedeutung für den unmittelbar post partum lebensnotwendigen Übergang des plazentaren zum pulmonalen Gasaustausch ist die intrauterine Ausreifung der Lunge, besonders die ausreichende Bildung oberflächenaktiver Substanzen („surfactant factors"). Die Bildung oberflächenaktiver Substanzen setzt etwa in der 24. Schwangerschaftswoche ein, vor der 32. bis 34. Schwangerschaftswoche reicht die Menge und Zusammensetzung dieser Substanzen für eine ausreichende Alveolarstabilisation nicht aus (Abschn. 16). Die Lungenreifung wird aus dem Verhältnis von Lezithin zu Sphingomyelin (L/S-Quotient) in der Ammionflüssigkeit geschätzt. L/S-Werte über 2,0 bedeuten kein besonderes Risiko für die Entwicklung eines Atemnotsyndroms, Werte unter 1,0 dagegen weisen auf eine sehr hohes Risiko hin [11].

Irreguläre intrauterine Atembewegungen können von der 26. Schwangerschaftswoche an beobachtet werden. Ihre Bedeutung ist unklar. Unter hypoxischen Bedingungen in utero nehmen sie zu.

Blutgaswerte des fetalen Blutes wurden unter der Geburt noch vor Einsetzen der Atemtätigkeit aus Nabelschnurblut und Kopfschwartenblut gemessen. Es bleibt offen, inwieweit diese Meßwerte die Situation in utero wirklich repräsentieren. Der pO_2 im in der Plazenta arterialisierten Nabelvenenblut beträgt 25–30 Torr, im Nabelarterienblut zwischen 10 und 15 Torr, die entsprechenden Werte für den pCO_2 sind 40–45 Torr bzw. 45–60 Torr, für die pH-Werte 7,30 und 7,25. Das Standardbikarbonat beträgt im Nabelschnurvenenblut 19 mval/l.

2.2.2 Der erste Atemzug

Beim Durchtritt des Kindes durch den Geburtskanal werden bis zu 40 ml Flüssigkeit aus den Atemwegen ausgepreßt und unmittelbar nach der Geburt durch eine entsprechende Menge Luft ersetzt (der komprimierte Thorax dehnt sich wieder aus). Diese Luftmenge erreicht noch nicht den Alveolarraum. Post partum ist jedes gesunde Neugeborene für ca. 30 s apnoisch. Nach einigen, einer Schnappatmung vergleichbaren Atemzügen beginnt nach ca. 90 s eine hochfrequente Atmung mit 60–80 Atemzügen/min, unterbrochen von kurzen Schreiphasen. Die mit den ersten Atemzügen in die Lungen eindringende Luft entweicht nur zu einem sehr kleinen Teil wieder. Sie macht die funktionelle Residualkapazität aus (Aeration der Lunge). Dabei entstehen beim ersten Atemzug interpleurale Drücke von -20 bis -70 cm H_2O (Abb. 1; [9]). Diese vergleichbar enormen Unterdrücke gehen bei den folgenden Atemzügen rasch zurück (etwa -5 cm H_2O) als Ausdruck der zunehmenden Stabilität der Alveolen (verminderte Oberflächenspannung bei ausreichend vorhandenem Surfactant). Der erste Atemzug wird durch verschiedene Reize und Impulse ausgelöst. Afferente Impulse, die von Temperatur-, Druck- und Schmerzrezeptoren ausgehen, führen über die For-

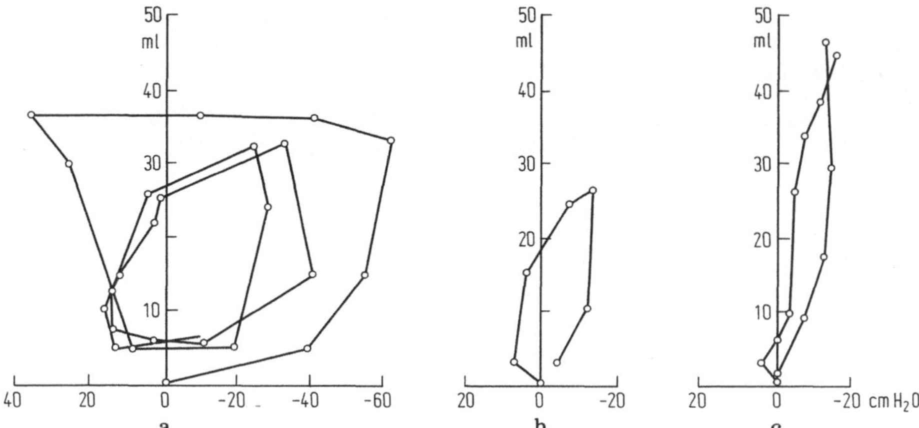

Abb. 1 a–c. Druck-Volumen-Schleifen eines 3610 g schweren Neugeborenen: **a** die ersten 3 Atemzüge, **b** 2,5 min nach der Geburt, **c** 40 min nach der Geburt. (Nach Karlberg et al. [9])

matio reticularis zur Stimulation des Atemzentrums. Nach längerer Apnoe (länger als 10 min) werden diese Reize wohl durch Depression des Atemzentrums unwirksam.

Die peripheren Chemorezeptoren sind mit der Geburt voll funktionsfähig. Die unter der Geburt und post partum abfallenden pH- und pO_2-Werte und der ansteigende pCO_2 werden als Reize für den ersten Atemzug vermutet. Eine besondere Rolle spielt dabei die Durchblutung des Glomus caroticum und aorticum, die vor der Geburt hoch ist. Der durch nichtchemische Reize gesteigerte Sympathikotonus post partum vermindert die Glomusdurchblutung und steigert dessen Empfindlichkeit für pH, PO_2 und pCO_2-Änderungen [10]. Schließlich nimmt man an, daß der erste Atemzug dadurch gefördert wird, daß der atmungshemmende Eintauchreflex post partum entfällt. Mit dem ersten Atemzug, also mit der Entfaltung der Lunge, ändern sich auch drastisch die Durchblutungsgrößen. Die zunehmende Oxygenierung und der Anstieg des pH-Wertes führen zur Erweiterung der Lungengefäße: Der pulmonale Widerstand nimmt rasch ab, die Lungendurchblutung nimmt zu. Der fetale Rechts-links-Shunt auf Ductusebene kehrt sich um. Das Foramen ovale schließt sich innerhalb der ersten 90 min, kann sich aber unter bestimmten Bedingungen nochmals öffnen (funktioneller Verschluß).

2.2.3 Die postpartale Entwicklung

Nach ca. 30 min post partum ist die lebensentscheidende Umstellung vom diaplazentaren zum alveolären Gasaustausch abgeschlossen. Das gesunde Neugeborene atmet jetzt weitgehend regelmäßig mit einer Atemfrequenz zwischen 40 und 60 Atemzügen/min. Das Neugeborene atmet wie der junge Säugling ausschließlich durch die Nase. Der horizontale Verlauf der Rippen bedingt den für das junge Säuglingsalter charakteristischen abdominellen Atemtyp. Die Ventilationsgrößen (Lungenvolumina und Lungenkapazität) nehmen infolge der weiteren postpartalen morphologischen Entwicklung der Lunge zu (2.1 und Tabelle 1). Einige physiologische Besonderheiten der

Tabelle 1. Lungenfunktionsgrößen bei Neugeborenen und Schulkindern. Es wurden Mittelwerte aus verschiedenen Veröffentlichungen errechnet, um lediglich einen Eindruck von der absoluten Änderung dieser Funktionswerte während des Wachstums zu vermitteln (s. auch Tabellen im Abschn. 2.3.5)

	Neugeborenes	Schulkind	
	3 kg KG	120 cm	160 cm
Atemzugvolumen	15 ml	250 ml	380 ml
Vitalkapazität	95 ml[a]	1490 ml	3210 ml
Funktionelle Residualkapazität[b]	96 ml	935 ml	1830 ml
Totalkapazität	189 ml	1970 ml	4056 ml
Atemwegswiderstand[b]	$3,4\,kPa \cdot s \cdot l^{-1}$	$0,58\,kPa \cdot s \cdot l^{-1}$	$0,36\,kPa \cdot s \cdot l^{-1}$
Lungendehnbarkeit[c]	$0,58\,ml \cdot kPa^{-1}$	$7,08\,ml \cdot kPa^{-1}$	$13,89\,ml \cdot kPa^{-1}$

[a] Sog. Schreivitalkapazität
[b] Ganzkörperplethysmographische Methode
[c] Ösophaguskathetermethode

Lungenfunktion des Neugeborenen und jungen Säuglings, verglichen mit dem Klein- und Schulkind, sollen erwähnt werden.

2.2.3.1 Funktionelle Residualkapazität

Ein Vergleich der ganzkörperplethysmographisch und mit der Fremdgasmethode gemessenen funktionellen Residualkapazität ergibt für das Neugeborene und für den jungen Säugling höhere Werte für die ganzkörperplethysmographische Methode. Die Differenz beider Größen, auch als „trapped gas" bezeichnet, spiegelt hypoventilierte Alveolarbezirke wider, die mit dem weiteren Wachstum abnehmen. Da diese Bezirke aber gut durchblutet sind, resultiert daraus ein in dieser Altersgruppe im Mittel niedrigerer arterieller pO_2-Wert (Abb. 2; [7]).

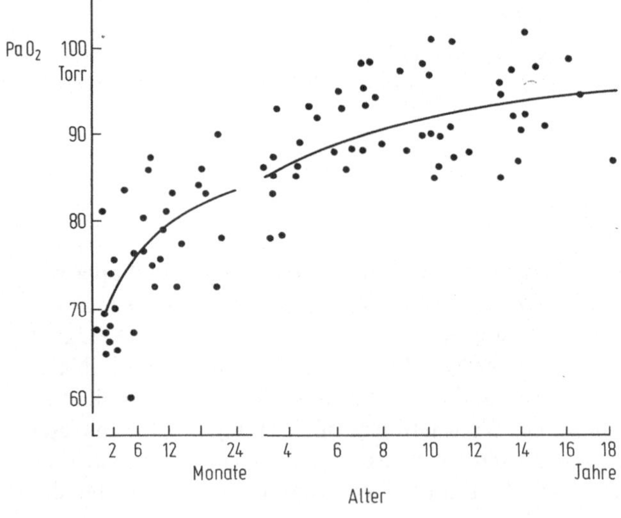

Abb. 2. Normbereich für den Sauerstoffpartialdruck (PaO_2) im arterialisierten Hautblut in Abhängigkeit vom Lebensalter. (Nach Gaultier et al. [7])

2.2.3.2 Atemmechanische Größen

Die atemmechanischen Größen (Lungen- und Thoraxdehnbarkeit sowie Atemwegs-
und Lungengewebswiderstand) ändern sich in den ersten Lebensmonaten erheblich
(Tabelle 1). Im Gegensatz zum Schulkind wird beim Säugling mit dem insgesamt sehr
weichen Thoraxskelett die Gesamtdehnbarkeit vorwiegend von der relativ starren
Lunge bestimmt. Bezogen auf das Lungenvolumen (funktionelle Residualkapazität)
verhält sich die Lungendehnbarkeit ähnlich der alter Menschen, während die Lunge
von Schulkindern und jungen Erwachsenen sehr viel elastischer ist [8]. Die bei Neugeborenen und jungen Säuglingen relativ hohen Atemfrequenzen kompensieren diese
verminderte Dehnbarkeit. Nach Untersuchungen von Cook et al. [6], die bereits 1958
durchgeführt wurden, ist die Atemarbeit als Summe der Anteile, die zur Überwindung
der elastischen Kräfte und des Strömungswiderstandes nötig sind, für Neugeborene
bei einer Atemfrequenz zwischen 40 und 50 Atemzügen/min am geringsten. Der bei
Neugeborenen und jungen Säuglingen sehr hohe Atemwegswiderstand geht zu 40–
50% zu Lasten des Strömungswiderstandes der extrathorakalen Atemwege, v. a. der
Nase. Die Beziehungen zwischen dem Strömungswiderstand und der 4. Potenz des
Radius macht es verständlich, warum schon geringgradige Schwellungen der Schleimhäute im Bereich der extrathorakalen Atemwege von Neugeborenen und jungen Säuglingen (oder auch transnasale Magensonden) eine erheblich gesteigerte Atemarbeit
verlangen. Das gilt auch für entzündliche Erkrankungen im Bereich der Subglottis,
der Trachea und der zentralen Bronchusabschnitte, die – in Relation zum Schulkind
– die Strömungswiderstände erheblich erhöhen und die hohe Frequenz obstruktiver
Lungenerkrankungen in dieser Altersgruppe erklären (Abschn. 6.3 und 6.4). Ebenso
wird erklärbar, warum angeborene Stenosen im Tracheobronchialsystem im Säuglingsalter zu erheblichem Stridor führen können. Mit dem Wachstum der Kinder und
damit auch mit der Zunahme des Gesamtquerschnittes im stenotischen Bereich werden sie asymptomatisch.

2.2.3.3 Gasdiffusion

Die Gasdiffusion (gemessen als CO-Diffusionskapazität) ist bei Neugeborenen und
jungen Säuglingen mit 5–10 ml/min/Torr/m^2 Oberfläche deutlich geringer als beim
Erwachsenen (12–16 ml/min/Torr/m^2 Oberfläche). Diese Differenz ist aber bei Luftatmung für den ausreichenden Gasaustausch ohne praktische Bedeutung.

2.2.3.4 Atemregulation

Bei gesunden und reifen Neugeborenen und Säuglingen bestehen alters- und adapta-
tionsbedingte Besonderheiten der Atemregulation, die mit dem Reaktionsverhalten
auf Hyperoxie, Hypoxie und auf Kohlendioxydanreicherung in der Inspirationsluft
geprüft wurden.

Wie der Erwachsene vermindert auch das Neugeborene unter Hyperoxieatmung
das Atemzeitvolumen, in den ersten Lebenstagen steigt aber nach 20 min das Atemzeitvolumen deutlich an. Nach wenigen Tagen verliert sich diese Reaktion, tritt aber
aus unbekannten Gründen bei älteren Säuglingen nochmals auf. Auch die Reaktion
auf Hypoxie ändert sich mit dem Alter. Das Neugeborene steigert anfangs wie das ältere Kind die Ventilation, dann aber folgt eine anhaltende Phase der Ventilationsminderung. Im Gegensatz dazu reagieren 10 Tage alte Neugeborene mit einer anhaltenden

Ventilationssteigerung auch bei länger andauernder Hypoxieatmung. Bei Hypothermie führt aber die Hypoxie unmittelbar zur Hypoventilation [5]. Das Atemzeitvolumen des Neugeborenen wird innerhalb der ersten Lebenstage besonders bei kühler Umgebungstemperatur unter Hypoxie gelähmt. Nach wenigen Tagen ist diese besondere Gefährdung vorüber. Die Reaktion auf Kohlendioxyd führt bei Neugeborenen und Erwachsenen zu einer Ventilationssteigerung. Die Reaktionsmuster hängen aber vom Ausmaß der CO_2-Konzentration in der Inspirationsluft ab [12]: Bei niedriger CO_2-Konzentration steigert das Neugeborene seine Atmung prozentual stärker als der Erwachsene, bei höheren CO_2-Konzentrationen dagegen geringer. Diese Unterschiede sind weniger in einer vermuteten Unreife der zentralen und peripheren Atmungsregulation des Neugeborenen als in Unterschieden der Atemmechanik begründet.

Neugeborene, insbesondere Unreifgeborene, neigen zu unregelmäßiger Atmung. Diese ist in verschiedenen Vigilanzstadien unterschiedlich ausgeprägt und fällt v. a. während der REM-Schlafphasen auf. Am häufigsten ist die sog. „periodische Atmung", die durch einen in der Atemtiefe an- und abschwellenden Atemtypus charakterisiert ist. Am Ende der Abschwellphase kommt es häufig zu einem Atemstillstand von ca. 5–10 s Dauer, danach wird die Atmung spontan wieder aufgenommen. Während der Atempausen treten Zyanose und/oder signifikante Änderungen der Herzfrequenz nicht auf. Nach einigen Wochen sistiert das periodische Atmen.

Von dieser benignen Form muß die sog. Apnoe streng unterschieden werden. Sie kommt sehr viel seltener vor und ist entweder Ausdruck erheblicher Unreife oder intrazerebraler Erkrankungen (z. B. Anfälle, Blutungen): Sie tritt anfallsartig auf, dauert länger als 10 s und kann irreversibel sein. Je nach Dauer ist sie mit Bradykardie und/ oder Zyanose verbunden. Manche Autoren sprechen auch von komplizierter Apnoe (s. Abschn. 16.2).

2.2.3.5 Umstellung der Zirkulation

Die Umstellung der fetalen Zirkulation auf die postpartalen Zirkulationsverhältnisse ist v. a. durch die rasche Abnahme des pulmonalen Gefäßwiderstandes gekennzeichnet und findet mit dem Verschluß des Foramen ovale und des Ductus arteriosus seinen Abschluß. Foramen ovale und Ductus arteriosus können jedoch in den ersten Tagen und Wochen wieder aufgehen, besonders wenn der Druck im kleinen Kreislauf ansteigt (z. B. beim Schreien). Dieser auch funktionell genannte Verschluß ist bei gestörten Anpassungsvorgängen des Neugeborenen von Bedeutung: So erhöhen Hypoxie und Acidose den Lungengefäßwiderstand. Der zu erwartende Druckanstieg im kleinen Kreislauf baut sich aber nicht in vollem Umfang auf, da über die Wiedereröffnung von Foramen ovale und Ductus ein Rechts-links-Shunt das Blutvolumen um das im Gesamtquerschnitt verengte pulmonale Gefäßsystem herumleitet. Die sich dadurch verstärkende Hypoxie und Acidose führen wieder zur Zunahme des Shuntvolumens.

Die pulmonale Zirkulationszeit des Blutes ist beim Neugeborenen deutlich kürzer als beim Erwachsenen [4]. Ferner ist der intrapulmonale Rechts-links-Shunt (durch Kurzschlüsse und „air trapping") noch im jungen Säuglingsalter sehr viel höher (10% des Herzzeitvolumens) als beim Erwachsenen (2–4%).

Der pulmonale Gefäßwiderstand ist spätestens im 3. Lebensmonat auf den für die weitere Säuglings- und Kleinkinderzeit konstanten Wert von 3 $E \times m^2$ (Körperoberfläche) zurückgegangen [13].

2.2.3.6 Atemgastransportfunktion und Pufferkapazität des Blutes

Die Atemgastransportfunktion und Pufferkapazität des Blutes des neugeborenen und jungen Säuglings unterscheiden sich noch wesentlich von der älterer Säuglinge und Schulkinder. Für den Sauerstofftransport sind diese Unterschiede v. a. im bei Neugeborenen noch hohen Anteil fetalen Hämoglobins im Erythrozyten begründet. 2,3Diphosphoglycerat (2,3DPG) besitzt die Eigenschaft, die Sauerstoffaffinität im Erythrozyten zu vermindern. Fetales Hämoglobin bindet 2,3DPG wesentlich weniger als adultes Hämoglobin HbA (Abb. 3). Die nach der Geburt abnehmende O_2-Affinität wird auf die steigende HbA-Konzentration und damit särkere Bindung von 2,3DPG zurückgeführt [3]. Diese in der Neugeborenen- und frühen Säuglingsperiode hohe O_2-Affinität führt aber gleichzeitig zu einer schlechteren O_2-Abgabe in der Peripherie der Gewebe. Neben der höheren O_2-Affinität ist auch die O_2-Kapazität des fetalen Blutes sehr viel größer als die des erwachsenen Menschen. Kurz nach der Geburt nimmt die O_2-Kapazität vorübergehend noch zu (Bluteindickung), erreicht aber dann den niedrigsten Wert im 3. Lebensmonat (Trimenonreduktion). Untersuchungen des arteriellen Sauerstoffpartialdruckes (pO_2) ergaben, daß schon nach 6 h post partum bei ungestörter Anpassungsphase der arterielle pO_2 zwischen 70 und 80 Torr liegt. Nach der ersten Lebenswoche sinkt der arterielle pO_2 aus unbekannten Gründen ab („air trapping"?, Mittelwert bei 69 Torr) und erreicht zum Ende des 1. Lebensjahres wieder Mittelwerte von 80 Torr. Die O_2-Sättigung erreicht schon kurz nach der Geburt auch bei relativ niedrigem Partialdruck hohe Werte (im Mittel 95%) als Ausdruck der hohen O_2-Affinität des Blutes in diesem Alter. Das Bindungsvermögen für Kohlendioxyd ist im fetalen Blut und im Blut der Neugeborenen erniedrigt und erreicht die Erwachsenenwerte erst zum Ende des 1. Lebensjahr. Der normale arterielle pCO_2 liegt im 1. Lebensjahr im Mittel zwischen 32 Torr bei Neugeborenen und 36 Torr bei älteren Säuglingen. Die Pufferkapazität des Neugeborenenblutes ist aber nicht vermindert: höhere Hämoglobinkonzentration, dadurch steilerer Verlauf der CO_2-Dissoziationskurve. Unmittelbar post partum besteht eine Hyperkapnie, die rasch abgeatmet wird: Schon nach 30 min liegt der pCO_2 im Mittel bei 40 Torr, nach 6 h bei 35 Torr, am 2. Lebens-

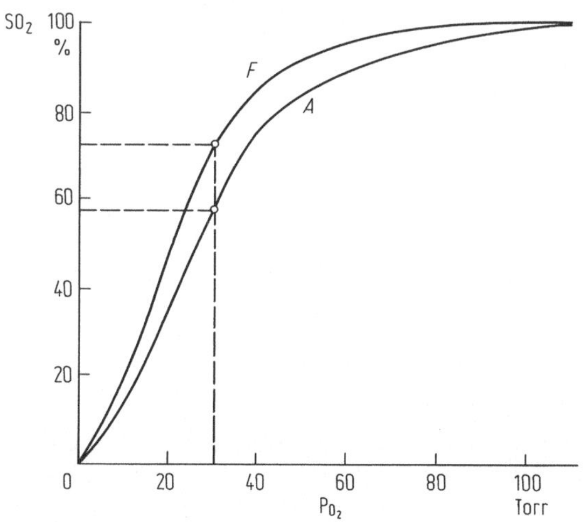

Abb. 3.
Sauerstoffdissoziationskurven für fetales Blut (*F*) und adultes Blut (*A*). Bei einem pO_2 von 30 Torr beträgt die O_2-Sättigung beim Feten 73%, beim Erwachsenen nur 58%

tag bei 33 Torr. Der pH-Wert stellt sich bereits kurz nach der Geburt auf einen Wert von etwa 7,40 ein und wird in der gesamten Säuglingszeit konstant gehalten.

Schließlich sei noch darauf hingewiesen, daß die Bikarbonatkonzentration nach der Geburt absinkt, sie bleibt in den ersten Lebensmonaten mit einem Mittelwert von 20 mval/l niedriger, verglichen mit dem älteren Kind.

Literatur

1. Avery ME, Fletcher BD (1974) The lung and its disorders in the newborn infant, 2nd edn. Saunders, Philadelphia
2. Bartels H, Riegel K, Wenner J, Wulf H (1972) Perinatale Atmung. Springer, Berlin Heidelberg New York
3. Bauer C, Ludwig M, Ludwig J, Bartels H (1969) Factors governing the oxygen affinity of human adult and fetal blood. Respir Physiol 7:271
4. Blankenship W, Lind J, Acrilla RA (1965) Artrial pressures and pulmonary circulation time in the newborn infant. Acta Paediat Scand 54:446
5. Ceruti E (1966) Chemoreceptor reflexes in the newborn infant: Effect of cooling on the response to hypoxia. Pediatrics 37:556
6. Cook CD, Helliesen PJ, Agathon S (1958) Relation between mechanics of respiration, lung size and body size from birth to adulthood. J Appl Physiol 13:349
7. Gaultier C, Boule M, Allaire Y, Clement A, Buvry A, Girard F (1978) Determination of capillary oxygen tension in infants and children: assessment of methodology and normal values during growth. Bull Eur Physiopathol Respir 14:287
8. Hardt H von der, Logvinoff MM, Dickreiter J, Geubelle F (1975) Static recoil of the lungs and static compliance in healthy children. Respiration 32:325
9. Karlberg P, Cherry RB, Escardo FE, Koch G (1962) Respiratory studies in newborn infants. II Pulmonary ventilations and mechanics of breathing in the first minutes of life, including the onset of respiration. Acta Paediat Scand 51:121
10. Purves MJ, Biscoe TJ (1966) Development of chemoreceptor activity. Br Med Bull 22:56
11. Scarpelli EM, Auld PAM (eds) (1975) Pulmonary physiology of the fetus, newborn and child Lea & Febiger, Philadelphia
12. Wenner J (1968) Die Lungenventilation und ihre Regulation im Säuglingsalter. In: Linneweh F. (Hrsg) Fortschritte Pädologie, Bd II. Springer, Berlin Heidelberg New York, S. 139–163
13. West JB (1965) Ventilation, bloodflow and gas exchange. Blackwell, Oxford

2.3 Diagnostische Methoden

2.3.1 Klinische Diagnostik

A. Fenner

Die klinische Diagnostik ist der Röntgen- und Labordiagnostik vorgeschaltet, sie stützt sich auf Anamnese und klinischen Untersuchungsbefund.

2.3.1.1 Anamnese

Generell gilt: Je jünger der Patient ist, um so weniger anamnestische Information ist zu erwarten. Dennoch ist selbst bei Neugeborenen zu berücksichtigen, daß die Frage nach Verlauf und Dauer der intrauterinen Entwicklungsphase wichtige Hinweise geben kann. Infektiöse Erkrankungen der Mutter während der Schwangerschaft (Lues,

Toxoplasmose, Listeriose, Röteln usw.), vorzeitige Geburt (Atemnotsyndrom) und vorzeitiger Blasensprung (Amnioninfektionssyndrom) sind Beispiele, die die Bedeutung der pränatalen Anamnese unterstreichen.

Je älter der Patient bei Auftreten der pulmonalen Symptome ist, um so weniger wahrscheinlich wird es, daß sein Beschwerdebild auf eine angeborene Erkrankung zurückgeführt werden kann.

Auch unabhängig von der Frage nach angeborenen Erkrankungen sollte die Altersgängigkeit bestimmter pulmonaler Erkrankungen immer bedacht werden: So gibt es z. B. für das Keimspektrum bakterieller Pneumonien altersbedingte Häufigkeitsgipfel (Abschn. 8.3), Fremdkörperaspirationen kommen überwiegend beim Kleinkind in Betracht (Abschn. 6.6), das Asthmasyndrom hat seine höchste Frequenz im Schulalter (Abschn. 6.5) und Kruppsyndrome werden meist vom späten Säuglings- bis zum Kindergartenalter beobachtet (Abschn. 5.6).

Bei der Befragung nach Symptomen von Atemwegskrankheiten genügt es nicht zu erfahren, daß ein Symptom (Husten, Schnupfen, Atemnot) besteht oder bestanden hat. Es muß im einzelnen gefragt werden:

- Wie lange, wie häufig, wie oft?
- Besteht eine tageszeitliche Periodizität?
- Besteht eine jahreszeitliche Periodizität?
- Wie ist der Symptomcharakter: bei Husten trocken oder produktiv, bellend, mit oder ohne Begleiterbrechen; wie sieht das ausgehustete Sputum aus; bei Schnupfen Farbe und Beschaffenheit des Sekretes, häufiges oder seltenes Niesen, Begleitjucken in der Nase, verstopfte Nase, Begleitkonjunktivitis, Ohrenschmerzen, Kopfschmerzen; bei Atemnot in- oder expiratorisch, besteht Begleitpfeifen oder Stridor?
- Besteht ein Anfallscharakter im Auftreten der Symptome?
- Sind Begleitsymptome wie Fieber, Krankheitsgefühl, Appetitverlust, Kurzatmigkeit, verminderte körperliche Leistungsfähigkeit, vorhanden?
- Bestehen Schwankungen im Schweregrad des Krankheitsbildes?
- Sind in der Vorgeschichte hinweisende Vorerkrankungen bekannt: Ekzem, Bronchiolitis, Heuschnupfen, respiratorische Infekte, die häufiger als einmal pro Monat auftreten usw.?
- Wie ist die Atmung im Schlaf: schnarchend, schläft das Kind mit offenem Mund?

Eine genaue Familienanamnese ist in jedem Falle wichtig, besonders aber dann, wenn Erkrankungen vermutet werden, bei denen genetische und/oder familiendispositionelle Faktoren eine Rolle spielen können: z. B. Mukoviszidose, α-1-Antitrypsin-Mangel, Immunopathie, allergische Erkrankungen usw. Es empfiehlt sich, das Anamnesegespräch mit der Mutter (den Eltern) in einem gut geheizten Untersuchungsraum durchzuführen, in dem das Kind während dieser Zeit mit bloßem Oberkörper spielen oder auf dem Arm der Mutter gehalten werden kann. Auf diese Weise hat der Arzt die Möglichkeit, die Atmung des Kindes schon während dieser Zeit zu beobachten.

2.3.1.2 Klinischer Untersuchungsbefund

Der klinische Untersuchungsbefund setzt sich aus den Parametern Beobachtung und allgemeine Inspektion, Palpation, Perkussion, Auskultation und Untersuchung von Mundhöhle, Nase und Gehörgängen zusammen. Generell gilt: Je jünger der Patient, um so gewichtiger sind Beobachtung und Inspektion.

2.3.1.2.1 Beobachtung und Inspektion

Alle Informationen, die sich dem Untersucher durch seine Sinnesorgane und ohne Hilfsmittel mitteilen, gehören in diesen Bereich (Tabellen 1 und 2). Für den erfahrenen Arzt lassen sich auf der Basis von Beobachtung und Inspektion folgende Fragen beantworten:

- Ist das Kind akut krank, chronisch krank, nicht krank?
- Ist die O_2-Sättigung vermindert (bei mehr als 5 g reduziertem Hämoglobin wird der Patient zyanotisch (Tabelle 3).
- Sind die Probleme überwiegend in- oder exspiratorisch (obstruktive Erkrankungen)?
- Weisen interkostale, juguläre oder epigastrische Einziehungen auf restriktive Lungenerkrankungen hin?
- Wo ist der Krankheitsprozeß hauptsächlich lokalisiert?

Tabelle 1. Zeichen der Hypoxie. (Modifiziert nach [1])

Mild	Keine oder leichte Einschränkung der körperlichen Leistungsfähigkeit
Mäßig	Stimmungswechsel Deutliche Einschränkung der körperlichen Leistungsfähigkeit Vermindertes Urteilsvermögen Kopfschmerzen Bluthochdruck Anstrengungsdyspnoe Hyperpnoe Zyanose Tachykardie Polyzythämie (bei chronischer Hypoxie)
Schwer	Erhöhter oder erniedrigter Blutdruck Eingeschränkter Visus Somnolenz, Stupor, Koma

Tabelle 2. Zeichen der zunehmenden Hyperkapnie. (Modifiziert nach [1])

Heiße Hände	(+ 5)[a]
Pulsus celer et saltans Miosis	(+ 10)[a]
Gestaute Netzhautvenen Beginnender Verwirrtheitszustand Muskelzuckungen	(+ 15)[a]
Verminderte Sehnenreflexe Positiver Babinski-Reflex Koma	(+ 30)[a]
Papillenödem	(+ 40)[a]

[a] Die in Klammern angegebenen Zahlen geben die Erhöhung des pCO_2-Wertes (mmHg) im gemischt-venösen Blut wieder, bei der die genannten Symptome auftreten

Tabelle 3. Definitionen häufig gebrauchter klinisch-pneumologischer Begriffe

-pnoe	Die Nachsilbe „-pnoe" (Adjektiv: „-pnoisch") Atmung bei rein *klinischer* Betrachtung
Eu- oder Normopnoe	Normale Atmung
Apnoe	Keine Atmung (Atemstillstand)
Hypopnoe	Verminderte Atmung ($\downarrow$ Frequenz und/oder $\downarrow$ Volumen)
Hyperpnoe	Vermehrte Atmung ($\uparrow$ Frequenz und/oder $\uparrow$ Volumen)
Bradypnoe	Verminderte Atemfrequenz
Tachypnoe	Vermehrte Atemfrequenz
Dyspnoe	Erschwerte Atmung ("respiratory distress")
Orthopnoe	Dypsnoe, die durch aufrechte Oberkörperhaltung gebessert wird
-ventilation	Der nachgestellte Wortteil „-ventilation" ist – streng genommen – ein Ausdruck für die *alveoläre* Ventilation (V_A)
Normoventilation	Normale V_A (P_{CO_2} normal)
Hypoventilation	V_A vermindert ($P_{CO_2}\uparrow$)
Hyperventilation	V_A vermehrt ($P_{CO_2}\downarrow$)
-oxie	Der nachgestellte Wortteil „-oxie" bezieht sich auf die Sauerstoffsituation des Körpers, „oxämie" auf diejenige im arteriellen Blut
Hypoxie	Meist benutzt an Stelle von „Hypoxämie" $\rightarrow PaO_2 < 80$ mmHg (bei Neugeborenen ≤ 60 mmHg)
Hyperoxie	Meist benutzt an Stelle von „Hyperoxämie" $\rightarrow PaO_2 > 100$ mmHg
Anoxie	Schwerste Form der Hypoxie
-kapnie -karbie -karboxämie	Als nachgestellter Wortteil – bezieht sich auf die Kohlendioxydsituation in Gewebe und arteriellem Blut
Hypokapnie (Hypokarbie)	Vermindertes $PaCO_2$
Hyperkapnie (Hyperkarbie, Hyperkarboxämie)	Erhöhtes $PaCO_2$

Respiratorische Säure-Basen-Störungen sind durch CO_2-Retention oder vermehrte CO_2-Abgabe bedingte Veränderungen des Säure-Basen-Äquilibriums

Respiratorische Acidose

akute	$PaCO_2$ erhöht	pH vermindert	HCO_3^- normal
kompensierte	$PaCO_2$ erhöht	pH etwa normal	HCO_3^- erhöht

Respiratorische Alkalose

akute	$PaCO_2$ erniedrigt	pH erhöht	HCO_3^- normal
kompensierte	$PaCO_2$ erniedrigt	pH etwa normal	HCO_3^- erniedrigt

Zyanose	Blaue Verfärbung der Haut bei Hypoxie. Beginnt, wenn > 5 g Hb/100 ml arteriellen Blutes nicht mit O_2 gesättigt sind. Deshalb wird eine Zyanose bei poly- oder normozythämischen Patienten leicht sichtbar, bei anämischen später
Stridor	Deutlich hörbares, ziehend-pfeifendes Einatemgeräusch bei Stenosierungen der extrathorakalen Atemwege Exspiratorischer Stridor ist selten
Einziehungen	Sichtbarer Verlust des Hautniveaus an Stellen ohne Knochen bei tiefer Inspiration. Nach der Lokalisation unterscheidet man juguläre, interkostale, sternale, subkostale Einziehungen

2.3.1.2.2 Palpation

Die Palpation hat in der pneumologischen Diagnostik einen relativ geringen Stellenwert. Die bimanuelle Untersuchung des Brustkorbes gibt Auskunft über die Symmetrie der Thoraxexkursionen. Ausgeprägtes Pleurareiben, starkes Giemen und Brummen und weit in der Peripherie lokalisiertes Knisterrasseln bei jungen Säuglingen sowie ein Stimmfremitus können ebenfalls fühlbar sein. Am Hals wird die Region der zervikalen Lymphknoten abgetastet, außerdem kann durch vorsichtige digitale Palpation der unteren Trachea evtl. ein Anhalt für eine Mediastinalverlagerung (durch Atelektase, Emphysem, Pleuraerguß usw.) gewonnen werden. Schließlich ist die palpatorische Untersuchung des Oberbauches vorzunehmen mit der Frage nach Vergrößerung (kardial bedingt!) oder kaudaler Verdrängung (Zwerchfelltiefstand) der großen Oberbauchorgane Leber und Milz.

2.3.1.2.3 Perkussion

Die Perkussion ist im Säuglings- und Kleinkindesalter wegen der Unruhe der Patienten und auch wegen der eingeschränkten Platzverhältnisse schwierig; zudem stehen die aus der inneren Medizin geläufigen klassischen Fragestellungen (Pleuraerguß, Lungengrenzenverschieblichkeit, Herzgröße) in der Pädiatrie meist nicht im Vordergrund. Der pädiatrische Pneumologe fragt bei Durchführung der bei Säuglingen meist nur orientierend vorgenommenen Perkussion nach Pneumothorax, Unterschieden im Belüftungsgrad von linker und rechter Lunge, ausgedehnten Infiltraten, Atelektasen, Emphysem und Pleuraerguß. Alle Flüssigkeitsansammlungen und Gewebsverdichtungen verursachen einen verkürzten (Dämpfung), jede Vermehrung von Gasen einen verlängerten (hypersonoren) Klopfschall.

2.3.1.2.4 Auskultation

Zur Auskultation sollte, besonders bei Säuglingen und Kleinkindern, ein pädiatrisches Stethoskop benutzt werden. Die Auskultation der Lungen erfolgt fast ausschließlich mit dem Membranteil, der Glockenteil ist v. a. zur Untersuchung des Herzens zu benutzen.

Bei kleinen Kindern und Säuglingen, die meist ängstlich und unkooperativ sind, beginnt die Untersuchung im dorsalen Thoraxbereich, wobei immer korrespondierende Punkte über der linken und rechten Lunge auskultiert werden. Danach werden die lateralen Partien, zum Schluß die ventralen in gleicher Weise abgehorcht. An jedem Auskultationspunkt sind mindestens 2 Atemzüge abzuwarten. Läßt sich ein schreiendes Kind nicht beruhigen, muß der Untersucher seinen Auskultationsbefund auf die tiefen, seufzerartigen Inspirationsphasen begrenzen, die beim Schreien alle paar Sekunden auftreten. Außerdem ergibt sich durch das Schreien in der Exspirationsphase ein Bronchophonieeffekt, der auch von diagnostischem Aussagewert sein kann (Pneumatozele!).

Durch die auskultatorische Untersuchung sollen folgende Fragen beantwortet werden:
– Ist die zeitliche Relation zwischen In- und Exspirationsphase normal?
– Belüftung aller Lungenbezirke normal oder vermindert, gleichmäßig oder ungleichmäßig?
– Verminderung (oder Aufhebung) des Atemgeräusches in der In- oder Exspiration?
– Verschärfung des Atemgeräusches?

Tabelle 4. Terminologie der Atemgeräusche (modifiziert nach [3])

Französisch	Englisch	Amerikanisch	Deutsch	Loudon 1982 [2]	Physikalische Eigenschaften
Normale Atemgeräusche					
Vesiculaire	Normal	Normal/vesicular	Vesikulär/normal	Normal	100– 500 Hz
Bronchiale	Bronchial	Bronchial	Bronchovesikulär Bronchial Pueril	Bronchial	200–2000 Hz
Nebengeräusche der Atmung					
Bruit étrangere	Adventitious sound	Adventitious sound	Rasselgeräusche RG	Nebengeräusch NG	
Râle humide ou crépitation	Crackle	Fine crackle	*Feuchte RG* Knisterrasseln Feinblasige RG	Diskontinuier- liches NG	< 10 ms 500– 800 Hz
Râle muqueux râle crépitant sec	Crackle	Coarse crackle	Grobblasige RG	Diskontinuier- liches NG	< 10 ms 130– 220 Hz
Râle sibilant sec	High-pitched wheeze	Wheeze	*Trockene RG:* Pfeifen Giemen	Kontinuier- liches NG	> 250 ms > 400 Hz
Râle sec sonore	Low-pitched wheeze	Rhonchus	Brummen Schnurren	Kontinuier- liches NG	> 250 ms ≦ 200 Hz

– Inspiratorischer Stridor – exspiratorischer Stridor?
– Sind Nebengeräusche hörbar, d. h. feuchte Geräusche („Rasselgeräusche"), die je nach dem Röhrenkaliber, aus dem sie stammen, als fein-, mittel- oder grobblasig zu charakterisieren sind; oder trockene Nebengeräusche („Rhonchi"), wie Giemen, Fiepen oder Brummen, hörbar in der In- und/oder Exspirationsphase (s. Tabelle 4)?
Bei unruhigen Kindern ist darauf zu achten, daß unsymmetrische Auskultationsbefunde durch eine ungerade Körperhaltung zustande kommen können.

2.3.1.2.5 Untersuchung von Gehörgängen, Nase und Mundhöhle

Dieser Teil der Untersuchung, der bei größeren Kindern und Erwachsenen oft zuerst vorgenommen wird, sollte beim Kleinkind und Säugling am Ende stehen, da mit ihm Unannehmlichkeiten für das Kind (Schmerzen, Fixierung) verbunden sind. Bei jeder katarrhalischen Erkrankung des Nasen-Rachen-Raumes im Säuglings- und Kleinkindesalter ist von einer Mitbeteiligung der Eustachi-Röhren auszugehen; deshalb muß die Trommelfellinspektion mit dem Otoskop als unabdingbarer Bestandteil der pneumologischen Untersuchung im Kindesalter betrachtet werden (Abschn. 5.3). Bei größeren Kindern ist evtl. die Perkussion des retroaurikulären Gebietes aussagekräftig, wenn dabei ein lokalisierter Schmerz (Mastoidschmerz) ausgelöst werden kann.

Die Untersuchung der Nase soll Auskunft geben über die Beschaffenheit der Nasenschleimhaut, wobei bei größeren Kindern ein Nasenspekulum zur Hilfe genommen werden kann. Bei Säuglingen beschränkt man sich meist auf die Frage nach der Durchgängigkeit der beiden Nasenlöcher, die durch wechselseitiges Zuhalten des einen und des anderen Nasenloches geprüft wird.

Bei der Untersuchung der Mundhöhle kommt es v.a. auf die Beurteilung der Schleimhaut im gesamten Mund-Rachen-Bereich (Enantheme, Schleimproduktion, Rötung) sowie der Gaumenmandeln (Beläge, Größe, Oberflächenbeschaffenheit, Symmetrie) an.

2.3.1.2.6 Tuberkulintestung

Obwohl die Tuberkulose als Ursache pneumologischer Erkrankungen gegenüber früheren Zeiten in den Hintergrund getreten ist, sollte bei der Erstuntersuchung eines pulmonal erkrankten Kindes und danach in jährlichen Abständen sichergestellt werden, daß eine Tuberkulose ausgeschlossen werden kann. Einzelheiten zur Tuberkulintestung sind dem Kap. 9 zu entnehmen.

Insgesamt hängt die Aussagekraft der klinischen Diagnostik vom Können des Untersuchers, insbesondere auch von der Gründlichkeit ab, mit der die Untersuchung vorgenommen wird. Strahlenangst und eine Antiapparate-Medizin-Kampagne in Ärzte- und Laienkreisen sind gegenwärtig geeignet, der klinischen Diagnostik ihren hohen Stellenwert zurückzugeben. Die wichtigste Aufgabe für den erstuntersuchenden Arzt, der sich mit einem pädiatrisch-pneumologischen Problem zu befassen hat, ist, auf der Basis der klinischen Diagnostik die Indikation stellen zu müssen für oder gegen eine weitergehende Diagnostik. Diese Möglichkeit ist durch die gewissenhaft praktizierte Anamnese- und Befunderhebung gegeben.

Literatur

1. Kendig EL jun (ed) (1972) Pulmonary disorders. vol I, Disorders of the respiratory tract in children. Saunders, Philadelphia London Toronto
2. Loudon RG (1982) Auscultation of the lung. Clin Notes Respir Dis 21:3–7
3. Pasterkamp H (1983) Phonopneumographie bei Kindern. Inaug.-Dissertation Lübeck

2.3.2 Röntgendiagnostik

K.-D. Ebel

2.3.2.1 Allgemeine Grundlagen

Die Nativdarstellung der Atemwege im Röntgenbild beruht auf ihrem *Luftgehalt*. Dieses negative Konstrastmittel grenzt Trachea, Bronchien und Lungen von den Weichteilen, den Rippen, der Wirbelsäule, dem Zwerchfell und dem Mittelschatten ab.

Die *Atemphase* hat besonders im frühen Kindesalter einen erheblichen Einfluß auf die röntgenologische Darstellung der Atemwege und Thoraxorgane.

Die *Lungenzeichnung* entsteht durch die Gefäßschatten; sie nimmt vom Hilus zur Peripherie an Deutlichkeit ab, ist besonders beim jungen Säugling noch sehr zart und subpleural kaum erkennbar. Die Lungenzeichnung wird beeinflußt durch Zahl, Querschnitt und Füllungsgrad der Gefäße und durch den Luftgehalt des Lungenparenchyms; das Interstitium wird bei pathologischen Prozessen (Ödem, Entzündung, Fibrose) als vermehrte streifige Zeichnung sichtbar.

Eine indirekte Beeinflussung der Lungenzeichnung entsteht durch Skelett- und Weichteile der Thoraxwand. Besonders bei adipösen Kindern mit einer im Vergleich zum Lungendurchmesser dicken Thoraxwand sind die Röntgenaufnahmen durch die starke Streustrahlung weniger kontrastreich, die Lungenzeichnung undeutlicher. An Täuschungsmöglichkeiten durch Mamillen-, Mamma- und Pektoralisschatten sei erinnert.

Die Darstellung der *Lungenhili* ist im wesentlichen durch den Schatten der A. pulmonalis bedingt, der vom Mittelschatten durch die Luftsäule im jeweiligen Hauptbronchus abgegrenzt wird und etwa mit Beginn des Schulalters deutlich erkennbar ist. Vorher werden Hauptbronchus und Lungenarterie mehr oder weniger durch den noch breiten und wenig gegliederten Mittelschatten überdeckt. Im Hilusgebiet findet sich eine Summation von Schatten, die von Pulmonalgefäßen, Bronchialwänden und vom Lungenparenchym hervorgerufen werden; dazu kommen Lymphknoten, v. a. wenn sie durch pathologische Prozesse vergrößert sind.

Der *Mittelschatten* wird durch die Strukturen des Mediastinums gebildet: Herz und große Gefäße, Thymus, Luft- und Speiseröhre. Die Darstellung des Mittelschattens ist wie die Lungenzeichnung erheblich vom Zwerchfellstand abhängig. Die Form des Mittelschattens wechselt mit dem Alter und der sehr variablen Thymusgröße, insbesondere in den ersten Lebensjahren.

Das *Zwerchfell* bildet die basale Begrenzung der Lungenfelder; der Zwerchfellstand dient als Indikator der *Atemphase*. Auch bei maximaler Inspiration wird der basaldorsale Teil der Unterlappen noch von den Zwerchfellkuppeln verdeckt. Beim Säugling sollte bei einer Lungenaufnahme das Zwerchfell rechts nicht höher als im Bereich des 8. Interkostalraumes hinten stehen, bei Schulkindern etwa einen Interkostalraum tiefer. Der erhebliche Einfluß des Zwerchfellstandes auf die Darstellung des Lungenfelder und des Mittelschattens ist in Abb. 1 demonstriert.

2.3.2.2 Untersuchungsmethoden

Die Qualität der Röntgenaufnahmen wird stark beeinflußt durch die Zeichenschärfe, die an der Erkennbarkeit der Rippenspongiosa ablesbar ist und am stärksten durch *Bewegungsunschärfe* beeinträchtigt wird. Deshalb sind kurze Belichtungszeiten wichtiger als feinzeichnende Verstärkerfolien und die Verwendung eines kleinen Röhrenfokus.

Der Kontrast des Röntgenbildes hängt neben dem Anteil der Streustrahlung von der Strahlenhärte ab: Mit zunehmender Aufnahmespannung vermindert sich der Kontrast; üblicherweise werden Thoraxaufnahmen bei Kindern mit etwa 60–65 kV angefertigt. Dabei sollen auch im Herzschatten noch Einzelheiten, wie Rippen, Wirbelsäule und Gefäße, sichtbar sein.

Bei der sog. *Hartstrahltechnik* werden die Strahlen von Stoffen mit hoher Ordnungszahl (Kalzium im Knochen) weniger absorbiert, innerhalb der weichteildichten Gewebe werden dagegen Unterschiede in Dicke und Dichte besser erkennbar. Die Hartstrahlaufnahmen wirken durch den geringeren Kontrast etwas grau, die Rippenschatten stören jedoch durch ihre Transparenz weniger, und Details innerhalb der Lungen und des Mittelschattens, wie Trachea und Bronchiallichtungen, sind besser abgrenzbar. Im Kindesalter genügen meist 85–110 kV bei einem Abstand von 1,5– 2 m. Zur Verminderung der Streustrahlung ist eine Sekundärstrahlenblende als stehendes Linienraster oder im Vertigraphen erforderlich (Abb. 2). Aufnahmen mit

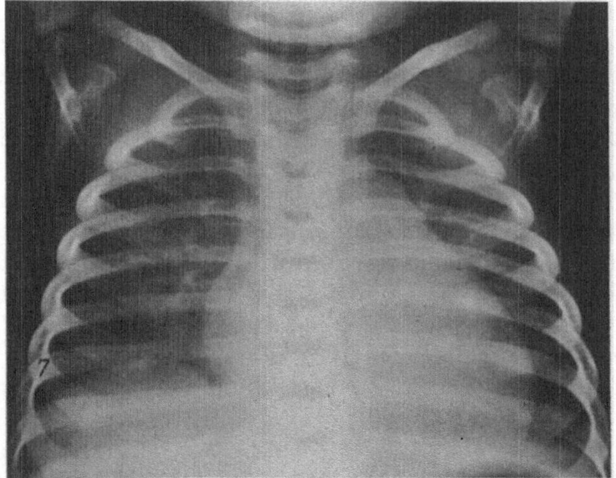

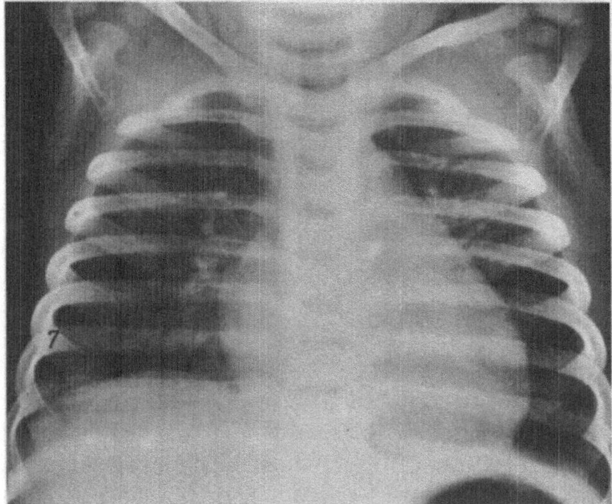

Abb. 1 a, b. Einfluß der Atemphase (1jähriges Kind). **a** Ungenügende Inspiration; **b** gute Inspiration (7 = 7. Rippe). Bei verschiedenem Zwerchfellstand deutliche Differenz in der Lungenzeichnung, Herzgröße und Hilusdarstellung. (Aus [3])

Hartstrahltechnik sind indiziert bei dichten Verschattungen in Lungen und Mediastinum, zur besseren Erkennbarkeit des Bronchialsystems, bei Atelektasen, zur Darstellung der Trachea und vor jeder Schichtuntersuchung und Bronchographie. Bei Thoraxaufnahmen im seitlichen Strahlengang hat sich die Hartstrahltechnik ebenfalls bewährt.

Thoraxübersichtsaufnahmen. Mit der Aufnahme im *sagittalen Strahlengang,* posteroanterior oder auch anteroposterior, beginnt jede radiologische Untersuchung der Thoraxorgane. Alle weiteren Aufnahmen und Untersuchungsmethoden ergeben sich nach der klinischen Fragestellung und dem mit dieser ersten Aufnahme erhobenen Befund.

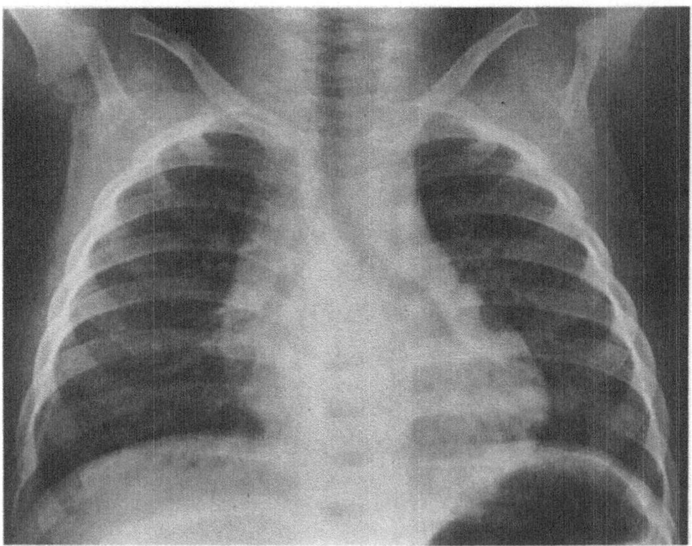

Abb. 2. Hartstrahlaufnahme (14 Monate altes Kind). 95 kV, 3 mAs, 0,006 s, Fokus 1,2 mm, stehendes Kreuzraster 50 Linien/cm. Lungenzeichnung auch innerhalb von Herz- und Zwerchfellschatten erkennbar; Trachea, Haupt- und Lappenbronchien normal lufthaltig. (Aus [3])

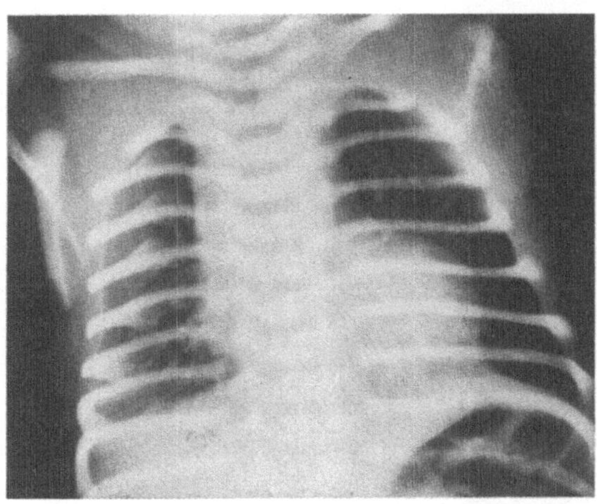

Abb. 3. Verdrehte Thoraxaufnahme (Neugeborenes), posteroanteriorer Strahlengang. Verdrehung nach links: Linke Thoraxseite erscheint größer, stärker strahlentransparent, Lungenzeichnung vermindert, vordere Rippenenden kürzer

Als Aufnahmeposition ist die aufrechte Haltung – hängen, sitzen oder stehen – vorteilhaft, weil hierbei das Zwerchfell tiefer tritt und der Mittelschatten gestreckt wird. Gute Inspiration und symmetrische Einstellung bei der Aufnahme sind in der symmetrischen Abbildung der Sternoklavikulargelenke und vorderen Rippenenden erkennbar (Abb. 3).

Die Thoraxaufnahme im *seitlichen Strahlengang* sollte nicht routinemäßig, sondern nur gezielt bei speziellen Fragestellungen als Ergänzung durchgeführt werden. Eine weitere Ergänzung ist die Aufnahme in *Kopftieflage*. Hierbei sammelt sich ein fragli-

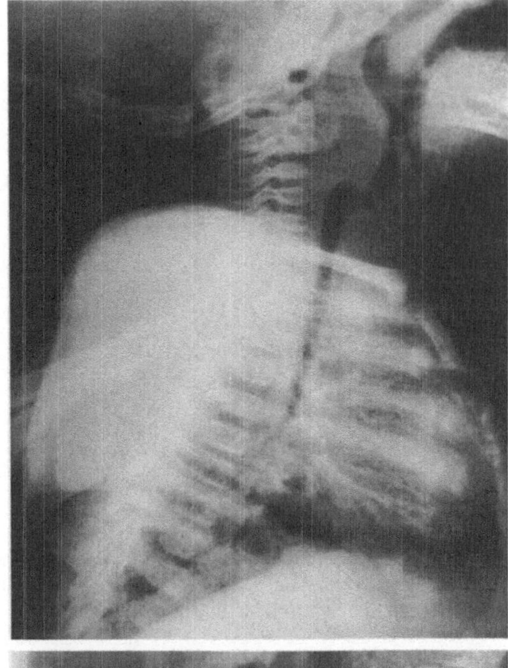

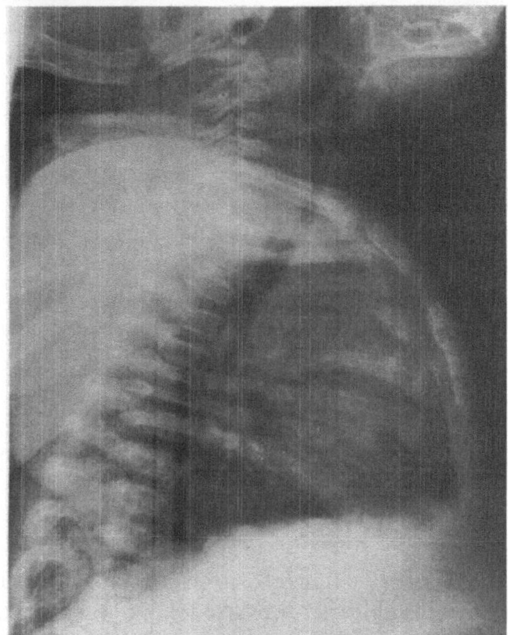

Abb. 4a, b. Aufnahmen der Trachea seitlich, Hartstrahltechnik (4 Monate altes Kind). **a** Exspiration; **b** Inspiration: zunehmende Luftfüllung des Hypopharynx, der in **a** scheinbar verbreiterte prävertebrale Weichteilschatten ist verschwunden. (Aus [3])

cher *Pleuraerguß* über den Lungenspitzen an. Ferner kann bei der gleichen Fragestellung eine Aufnahme in Seitenlage, kranke Seite unten, mit *horizontalem Strahlengang* angefertigt werden. Ein geringer Erguß findet sich dann am tiefsten Punkt im Pleuraspalt. Bei einer Überblähung durch *Fremdkörperaspiration* bleibt die unten liegende überblähte Seite unverändert, während sie normalerweise eine zunehmende Gefäßzeichnung aufweist und kleiner wird.

Die Untersuchung der *oberen Luftwege* erfolgt durch Aufnahmen in 2 Ebenen mit Hartstrahltechnik im Inspirium. Bei der Frage nach Lumenveränderung der Trachea (Stridor) und unklarer Verbreiterung des prävertebralen Weichteilschattens sind Aufnahmen in beiden Atemphasen erforderlich (Abb. 4).

Eine im anteroposterioren Röntgenbild in Exspiration bogenförmig oder knickförmig nach rechts verlaufende Trachea beim Säugling ist kein krankhafter Befund; verläuft die Trachea bogenförmig nach links, besteht der Verdacht auf einen rechts liegenden Aortenbogen
Der Verschluß eines Hauptbronchus durch einen nicht schattengebenden Fremdkörper ist auf *Schrägaufnahmen* zu erkennen: Die sich in den Herzschatten projizierende Luftsäule bricht ab (Abb. 5).

Die Schichtuntersuchung der Thoraxorgane [1] kann in fast allen Fällen als Zonographie (Pendelwinkel von 10 ° oder weniger) durchgeführt werden; dadurch erreicht man relativ kurze Belichtungszeiten. Die verhältnismäßig große Schichtdicke stört bei den Thoraxorganen nicht. Die Verwendung einer Simultankassette empfiehlt sich nur, wenn mehr als 5 Schichten benötigt werden, andernfalls ist die Strahlenbelastung bei Anfertigung von Einzelschichten nicht höher (Abb. 6).
Gute Hartstrahlaufnahmen in 2 Ebenen machen nicht selten eine Schichtuntersuchung überflüssig.

Die Röntgendurchleuchtung der Thoraxorgane sollte weder routinemäßig noch als einzige Untersuchungsmethode eingesetzt werden. Sie ist als gezielte Untersuchung indiziert mit Fragestellungen, die sich aus den vorhergehenden Thoraxaufnahmen ergeben. Es ist zweckmäßig, nach einem bestimmten Schema (Abb. 7) vorzugehen, um nichts zu übersehen. Zielaufnahmen von wichtigen Befunden und die gleichzeitige magnetische Bandaufzeichnung erhöhen die diagnostische Ausbeute

Die Lungenangiographie [6] kann erfolgen als venöse Angiographie – Übersichtsangiographie oder selektiv – und/oder als retrograde Aortographie, wobei die Bronchialarterien und eine atypische Gefäßversorgung von Lungenabschnitten zu erfassen sind.

Indikationen: Mißbildungen im Bereich der Lungenvenen (z. B. Scimitar-Syndrom) und der Arterien wie Lungenarterienagenesie und -hypoplasie (Abschn. 3.6), Lungensequestration (Abschn. 3.6), Angiome (Abschn. 4), atypische Gefäßversorgung bei chronischen Lungenprozessen. Durch Bildung von Kollateralen aus dem Systemkreislauf (Bronchial-, Interkostalarterien u. a.) kann ein erworbener Links-rechts-Shunt entstehen.

2.3.2.3 Strahlenbelastung und Strahlenhygiene

Die Strahlenbelastung des Patienten ist bei der Röntgendiagnostik der Thoraxorgane gering und unbedenklich: Setzt man sie in Beziehung zu einer natürlichen jährlichen Strahlenbelastung von mindestens 100 mrad/Jahr, so beträgt die Dosis einer Thoraxaufnahme 2%, bei Aufnahmen in 2 Ebenen 8% dieser natürlichen Belastung; die Go-

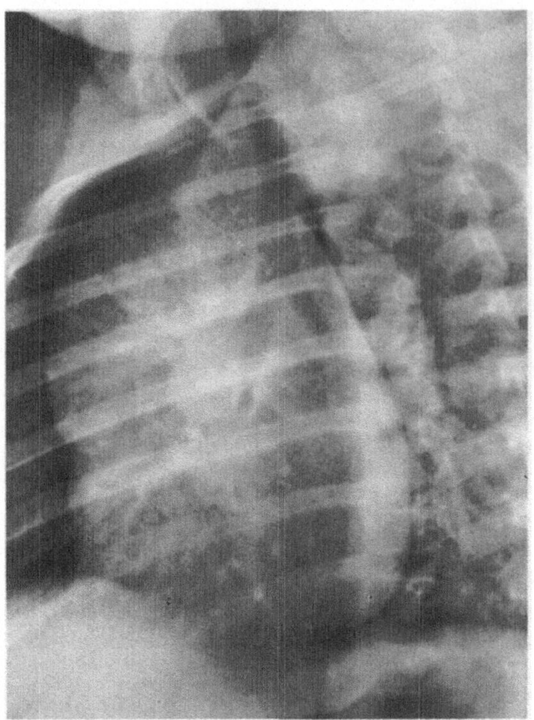

Abb. 5. Schrägaufnahme des Bronchialsystems (3 Monate altes Kind). Normale Darstellung von Trachea und Hauptbronchien im Herzschatten, 60° Drehung, linke Schulter *rechts* im Bild und plattennah (2. schräger Durchmesser). (Aus [3])

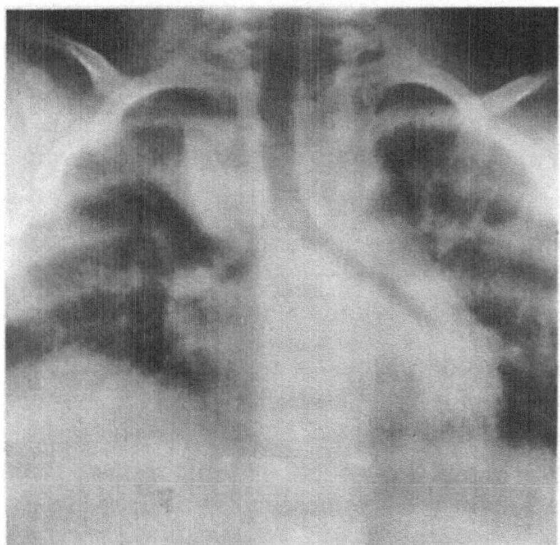

Abb. 6. Zonographie des Bronchialsystems (14 Monate altes Kind). Verschluß des rechten Oberlappenbronchus mit Atelektase. Pendelwinkel 10°. (Aus [3])

nadendosis entspricht etwa einer Zeit von 2–4 h dieser Jahresbelastung [5]. Trotzdem sollten alle Möglichkeiten der Dosisverminderung, die bei diesen Messungen selbstverständlich angewandt wurden, berücksichtigt werden: Hochleistungsröntgengenerator mit kurzen Belichtungszeiten, Lichtvisier zur patientenfernen Formateinblendung und Abdeckung mit Bleigummi am Patienten unterhalb des Feldrandes, hoch-

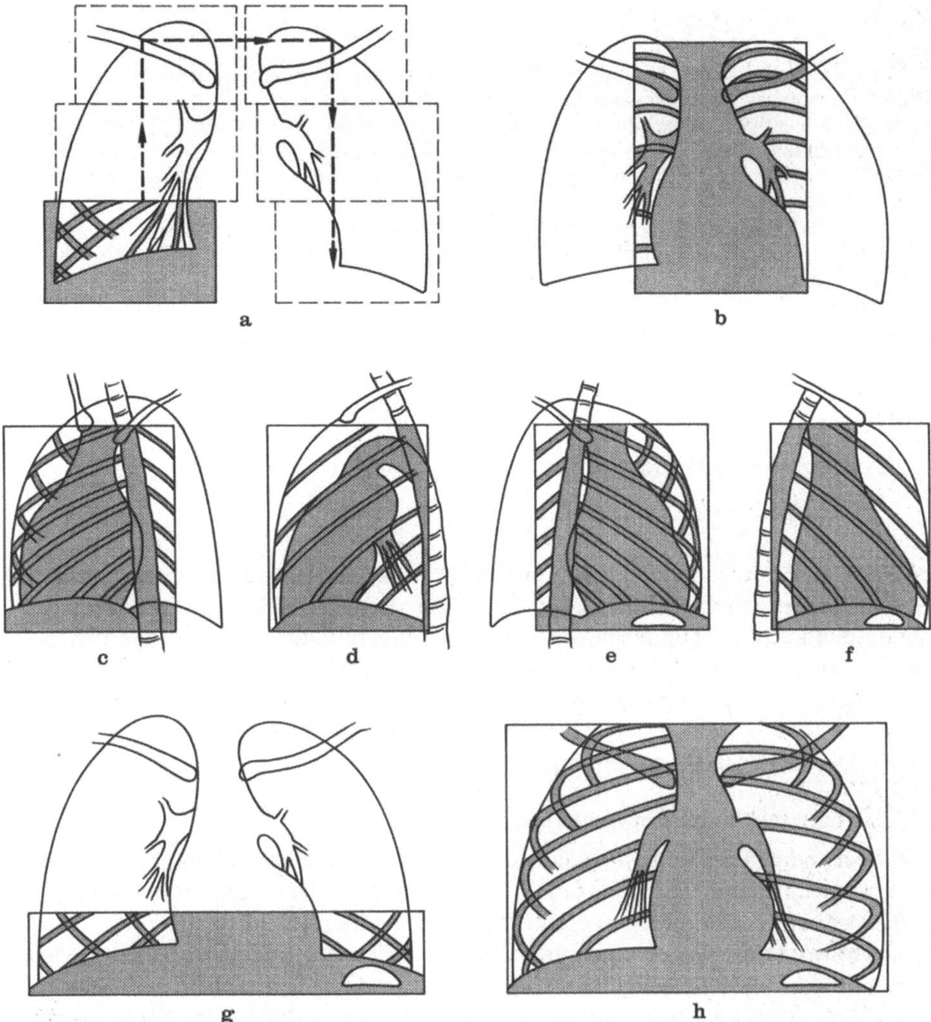

Abb. 7 a–h. Durchleuchtungsschema: **a** Abschnittsweise Durchleuchtung mit kleinem Feld, von rechts basal aufwärts über die Spitzenfelder nach links basal; dabei In- und Exspiration beobachten. **b** Mittelschatten, Herz und Hilusgebiete. **c, d** Drehung über den 2. schrägen Durchmesser in den seitlichen Strahlengang, links anliegend, **e, f** Drehung über den 1. schrägen Durchmesser in den seitlichen Strahlengang, rechts anliegend, **g** Zwerchfellaktion. **h** Kurze Übersicht zum Vergleich beider Lungenfelder während der Atmung. (Aus [3])

verstärkende Folien (seltene Erden), großer Röhrenfokus. Bei Durchleuchtungen ist ein leistungsfähiger Bildverstärker mit Fernsehkette zu fordern, dabei ist die Strahlenbelastung verglichen mit den Aufnahmen ebenfalls gering. Eine Thoraxaufnahme wird mit etwa 5 mAs belichtet; bei der Durchleuchtung der Lunge genügen meist 0,3–0,4 mA, die der Aufnahme entsprechende Dosis wird dann nach einer Durchleuchtungszeit von rund 15 s erreicht.

Literatur

1. Bernard J, Sauvegrain J, Nahum H (1967) Tomography of the lungs in infancy and child-hood: Techniques, indications and results. Prog Pediatr Radiol 1:59
2. Ebel K-D (1980) Strahlenschutz. In: Bachmann KD, Ewerbeck H u. a. (Hrsg) Pädiatrie in Praxis und Klinik Bd. III, Fischer-Thieme, Stuttgart, New York, S. 24.3
3. Ebel K-D, Willich E (1979) Die Röntgenuntersuchung im Kindesalter, 2. Aufl. Springer, Berlin Heidelberg New York
4. Felson B (1973) Chest roentgenology, Saunders Philadelphia Toronto London
5. Fendel H (1967) Radiation problems in roentgen examination of the chest. Prog Pediatr Radiol 1:18
6. Lefebvre J, Plainfosse MC (1967) Pulmonary angiography in children: Methods and indications. Prog Pediatr Radiol 1:91

2.3.3 Bronchologische Diagnostik

H. von der Hardt

Mit Rückgang der Tuberkulose ist auch die Zahl bronchologischer Untersuchungen im Kindesalter erheblich zurückgegangen. Über die Notwendigkeit dieser Untersuchungsmethode gibt es unterschiedliche Auffassungen in der Literatur. Mit den modernen Kaltlichtgeräten, einschließlich Fiberbronchoskopen, und durch die modernen Anästhesieverfahren ist die bronchologische Diagnostik für ein eingearbeitetes Team eine Methode ohne besonderes Risiko. Das Risiko wird weitgehend von der Grundkrankheit der Kinder bestimmt.

2.3.3.1 Technische Voraussetzungen und Verfahren

Eine vollständige Beschreibung aller bronchologischen Verfahren kann hier nicht gegeben werden, verwiesen wird dazu auf spezielle Lehrbücher der Kinderbronchologie [4, 5]. Erwähnt werden daher nur einige wesentliche Aspekte.

Die bronchologische Untersuchung sollte im Kindesalter nicht länger als 10–15 min dauern. Andernfalls ist die Gefahr von subglottischen Stenosen nach Extubation deutlich höher. Dabei sollte die Endoskopie so geplant werden, daß in der selben Narkose auch eine Bronchographie anschließend an die Bronchoskopie durchgeführt werden kann. Die Untersuchung erfolgt daher meist auf dem Röntgentisch, wobei ein Drehmuldentisch die Umlagerung des Patienten nach Instillation des Kontrastmittels wesentlich vereinfacht und die Untersuchungszeit verkürzt (verwendet werden meist jodhaltige Mittel wie das Propyl-diol-dijodopyridone, Hytrast). Das Einfüllen der Kontrastmittel wird durch Obturationstuben [5] wesentlich vereinfacht, die durch das Bronchoskop eingeführt werden und wie bei der Verwendung des Doppellumenkatheters nach Carlens die Belüftung der kontralateralen Seite ermöglichen (Abb. 1). Der Übertritt von Kontrastmittel zur anderen Seite wird weitgehend vermieden, die vollständige Darstellung einer Seite gelingt rasch und ohne besondere Mühe (Abb. 2). Obturationstuben gibt es heute für alle gängigen starren Kinderbronchoskope, auch schon für das Säuglingsalter; vom 12.–14. Lebensjahr an ist der Carlens-Tubus geeignet. Selektive Bronchographien eines Lappens oder eines Segmentes werden mit dem Metras-Katheter durchgeführt, dessen Spitze röntgenkontrastgebend ist.

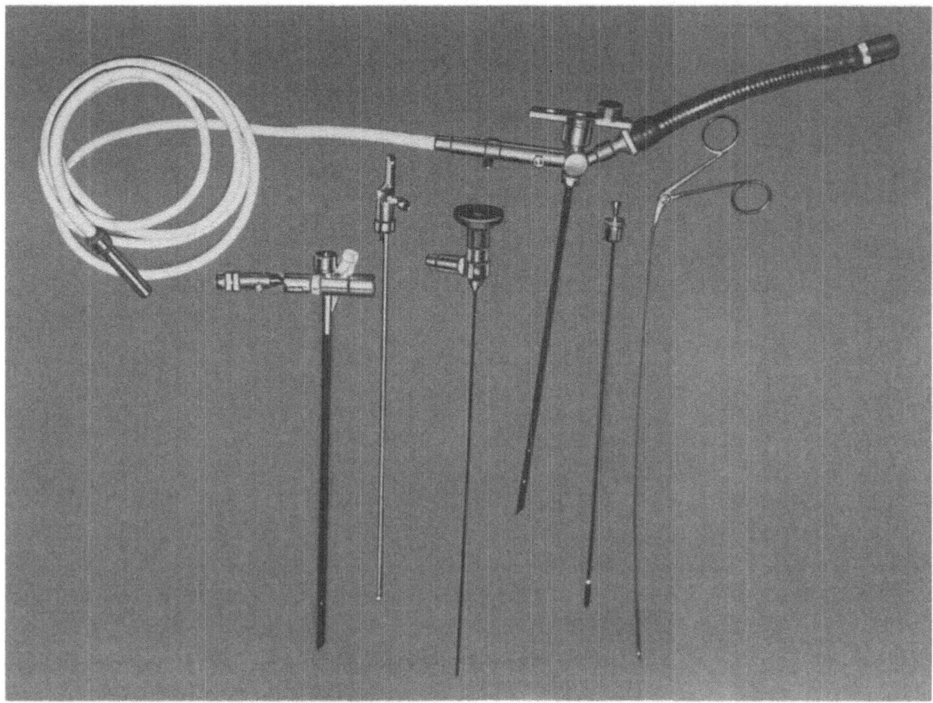

▲

Abb. 1. Grundausrüstung für bronchologische Untersuchungen im Kindesalter:
links Bronchoskop der Fa. Storz mit
Prisma, daneben passender Obturationstubus; *Mitte* Fiberglasoptik;
rechts Bronchoskop der Fa. Wolf mit
Lichtleitkabel, Fenster, Beatmungstubus,
daneben passender Oburationstubus.
Zusätzlich eine flexible Zange zur
Fremdkörperextraktion

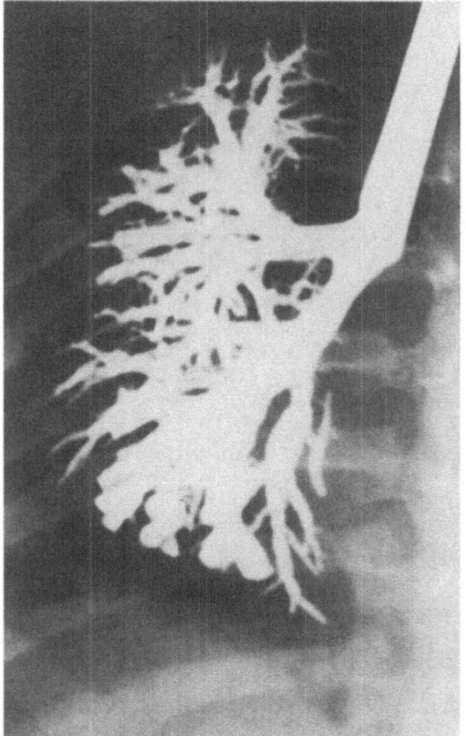

Abb. 2. Rechtsseitige Bronchographie. Das
Bronchialsystem wurde über einen
Obturationstubus prall aufgefüllt, die linke
Seite wird gleichzeitig beatmet. Im
Unterlappen sind Bronchiektasien zu
erkennen

Tabelle 1. Durchschnittliche Tracheamaße bei Kindern und empfohlene Bronchoskope. Ist eine mehr periphere Bronchusbeurteilung notwendig, sollte das nächstkleinere Bronchoskop verwendet werden. Der externe Durchmesser der Bronchoskope wurde am distalen Ende gemessen (Bronchoskoplippe)

Alter	Tracheawerte[a]			Storz			Wolf		
	Länge	Sagittaler Durchmesser	Frontaler Durchmesser	Nr.	Außendurch-messer	Länge	Nr.	Außendurch-messer	Länge
	cm	mm	mm		mm	cm		mm	cm
Frühgeborene	–	–	–	2,5	3,8	20	3,0	3,9	16
Neugeborene bis 1. Monat	3,8	3,6	5,0				3,5	4,3	20
1– 3 Monate	4,0	4,6	6,1	3,0	5,2	20			
3– 6 Monate	4,2	5,0	5,8	3,5	5,7	20/30	4,0	5,8	25
6–12 Monate	4,3	5,6	6,2						
1– 2 Jahre	4,5	6,5	7,6	4,0	7,3	30	5,0	6,4	28
2– 3 Jahre	5,0	7,0	8,8				5,5	7,2	30
3– 4 Jahre	5,3	8,3	9,4	5,0	7,8	30			
4– 6 Jahre	5,4	8,0	9,2	6,0	8,1	30	6,5	8,0	35
6– 8 Jahre	5,7	9,2	10,0						
8–12 Jahre	6,3	9,7	11,7	6,5	9,9	30	8,0	10,2	40
12–14 Jahre	–	–	–	7,5	10,8	40			
Ab 15. Lebensjahr	–	–	–						

[a] Angaben nach Rubin et al. [3]

Entscheidet man sich für die Füllungstechnik mit Obturationstubus, ist die Verwendung von starren Bronchoskopen notwendig. Sie erlauben Untersuchungen in Lokalanästhesie und Allgemeinnarkose (Beatmungsbronchoskope). Der externe Durchmesser der Bronchoskope muß dem Alter der Kinder, d. h. dem geschätzten Durchmesser der Trachea, angepaßt sein (Tabelle 1). Auf keinen Fall darf die Intubation mit dem starren Bronchoskop erzwungen werden (Gefahr subglottischer Stenosen nach Extubation); das nächstkleinere Bronchoskop muß also vorbereitet zur Verfügung stehen. Verengungen in der Trachea und in den Hauptbronchien dürfen nicht mit dem Bronchoskop passiert werden, da eine erhebliche Schwellungsgefahr im stenotischen Abschnitt mit hoher Komplikationsrate besteht. Thal [5] hat für subglottische Stenosen und Tracheastenosen die „Intubation" mit der Optik in Apnoe vorgeschlagen.

Bei der Verwendung starrer Bronchoskope können in der Regel nur Trachea, Hauptbronchien und die Abgänge der Lappenbronchien beurteilt werden; bei zusätzlicher Verwendung dünner Glasfaseroptiken mit unterschiedlichem Blickwinkel können auch noch die Abgänge von Segmentbronchien, in den Unterlappen auch noch einzelne Subsegmentbronchien, eingesehen werden. Bei größeren Kindern (jenseits des 6. Lebensjahres) ist durch die Entwicklung dünner flexibler Fiberglasbronchoskope auch noch eine Beurteilung weiter peripher gelegener Bronchusabschnitte möglich. Die Anwendung der Fiberglasbronchoskope ist im Kindesalter immer noch begrenzt.

Die verschiedenen Narkoseverfahren werden sehr unterschiedlich beurteilt. Die Mehrzahl der Untersucher empfiehlt für das Kindesalter die bronchologische Diagnostik in Allgemeinnarkose (Intubationsnarkose in Kombination mit Muskelrelaxanzien).

Szekely u. Farkas [4] geben aufgrund von ca. 10 000 Untersuchungen in Lokalanästhesie und ca. 30 000 Untersuchungen in Allgemeinanästhesie folgende Empfehlungen:

Für die Routinediagnostik und zur Extraktion von Fremdkörpern ist die Untersuchung in Allgemeinnarkose die Methode der Wahl im Säuglings- und Kindesalter. In Allgemeinnarkose ist die Untersuchung in der gebotenen Kürze durchzuführen ohne unnötige Traumatisation der Schleimhäute des Larynx und des Tracheobronchialsystems. Die Kinder werden psychisch wenig belastet. Voraussetzung ist allerdings, daß der Anästhesist mit den besonderen Methoden der Anästhesie bei Bronchoskopien vertraut ist, und daß die üblichen Kontraindikationen einer Allgemeinnarkose berücksichtigt werden. Die bronchologische Diagnostik in Lokalanästhesie ist besonders dann indiziert, wenn Motilitätsuntersuchungen notwendig sind, die unter Beatmungsbedingungen nicht ausreichend zur Darstellung kommen könnten. Die Autoren halten allerdings diese Indikation zur Lokalanästhesie für zweifelhaft, zumal zum Ende einer Relaxationsnarkose mit Wiedereinsetzen der Spontanatmung alle Funktionsstörungen im Tracheobronchialbaum gut beurteilt werden können.

2.3.3.2 Indikation und Kontraindikation bronchologischer Untersuchungen im Kindesalter

Abgesehen von Notfällen (aspirierte Fremdkörper, akute Schleimverlegungen mit ausgedehnten Atelektasen und respiratorischer Insuffizienz, akute intrabronchiale Blutungen usw. steht die bronchologische Diagnostik als invasive Untersuchungsmethode immer am Ende der pneumologischen Diagnostik. Wenn auch Szekely u. Farkas [4] schreiben, daß die „Bronchoskopie und/oder Bronchographie immer dann indiziert ist, wenn eine pathologische Veränderung der Bronchien vermutet wird und keine Kontraindikation besteht", so lassen auch sie keinen Zeifel daran, daß eine Klärung pathologischer Befunde alle nichtinvasiven diagnostischen Methoden, wie Röntgendiagnostik (2.3.2), Funktionsdiagnostik (2.3.5) und Szintigraphie (2.3.4), einschließen muß. Besonders die kombinierte Ventilations-Perfusions-Szintigraphie kann die Indikation bronchologischer Untersuchungen einschränken (z. B. bei Verdacht auf Fremdkörperaspiration oder auf Bronchiektasen). In den Tabellen 2–4 sind

Tabelle 2. Diagnostische Indikation zur Bronchoskopie – Bronchographie im Kindesalter

Bei folgenden klinischen Symptomen

- Akute Dyspnoe (Verdacht auf Fremdkörperaspiration)
- In-exspiratorischer Stridor unklarer Ätiologie
- Persistierender Husten (trocken oder produktiv)
- Hämoptoe

Bei folgenden Röntgenbefunden unklarer Ätiologie

- Akute oder persistierende Verschattungen (Atelektasen/Infiltrationen)
- Akute oder persistierende vermehrte Transparenz (diffus oder zystisch)
- Adenopathien paratracheal – parabronchial (Tbc-Verdacht)
- Intrathorakale Tumoren

Bei folgenden klinischen Verdachtsdiagnosen bzw. Diagnosen unklarer Ätiologie

- Chronische Bronchitis und Bronchiektasen
- Rekurrierende obstruktive Bronchitis im Kleinkindesalter
- Persistierendes "intrinsic asthma"
- Tracheobronchopulmonale Fehlbildungen (tracheoösophageale Fistel, lobäres Emphysem, tracheobronchiale Stenosen und Malazien, Lungenzysten, bronchiale Aufzweigungsanomalien, Lungenhypoplasie bzw. -aplasie
- Rekurrierende Bronchopneumonien

Zur bakteriologischen, zytologischen und histologischen Diagnostik bei

- Therapieresistenten Bronchopneumonien
- Mukoviszidose
- Tuberkulose (besonders bei Verdacht auf endobronchialen Befall)
- Allergische Alveolitis ⎫
- Alveolarproteinose ⎭ „lavage" und transbronchiale Biopsie
- Interstitielle Lungenerkrankungen unklarer Ätiologie (transbronchiale Biopsie)
- Intrabronchiale Tumoren: Biopsie

Tabelle 3. Therapeutische und prognostische Indikation zur Bronchoskopie bzw. Bronchographie im Kindesalter

Therapeutische Indikation

- Fremdkörperaspiration, Aspiration von Flüssigkeiten
- Lungentuberkulose
- "mucoid impaction"

Prognostische Indikation

- Lungentuberkulose
- Nach chronischer Fremdkörperaspiration
- Nach Traumata
- Nach chirurgischen Eingriffen (z. B. Resektionen)

Tabelle 4. Kontraindikationen der Bronchoskopie bzw. Bronchographie im Kindesalter

Herzdekompensation	Koagulopathien
Schock	Akute Infektionen
Status asthmaticus	

die Indikationen und Kontraindikationen bronchologischer Untersuchungen zusammengestellt. Die Indikation wird bei der Besprechung der einzelnen Krankheitsbilder gewertet. Das Alter der Kinder ist keine Kontraindikation. Mit den modernen Instrumenten können bronchologische Untersuchungen auch bei Frühgeborenen vorgenommen werden, wenn auch die Indikation bis zum Ende des 1. Lebensjahres besonders zurückhaltend gestellt werden soll.

2.3.3.3 Befunddokumentation

Mit einer vollständigen bronchologischen Diagnostik werden beurteilt:

1. Bronchoskopisch im einsehbaren Bereich: Form und Schleimhautbeschaffenheit der Trachea; Lage und Winkel der Bifurkationscarina; Form (Durchmesser) der Haupt-, Lappen- und Segmentbronchien bzw. ihrer Ostien, wobei besonders Anomalien zu beschreiben sind; Schleimhautbeschaffenheit der Bronchien, die Kriterien der akuten und chronischen Entzündung sind zu beachten (Abschn. 6.1 und 6.2); intrabronchiale Sekretion (Lokalisation, Menge und Qualität nach Farbe und Viskosität). Jede Berührung der Bronchialschleimhaut führt rasch zur Hyperämie und Schwellung, so daß eine exakte Beurteilung nur während der Intubation der einzelnen Lappen- und Segmentbronchien unter Sicht möglich ist. Liegen Bronchusstenosen oder abnorme Wandinstabilitäten vor (sog. „funktionelle Stenosen"), sollte möglichst diese Stelle nicht passiert werden. Vielmehr kann durch eine anschließende Kontrastmittelgabe (nur geringe Menge für einen Wandbeschlag im engen Abschnitt) das Ausmaß und die Lokalisation dieser Stenosen mit Röntgenbildern dokumentiert werden (Abb. 3). Schleimhautbiopsien können unter Sicht mit speziellen Zangen auch bei klei-

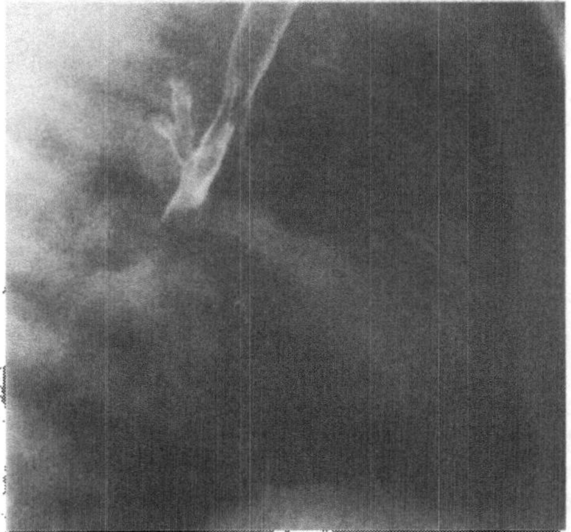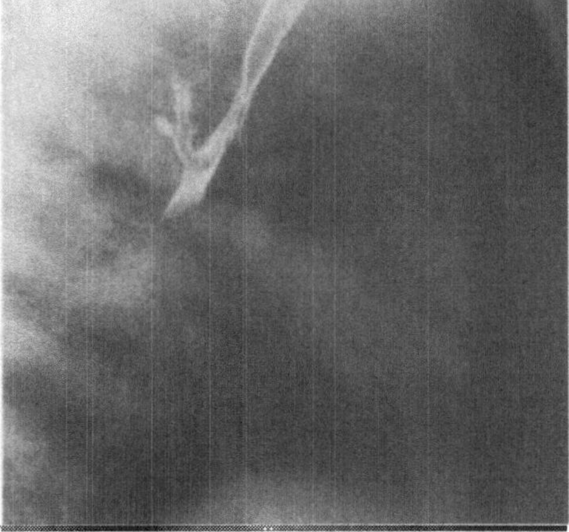

Abb. 3. Tracheastenose im distalen Drittel; inexspiratorische Kaliberschwankung. Wandbeschlag mit Hytrast

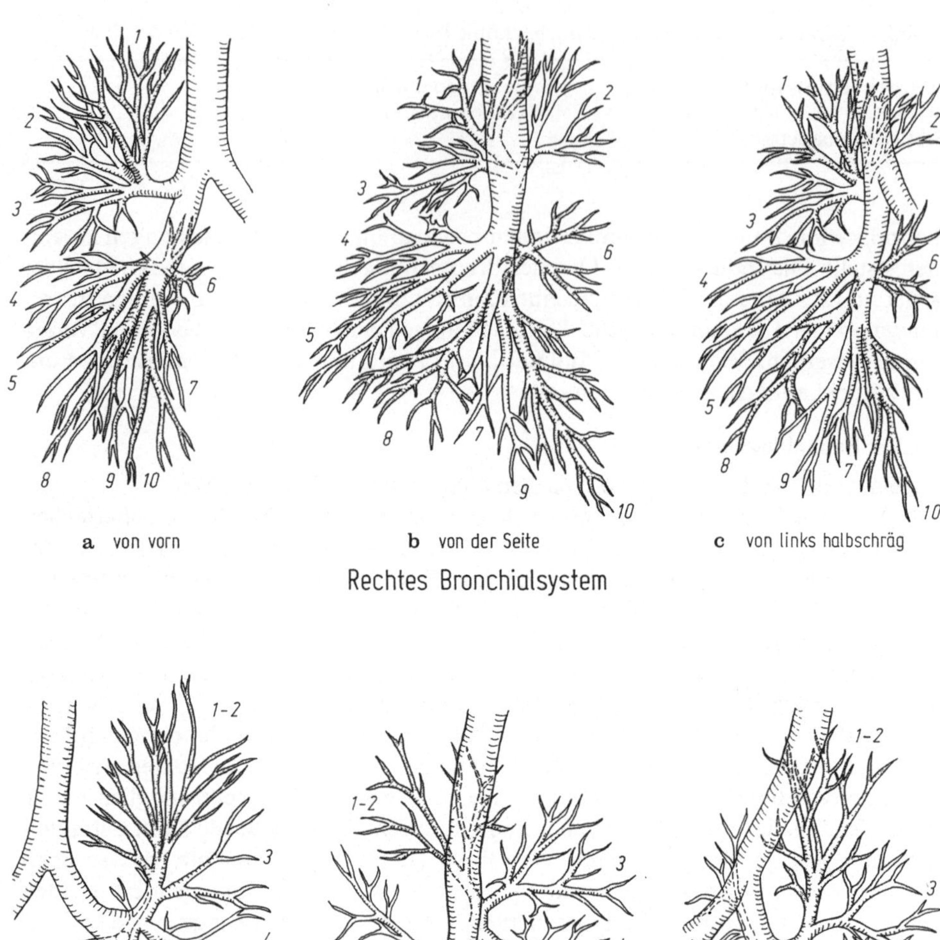

Abb. 4a–f. Darstellung des Bronchialsystems in den 3 Hauptpositionen. **a–c** Rechtes Bronchialsystem, **d–f** linkes Bronchialsystem. Die Ziffern geben die Segmente an: *1* apikal-superior, *2* dorsal-superior, *3* ventral-superior, *4* posteriores Segment des Mittellappens (bzw. superiores Segment der Lingula), *5* arteriores Segment des Mittellappens (bzw. inferiores Segment der Lingula), *6* apikal-inferior, *7* parakardial-inferior (nur rechts), *8* basal-anterior, *9* basal-lateral, *10* basal-posterior

neren Kindern entnommen werden, meist aus der Oberlappencarina rechts bzw. links. Zur bronchologischen Untersuchung gehört immer die Sekretentnahme zur bakteriologischen Diagnostik.

2. Bronchographisch im nichteinsehbaren Bereich (immer nur einseitige Bronchographien während einer Untersuchung): Aufzweigungsanomalien, Wandunregelmäßigkeiten (Bronchusdeformationen, verschiedene Formen der Bronchiektasen), Schrumpfungen oder Verdrängungen von Bronchien. Während der Einlaufphase des Kontrastmittels können auf dem Röntgenmonitor wichtige Informationen über Wandinstabilitäten gewonnen werden. Eine Überfüllung des entsprechenden Bronchusabschnittes durch zu hohen Füllungsdruck (sog. alveoläre Füllung) sollte unbedingt vermieden werden (anschließend Gefahr einer Pneumonie). Die Beurteilung der Bronchiogramme (i. allg. wird, jeweils unter Blähung, je eine Aufnahme in Rückenlage, in halbschräger Position und in Seitenlage aufgenommen) erfordert spezielle Kenntnisse der Anatomie (Abb. 4) und der Artefakte, die mit pathologischen Befunden verwechselt werden könnten. Die Röntgenaufnahmen müssen rasch hintereinander angefertigt werden, da sonst das Kontrastmittel zu sehr mit Sekret vermischt wird und zu weit in die Peripherie fließt (unübersichtliche Topographie).

Vor Extubation sollte das Kontrastmittel so weit wie möglich abgesaugt werden, ohne dadurch aber die Untersuchungszeit wesentlich zu verlängern.

2.3.3.4 Nachbehandlung

Bronchologische Untersuchungen in Allgemeinnarkose werden nur unter stationären Bedingungen durchgeführt. Nach Bronchoskopie ohne Bronchographie ist eine spezielle Nachbehandlung nicht erforderlich; die Kinder müssen in der Aufwachphase überwacht werden. Entwickelt sich ein leichter Stridor, sollte in den folgenden Stunden das Kind ruhig gehalten werden (u. U. Sedierung); die Anfeuchtung der Atemluft (meist Raumluftbefeuchtung) ist sinnvoll. Ein Postextubationsstridor kann in den folgenden 6 h nach Extubation auftreten. Nach Bronchographien werden in den folgenden 24 h Klopfmassagen mit Lagerungsdrainagen empfohlen, nach Meinung anderer Autoren sind die Maßnahmen unnötig, der spontane Husten ist ihrer Meinung nach ausreichend. Bei sog. alveolärer Füllung wird häufiger ein Temperaturanstieg in den folgenden 12–24 h beobachtet, eine antibiotische Behandlung wird daher empfohlen.

2.3.3.5 Komplikationen

Komplikationen während oder nach bronchologischen Untersuchungen sind mit ganz wenigen Ausnahmen auf Fehler des Untersuchers zurückzuführen. Am häufigsten wird der Postextubationsstridor beobachtet, der meist durch eine wenig schonende Intubation oder zu lange dauernde Untersuchungen provoziert wird. Der Stridor ist nur sehr selten so ausgeprägt, daß eine Reintubation erfolgen muß. Diese unnötige Komplikation ist v. a. dann zu erwarten, wenn Trachea- oder Bronchusstenosen mit dem Bronchoskop passiert wurden. Besonders vorsichtig muß bei subglottichen Stenosen vorgegangen werden, die nicht mit dem Bronchoskop bougiert werden dürfen, die Intubation des Larynx muß daher immer unter Sicht erfolgen. Bronchusperforationen sind vereinzelt beschrieben worden, wenn das Bronchoskop unsachgemäß geführt wird. Während der Positionsänderung zu den Röntgenaufnahmen bei Bronchographien muß das Bronchoskop in die Trachea zurückgezogen werden. Zahlen über die

Frequenz ernsthafter Komplikationen, d. h. Komplikationen mit Lebensbedrohung einschließlich Langzeitintubation und/oder Tracheostomie oder Todesfolge, werden nur selten mitgeteilt. Die Arbeitsgruppe um Szekely u. Farkas [4] überblickt inzwischen mehr als 40 000 bronchologische Untersuchungen im Kindesalter. Sie berichten von keinem ernsthaften Zwischenfall.

Literatur

1. Doesel H (1966) Bronchoskopie im Kindesalter. In: Opitz H, Schmidt J (Hrsg) Handbuch der Kinderheilkunde, Bd 2, Teil 1. Springer, Berlin Heidelberg New York, S 307
2. Melon J, Geubelle F, Lambrechts L, Leclercq-Fourcart, Marechal J (1979) L'endoscopie tracheo-bronchique chez l'enfant. Acta Otorhinolaryngol Belg 33:5
3. Rubin LR, Bromberg BE, Walden RH (1959) Elective tracheostomy in infants and children. Am J Surg 98:880
4. Szekely E, Farkas E (1978) Pediatric bronchology. Akademiai Kiado, Budapest
5. Thal W (1972) Kinderbronchologie. Barth, Leipzig

2.3.4 Szintigraphie

S. Gonda

2.3.4.1 Einleitung

Lungenfunktionsparameter in einzelnen Regionen der Lungen können bei Kindern wie bei Erwachsenen mit Radioisotopen bestimmt werden. Dabei ist es möglich, insbesondere die regionalen Ventilations-Perfusions-Verhältnisse abzuschätzen. Es ist bekannt, daß durch Mißverhältnisse zwischen Ventilation und Perfusion (verminderter Ventilations-Perfusion-Quotient) eine verminderte O_2-Versorgung entstehen kann. Störungen der regionalen Lungenfunktion werden von funktionellen (vorübergehenden) Veränderungen oder von erworbenen bzw. konnatalen Anomalien (persistierenden Veränderungen) verursacht.

2.3.4.2 Methodik

Die Untersuchungen werden am liegenden Patienten durchgeführt, um die Wirkung der Gravität auf der Lunge zu vermeiden und damit interpretierbare Bilder zu bekommen. Für das Ventilationszintigramm atmet der Patient 2 bzw. 3 min durch ein geschlossenes System, ein Spirometer, das 2–3 mCi ^{133}Xe/l Luft enthält (Abb. 1). Anschließend wird die Ausatmung des Edelgases für 4–6 min registriert. Das Perfusionszintigramm wird nach Injektion von 0,3 bis maximal 2 mCi ^{99m}Tc-Mikrosphären (^{99m}Tc-HAM, ca. 30 µm im Durchmesser) in 4–6 Projektionen aufgenommen. Die Mikropartikel werden nach Mischung im rechten Ventrikel in den Lungenkapillaren aufgehalten. Die Verteilung der Partikel entspricht der Verteilung der Perfusion [10]. Der Anteil der so blockierten Arteriolen und Kapillaren ist gering: ca. $1:10^{-6}$. Die Eiweißpartikel werden nach kurzer Zeit abgebaut. Die effektive Halbwertszeit für ^{99m}Tc-HAM beträgt 243 min [8]. Funktionsstörungen, die durch diese Blockade entstanden sind, sind nur unter körperlicher Belastung nachgewiesen worden [2]. Seltene Zwischenfälle sind bei gefährdeten Patienten beschrieben worden [9]. Die regionale

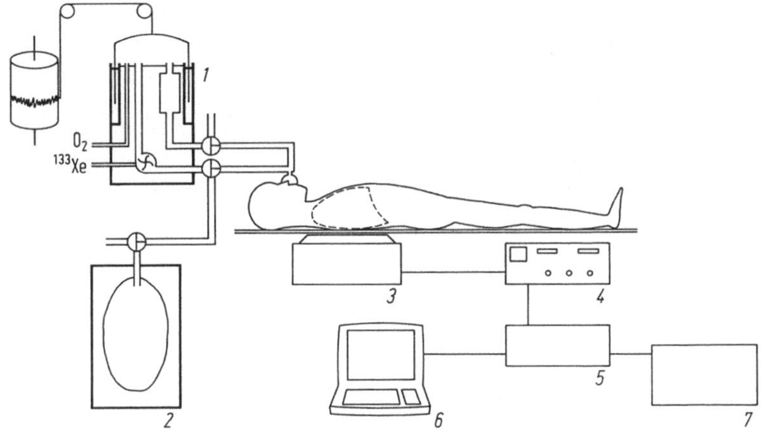

Abb. 1. Schematische Darstellung der nötwendigen, apparativen Ausstattung für die Lungenszintigraphie: Spirometer (*1*); Xenonfalle (*2*) für das ausgeatmete ^{133}Xenon; γ-Kamera (*3*), die die regionale Aktivität mißt; Bedienungseinheit der γ-Kamera (*4*); Rechner (*5*); Dialogeinheit des Rechners (*6*); Wechselplattenspeicher (*7*)

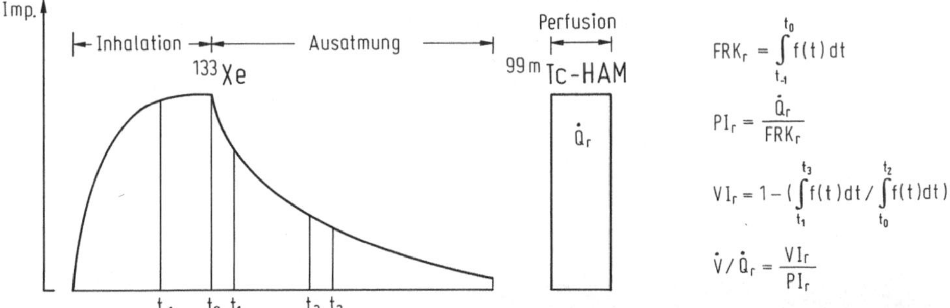

Abb. 2. Methode der Ventilations-Perfusions-Szintigraphie. Die Kurve zeigt den regionalen Zeitaktivitätsverlauf (Ordinate: Impulse, Abszisse: Zeit). Die verschiedenen Phasen der Untersuchung sind erkennbar: Die Inhalation des ^{133}Xe aus einem Spirometer, die Ausatmung des Gases und die anschließende Perfusionsaufnahme nach i.v. Injektion des ^{99m}Tc-Humanalbuminmikrosphären (HAM). Außer der regionalen Perfusion (Q_r) werden die Funktionsgrößen, regionale funktionelle Residualkapazität (FRK_r), regionaler Ventilationsindex ($\dot{V}I_r$), regionaler Perfusionsindex (PI_r) und regionaler Ventilations-Perfusions-Quotient ($\dot{V}/\dot{Q}_r$) bestimmt

Radioaktivität wird von einer γ-Kamera gemessen. Die Information wird auf der Magnetplatte eines Rechners gespeichert. Mit diesem Rechner erfolgt anschließend die Auswertung. Die Aufnahmen werden bei ruhiger Atmung durchgeführt. Bei kleinen Kindern muß gelegentlich ein Sedativum (z. B. Chloralhydrat, 30–50 mg/kg KG) verabreicht werden.

Die Abb. 2 zeigt das Auswertungsverfahren [7]. Die 5 verschiedenen Parameter der regionalen Lungenfunktion werden entweder aus beliebig gewählten Lungenfeldern (Abb. 3) ermittelt oder in parametrischen Bildern dargestellt (Abb. 4 u. 5).

```
M E D I Z I N I S C H E     H O C H S C H U L E     H A N N O V E R
ZENTRUM RADIOLOGIE
ABTEILUNG IV : NUKLEARMEDIZIN UND SPEZIELLE BIOPHYSIK.
PROF. DR. H. HUNDESHAGEN


    IDENTSATZ:

LU                   X                                    5. 1.82
Z.: 0: 8:31          FKT: 420S 28/ 120S  2/   OS  O/    G.:A     U.: 1



        R E G I O N A L E   L U N G E N F U N K T I O N
        ***********************************************


        *****************************************************************
        *  REG. FRK (%)   *  REG. PERF.(%)  *  PERF.-IND.(%)  *
        *****************************************************************
        * LINKS  + RECHTS * LINKS  + RECHTS * LINKS  + RECHTS *
        *****************************************************************
        *OBERFELD  *  14.8 +  20.2 *  15.9 +   15.3 * 106.3  +  74.7  *
        ***********+++++++++++++++++++++*++++++++++++++++++++*+++++++++++++++++++++*
        *MITTELFELD*  15.2 +  16.9 *  17.1 +   19.1 * 111.5  + 111.6  *
        ***********+++++++++++++++++++++*++++++++++++++++++++*+++++++++++++++++++++*
        *UNTERFELD *  16.3 +  16.3 *  13.6 +   18.6 *  82.6  + 112.9  *
        *****************************************************************


        *****************************************************************
        * VENT.-IND.(ABS.)*  VENT.-IND.(%)  *  VENT./PERF.(%)  *
        *****************************************************************
        * LINKS  + RECHTS * LINKS  + RECHTS * LINKS  + RECHTS *
        *****************************************************************
        *OBERFELD  *  34.1 +  36.0 * 109.6 + 115.6 * 100.3  + 150.4  *
        ***********+++++++++++++++++++++*++++++++++++++++++++*+++++++++++++++++++++*
        *MITTELFELD*  28.1 +  33.8 *  90.1 + 108.7 *  78.6  +  94.7  *
        ***********+++++++++++++++++++++*++++++++++++++++++++*+++++++++++++++++++++*
        *UNTERFELD *  23.9 +  30.8 *  76.8 +  98.9 *  90.5  +  85.2  *
        *****************************************************************
           (FAKTOR=  15)
```

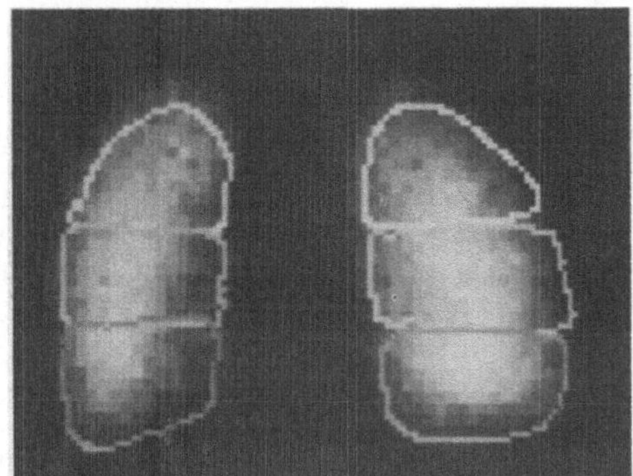

Abb. 3. Auswertung mit Hilfe von beliebig gewählten Regionen bei einem 15jährigen Mädchen mit Asthma bronchiale. Wesentlich verminderte Ventilation des linken Unterfeldes bei nur gering beeinträchtigter Perfusion

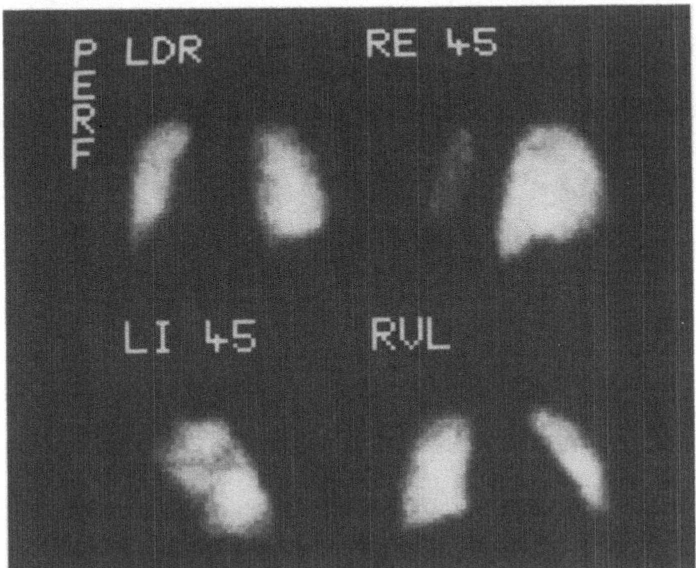

Abb. 4. Vier Ansichten der Perfusionsszintigraphie ($\mathring{Q}_r$) nach i.v.-Injektion von ^{99m}Tc-Mikrosphären

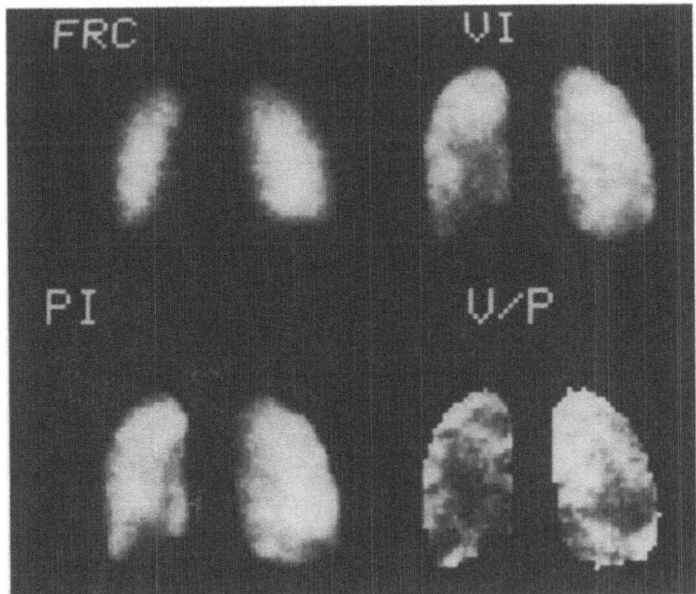

Abb. 5. Die regionale Funktion in Bildern dargestellt (FRK$_r$; VI$_r$; PI$_r$; V/$\mathring{Q}_r$)

Tabelle 1. Strahlenbelastungen bei Lungenfunktionsszintigraphie. Ei relativ hoher Anteil an
β-Strahlen erklärt die relativ hohe Belastung der Atemwegsmukosa bei der Anwendung des
^{133}Xe. Die für ^{99m}Tc-HAM angegebenen Belastungen entsprechen den Belastungen eines
15jährigen Kindes

^{133}Xe (2–3 min Inh. 2 mCi/l Luft)	Gonaden	2,6 mrd
	Lunge	60 mrd
	Atemwegsmukosa	1 280 mrd
^{99m}Tc-HAM	Gonaden	0,6 mrd/mCi
	Ganzkörper	20 mrd/mCi
	Lunge	400 mrd/mCi

Die folgenden Parameter werden berechnet:

- Die regionale Perfusion (Q_r), die der regionalen Aktivität nach i. v.-Injektion von
  ^{99m}Tc-HAM entspricht.
- Die regionale funktionelle Residualkapazität (FRK_r), die der regionalen Aktivität
  des inhalierten ^{133}Xe-Gases entspricht.
- Der regionale Perfusionsindex (PI_r), der Perfusion pro ventiliertes Volumen.
- Der regionale Ventilationsindex (VI_r), die regionale Auswaschrate des ^{133}Xe-Gases
  aus den Alveolen bei Atmung frischer Luft nach der Inhalation des radioaktiven
  Gases.
- Der regionale Ventilations-Perfusions-Quotient ($V/\mathring{Q}_r$), der durch Division von VI_r
  und PI_r errechnet wird.

Die durch die Ventilations-Perfusions-Szintigraphie entstandene Strahlenbelastung
ist für den gesamten Körper niedrig (Tabelle 1). Die Belastung der Lunge, die als „kri-
tisches Organ" betrachtet werden muß, ist auch gering und entspricht 4–6 Röntgenaufnahmen. ·

2.3.4.3 Indikation

Die kombinierte Ventilations-Perfusions-Szintigraphie ist eine relativ neue, im Grunde nichtinvasive und wenig belastende Untersuchung. Die Indikationen zu dieser Untersuchung werden erst mit zunehmender Erfahrung präzisiert werden können. Bei
akuten Erkrankungen der Atemwege und des Lungenparenchyms liegt eine Indikation zur Szintigraphie immer dann vor, wenn die Ursache der akuten Erkrankung unklar ist und vom Ergebnis der szintigraphischen Untersuchung weitere diagnostische
und therapeutische Konsequenzen erwartet werden können. Das gilt besonders bei
Verdacht auf Fremdkörperaspiration ohne pathologischen Röntgenbefund, bei akuten Hustenattacken unklarer Ätiologie, bei unklaren Überblähungen oder Verschattungen im Thoraxröntgenbild, bei Verdacht auf Lungenembolie usw. Bei rekurrierenden und chronischen Erkrankungen kann mit der kombinierten Szintigraphie ein Beitrag zur Ätiologie dieser Erkrankung erwartet werden (Bronchusfehlbildungen wie
Stenosen oder Aufzweigungsanomalien, Hypoplasien, erworbene Bronchuswandver-
änderungen wie Bronchiektasen usw.). Zusätzlich erlaubt diese Technik Verlaufsbe-
obachtungen über Jahre, so z. B. Entwicklung von Bronchiektasen in anderen Lungenarealen, Verhalten von Ventilation und Perfusion in Lungenabschnitten, die längere
Zeit atelektatisch waren oder sich nach Resektion benachbarter Lungenlappen ausgedehnt haben, oder zur Beurteilung der Lungenentwicklung nach Operation einer

Zwerchfellhernie, um wesentliche Indikationen zu benennen. Die folgende Zusammenstellung wird mit zunehmender Erfahrung in einigen Jahren überarbeitet werden müssen:

1. Rezidivierende Atemwegsobstruktion mit Verdacht auf Bronchusanomalien.
2. Rezidivierende Atemwegsinfekte mit Verdacht auf chronisch entzündliche Bronchialwandveränderungen.
3. Persistierender Husten zum Ausschluß einer Bronchusanomalie oder einer Fremdkörperaspiration.
4. Persistierende Veränderungen im Thoraxröntgenbild (Atelektase, Zyste, Verdichtungen, helle Felder).
5. Bei konnatalen Angiokardiopathien zur Abschätzung der Perfusionsverteilung vor und nach Operation (palliative Operation, Teilkorrektur oder Korrektur); Suche nach Ventilationsstörungen als Komplikationen der Beatmung oder nach Erweiterung der Pulmonalarterie, die einen Hauptbronchus komprimiert.
6. Verlaufskontrolle nach Entfernung eines Fremdkörpers, nach Lungenteilresektion, nach Zwerchfellraffung, nach Langzeitbeatmung.
7. Bei der Mukoviszidose, zur Prognose und Verlaufskontrolle.
8. Lungenembolie, selten im Kindesalter, relativ häufig bei Patienten mit nephrotischem Syndrom (Gerinnungsstörungen) [6].

2.3.4.4 Wertigkeit der Ventilations-Perfusions-Szintigraphie

Bei Kindern mit rezidivierenden obstruktiven Atemwegserkrankungen werden mit der Ventilations-Perfusions-Szintigraphie häufiger regionale Funktionsstörungen nachgewiesen, verglichen mit Veränderungen des Thoraxröntgenbildes im klinisch symptomfreien Intervall (Tabelle 2) [5]. Die szintigraphischen Befunde sind meist in mehreren Lungenabschnitten lokalisiert; Verlaufskontrollen informieren darüber, ob diese Funktionsstörungen definitiv sind. Die Wertigkeit dieser Befunde für die Langzeitprognose ist noch unklar. Ähnliche Ergebnisse liegen auch bei Erwachsenen mit obstruktiven Bronchialerkrankungen vor [1, 3]. Szintigraphische Untersuchungen bei obstruktiven Lungenerkrankungen sind nur sinnvoll im symptomfreien Intervall, bei klinischen Symptomen können akute und reversible Veränderungen von chronischen, irreversiblen Veränderungen nicht unterschieden werden.

Bei Verdacht auf Bronchiektasen bzw. ausgeprägte Bronchuswanddeformationen können auch bei unauffälligem Thoraxröntgenbild pathologische Szintigramme vorliegen und die Medikation zur invasiver Diagnostik einengen (Tabelle 3) [5, 11].

Tabelle 2. Gegenüberstellung von Lungenfunktionsszintigraphie und Thoraxröntgenuntersuchungenen bei 75 Kindern mit rezidivierenden, obstruktiven Atemwegserkrankungen

Lungenszintigraphie	Thoraxröntgenbild		
	Positiv n (in %)	Negativ n (in %)	Gesamt n (in %)
Positiv	44 (59)	21 (28)	65 (87)
Negativ	4 (5)	6 (8)	10 (13)
Gesamt	48 (64)	27 (36)	75

Tabelle 3. Gegenüberstellung von Lungenfunktionsszintigraphie und Bronchographie bei 31 Kindern mit rezidivierenden, obstruktiven Atemwegserkrankungen

Szintigraphie	Bronchographie		
	Positiv	Negativ	Gesamt
Positiv	16+4[a]	4	24
Negativ	2	5	7
Gesamt	22	9	31

[a] Bei 4 Kindern war die regionale Funktionsuntersuchung zwar positiv, die Lokalisation jedoch nicht übereinstimmend

Tabelle 4. Inzidenz von deutlichen Veränderungen der regionalen Lungenfunktion bei Kindern mit konnatalen Angiokardiopathien.

Q	Lungenperfusion	Q_r	regionale Perfusion
FRK	funktionelle Residualkapazität	FRK_r	regionale funktionelle Residualkapazität
PI	Perfusionsindex	PI_r	regionaler Perfusionsindex
$\dot{V}J$	Ventilationsindex	$\dot{V}I_r$	regionaler Ventilationsindex
$\dot{V}/Q$	Ventilations-Perfusions-Quotient	$\dot{V}/Q_r$	regionaler Ventilations-Perfusions-Quotient
r	regional		

	N	Q_r	FRK_r	PI_r	$\dot{V}I_r$	$\dot{V}/Q_r$
Fallot-Tetralogie	17	14	7	15	4	9
Pulmonalatresie	6	6	3	6	2	6
Transposition der großen Arterien	12	5	5	5	5	3
Ventrikelseptumdefekt	7	5	3	3	4	4

Tabelle 5. Regionale Volumina der ventilierten Alveolen (FRK_r)

Vermindert	Hypoplasie, Pleuraprozeß, Atelektase, Atemwegsobstruktion, Pneumonie, Abszeß, Tumor, Zyste, Emphysem mit Atemwegsobstruktion, Zustand nach Lungenteilresektion
Normal	Obstruktion, Emphysem, gut belüftete Zyste
Erhöht	Emphysem mit erhöhter Lungendehnbarkeit

Angeborene Angiokardiopathien führen überwiegend zu Störungen der Lungenperfusion, doch können auch Ventilationsgrößen regional unterschiedlich beeinträchtigt sein (Tabelle 4) [4]. Insbesondere erlaubt es, die kombinierte Ventilations-Perfusions-Szintigraphie zu differenzieren, ob der angeborenen Störung nur eine Gefäßanomalie oder Durchblutungsanomalie zugrunde liegt, ob eine Kombination mit einer Lungenanomalie (Bronchus oder Parenchym) vorliegt oder ob nur isoliert eine Lungenanomalie, z. B. bei einseitig heller Lunge, die Röntgenveränderungen verursacht.

Im einzelnen sind Veränderungen der mit der kombinierten Szintigraphie gemessenen Funktionsparameter nur im Zusammenhang mit genauer Kenntnis der Anamne-

Tabelle 6. Regionale Perfusion (Q_r und PI_r)

Absolute regionale Perfusion (Q_r)	
Vermindert	Primäre Perfusionsstörung
	(bei konnatalen Angiokardiopathien, in Lungenembolien)
	In Begleitung einer Lungenparenchymanomalie (Emphysem, Hypoplasie)
	Sekundäre Perfusionsstörung als Folge einer alveolären Hypoxia
	(Euler-Liljenstrandt)
Erhöht	Bei konnatalen Angiokardiopathien, insbesondere bei Zustand nach
	Operation

Perfusion pro ventiliertes Volumen (PI_r)	
Vermindert	Mäßig obstruierender Prozeß, alveoläre Überblähung bzw. Emphysem,
	primäre Perfusionsstörungen
Normal	Lungenhypoplasie
Erhöht	Bei konnatalen Angiokardiopathien

Tabelle 7. Regionale Ventilation ($\dot{V}I_r$)

Obstruktion	Hauptbronchusstenose (Störung einer ganzen Lunge), Lobär- bzw. Segmentbronchienanomalien, Bronchospasmus (funktionell), akut oder chronisch entzündliche Prozesse
Verminderte Lungendehnbarkeit	Pleuraerguß, Lungenfibrose, Zustand nach Lungenteilresektion, Zustand nach Zwerchfellraffung

Tabelle 8. Regionaler Ventilations-Perfusions-Quotient ($\dot{V}/Q_r$)

Die Ventilation und die Perfusion sind gleichmäßig beeinträchtigt (obstruktive Atemwegserkrankungen, ausgenommen Asthma, Parenchymverdichtung)

Die Ventilation ist vermindert, die Perfusion ist normal bzw. nur gering beeinträchtigt; es handelt sich dabei um einen intrapulmonalen funktionellen Rechts-Links-Shunt (Asthma unter Bronchodilatatoren, konnatale Angiokardiopathie mit Atemwegsobstruktion)

Normale Ventilation und verminderte Perfusion, Embolie, Gefäßanomalien, Emphysem ohne Obstruktion

se, des klinischen Befundes und der übrigen Untersuchungsergebnisse, wie Thoraxröntgenbild und evtl. Lungenfunktion, erschöpfend zu interpretieren. Den Tabellen 5–8 sind die wesentlichen Störungen dieser Funktionsgrößen klinischen Symptomen mit Diagnosen zugeordnet.

Literatur

1. Alderson PO, Secker-Walker RH, Forrest JV (1974) Detection of obstructive pulmonary disease. Radiology 111:643–648
2. Bjure J, Ekströmjoda B, Elgefors B (1970) Pulmonary gas exchange after radioisotopic scanning of the lungs. Scand J Resp Dis 51:242–248
3. Fazio F, Lavender JP, Steiner RE (1978) [81mKr] ventilation and [99mTc] perfusion scans in chest disease: comparison with standard rasiographs. Am J Roentgenol 30:421–428

4. Gonda S, Detection of intrapulmonary right-left-shunt in children with congenital cardio-
   pathy and with chronic obstructive lung disease. XV. Internationaler Kongreß für
   Radiologie (Brüssel, Juni 1981)
5. Gonda S, Hegenbarth R, Hardt H von der (1982) Regional lung function studies in children
   with chronic obstructive airway disease. Mod Probl Paediat 21:222–229
6. Gonda S, Hoyer PF, Brandis M (1982) Pulmonary embolism in children with nephrotic syndrome. Mod Probl Paediat 21:237–245
7. Gonda S, Creutzig H, Hardt H von der, Hundeshagen H (1981) Regional lung function in
   asthmatic children receiving bronchodilating treatment. Prog Resp Res 17:254–260
8. Lütgemeier J, Hebestreit H (1972) Reduktion der Strahlenbelastung. Die Lungenszintigraphie mit ^{99m}Tc-Mikrosphären. ROEFO 116:534–538
9. Rhodes BA, Stern HS, Buchanam JA, Zolle I, Wagner HN jun (1971) Lung scanning with
   ^{99m}Tc-Microspheres. Radiology 99:613–621
10. Tow DE, Wagner HN, Lopez-Majano V, Smith EM, Migita T (1969) Volidity of measuring
    regional pulmonary arteriol blood flow eith macroaggreates of human serum albumin. Am
    J Roentgenol 96:664–676
11. Vandevivere J, Spehl M, Dab I, Baran D, Piepsz A (1980) Bronchiectasis in childhood. Com-
    parison of chest roentgenograms, bronchography and lung scintigraphy. Pediatr Radiol
    9:193–198

2.3.5 Funktionsdiagnostik

H. von der Hardt

Lungenfunktionsuntersuchungen gehören im Kindesalter noch nicht zur Routinediagnostik, obwohl durch Untersuchungen der Lungenfunktion wichtige diagnostische,
therapeutische und prognostische Informationen gewonnen werden können. Das gilt
besonders für das Asthma bronchiale und für interstitielle Lungenerkrankungen.
Prinzipiell sind alle beim Erwachsenen anwendbaren Lungenfunktionsprüfungen
auch in der Pädiatrie durchführbar, scheitern aber häufig an der mangelnden Kooperationsbereitschaft der Kinder, u. a. im Alter zwischen 2 und 6 Jahren.

Eine detaillierte Darstellung der Lungenfunktionsdiagnostik übersteigt den Rahmen dieses Kapitels. Neben einer Übersicht sollen v. a. praktische Informationen zu
den gebräuchlichsten Tests gegeben werden.

2.3.5.1 Spirometrie

Lungenvolumina werden im Kindesalter mit einem Glockenspirometer im geschlossenen System, mit verschiedenen Pneumotachographen im offenen System (offene Spirometrie) und ganzkörperplethysmographisch gemessen [12, 17]. Das vollständige
Spirogramm ist in Abb. 1 wiedergegeben.

Glockenspirometer sind sehr exakt; in Kombination mit einer Fremdgasdilutionsmethode (meist Helium) kann ohne besondere Mühe die funktionelle Residualkapazität gemessen werden. Für das Kindesalter sind nur Spirometer geeignet, deren apparativer Widerstand so gering wie möglich ist (möglichst unter 0,3–0,5 cm $H_2O/l/s$),
Geräte mit Klappenventilen sind daher ungeeignet.

Die offene Spirometrie (Röhrchenpneumotachograph oder Siebpneumotachograph)
setzt einen elektronischen Integrator von hoher Qualität (lange Zeitkonstante) voraus,
wenn ähnliche Genauigkeiten wie mit einem Glockenspirometer erreicht werden sollen. Der Meßvorgang sollte registriert werden, andernfalls werden apparative Mängel

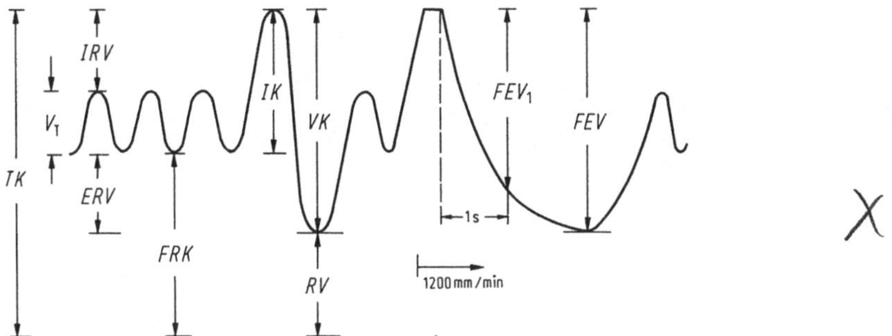

Abb. 1. Statische und dynamische Lungenvolumina.
V_T: Atemzugvolumen, *IRV*: inspiratorisches Reservevolumen, *ERV*: exspiratorisches Reservevolumen, *IK*: inspiratorische Kapazität, *FRK*: funktionelle Residualkapazität, *RV*: Residualvolumen, *VK*: Vitalkapazität, *TK*: Totalkapazität, *FEV*: forciertes exspiratorisches Volumen, FEV_1: forciertes exspiratorisches Volumen pro 1 s[14]

oder eine schlechte Kooperation des Kindes während der Funktionsuntersuchung übersehen. Zahlreiche sog. elektronische Spirometer ohne Registrierteil werden für die Praxis angeboten. Sie sind nicht zu empfehlen. Mit der offenen Spirometrie kann die funktionelle Residualkapazität und damit die Totalkapazität der Lunge nicht gemessen werden, zwei wichtige Funktionsgrößen werden somit nicht erfaßt.

Die Ganzkörperplethysmographie ist technisch kompliziert und relativ teuer. In Kombination mit der offenen Spirometrie kann das komplette Spirogramm aufgenommen werden, einschließlich funktionelle Residualkapazität, die auch endexspiratorisches thorakales Lungenvolumen genannt wird. Mit Ganzkörperplethysmographen wird v. a. der Atemwegswiderstand gemessen. Voraussetzung ist die Messung des Alveolardruckes als Munddruck während sog. Verschlußatmung: Druckausgleich zwischen Alveolarraum und Mundhöhle. Bei obstruktiven Erkrankungen ist das nicht immer gewährleistet. Während der Verschlußatmung sollte das virtuelle Atemmanöver so langsam wie möglich durchgeführt werden, also kein „panting".

Alle spirometrischen Untersuchungen setzen voraus, daß das Kind Nasenklemme und Mundstück akzeptiert, sie sind als Routineuntersuchungen erst vom 6. Lebensjahr an durchführbar. Untersuchungen bei jüngeren Kindern (u. U. mit Gesichtsmaske) sind möglich, sind aber eine Ausnahme. Lediglich bei Säuglingen können ganzkörperplethysmographisch die funktionelle Residualkapazität und das Atemzugvolumen gemessen werden, allerdings in der Regel nur nach Sedierung mit Choralhydrat.

Während der Spirometrie sitzen die Kinder, wobei die Sitzhaltung das Ergebnis erheblich beeinflussen kann. Gefordert wird eine aufrechte Sitzhaltung (Rückenlehne) mit einem Beugungswinkel im Hüftgelenk und Kniegelenk von ca. 90°. Die Arme sollten aufgestützt werden können. Die Bezugsgröße zur Interpretation der verschiedenen Lungenvolumina ist in der Regel die Körpergröße (im Säuglingsalter das Körpergewicht oder das Gestationsalter), Sollwertdiagramme anderer Laboratorien sind nur mit Vorbehalt zu übernehmen. Lungenvolumina werden auf BTPS-Bedingungen (d. h. body temperature and normal pressure, saturated with water vapor) umgerechnet, bei geheizten offenen Spirometern (Pneumotachographen) genügt die Umrechnung des Meßergebnisses auf „normal pressure".

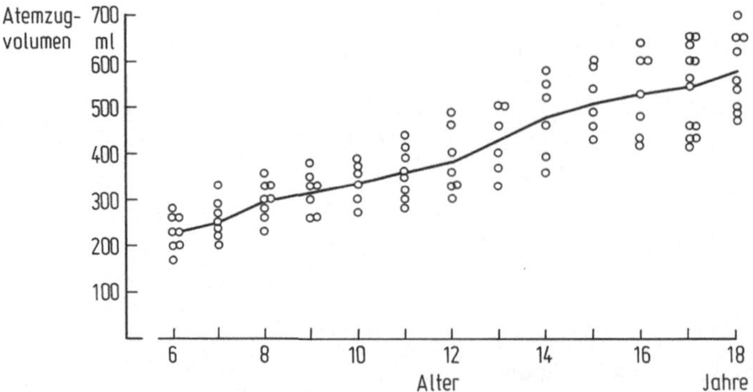

Abb. 2. Atemzugvolumen bei Kindern zwischen dem 6. und 18. Lebensjahr. (Nach [19])

2.3.5.1.1 Statische Lungenvolumina

Zu ihnen werden die Lungenvolumina gezählt, deren Messung nicht von der Atemstromstärke abhängt:

Das *Atemzugvolumen* (V_T, in ml) ist von der Aktivitätslage abhängig, es soll im Schlaf oder in Ruhe bei völliger Entspannung des Kindes (Ablenkungsmanöver wie Vorlesen) gemessen werden und wird als Mittelwert aus mindestens 10 aufeinanderfolgenden Atemzügen angegeben (Abb. 2). Das Atemminutenvolumen ergibt sich aus der Summe aller Atemzugvolumina von 1 min. Das Atemminutenvolumen soll im Kindesalter immer über 1 min gemessen werden. Wird das Atemzugvolumen registriert, kann gleichzeitig der Atemzeitquotient ermittelt werden: das Verhältnis von Inspirationszeit zur Exspirationszeit. Der Atemzeitquotient beträgt bei kleinen Kindern etwa 1:1,3, bei Jugendlichen und Erwachsenen eher 1:1,5 bis 1:2. Bei obstruktiven Ventilationsstörungen ist das Atemzugvolumen eher vergrößert, die Atemfrequenz erniedrigt, der Atemzeitquotient verlängert (bei schwerer Obstruktion und bei Kleinkindern eher verkürzt): bei restriktiven Ventilationsstörungen ist das Atemzugvolumen verringert, die Frequenz ist eher gesteigert, der Atemzeitquotient verkürzt.

Die *funktionelle Residualkapazität* (FRK, in ml) ist das Volumen, das am Ende einer normalen Ausatmung (Atemmittellage, Ruheatemniveau) in der Lunge verbleibt. Sie setzt sich zusammen aus dem *exspiratorischen Reservevolumen* (maximale Exspiration) und dem nicht mobilisierbaren *Residualvolumen* (RV).

Die funktionelle Residualkapazität kann im Kindesalter mit der Heliumverdünnungsmethode (FRK_{He}) sehr präzise bestimmt werden. Kinder halten das Ruheatemniveau erstaunlich konstant, eine besondere Kooperation ist nicht notwendig. Die funktionelle Residualkapazität ändert sich mit der Körpergröße (Abb. 3 a, b). Bei gesunden Kindern sollten die Meßwerte zweier aufeinanderfolgender Bestimmungen maximal 3–4% auseinander liegen, bei Kindern mit Bronchusobstruktion sollte die Differenz 5–6% nicht überschreiten. Damit kommt der funktionellen Residualkapazität im Kindesalter zur Beurteilung einer Lungenüberblähung größere Bedeutung zu als dem Residualvolumen. Zur Bestimmung des Residualvolumens muß das Kind aufgefordert werden, maximal zu exspirieren. Viele Kinder können das nicht optimal leisten, die intraindividuelle Variation für das Residualvolumen ist groß, ebenso die Streuung um die Regressionsgrade (Abb. 3 a, b). Bei der Messung der funktionellen

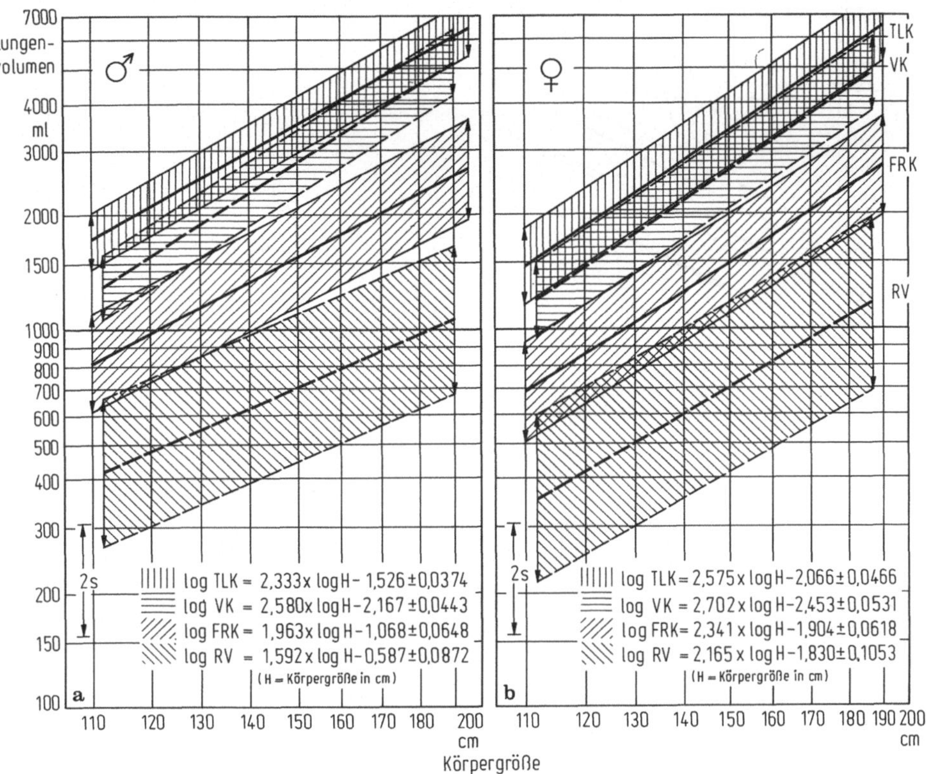

Abb. 3. Lungenvolumina bei Jungen (**a**) und bei Mädchen (**b**). FRK wurde mit der Fremdgasmethode (Helium) ermittelt. (Nach von der Hardt u. Nowak-Beneke [17])

Residualkapazität mit dem Ganzkörperlethysmographen (FRK_{box}) wird die intrathorakale Luft komplett gemessen, also auch die Luft der Areale, die durch Schleimpfröpfe teilweise oder vorübergehend komplett von der Ventilation ausgeschlossen sind. Bei lungengesunden Kindern stimmen FRK_{box} und FRK_{He} im Mittel überein. Die ganzkörperplethysmographische Bestimmung der funktionellen Residualkapazität ist weniger exakt (größerer apparativer Fehler): Bei gesunden Kindern sollten bei aufeinanderfolgenden Meßwerten diese nicht mehr als 5–6% voneinander abweichen, bei obstruktiven Lungenerkrankungen können die Abweichungen bis zu 8% betragen. Die Streuung der Meßwerte um die Regressionsgrade (Volumen bezogen auf Körpergröße) ist für FRK_{box} etwas größer als für FRK_{He} (Abb. 4).

Bei Säuglingen kann die funktionelle Residualkapazität mit speziellen Ganzkörperplethysmographen recht gut bestimmt werden (Abb. 5), während Fremdgasdilutionsmethoden schwierig zu realisieren sind.

„Trapped-gas"-Volumen: Bei Kindern mit obstruktiven Lungenerkrankungen ist FRK_{box} häufig größer als FRK_{He} (Abb. 6). Die Differenz wird in Prozent von FRK_{box} angegeben und als „trapped-gas" bezeichnet. Aufgrund der apparativen Fehler und der intraindividuellen Streuung beider Meßwerte kann erst dann von eindeutigen „Trapped-gas"-Bezirken gesprochen werden, wenn die Differenz mindestens 15% von FRK_{box} beträgt. „Trapped-gas" wird besonders bei asthmakranken Kindern im

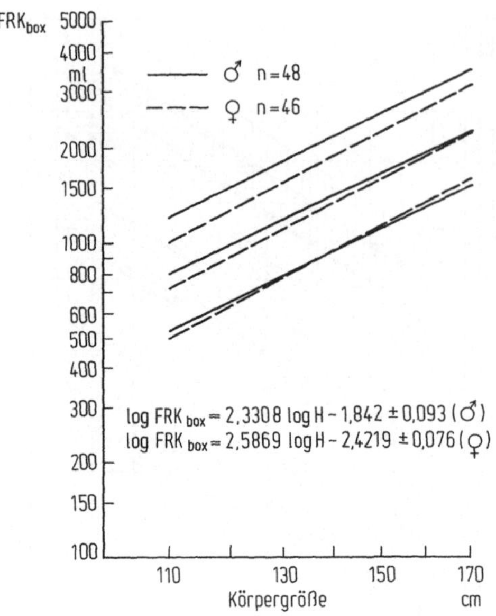

Abb. 4. Funktionelle Residualkapazität bei Kindern, gemessen mit dem Ganzkörperplethysmographen (FRK_{box}). (Nach von der Hardt u. Leben [16])

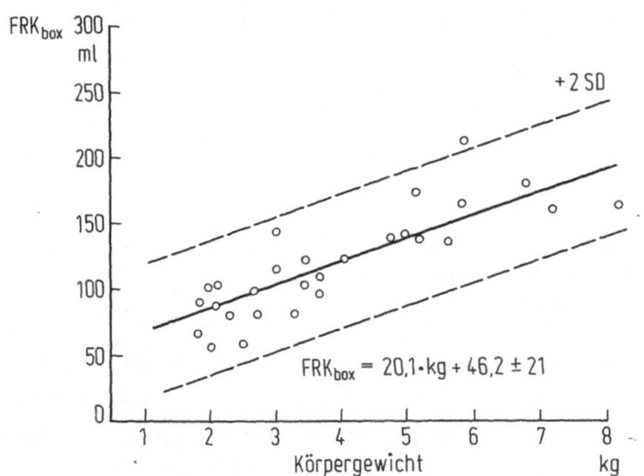

Abb. 5. FRK_{box} bei Neugeborenen und Säuglingen in Abhängigkeit vom Körpergewicht, unabhängig vom Gestationsalter

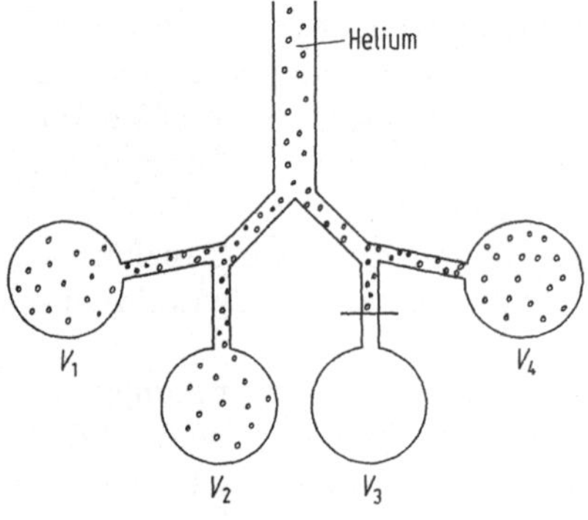

$$\begin{aligned}
FRK_{box} &: V_1 + V_2 + V_3 + V_4 \\
FRK_{He} &: V_1 + V_2 \quad\;\; + V_4 \\
\hline
\text{trapped gas} &: \qquad V_3
\end{aligned}$$

Abb. 6. Schematische Darstellung der Trapped-gas-Bezirke

symptomfreien Intervall nachgewiesen und kann Ursache einer arteriellen Hypoxämie bei diesen Kindern sein, die klinisch nicht auffallen muß (s. Abb. 31). Ausgedehnte Trapped-gas-Bezirke werden bei der Mukoviszidose gefunden, ferner bei interstitiellen Lungenerkrankungen, die mit einer entzündlichen Reaktion im Bereich der Bronchiolen einhergehen können, z. B. bei der allergischen Alveolitis im akuten Stadium.

Das „air-trapping" kann auch mit anderen Methoden nachgewiesen werden, so mit der Stickstoffauswaschmethode. Der Meßwert wird auch als mobilisierbares Trapped-gas bezeichnet [36] und ist meist deutlich niedriger als das gesamte Trapped-gas-Volumen.

Die *Vitalkapazität* (VK, in ml) ist die Summe aus exspiratorischem Reservevolumen und der inspiratorischen Kapazität, d. h. dem maximalen Volumen, das von der Atemruhelage aus eingeatmet werden kann. Wird die Vitalkapazität nach maximaler Ausatmung gemessen, spricht man von inspiratorischer VK, wird von einer maximalen Inspiration ausgegangen, spricht man von der exspiratorischen VK. Beide Werte sollten übereinstimmen, meist ist für Kinder das Atemmanöver für die inspiratorische VK leichter durchzuführen. Das Atemmanöver setzt eine optimale Kooperationsbereitschaft voraus. Die intraindividuelle Streuung für aufeinanderfolgende Messungen ist relativ groß und geht auf die schlechtere Reproduzierbarkeit für das exspiratorische Reservevolumen zurück. Die inspiratorische Kapazität wird von Kindern mit besserer Übereinstimmung durchgeführt. Der Einfluß der Kooperation spiegelt sich auch in der großen Streuung um die Regressionsgrade für VK wider (s. Abb. 3). Als Vitalkapazität eines Kindes sollte immer der größte Meßwert aus wenigstens 3 Atemmanövern angegeben werden.

Im Säuglingsalter kann die Vitalkapazität nicht bestimmt werden; als Schreivitalkapazität wird das in- bzw. exspiratorische Volumen bezeichnet, das während des Schreiens der Säuglinge mobilisiert wird. Der Wert ist natürlich sehr variabel und hat kaum praktische Bedeutung.

Die *Totalkapazität* (TLK, in ml) ist die Summe aus FRK und der inspiratorischen Kapazität (IK) oder aus dem RV und VK. Da im Kindesalter der Einfluß der Kooperation bei der Messung von FRK und IK am geringsten ist, sollten diese beiden Kapazitäten zur Berechnung von TLK herangezogen werden. Liegen Trapped-gas-Bezirke vor, wird TLK ganzkörperplethysmographisch größer bestimmt als mit der Spirometrie im geschlossenen System (s. Abb. 3).

Die *relative funktionelle Residualkapazität* (FRK/TLK) und das *relative Residualvolumen* (TV/TLK): Beide Größen sind im Kindesalter unabhängig vom Alter bzw. von der Körpergröße (Tabelle 1). Bei Erwachsenen hat das Verhältnis von RV zu TLK

Tabelle 1. Mittelwert und 95-%-Intervall für FRK/TLK und RV/TLK bei gesunden Kindern. (Nach von der Hardt u. Nowak-Benecke [17])

		Mittelwert	95-%-Intervall
FRK/TLK:	Jungen	0,46	0,38–0,55
	Mädchen	0,44	0,28–0,60
RV/TLK:	Jungen	0,23	0,13–0,33
	Mädchen	0,23	0,14–0,33

große Bedeutung, um eine Lungenüberblähung zu beschreiben (besonders bei obstruktiven Ventilationsstörungen). Die schlechte Reproduzierbarkeit von RV (großer Einfluß der Kooperation) relativiert die Bedeutung von RV/TLK bei Kindern. Eine Überblähung wird bei Kindern präziser durch das Verhältnis von FRK zu TLK angegeben: Verlagerung der Atemmittellage. Ist bei restriktiven Ventilationsstörungen die inspiratorische Kapazität deutlich erniedrigt, dann kann die relative FRK ebenfalls vergrößert sein und täuscht eine Überblähung der Lunge vor: Pseudoobstruktion.

2.3.5.1.2 Dynamische Lungenvolumina

Gemeint sind Volumenmessungen pro Zeiteinheit oder Volumina, die in Beziehung gesetzt werden zur Atemstromstärke (Flußgeschwindigkeit). Mit wenigen Ausnahmen werden dynamische Volumina während einer forcierten und maximalen Exspiration gemessen, eine hohe Kooperationsbereitschaft des Kindes muß vorausgesetzt werden. Ferner hängt das Ergebnis dieser Messungen erheblich von apparativen Voraussetzungen ab. Ist der der forcierten Exspiration entgegenwirkende apparative Widerstand groß, wird der initial exspirierte Volumenanteil relativ klein sein. Andererseits wird durch den hohen apparativen Widerstand dem besonders bei forcierter Exspiration auftretenden Bronchialkollaps entgegengewirkt (erhöhter intrabronchialer Druck), der exspirierte Volumenanteil im zweiten und dritten Drittel des Exspirationsmanövers wird größer sein. Handelsübliche Glockenspirometer sind für forcierte Exspirationsmanöver weniger gut geeignet als offene Spirometer, deren Strömungswiderstand meist niedriger ist. Bei forcierten Exspirationsmanövern mit offenen Spirometern sind besonders hohe Anforderungen an die Qualität der Flußintegratoren zu stellen. Sie müssen nicht nur lange Zeitkonstanten besonders für die langsame Endphase einer forcierten Exspiration aufweisen, sondern sie müssen einen stabilen Nullpunkt haben. Beide Forderungen sind bei preisgünstigen, für die Praxis geeigneten elektronischen Spirometern häufig nicht erfüllt. Die Fehler werden erst deutlich, wenn das Signal fortlaufend registriert wird.

Die Einsekundenkapazität (FEV$_1$, in l/s, forciertes Exspirationsvolumen in der 1. s nach maximaler Inspiration): Das Kind wird aufgefordert, nach maximaler Inspiration so rasch wie möglich auszuatmen. Das Ergebnis ist nur dann verwertbar, wenn vor Beginn der forcierten Exspiration das maximale Inspirationsniveau „gehalten" wurde (Abb. 7), was nur graphisch kontrolliert werden kann. Die klinische Bedeutung der Einsekundenkapazität ist umstritten. In angelsächsischen Ländern wird die Einsekundenkapazität auch bei Kindern als wichtigste Funktionsgröße angesehen, um eine Bronchusobstruktion zu beschreiben. Der Meßwert ist allerdings wenig sensitiv zum Nachweis einer Bronchusobstruktion, verglichen mit der weitgehend kooperationsunabhängigen Messung des bronchialen Strömungswiderstandes im Ganzkörperplethysmographen. Das gilt besonders für das klinisch symptomfreie Intervall. Schließlich können durch forcierte Exspirationsmanöver selbst Bronchusobstruktionen provoziert werden.

Das Ergebnis einer FEV$_1$-Messung hängt sehr davon ab, wie gut der Untersucher das Kind stimuliert hat. Als Endwert einer FEV$_1$-Messung sollte der maximale Wert aus 3 aufeinanderfolgenden Messungen angegeben werden. Die Streuung um die Regressionsgrade ist groß und spiegelt den Einfluß der Kooperation wider (Abb. 8).

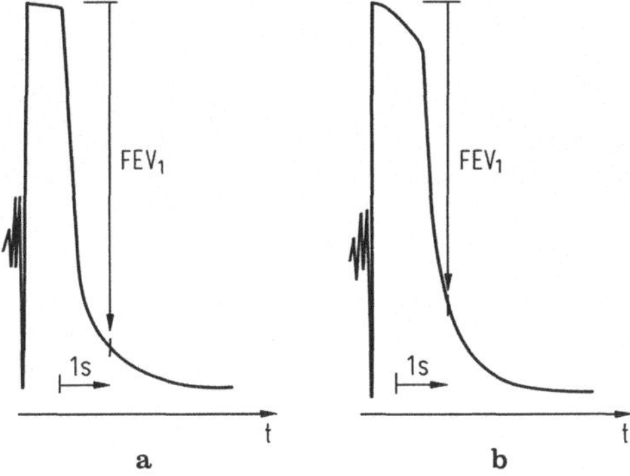

Abb. 7 a, b. Einsekundenkapazität (FEV$_1$); **a** technisch korrekte Kurve; **b** initial mangelhafte Kooperation

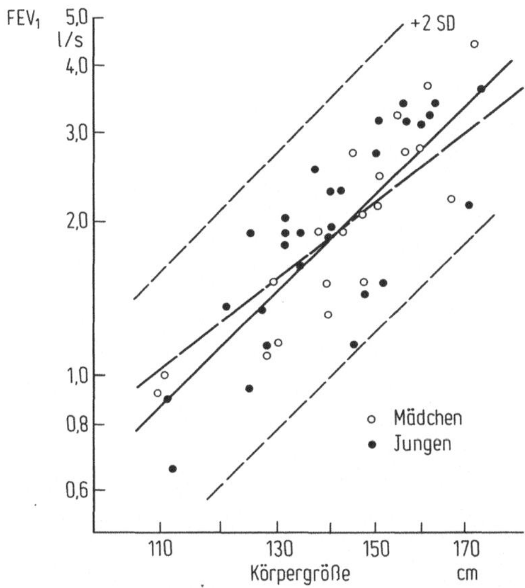

Abb. 8. Einsekundenkapazität bei Jungen und Mädchen in Abhängigkeit von der Körpergröße (nach Geubelle [11]). ———— Regressionslinie nach Engström et al. [8]

Die relative Einsekundenkapazität (Tiffeneau-Index, FEV$_1$/FEV bzw. FEV$_1$/VK): Bei gesunden Personen werden während einer forcierten Exspiration in der 1. s mindestens 80% des Volumens ausgeatmet. Bei restriktiven Ventilationsstörungen kann der Absolutwert für FEV$_1$ vermindert sein, der relative Wert ist aber normal, da auch die Vitalkapazität vermindert ist. Das gesamte forcierte Exspirationsvolumen FEV, auch forcierte Vitalkapazität genannt, ist in der Regel etwas kleiner als die VK.

Die maximale exspiratorische Flußvolumenkurve: Nach maximaler Inspiration wird während einer maximalen forcierten Exspiration das Volumen auf der x-Achse und die Atemstromstärke auf der y-Achse registriert (Abb. 9). Ausgewertet werden folgende Größen:
- "Peak-flow rate" (in l/s), d. h. die maximale Flußgeschwindigkeit;
- MEF 75% VK, MEF 50% VK und MEF 25% VK", d. h. die maximalen exspiratorischen Flußgeschwindigkeiten bei 75, 50 und 25% der Vitalkapazität (in l/s);

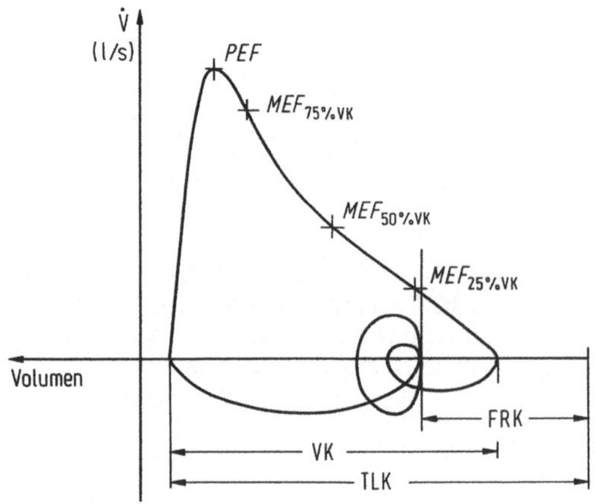

Abb. 9. Schema einer Flußkurve. *MEF*: Maximaler exspiratorischer Fluß bei 75, 50 und 25% der Vitalkapazität; *PEF*: Maximaler exspiratorischer Spitzenfluß (peak flow). Der $MEF_{25\%\,VK}$-Wert entspricht etwa dem maximalen Fluß bei 50% Totalkapazität ($MEF_{50\%\,TLK}$)

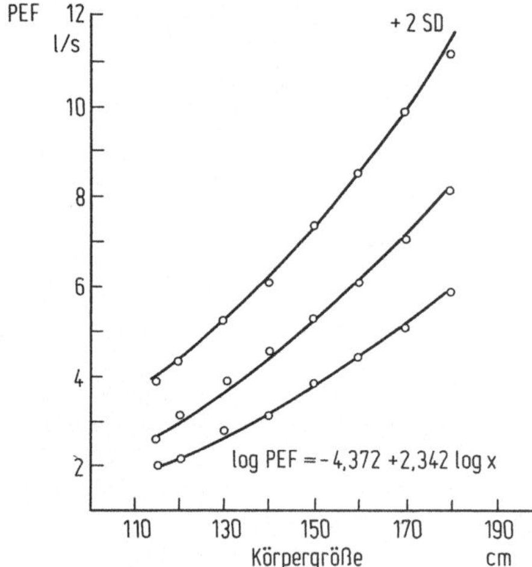

Abb. 10. Peak-flow-Werte für gesunde Kinder. (Nach Zapletal et al. [44])

– MMEF (in l/s): der mittlere maximale exspiratorische Fluß zwischen 75 und 25% der exspirierten Vitalkapazität.

Der „peak-flow" (PEF) kann auch sehr einfach mit dem Meßgerät von Wright (Peak-flow-Meter) gemessen werden. Der Meßwert hängt noch mehr von der Kooperationsbereitschaft des Kindes ab als die Einsekundenkapazität und ist sehr manipulierbar. Das muß man bedenken, wenn dieses Gerät zur häuslichen Therapieüberwachung verordnet wird. Diskrete Bronchusobstruktionen werden mit dem Peak-flow nicht erfaßt (Abb. 10).

Von den maximalen Flußgeschwindigkeiten bei bestimmten Prozenten der Vitalkapazität ist der Wert MEF 25% am bedeutungsvollsten. Man geht von der Vorstellung aus, daß zu diesem Zeitpunkt die Flußgeschwindigkeit weitgehend unabhängig ist von der Stärke der Exspiration, also von der Kooperation, und lediglich bestimmt wird vom Ausmaß der Obstruktion in den mehr peripheren Bronchialabschnitten und von der Retraktionskraft der Lunge [6]. Dieser Meßwert wird unterschiedlich interpretiert.

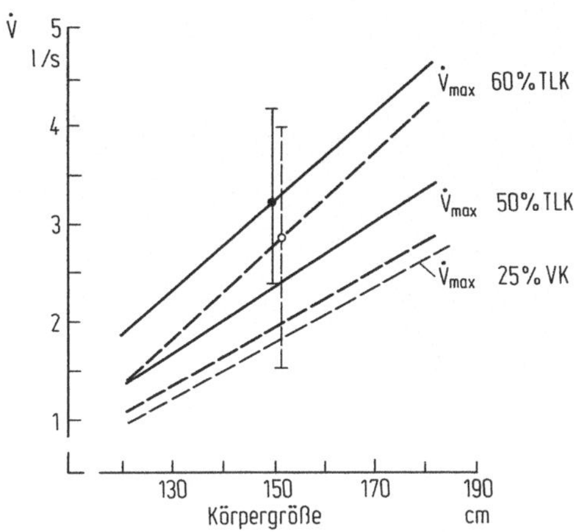

Abb. 11. Maximale exspiratorische Flußwerte bei 50 und 60% der Totalkapazität und bei 25% der Vitalkapazität. —— Werte nach Zapletal et al. [44]; ———— Werte nach Wiesemann u. von der Hardt [42]. Eingetragen ist ferner der maximale Streubereich für 60% TLK

Insbesondere werden Zweifel geäußert, ob er wirklich unabhängig von der exspiratorischen Anstrengung des Kindes ist und ob mit diesem Wert überwiegend die Bronchialperipherie erfaßt wird [35]. Problematisch ist die Interpretation einer Fluß-Volumen-Kurve immer dann, wenn die Flußwerte allein auf die Vitalkapazität bezogen werden. Besonders bei obstruktiven Lungenerkrankungen können bei 25% der Vitalkapazität ganz unterschiedliche Blähungszustände der Lunge mit variabler Retraktionskraft vorliegen, so daß die Interpretation z. B. vor und nach erfolgter Bronchospasmolyse problematisch ist. Eine Fluß-Volumen-Kurve kann daher nur exakt beurteilt werden, wenn die Flußkurve in Prozent der ganzkörperplethysmographisch gemessenen Totalkapazität angegeben wird ([42] Abb. 11).

Neben der punktförmigen Analyse einer Fluß-Volumen-Kurve ist die vollständige Kurvenanalyse ebenso bedeutsam. Während sich bei gesunden Kindern der maximale exspiratorische Fluß zwischen 75 und 25% der Vitalkapazität nahezu linear ändert, zeigen obstruktive Ventilationsstörungen kurvilineare, konkave Änderungen, die auch im klinisch symptomfreien Intervall frühzeitig die intrathorakale Atemwegsobstruktion qualitativ anzeigen (Abb. 12).

Seit einigen Jahren werden Fluß-Volumen-Kurven auch nach Inhalation eines Helium-Sauerstoff-Gemisches (80% : 20%) durchgeführt [7]. Diese Gasmischung ist weniger dicht als Luft, turbulente Störungen werden dadurch beeinflußt, nicht aber laminäre Strömungen. Bei gesunden Personen treten Turbulenzen vorwiegend in den zentralen Atemwegen auf. Bei Inhalation eines Helium-Sauerstoff-Gemisches sinkt der Strömungswiderstand in diesem Teil der Atemwege ab, d. h. während einer forcierten Exspiration steigt die maximale Flußgeschwindigkeit besonders im ersten Drittel der Fluß-Volumen-Kurve an (Abb. 12). Zum Ende der Kurve (niedrige Flußraten) wird die Flußsteigerung durch das Helium-Sauerstoff-Gemisch zunehmend geringer. Bei Obstruktionen in den peripheren Bronchien ist die Flußgeschwindigkeit in den mehr zentralen Atemwegen deutlich erniedrigt, Turbulenzen treten kaum auf. Unter Helium-Sauerstoff-Atmung wird der Flußanstieg bei 75 und 50% VK weniger ausgeprägt sein oder gänzlich fehlen (Abb. 12).

Superponiert man schließlich Fluß-Volumen-Kurven unter Luftatmung und unter Atmung des HeO_2-Gemisches, so berühren sich beide Kurven kurz vor Erreichen des Residualvolumens. Dieser Punkt wird auch als Isovolumenpunkt bezeichnet und zeigt

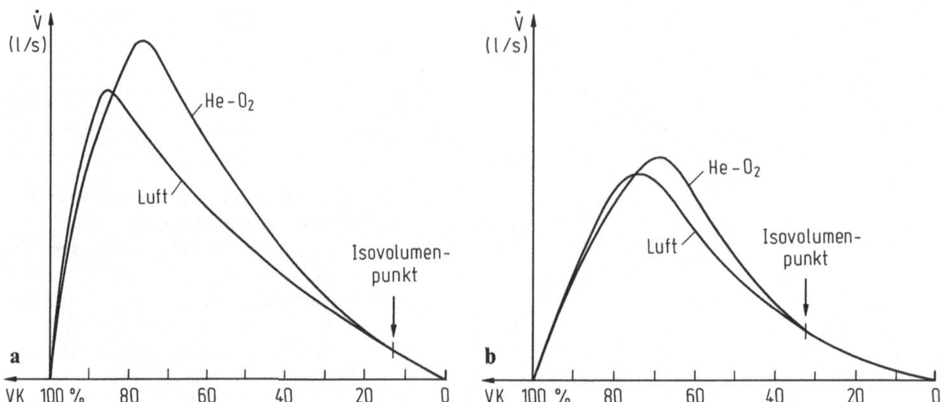

Abb. 12 a, b. Exspiratorische Fluß-Volumen-Kurven unter Luftatmung und unter Atmung eines HeO_2-Gemisches. **a** Kurven eines gesunden Probanden. Gut erkennbar ist die Flußsteigerung in der Initialphase der Fluß-Volumen-Kurve. Der Isovolumenpunkt liegt unter 20% VK. **b** Verhältnisse bei einem Asthmatiker. Der Peak-flow ist breitbasiger, der absteigende Schenkel der Kurve verläuft kurvilinear. Unter HeO_2 steigen die Flußwerte in den zentralen Abschnitten weniger an, der Isovolumenpunkt ist zur Inspirationsseite hin verlagert

das Lungenvolumen an, bei dem der Fluß dichteunabhängig wird. Der Isovolumenpunkt verlagert sich bei Patienten mit Obstruktionen der kleinen Bronchien in Richtung zur inspiratorischen Kapazität (Abb. 12).

Fluß-Volumen-Kurven unter Luftatmung und unter Atmung eines Helium-Sauerstoff-Gemisches werden auch bei Säuglingen durchgeführt [2]. Nach normaler Inspiration wird durch externe Kompression des Thorax eine forcierte Exspiration imitiert. Die Messung ist Spezialzentren vorbehalten; besonders zur Früherfassung bronchialer Veränderungen bei Mukoviszidose gewinnt diese Untersuchung an Bedeutung.

2.3.5.1.3 „Closing Volume" (CV)

Diese Funktionsuntersuchung kann nur vorbehaltlich zur Spirometrie gezählt werden. Sie basiert auf der Tatsache, daß zum Ende einer Exspiration (also nahe RV) kleinere Bronchien kollabieren und die betreffenden Alveolarbezirke nicht mehr entleert werden. Aufgrund der Gravitationskräfte erfolgt dieser Atemwegskollaps vorwiegend in den kleinen Bronchien der basalen Lungenabschnitte. Wird vom RV-Niveau an während einer langsamen, aber maximalen Inspiration initial ein Tracer-Gas als Bolus in den Atemstrom gegeben (Helium oder eine radioaktive Substanz), sammelt sich dieses Gas v. a. in den apikalen Lungenpartien, da in den basalen Abschnitten die Atemwege initial noch verschlossen sind. Exspiriert der Proband anschließend langsam und maximal und wird die Konzentration des Tracer-Gases in der Ausatemluft kontinuierlich gemessen, ergibt sich eine charakteristische Auswaschkurve (Abb. 13). Der Übergang von Phase III zu Phase IV markiert den vorausgegangenen Kollaps der kleinen Bronchien, angegeben als „closing volume" in Prozent von VK oder TLK [27]. Bei obstruktiven Erkrankungen (besonders im Bereich kleiner Bronchien) verlagert sich das CV zur Inspirationsseite. Allerdings ist es oft schwierig, den Übergang von Phase III zu Phase IV präzise festzulegen. Die Variationsbreite dieses Meßwertes ist groß, eine erhebliche Kooperationsbereitschaft muß vorausgesetzt werden.

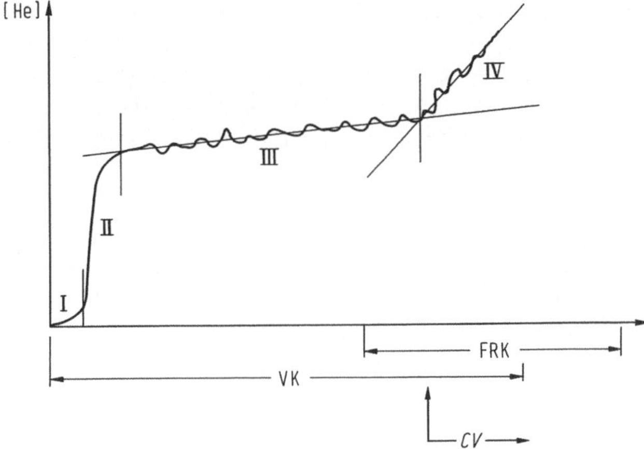

Abb. 13. Schematische Darstellung einer Exspirationskurve für Helium zur Bestimmung des „closing volume" (*CV*), Übergang von Phase III zu Phase IV

2.3.5.2 Atemmechanik

Mit Untersuchungen zur Atemmechanik werden v. a. die Kräfte gemessen, die der Gasströmung im Röhrensystem der Atemwege entgegenwirken oder diese unterstützen, ferner die Kräfte, die für die Dehnung und Entspannung der Lunge und des Thorax verantwortlich sind.

2.3.5.2.1 Der Strömungswiderstand der Atemwege (R_{aw}, in cm H_2O/l/s oder kPa/l/s)

Dem vereinfachten Modell eines Röhrensystems mit laminarer Strömung folgend, ergibt sich der bronchiale Strömungswiderstand aus dem Verhältnis von Druckdifferenz entlang dieses Röhrensystems (Munddruck-Alveolardruck) zur Strömungsgeschwindigkeit, d. h. Atemstromstärke, die in der Regel in Höhe des Mundes gemessen wird mit Hilfe eines Pneumotachographen (Abb. 14). Der Alveolardruck kann während ruhiger Atmung ganzkörperplethysmographisch indirekt oder mit der Verschlußdruckmethode als Munddruck direkt gemessen werden. Bei Verwendung einer Ösophagusdrucksonde wird nicht die in- bzw. exspiratorische Alveolardruckänderung, sondern die mittlere intrathorakale Druckänderung im Verhältnis zur Munddruckänderung mit der Atemstromstärke in Beziehung gesetzt (visköser Lungenwiderstand oder Gesamtlungenwiderstand R_l). Mit dieser Methode werden auch Deformationswiderstände der Lunge miterfaßt. R_l ist daher größer als R_{aw}, die Differenz wird als Gewebereibungswiderstand R_{lt} bezeichnet. Bei gesunden Kindern ist R_{lt} nicht zu berechnen, da die Streubreite bei der Bestimmung von R_l und R_{aw} die Differenz verwischt. Bei Lungenfibrosen beträgt diese Differenz nicht selten mehr als 20% von R_l.

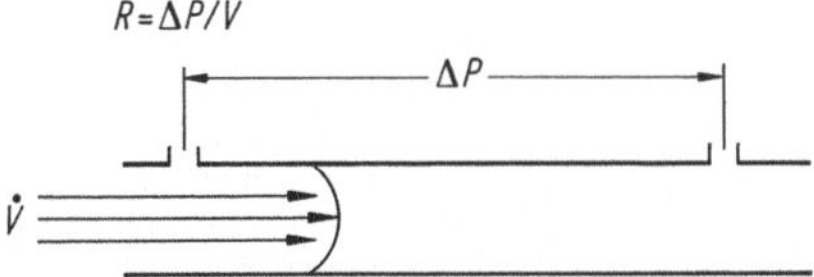

Abb. 14. Der Strömungswiderstand R einer Röhre berechnet sich aus dem Druckgefälle entlang dieser Röhre (ΔP) und der Strömungsgeschwindigkeit ($\dot{V}$), laminare Strömung vorausgesetzt

Der Strömungswiderstand der Atemwege wird bei Schulkindern bei verschlossener Nase (Nasenklemme) gemessen, bei Säuglingen aber über eine Maske, d. h. die Strömungswiderstände der Nasenwege gehen in die Messung mit ein. Sie können bei Säuglingen bis zu 50% des gesamten Strömungswiderstandes ausmachen, eine getrennte Messung der nasalen Widerstände sollte angestrebt werden (anteriore oder posteriore Rhinomanometrie [24]).

Auch bei Schulkindern mit verschlossener Nase darf der Einfluß der Glottis auf das Meßergebnis für R_{aw} nicht unterschätzt werden, die intraindividuelle Variation von 10–15% für aufeinanderfolgende Messungen geht im wesentlichen auf das Glottisspiel zurück. Der Gesamtwert für R_{aw} repräsentiert überwiegend den Strömungswiderstand der mehr zentralen Bronchialabschnitte (von der Trachea bis zur 8.–10. Bronchialgeneration), während die peripheren Bronchialabschnitte (bis etwa zur 16.–18. Bronchialgeneration) mit diesem Meßwert nicht oder kaum mehr erfaßt werden. R_{aw} ist also wenig empfindlich für Obstruktionen der kleinen Bronchien. Auf 3 Meßmethoden soll im Folgenden etwas ausführlicher eingegangen werden:

Ganzkörperplethysmographie: Sie ist die klassische Bestimmungsmethode zur Messung des Atemwegswiderstandes R_{aw}. Wird während eines Verschlußmanövers (zur Messung von FRK_{box}) die Relation zwischen Kammerdruckänderung und Alveolardruckänderung (entspricht bei Verschlußatmung der Munddruckänderung) ermittelt, kann während ruhiger Atmung aus der fortlaufend registrierten Kammerdruckänderung auf die in- bzw. exspiratorische Alveolardruckänderung zurückgeschlossen werden (Abb. 15). Werden druckkonstante Plethysmographen verwendet, ist die in- bzw. exspiratorische Kammervolumenänderung das den Alveolardruck repräsentierende Meßsignal. Volumenkonstante Kammern haben gute Frequenz- und Amplitudeneigenschaften, sie sind besonders für Untersuchungen bei kleineren Kindern geeignet; druckkonstante Kammern sind weniger störanfällig, aber relativ träge; optimal sind sog. druckkorrigierte flußintegrierte Meßkammern. Plethysmographische Messungen sind nur dann exakt, wenn zwischen Inspirationsluft und Exspirationsluft keine Temperatur- und Feuchtigkeitsunterschiede herrschen. In vielen preisgünstigen Kammern

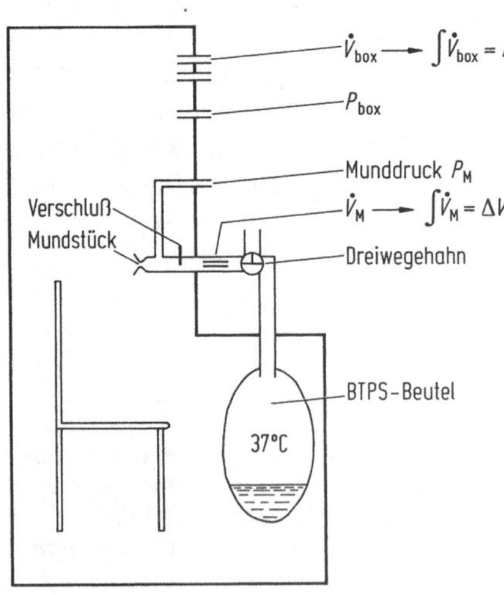

Abb. 15. Schema eines volumenvariablen, druckkorrigierten Ganzkörperplethysmographen mit BTPS-Einrichtung.

$$FRK_{box} = \frac{\Delta V_{box}}{\Delta P_M} \times (\text{Barometerdruck} - \text{Wasserdampfdruck})$$

$$R_{aw} = \frac{\Delta V_{box}}{\dot{V}_M} \times \left[\frac{\Delta P_M}{\Delta V_{box}} \right]$$

[ ] = Verhältnis von Munddruckänderung zu Kammervolumenänderung während des Verschlußmanövers

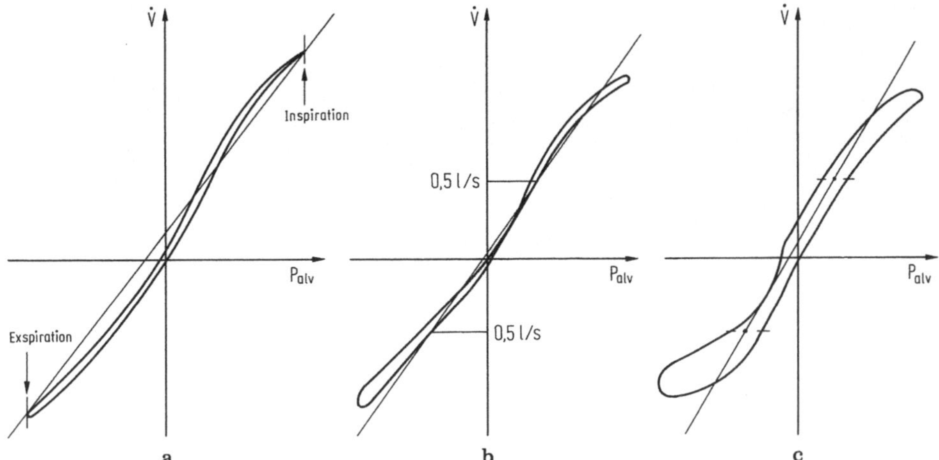

Abb. 16a–c. Druck-Strömungs-Diagramme. **a** R_{aw} (total) Neigungswinkel der Geraden durch maximalen in- und exspiratorischen Druckpunkte; **b** R_{aw} (0.5) Neigungswinkel der Geraden durch die in- bzw. exspiratorischen Druckpunkte bei jeweils 0,5 l/s; **c** R_{aw} (0,5) Auswertung bei „offener" Schleife

wird das durch elektronische Kompensation erreicht. Allerdings werden mit dieser Kompensation auch andere, gerade pathologische Einflüsse auf die Druck-Fluß-Relation „wegkompensiert" [21]. Plethysmographenkammern mit BTPS-Konditionierung der Inspirationsluft sind daher vorzuziehen, die BTPS-Konditionen sind regelmäßig bei gesunden Kindern zu überprüfen.

Die Meßsignale Alveolardruckänderung und Atemstromstärke sollten zur Auswertung über 5–10 Atemzüge fortlaufend registriert und nicht nur durch komplizierte Computersysteme automatisch ausgewertet werden. Die Registrierung erfolgt meist im X/Y-System als sog. Druck-Strömungs-Diagramm, auch Widerstandsschleife genannt (Abb. 16). Es werden verschiedene Auswertungen dieser Widerstandsschleifen vorgeschlagen, die alle Vor- und Nachteile haben. Praktikabel auch bei pathologisch deformierten Schleifen ist im Kindesalter, den Atemwegswiderstand aus dem Neigungswinkel der Geraden zu berechnen, die durch die inspiratorischen und exspiratorischen Druckpunkte bei einer Flußgeschwindigkeit von jeweils 0,5 l/s gelegt wird: $R_{aw0,5}$. Der aktuelle Meßwert ist der Mittelwert aus 5–10 aufeinanderfolgenden Einzelwerten (Abb. 17).

Die ganzkörperplethysmographische Bestimmung des Atemwegswiderstandes hängt entscheidend von der Alveolardruckmessung während Verschlußatmung ab. Kommt es während dieses Verschlußmanövers nicht zum vollständigen Druckausgleich, wird der Alveolardruck als Munddruck meist zu gering gemessen, damit wird FRK_{box} zu groß und R_{aw} zu niedrig bestimmt. Dieser Fehler ist besonders bei ausgeprägter Bronchusobstruktion zu beachten.

Die Verschlußdruckmethode: Nach dem Kirchhoff-Gesetz für hintereinandergeschaltete Widerstände läßt sich der Atemwegswiderstand während normaler ruhiger Exspiration berechnen aus einem bekannten Referenzwiderstand vor dem Mund, dem Alveolardruck, gemessen als Munddruck bei kurzzeitigem Verschluß des Atemweges

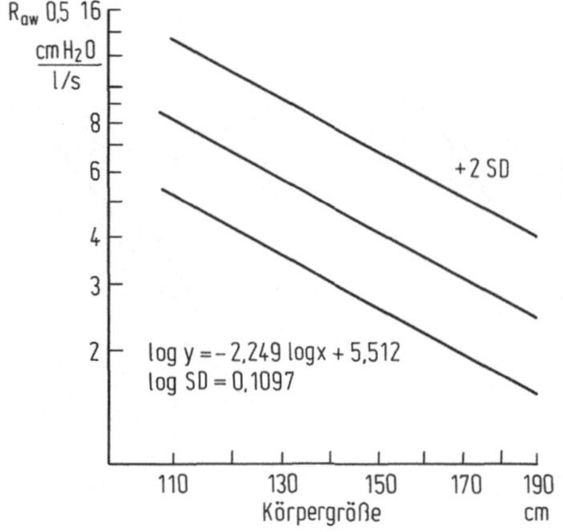

Abb. 17. Beziehung zwischen Atemwegswiderstand (R_{aw} 0,5; s. Text) und Körpergröße bei gesunden Kindern. (Nach Leben u. von der Hardt [23])

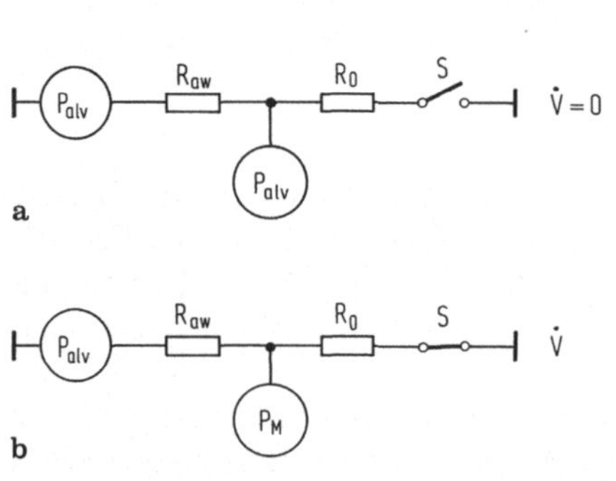

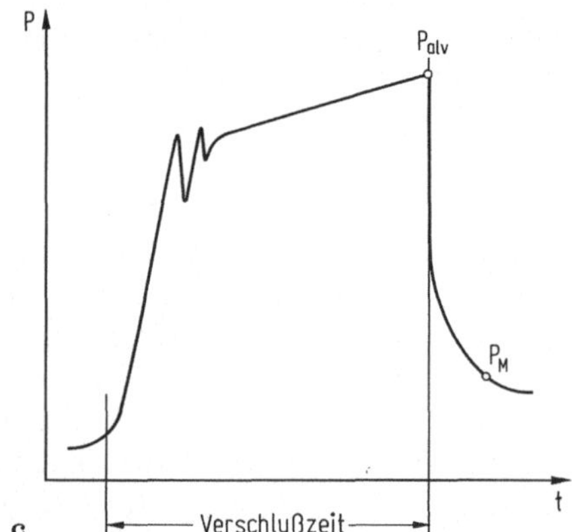

Abb. 18 a–c. Unterbrechermethode zur Messung des Atemwegswiderstandes R_{aw}. Nach der Kirchhoff-Regel läßt sich R_{aw} aus einem Referenzwiderstand (R_0), dem Alveolardruck (P_{alv}) und dem Munddruck (P_M) berechnen. Der Alveolardruck wird als Munddruck während einer kurzen Verschlußzeit ($\dot{V}=0$) gemessen (**a**)

und dem Munddruck bei offenem Atemweg, der als treibender Druck vor dem Referenzwiderstand zu messen ist (Abb. 18). Die Methode hat zwei Nachteile: Bei erheblicher Obstruktion bleibt offen, ob während des Verschlusses der Munddruck dem Alveolardruck entspricht; der Munddruck bei offenem Atemweg als treibender Druck vor dem Referenzwiderstand ist besonders bei Bronchusobstruktionen schwierig festzulegen. Mit moderner Elektronik konnten die Ergebnisse der Verschlußdruckmethode (R_{vd}) denen der Ganzkörperplethysmographie (R_{aw}) angeglichen werden, für das Kindesalter liegen entsprechende Vergleichsuntersuchungen noch nicht vor. Die Verschlußdruckmethode ist für das Kind eine einfache Untersuchung. Eine Information über periphere Atemwege und über das totale Lungenvolumen, bei dem die Widerstandsmessung erfolgt, erhält man mit dieser Methode nicht.

Die Oszillationsmethode: Der mit ihr gemessene Widerstandswert R_{os} entspricht nicht nur dem realen Strömungswiderstand der Atemwege, sondern enthält kapazitive Wi-

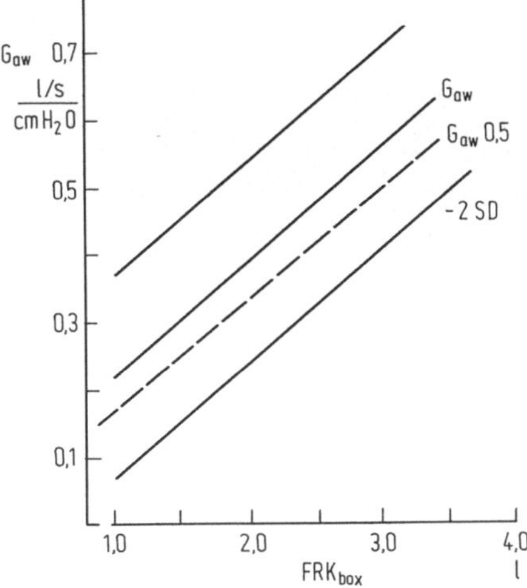

Abb. 19. Beziehung zwischen Leitfähigkeit und Lungenvolumen bei gesunden Kindern. (Nach Zapletal et al. [44]). −−−− Regressionsgrade für G_{aw} 0,5. (Nach Leben u. von der Hardt [23])

derstände des Thorax und des Lungengewebes. Widerstandswerte über 8 cm $H_2O/l/s$ werden mit dieser Meßmethode nicht exakt erfaßt, d. h. bei jüngeren Kindern und bei manifester Obstruktion ist die Methode nicht ausreichend anwendbar. Die Oszillationsmethode besticht durch ihre einfache Anwendung; es ist damit zu rechnen, daß die Technik optimiert wird. Von Befürwortern dieser Methode wird betont, daß mit der Oszillationstechnik und mit Helium zusätzlich die funktionelle Residualkapazität gemessen werden kann. Die Reproduzierbarkeit aufeinanderfolgender Messungen ist aber deutlich schlechter als mit den üblichen Methoden der Spirometrie; bei peripherer Bronchusobstruktion mit erheblicher Überblähung sind die Werte für FRK ungenau.

Der bronchiale Strömungswiderstand ändert sich mit der Lungenblähung (radiale Dehnung oder Kompression des Röhrensystems). Die Interpretation einer aktuellen Widerstandsmessung ohne Kenntnis des Lungenvolumens ist besonders bei Lungenüberblähung problematisch. In angelsächsischen Ländern wird der Reziprokwert des Widerstandes, die Leitfähigkeit (G_{aw}) als spezifische Leitfähigkeit ($SG_{aw} = G_{aw}/FRK$; $l \cdot s^{-1} \cdot cm\ H_2O^{-1} \cdot l^{-1}$) mit der funktionellen Residualkapazität (FRK_{box}, nicht FRK_{He}) in Beziehung gesetzt (Abb. 19). Im deutschen Sprachraum hat sich mehr der Begriff „spezifischer Widerstand" durchgesetzt ($SR_{aw} = R_{aw} \cdot FRK$; cm $H_2O \cdot l^{-1} \cdot s \cdot l$). SR_{aw} ist im Kindesalter unabhängig von der Körpergröße (Tabelle 2, s. S. 63).

2.3.5.2.2 Die Lungendehnbarkeit und die Retraktionskraft der Lunge

Thorax und Lunge sind elastischen Systemen vergleichbar, deren Kräfte gegensinnig gerichtet sind. In Atemmittellage (Ruheatemniveau) ist die Retraktionskraft der Thoraxwand mit der des Lungenparenchyms im Gleichgewicht; im Pleuraspalt resultiert ein Unterdruck von etwa 2–5 cm H_2O (abhängig vom Lebensalter). Der Druckgradient zwischen Alveolarraum bei offener Glottis (Umgebungsdruck) und Pleuraspalt ist der transpulmonale Druck (Abb. 20), er ist ein Maß für die elastische Retraktionskraft der Lunge (static recoil pressure: Pst), deren Bestimmung besonders bei restriktiven Lungenerkrankungen von Bedeutung ist. Die Retraktionskraft der Lunge kann nur dann exakt bestimmt werden, wenn der Alveolardruck dem Umgebungs-

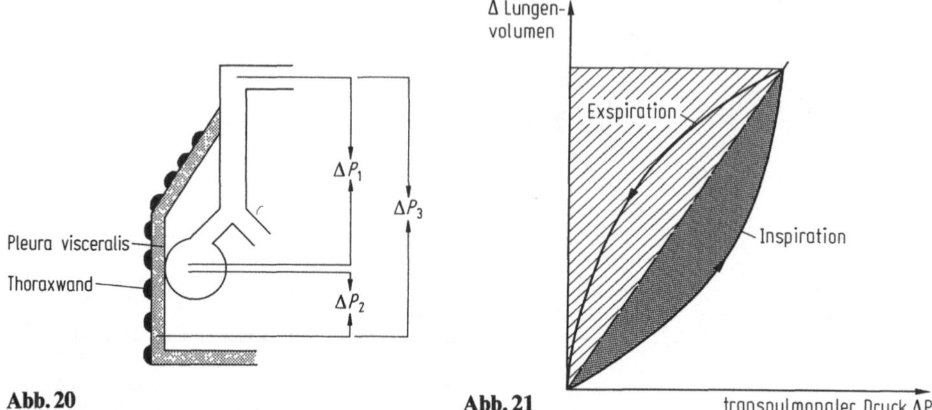

Abb. 20   **Abb. 21**

Abb. 20. Die Druckgradienten im Thorax-Lungen-System: P_1 transbronchialer Druckgradient; Berechnung des Atemwegswiderstandes; P_2 alveolopleuraler Druckgradient; Berechnung des Lungengewebswiderstandes; P_3 transpulmonaler Druckgradient; Berechnung des Lungengesamtwiderstandes und der Lungendehnbarkeit

Abb. 21. Druck-Volumen-Diagramm der Lunge. Der Neigungswinkel der Schleifenachse beschreibt die Lungendehnbarkeit. Die *schraffierte* Fläche repräsentiert die elastische Atemarbeit, die *gepunktete* Fläche die Arbeit, die zur Überwindung des Strömungswiderstandes aufgebracht werden muß

druck (Munddruck) entspricht, also nur dann, wenn keine intrabronchiale Strömung der Luftsäule herrscht ($\dot{V} = O$) und die Glottis weit offen ist (völliger Druckausgleich): statische Messung.

Während der In- oder Exspiration ist der Alveolardruck, abhängig vom Strömungswiderstand und dem Zeitpunkt des Atemzyklus, größer oder kleiner als der Munddruck (Voraussetzung für die intrabronchiale Strömung der Luftsäule). Der transpulmonale Druckgradient reflektiert dann nicht nur elastische, sondern auch visköse Kräfte, die während der Atmung überwunden werden müssen. Werden Pleuradruckänderungen während eines normalen Atemzuges fortlaufend zur Volumenänderung im X/Y-System registriert, erhält man daher keine lineare Beziehung, sondern eine Schleifenbildung aus der die zu leistende Atemarbeit während In- und Exspiration abzuleiten ist (Abb. 21). Der Neigungswinkel der Geraden durch die in- bzw. exspiratorischen Umkehrpunkte dieser Druck-Volumen Schleife repräsentiert die Lungendehnbarkeit unter quasi-statischen Bedingungen, auch *dynamische Compliance* genannt ($C_l$dyn) und beschreibt das Verhältnis von Volumenänderung zur Änderung des transpulmonalen Druckes während eines Atemzuges.

Wird unter streng statischen Bedingungen die Beziehung zwischen Lungenvolumen und transpulmonalem Druck vom Residualvolumen bis zur Totalkapazität registriert, erhält man die *Druck-Volumen-Kurve* der Lunge, die bei Schulkindern zwischen FRK und 40–80% TLK quasi linear ist, oberhalb dieser Grenze aber kurvilinear verläuft (Abb. 22), d. h. oberhalb von 80% TLK müssen für eine gleiche Volumenänderung immer größere Retraktionskräfte überwunden werden, die Lunge wird mit zunehmender Überblähung steifer. Kinder mit erheblicher Überblähung müssen für ein gleiches Atemzugvolumen eine größere Arbeit leisten: inspiratorische Dyspnoe des asthmakranken Kindes im Zustand akuter Überblähung. Apikale Lungenbezirke sind in auf-

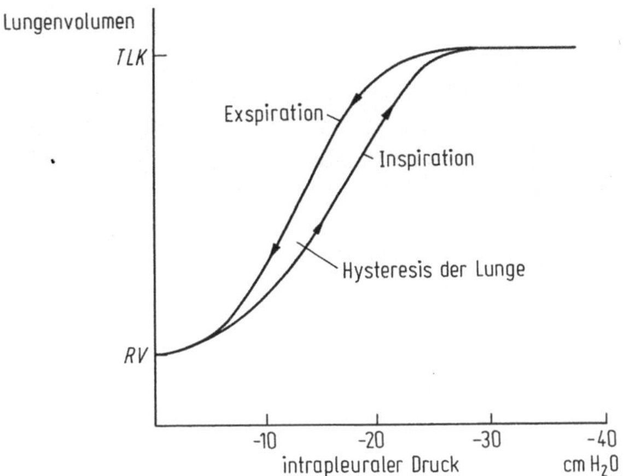

Abb. 22. Druck-Volumen-Beziehung der Lunge vom Residualvolumen (*RV*) bis zur Totalkapazität (*TLK*). Der intrapleurale Druck (gemessen als intraösophagealer Druck) wird auch als „static recoil pressure" (P_{st}) bezeichnet. Zwischen 40 und 80% der Totalkapazität ist die Druck-Volumen-Beziehung nahezu linear

rechter Körperhaltung infolge der Gravitationskräfte im Verhältnis zu basalen Abschnitten überdehnt und weisen eine regional niedrigere Compliance auf. Apikale Lungenabschnitte sind aus diesem Grunde schlechter ventiliert: regional unterschiedliche Ventilationsverteilung.

Aus der Druck-Volumen-Kurve unter statischen Bedingungen kann die *statische Compliance* ($C_l$stat) für verschiedene Blähungszustände der Lunge berechnet werden, die bei lungengesunden Kindern in FRK-Niveau (FRK + V_T) etwa der dynamischen Lungendehnbarkeit entspricht. Bei Bronchusobstruktionen, besonders im Bereich der kleinen Bronchien, wird $C_l$dyn zu niedrig gemessen (mangelhafter intrapulmonaler Druckausgleich zum Zeitpunkt der in- bzw. exspiratorischen Umkehrpunkte, *Ventilationsasynchronismus*), mit zunehmender Atemfrequenz sinkt $C_l$dyn weiter ab. Die Frequenzabhängigkeit der dynamischen Lungendehnbarkeit ist ein empfindlicher Test auf Obstruktionen im Bereich der kleinen Bronchien [43].

Die elastischen Eigenschaften der Lunge werden nicht nur vom Anteil elastischer Fasern im Parenchym bestimmt, sondern auch von der intraalveolären Oberflächenspannung. Diese wird wesentlich durch die oberflächenaktive Substanz (Surfactant, Kap. 16) gemindert. Fehlt die oberflächenaktive Substanz, dann ist die Lunge schlecht dehnbar und steif (Abb. 23).

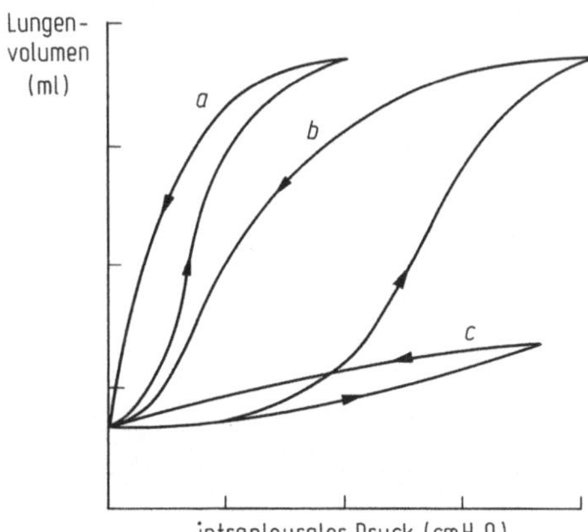

Abb. 23a, b. Druck-Volumen-Relation der Lunge. **a** Die Lunge ist mit physiologischer Lösung gefüllt, es herrschen keine oberflächenaktiven Kräfte vor; **b** die Lunge ist mit Luft gefüllt; aufgrund der oberflächenaktiven Kräfte erscheint die Lunge weniger „dehnbar"; **c** beim „Hyalin-Membran-Syndrom" ist die Druck-Volumen-Schleife noch weiter nach rechts geneigt

Der Pleuradruck und damit der transpulmonale Druck kann nicht direkt gemessen werden. Im unteren Ösophagusdrittel repräsentiert der Ösophagusdruck (P_{oes}) mit hinreichender Genauigkeit den Pleuradruck. Unberücksichtigt bleibt dabei, daß sich der Pleuradruck von apikal nach kaudal ändert (pleuraler Druckgradient). Der Ösophagusdruck wird mit einer Ballonsonde gemessen, die über die Nase eingeführt wird. Sollen absolute Ösophagusdrücke als Maß für die Retraktionskraft gemessen werden, sind besondere apparative Voraussetzungen zu beachten [15]. Das Luftvolumen im Druckübertragungssystem Ballon-Katheter-Manometerkammer muß so klein wie möglich sein, das gilt besonders für das Luftvolumen im Ösophagusballon. Andernfalls intervenieren sowohl die elastischen Eigenschaften der Ballonwand als auch die der Ösophaguswand, die sich mit dem Alter ändert [34]. Die elastischen Eigenschaften der Ballonwand sind peinlich genau statisch und dynamisch zu prüfen; die Druckübertragung des Meßsystems sollte bis mindestens 10 Hz phasen- und amplitudengetreu sein.

Die für das Säuglingsalter geeigneten Ballons haben einen Umfang von ca. 3 cm, eine Länge von ca. 3 cm und eine Wanddicke von ca. 0,02 mm; für das Schulkindesalter sind die entsprechenden Ballonwerte: Umfang 5 cm, Länge 8–10 cm, Wanddicke 0,02 mm.

Um die *dynamische* Lungendehnbarkeit zu messen, wird die in- bzw. exspiratorisch während ruhiger Atmung fortlaufend gemessene intraösophageale Druckänderung in Beziehung gesetzt zum Atemzugvolumen, das meist am Mund mit einem Pneumotachographen registriert wird (Abb. 24). Soll die *statische* Lungendehnbarkeit gemessen werden, müßte das Kind den Thorax mit offener Glottis bei verschiedenen Lungenvolumina halten können. Dieses spezielle Atemmanöver können Kinder nicht leisten.

Als quasistatische Messungen werden die sog. „Slow-exspiration"-Technik [44] nach maximaler Inspiration und die Methode der endexspiratorischen Compliance angeführt ([18] Abb. 25). Beide Techniken geben ähnlich gute Resultate, auf meßtechnische Einzelheiten soll nicht eingegangen werden.

Im Säuglingsalter wird die dynamische Lungendehnbarkeit in Rückenlage oder besser in rechter Seitenlage gemessen [4], quasistatische Messungen sind durch Blähung der Lunge mit einem bekannten Volumen möglich.

Compliancewerte sollten als Absolutwerte angegeben werden (in ml/cm H_2O bzw. ml/kPa) sowie in Relation zum Lungenvolumen als spezifische Compliance (spez.

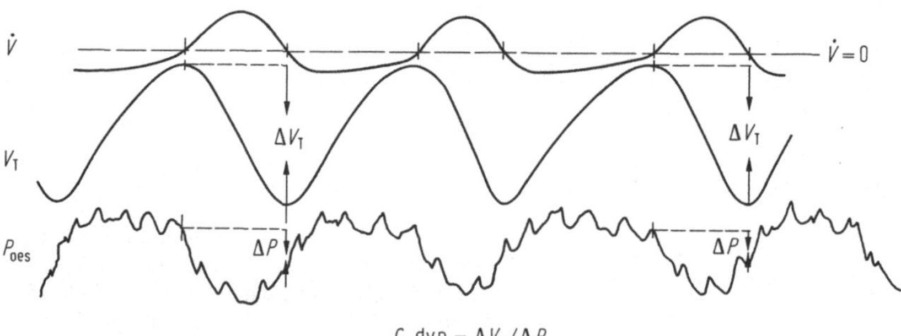

Abb. 24. Auswertung der fortlaufend geschriebenen Kurven für das Atemzugvolumen (V_T), die Atemstromstärke ($\dot{V}$) und den ösophagealen Druck (P_{oes}; mit Herzpulsationen) zur Berechnung der dynamischen Lungendehnbarkeit $C_l$dyn

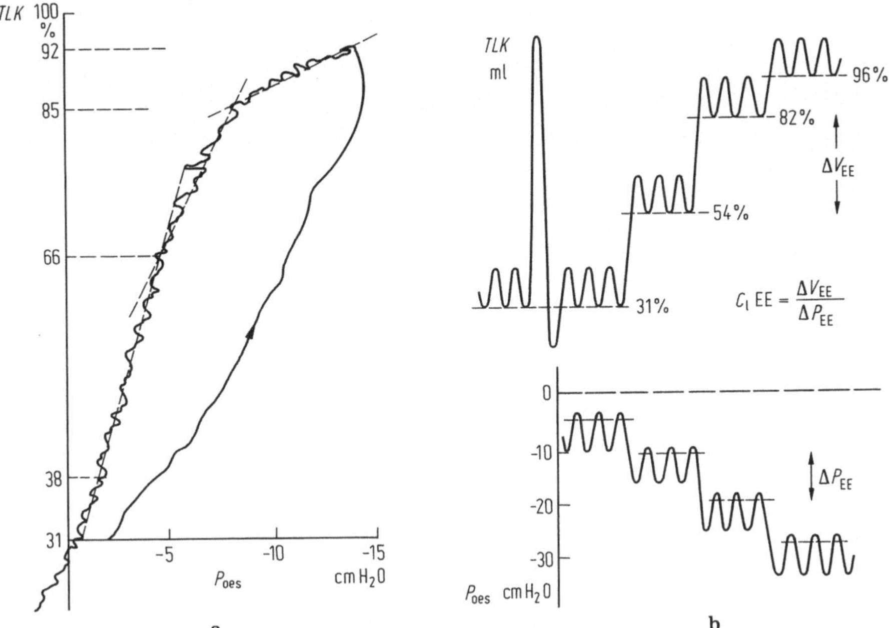

Abb. 25 a, b. Messung der statischen Lungendehnbarkeit. **a** „Slow expiration technique". Nach möglichst tiefer Inspiration wird langsam ausgeatmet. Der S-förmige Verlauf der Druck-Volumen-Beziehung ist gut zu erkennen. Die Lungendehnbarkeit wird aus dem Neigungswinkel der Geraden z. B. zwischen 66 und 38% TLK berechnet (C_1 stat). **b** Technik der endexspiratorischen Compliance (C_1 EE). *Oben:* Die inspiratorischen Stufen im Spirogramm; *unten:* die zugehörigen endexspiratorischen Druckwerte im Barogramm. Die Druckwerte werden jeweils bei Fluß Null festgelegt. (Nach von der Hardt et al. [18])

Tabelle 2. Spezifische Lungendehnbarkeit, spezifischer Atemwegswiderstand und spezifische Leitfähigkeit bei Schulkindern und Säuglingen; Mittelwerte und untere bzw. obere Sollbereichsgrenze

		$\bar{X}$	$\bar{X} - 2SD$	$\bar{x} + 2SD$	
Spezifischer C_1	C_1/FRK_{box}	0,074	0,035		Schulkinder [a]
Spezifischer C_1	C_1/FRK_{box}	0,038	0,028		Säuglinge [b]
Spezifischer R_{aw}	R_{aw}/FRK_{box}	7,08		13,50	Schulkinder [c]
Spezifischer G_{aw}	G_{aw}/FRK_{box}	0,141	0,074		Schulkinder [c]

[a] von der Hardt et al. [18]
[b] von der Hardt (unveröffentlicht)
[c] Leben u. von der Hardt [23]

$C_1 = C_1/FRK$; Abb. 26, Tabelle 2). Die Compliance ändert sich mit dem Alter, d. h. mit der Körpergröße; die Streuung um die Regressionsgrade ist groß. Die spezifische Compliance ist nur wenig abhängig von der Körpergröße, sie ist im Schulalter etwas größer als im Säuglingsalter (Tabelle 2).

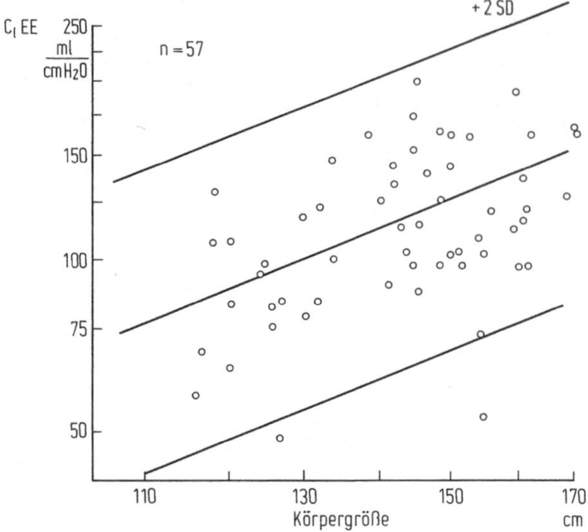

Abb. 26. Statische Lungendehnbarkeit (gemessen als C_1EE – s. Text) in Relation zur Körpergröße: $\log y = 1{,}455 \log x - 1{,}0934$; $\log SD = 0{,}273$. (Nach von der Hardt et al. [18])

2.3.5.3 Diffusion

Der alveolokapilläre Gastransport für Sauerstoff und Kohlendioxyd hängt nicht nur vom Druckgefälle, sondern auch von den Diffusionseigenschaften der Gase und von der Diffusionsstrecke ab. Diffusionsstörungen infolge einer verdickten Diffusionsstrecke (Lungenfibrose) gehen v. a. zu Lasten des O_2-Austausches, da Sauerstoff viel weniger diffusibel ist als CO_2 (unterschiedlicher Löslichkeitskoeffizient). Als Testgas wird Kohlenmonoxyd (CO) verwendet. Die besten Resultate ergibt die Einatemzugmethode [13], d. h. das Kind atmet das Testgasgemisch während einer inspiratorischen Vitalkapazität ein, hält die Luft ca. 10 s an und atmet anschließend maximal aus. Der initiale Anteil des Exspirationsvolumens wird als Totraum verworfen. Die CO-Diffusionskapazität D_LCO ergibt sich dann aus der CO-Aufnahme in ml/min (in- bzw. exspiratorische Differenz der CO-Konzentration) pro mittlerem alveolärem CO-Partialdruck in Torr. Die Einatemzugmethode ist vor dem 6. Lebensjahr kaum durchzuführen. Bei schweren restriktiven Funktionsstörungen mit stark eingeschränkter Vitalkapazität (unter 0,8–1 l) liefert die Methode keine exakten Werte mehr. Alternativ bietet sich dann die sog. Steady-state-Methode an: ein Gasgemisch mit niedriger CO-Konzentration wird über 5 min eingeatmet, der alveoläre Partialdruck für CO wird aus dem exspiratorischen pCO und dem physiologischen Totraum ermittelt [13]. Die Steady-state-Methode erfordert keine besondere Mitarbeit der Kinder, Störgrößen wie Ventilations-Perfusions-Inhomogenitäten beeinflussen das Meßergebnis erheblich.

Die Diffusion hängt nicht nur von der Diffusionsstrecke ab. Sie wird auch durch Ventilations- und Perfusionsverteilungsstörungen beeinflußt. Besonders bei obstruktiven Lungenerkrankungen ist die Interpretation einer CO-Diffusionsmessung wenig sinnvoll (Abb. 27).

2.3.5.4 Ventilationsverteilungsstörung – Alveolargasanalyse

Schon beim gesunden Probanden ist die intrapulmonale Ventilation inhomogen, apikale Anteile der Lunge werden anders belüftet als basale Anteile (Voraussetzung zur

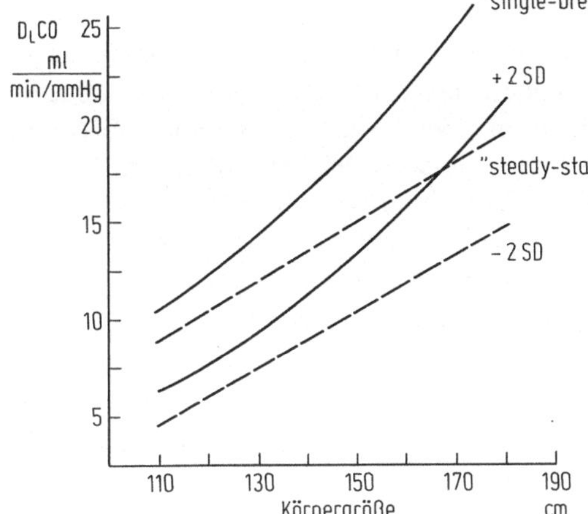

Abb. 27. Beziehung zwischen der Diffusionskapazität und der Körpergröße gesunder Kinder („Single-breath"-Methode nach Bucci et al. [5]; „Steady-state"-Methode nach Strang [37])

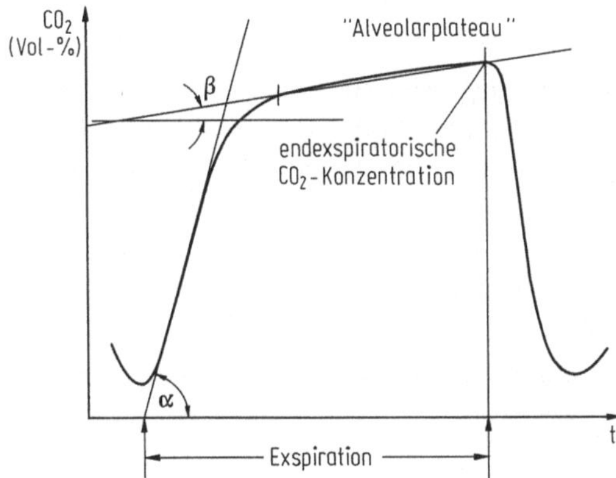

Abb. 28. Schematische Darstellung eines Kapnogramms während ruhiger Exspiration. Einer initialen steilen Anstiegsphase, die dem Totraum entspricht, folgt eine nahezu horizontale Phase, die die alveoläre CO_2-Konzentration widerspiegelt, Alveolarplateau. Vermessen werden die Anfangssteigung (α) und der Neigungswinkel des Alveolarplateaus (β). Bei obstruktiven Ventilationsstörungen wird α kleiner und β größer

Messung des Closing volume, 2.3.5.1.3). Bei v. a. obstruktiven Ventilationsstörungen nimmt diese inhomogene Ventilation zu. Sie wird mit nuklearmedizinischen Methoden qualitativ nachgewiesen (Ventilationsszintigraphie, 2.3.4); praktisch und einfach ist die Kapnographie. Bei der Kapnographie wird fortlaufend die CO_2-Konzentration in der Ausatemluft während ruhiger Atmung registriert. Die exspiratorische CO_2-Kurve geht nach einer initial steilen Anfangsphase (Totraum) in eine schließlich nahezu horizontal verlaufende Phase über, die der CO_2-Konzentration in der Alveolarluft entspricht [31]. Der Übergang der beiden Phasen sowie der Abweichungswinkel des Alveolarplateaus von der Horizontalen geben Hinweise auf intrapulmonale Ventilationsverteilungsstörungen (Abb. 28). Die Messung ist relativ einfach durchzuführen, von den Kindern wird keine besondere Mitarbeit erwartet, sinnvolle Analysen können bei Säuglingen und v. a. bei Kleinkindern erfolgen. Die zur CO_2-Analyse notwendige Exspirationsluft wird meist mit Sonden gewonnen, die entweder unmittelbar vor der Nasenöffnung des Kindes liegen oder in die Nase eingeführt werden. Obstruktive Ventilationsstörungen sind auch dann am Verlauf des Kapnogramms zu erkennen, wenn der Atemwegswiderstand noch weitgehend normal ist.

2.3.5.5 Blutgasanalysen

Die zentrale Aufgabe des Respirationstraktes ist es, für einen der augenblicklichen Stoffwechselsituation angepaßten ausreichenden Gasaustausch zu sorgen, d. h. Sauerstoffaufnahme und Kohlendioxydabgabe. Die arterielle Analyse von O_2 und CO_2 gibt somit die entscheidende Information, ob und wie weit bei Erkrankungen der Atmungsorgane die Gasaustauschfunktion gestört ist und wie wirkungsvoll die therapeutischen Maßnahmen sind. Blutgasanalysen geben immer eine summarische Information, die Ätiologie der gestörten Lungenfunktion bleibt oft verborgen.

Sauerstoff wird im Blut physikalisch gelöst (0,3 ml/100 ml Blut) und chemisch an Hämoglobin gebunden (20 ml/100 ml Blut) transportiert. Die Sauerstoffkapazität des Blutes beschreibt die maximale Sauerstoffmenge, die an Hämoglobin gebunden transportiert werden kann, ist also abhängig vom Hb-Wert der aktuellen Blutprobe, während die Sauerstoffsättigung den Anteil O_2 beschreibt, der an Hämoglobin gebunden ist im Verhältnis zur Sauerstoffkapazität. Der Sauerstoffpartialdruck einer Blutprobe steht in einer bestimmten Beziehung zur Sauerstoffsättigung oder Sauerstoffkapazität, deren Charakteristik durch die bekannte O_2-Dissoziationskurve gegeben ist. Von praktischer Bedeutung sind die Verschiebungen der Dissoziationskurven (Abb. 29).

Rechtsverschiebung (pH-Abfall, Temperaturanstieg, Anämie, hoher Gehalt an 2-3-Diphosphoglyzerat, erhöhter pCO_2): Die O_2-Aufnahme in der Lunge wird verschlechtert, allerdings wird die O_2-Abgabe in den Geweben bei gleicher Änderung des pO_2 verbessert.

Linksverschiebung (pH-Anstieg, Temperaturabfall, niedriger Gehalt an 2-3-DPG, erniedrigter pCO_2): Die O_2-Aufnahme in der Lunge wird verbessert, die O_2-Abgabe in der Peripherie ist schlechter.

Die Lage der O_2-Dissoziationskurve wird mit dem Partialdruck angegeben, bei dem die O_2-Sättigung 50% ist (P_{50}). Niedrige P_{50}-Werte geben eine Linksverschiebung an, hohe P_{50}-Werte eine Rechtsverlagerung der O_2-Dissoziationskurve.

Für fetales Hämoglobin ist der P_{50}-Wert niedriger als für adultes Hämoglobin (HbF enthält weniger 2-3-DPG).

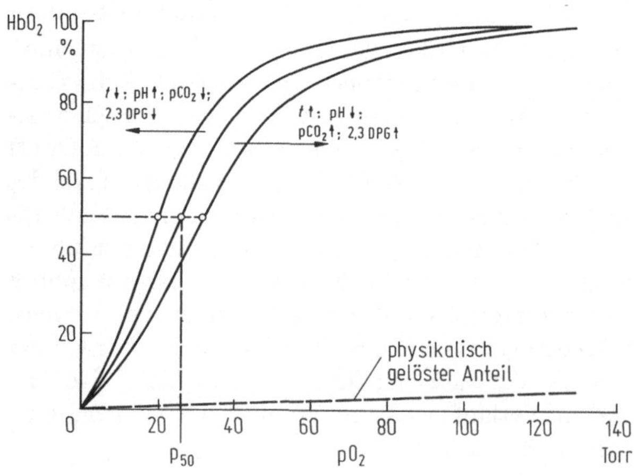

Abb. 29.
Sauerstoffdissoziationskurve; Rechtsverschiebung und Linksverschiebung durch Temperatur (t); pH-Wert, pCO_2; 2,3 DPG. Die Verschiebung der O_2-Dissoziationskurve kann auch durch die Partialdruckwerte bei HbO_2 50% angegeben werden (P_{50})

Kohlendioxyd wird zu etwa 60% als Bikarbonat, zu etwa 30% als Proteinbindung und zu 10% als physikalisch gelöst transportiert. Über den Bikarbonatpuffer trägt CO_2 und damit v. a. die Lunge wesentlich zur Regulation des Säure-Basen-Gleichgewichtes bei. Die Beziehungen zwischen pH-Wert, pCO_2 und Standardbikarbonat werden mit der Henderson-Hasselbalch-Gleichung beschrieben:

$$pH = 6{,}1 + \log \frac{HCO_3^-}{0{,}03 \cdot pCO_2}.$$

Ein erniedrigter pH-Wert infolge vermehrter Säureproduktion in den Geweben (metabolische Acidose) wird mit einer verstärkten Abatmung von CO_2 rasch korrigiert werden können (kompensierte metabolische Acidose), während bei primären respiratorischen Störungen mit mangelnder alveolärer Ventilation der absinkende pH-Wert (respiratorische Acidose) nur über die Niere beeinflußt werden kann (Retention von Bikarbonat zur Bindung von CO_2 mit renaler Ausscheidung von H^+-Ionen, kompensierte respiratorische Acidose). Auf weitere Einzelheiten des Säure-Basen-Haushaltes kann hier nicht eingegangen werden.

O_2-Aufnahme und CO_2-Abgabe beeinflussen sich gegenseitig. Bohr-Effekt: Verschiebung der O_2-Dissoziationskurve in Abhängigkeit vom pCO_2 (erhöhter pCO_2 im Gewebe: Rechtsverschiebung; erniedrigter pCO_2 in der Lunge: Linksverschiebung). Haldane-Effekt: reduziertes Hämoglobin fördert die CO_2-Beladung, während durch die Oxydation des Hämoglobins in der Lunge die CO_2-Abgabe begünstigt wird.

Blutgasanalysen werden im Kindesalter überwiegend in arterialisiertem Hautblut durchgeführt (Abb. 30). Allerdings ist die Hyperämisierung (Ohrläppchen, Fingerbeere, Ferse bei Neugeborenen) Grundvoraussetzung für eine vernünftige Interpretation der Meßwerte. Im Zweifelsfall sind arterielle Blutgasanalysen notwendig. Geeignet dazu ist die A. radialis, die mit einer dünnen Nadel leicht punktiert werden kann. Mit modernen Anlysegeräten genügt es auch bei der arteriellen Punktion, eine Kapillare mit 80–100 µl Blut zu füllen.

Die Entwicklung der transkutanen pO_2- und pCO_2-Elektroden ermöglicht es, die Blutgase fortlaufend zu überwachen, besonders in der Neonatologie. Die Meßwerte

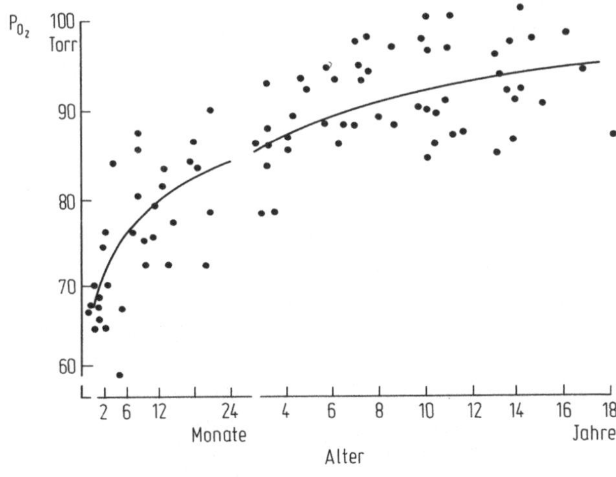

Abb. 30. P_{O_2} im arterialisierten Hautblut bei Säuglingen und Kindern in Abhängigkeit vom Lebensalter. (Nach Gaultier et al. [9])

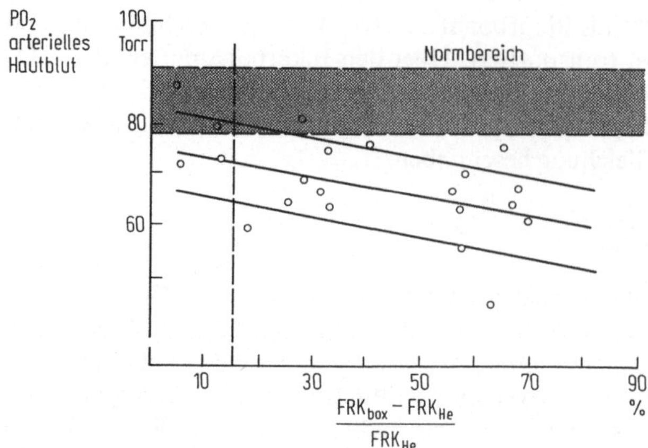

Abb. 31. Beziehung zwischen PO_2 im arterialisierten Hautblut und „trapped-gas" bei asthmakranken Kindern im symptomfreien Intervall. (Nach Logvinoff et al. [25])

für den transkutanen pO_2 und pCO_2 können nur dann als Absolutwerte beurteilt werden, wenn „Eichungen" mit Blutgasanalysen im Arterienblut regelmäßig (d. h. alle 8–12 h) vorgenommen werden.

Respiratorisch bedingte arterielle Hypoxien werden im Säuglings- und Kindesalter v. a. bei Einschränkung der Respirationsfläche (Pneumonie, Atelektase) und bei obstruktiven Lungenerkrankungen beobachtet.

Charakteristisch für obstruktive Lungenerkrankungen sind regionale Ventilations-Perfusionsinhomogenitäten: mangelhafte Ventilation bei noch normaler Perfusion. Die nicht ausreichend oxygenierte Blutmenge der schlecht ventilierten Bezirke wird entsprechend einem intrapulmonalen Rechts-links-Shunt den Partialdruck für Sauerstoff in den Lungenvenen erniedrigen. Solche arteriellen Hypoxämien können bei obstruktiven Lungenerkrankungen erhebliche und gefährliche Ausmaße haben, auch dann, wenn klinisch eine entsprechende Obstruktion nicht festgestellt werden kann: sog. stille Obstruktion (Abb. 31).

Ist der arterielle pO_2 erniedrigt bei normalem oder infolge Ventilationssteigerung eher erniedrigtem pCO_2, spricht man von der *Partialinsuffizienz*. Sie ist durch Sauerstoffzufuhr in der Inspirationsluft ganz oder teilweise korrigierbar, abhängig von der zugrunde liegenden Störung. Steigt der pCO_2 an, geht die Partialinsuffizienz in eine *Globalinsuffizienz* über, die wieder abhängig vom Ausmaß und der Ätiologie nur durch künstliche Beatmung beherrscht werden kann (Kap. 17).

2.3.5.6 Ergospirometrie

Körperliche Belastungstests, kombiniert mit Blutgas- und Atemgasanalysen sowie mit der Messung von Ventilationsgrößen, dienen der Überprüfung der kardiopulmonalen Leistungsfähigkeit eines Probanden. Im Kindesalter sind diese Untersuchungen etwa ab dem 6. Lebensjahr möglich, meist wird die Belastung mit einem Fahrradergometer, seltener mit einem Laufbandergometer, durchgeführt. Auf die technischen Einzelheiten dieser komplizierten Meßtechniken soll hier nicht eingegangen werden, auf Spezialliteratur wird verwiesen [1, 26].

Zur Beurteilung der Leistungsfähigkeit bieten sich zwei Meßgrößen an: die maximale Sauerstoffaufnahme und die Physical Working Capacity (PWC_{170}).

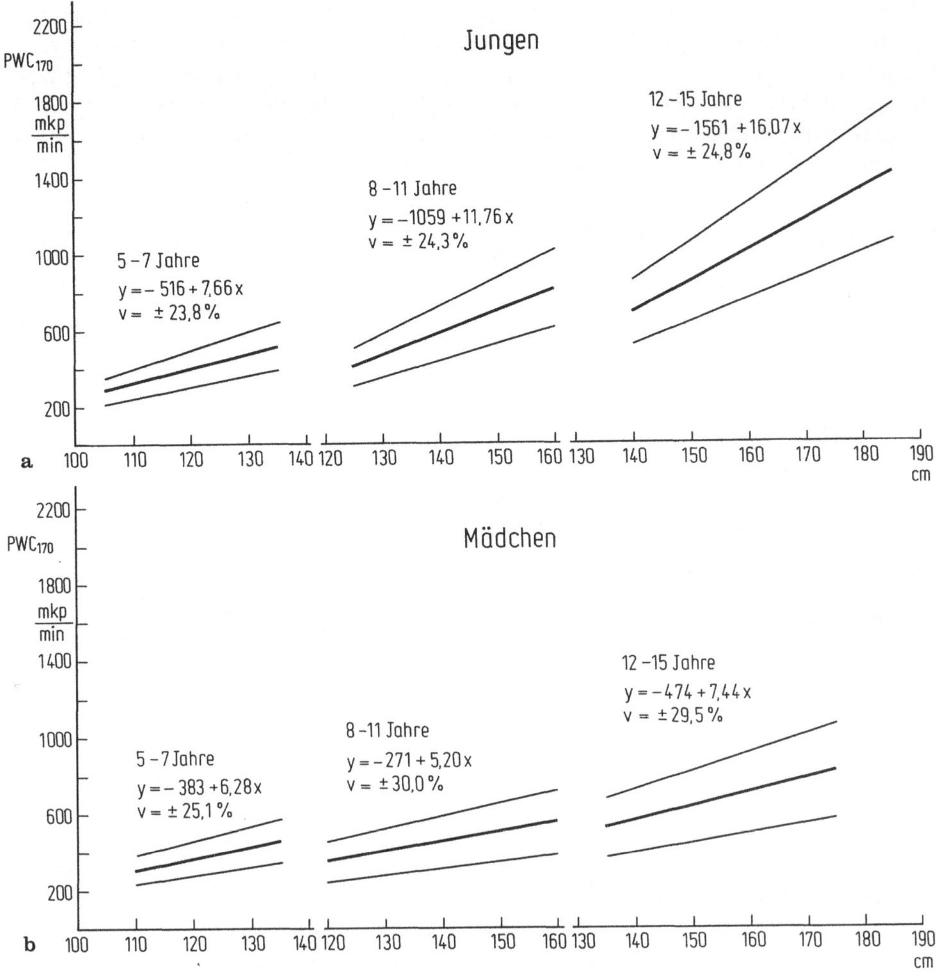

Abb. 32. PWC_{170}-Werte für Jungen (**a**) und Mädchen (**b**) in Abhängigkeit von der Körpergröße. (Nach Rutenfranz u. Mocellin [33])

Zur Bestimmung der *maximalen Sauerstoffaufnahme* [30] wird der Proband einer stufenweise gesteigerten Belastung unterzogen (Steigerung etwa alle 60–90 s um 20–30 Watt) bis zu dem Zeitpunkt, in dem bei weiterem Anstieg des Atemminutenvolumens die Sauerstoffaufnahme konstant bleibt; die Pulsfrequenz liegt dann meist bei 180–200 min. Nicht selten brechen die Kinder die Belastung zu diesem Zeitpunkt extrem erschöpft ab. Die maximale Sauerstoffaufnahme wird in ml/min angegeben.

Mit der *Physical Working Capacity* [26] wird die Leistung (in kp/min oder Watt) angegeben, die bei einer Pulsfrequenz von 170/min ausgeführt werden kann. Sie wird durch die Bestimmung der Pulsfrequenz während 3 verschiedener Leistungsstufen von je 6 min Dauer ermittelt (Abb. 32). Während der 6minütigen Belastungsstufe wird ein Stoffwechselgleichgewicht (Steady state) erreicht. Wird die Bestimmung der PWC_{170} mit arteriellem Blutgasanalysen und mit Atemgasanalysen kombiniert, sind auch mit

dieser Belastungsmethode so wichtige Größen wie Sauerstoffaufnahme, Sauerstoff-
puls und v. a. Sauerstoffdefizit zu bestimmen. Die Bestimmung der PWC_{170} ist im
Kindesalter besser realisierbar als die Bestimmung der maximalen Sauerstoffaufnahme. Das gilt besonders bei Kindern mit bronchopulmonalen Erkrankungen.

Ergometrische Belastungen in Kombination mit einem *Rechtsherzkatheter* werden
im Kindesalter nur selten notwendig und gerechtfertigt sein.

2.3.5.7 Regulation der Atmung (Abb. 33)

Wesentliche Regelgrößen der Atmung sind arterieller pCO_2, arterieller pO_2 und arterieller pH-Wert. Über zentrale und periphere Chemorezeptoren werden Änderungen
dieser Regelgrößen dem Atemzentrum gemeldet. Die Annahme eines Atemzentrums
ist grob vereinfachend, vielmehr handelt es sich um Zellsysteme, die in der Pons und
in der Medulla oblongata gelegen sind und selbst von Impulsen höherer zentraler Zentren moduliert werden. Das Effektorsystem umfaßt die Atemmuskulatur der Brustwand und das Zwerchfell. Unreife, Schlafstadium und Medikamente beeinflussen den
Regelkreis zwischen Zentrum und Peripherie.

Von den verschiedenen Chemorezeptoren sollen erwähnt werden:

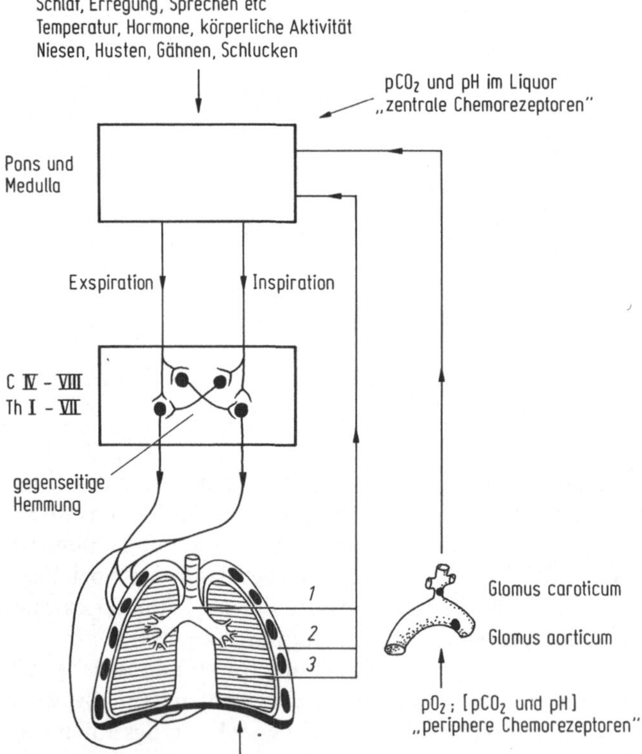

1 intratracheale und intrabronchiale Reizrezeptoren
2 interkostale Muskelspindel
3 intrapulenonale Dehnungsrezeptoren

Abb. 33. Schematische Darstellung der
Atemregulation

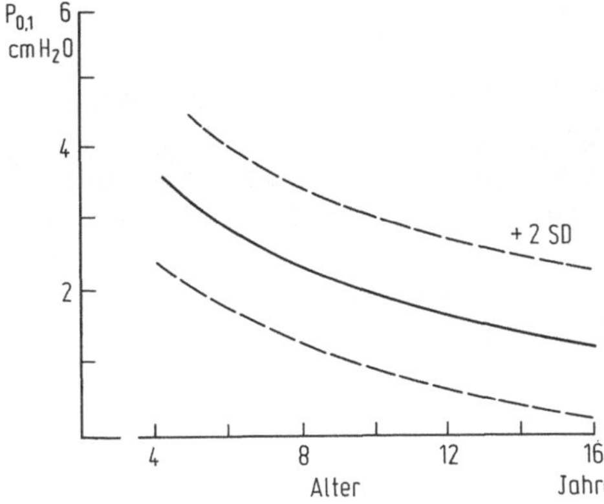

Abb. 34. Mundokklusionsdruck in Abhängigkeit vom Lebensalter. (Nach Gaultier et al. [10])

- *Glomus aorticum und caroticum:* reagiert besonders auf Änderungen des pO_2; Hyperkapnie und Acidose potenzieren diesen Effekt;
- *zentrale Chemorezeptoren* im Bereich der Medulla: reagieren besonders auf CO_2 und pH.

Neben Chemorezeptoren haben noch verschiedene Mechanorezeptoren Einfluß auf das Atemzentrum. Rezeptoren im Bereich der Brustwandmuskulatur steigern die Inspirationsphase; Dehnungsrezeptoren im Bereich der glatten Muskulatur, besonders der Bronchiolen, hemmen die Inspiration; Reizrezeptoren der Bronchialschleimhaut verursachen eine reflektorische Hyperventilation.

Verschiedene Prüfmethoden der Atmungsregulation sind im Kindesalter anwendbar:

1. *Chemische Stimulation* durch artifizielle Hypoxie und Hyperkapnie. Besonders die Atemantwort auf CO_2 wurde in der Neonatologie gründlich untersucht, um Informationen über die Ausreifung des Regelkreises zu erhalten ([39] 2.2). Jenseits der Neonatalperiode steigert der Proband das Atemminutenvolumen linear mit der Hyperkapnie, die Steilheit der Antwortkurve spiegelt die CO_2-Empfindlichkeit des Atemzentrums wider, sofern keine periphere Störung des Atmungssystems vorliegt (schwere Obstruktion, nervale oder muskuläre Erkrankungen usw.).

2. *Mundokklusionsdruckmessung* [9, 41]. Zu Beginn einer Inspiration wird das Atemrohr für 0,1 s verschlossen. Die in dieser Zeit registrierte Munddruckänderung (P_M 0,1) wird als direktes Maß für den inspiratorischen Stimulus des Atemzentrums angesehen, sie ist unabhängig von den mechanischen Eigenschaften des respiratorischen Systems (keine intrapulmonale Strömung der Atemluft, Abb. 34).

2.3.5.8 Interpretation und Indikation

Bei Interpretation der Ergebnisse einer Lungenfunktionsuntersuchung im Kindesalter sind zu beachten:
- Die Änderung der Funktionsdaten mit dem Wachstum (s. dazu die Diagramme).
- Die intraindividuelle Variationsbreite, die häufig den Einfluß der Kooperation des Kindes auf den Meßwert widerspiegelt. Einzelmessungen sind immer problematisch, erst wiederholte Messungen sichern das Ergebnis ab [20].
- Die Normwerte, auf die das individuelle Meßergebnis bezogen wird. Diese Bezugswerte sollten besser nicht als Normwerte, sondern als Sollwerte bezeichnet werden.

Meist ist nicht präzise definiert, was überhaupt normal ist. Nur mit Vorbehalt können Sollwerte eines anderen Labors übernommen werden; auch das Vorgehen von Polgar u. Promdahat [32], nämlich die veröffentlichten Sollwerte verschiedener Laboratorien in einer einheitlichen Gleichung zusammenzufassen, bleibt aus statistischen Gründen problematisch. Vor Übernahme von Sollwerten als Bezugsgröße eigener Meßergebnisse sollte wenigstens geprüft werden, ob die Meßtechnik vergleichbar ist [38].

- Die Grenze zwischen noch gesund und schon pathologisch, die besonders bei den Funktionswerten mit großer Streuung um die Regressionsgrade schwer festzulegen ist. Hier müssen meist willkürliche Festsetzungen erfolgen, z. B. eindeutig pathologisch sind alle Werte oberhalb/unterhalb der doppelten Standardabweichung, fraglich pathologisch alle Werte oberhalb/unterhalb der einfachen Standardabweichung, aber noch unterhalb/oberhalb der doppelten Standardabweichung. Solche Übereinkünfte sollten im Einzelfall nicht schematisch angewendet werden, immer ist der klinische Befund mit entscheidend.
- Der Umfang der Funktionsuntersuchung, der zur Klärung einer bestimmten Frage festgelegt wurde. Gemeint ist hier, daß oft aus einer Funktionsgröße alleine keine komplette Information gewonnen werden kann. So kann bei interstitiellen Erkrankungen die Vitalkapazität schon erniedrigt sein, die Lungendehnbarkeit jedoch noch im unteren Sollbereich der Vergleichsgruppe liegen. Besonders wichtig ist das zum Nachweis der Obstruktion in den kleinen Bronchien. Von den zahlreichen Tests, die diese Funktionsgröße anzeigen (Frequenzabhängigkeit der dynamischen Compliance; Closing volume; stark erhöhte FRK_{box}-Werte bei normalem oder erniedrigtem R_{aw}; niedrige Werte für $\dot{V}_{25\%\ VK}$; erniedrigter arterieller pO_2 usw), ist keiner für sich in jedem Einzelfall beweisend [22].

Zur Interpretation von Änderungen der verschiedenen Funktionswerte unter Therapie (Therapieeinfluß) ist es zusätzlich wichtig, die spontane Änderung dieser Meßwerte von Untersuchung zu Untersuchung, von Tag zu Tag zu kennen, soll eine vorschnelle Therapiebewertung verhindert werden. Immer ist es besser, diese Änderungen nicht prozentual auf den individuellen Vorwert zu beziehen, sondern in Abweichung vom individuellen Sollwert anzugeben. Das gilt besonders für wissenschaftliche Studien und für die Interpretation von pharmakologischen Untersuchungen, z. B. inhalativen Provokationstests.

Wann sind Lungenfunktionsuntersuchungen überhaupt indiziert?

Sie ersetzen nicht die klinische Untersuchung, insbesondere den physikalischen Untersuchungsbefund. Sie sind bei leichten Erkrankungsformen nicht gerechtfertigt, und sie sind nicht notwendig, wenn die Funktionsstörung klinisch so ausgeprägt ist, daß sie mit den einfachen Mitteln der klinischen Diagnostik erkannt werden kann. Eine Ausnahme gibt es nur dann, wenn die Progredienz dieser schweren Funktionsstörung bzw. der therapeutische Einfluß objektiviert werden muß. Eine detaillierte Funktionsuntersuchung ist v. a. dann indiziert, wenn eine für das Kind ernsthafte Funktionsstörung angenommen wird, die mit der üblichen klinischen Diagnostik nicht ausreichend gesichert werden kann. Das gilt z. B. für das schwere oder mittelschwere Asthma im klinisch symptomfreien Intervall. Trotz fehlender klinischer Symptome kann eine schwerwiegende Ventilations-Perfusions-Verteilungsstörung mit Hypoxämie vorliegen. Oder es gilt für die Gruppe der interstitiellen Lungenerkrankungen, bei denen aus der Klinik nicht klar ist, ob die Restriktion bereits fortgeschritten ist oder nicht (das Thoraxröntgenbild kann noch unauffällig sein).

Allgemein gilt die Empfehlung, daß Funktionsuntersuchungen dann berechtigt sind, wenn

1. die Ätiologie und/oder Pathophysiologie der Erkrankung anders nicht geklärt werden kann und die Ätiologie, aus z. B. therapeutischen Gründen, geklärt werden muß;
2. die Therapie entscheidend vom Ergebnis dieser Untersuchung abhängt, insbesondere wenn belastende Therapieprogramme damit verhindert werden können,
3. die Prognose nur mit diesen Funktionsproben abgesichert werden kann, sofern eine definitive prognostische Aussage zum Zeitpunkt der Untersuchung schon notwendig ist.

Für wissenschaftliche Studien sind Funktionsuntersuchungen unersetzlich, diese Indikation kann nur die Ausnahme darstellen und muß den gültigen ethischen Normen entsprechen.

Auf die Muster von Funktionsstörungen bei den verschiedenen bronchopulmonalen Erkrankungen wird in den speziellen Kapiteln eingegangen.

Literatur

1. Adams FH, Linde LM, Miyake H (1961) The physical working capacity of normal school children. Pediatrics 28:55
2. Adler SM, Wohl MEB (1978) Flow-volume relationship at low lung volumes in healthy term newborn infants. Pediatrics 61:636
3. Bates DV, Macklem PT, Christie RV (1971). Respiratory function in disease. Saunders, Philadelphia London Toronto
4. Beardsmore CS, Helms P, Stocks J, Hatch DJ, Silverman M (1980) Improved oesophageal ballon technique for use in infants. J Appl. Physiol 49:735
5. Bucci G, Cook, CD, Barrie H (1961) Studies of respiratory physiology in children. Part V. Total lung diffusion, diffusion capacity of pulmonary membrane and pulmonary capillary blood volume in normal subjects from 7 to 40 years of age. J Pediat 58:820
6. Clement J, Woestijne, K van de (1971) Variability of maximum expiratory flow-volume curves and effect of independency. J Appl Physiol 31:55
7. Despas PJ, Leroux M, Macklem PT (1972) Site of airway obstruction in asthma as determined by meaturing maximal expiratory flow breathing air and a helium-oxygen mixture. J Clin Invest 51:3235
8. Engström J, Karlberg P, Kraepelien S (1959) Respiratory studies in children. VI. Timed vital capacity in healthy children and in symptom free asthmatic children. Acta Paediat Scand 48:114
9. Gaultier C, Boule M, Allaire Y, Clement A, Buvry A, Girard F (1978) Determination of capillary oxygen tension in infants and children: assessment of methodology and normal values during growth. Bull Eur Physiopathol Resp 14:287
10. Gaultier C, Perret L, Boule M, Girard F (1981) Occlusion pressure and breathing pattern in healthy children. Respir Physiol 46:71
11. Geubelle F (1966) Contribution à l'étude fonctionelle du poumon de l'enfant sain et de l'enfant asthmatique. Duculot, Gembloux
12. Geubelle F, Breny H (1969) Volumes pulmonaires de filles et da garçons sains, agés de 5 à 16 ans. Poumon Coeur 25:1051
13. Haluszka J, Branski H (1981) Die Beurteilung des Gasaustausches in der Lunge bei Kindern. Z Erkrank Atmungsorgane 157:297
14. Hardt H von der (1981) Praxisorientierte Lungenfunktionsdiagnostik im Kindesalter. Paediatr. Paedol 16:433

15. Hardt H von der, Geubelle F (1973) Relationship between endoesophageal and intrathoracic pressure in children. Respiration 30:252
16. Hardt H von der, Leben M (1976) Bodyplethysmography in healthy children. Eur J Pediatr 124:13
17. Hardt H von der, Nowak-Benecke R (1976) Lung volumes in healthy boys and girls, 6 to 15 years of age. Lung 128:766
18. Hardt H von der, Logvinoff MM, Dickreiter J, Geubelle F (1975) Static recoil of the lungs and static compliance in healthy children. Respiration 32:325
19. Hötter G-J (1975) Die Lungenfunktion unter besonderer Berücksichtigung des wachsenden Organismus. Steinkopff, Darmstadt
20. Hutchison AA, Erben A, McLennan LA, Landau LJ, Phelan PD (1981) Intrasubject variability of pulmonary function testing in healthy children. Thorax 36:270
21. Jaeger MJ (1968) Die Entstehung von Schleifen im Druck-Fluß-Diagramm der Atemwege. Klin Wochenschr 21:1156
22. Landau LJ, Mellis CM, Phelan PD, Bristowe B, McLennan L (1979) Small airways disease in children. No test is best. Thorax 34:217
23. Leben M, von der Hardt H (1983) Airways resistance, airway conductance, specific airway resistance and specific airway conductance in children. Pediatr Res 17:508
24. Lindemann H, Volkheimer C (1981) Zur Messung des Nasenwiderstandes bei Säuglingen. Atemweg + Lungenkrankh 7:206
25. Logvinoff MM, Mossay C, Geubelle F (1976) Oxyten tension in arterialized cutaneous blood and lung function in asthmatic children. Acta Paediatr Belg 29:239
26. Macek M, Vavra J (1971) Cardiopulmonary and metabolic changes during physical exercise in children, 6–14 years old. J Appl Physiol 30:200
27. Mansell A, Bryan AC, Levison H (1972) Airway closure in children. J Appl Physiol 33:711
28. Matthys H, Nolte D (Hrsg) (1981) Pneumologische Diagnostik. Dustri, München-Deisenhofen
29. Mocellin R, Rutenfranz J (1970) Methodische Untersuchungen zur Bestimmung der körperlichen Leistungsfähigkeit (W_{170}) im Kindesalter. Z Kinderheilkd. 104:61
30. Mocellin R, Lindemann H, Rutenfranz J, Sbresny W (1973) Direct and indirect determination of maximal oxygen uptake in children and adolescents. In: Physical Fittness, Prague
31. Muranyi L, Szekeres J, Butor E (1974) Pharmacapnography, a clinical pharmacological method based on analysis of the CO_2 curve for the pharmacodynamic study of bronchial reactivity. Int J Clin Pharmacol 9:93
32. Polgar G, Promadhat V (1971) Pulmonary function testing in children: techniques and standards. Saunders, Philadelphia London Toronto
33. Rutenfranz J, Mocellin R (1968) Untersuchungen über die körperliche Leistungsfähigkeit gesunder und kranker Heranwachsender. I. Bezugsgrößen und Normwerte. Z Kinderheilkd 103:109
34. Senterre J, Geubelle F (1970) Measurement of endoesophageal pressure in the newborns. Biol Neonatl 16:47
35. Sobol BJ, Emirgil C (1964) Subject effort and the expiratory flow rate. Am Rev Respir Dis 89:402
36. Svenonius E, Lecerof H, Lilja B, Arborelius M (1978) The volume of trapped gas: a new and sensitive test for the detection of exercise-induced bronchospasm in children. Acta Paediatr Scand 67:583
37. Strang LB (1960) Measurements of pulmonary diffusing capacity in children. Arch Dis Child 35:232
38. Taussig LM (1980) Standardization of lung function testing in children. J Pediatr 98:668
39. Wenner J (1968) Die Lungenventilation und ihre Regulation im Säuglingsalter. In: Linneweh F (Hrsg) Fortschritte Pädologie II. Springer, Berlin Heidelberg New York, S. 139-163
40. West JB (1979) Pulmonary pathophysiology – the essentials. Williams & Wilkens, Baltimore
41. Whitelaw WA, Derenne JP, Milic-Emilie J (1975) Occlusion pressure as a measure of respiratory center output in conscious man. Respir Physiol 23:181
42. Wiesemann H, Hardt H von der (1981) Reliability of flow-volume measurements in children. Respiration 41:181

43. Woolcock AJ, Vincent NJ, Macklem PT (1969) Frequency dependence of compliance as a
    test for obstruction in the small airways. J Clin Invest 48:1097
44. Zapletal A, Motoyama E, Woestijne K van de, Hunt V, Bouhuys A (1969) Maximum expi-
    ratory flow-volume curves and airway conductance in children and adolescents. J Appl
    Physiol 26:308
45. Zapletal A, Misur M, Samanek M (1971) Static recoil pressur of the lungs in children. Bull
    Physiol Respir 7:139

2.3.6 Bakteriologische Diagnostik

W. Marget

Lungenaffektionen sind die häufigsten Infektionen des Neugeborenenalters. Beim älteren Säugling und im späteren Kindesalter stehen bei den akuten Erkrankungen des
Kindes die Infektionen durch Viren mit 90% aller Infektionen im Vordergrund. Bei
chronisch-obstruktiven Prozessen, Mukoviszidose und immunologischen Defekten
sind die bakteriellen Erreger meist für die Erkrankung verantwortlich.

2.3.6.1 Allgemeine Grundlagen

Eine bakteriologische Diagnostik ist bei den akuten Infektionen der intrathorakalen
Atemwege in vielen Fällen nur schwer durchzuführen. Die primäre Aufgabe des behandelnden Arztes ist es, aus den klinischen Symptomen und den Labordaten (Röntgenaufnahme, Blutbild, BSG, CRP) nach Möglichkeit zu entscheiden, ob eine bakterielle Erkrankung oder eine Virusinfektion vorliegt, bzw. ob eine andere Ursache, wie
Fremdkörper, angeborene Fehlbildungen oder Allergie, die klinischen Symptome erklärt. Das Blutbild allein beweist nicht zuverlässig die bakterielle Erkrankung. Eine
fehlende Leukozytose mit Linksverschiebung spricht eher gegen eine bakterielle Ätiologie, schließt sie aber nicht aus (z. B. bei bakterieller Superinfektion einer chronischen
Bronchitis).

Da der Erregernachweis schwierig ist, ist für den in der Praxis tätigen Arzt eine gute
Kenntnis der altersabhängig häufigsten und auch gefährlichsten Erreger vonnöten,
um therapeutisch keine Zeit zu verlieren (Tabelle 1). Der dominierende Erreger ist
nach wie vor Streptococcus pneumoniae. Nach Jacobs u. Harris [3] liegt das durchschnittliche Alter der Patienten bei 15 Monaten. An zweiter Stelle rangiert Haemophilus influencae Typ b (durchschnittliches Alter: 9 Monate) und an dritter Stelle Staphylococcus aureus (durchschnittliches Alter: 3 Monate) sowie Streptococcus B in der
Neugeborenenperiode. Noch seltener folgen dann Streptococcus A, Neisseria menin-
gitidis, Bordetella pertussis, Bacillus anthracis, Salmonella typhosa und Francisella
tularensis sowie Legionella pneumophila und Listeria monocytogenes. 70–80% der
bakteriellen Erreger außerhalb der Klinik sind Streptococcus pneumoniae bzw. Haemophilus influenzae, im Schulkindesalter sind Mykoplasmen sehr häufig. Der Rest
gliedert sich in die anderen erwähnten Keime auf. In der Praxis sind Diagnostik und
Therapie nach den in der Tabelle 1 aufgeführten Häufigkeitsangaben sinnvoll auszurichten.

Tabelle 1. Bakterien, Mykoplasmen, Chlamydien und Rickettsien als Erreger von Lungeninfektionen. (Modifiziert nach Boyer et al. [1] und Klein [4])

Erreger	Häufigkeit[a] (Alter in Jahren)			Schweregrad[b] (Alter in Jahren)		
	0–1	2–5	6–16	0–1	2–5	6–16
Pneumokokken	(+)	+ + + +	+ + +	+	+	+
Haemophilus influenzae	+	+ + +	+ +	+	+	+
Staphylococcus aureus	+ + + +	+	(+)	+ + + +	+ + +	+ + +
Mykoplasmen Mycoplasma pneumoniae	+	+	+ + + +	+ +	+ +	+ + bis +
Chlamydien Chlamydia psittaci	+	+	+	+ + +	+ + +	+ + +
Chlamydia trachomatis	+ + +	–	–	+ +	–	–
Rickettsien Coxiella burneti	–	+	+	–	+ + +	+ + +

[a] + + + + sehr häufig; + + + häufig; + + selten; + sehr selten; – keine Fälle bekannt
[b] + + + + unbehandelt tödlich; + + + ernst; + + Krankenhausaufenthalt erforderlich; + häusliche Pflege; – keine Fälle bekannt

2.3.6.2 Gewinnungstechniken von Untersuchungsmaterial

Da eine wirkungsvolle Chemotherapie gegen die angeführten Erreger in jedem Fall gewährleistet ist, kommt dem Erregernachweis v. a. bei schlecht beeinflußbaren Erkrankungen eine entscheidende Bedeutung zu.

Wichtig ist die *Blutkultur,* die bei Pneumokokken und Haemophilus influencae in 40–60% der erkrankten Kinder positiv sein kann. Auch bei Staphylococcus-aureus-Pneumonien können bei bis zu ¼ aller Erkrankungen Erreger im Blut nachgewiesen werden.

Abstriche vom Nasopharynx sind in allen Altersgruppen durchzuführen (s. u.). Bronchialsekret kann besonders nach Vibrationsmassage mit Lagerungsdrainage bei Schulkindern gewonnen werden, sofern die Kinder zur Expektoration aufgefordert werden können. Die *tracheale oder bronchiale Aspiration* unter Sichtkontrolle (Bronchoskopie) ist nur bei schweren unklaren bronchopulmonalen Infektionen indiziert (meist Narkoseuntersuchung). Die *perkutane transtracheale Punktion* zur Sekretaspiration hat sich im Kindesalter nicht durchgesetzt. Die *perkutane Lungenpunktion* mit Aspiration ist nur ausnahmsweise gerechtfertigt (2.3.9). *Pleurapunktionen* sind auch bei eitrigen Pneumonien häufig steril, sollten aber als Probepunktionen stets durchgeführt werden.

Bei Neugeborenen geben Abstriche aus beiden äußeren Gehörgängen sowie Nasen-Rachen-Abstriche frühzeitig Hinweise auf eine bakterielle Infektion der Lungen, die meist im Rahmen einer Sepsis auftreten: besonders Streptokokken-B-Infektion, aber auch Infektionen durch Listeria monocytogenes, Staphylokokken, Enterobakterien und anaerobe Keime.

2.3.6.3 Auswertung und Bedeutung des Materials

Wenn *Sputum* zur Verfügung steht, so weist die Gram-Färbung auf die Herkunft des Materials hin: Granulozyten = „echtes" Sputum (Bronchialsekret), Epithelien = Mundspeichel. Der mögliche Erreger läßt sich mit einiger Wahrscheinlichkeit vermuten, wenn eine einheitliche Flora im Untersuchungsmaterial festzustellen ist. Voraussetzung ist aber, daß das gewonnene Sputum rasch weiter bearbeitet wird. Für längere Transportwege bewähren sich Transportmedien wie Port a Col. Aus der Sputumflokke wird Material in das Medium übertragen. Sputumwaschungen ergeben keine besseren Resultate. Der *Abstrich vom Nasopharynx* ist wegen der hohen Keimträgerrate nur in seltenen Fällen aufschlußreich und ergibt meistens eine nichtssagende Mischkultur. Der *Tracheal- bzw. Bronchialabstrich* unter Sichtkontrolle (Bronchoskopie) ist normalerweise von hohem Wert und ergibt häufig eindeutige Ergebnisse. Entscheidend ist auch hier die rasche Bearbeitung des Materials. Zu Beginn der Erkrankung durchgeführte *Blutkulturen* führen zu einer eindeutigen Diagnose, wenn sie positiv sind.

2.3.6.4 Andere Untersuchungsmethoden und Besonderheiten

Mit der Gegenstromelektrophorese oder der ELISA-Coagglutination u. Latexagglutination-Technik können heute verschiedene bakterielle Antigene direkt im Blut, Urin od. Pleuraexsudat des Patienten nachgewiesen werden. Diese Methoden bieten den Vorteil, unabhängig von der bereits begonnenen Chemotherapie, brauchbare Ergebnisse zu liefern. Diese Möglichkeiten gehören bisher noch nicht zur Routinediagnostik. Die serologische Diagnostik (indirekte Hämagglutination) ergibt bei Neugeborenen insbesondere bei Enterobakterien und speziell bei Pseudomonasinfektionen einen diagnostisch zuverlässigen verwertbaren Titeranstieg (IgM-Titer).

Zum serologischen Nachweis von Chlamydieninfektionen wird eine Mikrofluoreszenzmethode durchgeführt, mit deren Hilfe man spezifische Antikörper von Chlamydia trachomatis nachweisen kann. Ein IgM-Titer von 1:8 oder höher gilt als Beweis. Aber auch eine KBR bzw. ein ELISA-Test kann durchgeführt werden.

Dagegen ist der kulturelle Chlamydiennachweis [5] aufwendig (Hühnerembryo oder durch Zellkulturen, z. B. He-La-Zellen). Die letzte Nachweismethode scheint empfindlicher zu sein. Bei Mycoplasma-pneumoniae-Infektionen [2] werden in 60% Serumkälteagglutinine nachgewiesen. Zuverlässiger ist die KBR- oder die ELISA-Technik. Ein Titeranstieg um 4 Stufen ist beweisend. Mit Hilfe spezieller Medien ist ein kultureller Nachweis von Mykoplasmen in 20% der Erkrankungen möglich.

Bei allen bakteriologischen Nachweistechniken sollte, von der obligaten Tuberkulintestung abgesehen, die Tuberkulose in die Diagnostik einbezogen werden, auch bei diskreten anamnestischen Hinweisen, wenn innerhalb von 48 h auf eine sonst adäquate Therapie keine klinische Besserung zu erkennen ist (evtl. Ziehl-Neelsen-Präparat von Sputum, Magensaft, Bronchoskopie).

Literatur

1. Boyer KB, Cherry JD (1981) Nonbacterial pneumonia. In. Feigin RD, Cherry JD (eds) Textbook of pediatric infectious disease. Saunders, Philadelphia, p 186
2. Cherry JD, Hurwitz ES, Welliver RC (1975) Mycoplasma pneumoniae infections and exanthems. J Pediatr 87:369

3. Jacobs NM, Harris VJ (1979) Acute Haemophilus pneumonia in childhood. Am J Dis Child 133:603
4. Klein JO (1981) Bacterial pneumonia. In: Feigin RD, Cherry JD (eds) Textbook of pediatric infectious diseases. Saunders, Philadelphia, P. 224
5. Wilfert C, Gutman L (1981) Chlamydial infections. In: Feigin RD, Cherry JD (eds) Textbook of pediatric infectious diseases. Saunders, Philadelphia, p 1427

2.3.7 Virologische Diagnostik

T. Luthardt

Spezifische Virusdiagnostik bei Atemwegserkrankungen ist für viele der in Frage kommenden Erreger aktuell mit dem Elektronenmikroskop, mit der Immunfluoreszenz und neuerdings auch mit der ELISA-Technik grundsätzlich möglich. Diese dem raschen Erregernachweis in der Bakteriologie vergleichbaren Möglichkeiten haben jedoch für die Praxis bislang aus zwei Gründen keine allgemeine Verbreitung gefunden:
1. Die virologische Schnelldiagnostik hat keine therapeutische Konsequenz, da es für Atemwegserkrankungen keine virostatischen Behandlungsmöglichkeiten gibt.
2. Elektronenmikroskopie und Antigendarstellung über Immunfluoreszenz erfordern einen hohen methodischen Aufwand und spezielle Erfahrung, und sie sind deshalb nur in wenigen Speziallaboratorien durchführbar, die in der Regel nicht über Nacht- und Wochenenddienste verfügen. Die ELISA-Technik ist zwar inzwischen in der Laboratoriumsdiagnostik weit verbreitet, für virologische Untersuchungen jedoch bis jetzt Speziallaboratorien vorbehalten.

Die klassische Erregerdarstellung und -charakterisierung über Gewebekulturen oder den Tierversuch sowie die bekannten serologischen Techniken (Neutralisation, KBR, Hämagglutination usw.) führen erst nach einer bis mehreren Wochen Untersuchungszeit zum Ergebnis und haben außerdem nicht bei allen der für Erkrankungen der Atmungsorgane vordergründig in Frage kommenden Viren die eindeutige Aussagekraft, die sich der Kliniker wünscht. Darüber hinaus ist der Kostenaufwand oft erheblich.

Deswegen wird von den zu besprechenden virusdiagnostischen Möglichkeiten bei Erkrankungen der Atmungsorgane in Klinik und Praxis nur selten Gebrauch gemacht werden. Ihr Einsatz ist bei ungewöhnlichen Verlaufsformen und zur Feststellung epidemiologischer Situationen indiziert. Vor Materialentnahme und Einsendung sollte im Zweifelsfall das untersuchende Laboratorium konsultiert werden.

Rhinoviren sind häufige Erreger leichter bis mittelschwerer Infektionen der extrathorakalen Atemwege und großen Bronchien mit nur mäßiger saisonaler Tendenz. Im Winter sind Rhinovirusinfektionen ausgesprochen selten. Sie sind wahrscheinlich die häufigste Ursache für durch Infekte ausgelöste Asthmaanfälle bei älteren Kindern. Gesunde Keimträger sind auch in Epidemiezeiten selten (weniger als 1%), so daß die Relevanz des Virusnachweises groß ist.

Die Virusisolation erfolgt aus menschlichen embryonalen Zellkulturen, die Empfindlichkeit der Kulturen gegenüber den mehr als 100 Serotypen der Rhinoviren ist sehr unterschiedlich. Deshalb empfiehlt sich sofortiges Verbringen des in den ersten 3–4 Erkrankungstagen entnommenen Materials (Nasenspülwasser bzw. -sekret ist besser geeignet als Rachensekret!) auf die Kultur.

Serologische Untersuchungen sind bei der antigenen Vielfalt als Routinemethode unbrauchbar. Bei mehr als 50% der Infektionen erfolgt kein signifikanter Titeranstieg.

Coronaviren haben ein den Rhinoviren entsprechendes klinisches Spektrum, ihr Nachweis erfolgt elektronenmikroskopisch oder in Organkulturen.

RS-Viren (Respiratory Syncytial Viruses) sind die häufigste Ursache schwerer Infekte der intrathorakalen Atemwege (Pneumonien, Bronchiolitis) bei Säuglingen mit saisonalem Gipfel in den Winter- und Frühjahrsmonaten. Neugeborene haben mütterlichen Schutz und erkranken nur leicht.

Die Virusisolation erfolgt am besten auf menschlichen heteroploiden Zellkulturen (z. B. Hep 2 oder HeLa), in denen synzytiale Veränderungen auftreten. Die Viren sind sehr hitze- und kälteempfindlich, deswegen sollen die Kulturen direkt am Krankenbett beimpft werden. Nasenspülwasser ist besser geeignet als Rachenspülwasser. Gesunde Ausscheider sind selten (weniger als 1%), dem Virusnachweis kommt hohe ätiologische Relevanz zu.

Serologische Untersuchungen sind von begrenztem Wert, da Titeranstiege bei den v. a. interessierenden Säuglingen ganz ausbleiben können oder nur zögernd nach 2 Wochen erfolgen. KBR, Neutralisation, Plaquereduktionstest sind möglich, neuerdings auch die ELISA-Technik, von der man wegen der hohen Empfindlichkeit und der Möglichkeit des Nachweises von IgM-Antikörpern bessere Ergebnisse erwartet.

Parainfluenzaviren vom Typ I und II sind die häufigsten Erreger des Krupps beim Kleinkind, sie treten mehr epidemisch auf. Typ III kommt hauptsächlich im Säuglingsalter vor, verursacht die gleichen klinischen Erscheinungen wie RS-Viren (Bronchiolitis, Pneumonie) und ist endemisch.

Der Virusnachweis erfolgt im akuten Erkrankungsstadium aus Nasenspülwasser bzw. -sekret über Gewebekulturen. CPE ist nur bei Typ II zu erwarten, die anderen Serotypen werden über Hämabsorption durch die infizierten Zellen der inokulierten Kulturen nachgewiesen. Serologische Untersuchungen haben für die Praxis wenig Wert, da Kreuzreaktionen untereinander und mit anderen Myxoviren (z. B. Mumpsvirus) häufig sind. Sie werden bei epidemiologischen Studien gezielt eingesetzt.

Influenzaviren können beim Kind die gleichen Erkrankungen der Atmungsorgane wie alle anderen hier zu besprechenden Viren verursachen; zahlenmäßig überwiegen die Infekte der extrathorakalen Atemwege, einhergehend mit plötzlich einsetzendem hohem Fieber, Husten und Pharyngitis. Bei dem ausgesprochen epidemischen Charakter darf von wenigen virologisch gesicherten Fällen auf die gleiche Ätiologie bei weiteren ähnlich verlaufenden Fällen geschlossen werden. Gesunde Ausscheider sind ungewöhnlich, dem Virusnachweis kommt hohe ätiologische Relevanz zu.

Der Virusnachweis erfolgt aus Sekret des Respirationstraktes, mit dem Bruteier oder Gewebekulturen inokuliert werden. Die Virusvermehrung wird durch Hämagglutination nachgewiesen (Nachweisdauer 72 h). Der Schnellnachweis kann über Immunfluoreszenz an Epithelzellen aus dem Nasopharynx geführt werden.

Serologische Untersuchungen sind mit der KBR (keine Typendifferenzierung möglich und nur passager positiv) oder dem Hämagglutinationshemmtest möglich, letzter neuerdings in Form der leistungsfähigen ELISA-Technik mit der Möglichkeit, IgM- und IgG-Antikörper zu differenzieren und damit auf die Einsendung von Zweitseren weitgehend verzichten zu können.

Adenoviren verursachen bei Kindern vorwiegend fieberhafte Pharyngitis und Tonsillitis mit Lymphadenitis, teilweise steigen die Infekte bis in die intrathorakalen Atemwege ab, so daß Adenoviren auch für Laryngotracheitiden, Bronchitiden, Bronchiolitiden und Pneumonien v. a. im Kleinkindalter verantwortlich sein können. Sie treten epidemisch auf. Es gibt Virusausscheider über lange Zeit (Tonsillen, Stuhl), so daß die ätiologische Zuordnung eines Virusisolates im Einzelfall mit Vorbehalt geschehen muß. Das gilt auch dann, wenn serologisch signifikante Titerbewegungen gefunden werden, da Adenovirusinfektionen häufig klinisch inapparent verlaufen.

Der Virusnachweis erfolgt aus Rachenspülwasser oder Stuhl in Gewebekulturen aus menschlichen oder Affenzellen. Der CPE in infizierten Kulturen ist nach 2–5 Tagen zu erwarten, danach erfolgt die Virustypisierung. Schnelldiagnostik aus Rachenepithelzellen über Immunfluoreszenz oder Elektronenmikroskop ist möglich.

Serologische Untersuchungen sind an Serumpaaren mit der KBR (keine Typendifferenzierung möglich) oder dem Neutralisationstest sinnvoll. Ein hoher Titer in einem Einzelserum hat keine Beweiskraft hinsichtlich einer frischen Infektion, die Titer können längere Zeit hoch bleiben.

Coxsackie-, ECHO- und andere Enteroviren haben ätiologisch bei Erkrankungen der Atmungsorgane nur sporadische Bedeutung. Die Virusisolation aus Stuhl (3 Stühle an aufeinanderfolgenden Tagen) ist oft über viele Wochen möglich, so daß die ätiologische Zuordnung schwierig ist. Signifikante Titeranstiege in Serumpaaren (KBR, Neutralisation) sprechen für eine frische Infektion.

Tabelle 1. Übersicht über Viren und ihre Beziehung zu verschiedenen Erkrankungen (+: weniger häufiges, aber mehr als sporadisches Vorkommen, ggf. epidemische Häufung; + +: häufiges Vorkommen; + + +: das betreffende Virus hat für diese Erkrankung verglichen mit den anderen Viren herausragende ätiologische Bedeutung)

Ätiologische Bedeutung verschiedener Viren für Erkrankungen der Luftwege	Erkältung (common cold)	Pharyngitis	Laryngotracheitis (Krupp)	Akute Bronchitis	Obstruktive Bronchitis und Bronchiolitis des Säuglings	Spastische asthmatoide Bronchitis des Kleinkindes	Pneumonie
Rhinoviren	+ + +			+		+ +	
RS-Viren	+ +		+	+ +	+ + +	+	+ +
Parainfluenzaviren							
Typen I, II	+ +	+	+ + +	+	+	+	+
Typ III	+ +	+	+	+ +	+ +	+	+ +
Influenzaviren	+	+	+	+		+	+
Adenoviren		+ + +	+	+ +			+
Enteroviren	+	+ +					

Literatur

1. Feigin RD, Cherry JD (1981) Textbook of pediatric diseases. Saunders, Philadelphia
2. Haas R, Vivell O (Hrsg.) (1965) Virus- und Rickettsieninfektionen des Menschen. Lehmann, München

2.3.8 Immunologische Diagnostik

C. H. L. Rieger

Entzündungsreaktionen beherrschen oder begleiten die Symptome fast aller pneumologischen Erkrankungen. Die Korrelation der humoralen und zellulären Komponenten dieser Reaktionen mit einzelnen Erkrankungen sind Inhalt und Ziel immunologischer Diagnostik.

Je deutlicher bei einem Patienten Entzündungsparameter wie Fieber, Leukozytose oder Beschleunigung der Blutsenkung auf den Ablauf immunologischer Reaktionen hinweisen, um so größer sind die Erwartungen in diesen Teil der Diagnostik. Die Ergiebigkeit immunologischer Tests ist jedoch sehr unterschiedlich, je nachdem, ob ein *Immunmangel* oder eine *Immunregulationsstörung* vorliegt.

Die Frage, nach welcher dieser beiden Krankheitskategorien gefahndet werden soll, muß am Anfang jeder immunologischen Diagnostik stehen.

2.3.8.1 Immunmangelkrankheiten

Diese sind selten, können aber in der Regel diagnostiziert oder zumindest identifiziert werden. In Tabelle 1 sind die wichtigsten Immundefekte angegeben, die in der Genese pneumologischer Erkrankungen eine Rolle spielen. Da humorale Defekte allein oder in Kombination mit zellulären Defekten über 80% aller Immunmangelkrankheiten

Tabelle 1. Immunmangelkrankheiten

Krankheit	Relative Häufigkeit[a] (in %)	Manifestation im Bereich der Atemorgane

Humorale Defekte
  Hypogammaglobulinämien,
  Dysgammaglobulinämien
	ca. 50	Sinusitis,
		  chronische Otitis,
		  chronische Bronchitis,
		  rezidivierende Pneumonien,
		  Bronchiektasen

Kombinierte Defekte, z. B. schwerer kombinierter Immunmangel,
  Ataxie-Teleangiektasie,
  Wiskott-Aldrich-Syndrom
	ca. 30	Chronische Virus-, Protozoen- oder Pilzpneumonie,
		  Sinusitis, Otitis media,
		  chronische Bronchitis,
		  Bronchiektasen,
		  Otitis media,
		  chronische Bronchitis

Zelluläre Defekte,
  z. B. Di-George-Syndrom,
  Nukleosidphosphorylasemangel
	ca. 10	Chronische Virus-,
		  Protozoen- oder Pilzpneumonie

Granulozytendefekte	ca. 6	Rezidivierende Pneumonien,
		  chronische Pneumonien,
		  Lungenabszesse

Komplementdefekte, z. B. C_3-Mangel	ca. 4	Rezidivierende Pneumonien

[a] Nach Stiehm u. Fulginiti (1980, [6])

darstellen [6], ist es möglich, durch die quantitative Bestimmung der Serumimmunglobuline den weitaus größten Teil der Patienten mit echter Abwehrschwäche zu identifizieren bzw. diese Diagnose unwahrscheinlich zu machen. Die einfache Serumelektrophorese und die Immunelektrophorese sind hierfür unzureichend. Geeignet sind die radiale Immundiffusion und die Lasernephelometrie. Bei der Interpretation der Resultate quantitativer Immunglobulinbestimmungen ist die Anwendung altersbezogener Normwerte unerläßlich (Tabellen 2 u. 3). Hierbei ist zu bedenken, daß diese nicht normal verteilt sind, sondern daß die Mehrzahl der Konzentrationen einer jeweiligen

Tabelle 2. Normalwerte für Immunglobuline G, A, M im Serum (mg/ml). [2]

Alter	IgG		IgA		IgM	
	Mittelwert	95-%-Bereich	Mittelwert	95-%-Bereich	Mittelwert	95-%-Bereich
Nabelschnurblut	10,93	7,45–16.02	0,006	0,0004–0,075	0,106	0,042–0,263
0,5– 3 Monate	4,86	2,93– 8,03	0,131	0,030 –0,571	0,512	0,160–1,642
3 – 6 Monate	3,60	1,39– 9,34	0,183	0,043 –0,778	0,491	0,201–1,200
6 –12 Monate	6,66	4.10–10,81	0,324	0,129 –0,818	1,042	0,475–2,278
1 – 2 Jahre	6,30	3,49–11,39	0,355	0,125 –1,018	1,028	0,402–2,289
2 – 3 Jahre	7,61	4,82–12,00	0,507	0,219 –1,176	1,060	0,540–2,085
3 – 6 Jahre	8,50	5,53–13,07	0,770	0,329 –1,799	1,110	0,563–2,184
6 – 9 Jahre	9,68	6,46–14,51	1,005	0,278 –2,217	1,132	0,551–2,323
9 –12 Jahre	9,62	6,13–15,12	1,208	0,572 –2,556	1,412	0,702–2,838
12 –16 Jahre	9,89	6,67–14,64	1,284	0,765 –2,192	1,131	0,490–2,612
Erwachsene	10,99	6,58–18,37	1,605	0,714 –3,604	1,330	0,402–2,627

Tabelle 3. IgE-Normalwerte im Serum gesunder nicht-atopischer Kinder (Alter: 0–15 Jahre). [5]

Alter	n	Perzentile (IU/ml) Median		Gemessener Bereich (IU/ml)	
		50	95	Minimum	Maximum
Neugeborene	120	0,2	1,2	< 0,2	4,8
0– 3 Monate	8	1,6	4,0	0,4	5,2
4– 6 Monate	20	3,1	7,2	0,2	7,6
7–12 Monate	20	6,1	12,7	0,1	15,0
1 Jahr	20	8,2	16,1	1,0	17,2
2 Jahre	20	8,6	26,3	0,1	32,4
3 Jahre	20	11,1	60,0	2,4	99,0
4 Jahre	20	12,0	35,8	0,1	51,0
5 Jahre	20	22,5	47,1	2,2	49,0
6 Jahre	20	19,8	58,6	5,1	70,0
7 Jahre	20	24,0	75,4	2,7	84,0
8 Jahre	20	23,0	42,1	6,2	44,0
9 Jahre	20	34,5	155,0	2,4	156,0
10 Jahre	20	48,0	120,1	6,0	123,0
11 Jahre	20	37,0	132,1	1,4	230,0
12 Jahre	20	34,0	199,3	4,8	·320,0
13 Jahre	20	32,0	135,5	8,9	240,0
14 Jahre	20	29,5	122,0	4,8	160,0

Altersgruppe unter dem Durchschnitt der Gruppe liegt, der durch wenige sehr hohe Werte bedingt ist. Ein niedrig-normales Ergebnis sollte daher kein Anlaß zur Besorgnis sein [4].

Die Definition des IgA-Mangels beinhaltet eine Serum-IgA-Konzentration von weniger 0,05 mg/ml [1]. Das in 97% dieser Fälle gleichzeitige Fehlen des sekretorischen IgA sollte regelmäßig dokumentiert werden, wobei die qualitative Bestimmung des Sputum-IgA genügt. Die quantitative Messung des sekretorischen IgA ist äußerst schwierig, da seine Konzentration sich mit der Konzentration des Speichels ständig ändert.

Der Befund eines IgA-Mangels bedeutet nicht unbedingt das Vorliegen einer erhöhten Infektanfälligkeit, sondern sollte zunächst nur als Risikofaktor für die Entwicklung weiterer immunologischer Erkrankungen gesehen werden (allergische Erkrankungen, rheumatoide Arthritis, Hämosiderose, Sjögren-Syndrom usw.). Wenn anamnestisch der Verdacht einer erhöhten Infektanfälligkeit besteht, so ist eine genauere immunologische Diagnostik indiziert. Sowohl zelluläre als auch humorale Defekte sind im Zusammenhang mit IgA-Mangel beschrieben worden. Von besonderem Interesse ist dabei der kürzlich beschriebene Zusammenhang des IgA-Mangels mit einem Fehlen von IgG-Subklassen [3]. Mit Ausnahme dieser Situation – sofern sie einwandfrei dokumentiert ist – stellen Patienten mit IgA-Mangel keine Indikation für die Behandlung mit γ-Globulin dar. Eine solche Therapie ist ebenso gefährlich wie die Gabe von Plasma oder Bluttransfusionen, da IgA-Mangel-Patienten anaphylaktische Reaktionen auf Blutderivate entwickeln können.

Wenn die Immunglobuline unauffällig sind und das Blutbild eine normale Neutrophilenzahl ($> 1500/mm^3$), eine normale Lymphozytenzahl ($> 2000/mm^3$) und eine normale Thrombozytenzahl ($> 100000/mm^3$) ergeben hat, so ist die Wahrscheinlichkeit, daß ein Immunmangel vorliegt, gering geworden und reduziert sich auf die Möglichkeit seltener Defekte im Bereich des Komplementsystems, der Phagozyten und der zellulären Immunität. Während ein Komplementdefekt durch die Bestimmung der gesamthämolytischen Aktivität des Serums nachgewiesen werden kann, sind die Tests zur Untersuchung der Neutrophilenfunktion und der zellulären Immunität nur an wenigen Zentren möglich. Die wichtigste Indikation für die Untersuchung dieser Parameter ist die chronische Pneumonie bei Säuglingen.

2.3.8.2 Beeinträchtigung der Immunregulation

Bedeutsamer als die Abwehrstörungen sind für den Kliniker die Krankheiten, die mit einer *Beeinträchtigung der Immunregulation* einhergehen (einen Überblick über diese Gruppe gibt Tabelle 4). Mit Ausnahme der letzten Gruppe ist die zugrundeliegende Funktionsstörung bei keiner dieser Erkrankungen bekannt. Anders als bei den Immundefekten gibt es daher keine beweisenden Tests, sondern nur Parameter, die das Vorliegen einer Regulationsstörung signalisieren und mit bestimmten Krankheiten mehr oder minder eng korrelieren. Einen Überblick über die derzeitigen diagnostischen Möglichkeiten gibt Tabelle 5. Der Befund einer IgE-Erhöhung ist wegen der großen Streuung der Normalwerte nur von mäßigem Aussagewert, zumal ein normales Serum-IgE die Diagnose des extrinsischen Asthma bronchiale nicht ausschließt. Der Nachweis einer IgG-, IgA- und/oder IgM-Erhöhung ist insofern von Bedeutung, als er niemals durch ein einfaches Bronchialasthma erklärt ist. Wenn keine chronische bakterielle Infektion vorliegt, so ist dieser Befund ein deutlicher Hinweis z. B. auf eine

Tabelle 4. Die wichtigsten Immunregulationsstörungen im Bereich der Atemorgane

Allergisches Asthma bronchiale
Allergische Alveolitis
Idiopathische („intrinsische") Alveolitis
Interstitielle Pneumonie
Rheumatoide Erkrankungen
– Sklerodermie, Vaskulitiden, Sjögren-Syndrom, systemischer Lupus erythematodes
Hämosiderosen
– Goodpasture-Syndrom
– Hämosiderose mit Milchpräzipitinen
– Hämosiderose ohne Milchpräzipitine
Mangel an Proteinaseninhibitoren
– α_1-Antitrypsin-Mangel, C_1-Inhibitor-Mangel

Tabelle 5. Labordiagnostik bei Immunregulationsstörungen

Befund	Hinweis auf
Erhöhung des Immunglobulins E	Extrinsisches Asthma bronchiale, Löffler-Syndrom, bronchopulmonale Aspergillose
Erhöhung der Immunglobuline G, A, M	Allergische Alveolitis, „intrinsische" Alveolitis, systemischer Lupus erythematodes (SLE), rheumatoide Arthritis (JRA), Sarkoidose
Antinukleäre Faktoren Immunkomplexe	„Intrinsische" Alveolitis, Vaskulitis, SLE, JRA
Erniedrigung des Serumkomplements (gesamthämolytische Aktivität CH_{50}, C_3, C_4)	Vaskulitis, Immunkomplexerkrankungen (SLE), hereditäres angioneurotisches Ödem
Präzipitine gegen organische Stäube	Allergische Alveolitis
Erniedrigung des α_1-Antitrypsins	α_1-Antitrypsin-Mangel
Erniedrigung des C_1-Inhibitors	Hereditäres, angioneurotisches Ödem

Alveolitis, eine Erkrankung des rheumatischen Formenkreises oder auf eine Sarkoidose.

Von allen in Tabelle 5 aufgeführten Tests sind nur die beiden letztgenannten Proteinbestimmungen beweisend für die entsprechenden Erkrankungen. Bei rezidivierenden Obstruktionen der extrathorakalen Atemwege kann z. B. bei erniedrigtem Komplements C_4 die Diagnose eines angioneurotischen Ödems erwogen werden. Allerdings sollte bedacht werden, daß es eine Form des Quincke-Ödems gibt, bei der ein funktionsloser, immunologisch jedoch nachweisbarer C_1-Inhibitor vorliegt. Dieser Defekt ist nur in wenigen Laboratorien durch eine funktionelle Testung des C_1-Inaktivators nachweisbar.

Literatur

1. Ammann AJ, Hong R (1980) Disorders of the IgA-System. In: Stiehm ER, Fulginiti (eds) Immunologic disorders in infants and children. Saunders, Philadelphia London Toronto, p 260
2. Cejka J, Mood DW, Kim CS (1974) Immunoglobulin concentrations in sera of normal children: Quantitation against an international reference preparation. Clin Chem 20 (6):656
3. Oxelius VA, Laureli AB, Lindquist B, Golebiowska H, Axelsson U, Björkander J, Hanson LA (1980) IgG subclasses in selective IgA deficiency. N Engl J Med 304:1476
4. Pilgrim U, Fontanellaz HP, Evers G, Hitzig WH (1975) Normal values of immunoglobulins in premature and in full-term infants, calculated as percentiles. Helv Paediatr Acta 30:121
5. Ringl KP, Dati F, Buchholz E (1982) IgE-Normalwerte bei Kindern. Laboratoriumsblaetter 32:26
6. Stiehm ER (1980) Immunodeficiency disorders – General considerations. In: Stiehm ER, Fulginiti (eds) Immunologic disorders in infants and children. Saunders, Philadelphia London Toronto, p 183

2.3.9 Lungenbiopsie – Lungenpunktion

H. von der Hardt

2.3.9.1 Lungenbiopsie

Die *bioptische Entnahme* von Lungengewebe zur histologischen Diagnostik kann transkutan mit einer Vim-Silvermann- oder Franklin-Silvermann-Nadel durchgeführt werden, nach Thorakotomie (offene Lungenbiopsie) oder transbronchial.

Die *offene Biopsie* hat den Vorteil, daß ein besserer Überblick über die Lunge ermöglicht wird, die Biopsie kann gezielt, evtl. aus mehreren Lappen, entnommen werden. Das Risiko ist nicht nur durch die Allgemeinnarkose, sondern zusätzlich auch durch den Eingriff selbst relativ hoch. Genaue Zahlen liegen für das Kindesalter nicht vor. Gaensler et al. [1] berichten von ca. 1,3% Todesfällen bei offener Lungenbiopsie, die allerdings überwiegend bei erwachsenen Patienten mit z. T. erheblichen zusätzlichen Risikofaktoren vorkamen. Besonders gefürchtet sind Nahtinsuffizienzen mit Pneumothorax oder Blutungen. Eine Pleuradrainage wird von der Mehrzahl der Chirurgen für 24–48 h nach Thorakotomie empfohlen. Der im Grunde diagnostische Eingriff wird oft wegen der Thorakotomienarbe und der Narbe an der Eintrittsstelle der Drainage als kosmetisch entstellend empfunden. Leijala et al. [5] berichten über die Komplikationsrate der offenen Lungenbiopsie bei 33 Kindern, das jüngste Kind war 1 Monat alt. Die Autoren geben nicht an, ob postoperativ eine Pleuradrainage gelegt wurde. Ein Kind starb an den Folgen eines Spannungspneumothorax bei Lungenhämosiderose. 5 Kinder entwickelten einen Pneumothorax ohne ernsthafte Komplikationen.

Die *transkutane Lungenbiopsie* ist dagegen ein einfaches diagnostisches Vorgehen in Lokalanästhesie. Das Kind muß während des Einstichs lediglich ruhig halten (vorherige Sedierung), strenge aseptische Bedingungen müssen eingehalten werden. Komplikationen sind relativ häufig (in 20 von 100 Fällen gibt Gerbeaux [2] einen Pneumothorax an), aber selten ernsthaft. Ebenso können Hämoptysen auftreten, die aber nicht bedrohlich sein sollen. Zwar sind tödliche Zwischenfälle nach transkutaner Biopsie in der Literatur berichtet worden, doch liegen keine präzisen Zahlen über deren Häufigkeit vor.

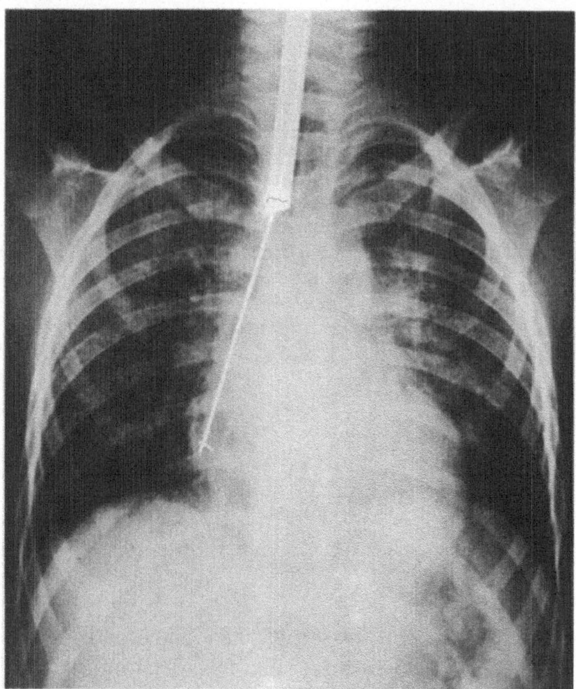

Abb. 1. Transbronchiale Biopsie bei einem 8jährigen Jungen mit einer interstitiellen Lungenerkrankung. Die geöffnete Biopsiezange ist in den rechten Unterlappen vorgeschoben (Segment 10, Kontrolle mit Durchleuchtung in seitlicher Position)

Die *transbronchiale Biopsie* ist von allen genannten bioptischen Verfahren am harmlosesten. In Narkose wird über das Bronchoskop eine flexible Biopsiezange so weit wie möglich in den verdächtigen Lungenbezirk vorgeschoben. Unter Röntgensicht ist die Lokalisation der Zange besser zu kontrollieren (Abb. 1). Die Zange wird dann geöffnet. Der periphere Bronchus wird dadurch gesprengt. Die geöffnete Zange wird kurz weiter vorgeschoben, dann geschlossen und herausgezogen. Dabei wird peribronchiales Lungengewebe herausgerissen, es kommt immer zu einer Blutung, die aber rasch sistiert. Komplikationen treten nicht auf, wenn die Zange genügend weit peripher positioniert war, d. h. entfernt von den zentralen Gefäßen und vom Herzen. Beim Vorschieben der Zange ist darauf zu achten, daß die Pleura visceralis nicht perforiert wird (Pneumothorax).

Der Nachteil dieser relativ harmlosen Untersuchung ist lediglich, daß nicht immer genügend Material zur histologischen Beurteilung gewonnen wird.

Das Risiko der offenen Lungenbiopsie, der transkutanen Nadelbiopsie und der transbronchialen Biopsie wird weitgehend von der Grundkrankheit und besonders vom klinischen Zustand des Kindes bestimmt. Diese Eingriffe sollten nicht mehr durchgeführt werden, wenn die Kinder mit ausgedehnten interstitiellen Lungenerkrankungen am Rande der respiratorischen Dekompensation leben mit stark erniedrigter Vitalkapazität und ungenügend therapierbarer Hypoxie. Bei diesen Kindern kann selbst ein kleiner Pneumothorax letal verlaufen.

Bei Verdacht auf Lungenhämosiderosen sollte im akuten Stadium nicht biopsiert werden, da letale Lungenblutungen danach beschrieben wurden.

Die Entscheidung zur feingeweblichen Untersuchung der Lunge stellt sich bei diffusen, ungeklärten interstitiellen Lungenerkrankungen, v. a. bei idiopathischen Lungenfibrosen (Abschn. 10.3), und bei granulomatösen Lungenerkrankungen unklarer Ätiologie (Speicherkrankheiten, Alveolarproteinose usw.; Abschn. 10.6 und Kap. 11). Sie ist meist nicht indiziert bei der allergischen Alveolitis, es sei denn, die vorgegebenen therapeutischen Maßnahmen führen wider Erwarten nicht zur klinischen Besserung. In diesem Fall kann es prognostisch wichtig sein, das Ausmaß der schon fortgeschrittenen interstitiellen Fibrose festzulegen (Abschn. 10.1)

2.3.9.2 Lungenpunktion

Mit der *transkutanen Lungenpunktion* wird v. a. Material zur zytologischen, bakteriologischen, mykologischen, selten auch virologischen Diagnostik bei unklaren Lungenerkrankungen gewonnen. Bei lokalisierten Prozessen kann dieser Eingriff unter Röntgensicht gezielt vorgenommen werden. Voraussetzung ist, daß die Kinder während der Punktion die Luft anhalten. Komplikationen wie Pneumothorax und Hämoptoe werden häufig beobachtet, sind aber immer harmlos [4]. Gibney et al. [3] berichten 1981, daß sie nach 146 transthorakalen Punktionen in 30% einen Pneumothorax diagnostizieren konnten, bei 15% mußte eine Drainage durchgeführt werden. Todesfälle traten im Zusammenhang mit der Punktion nicht auf. Zur Punktion wird eine 20-gauge-Punktionsnadel benutzt, die auf eine 10-cm^3-Spritze aufgesetzt ist. In der Spritze ist 1 ml sterile 0,9%ige Kochsalzlösung. Nach Lokalanästhesie wird die Nadel in den entsprechenden Lungenbezirk eingestochen, die Kochsalzlösung wird ausgespritzt und anschließend kräftig aspiriert, und unter Sog wird die Nadel herausgezogen. Die Punktion soll nur wenige Sekunden dauern (kürzer als ein Atemzyklus). Das Aspirat wird auf einem Objektträger zur Zytologie ausgestrichen bzw. zur mikrobiellen Diagnostik in ein Kulturmedium gebracht.

Literatur

1. Gaensler EA, Moister VB, Hamm J (1964) Open lung biopsy in diffuse lung disease. N Engl J Med 270:1319
2. Gerbeaux J (1971) Ponction biopsie du poumon chez l'enfant. Premiers resultats avec un nouveau type d'aiguille (35 obs.) J Fr Med Chir Ther 25:403
3. Gibney RTN, Godfrey CW, King EG, Leriche J (1981) Aspiration biopsy in the diagnosis of pulmonary disease. Chest 80:300
4. Hughes JR, Sinha DP, Cooper MR, Smah KV, Bose SK (1969) Lung tap in childhood. Bacteria, viruses and myoplasmas in acute lower respiratory tract infections. Pediatrics 44:477
5. Leijala M, Louhimo J, Lindfors EL (1982) Open lung biopsy in children with diffuse pulmonary lesions. Acta Paediatr Scand 71:717

2.4 Grundlagen der Therapie

H. von der Hardt und A. Fenner

Zur Therapie der Erkrankungen der Atmungsorgane werden zahlreiche Medikamente angeboten. Der größte Teil dient zur Behandlung der meist banalen Infekte im HNO-

Bereich, einschließlich Larynx und Trachea. Das Spektrum nichtmedikamentöser Behandlungsempfehlungen ist ebenfalls groß und reicht von äußeren Anwendungen wie Brusteinreibungen bis hin zu aufwendigen Kuraufenthalten. Paramedizinische Methoden erfreuen sich besonders bei rezidivierenden Infekten und beim Asthma bronchiale großer Beliebtheit. Beispielhaft seien die Eigenblutinjektion, die Symbioselenkung und die diversen Entschlackungs- bzw. Entgiftungskuren durch spezielle Diäten genannt. Andererseits empfinden es viele Eltern als ärgerlich, daß ihre Kinder wiederholt „mit Antibiotika vollgestopft werden". Sie flüchten vor der Schulmedizin.

Es ist das Ziel dieses Kapitels, einige Grundprinzipien der Therapie aufzuzeigen, ohne detaillierte Therapieprogramme vorzustellen. Diese sind in den einzelnen Kapiteln ausführlich behandelt (Präparatenamen und/oder Dosierungsangaben).

Die *kausalen Therapiemöglichkeiten* von Erkrankungen der Atmungsorgane sind begrenzt. Abgesehen von chirurgischen Maßnahmen gehören zur kausalen Therapie die Behandlung mit Antibiotika, Tuberkulostatika, Antimykotika, Virostatika und Zytostatika. Die Hyposensibilisierung bei allergischen Erkrankungen ist eine kausale Therapie, ebenso die Behandlung mit γ-Globulinen bei nachgewiesenem Immundefekt. Schließlich gehören zur kausalen Therapie die Expositionsprophylaxe nicht nur bei Allergien, sondern auch bei bronchialer Hyperirritabilität, ebenso die Extraktion eines aspirierten Fremdkörpers.

Die *symptomatische Therapie* hat das Ziel, einzelne klinisch relevante Symptome zu beeinflussen, unabhängig von der jeweiligen Ätiologie. Im Vordergrund stehen Medikamente, die lokal oder systemisch zur Anwendung kommen.

Zahlreiche Maßnahmen, die hier vereinfacht als physikalische Behandlungsmethoden zusammengefaßt werden, wie Inhalationen, Krankengymnastik usw., beeinflussen ebenfalls einzelne Symptome. Sie können auch zur kausalen Therapie gezählt werden, wie z. B. Verschickungen in heilklimatische Regionen. Kausale und symptomatische Effekte sind dann schwer voneinander zu trennen.

Zunehmend an Bedeutung gewinnen *prophylaktische Maßnahmen*. Neben den verschiedenen aktiven Immunisierungen gilt das v. a. für die Maßnahmen, die der Einwirkung von externen Schadstoffen auf die Schleimhäute des Atemtraktes entgegenwirken sollen.

2.4.1 Die kausale Therapie

2.4.1.1 Die Behandlung mit Antibiotika

Weit über 90% aller Infektionen der Atmungsorgane sind viral bedingt, die primäre antibiotische Therapie bei hochfieberhaften Infekten ist meist unnötig. In Tabelle 1 sind die Laborparameter zusammengefaßt, die primär hinweisend auf eine bakterielle Infektion sind.

Eine bakterielle Superinfektion ist immer dann anzunehmen, wenn hohes Fieber (über 39,5 °C) über bzw. länger als 3 Tage bestehen bleibt oder nach vorübergehender Entfieberung wieder auftritt (2. Fieberschub).

In Tabelle 2 sind die wichtigsten Indikationen zur primären Antibiotikabehandlung bei häufigen Erkrankungen des Respirationstraktes aufgelistet; diese Liste darf auf keinen Fall schematisch zur Anwendung kommen.

Tabelle 1. Laborparameter, die auf eine bakterielle Infektion hinweisen

BSG[a]: Über 30 mm nach 1 h
Neutrophile Granulozyten [b]: Jenseits der Neugeborenenperiode über 10 000/mm^3
Neutrophile Stabkernige [b]: Jenseits der Neugeborenenperiode über 500/mm^3
Toxische Granulation der neutrophilen Granulozyten
Thrombozytopenie: < 100 000
Positives CRP (v. a. in der Neonatologie)

[a] Die angegebene Grenze von 30 mm ist wenig präzise
[b] Angaben nach Weitzman [16]. Bei Mykoplasmeninfektion ist die Leukozytenzahl meist
normal, bei Pertussis Leukozytose mit absoluter Lymphozytose. Bei perakuter Sepsis kann
initial eine Leukopenie vorliegen (starker Verbrauch)

Tabelle 2. Absolute und relative Indikationen zur primären antibiotischen Therapie bei häufigen
Erkrankungen des Respirationstraktes (Details sind in den jeweiligen Kapiteln besprochen)

Absolute Indikationen[a]

Akute eitrige Sinusitis maxillaris

Eitrige Otitis media

Exsudative Tonsillitis-Pharyngitis; Retropharyngealabszeß

Epiglottitis

Akute eitrige Bronchitis (bakterielle Superinfektionen einer akuten Bronchitis)

Chronische Bronchitis mit putridem Sekret

Bronchiektasen mit putridem Sekret }   Allgemeine
Mukoviszidose mit intrapulmonalen Infektionen }   Entzündungszeichen
   und/oder mit putridem Sekret }   oft sehr diskret

Bronchopneumonie/Pneumonie im Säuglingsalter

Abszedierende Pneumonie/Lungenabszeß

Lobärpneumonie im Kleinkindes- und im Schulkindesalter

Bronchopneumonische Infektionen bei Immundefekt (primär oder erworben)

Relative Indikationen[b]

Chronische Sinusitis (bei Hinweis auf bakterielle Infektion)
Akute Bronchitis mit kompliziertem Verlauf
Chronische Bronchitis mit persistierendem Husten ohne Infektzeichen und ohne putrides Sekret
Akute entzündliche Exazerbation einer Bronchitis bei Bronchusmalformation
Peribronchitis und Bronchopneumonie des Klein- und Schulkindes (häufig Virusinfektion)
Pertussis (bei bronchopneumonischen Infiltrationen)
Mykoplasmenpneumonie

[a] Mit der Diagnose sollte die antibiotische Therapie begonnen werden
[b] Die Entscheidung zur antibiotischen Therapie hängt ab von zusätzlichen Informationen, wie
bakterielle Komplikation der Erkrankung, klinischer Zustand

Wenn eine antibiotische Therapie eingeleitet wurde, dann sind folgende Grundre-
geln zu beachten:
1. Die *Dosierung* sollte so hoch gewählt werden, daß eine ausreichende Penetration
des Antibiotikums in das Bronchiallumen angenommen werden kann. Dieses Penetra-
tionsvermögen sowie die erreichbaren minimalen Hemmkonzentrationen im Bron-

Tabelle 3. Serumspiegel (*S*) und Bronchialspiegel (*B*) verschiedener Antibiotika 2–3 h nach Gabe einer Einzeldosis (peroral, wenn nicht anders angeführt). (Nach Bergogne-Berezin [2])

Antibiotikum	Dosis (g)	Mittlerer Serumspiegel (mg/l)	Mittlerer Bronchialspiegel (ng/l)	Verhältnis *B/S* (%)
Ampicillin	1	3,1	0,1	3,2
Amoxicillin	1	6,9	0,4	5,7
Cefoxitin	2 (i.v.)	11,6	2,8	24,7
Cefuroxim	0,75 (i.m.)	10,6	1,95	18,3
Cefotaxim	1 (i.m.)	5,8	1,45	25,0
Doxycyclin	0,2	3,8	0,70	18,4
Rolitetracyclin	0,275 (i.v.)	2,35	1,67	71,0
Erythromycin	1	4,0	0,2	5,0
Oleandomycin	0,5	2,4	3,5	> 100,0
Spiramycin	1,5	3,3	7,3	> 100,0
Clindamycin	0,3	2,6	1,6	61,5
Amikacin	0,5 (i.m.)	11,0	2,7	24,5
Sulphamethoxazol	0,8	47,4	8,7	18,3
+ Trimethoprim	0,16	1,58	2,2	100,0

chialsekret sind für viele Antibiotika in Abhängigkeit vom Lebensalter nicht hinreichend präzise bekannt. Allgemein ist zu empfehlen, daß von den Dosierungsangaben der einzelnen Präparate immer die höhere Dosis gewählt wird (Tabelle 3).

2. Die *Dosierungsintervalle* sollten bei Infektionen des Respirationstraktes mit gramnegativen Keimen 6 h betragen, bei Infektionen mit grampositiven Keimen genügen 8 h. Die Dosierungsintervalle hängen natürlich auch von den pharmakologischen Eigenschaften der verwendeten Antibiotikapräparate ab, ebenso von der jeweiligen Pharmakokinetik, die wiederum abhängig sein kann vom Lebensalter. Die Angabe „3 mal täglich" oder „morgens – mittags – abends" ist irreführend und verleitet zu unzulänglich langen nächtlichen Therapiepausen. Die *Behandlungsdauer* (Tabelle 4) richtet sich nach der Schwere der Erkrankung und Organmanifestation. Bei akuten Infektionen sollte die antibiotische Therapie wenigstens 5 Tage dauern, besser: wenigstens noch 3 Tage nach Entfieberung; bei Staphylokokkeninfektionen ist eine Behandlung über 3–6 Wochen notwendig, bei Pneumonien im Rahmen einer Sepsis mit „Problemkeimen" ist die Therapie für wenigstens 3 Wochen obligat, bei Aktinomykose über mehrere Monate (Tabelle 4).

3. Die Entscheidung der *Applikationsform* hängt ebenfalls von der Schwere der Erkrankung, vom Erreger und vom Alter des Kindes ab. Bakterielle Pneumonien im Säuglings- und Kleinstkindesalter sollten initial parenteral behandelt werden, das gilt besonders für Staphylokokkeninfektionen. Eitrige Bronchitiden können bei Klein- und Schulkindern durchaus mit Tabletten oder Saftformen behandelt werden, sofern nicht Problemkeime vermutet werden. Das gilt auch für die meisten akuten bakteriellen Infektionen im HNO-Bereich. Bei oraler Applikation ist im Säuglings- und Kleinkindesalter immer zu bedenken, daß ein Teil der Medikamente wieder erbrochen werden kann (unsichere Dosierung) und daß Durchfälle eine häufige Nebenwirkung sind.

4. Tritt 48–72 h nach Beginn einer antibiotischen Therapie keine deutliche klinische Besserung ein, ist das Antibiotikum nicht oder nicht ausreichend wirksam. Drei Möglichkeiten kommen in Frage:

Tabelle 4. Empfehlungen zur Therapiedauer bei einigen häufigen bakteriellen Erkrankungen des Respirationstraktes. (Nach Klein [6])

Erkrankung	Häufigster Erreger	Therapiedauer
Eitrige Tonsillitis/Pharyngitis	Streptokokken	10 Tage
Akute Otitis media	Streptokokken	10 Tage
	Hämophilus	10 Tage
Pneumonie	Pneumokokken	Mindestens 5 Tage oder bis 3 Tage nach Entfieberung
	Mykoplasmen	7 Tage
	Staphylokokken	3–6 Wochen
Eitrige Bronchitis [a]	Staphylokokken	10 Tage
	Hämophilus	10 Tage
	„Problemkeime" wie Pseudomonas, Klebsiellen	2–4 Wochen

[a] Ist die eitrige Bronchitis Komplikation einer chronischen Bronchitis ohne und mit Vorschädigung des Bronchialsystems (Mukoviszidose, Bronchiektasen, chronisches Asthma, Bronchusanomalien), ist eine Langzeittherapie über 6–12 Wochen zu empfehlen

- Zugabe eines weiteren Antibiotikums (Kombinationstherapie),
- Wechsel des Antibiotikums „auf Verdacht",
- Behandlungspause über 24–48 h mit dem Ziel, einen möglichst exakten Erregernachweis zu führen: Blutkulturen, Sputumkulturen, Bronchialsekretuntersuchungen (Bronchoskopie), transthorakale Punktion mit Sekretaspiration.

Welche Antibiotika bei den Erkrankungen der Atmungsorgane zu empfehlen sind, wird bei den verschiedenen Erkrankungen angegeben. Antibiotika der ersten Wahl sind:

Oxacillin bei Staphylokokken, *Penicillin G bzw. V* bei Streptokokken, *Ampicillin bzw. Amoxycillin* bei Haemophilus influenzae, alternativ bei Penicillinallergie *Erythromycin*, ferner bei Mykoplasmen (bei Kindern älter als 8 Jahre alternativ *Tetracyclin*). Zur Langzeittherapie bei chronischen Erkrankungen eignet sich ferner *Co-Trimoxazol* und *Cefadroxil.*

Antibiotika werden auch inhalativ besonders bei chronischen Eiterungen in den Atemwegen angewendet. Das gilt für die Behandlung von Bronchiektasen und bei der Mukoviszidose. Die Inhalation von Antibiotika ist aber umstritten [11], es gibt keine Informationen über die erreichbaren Antibiotikakonzentrationen im Bronchialsekret, insbesondere in den tiefergelegenen, mehr peripheren Bronchien. Schließlich werden Bronchien, die mit eitrigem Sekret „ausgestopft" sind, vom inhalierten Antibiotikum nicht erreicht. Wird in der expektorierten Sputumflocke nach inhalativer Therapie der vorher nachgewiesene Keim nicht mehr gefunden, ist das kein Beweis, daß das „gesamte Bronchialsystem" steril sei. Somit ist die Wirksamkeit dieser Therapieform unbeweisbar, sie sollte nur im Extremfall als additive Therapie angewendet werden. Zur Inhalation werden folgende Antibiotika empfohlen: Polymyxin B, Neomycin, Kanamycin, Bazitrazin und Aminoglykoside, ferner Nystatin und Amphoterizin B bei Pilzbefall. Die Entwicklung resistenter Stämme, das Überwuchern von Pilzen und die Sensibilisierung des Patienten müssen bei der inhalativen Therapie als Komplikationen bedacht werden.

Über die Behandlung mit *Tuberkulostatika* s. Kap. 9, mit *Antimykotika* s. Abschn. 8.4 und mit *Virostatika* s. Abschn. 8.2. Auf *Zytostatika* wird kurz in Kap. 4 hingewiesen.

2.4.1.2 Die Hyposensibilisierung

Diese Therapieform wird ausführlich in den Abschn. 5.4 und 6.5 beschrieben. Die Hyposensibilisierung induziert nach derzeitigem Verständnis die Bildung blockierender Antikörper der IgG-Klasse, die eindringende Antigene binden und damit einer IgE-vermittelten Typ-I-Reaktion vorbeugen sollen (blockierende Antikörper). Andere immunologische Vorgänge (Beeinflussung der T-Zell-Funktion), die durch die Hyposensibilisierung initiiert werden, werden aufgrund von Tierversuchen diskutiert [4]. Der Behandlungserfolg für Insektengift- und Pollenallergien ist mit einem hohen Prozentsatz belegt. Für perenniale Allergene, wie Hausstaubmilbe und Schimmelpilze, ist der Therapieerfolg umstritten [15]. Für Pollenallergene ist die Wirkung der oralen Hyposensibilisierung schwächer als die der subkutanen Therapieform, bei perennialen Allergenen sollte immer die subkutane Therapieform gewählt werden. Eine Hyposensibilisierung soll mindestens 3 Jahre durchgeführt werden (wenigstens über 2 Jahre nach eingetretener Besserung). Nach Ende der Therapie können später wieder allergische Reaktionen mit den Allergenen auftreten, die Schutzdauer einer Hyposensibilisierung ist begrenzt (im Durchschnitt 3–10 Jahre). Die Behandlung ist um so effektiver, je weniger Allergene zur Hyposensibilisierung verwendet werden (maximal 3–4 Einzelallergene).

Die Hyposensibilisierung ist eine gefährliche Therapie, anaphylaktische Reaktionen können bei leichtfertigem Umgang auftreten: unsachgemäße Injektion, zu rasche Dosissteigerung, Behandlung bei Patienten mit klinischen Symptomen usw.

2.4.1.3 Die γ-Globulin-Therapie

Die Gabe von γ-Globulinen ist nur bei nachgewiesenem Immundefekt gerechtfertigt. Das gilt auch für die transitorische Hypogammaglobulinämie. Bei sog. infektanfälligen Kindern mit niedrigen, aber normalen Werten für die einzelnen Immunglobulinklassen ergibt sich keine Indikation zur γ-Globulin-Therapie.

Bei manifester Agammaglobulinämie bzw. bei Hypodysgammaglobulinämie sollten nur noch 7-S-Präparate angewendet werden (2.3.8). Bei selektivem IgA-Mangel ist eine Substitution mit IgA-Präparaten ohne Einfluß auf das sekretorische IgA.

2.4.1.4 Die Expositionsprophylaxe

Eine konsequente Expositionsprophylaxe ist bei allergischen Erkrankungen notwendig, insbesondere bei Heuschnupfen und Asthma bronchiale (s. Abschn. 5.4 und 6.5). Die damit beabsichtigte Allergenkarenz kann nicht konsequent genug durchgeführt werden.

Eine konsequente Expositionsprophylaxe sollte aber auch gegen Schadstoffe in der Luft und wenn möglich gegen Ansteckungsmöglichkeiten durchgeführt werden. Von den vielen Schadstoffen, die als gefährlich für die Atmungsorgane angesehen werden, hat Tabakrauch sicher die größte Bedeutung. Kinder mit asthmatischen Beschwerden oder mit rezidivierenden Infekten der Atmungsorgane sollten konsequent vor Tabakrauch geschützt werden [5]. Die Verantwortung der Eltern für ihre Kinder muß betont werden. In Industriegebieten mit hoher Luftverschmutzung haben Kinder mit chronischen Erkrankungen der Atmungsorgane schlechtere Chancen, gesund zu werden. Besonders Rußteilchen und SO_2 fördern die chronische Entzündung. Daraus kann keine allgemeine Empfehlung zu Wohnortwechsel oder Kurverschickung abgeleitet werden. Der Zusammenhang zwischen Luftverschmutzung und chronischen Erkrankungen der Atmungsorgane im Kindesalter ist immer wieder diskutiert worden, ein sicherer Zusammenhang ließ sich nicht beweisen. Nur bei therapieresistenten Symptomen kann ein „Kuraufenthalt" gerechtfertigt sein. Wird ein solcher „Kuraufenthalt" mit einer konsequenten ärztlichen Versorgung verbunden, besteht eine sehr viel größere Chance für dieses spezielle Kind, daß die chronisch-entzündlichen Veränderungen ausheilen bzw. in ihrer Intensität zurückgedrängt werden. Nach Rückkehr des Kindes in das häusliche Milieu sind die Ausgangsbedingungen für die weitere medizinische Versorgung vor Ort sehr viel günstiger. Darin liegt der wesentliche Wert von „Kurverschickungen". Sie sind nur dann sinnvoll, wenn die „Verschickung" lang genug geplant wird (Mindestzeit 6 Wochen) und wenn eine entsprechend fachlich-kompetente Betreuung möglich ist. Diese Betreuung schließt nicht nur medikamentöse Maßnahmen ein, sondern v. a. Maßnahmen der physikalischen Therapie, wie Inhalationen, Vibrationsdrainagen und Atemgymnastik. Ob in bestimmten Gegenden noch ein spezieller heilklimatischer Effekt zu erwarten ist, ob „Abhärtungsmaßnahmen" die Widerstandskraft eines Organismus gegen virale und bakterielle Infektionen verbessern können, ist spekulativ. Es ist falsch, Eltern von „infektanfälligen Kindern" Hoffnung zu machen, daß ein 6 wöchiger Aufenthalt an der See oder im Hochgebirge ihr Kind definitiv heilen könnte, wie es auch falsch ist, die „Kurmaßnahme" zwar zu veranlassen, nach Ende dieses externen Aufenthaltes die weitere ärztliche Betreuung aber nicht fortzusetzen. Gerade darin liegt aber die Chance einer Verschickung, daß der behandelnde Arzt nach Rückkehr des Kindes eine bessere Ausgangssituation vorfindet, um weitere Erkrankungen des Kindes günstiger beeinflussen zu können. Insbesondere gilt das für die in der Kurklinik begonnenen physikalischen Therapiemaßnahmen, die zu Hause in der Regel fortgeführt werden müssen.

Wenn sich Infekte bei einem Kinde sehr häufen, kann es sinnvoll sein, es vorübergehend aus dem Kindergarten herauszunehmen. Gerade im Kindergarten breiten sich banale Infekte der Atmungsorgane rasch aus. Bei der Vielzahl der viralen Erreger ist es nicht verwunderlich, wenn manche Kinder nacheinander an verschiedenen Infekten erkranken. Diese für das Kind selbst, für die Eltern und für den behandelnden Arzt mitunter zur Verzweiflung führende Infektionskette kann wirkungsvoll nur dann durchbrochen werden, wenn das Kind für einige Wochen nicht in den Kindergarten geht.

Über die *Extraktion eines aspirierten Fremdkörpers* s. Abschn. 6.6.

2.4.2 Die symptomatische Therapie

Mit der symptomatischen Therapie sollen klinisch relevante Symptome beeinflußt werden: Fieber, Husten, Schnupfen, in- und exspiratorischer Stridor bzw. Dyspnoe, die psychischen Folgen der Atemnot, wie z. B. Angst, ferner die akute und chronische Zyanose. Aus der Vielzahl der symptomatischen Therapiemöglichkeiten sollen hier v. a. einzelne Medikamentengruppen besprochen werden, die in der Praxis Bedeutung haben. Nicht eingegangen wird auf die Therapie der akuten respiratorischen Insuffizienz (s. Kap. 17), auf die Pleurapunktion und -drainage (s. Abschn. 8.3, 13.1.2 und Kap. 17), auf die Tracheostomie und auf die bronchoskopische Therapie (s. Abschn. 2.3.3, 6.6 und Kap. 7).

2.4.2.1 Hustenmittel

Der Husten ist ein physiologischer Reflex, der zur aktiven Expektoration von pathologischem Sekret bzw. von aspiriertem Fremdmaterial dienen soll. In der Regel gilt, daß der Husten eines Kindes nicht unterdrückt, sondern gefördert werden soll; hustenfaule Kinder müssen zum Husten angehalten werden. Hustendämpfende Mittel sind nur ausnahmsweise gerechtfertigt: Wenn in der Initialphase einer entzündlichen Erkrankung noch keine Sekrete vermehrt gebildet werden und der noch trockene Reizhusten zu starken Schmerzen, besonders im Bereich der Trachea, führt. Effektive hustendämpfende Pharmaka sind Kodeinpräparate [12] (s. Abschn. 5.2).

Der Husten eines Kindes wird sehr viel wirksamer bekämpft, wenn es gelingt, das Kind möglichst rasch aus dem Stadium des trockenen Reizhustens in das Stadium des produktiven Hustens überzuführen. Somit sind Expektoranzien die sehr viel besseren Hustenmittel, zumal mit einer verbesserten Sekretolyse die Selbstreinigungsfunktion der Atmungsorgane wesentlich unterstützt wird.

Zu den Expektoranzien werden Sekretomotorika und Mukolytika gezählt [13]. Sekretomotorika stimulieren die verschiedenen Drüsenzellen in der Bronchialschleimhaut, Mukolytika verflüssigen den zähen Schleim. Die Effektivität der zahlreichen, von der Pharmaindustrie angebotenen Mittel ist nur schwer in vivo zu überprüfen. Untersuchungen der mukoziliaren Clearance mit radioaktiven Substanzen sind im Kindesalter zur Überprüfung von Sekretolytika und Sekretomotorika noch nicht durchgeführt worden [10]. Sehr wesentlich für eine gute Sekretolyse ist die reichliche *orale Flüssigkeitszufuhr,* bei Kindern mit Asthma bronchiale und klinischen Symptomen; bei Kindern mit Mukoviszidose sollte das spezifische Gewicht im Urin unter 1 010 liegen. Kinder mit Infekten der Atemwege und hohem Fieber verlieren durch eine verstärkte Perspiratio erhebliche Flüssigkeitsmengen. Von vielen Kindern mit hartnäckigem Husten wird eine *intensive Befeuchtung der Atmungsluft* als angenehm empfunden. Meist genügt die Inhalation von isotonischer Kochsalzlösung (3- bis 4mal pro 24 h), ätherische Öle sind unnötig. Bei allergischen Kindern können ätherische Öle eher zur akuten Bronchusobstruktion führen. Weitere Informationen zur Inhalationstherapie werden in den Abschn. 6.1, 6.2 und 6.5 gegeben.

Bei der Verwendung von Luftbefeuchtern in zentralgeheizten Räumen muß darauf geachtet werden, daß sich keine Schimmelflecke an den Wänden bilden und daß die Geräte 2- bis 3mal die Woche gründlich gesäubert werden (möglichst mit Desinfektionslösungen). Verdunster sind nicht geeignet, da sich in den Verdunstungsflächen (Schwämme) sehr rasch Schimmelpilze festsetzen können. Zerstäuber sind effektiv, haben aber den Nachteil, daß sie relativ laut sind. Sie sollten mit einem automatischen Hygrometer gekoppelt werden, damit die Luftfeuchtigkeit im Raum des Kindes nicht über 65–70 rel.% ansteigt.

Von den zahlreichen *Sekretomotorika* haben sich v. a. Bitterstoffe bewährt, die über einen vagovagalen Reflex zur Stimulation der Bronchialdrüsen führen: Kaliumjodid, Ammoniumchlorid, Guajakolpräparate. Kaliumjodid hat nach klinischer Erfahrung eine gute Wirkung. Bei einer längerfristigen Behandlung mit Kaliumjodid ist zu beachten, daß sich eine Struma entwickeln kann. Dies wird durch eine Intervalltherapie vermieden: Kaliumjodid wird 4 Tage hintereinander gegeben, wenn 3 Tage Pause usw. (zur Dosierung s. Abschn. 6.5). Die Wirkung von Bromhexin und Ambroxol nach oraler Aufnahme wird unterschiedlich beurteilt. Die bisherige klinische Erfahrung spricht für eine Wirksamkeit dieser Medikamente bei Inhalationen und parenteraler Anwendung. Dagegen ist es widersinnig, ein Sekretomotorikum mit einem Antitussivum zu kombinieren; diese Kombinationen sind aber weit verbreitet.

Als *Mukolytika* werden N-Acetylcystein und die verwandten Abkömmlinge empfohlen. In vitro und bei Inhalation ist der mukolytische Effekt dieser Medikamente unbestritten. Allerdings führen die Präparate zu einer erheblichen Reizung der Bronchialschleimhaut, so daß sie bei akuter Entzündung eher den Hustenreiz verstärken, bei asthmatischem Husten kann durch diese Präparate ein Asthmaanfall provoziert werden. Sie sollten nur bei der Mukoviszidose angewendet werden (s. Kap. 7). Negative Rückwirkungen mukolytisch wirkender Medikamente auf die lokalen Abwehrmechanismen des Respirationstraktes sind nicht auszuschließen [12]. Die orale Anwendung von Mukolytika ist sehr verbreitet, klinische Studien scheinen das zu rechtfertigen, objetive Untersuchungen sind bisher nicht möglich. Die Wirkung dieser Präparate ist umstritten. [1].

Orale Mukolytika sollten im Kindesalter, wenn überhaupt, nur bei der Mukoviszidose angewendet werden.

β-2-Mimetika stimulieren die Aktion der Zilien und fördern damit den Sekrettransport. Sie sind bei banalem Husten ohne Zeichen einer Bronchusobstruktion nicht indiziert, wohl aber beim Asthma und bei der Mukoviszidose.

Ephedrin ist in zahlreichen Hustenmitteln enthalten. Im Kindesalter haben diese Präparate keine Indikation (cardiale Nebenwirkung).

Häufig erhalten Kinder mit Infektionen im HNO-Bereich *Lutschtabletten* mit und ohne ätherische Stoffe, wie z. B. Menthol, Eukalyptus usw. Der wichtigste Effekt dieser Lutschbonbons ist, daß durch den ständigen Schluckakt der Hustenreflex unterbrochen wird [7]. Für das Kindesalter sind diese Kombinationspräparate abzulehnen.

2.4.2.2 Schnupfenmittel

Gemeint sind hier die Medikamente, die zur Behandlung einer Obstruktion im Bereich der Nase eingesetzt werden können. Meist sind es lokal anwendbare Präparate, die über eine Gefäßkontraktion zur Abschwellung führen sollen. Diese Präparate enthalten häufig Adrenalinabkömmlinge, sie dürfen nicht über Wochen angewendet werden, da sonst eine atrophische Schädigung der Schleimhäute resultiert. Bei einer akuten, infektiösen Rhinitis (meist Virusinfektion) genügt es, durch *Installation von isotonischer Kochsalzlösung die Nasenwege zu spülen* und anschließend mit einem Einmalsauger das verflüssigte Sekret abzusaugen. Diese Behandlung wird häufig von Säuglingen und Kleinkindern besser toleriert als die Applikation von „brennenden" Nasentropfen. *Ölhaltige Nasentropfen* müssen unbedingt vermieden werden, bei Aspiration kommt es zur Lipoidpneumonie. Bei allergischen Reaktionen im Bereich der Nasenschleimhäute sind *Antihistaminika* sinnvoll, sowohl in systemischer Anwendung als auch lokal. *Dinatriumcromoglycicum* als Nasenspray oder Nasenpulver hat keinen akuten therapeutischen Effekt, ist aber als vorbeugendes Medikament bei allergischer Rhinitis sinnvoll. *Steroidhaltige* Nasentropfen bzw. -sprays sind abzulehnen, mit Ausnahme der Medikamente, die nur lokal wirkende Steroide enthalten, wie das Beclomethason. Auch bei hypertrophischer vasomotorischer Rhinitis ohne sichere allergische Ursache kann lokal angewendet Beclomethason nachhaltig Linderung schaffen [3]. Eine Langzeittherapie über Wochen und Monate muß aber vermieden werden.

Sehr unterschiedlich sind die Meinungen darüber, ob Nasentropfen oder Nasensprays besser sind. Nasensprays führen zu einer gleichmäßigen Verteilung des Präparates, während bei Tropfen meist nur der Nasenboden und die untere Muschel benetzt wird. Leider sind fast alle Nasensprays Mischpräparate, bei ihrer Verordnung ist auf die einzelnen Inhaltsstoffe zu achten.

Von Kindern werden Nasensalben oder Gelpräparate als sehr angenehm empfunden. Diese Präparate werden um die äußeren Nasenöffnungen aufgetragen. Ihr wesentlicher Effekt liegt darin, daß sie ständig Feuchtigkeit abgeben.

Auf keinen Fall sollen lokal Antibiotika angewendet werden. Eine Ausnahme bildet die Spülung einer persistierenden eitrigen Sinusitis. Die Indikation zur Spülbehandlung ist im Kindesalter streng zu stellen. Sie ist nur dann gerechtfertigt, wenn eine eitrige Infektion durch abschwellende Nasentropfen in Verbindung mit einer systemischen antibiotischen Therapie nicht beherrscht werden kann (s. Abschn. 5.3).

2.4.2.3 Fiebermittel und sog. Grippemittel

Die erhöhte Körpertemperatur ist eine Reaktion des Organismus auf viele schädigende Substanzen, v. a. auf Infektionserreger. Bei Virusinfektionen unterstützt die erhöhte Temperatur die körpereigenen Abwehrfunktionen (vermehrte Interferonbildung). Bis 39 °C ist eine Antipyrese nicht notwendig, sofern das Kind nicht zu Krampfanfällen neigt (z. B. Fieberkrämpfe in der Anamnese) oder das Kind durch andere Grundkrankheiten besonders gefährdet ist.

Zur medikamentösen Antipyrese werden zahlreiche Mittel angeboten, überwiegend Mischpräparate mit unsinnigen oder unnötigen Kombinationen oder mit Kombinationen, in denen die wirksamen Einzelkomponenten unterdosiert sind. So bleibt es unverständlich, warum Barbiturate und Koffein miteinander vermischt angeboten werden.

Zur wirksamen Antipyrese stehen dem Kinderarzt 2 Präparate zur Verfügung, die ausreichend wirksam sind: Parazetamol und Acetylsalicylsäure. Der zusätzliche analgetische Effekt von Acetylsalicylsäure ist stärker als der von Parazetamol. Nur in schwerwiegenden Ausnahmefällen wird zusätzlich Metamizol benötigt. Alle anderen Präparate, besonders die große Zahl der Grippemittel, sind im Kindesalter abzulehnen.

Zur physikalischen Antipyrese gehören die *Wadenwickel,* d. h. die Wärmeableitung durch Verdunstung. Bei Kreislaufzentralisation (kühle Extremitäten) ist diese Maßnahme falsch. Wadenwickel sollen nicht mit „Eiswasser" durchgeführt werden (lokale Gefäßkontraktion), vielmehr sollte die Temperatur der Wickel bei ca. 20 °C liegen. Schließlich dürfen Wadenwickel nicht mit wasserundurchlässigen Folien dicht abgeschlossen werden. Wadenwickel sollten alle 10–15 min gewechselt werden. Werden diese Hinweise nicht beachtet, resultiert eher ein Wärmestau als eine Ableitung von Wärme.

Häufig wird übersehen, daß Kinder mit hohem Fieber viel Flüssigkeit verlieren. Das gilt besonders für Säuglinge und Kleinkinder. Für eine *reichliche Flüssigkeitszufuhr* muß gesorgt werden, notfalls über eine Infusion. Als Faustregel gilt, daß pro Grad Celsius der Flüssigkeitsbedarf pro 24 h um wenigstens 10% gesteigert ist, bei gleichzeitiger Tachypnoe (Pneumonie) steigt der Bedarf weiter an. Milch (Kakao) ist als Getränk wenig geeignet, da die Kinder ein verstärktes Gefühl der Verschleimung im Halse haben, was bei Pharyngitis und Laryngitis meist als unangenehm empfunden wird. Auch zuckerhaltige Säfte sollten nicht gegeben werden, da sie das Durstgefühl eher steigern.

Strenge Bettruhe bei fieberhaften Erkrankungen der Atmungsorgane bedeutet meistens eine zusätzliche Quälerei der Kinder. Kinder regulieren ihre Bedürfnisse besser selbst. Es ist erstaunlich, wie wenig beeinträchtigt Kinder aller Altersstufen bei erhöhter Temperatur sein können. Sicher wird man bei ausgeprägter Pneumonie eher auf Bettruhe achten müssen, allerdings wird das in dieser Situation kaum notwendig sein. Für die weitverbreitete Vorstellung, nach einer hochfieberhaften Erkrankung soll das Kind erst dann „an die frische Luft, wenn es zwei Tage fieberfrei ist", gibt es keine objektive Begründung.

Auf die medikamentösen, d. h. symptomatischen Maßnahmen bei *inspiratorischem und exspiratorischem Stridor* bzw. bei *generalisierter Bronchusobstruktion* wird in den Abschn. 5.5, 5.6, 6.3 und 6.5 eingegangen. Folgende Medikamente bzw. Medikamentengruppen werden dort ausführlich besprochen: β-2-Mimetika, Xanthinderivate, Steroide, systemische und lokale Anwendung, Dinatriumcromoglycat und Sedativa.

2.4.2.4 Die Sauerstofftherapie

Bronchopulmonale Erkrankungen führen dann zum Sauerstoffmangel, wenn die alveolokapilläre Diffusion für Sauerstoff erschwert ist (bei interstitiellen Erkrankungen), oder wenn größere Lungenareale nur noch mangelhaft oder nicht mehr belüftet sind bei noch vorhandener Durchblutung (intrapulmonaler Shunt bei obstruktiven Lungenerkrankungen, aber auch bei Pneumonien, Atelektase, akuter einseitiger Überblähung usw.). Die Zyanose fällt klinisch auf, wenn mindestens 5 g-% Hämoglobin reduziert sind, unabhängig vom absoluten Hb-Gehalt. Die Zyanose ist bei Anämie daher schwerer erkennbar und zeigt im Gegensatz zur Polyglobulie eine größere Gefährdung des Kindes an.

Die Kinder werden zunehmend ängstlich und unruhig, ihr Kalorienbedarf wächst erheblich an. Nicht selten äußern sie Erstickungsangst. Es entwickelt sich eine zunehmende, durch Hypoxie bedingte metabolische Acidose. Die Sauerstoffzufuhr ist darum nicht nur aus Stoffwechselgründen notwendig, sondern kann in dieser Situation auch als Maßnahme mit sedativem Effekt angesehen werden. Bei ausreichender Sauerstoffzufuhr verschwindet die sichtbare Zyanose, die Kinder atmen wieder ruhiger. Dieser Eindruck kann dann gefährlich sein, wenn nach wie vor eine respiratorische Insuffizienz besteht. Diese ist nur am Partialdruck für CO_2 zu erfassen, der vor Beginn und während einer Sauerstofftherapie kontrolliert werden muß, in Abhängigkeit von der Grundkrankheit und vom Ausmaß der respiratorischen Beeinträchtigung. Auf diese Fehleinschätzung soll nachdrücklich hingewiesen werden. Die Meinung, daß das Verschwinden der Zyanose unter Sauerstoffzufuhr auch die Gefahr der respiratorischen Insuffizienz verringere, ist bei vorbestehender Hyperkapnie falsch und kann ein Kind in Lebensgefahr bringen.

Die Sauerstoffzufuhr ist im Kindesalter technisch schwierig. Sauerstofftrichter, die vor dem Gesicht des Kindes befestigt werden (sog. Sauerstoffduschen), sind wenig präzise. Im Säuglings- und Kleinkindesalter erfolgt die Sauerstoffzufuhr am besten im Inkubator oder im geschlossenen Wärmebett. Die O_2-Konzentration sollte mit ent-

Tabelle 5. Sauerstoffdosierung in Abhängigkeit vom Atemminutenvolumen und Atemzeitquotienten für Ruhebedingungen. Bei starker Unruhe muß der O_2-Fluß bis um ca. 50% gesteigert werden, bei Fieber pro 1 °C um ca. 10%. (Nach Wenner u. Rieger [17])

Sauerstoffzufuhr über Nasen- oder Nasopharyngealsonde:					
Bei einem Atemminutenvolumen von 4 l/m² Oberfläche und bei einem Atemzeitquotienten von 1,5 wird					
eine O_2-Flußrate von	1,25	2,5	3,75	5,0	(l/min)
benötigt, um in der Inspirationsluft					
einen prozentualen O_2-Anteil von	30%	40%	50%	60%	
zu erreichen					

sprechenden Meßgeräten im geschlossenen Raum gemessen und durch Änderungen des Flusses korrigiert werden. Oxydomhauben sind ebenfalls geeignet. Sie werden meist nur von sedierten Kindern akzeptiert. Der Durchfluß durch die Oxydomhaube muß so groß sein, daß eine CO_2-Rückatmung vermieden wird. Auf Wärmestau in der Haube ist zu achten. Dagegen ist es sehr schwierig, in Sauerstoffzelten effektive O_2-Konzentrationen zu erreichen. Bei älteren Kindern sind zur Sauerstoffinsufflation Brillen oder Nasensonden geeignet, die allerdings von manchen Kindern nicht toleriert werden. Alternativ bieten sich Atemmasken an, die auf das Gesicht des Kindes gesetzt werden. Wieder ist darauf zu achten, daß eine CO_2-Rückatmung vermieden wird [8].

Zur Dosierung von Sauerstoff darf nicht die lapidare Angabe eines bestimmten Flußwertes am Flowmeter akzeptiert werden. Generell gilt, daß mit Sauerstoffkonzentrationen von 30–40% in der Inspirationsluft Diffusionsstörungen voll ausgeglichen werden können, während bei ausgeprägtem intrapulmonalem Shunt mitunter reiner Sauerstoff nicht zum Ausgleich der Zyanose führt. Liegt keine Notsituation vor (Globalinsuffizienz), die eine Intensivtherapie erforderlich macht (Kap. 17), genügt in der Regel im Säuglings- und Kindesalter bei bronchopulmonalen Erkrankungen ohne extrapulmonalen Shunt die Zufuhr von maximal 40% Sauerstoff in der Inspirationsluft. Die dafür notwendige Flußrate am Sauerstoffspender ist abhängig vom Atemminutenvolumen und vom Atemzeitquotienten des Kindes (s. Tabelle 5) [17].

Sauerstoff zur Insufflation muß ausreichend angefeuchtet werden, da sonst die Schleimhäute austrocknen. Entsprechende hygienische Maßnahmen sind notwendig, um die Keimbesiedelung der Befeuchtungsgeräte zu verhindern. Schließlich muß bedacht werden, daß die Insufflation von befeuchtetem Sauerstoff lokal abkühlt, deshalb ist die Erwärmung des Gases in der Befeuchtungskammer notwendig.

In den letzten Jahren sind handliche Geräte entwickelt worden, die über Ionenaustauscher die kontinuierliche Produktion von hochkonzentriertem Sauerstoff (95–98%) bei ausreichendem Fluß (bis zu 3 l/min) aus Raumluft ermöglichen. Diese Sauerstoffkonzentratoren sind besonders für die langdauernde Sauerstoffheimtherapie geeignet [9]. Ihre Anwendung ist im Kindesalter sehr begrenzt und wird v. a. im fortgeschrittenen Stadium der Mukoviszidose vorgeschlagen. Ein meßbarer Langzeiteffekt auf das allgemeine Wohlbefinden des Patienten mit chronisch-respiratorischer Insuffizienz sowie auf den erhöhten pulmonal-arteriellen Druck ist erst dann zu erwarten, wenn die kontinuierliche Sauerstoffzufuhr wenigstens 8 h/Tag über Monate angewendet wurde.

Auf Maßnahmen der Intensivtherapie, wie *Intubation* und *Beatmung, Tracheostomie, Bronchoskopie* mit Extraktion von Fremdkörpern bzw. Absaugungen von Sekretpfröpfen, auf *Pleuradrainagen* und *Pleuraverklebungen,* wird in den entsprechenden Abschnitten eingegangen: 2.3.3, 6.6, 12.3, 13.1, Kap. 14 und 17.

2.4.2.5 Physikalische Maßnahmen und unspezifische Maßnahmen

Zu den physikalischen Maßnahmen werden v.a. Inhalationen, Atemgymnastik, Klopfdrainage und sog. Abhärtungsprogramme gerechnet.

2.4.2.5.1 Die Inhalationstherapie

Diese setzt eine gute Kenntnis der physikalischen Eigenschaften der zahlreich im Handel befindlichen Inhalatoren voraus. Prinzipiell wird unterschieden zwischen Heißdampfinhalation und Inhalation von Aerosolen bei Raumtemperatur, fälschlich auch Kaltdampfinhalation genannt.

Die Heißdampfinhalation wird besonders bei Infektionen der extrathorakalen Atemwege, v.a. bei Sinusitis, angewendet. Sie wird einfach mit sog. Dampfbädern durchgeführt. Heißem Wasser wird meist Kamille zugesetzt, ohne daß damit ein besonderer therapeutischer Nutzen objektivierbar ist. Dampfbäder sind gefährlich. Verbrühungen der Kinder bei unsachgemäßer Handhabung kommen leider vor. Für den alten Bronchitiskessel gibt es keine Indikation. Heißdampfinhalationen liegt die Vorstellung zugrunde, daß durch die lokale Hyperämie der betreffenden Schleimhautabschnitte die „Selbstheilungskräfte" verstärkt werden. Rotlichtbestrahlungen basieren wohl auf derselben Vorstellung.

Die Aerosolinhalation wird bei Erkrankungen der intrathorakalen Atemwege gern angewendet. Sie hat 2 Ziele: Einmal sollen die Schleimhäute benetzt und das Sekret verflüssigt werden, zum anderen sollen mit dem Inhalt Medikamente eingebracht werden. Die Wirksamkeit der Aerosoltherapie hängt von zahlreichen Faktoren ab [14].
1. Von der *Dichte* des Aerosols und von dessen Teilchenspektrum, d.h. von den Eigenschaften des verwendeten Aerosolgerätes. Ultraschallvernebler erzeugen Aerosole von großer Teilchendichte; das Teilchenspektrum ist recht uniform mit einem Maximum der Teilchendurchmesser bei etwa 1–2 µm. Ultraschallvernebler sind teuer, störanfällig und schlecht transportabel, der dichte Nebel führt häufig zu einer Irritation empfindlicher Schleimhäute. Die Kinder husten oder empfinden eine verstärkte Bronchusobstruktion. Moderne Düsenvernebler produzieren zwar weniger dichte Nebel, das Teilchenspektrum liegt im Maximum um 2–5 µm. Diese Geräte sind billig, gut transportabel und zur Aerosoltherapie geeignet. Gerade das Teilchenspektrum dieser Düsenvernebler entkräftet das früher häufig gebrauchte Argument, daß nur mit Ultraschallverneblern die peripheren Atemwege erreicht werden: Zu kleine Teilchen bleiben eher in Schwebe und werden wieder exhaliert. Depositionsstudien mit radioaktiv markierten Aerosolen haben ergeben, daß Düsenvernebler der Firmen Pari und Heyer gute Depositionsmuster in den intrathorakalen Atemwegen ergeben, während z.B. mit dem Mikroinhalator von Siemens kaum eine bronchiale Deposition zu erreichen ist [10].
2. Vom *Atemmanöver:* Bei langsamer, aber tiefer Inspiration wird mehr Aerosol in den intrathorakalen Atemwegen abgelagert als bei rascher Inspiration mit hoher inspiratorischer Flußgeschwindigkeit. Bei hoher initialer Strömungsgeschwindigkeit prallen viele Tröpfchen an der Rachenhinterwand ab. Erfolgt die Inhalation über die

Nase, werden auch bei optimalem Gerät über 90% des Aerosols im nasopharyngealen Raum abgefangen. Die Mundstückinhalation ist daher der Maskeninhalation vorzuziehen. Bei Kleinkindern kann allerdings nur die Maske angewendet werden. Die Aerosoltherapie hat nur dann Sinn, wenn die Kinder während der Inhalation beaufsichtigt werden. Inhalationen während des Lesens von Büchern mit vorgebeugtem Oberkörper oder in lässiger Seitenlage mit aufgestütztem Kopf sind zwecklos. Die Eltern müssen entsprechend instruiert werden.

3. Von der *Atemwegsgeometrie:* Insbesondere bei Bronchusobstruktion wird nur wenig Aerosol in den peripheren Bronchien abgelagert, die zentrale, mehr tracheale Teilchendeposition nimmt mit steigender Obstruktion zu. Im Asthmaanfall ist die Inhalationstherapie bei gleicher Dosierung weniger wirksam als bei nur diskreten asthmatischen Beschwerden. Dies kann teilweise dadurch ausgeglichen werden, daß β-2-Mimetika zur Inhalation im Asthmaanfall höher dosiert werden können (Abschn. 6.5). Schließlich ist die Inhalationstherapie dann wirksamer, wenn unmittelbar vorher eine gründliche Bronchialdrainage durchgeführt wurde.

Zur Inhalationstherapie werden zahlreiche Substanzen angeboten, die nicht im einzelnen besprochen werden können. Ist das Ziel der Inhalation die Befeuchtung der Schleimhäute mit Sekretverflüssigung, genügt die Inhalation von isotonischer Kochsalzlösung. Hyper- oder hypotone Lösungen bieten keinen Vorteil, im Gegenteil: So führt bei Hyperirritabilität der Bronchialschleimhaut die Inhalation von destilliertem Wasser zur Bronchusobstruktion. Der Zusatz von ätherischen Ölen hat keinen Vorteil, auch wenn das von den jeweiligen Firmen oder Bädern behauptet wird. Der angenehmen Empfindung bei Inhalation dieser Duftstoffe steht die Möglichkeit einer allergischen Reaktion gegenüber. Zur Inhalation von Medikamenten sind im Kindesalter folgende Präparate geeignet:

– β-2-Mimetika (Abschn. 6.5),
– Dinatriumcromoglycat (Abschn. 6.5),
– lokal wirksame Steroide (Abschn. 6.5),
– Sekretmotorika und Mukolytika (problematisch, 2.4.2.1, Abschn. 6.1, 6.5 und Kap. 7),
– Antibiotika (nur in Ausnahmefällen, 2.4.1.1).

β-2-Mimetika, Steroide und Dinatriumcromoglycat werden auch als Dosieraerosole und/oder zur Pulverinhalation angeboten. Die Inhalationstechnik muß gut geübt werden, die Pulverinhalation ist technisch einfacher als die Inhalation eines Sprays. Pulver können zum Hustenreiz führen und werden dann von den Kindern abgelehnt. Auf die Vor- und Nachteile von Sprays wird in Abschn. 6.5 eingegangen. Generell ist die Inhalation von Lösungen mit einem wirksamen Vernebler der Inhalation von Sprays und Pulvern überlegen.

2.4.2.5.2 Brustwickel und Einreibungen

Diese früher häufig geübten Anwendungen sind ohne objektivierbaren Nutzen. Der psychologische Effekt für das Kind, aber auch für die besorgten Eltern, kann so erheblich sein, daß mit der Anwendung von Wickeln andere unnötige oder gefährliche Präparate eingespart werden können. Abzulehnen sind heiße Wickel jeglicher Art, Verbrühungen kommen immer wieder vor. Bei Einreibungen mit Salben, die ätherische Öle enthalten, muß immer an die Möglichkeit der allergischen Reaktion gedacht werden, auch lokal. Gefahrlos sind Wattepackungen der Brust.

2.4.2.5.3 Krankengymnastische Übungen

Sie sollen die Sekretmobilisation und Expektoration aktiv unterstützen, ferner soll die alveoläre Ventilation total oder in einzelnen Lungenarealen verbessert werden. Es ist das Ziel dieser Maßnahmen, die Zwerchfellatmung zu fördern, die Atemmittellage zu beeinflussen und allgemein zur Entspannung beizutragen. Die Vibrationsklopfdrainage wird besonders bei der Mukoviszidose (Kap. 7) und bei Bronchiektasen (Abschn. 6.2) angewendet. Die Körperpositionen zur Drainage der einzelnen Segmente sind in Abb. 1 zusammengefaßt. Vibratoren oder Abklopfgeräte sind besonders bei Jugendlichen zu empfehlen, die die tägliche Abklopfdrainage durch die Eltern ablehnen. Sport, v.a. Laufen und Springen (Seilspringen), wird von Jugendlichen oft als sehr viel effektiver für die Sekretmobilisation und Expektoration empfunden, als die klassische Klopfdrainage. Bei Kindern mit bronchialer Hyperirritabilität (Asthma) kann durch die Klopfdrainage eine Bronchusobstruktion provoziert werden, die die Sekretexpektoration eher erschwert. Andere Verfahren zur Sekretmobilisation wurden entwickelt, autogene Drainage und das sog. „Huffing", deren Wirksamkeit noch geprüft werden müssen. Im frischen Stadium einer Pneumonie sind Klopfdrainagen und aktive Expektorationsmanöver nicht sinnvoll. Diese Maßnahmen sind für die Kinder anstrengend und erfordern eine wesentlich erhöhte Atemarbeit. In diesem Stadium sind die Kinder lediglich zum Abhusten anzuhalten. Die zahlreichen Atemübungen, um die alveoläre Ventilation und falsche Atemtechniken zu verbessern, können hier nicht detailliert abgehandelt werden. Besonders Kinder mit Asthma bronchiale können mit diesen Übungen erlernen, im Asthmaanfall einer übertriebenen aktiven und damit zusätzlich erschwerten Exspiration entgegenzuwirken. Der psychologische Effekt dieser Hilfen ist auch dann von großer Bedeutung, wenn sich eine Verbesserung der Lungenfunktion im einzelnen nicht immer nachweisen läßt.

2.4.2.5.4 Kurverschickungen, Klimaeinflüsse, Abhärtung

Kinder mit rezidivierenden Infekten der Atmungsorgane werden häufig verschickt in der Vorstellung, daß ihnen das Klima am Kurort gut tun und ihre Widerstandskräfte verstärkt würden. Die Eltern dieser Kinder möchten gern vom Hausarzt wissen, wo sie zum Wohl ihres Kindes den Urlaub verbringen sollen: Hochgebirge, Nordsee ...? Von Generation zu Generation werden hier Vorstellungen weitergegeben, die wenig objektive Grundlagen haben. Prinzipiell ist es das Ziel, die bronchopulmonale Erkrankung am Wohnort des Kindes nicht nur zu diagnostizieren, sondern auch zu behandeln, wenn möglich, zu heilen. Verschickungen sind additive Maßnahmen, die allerdings im Einzelfall erst den Behandlungserfolg zu Hause bringen und für die Folgezeit sichern können. Falsch ist es, mit der Verschickung die Vorstellung von Heilung zu suggerieren. Es ergeben sich folgende Indikationen für diese Maßnahmen:

Prophylaktische Indikation: Sie gilt v.a. für Kinder mit Asthmasyndrom und mit rezidivierenden Atemwegsinfektionen. Der Einfluß von Allergenen bzw. Schadstoffen in der Luft und die zermürbende „kreisende Infektionskette" im Kindergarten oder in der Schule können nicht selten erst durch die Verschickung unterbrochen werden; die entzündlichen Veränderungen der Schleimhäute heilen ab, das Kind befindet sich nach Rückkehr in das häusliche Milieu in einer günstigeren Ausgangssituation, um mit den genannten Einflüssen besser fertig zu werden. Diese Wirkung wird unkorrekt

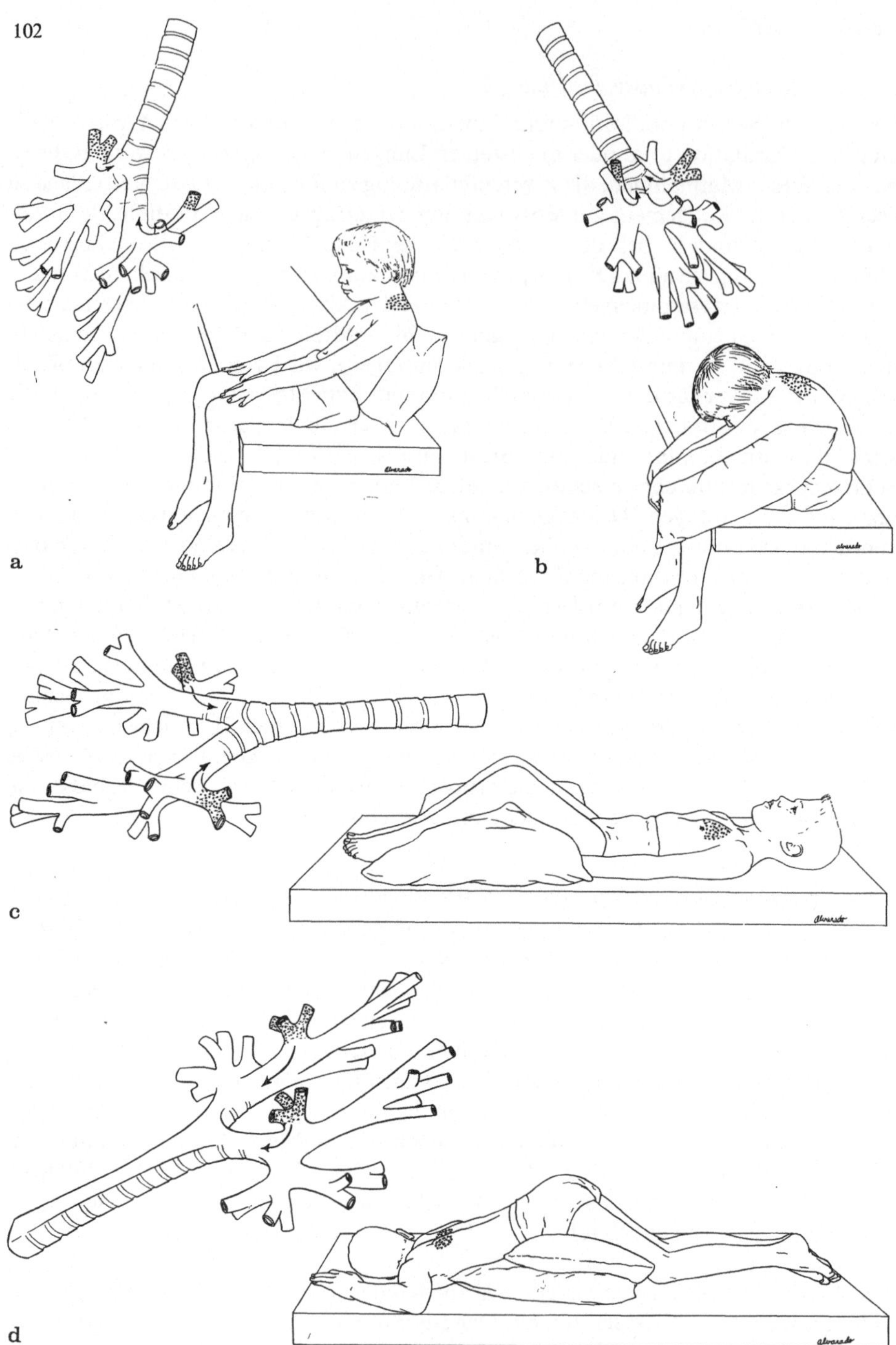

Abb. 1 a–i. Drainage-Positionen der verschiedenen Lungensegmente. **a** Apikales Segment der Oberlappen; **b** posteriores Segment der Oberlappen; **c** anteriores Segment beider Oberlappen; **d** apikales Segment beider Unterlappen; **e** posteriores Segment beider Unterlappen; **f** laterales Segment des rechten Unterlappens; in spiegelbildlicher Position laterales Segment des linken Unterlappens; **g** anteriores Segment des linken Unterlappens; **h** Mittellappen rechts; **i** lingula linker Oberlappen. Im Bereich der feingepunkteten Bezirke (Thoraxwand) wird in der jeweiligen Posi-

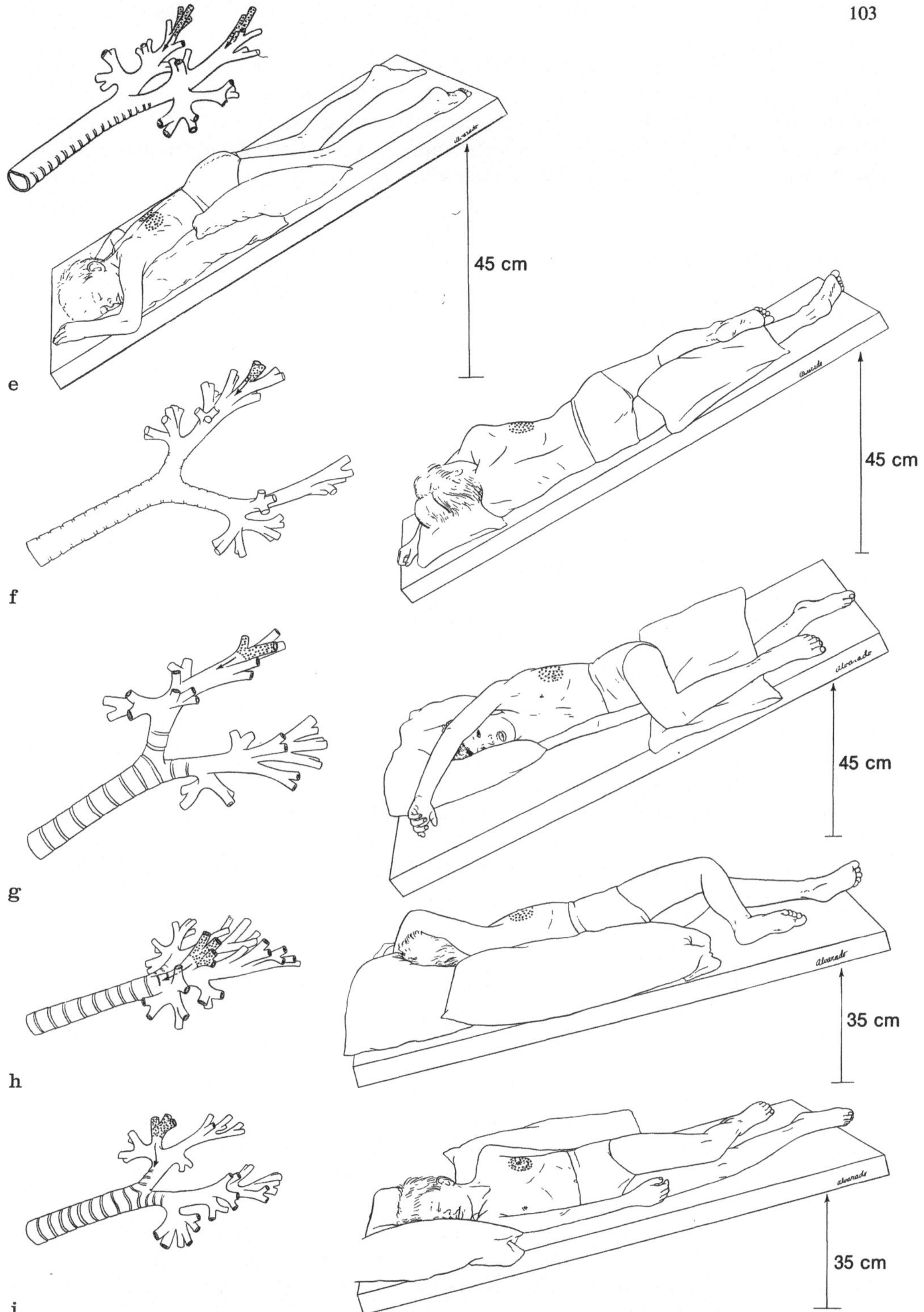

tion die Klopfmassage durchgeführt. Nach jeder Position wird ein Hustenstoß provoziert, um das in die Trachea gelangte Sekret von dort zu expektorieren.

als verbesserte Widerstandskraft bezeichnet im Sinne einer verbesserten Immunantwort. Lokale Präferenzen für diese prophylaktische Indikation gibt es nicht: Sowohl seenahe Gebiete als auch Mittel- und Hochgebirge sind geeignet. Bei der Hausstaubmilbenallergie werden Hochgebirgsgebiete empfohlen, bei Pollenallergien in der Saison Kurheime an der Küste, möglichst auf Inseln.

Therapeutische Indikation: Sie basiert auf der Vorstellung, daß bestimmten Regionen besondere Heilwirkungen zukommen, insbesondere wird der Klimaeffekt betont. Diesen Vorstellungen muß mit gebotener Zurückhaltung begegnet werden. Zweifellos enthält die Luft in diesen Kurorten wenig Schadstoffe, aber darin liegt noch keine spezifische Heilwirkung. Ebenso wirkt die Brandungszone eines Küstengebietes als jodhaltiges Aerosol, aber schon wenige Meter landeinwärts ist dieser Effekt nicht mehr so nachzuweisen. Gerne wird dann mit dem Begriff Abhärtung argumentiert, so als ob ein Kindergartenkind mit hoher Infektionsrate verweichlicht sei und nun durch einen dosierten Wechsel von warm und kalt abgehärtet werden müsse. Der Begriff Abhärtung ist wissenschaftlich nicht faßbar. Durch den Wechsel von warm und kalt (äußere Anwendungen) kann eine verstärkte Durchblutung der Haut erreicht werden (sog. Kapillartraining). Welche Bedeutung diesem Effekt zukommt, einmal für die Schleimhäute des Respirationstraktes, zum anderen für die lokalen Abwehrmechanismen und insgesamt für die Immunantwort des Körpers, ist unklar. Über den spezifischen Langzeiteffekt der erreichbaren Abhärtung nach Rückkehr aus dem Trainingslager gibt es keine Untersuchungen.

Die therapeutische Indikation ist vielmehr in den spezifischen Therapiemöglichkeiten begründet, die von den jeweiligen Kurkliniken und Krankenhäusern angeboten werden, wie Inhalationen, Klopfdrainagen und Atemgymnastik, Sport. Kinder, die wirklich krank sind und deren Erkrankung vor Ort nicht ausreichend beherrscht werden kann (auch aus sozialen Gründen), sollten nur in solche Orte geschickt werden, wo eine rationale medikamentöse und physikalische Therapie angeboten wird. Der die Kurverschickung planende Hausarzt sollte sich vorher erkundigen, ob die entsprechende Institution auf bedrohliche Notfälle eingestellt ist (das gilt besonders für „Asthmakliniken").

Diagnostische Indikationen: Die besondere Chance der Verschickung eines Kindes in eine Fachklinik liegt darin, daß dort in für das Kind günstigem Milieu eine vollständige Diagnostik durchgeführt werden kann, die für die weiterführende häusliche Therapie von Bedeutung ist. Das gilt v. a. für inhalative Provokationstestungen bei asthmakranken Kindern, die zu Hause nicht beschwerdefrei sind.

Fragen die Eltern, welches Klima für ihr Kind günstig sei, wo sie ihren nächsten Urlaub verbringen sollen, sollte der Hausarzt seine Antwort vorsichtig formulieren. Das Nordseeklima wird besonders gern bei rezidivierenden Atemwegsinfektionen empfohlen, manchen Kindern geht es dort aber schlecht, wenn die Witterung kalt und naß ist. Empfiehlt man die warmen Mittelmeergebiete, dann können die lokalen Abgaskonzentrationen im Zeitalter des Massentourismus erheblich sein. Schließlich muß bei allen Empfehlungen auch bedacht werden, ob die medizinische Versorgung für einen eventuellen Notfall (Asthmaanfall) am Urlaubsort gewährleistet ist.

Es gibt Kinder, die unter einer längeren Trennung von der Familie ganz erheblich leiden. Die „Parentektomie" ist nur in seltenen Ausnahmefällen eine Indikation zur Verschickung.

2.4.2.5.5 Psychologische Beratung, Psychotherapie

Auf diese therapeutischen Maßnahmen soll hier nicht ausführlich eingegangen werden. Besonders bei der Mukoviszidose und beim Asthmasyndrom kann dieser Therapie große Bedeutung zukommen (s. Abschn. 6.5).

2.4.3 Prophylaktische Maßnahmen (s. auch „Expositionsprophylaxe", 2.4.1)

Im engeren Sinne prophylaktische Maßnahmen sind v. a. die verschiedenen Impfungen. Leider ist gegen die Vielzahl der viralen Infektionserreger im Atemtrakt eine gezielte Impfung bisher nicht möglich, auch die Impfungen gegen RS-Viren haben versagt. Wichtig ist die frühzeitige *Masernimpfung,* die, verglichen mit den Komplikationen dieser Erkrankung im Bereich der Atmungsorgane, harmlos ist. Die *Pertussisimpfung* soll uneingeschränkt bei gefährdeten Kindern durchgeführt werden, v. a. bei Mukoviszidose. *Grippeimpfungen* sind bei Risikokindern besonders zu empfehlen, wie bei der Mukoviszidose, bei Kindern mit Bronchiektasen, mit Kartagener-Syndrom, bei Kindern, die in Krippen aufwachsen und überhäufig zu Infekten des Atemtraktes neigen. Die Grippeimpfung schützt nicht vor den „banalen" Virusinfektionen. Auf die *Tuberkuloseimpfung* wird in Kap. 9 eingegangen. Untersuchungen in England und Skandinavien haben ergeben, daß Kinder aus Familien mit hohem Atopierisiko bei ausschließlicher *Ernährung mit Muttermilch* in den ersten 6 Lebensmonaten seltener an allergischen Erkrankungen leiden als teilgestillte oder künstlich ernährte Kinder. Stillen ist somit auch als prophylaktische Maßnahme anzusehen.

Literatur

1. Barton DA (1974) Aerolized detergents and mucolytic agents in the treatment of stable chronic obstructive pulmonary disease. Am Rev Respir Dis 110:104
2. Bergogne-Berezin E (1981) J Antimicrob Chemother 8:171
3. Fagin J, Friedman R, Fireman P (1981) Allergic rhinitis. Pediatr Clin North Am 28:797
4. Ishizaka K, Ishizaka T (1978) Mechanisms of reaginic hypersensitivity and immunotherapy. Lung 155:3
5. Kerrebijn KF, Hoogeveen-Schroot HCA, Wal MC van der (1977) Chronic nonspecific respiratory disease in children, a five year follow-up study. Acta Paediatr Scand [Suppl] 261
6. Klein JO (1981) Antimicrobial agents for infants and children. In: Feigin RF, Cherry JD (eds) Textbook of pediatric infectious diseases. Saunders, Philadelphia, pp 1695
7. Kuschinsky G (1975) Arzneimittel gegen Husten (Antitussiva). Dtsch Aerztebl 41:2833
8. Lough MD, Doershuk CF (1979) Respiratory therapy. In: Lough MD, Doershuk CF, Stern RC (eds) Pediatric respiratory therapy. Year Book Medical Publishers, Chicago, pp 140
9. Matthys H, Klein G (1981) Langzeit-O_2-Therapie bei der chronisch respiratorischen Insuffizienz. Atemwegs-Lungenkrankh 7:311
10. Matthys H, Köhler D (1981) Funktionsdiagnostik mit radioaktiven Aerosolen und Partikeln. In: Matthys H, Nolte D (Hrsg) Pneumologische Diagnostik. Dustri, München, S 48
11. Neu HC (1980) Principles governing use of antibiotics in pulmonary infections. In: Fishman AP (ed) Pulmonary diseases and disorders. McGraw-Hill, New York, pp 1078

12. Pilars de Pilar, CE (1976) Über Hustenmittel. Kinderarzt 6:723
13. Richardson PS, Phipps RJ (1978) The anatomy, physiology, pharmacology and pathology of tracheobronchial mucus secretion and the use of expectorant drugs in human disease. Pharmacol Ther (B) 3:441
14. Rochat R, Bachofen H (1983) Inhalationsbehandlung: einfach oder kompliziert? Schweiz Med Wochenschr 113:310
15. Urbanek R (1981) Immunotherapie (Hypo-/Desensibilisierung) bei allergischen Erkrankungen. Monatsschr Kinderheilkd 129:13
16. Weitzman M (1975) Diagnostic unicity of white blood cell and differential cell counts. Am J Dis Child 129:1183
17. Wenner J, Rieger C (1980) Lungenentzündungen. In: Harnack G-A von (Hrsg) Therapie der Krankheiten des Kindesalters. Springer, Berlin Heidelberg New York, S 486

3 Fehlbildungen des Respirationstraktes

3.1 Fehlbildungen der oberen Atemwege

H.-J. Schultz-Coulon

Formalgenetisch entstehen Mißbildungen des Atemschädels (Nase und Nasenneben-höhlen) durch Entwicklungshemmung (Atresie, Aplasie, Spaltbildung), Überschuß-bildungen oder dystope Entwicklungsvorgänge.

3.1.1 Aplasie und Hypoplasie der Nase

Vollständiges Fehlen der Nase (*Arhinie*) oder des Gesichtsschädels (Aprosopie) – in der Regel kombiniert mit schweren Mißbildungen des Hirn- und Kauschädels – sind allenfalls unter pathologisch-anatomischem Aspekt interessant, da derartige Individuen nicht lebensfähig sind. Klinische Bedeutung haben dagegen Aplasie oder Unterentwicklung von nur einzelnen Bauelementen der Nase, da sie im Laufe des Wachstums zu funktionell und ästhetisch beeinträchtigenden Deformationen führen, so daß eine operative Korrektur erforderlich wird. Am häufigsten ist die *Aplasie der Ossa nasalia* anzutreffen, die auch in Kombination mit einer Septumaplasie (Abb. 1 a, b) oder mit Spaltbildungen auftritt. Das Fehlen einer Nasenhälfte ist sehr selten.

3.1.2 Spaltbildungen

Ausbleibende oder unvollständige Verschmelzung der medialen Nasenfortsätze resultieren in medianer *Spaltbildung,* die in ausgeprägter Form als symmetrische oder asymmetrische *Doggennase* mit breiter Platte oder Rinne zwischen den getrennten Nasenhälften und mit erweitertem Augenabstand (*Hypertelorismus*) in Erscheinung tritt (Abb. 2). Von dieser völligen Trennung beider Nasenhälften bis zur nur angedeuteten Spaltbildung in Form des leichten Hypertelorismus mit flacher Nasenwurzel (isoliert vorkommend und als Begleitsymptom mancher chromosomaler Störungen – z. B. Ullrich-Bonnevie-Syndrom, Turner-Syndrom, Down-Syndrom), oder in Form von *Längsfurchen des Nasenrückens* oder *gespaltener Nasenspitze* gibt es alle Übergangsformen. Komplette mediane Nasenspalten sind extrem selten und dann meist mit Spaltbildung des gesamten Mittelgesichtes verbunden (Abb. 3). Heute sind selbst hochgradiger Hypertelorismus und Doggennase einer operativen Korrektur durch kranioorbitonasofaziale Osteotomie zugänglich (auch schon im Kindesalter) [2, 4].

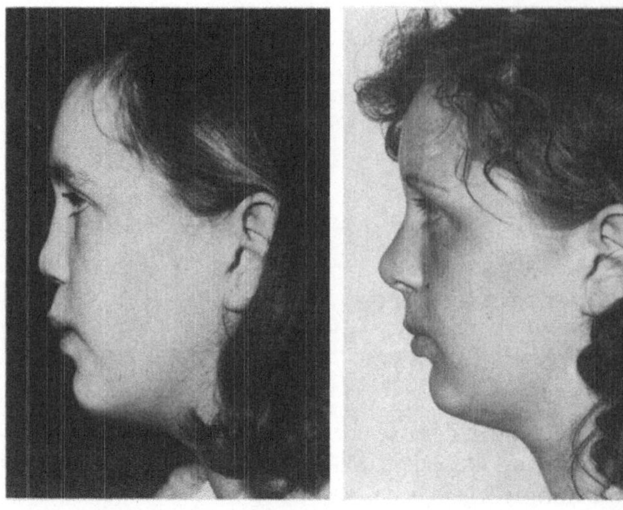

a   b

Abb. 1. a Kongenitale Hypoplasie des Septum nasi und der Ossa nasalia bei einem 12jährigen Mädchen. **b** Zustand nach operativem Aufbau des Nasenseptums durch Knorpelimplantation im 16. Lebensjahr

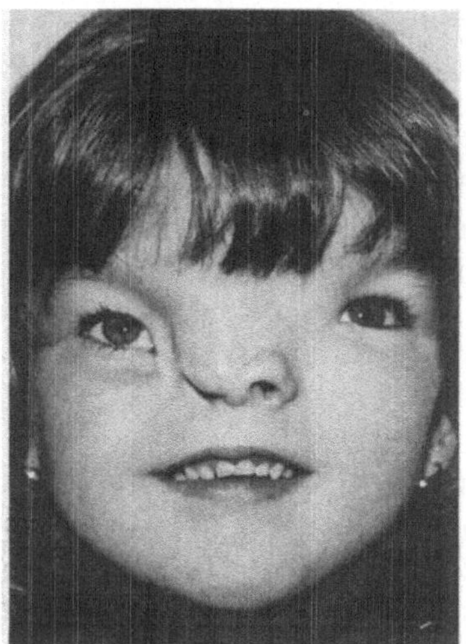

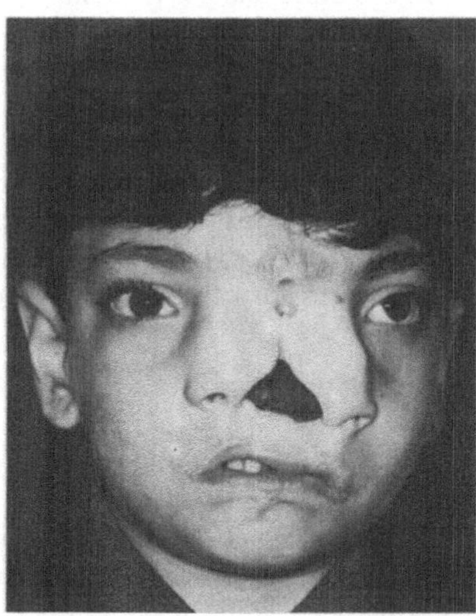

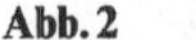

Abb. 2   **Abb. 3**

Abb. 2. Asymmetrischer Hypertelorismus und Doggennase bei einem 6jährigen Mädchen

Abb. 3. 10jähriger Junge mit einer medianen Gesichtsspalte und Nasenverdoppelung (2 Christae galli, 4 Laminae cribrosae und 4 n. olfactorii). Zustand nach Verschluß des Oberlippendefektes durch Abbé-Plastik und partiellem Verschluß der medialen Nasenspalte durch Vernähen der medialen Nasenflügel. (Nach [4, 5])

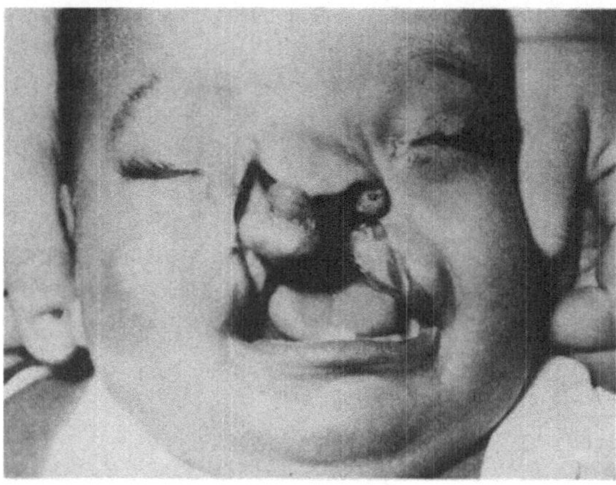 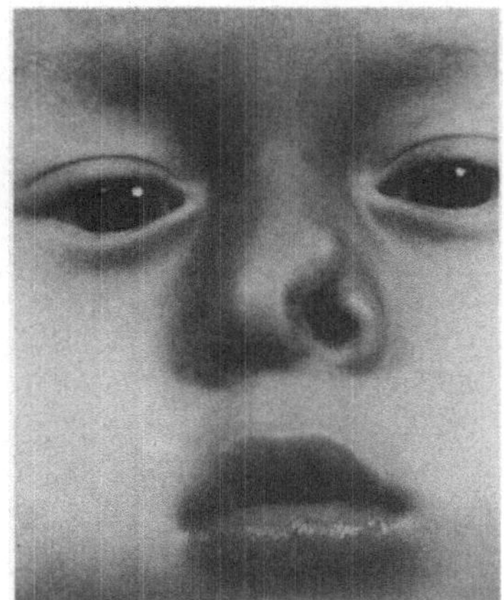

Abb. 4   **Abb. 5**

Abb. 4. Schräge Gesichtsspalte beiderseits und totale Lippen-Kiefer-Gaumen-Spalte beiderseits. Mikrophthalmie, Hirnschädelmißbildung. (Nach [7])

Abb. 5. Seitliche Nasenspalte (Nasenflügelkolobom bei einem 1jährigen Jungen ohne Defektbildung der knöchernen Nase. (Nach [7])

Weitaus seltener als die medianen sind die in Ausprägung und Form sehr variablen *lateralen* und *schrägen Gesichtsspalten* (Abb. 4). Sie beginnen immer mit einem mehr oder weniger lateral gelegenen Oberlippendefekt und ziehen entweder paranasal oder durch die Wange aufwärts zur Lidspalte, um sich dann gelegentlich auch auf Stirn und Schläfe fortzusetzen. Oft besteht gleichzeitig eine Kiefer-Gaumen-Spalte. Andeutungsweise kommen derartige Spaltbildungen als Nasenflügeldefekt (*Nasenflügelkolobom,* Abb. 5) oder seichte *Wangenfurchen* vor; auch knöcherne Defekte bei intakter Weichteildecke sind beschrieben worden. Ebenfalls den Spaltbildungen zuzurechnen sind nasale *Meningozelen,* deren Entstehung auf einen unvollkommenen Verschluß des Neuroporus in der 3. Embryonalwoche zurückgeführt wird. Nach Sokolov [8] beträgt die Frequenz von Meningo- und Meningoenzephalozelen im Schädelbereich 0,02–0,03‰, davon über 80% im Stirn- und Siebbeinbereich. Je nach Lokalisation spricht man einerseits von *extranasalen Meningozelen,* die als pulsierende, fluktuierende Tumoren im Orbita- (Nasen-Augen-Mengingozelen) oder Stirn-Glabella-Bereich (Nasen-Siebbein-Meningozelen, Nasen-Stirn-Meningozelen) imponieren, andererseits von *intranasalen Meningozelen,* die sich zwischen die Schleimhautblätter des Nasenseptums hineinstülpen und hier mit einem Nasenpolypen verwechselt werden können. Wahrscheinlich durch frühe Abschnürung solcher Hirnbrüche entstehen die sehr seltenen *intra-* und *extranasalen Gliome,* die differentialdiagnostisch von *Dermoidzysten* und *Teratomen* (s. u.) abzugrenzen sind. Die operative Entfernung von Meningoenzephalozelen erfordert ein interdisziplinäres rhinochirurgisch-neurochirurgisches Vorgehen.

3.1.3 Überschußbildungen

In Kombination mit Spaltbildungen oder Hypoplasie einer oder beider Nasenhälften führen Überschußbildungen zu *Nasenverdoppelungen* (*Rhinodymie*) bzw. zu rüsselför-

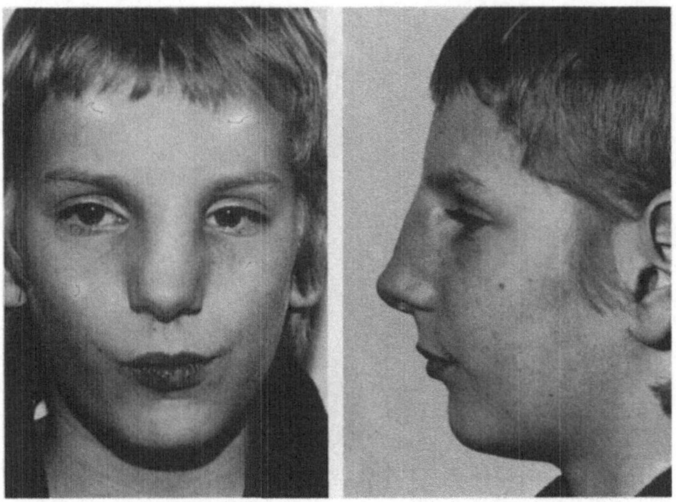

Abb. 6a, b. 11jähriger Junge mit medianer, zystisch aufgeweiteter Nasenfistel. Die Fistelöffnung auf der Mitte des Nasenrückens ist kaum sichtbar (a). Durch die zystische Auftreibung der Fistel ist der Glabellawinkel vollständig verstrichen (b)

migen Nasenanhängen (*Proboscis*). Doppelbildungen mit 4 Nasenlöchern und 4 offenen Choanen, wie von Stupka [9] und Obwegeser et al. [5] beschrieben, gehören zu den extremen Raritäten; etwas häufiger sind wohl partielle Verdoppelungen (3. Nasenloch und überschüssiger Nasenflügel). Die *Proboscis lateralis* vertritt oder verdoppelt als häutiges zylindrisches, oft mehrere Zentimeter langes Gebilde eine (hypoplastische) Nasenhälfte. Sie kommt ein- und doppelseitig vor und ist nicht selten mit Fehlbildungen des Lid- und Tränenapparates verbunden. Die chirurgische Entfernung solcher rüsselförmigen Nasenanhänge kann bereits im frühen Kindesalter erfolgen.

Bei den nicht lebensfähigen Mißgeburten mit Arhinie (s. o.) gibt es gelegentlich eine rüsselförmige Ausstülpung im Stirnbereich, die man als Proboscis medialis (sog. menschlicher Zyklop) bezeichnet hat.

3.1.4 Dystope Entwicklungsvorgänge

Durch ektodermale Keimversprengungen während des Verschlusses des vorderen Neuroporus oder infolge einer unvollkommenen Verschmelzung der medialen Nasenfortsätze – beide Theorien existieren nebeneinander – entstehen *mediane Nasenfisteln*, seltener *Dermoidzysten*. Da sich die Ossa nasalia erst zu einem späteren Zeitpunkt der Embryonalentwicklung bilden, können diese Fisteln über oder unter den Nasenbeinen liegen oder auch durch diese hindurchziehen. Sie stehen nur selten in Kontakt mit der Dura, sondern enden blind im Glabellabereich oder am ventralen Siebbeindach. Der Fistelgang ist wie die Dermoidzysten mit mehrschichtigem verhornendem Plattenepithel ausgekleidet und kann Hautanhangsgebilde (Haare, Talgdrüsen) enthalten. Aus der oft winzigen, auf der Mitte des Nasenrückens liegenden Fistelöffnung (Abb. 6a) entleert sich auf Druck weißlicher Detritus. Zysten imponieren als prall-elastische Vorwölbung und Verbreiterung des Nasenrückens (Abb. 6b). Therapie der Wahl ist

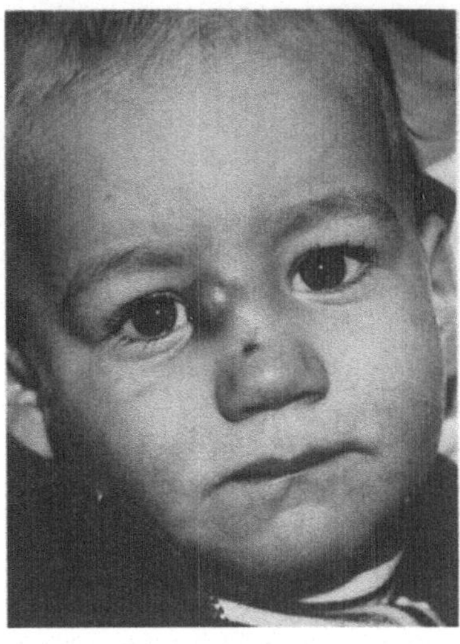

Abb. 7. Superinfizierte mediane Nasenfistel bei einem 3jährigen Jungen

die vollständige Entfernung unter bestmöglicher Schonung der knöchernen Nasenstruktur. Zurückgelassene Fisteln – oder Zystenreste führen unweigerlich zum Rezidiv. Ist die Exstirpation ohne größere Knochendefekte nicht möglich, so ist es besser, Fisteln offen zum Naseninneren hin zu drainieren. Die operative Beseitigung ist immer indiziert, da sich solche Fisteln oder Zysten infizieren und zu erheblichen Komplikationen führen können (Abb. 7).

Von Dermoidzysten abzugrenzen sind die mit Schleimhaut ausgekleideten *Nasenvorhofzysten,* die bei entsprechendem Wachstum nicht nur den Naseneingang stenosieren, sondern auch zu druckatrophischen Veränderungen an benachbarten Gewebsstrukturen führen können. Symptomatisch ganz ähnlich verhalten sich die *odontogenen Nasenzysten,* die von einer verlagerten oder überzähligen Zahnanlage ausgehen. Sehr selten wächst ein aberrierender, überzähliger Zahn auch zum Nasenboden vor, der sog. *Nasenzahn.* Die chirurgische Entfernung bereitet kaum Schwierigkeiten.

3.1.5 Atresien

Ein- oder doppelseitige vordere Nasenatresien im Sinne einer trichterförmigen Verschlußplatte (meist mit kleinem Restlumen) am Übergang vom Vestibulum nasi zur Nasenhaupthöhle (anatomisch die engste Stelle der Nase) sind außerordentlich selten. Ist die Nasenatmung nur wenig beeinträchtigt, soll die Korrektur möglichst erst nach Beendigung des Nasenwachstums erfolgen; in anderen Fällen gelten die gleichen therapeutischen Richtlinien wie bei der doppelseitigen Choanalatresie.

Für den Kliniker von größerer Bedeutung sind die wesentlich häufigeren hinteren Nasenatresien oder *Choanalatresien.* Nach statistischen Angaben von Kanzanjian u. Converse [2] bewegt sich die Frequenz doppelseitiger Choanalatresien wohl um 1,0‰. Der nur einseitige Choanalverschluß soll etwa 5mal häufiger vorkommen. Ob die Choanalatresie durch Persistenz der Membrana buccopharyngea oder der Membrana bucconasalis, oder durch sekundäre Verwachsung nach bereits erfolgter Kanalisierung entsteht, ist bisher ungeklärt. Die Verschlußplatte – meist knöchern, selten knor-

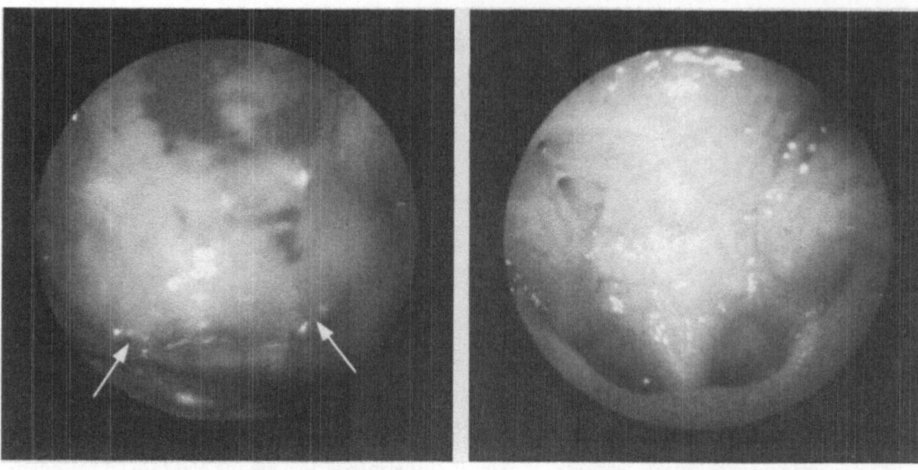

Abb. 8. a Doppelseitige Choanalatresie bei einem 6 Wochen alten weiblichen Säugling. Die Choanalverschlußplatten sind am unteren Bildrand als etwas dunkler gefärbte Grübchen zu erkennen (*Pfeile*). **b** Zum Vergleich ein normalgebildeter Nasenrachen eines 8 Wochen alten Säuglings. Die Choanen ebenfalls am unteren Bildrand

pelig oder nur häutig (dann meist mit kleinem Restlumen) – kann als „*Atresia intranasalis*" einige Millimeter vor der Choane, oder als „*Atresia marginalis*" in Höhe der Choane liegen.

Die Diagnose einer *doppelseitigen Choanalatresie* (Abb. 8) ist leicht – wenn daran gedacht wird. Legler [3] hält es für wahrscheinlich, daß es Fälle gibt, in denen Neugeborene mit der Diagnose „kongenitale Atelektase" sterben, weil nicht erkannt wird, daß ein beiderseitiger Choanalverschluß und die Unfähigkeit zur Mundatmung für die mangelhafte Belüftung der Lunge verantwortlich sind. Unmittelbar postnatal einsetzende Atemnot und Zyanose bei schleimgefüllten Nasenlöchern und spätestens die Aspiration beim ersten Trinkversuch müssen an die Choanalatresie denken lassen. Lufteinblasung oder Sondierung der Nase sichern die Diagnose: In ca. 3,0 cm Tiefe liegt beim Neugeborenen die Verschlußplatte, die Rachenhinterwand ist dagegen ca. 4,3 cm weit vom Naseneingang entfernt. Auch röntgenologisch läßt sich die Choanalatresie dokumentieren (Abb. 9): So zeigt die Röntgenaufnahme u.a., daß Gaumen- und Atresieplatte nicht etwa einen rechten, sondern einen stumpfen Winkel miteinander bilden.

Dank der großen Fortschritte in der Säuglingsintensivmedizin haben sich die *therapeutischen Richtlinien* bei doppelseitiger Choanalatresie gegenüber früheren Jahren erheblich gewandelt. Nicht mehr die hinsichtlich des Dauererfolges wenig aussichtsreiche und auch riskante transnasale Sofortperforation der Choanen (oder transpalatinale Sofortoperation) wird angestrebt, sondern die um 2–3 Monate verzögerte Korrektur. In der Regel muß das Neugeborene nur wenige Tage über einen Orotrachealtubus beatmet werden; danach gelingt das Offenhalten des Atemweges meist mit einem Säuglings-Guedel-Tubus (oder Spezialschnuller). Die Ernährung erfolgt über Magensonde. Da eine später durchgeführte Operation nicht nur für den dann widerstandsfähigeren Säugling ein geringeres Risiko bedeutet, sondern auch angesichts der bereits größeren anatomischen Verhältnisse wesentlich bessere Erfolgsaussichten hat,

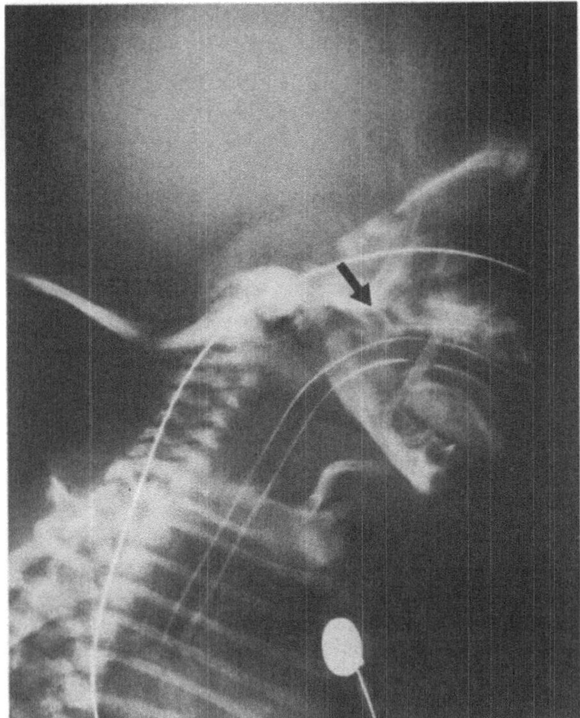

Abb. 9. Röntgendarstellung einer Choanalatresie bei einem 4 Wochen alten Mädchen. Die Atresieplatte (*Pfeil*) ist deutlich zu erkennen

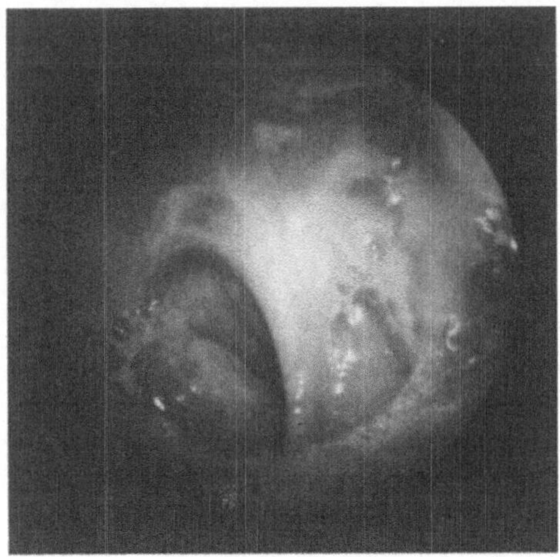

Abb. 10. Endoskopische Nasenrachenaufnahme einer linksseiten Choanalatresie mit intranasal gelegener Choanalplatte bei einem 13jährigen Jungen

lohnt sich die Mühe, abzuwarten. Für die operative Korrektur wählt heute die Mehrzahl von Autoren den transpalatinalen Zugangsweg, da er die beste Übersicht über die Choane gestattet: Unter mikroskopischer Kontrolle werden die Atresieplatten submukös abgetragen. Gezielte Schleimhautlappenplastiken epithelisieren die neugeschaffenen Choanalgänge, die von einem Silikonbougieröhrchen für einige Wochen offengehalten werden müssen. Narbige Restenosen, die einer Nachkorrektur bedürfen, scheinen nach den bisherigen Mitteilungen relativ selten zu sein.

Die einseitige Choanalatresie (Abb. 10) fällt fast regelmäßig erst im späten Kindesalter oder sogar erst im Erwachsenenalter durch einseitig behinderte Nasenatmung und anhaltende Nasensekretion auf. Die operative Korrektur geschieht auf transpalatinalem oder transnasalem Wege.

Literatur

1. Jörgensen G (1969) Zur Ätiologie der Lippen-Kiefer-Gaumenspalten. Med Heute 18:293–297
2. Kanzanjian V, Converse JM (1974) The surgical treatment of facial injuries, 3. edn.: vol 1, Williams & Wilkins, Baltimore, pp 722–728
3. Legler U (1977) Mißbildungen der Nase (mit Ausnahme der Gaumenspalten), Fremdkörper, Nasenbluten. In: Berendes J, Link R, Zöllner F (Hrsg) Hals-Nasen-Ohrenheilkunde in Praxis und Klinik (Obere und untere Luftwege I), Bd 1. Thieme, Stuttgart, S. 5.1–5.40
4. Obwegeser HL (1974) Kieferchirurgische Aufgaben im Bereich des Mittelgesichtes. Arch Otorhinolaryngol 207:229–252
5. Obwegeser HL, Weber G, Freihofer HP, Sailer HF (1978) Facial duplication – The unique case of Antonio. J Maxillofac Surg 6:179–198
6. Pfeifer G (1974) Systematik und Morphologie der kraniofacialen Anomalien. Fortschr Kiefer Gesichtschir 18:1–14
7. Schweckendiek W (1972) Spaltbildungen des Gesichts und des Kiefers. Thieme Stuttgart
8. Sokolov NJ (1949) Die operative Behandlung angeborener Encephalocelen zwischen Stirn- und Siebbein. Vestn Otorinolaringol 2:37–46; Zentralbl HNO-Heilkd 40:52
9. Stupka W (1938) Die Mißbildungen und Anomalien der Nase und des Nasenrachenraumes (Literaturübersicht). Springer, Wien

3.2 Fehlbildungen des Kehlkopfes und der Trachea

H.-J. Schultz-Coulon

3.2.1 Stridor congenitus

Führendes Symptom aller kongenitalen Fehlbildungen, die den Kehlkopfeingang, das Kehlkopflumen oder das Trachealrohr einengen, ist ein mit dem postnatalen Beginn der Atemtätigkeit einsetzendes ziehendes oder schnarchendes Atemgeräusch – der sog. *„Stridor congenitus"*.

In Abhängigkeit vom Grad der Einengung variiert die Atembehinderung von einem lediglich leichten inspiratorischen Belastungsstridor bis zum schweren inspiratorischen Ziehen (begleitet von jugulären und epigastrischen Einziehungen) und exspiratorischen Pressen mit entsprechender Zyanose. Gelegentlich manifestieren sich die Symptome des Stridor congenitus auch erst jenseits der Neugeborenenperiode, wenn durch einen Infekt eine zunächst nur milde Stenosierung durch entzündliche Schleimhautschwellung verschlimmert wird.

Als mögliche Ursachen sind, neben den nachfolgend zu besprechenden Fehlbildungen von Kehlkopf und Trachea, auch andere intra- und extralaryngeale (bzw. -tracheale) Veränderungen differentialdiagnostisch in Erwägung zu ziehen: Eine Verle-

Tabelle 1. Differentialdiagnose des Stridor congenitus

A	Extralaryngeale Stenosen	1. Makroglossie 2. Glossoptose 3. Valleculazysten
B	Kehlkopffehlbildungen	1. Laryngomalazie 2. Diaphragma laryngis 3. Synechie der Processus vocales 4. Subglott. (harte) Krikoidstenose 5. Subglott. (weiche) Bindegewebsstenose 6. Kong. Recurrenslähmung 7. Ankylose der Krikoarytenoidgelenke 8. Laryngozelen 9. Larynxzysten
C	Primäre Trachealstenosen	1. Bindegewebige Stenosen 2. Trachealdivertikel 3. Fehlbildung der Knorpelringe 4. Tracheomalazie
D	Sekundäre Tracheal- (Kompressions-)stenose	1. Struma congenita 2. Thymushyperplasie 3. Gefäßanomalie
E	Endotracheale, -laryngeale Tumoren	1. subglott. Hämangiom 2. subglott. Lymphangiom 3. intralaryngeale Struma 4. Fibrom

gung des Kehlkopfeinganges durch eine zurückgefallene Zunge (*Glossoptose*) bei Mikrogenie (Syndrom nach Pierre-Robin: Mikrogenie, Glossoptose, mediane Gaumenspalte) oder durch *Makroglossie* (muskuläre Hypertrophie, Lymph- oder Hämangiom) verursacht meist ein inspiratorisches Schnarchen (oder „Karcheln") und kann durchaus bedrohliche Formen annehmen.

Auch Stenosierungen durch *subglottische* oder *intratracheale Hämangiome* (Übersicht bei [3]), *Lymphangiome* und *Fibrome* oder intralaryngeale *aberrierende Schilddrüsenteile* (Übersicht bei [6]) erfordern meist unmittelbar postnatal therapeutische Maßnahmen. Gleiches gilt für die *kongenitale Rekurrenslähmung,* wenn sie nicht nur ein-, sondern doppelseitig auftritt. Dagegen führt eine *Kompression des Atemrohres* durch eine *Struma congenita, Thymushyperplasie* oder *Gefäßanomalie* (z. B. doppelter Aortenbogen) nur selten zu solch hochgradiger Atemnot, um eine sofortige Therapie zu verlangen.

Die Differentialdiagnose (s. Tabelle 1) des kongenitalen Stridors gelingt in den meisten Fällen auf endoskopischem Weg. Nur bei extralaryngealen Ursachen sind röntgenologische Zusatzuntersuchungen erforderlich. Die Endoskopie sollte in Tracheotomiebereitschaft vorgenommen werden, da bei schon stenosiertem Atemrohr eine geringfügige zusätzliche Schleimhautschwellung eine postoperative Notsituation nach sich ziehen kann.

Die Behandlung des Stridor congenitus ist abhängig nicht nur von der Ätiologie, sondern auch von den klinischen Symptomen. Werden respiratorische Insuffizienzzeichen in Ruhe oder auch bei Belastung nicht beobachtet, sollten diagnostische und therapeutische Maßnahmen sehr zurückhaltend angewandt werden.

Meist liegt in solchen Fällen ohnehin nur eine Kehlkopfweichheit bzw. Trachealstenose geringen Ausmaßes vor. Die klinischen Symptome verschwinden mit dem Älterwerden in der Regel noch vor Ende des 1. Lebensjahres. Außerdem schließt die frühzeitige endoskopische Diagnostik immer die Gefahr mit ein, daß durch die Untersuchung der Zustand des Neugeborenen oder jungen Säuglings erst bedrohlich wird.

Ist der Stridor lageabhängig (d. h. besonders deutlich in Rückenlage, dagegen nahezu verschwunden in überstreckter Kopfhaltung oder Bauchlage), dann sollte das Kind möglichst in der atemgünstigsten Position gelagert werden. Ein lageabhängiger Stridor weist meist auf eine harmlose Fehlbildung im Knorpelskelett von Kehlkopf oder Trachea hin.

Bei bedrohlichem Ruhestridor oder erheblichem Stridor schon bei geringer Belastung (z. B. beim Füttern: Die Säuglinge trinken und gedeihen schlecht) muß frühzeitig die Ursache des Stridors geklärt werden, um die weiteren therapeutischen Schritte einleiten zu können. In der Regel wird man vorher tracheotomieren müssen.

3.2.2 Anlage- und Differenzierungsstörungen

Das Tracheobronchialsystem entwickelt sich durch Abfaltung und Eigenwachstum der ventralen Wand des embryonalen Vorderarmes. Störungen des Abfaltungsprozesses hinterlassen Organdefekte, offene Verbindungen zwischen Trachea und Ösophagus, Trachealdivertikel und Ösophaguszysten.

Die *totale Aplasie* des Atemapparates ist ebenso wie die *isolierte Trachealaplasie* mit offener Kommunikation zum Ösophagus extrem selten und klinisch uninteressant, da solche Individuen nicht lebensfähig sind. Wesentlich häufiger sind dagegen die verschiedenen Varianten von *Ösophagustrachealfisteln* mit und ohne *Ösophagusatresie*, die in der Mehrzahl der Fälle einer chirurgischen Therapie zugänglich sind. Im Fistelbereich ist die Trachea häufig stenosiert. Allerdings werden ösophagotracheale Fisteln nicht mehr zu den eigentlichen Fehlbildungen des Atemtraktes gezählt und daher an anderer Stelle besprochen (s. Abschn. 2.3.4).

Trachealdivertikel sind als rudimentäre, überschüssige Bronchialknospen zu deuten; sie können in jeder Höhe der Trachea als Wandausstülpungen oder als blind endende Fistelgänge von der Pars membranacea oder den Zwischenknorpelräumen ausgehen. Klinisch manifestieren sie sich nur sehr selten mit hartnäckigem Husten, bei Tracheakompression mit Stridor. Gelegentlich führen sie zu einer Mediastinitis. Meist werden Trachealdivertikel als Zufallsbefunde bei der Bronchoskopie oder erst postmortal entdeckt. Zu den gelegentlichen Zufallsbefunden gehören auch die sog. *Ösophaguszysten*, die durch beiderseitige Abschnürung epithelialer Verbindungsstränge zwischen Ösophagus- und Trachealanlage entstehen sollen und beim Erwachsenen Hühnereigröße erreichen können [1].

3.2.3 Störungen der Ausgestaltung

3.2.3.1 Kehlkopf

3.2.3.1.1 Atresie und Stenosen

Erst vom 3. Embryonalmonat an wird das bis dahin von Epithelwucherungen verschlossene Kehlkopflumen (bis auf eine feine Restöffnung im dorsalen Glottisbereich:

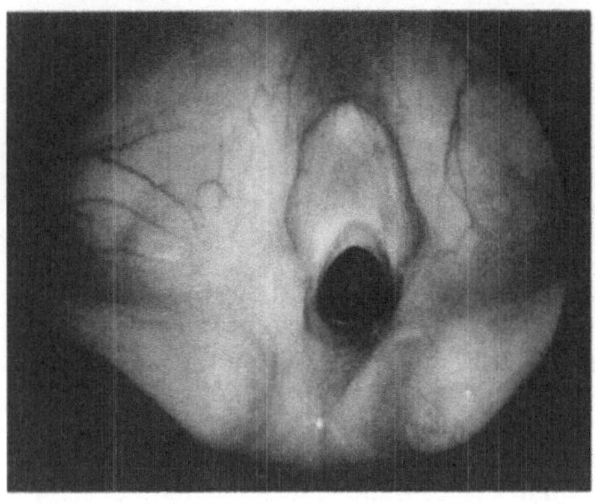
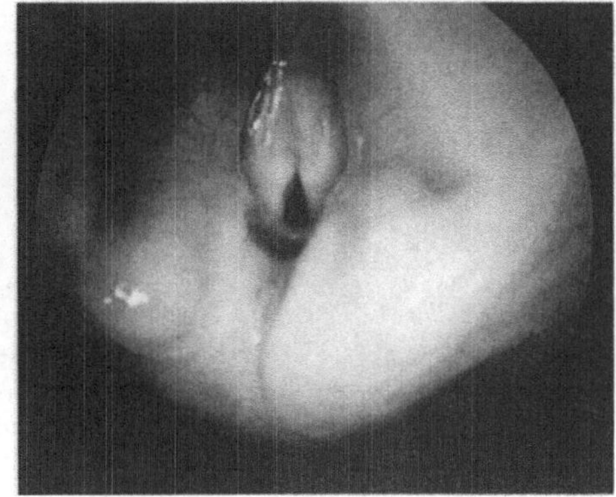

Abb. 1 **Abb. 2**

Abb. 1. Kongenitales Diaphragma laryngis bei einem 8jährigen Mädchen. Von Geburt an bestanden deutlicher Belastungsstridor und Heiserkeit. (Nach [10])

Abb. 2. Kongenitale Synechie der Processus vocales bei einem $2^1/_2$jährigen Jungen. Inspiratorischer Stridor bei forcierter Atmung seit Geburt. (Nach [10])

Canalis pharnygotrachealis) durch Auseinanderweichen der Arywülste kanalisiert und zu seiner endgültigen Form ausgestaltet. Persistiert die physiologische Epitheloklusion vollständig oder teilweise, so resultieren Atresie oder Stenosen unterschiedlichen Grades. Bei der sehr seltenen *Kehlkopfatresie* bleibt die Lichtung des gesamten Kehlkopfes (translaryngeale Atresie), des subglottischen Raumes (subglottische Atresie) oder nur der Stimmritze (Glottisatresie) durch bindegewebige, muskuläre oder auch knorpelige Gewebsmassen bis auf den in der Regel nachweisbaren, mikroskopisch dünnen Laryngotrachealkanal verschlossen. Oft bestehen weitere schwere Mißbildungen des Atemtraktes oder des kardiovaskulären Systems, so daß diese Kinder selbst dann, wenn eine rechtzeitige Tracheotomie unmittelbar postnatal gelingt, kaum je als lebensfähig gelten können. Von weit größerer klinischer Bedeutung sind dagegen die kongenitalen *Kehlkopfdiaphragmen,* d. h. schwimmhautähnliche Synechien der ventralen Stimmlippenabschnitte, die je nach Größe den Glottisspalt mehr oder weniger einengen (sog. klassisches Diaphragma laryngis, Abb. 1). Der freie Rand der „Glottissegels" ist membranartig, die ventrale Basis oft sehr dick. Gelegentlich liegt das Segel caudal der Stimmritze als subglottisches Diaphragma [5]. Eine Segelbildung zwischen den Taschenbändern wurde ebenfalls beobachtet. Wir selbst konnten den sicher extrem seltenen Fall einer *kongenitalen Synechie der Processus vocales* durch endoskopische Durchtrennung erfolgreich behandeln (Abb. 2).

Die klinischen Symptome richten sich nach der Größe des Diaphragmas: In leichten Fällen inspiratorischer Belastungsstridor mit tonloser Stimme (Aphonie) und Unvermögen, zu schreien; bei hochgradiger Stenosierung schwere Ruhedyspnoe mit stridoröser Atmung. Sind *therapeutische Sofortmaßnahmen* erforderlich, so ist der Versuch einer frühzeitigen Bougierung von Kehlkopfdiaphragmen wenig sinnvoll, da sich anschließend wesentlich schwieriger zu behandelnde Narbenstenosen entwickeln können. In der Regel wird man für längere Zeit (oft mehrere Jahre) ein Tracheostoma anlegen müssen, bis eine erfolgversprechende Glottiserweiterung möglich ist. Auf keinen

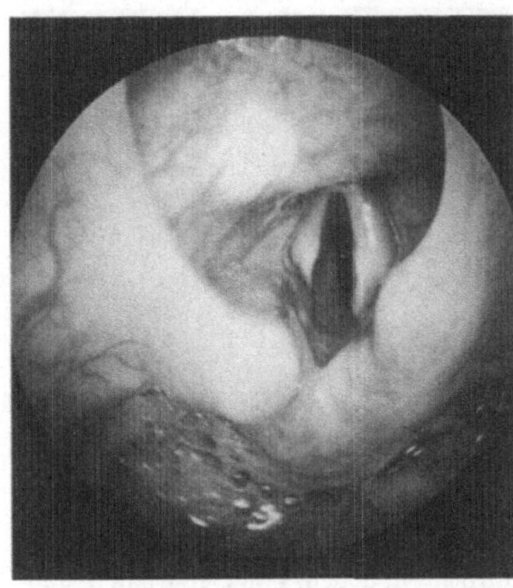

Abb. 3. Kongenitale subglottische hyperplastische Kehlkopfstenose. Wegen schweren kongenitalen Stridors war unmittelbar postnatal eine Tracheotomie erforderlich. Im Alter von 3½ Jahren hatte sich das Kehlkopflumen ausreichend geweitet, um die Trachealkanüle komplikationslos ohne glottiserweiternde Operation entfernen zu können (die endoskopische Aufnahme entstand im Alter von 4 Wochen). (Nach [10])

Fall sollten solche Kinder über einen Endotrachealtubus für längere Zeit beatmet werden, da die durch den Tubusdruck unvermeidbare Schleimhautschädigung im Stenosenbereich zur Verstärkung der Stenose und damit zur Verschlimmerung der Gesamtsituation führen muß. Dünne Membranen lassen sich mittels direkter Mikrolaryngoskopie schon während des 1. Lebensjahres abtragen, bei dickwandigen Diaphragmen sind jedoch ausgedehnte plastisch-rekonstruktive Eingriffe erforderlich, die nicht vor dem 3. Lebensjahr vorgenommen werden sollten. In jüngster Zeit läßt die Möglichkeit der CO^2-Laser-Chirurgie am Kehlkopf auf eine frühzeitigere Rehabilitation solcher Kinder hoffen [8].

Neben den Diaphragmen kommen gleichmäßige Verengungen des subglottischen Kehlkopflumens durch embryonale Wachstumsverzögerungen vor (sog. harte *hypoplastische Krikoidstenosen*). Ebenso gibt es *hyperplastische Kehlkopfstenosen* durch überschüssiges Bindegewebe im subglottischen Raum (Abb. 3). Die therapeutischen Empfehlungen entsprechen denen beim Kehlkopfdiaphragma. Bei bindegewebigen Stenosen weitet sich manchmal das Kehlkopflumen mit dem postnatalen Wachstum von selbst ausreichend, so daß sich eine glottiserweiternde Operation erübrigt.

3.2.3.1.2 Mißbildungen des Kehlkopfskeletts

Die häufigsten Fehlbildungen am Kehlkopfgerüst betreffen die *Epiglottis*: sie kann vollständig fehlen (*Aplasie*) oder nur rudimentär angelegt – hypoplastisch – sein. *Spaltbildungen* gibt es von kleinen medialen Einkerbungen über tiefe, lanzettenförmige Spalten bis zur vollständigen Zweiteilung in allen Varianten. Der Kliniker sollte wissen, daß derartige Epiglottismißbildungen *funktionell bedeutungslos* sind; der Verschluß des Atemrohres beim Schlucken wird allein durch Hochziehen des Kehlkopfeinganges unter den Zungengrund gewährleistet. Schluckstörungen bei Kindern dürfen also nicht mit einer vielleicht gleichzeitig vorhandenen Epiglottismißbildung in ursächlichen Zusammenhang gebracht werden.

Außer den Defektbildungen kennt man u. a. zahlreiche *Formvarianten* der Epiglottis, wie Hufeisen-, Omegaform, Knickungen und Schrägstand. Sie sind ebenfalls klinisch belanglos bis auf die tütenförmige oder rinnenförmige Epiglottis. Wenn diese Formanomalie bei Neugeborenen durch eine Ausreifungsverzögerung mit einer ge-

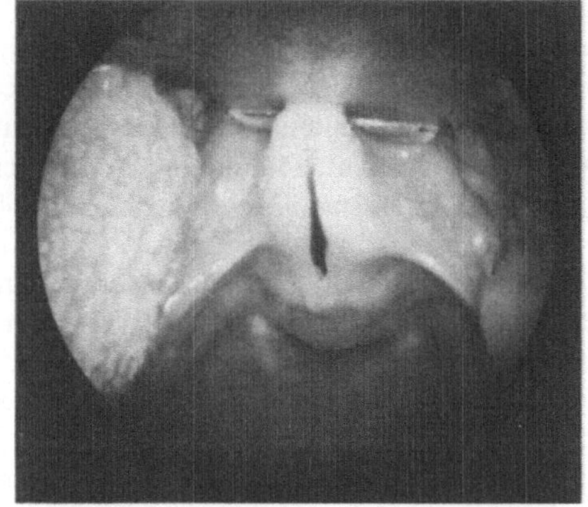

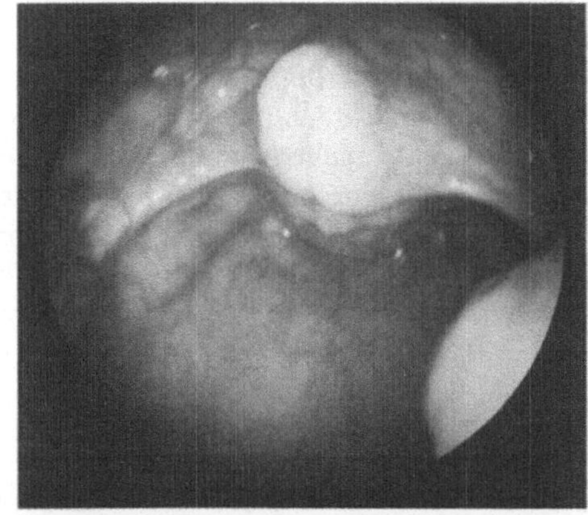

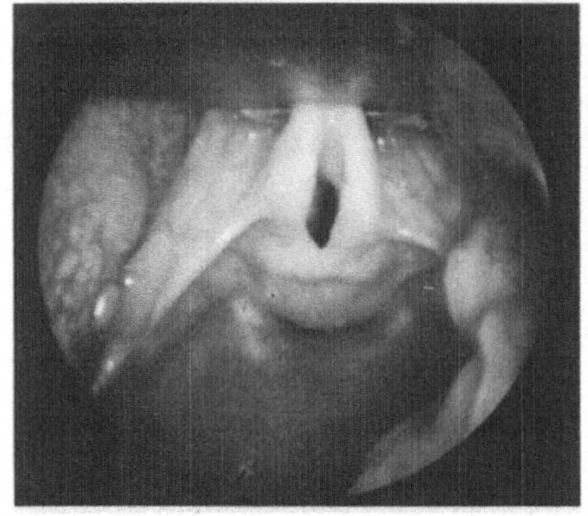

Abb. 4 a–c. Endoskopische Kehlkopfaufnahmen bei einem 6 Monate alten Säugling mit Laryngomalazie. Tütenförmige Epiglottis. **a** Normalstellung der Epiglottis während der Atempause, **b** kollabierte Epiglottis bei Inspiration, **c** entfaltete Epiglottis bei Exspiration. (Nach [10])

wissen Weichheit des Knorpelskeletts (sog. *Laryngomalazie*) verbunden ist, entsteht eine harmlose, meist aber recht „laute" funktionelle Stenose des Kehlkopfeinganges, der sog. *Stridulus*. Bei forcierter Einatmung (z. B. Schreien) kommt es durch die erhöhte Luftströmungsgeschwindigkeit zu einem Ansaugeffekt, der die gefalteten Epiglottishälften entweder kollabieren läßt oder in Schwingungen versetzt (Abb. 4a–c).

In jedem Fall hört man ein lautes schnarchendes Einatmungsgeräusch. Die gleichzeitig resultierende Inspirationsbehinderung nimmt jedoch so gut wie nie bedrohliche Formen an, selbst dann nicht, wenn bei entsprechender Instabilität des übrigen Kehlkopfgerüstes gleichzeitig auch die aryepiglottischen Falten und die Arywülste in den Larynxeingang hineingesogen werden. Therapeutische Maßnahmen erübrigen sich. Spätestens am Ende des 1. Jahres verschwindet der Stridulus, da das Kehlkopfgerüst fester wird.

Isolierte *Defekt*- und *Überschußbildungen* von Schild- und Ringknorpel gehören im Gegensatz zu den recht häufigen *Asymmetrien* des Kehlkopfgerüstes zu den Raritäten. Bekannt sind die ventrale Spaltung des Schildknorpels, die Aplasie der Ringknorpelplatte und abnorme feste Verbindungen des Schildknorpels mit dem Zungenbein oder über das große Zungenbeinhorn mit der Schädelbasis. Derartige Fehlbildungen bleiben in der Regel klinisch stumm; allenfalls bilden sie manchmal die Basis für spätere Stimmstörungen.

Ein weitaus ernsteres Krankheitsbild ist die dorsale *Kehlkopfspalte* (laryngo-ösophageale Spalte) infolge einer Defektbildung der Krikoidplatte. Die Spalte kann sich auf die Pars membranacea der Trachea (partielle laryngo-tracheo-ösophageale Spalte), gelegentlich sogar bis zur Bifurkation (totale laryngo-tracheo-ösophageale Spalte) ausdehnen. Wichtig ist, daß die Kehlkopfspalte oft mit einer Ösophagotrachealfistel kombiniert auftritt. Kehlkopfspalten werden leicht übersehen, wie eine Publikation von Harrison et al. [4] zeigt. Man muß daran denken, wenn trotz Fehlen oder nach erfolgreichem Verschluß einer Ösophagotrachealfistel bei Nahrungsaufnahme aspi-

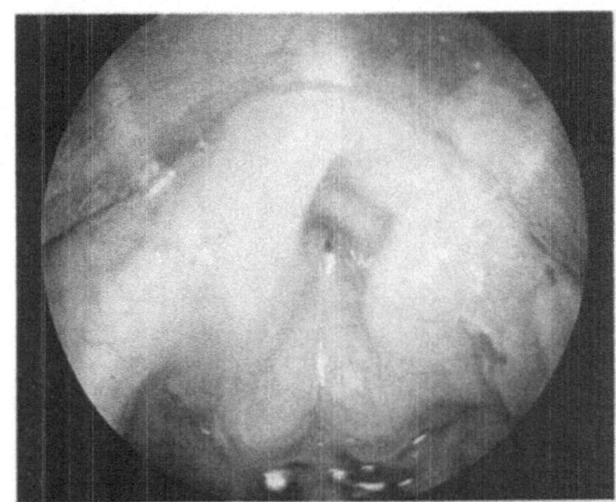
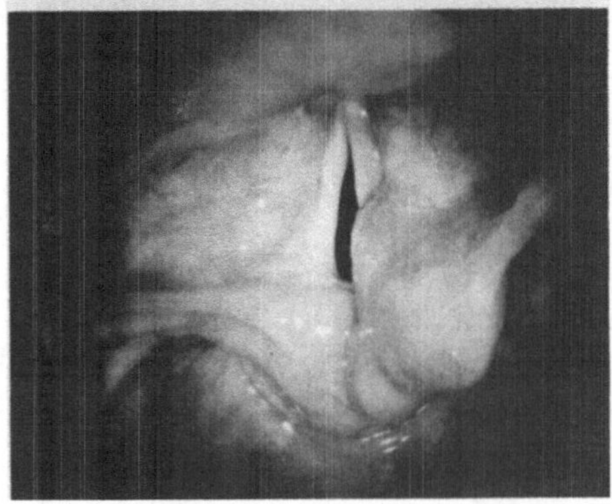

Abb. 5. a Hochgradige Glottisstenose durch kongenitale doppelseitige Ankylose der Krikoarytänoidgelenke bei einem 3 Wochen alten männlichen Säugling. **b** Zustand nach Resektion des linken Aryknorpels mit Laterofixation der linken Stimmlippe im Alter von $3^1/_2$ Jahren. Der erweiterte und für die Respiration ausreichende Glottisspalt ist infolge der etwas schrägen Aufnahmerichtung nur teilweise sichtbar. (Nach [10])

riert wird und sich Aspirationspneumonien entwickeln. Die chirurgische Korrektur solcher Spalten ist schwierig und kann nur gelingen, wenn gleichzeitig der M. constrictor pharyngis caudalis durchtrennt wird.

Eine beiderseitige knorpelige *Ankylose der Krikoarytänoidgelenke* mit Paramedianstellung der Stimmlippen und entsprechender hochgradiger Atembehinderung wurde erstmals von Cox u. Simmons [2] beschrieben. Eine eigene Fallbeobachtung zeigen die Abb. 5a, b. Da man diese Anomalie nur mittels Elektromyographie der Vocalismuskulatur von der kongenitalen beiderseitigen Rekurrenslähmung abgrenzen kann, wurde sie sehr wahrscheinlich früher nicht diagnostiziert. Therapeutisch läßt sich gut durch Resektion eines Aryknorpels und Lateralfixation der gleichseitigen Stimmlippe im 2.–3. Lebensjahr helfen (Abb. 5b).

3.2.3.1.3 Fehlbildungen des Schleimhautreliefs

Von den zahlreichen Formvarianten des laryngealen Schleimhautreliefs, die keinen Krankheitswert haben und nur den Laryngologen interessieren, sei hier nur die nicht seltene Längsfurchenbildung auf den Stimmlippen (*Sulcus glottideus*) genannt. In ausgeprägten Fällen täuscht sie eine Verdoppelung der Stimmlippen vor und soll zu späteren Stimmstörungen prädestinieren.

3.2.3.1.4 Laryngozelen und Zysten

Durch eine abnorme, hernienartige Aussackung eines oder beider Kehlkopfventrikel entstehen ein- oder beidseitige luftgefüllte Schleimhautsäcke, die sich entweder nur im supraglottischen Kehlkopfraum zwischen Schildknorpel und Taschenband als sog. *innerer Kehlsack* (oder *Laryngozele*) ausdehnen oder sich über den kranialen Schildknorpelrand hinweg nach lateral als sog. *äußere Laryngozele* (Abb. 6a, b) entwickeln. Inwieweit atavistische Beziehungen zu den physiologischen Kehlsäcken bestimmter Affenarten (z. B. Orang-Utan, Gorilla) anzunehmen sind, ist unbekannt. Jedenfalls scheinen sie nach Wustrow [11] im Vergleich zu anderen Kehlkopffehlbildungen verhältnismäßig häufig zu sein.

Innere Laryngozelen können durch Einengung des Kehlkopfeinganges schon im frühen Säuglingsalter zu einem schweren inspiratorischen Stridor führen. Therapie der Wahl ist die sofortige Intubation, dann Tracheotomie und operative Entfernung der Laryngozelen. In leichten Fällen verursachen sie lediglich anhaltende Heiserkeit und evtl. Schluckbehinderungen. Äußere Laryngozelen fallen dagegen regelmäßig erst im Kindes- oder Erwachsenenalter als sog. „Blähhals" auf: Beim Pressen und Husten wölbt sich eine Halsseite durch zunehmende Luftfüllung des Kehlsackes vor; auf Druck hin entleert sich die Luft wieder unter einem rauhen Strömungsgeräusch. Auch diese Laryngozelen sollten immer operativ beseitigt werden, da sich bei entzündlichen Verklebungen der meist nur engen laryngealen Zelenöffnung schwere akut entzündliche Komplikationen entwickeln können („Kehlsackempyem").

Selten begegnet man auch sog. *kombinierten Laryngozelen,* die sich sowohl nach innen als auch nach außen hin entwickelt haben.

Kongenitale Kehlkopfzysten können in sehr variabler Größe in allen laryngealen Regionen vorkommen. Ihre Entstehung muß man sowohl auf epitheliale Keimversprengung als auch auf appendikuläre Abschnürung eines Kehlkopfventrikels (dann Lokalisation im Taschenbandbereich) oder auf Reste des Ductus thyreoglossus (dann Lo-

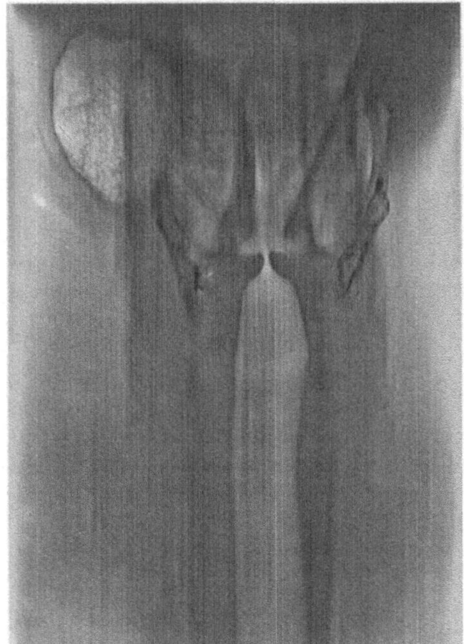
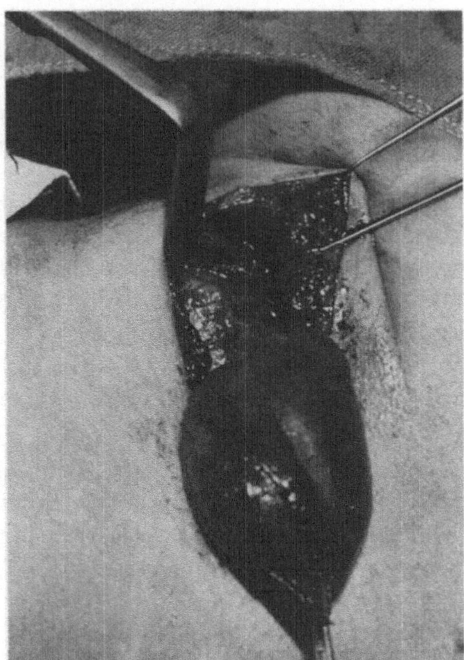

a   b

Abb. 6. a Xeroradiotomogramm einer rechtsseitigen äußeren Laryngozele bei einem 39jährigen Patienten. **b** Operationssitus beim gleichen Patienten: Die Laryngozele ist bis auf den schmalen, um den kranialen Rand der rechten Schildknorpelplatte in das Larynxinnere ziehenden Zelenanteil isoliert

kalisation im Bereich der Epiglottis und Valleculae; Abb. 7) zurückführen [7]. Sie sind regelmäßig ausgekleidet mit Flimmer- oder geschichtetem Plattenepithel und enthalten muköses Sekret. Bei entsprechender Größe und Lokalisation können sie ein bedrohliches Atemhindernis sein und sich unter dem Bild eines Stridor congenitus manifestieren. Richtig erkannt lassen sie sich leicht durch Eröffnung und Entfernung der vorgewölbten Zystenwand dauerhaft beseitigen. Neben den kongenitalen Zysten gibt es jedoch auch bereits im frühen Kindesalter kleinere *Retentionszysten,* die, wenn sie im Stimmlippenbereich (Abb. 8) entstehen, chronische Heiserkeit hervorrufen; auch sie lassen sich auf mikrochirurgischem Wege leicht entfernen.

3.2.3.2 Trachea

Eine angeborene isolierte Atresie der Luftröhre bei sonst normaler Ausgestaltung des Knorpelgerüstes ist bisher nicht beschrieben worden. Als wohl extreme Raritäten können breitbandige *Stenosen* und *Segelbildungen* vorkommen. Etwas häufiger sind kongenitale Trachealstenosen durch *Fehlbildungen* der *Knorpelspangen,* und zwar v.a. durch hochgradig stenosierende *Knorpelringbildungen* beschrieben worden (bei Fehlen der Pars membranacea; meist im kaudalen Trachealabschnitt, vereinzelt aber auch über die gesamte Länge der Trachea).

Daneben gibt es auch mißgestaltete Knorpelspangen sowie Verblockungen und Defektbildungen. Bei in transversaler Richtung sanduhrförmigem Trachealquerschnitt

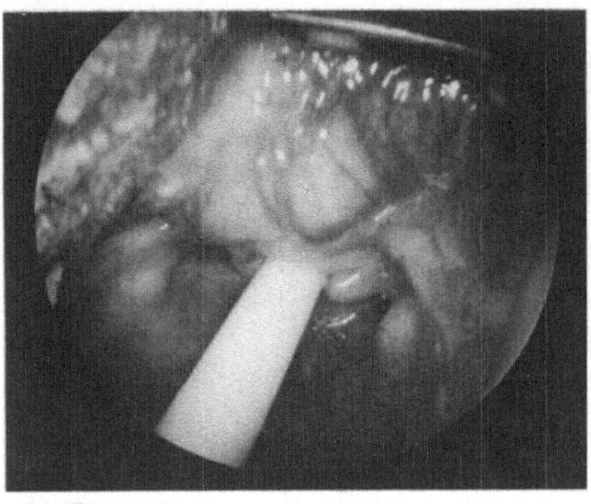 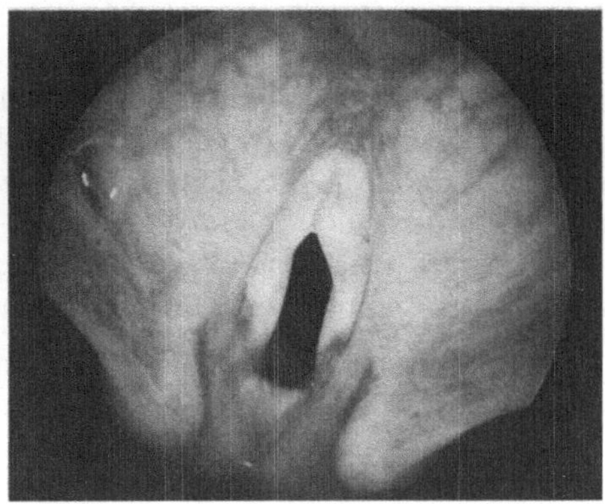

Abb. 7												**Abb. 8**

Abb. 7. Große, kongenitale Valleculazyste bei einem 8 Tage alten weiblichen Säugling. Die nach dorsal gedrängte Epiglottis ist zwischen Endotrachealtubus und Zyste gerade noch erkennbar. Der Zungengrund ist durch den Larynxspatel (*oberer Bildrand*) nach ventral gedrängt. (Nach [10])

Abb. 8. Rententionszyste der rechten Stimmlippe bei einem 8jährigen Mädchen mit „kongenitaler" Heiserkeit. (Nach [9])

kann im Säuglings- und Kleinkindesalter infolge der noch sehr weichen Knorpelspangen zusätzlich eine *funktionelle Trachealstenose* bestehen, wobei sich der zervikale Trachealabschnitt mechanisch anders verhält als der thorakale: Der zervikale kollabiert infolge des Bernoulli-Ansaugeffektes sowohl bei verstärkter Inspiration als auch bei beschleunigter exspiratorischer Luftströmung; in ihrem thorakalen Segment verengt sich die Trachea dagegen nur exspiratorisch, während sie inspiratorisch durch den intrathorakalen Unterdruck erweitert wird. Eine derartige funktionelle Stenose kann die Respirationsleistung zusätzlich (insbesondere beim Abhusten) so stark beeinträchtigen, daß selbst dann tracheotomiert werden muß, wenn die Ruheatmung noch ausreichend ist.

Alle stenosierenden Fehlbildungen der Luftröhre werden als *primäre Trachealstenosen* den *sekundären Kompressionsstenosen* (Gefäßring, Struma congenita usw.) gegenübergestellt.

Die Therapie primärer Trachealstenosen und die Prognose hängen von Ausmaß und Lokalisation der Stenose ab. Bei kleineren Stenosen genügt meist eine konservative Behandlung, die die poststenotische Sekretretention verhindert: Inhalationen, evtl. Klopfdrainage. Jenseits des 2.–3. Lebensjahres verlieren diese Stenosen meist an klinischer Bedeutung. Allerdings kann sich bei banalen Infekten durch die Schleimhautschwellung im stenotischen Abschnitt ein bedrohlicher Stridor entwickeln. Bei ausgeprägten primären Trachealstenosen mit erheblichem Ruhestridor muß bei hochsitzenden Stenosen im mittleren Trachealabschnitt die Tracheotomie unterhalb der Stenose durchgeführt werden, bei tiefsitzenden Stenosen und Stenosen über die gesamte Länge des Trachaelrohres ist die Prognose sehr zweifelhaft. Chirurgische Eingriffe wurden versucht, sind aber besonders bei Kleinkindern problematisch.

Dagegen können bei Kompressionsstenosen die Atemwege häufig durch eine oro- oder nasotracheale Intubation und nachfolgende Tracheotomie meist ausreichend offen gehalten werden. Gelingt es nicht, durch Beseitigung der Ursache (z. B. Korrektur der Gefäßanomalie, Strumektomie) das Tracheallumen ausreichend zu weiten, so muß das Kind einige Jahre lang eine Trachealkanüle tragen in der Hoffnung, daß sich die Trachealwand stabilisiert. Trifft dieser Fall nicht ein, so sind spätere plastisch-chirurgische Eingriffe (z. B. Spananlagerung) zur Rekonstruktion eines stabilen Trachealrohres erforderlich.

Angeborene Tracheomegalien wurden gelegentlich beobachtet, führen jedoch nicht zu klinischen Symptomen. (Über die Tracheobronchomegalie s. 3.3.4.4)

Literatur zu Abschn. 3.2.1–3

1. Beck K, Schneider P (1926) Mißbildungen und Anomalien des Kehlkopfes, der Luftröhre und der großen Bronchien. In: Denker A, Kahler O (Hrsg) Handbuch der Hals-Nasen-Ohrenheilkunde, Bd 2 (Obere Luftwege und Mundhöhle II), S. 408–443), Springer, Berlin; Bergmann/München
2. Cox BJ, Simmons FB (1974) Midline vocal cord fixation in the newborn. Arch Otolaryngol 100:219
3. Feuerstein SS (1973) Subglottic hemangioma in infants. Laryngoscope 83:466–475
4. Harrison HS, Fuqua WB, Giffin RB (1965) Congenital Laryngeal cleft: Report of a case: Am J Dis Child 110:556–558
5. Holinger PH, Johnson KC, Schiller F (1954) Congenital anomalies of the larynx Ann. Otol. (St. Louis) 63:581–606
6. Köhn K (1969) Kehlkopf und Luftröhre. B. Die Mißbildungen, Anomalien und Varianten. In: Doerr W, Seifert G, Uehlinger E (Hrsg) Spezielle pathologische Anatomie, Bd. 4. Springer, Berlin Heidelberg New York, S. 162–174
7. Matzker J (1975) Über große Zysten und Zelen des Larynxeinganges und seiner Umgebung. Z Laryngol Rhinol Otol 36:318–229
8. Miehlke A, Chilla R, Vollrath M (1980) Die Kryo- und Laserchirurgie zur Behandlung maligner und benigner Kehlkopfprozesse. HNO 28:357–364
9. Schultz-Coulon H-J (1976) Das heisere Kind. Deutsches Ärzteblatt 73:2203–2208
10. Schultz-Coulon H-J (1984) Klinik und Therapie der kongenitalen Fehlbildungen des Kehlkopfes. HNO 32:135–148
11. Wustrow F (1963) Branchiogene Halsfisteln und Halszysten, kongenitale Ohr-Hals-Fisteln und Laryngocelen. In: Berendes J, Link R, Zöllner F (Hrsg) Hals-Nasen-Ohrenheilkunde, Bd II/2. Thieme, Stuttgart, S. 733–746

3.2.4 Kongenitale Ösophagusatresie und kongenitale ösophagotracheale Fistel (H-Fistel)

H. J. Zimmermann

Diese beiden angeborenen Fehlbildungen gehen auf eine frühe Störung des Abfaltungsprozesses des primitiven Respirationstraktes aus dem Vorderdarm zurück (4.–6. Embryonalwoche). Dabei ist die Ätiologie unbekannt, die zahlreichen embryologischen Erklärungsversuche sind spekulativ. Es existiert keine Theorie, die dem Formenreichtum der vorkommenden Anomalien gerecht wird.

3.2.4.1 Häufigkeit

Die Häufigkeit der Ösophagusatresie wird ziemlich einheitlich mit 1:2 500 bis 1:3 000 Geburten angegeben, die isolierte ösophagotracheale Fistel ist viel seltener, sie beträgt etwa 1:80 000 bis 1:90 000 Geburten.

3.2.4.2 Definition und pathologische Anatomie

Die Einteilung der Atresieformen nach Vogt [6] aus dem Jahre 1929 hat sich bis heute bewährt, wiewohl von Kluth [2] 97 differente Konstellationen zusammengetragen wurden (Abb. 1).

In 85–90% der Fälle findet sich der Typ Vogt III B: Ein muskelkräftiger oberer Blindsack endet in Höhe des 2.–4. Thorakalwirbels, der distale Ösophagusanteil endet als dünne Fistel dorsal im Bereich der Pars membranacea der Bifurkation. Die isolierte ösophagotracheale Fistel findet sich meist im zervikalen bzw. zervikothorakalen Tracheaabschnitt und läuft immer von der Trachea schräg nach unten zum Ösophagus. Tiefe H-Fistel-Formen sind selten.

Über die Hälfte der Kinder mit Ösophagusatresie haben assoziierte Mißbildungen, meist im übrigen Magen-Darm-Trakt, Herz- und Urogenitalfehlbildungen. Außerdem ist die hohe Rate an Früh- oder Mangelgeborenen auffällig [1, 5]. Die Überlebenschancen dieser Kinder hängen von solchen zusätzlichen Risiken wesentlich ab. Waterston [7] hat deshalb eine Einteilung in Risikogruppen vorgenommen (s. Tabelle 1).

3.2.4.3 Diagnose und Klinik

Das auffällige „Speicheln" eines Neugeborenen läßt manchmal schon eine gut geschulte Kinderschwester an die Diagnose Ösophagusatresie denken. Das sich im Blindsack sammelnde Sekret kann aber auch aspiriert werden: Hustenattacken und rezidivierende Zyanoseanfälle sind die Folgen.

Die Diagnose der H-Fistel wird meist nicht so schnell gestellt: Aber auch hier können Schluckprobleme und Hustenanfälle an die Diagnose denken lassen. Manchmal wird die Diagnose monatelang verschleppt und erst aufgrund rezidivierender Pneumonien gestellt.

Die Diagnose der Ösophagusatresie wird durch 2 Maßnahmen gesichert:
1. Nach Einführen einer großkalibrigen Magensonde stößt man nach 8–12 cm auf einen „federnden" Widerstand.
2. Durch ein a.-p. Röntgenbild (Babygramm): Meist kann das luftgefüllte, halbrunde, breite Ende des oberen Blindsacks mit der einliegenden Sonde gut ausgemacht werden (Abb. 2). Die luftgefüllten Darmschlingen beweisen das Vorhandensein einer „unteren Fistel" (Typ Vogt III B). Eine Kontrastmitteldarstellung des oberen Blindsackes ist nach diesen beiden Maßnahmen meist nicht mehr erforderlich. Diese kann in Zweifelsfällen nötig werden, sollte dann aber nur mit einem wäßrigen Kontrastmittel von einem erfahrenen Kinderradiologen vorgenommen werden. Die Diagnose der H-Fistel ist eine Domäne geschulter Endoskopiker (Bronchoskopie, Ösophagoskopie), aber auch hier kann die Röntgendarstellung notwendig werden: Wichtig sind der streng seitliche Strahlengang und optimale personelle und technische Bedingungen.

Aus der liegenden Sonde sollte alle 5 min Sekret abgesaugt werden, das Kind flach gelagert und beschleunigt in ein kinderchirurgisches Zentrum gebracht werden. Eine frühe Intubation reduziert die Aspirationsgefahr.

3.2.4.4 Therapie

Ziel der Operation ist 1) der Fistelverschluß, d.h. das Ausschalten der „inneren Aspiration"; 2) die primäre Ösophagusanastomose. Ist die Distanz der Ösophagusenden zu groß (mehr als 3 cm), so können verschiedene Alternativverfahren zur Anwendung kommen (Fadenmethode nach Rehbein, Längsbougierung nach Howard-Myers oder

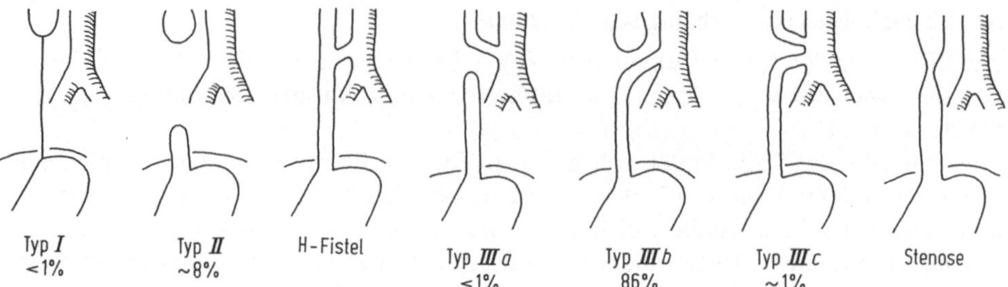

Abb. 1. Ösophagusatresietypen. (Nach Vogt [6])

Tabelle 1. Risikogruppen von Kindern mit Ösophagusatresie (Waterston [7])

Gruppe	Geburtsgewicht	Sonstige Risiken
A	>2,5 kg	Keine
B_1	1,8–2,5 kg	Keine
B_2	>2,5 kg	Leichte Pneumonie oder assoziierte Mißbildungen
C_1	<1,8 kg	Keine
C_2	Jedes Gewicht	Schwere Pneumonie oder gravierende Mißbildungen

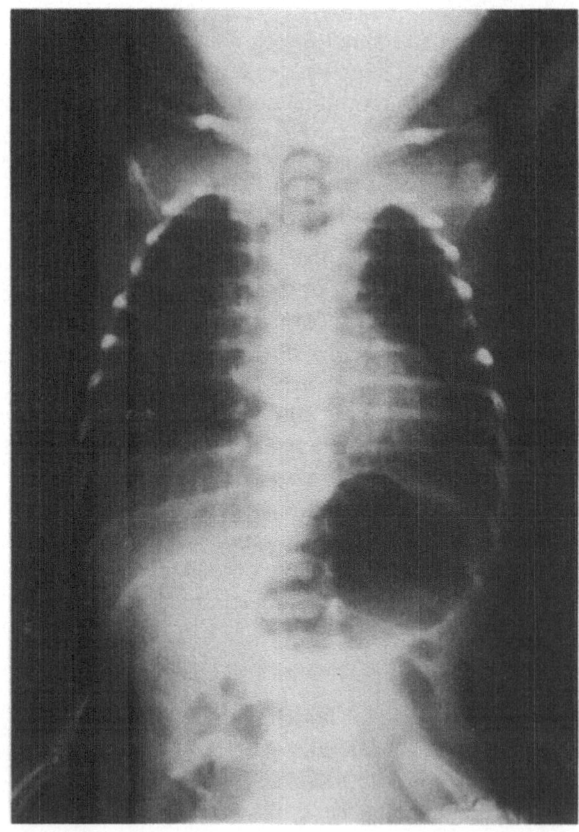

Abb. 2. „Babygramm" eines Neugeborenen mit Ösophagusatresie. Zu erkennen ist der obere Blindsack der Speiseröhre. Luft im Magen und im Darm beweist das Vorhandensein einer „unteren" Fistel

auf elektromagnetischem Weg nach Hendren, Koloninterposition). Der Eingriff wird heute rechtsthorakal-extrapleural durchgeführt. Zumeist wird zur Entlastung der Anastomose und zur Gewährleistung einer frühen enteralen Ernährung eine Gastrostomie angeschlossen. Die H-Fistel kann in der Regel von einem queren transzervikalen Zugang aus ligiert werden, bei den selteneren tiefen Fisteln muß ebenfalls transthorakal-extrapleural vorgegangen werden.

3.2.4.5 Prognose

Alle Kinder der Risikogruppe A und B (Waterston) überleben heute, in der Gruppe C ist die Mortalität in 20 Jahren von 90 auf 20% zurückgegangen [5].

Notwendig ist im 1. Lebensjahr manchmal die mehrmalige Bougierung der Anastomosenstelle, die um so mehr zur Stenosierung neigt, je stärker die Spannung an der Anastomose beim Eingriff war.

Auffällig bleibt bei etwa 30% der Kinder meist über Monate und Jahre ein trockener, bitonaler Reizhusten. Hier sieht man bei der Tracheoskopie manchmal einen Teilkollaps der Trachealwand oberhalb der alten Fistelmündung. Im Alter von 5 Jahren ist der Reizhusten meist verschwunden [3].

Literatur

1. Cudmore RE (1978) Oesophageal atresia and tracheo-oesophageal fistula. In: Rickham PP, Lister J, Irving JM (eds) Neonatal surgery, 2nd edn. Butterworth, London
2. Kluth D (1976) Atlas of eosophageal atresia. J Paediatr Surg 11:901
3. Myers NA (1977) Oesophageal atresia with distal tracheo-oesophageal fistula – A long term follow up. Prog Pediatr Surg 10:5
4. Rehbein F, Schweder N (1972) Neue Wege in der Rekonstruktion der kindlichen Speiseröhre. Dtsch Med Wochenschr 97:757
5. Rickham PP, Stauffer UG, Chang SK (1977) Oesophageal atresia: Triumph and tragedy. Aust N Z J Surg 47:138
6. Vogt EG (1929) Congenital esophageal atresia. Am J Roentgenol 22:163
7. Waterston DJ, Bonham-Carter RE, Aberdeen E (1962) Esophageal atresia: tracheoesophag. fistula. A study of survival in 218 infants. Lancet I:819

3.3 Fehlbildungen der Bronchien

H. von der Hardt

3.3.1 Definition

Die Fehlbildungen der Bronchien beinhalten Abweichungen der Bronchialverzweigungen von der Norm, numerische Variationen und Fehlbildungen der Bronchialwand. Mitunter sind Fehlbildungen der Bronchien mit parenchymatösen Fehlbildungen kombiniert (3.4).

3.3.2 Ätiologie und Pathogenese

Die Ätiologie der diversen Bronchialfehlbildungen bleibt meist unklar. Den als Hemmungs- oder Überschußmißbildungen auftretenden Anomalien liegen Störungen in der frühen Embryonal-Fetal-Periode zugrunde. Schon im Alter von 4–5 Wochen sind beim Embryo die 5 Lappenbronchien deutlich zu erkennen. Segmentbronchien bilden sich etwa um den 35.–39. Tag aus (Abschn. 2.1). Nach der Geburt sprossen noch kleinere, periphere Bronchien aus, so daß exogene Noxen auch zu diesem Zeitpunkt schädigend einwirken können.

Die klinische Bedeutung der diversen Fehlbildungen ist sehr unterschiedlich, sie hängt ab vom Ausmaß der Störung. Diffuse Knorpelanomalien im Bereich mehr oder weniger aller Segmentbronchien führen frühzeitig durch Sekretstau und sekundäre, meist bakterielle Infektionen zu klinischen Symptomen (z. B. Williams-Campbell-Syndrom, 3.3.4). Ein zusätzlicher Trachealbronchus wird eher als Zufallsbefund anläßlich einer aus anderen Gründen durchgeführten Bronchoskopie oder Bronchographie nachgewiesen. Entscheidend ist, ob die bronchiale Fehlbildung zu einer merklichen Störung der mukoziliaren Klärfunktion führt. Die Klärfunktion ist nicht nur abhängig vom gerichteten Zilienschlag und von der adäquaten Zusammensetzung der Schleimschicht, sondern auch vom Durchmesser der jeweiligen Bronchien und von der ausreichenden Ventilation des betreffenden Lungenareals: Die während der In- und Exspiration gleichmäßig auftretenden Dehnungs- und Stauchungsvorgänge des Bronchialrohrs unterstützen entscheidend den Schleimtransport aus der Peripherie. Lungenbezirke, die nur mangelhaft belüftet sind, neigen daher besonders zu rezidivierenden Infektionen, meist durch Sekretstase.

Die klinische Bedeutung einer bronchialen Fehlbildung ist nicht immer abzuschätzen. Der kausale Zusammenhang zwischen Fehlbildung und Symptom scheint gegeben, wenn bei rezidivierenden Pneumonien in einem Segment eine Abgangstenose nachgewiesen wird. Bereits 1964 wies Dietzsch [5] auf den Zusammenhang zwischen angeborenen Fehlbildungen der Trachea und Bronchien und chronisch-rezidivierenden Lungenerkrankungen im Kindesalter hin. Er fand bei 75 Kindern mit rezidivierenden Pneumonien und Bronchitiden bei unklarem röntgenologischem Lungenbefund in 20% Fehlbildungen des Tracheobronchialsystem und der Lunge. Der kausale Zusammenhang muß jedoch in jedem Einzelfall kritisch geprüft werden.

3.3.3 Häufigkeit

Die Frequenz bronchopulmonaler Fehlbildungen wird sehr unterschiedlich angegeben. Das liegt u. a. daran, daß es „den normalen Bronchialbaum" [14] nicht gibt. Die Bronchialaufzweigungen beim Menschen variieren sehr stark. Bezogen auf die Gesamtheit aller Fehlbildungen menschlicher Organe wird die Häufigkeit bronchopulmonaler Malformationen zwischen 7,5 und 18,7% angegeben [7, 8]. Bei 2000 Autopsien wiesen Sotelo-Avila u. Shanklin [11] in 46% makroskopische und mikroskopische Organfehlbildungen nach, davon 30,2% Kardiopathien, 10% Fehlbildungen der Niere und ableitenden Harnwege und 3,6% im Respirationstrakt (zitiert nach [4]).

3.3.4 Einteilung und Klinik

Keine der diversen Einteilungskriterien befriedigt vollkommen. Allgemein akzeptiert ist die Zusammenstellung des American College of Chest Physicians, die 1966 publiziert wurde [3]. Sie beschreibt die diversen Fehlbildungen nicht nur der Lunge, son-

Tabelle 1. Systematik der bronchialen Fehlbildungen. (Nach [14])

Verzweigungsanomalien
- in beiden Oberlappen
- im rechten Mittellappen
- in beiden Unterlappen
- Bronchus cardiacus accessorius cranialis dexter

Anomalien der Bronchialwand
- Bronchusstenosen und Bronchusmalazien
  extramural (Gefäßanomalien, Tumoren, Zysten, Lymphknotenhyperplasien)
  intramural (Knorpelanomalien, lokalisierte oder generalisierte Bronchushypoplasien)
  intraluminär (Schleimhautsegel und -polster, Tumoren)
- Tracheobronchomegalie Mounier-Kuhn
- Williams-Campbell-Syndrom
- angeborene Bronchiektasen

Bronchogene Zysten

dern auch des Ösophagus, des Mediastinums, des Diaphragmas und des Thorax. Die Fehlbildungen der Bronchien sind für sich nicht aufgeführt. Aus diesem Grunde orientiert sich die folgende Zusammenstellung an der von Thal [14] (Tabelle 1).

3.3.4.1 Verzweigungsanomalien

Verzweigungsanomalien größerer, zentraler Bronchusabschnitte finden sich häufiger rechts als links (1:0,29). Minimale, die Bronchialperipherie betreffende Verzweigungsanomalien sind auf beiden Seiten gleich häufig [1]. Im Kindesalter führen einfache Verzweigungsanomalien eher selten zu klinischen Symptomen. Allerdings werden Bronchusabgangsstenosen bei Verzweigungsanomalien häufiger gefunden. Sie sind Ursache rekurrierender Bronchopneumonien in diesen Bezirken. Es werden im folgenden nur Verzweigungsanomalien im Bereich der Lappen- und Segmentbronchien aufgeführt, die entweder häufig sind und/oder frühzeitig zu klinischen Symptomen führen.

Im Bereich der Oberlappen: Verzweigungsanomalien sind v. a. im rechten Oberlappen lokalisiert. Die Variationen wurden von Szekely u. Farkas [13] zusammengestellt (Abb. 1). Umstritten ist, ob die tracheale Nebenlunge noch zu den Verzweigungsanomalien des rechten Oberlappens gezählt werden kann. Ein linksseitiger trachealer Bronchus wurde bisher nicht gefunden. Geht der rechte Hauptbronchus in Höhe der Carina ab, fehlt definitionsgemäß der rechte Hauptbronchus. Oberlappenbronchus, Bronchus intermedius und linker Hauptbronchus bilden gemeinsam die Trifurkation (Abb. 2). Als Verzweigungsanomalien des linken Oberlappens wurden Abgänge des Segmentes 3 separat aus dem Lingulasegment, getrennter Abgang der Segmente 1 und 2 sowie gemeinsamer Abgang der Segmente 1 und 2 aus dem linken Hauptbronchus beschrieben (Abb. 3). Boyden u. Tomissett [2] wiesen einen eparteriellen Verlauf der Segmente 1 und 2 links nach. Schließlich sind bilaterale Verzweigungsanomalien der Oberlappen bekannt geworden.

Im Bereich des rechten Mittellappens: Der Mittellappen weist nur selten Verzweigungsanomalien auf, die klinisch von Bedeutung sind. Die Variationen sind in Abb. 4 schematisch zusammengefaßt. Der eher rechtwinkelige und relativ enge Abgang des rech-

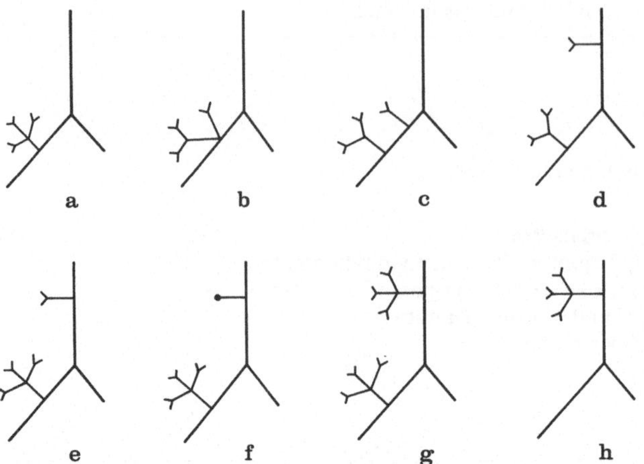

Abb. 1 a–h. Schema der Verzweigungsanomalien des rechten Oberlappens: **a** normale Verzweigung, **b** gespaltener Abgang der Oberlappensegmente. **c** Verdoppelung des rechten Oberlappenbronchus, **d** tracheale Verlagerung eines Oberlappensegmentes, **e** zusätzlicher Trachealbronchus, **f** tracheale Nebenlunge (hypoplastisch), **g** gedoppelter Oberlappen, **h** tracheale Trifurkation. (Nach [13])

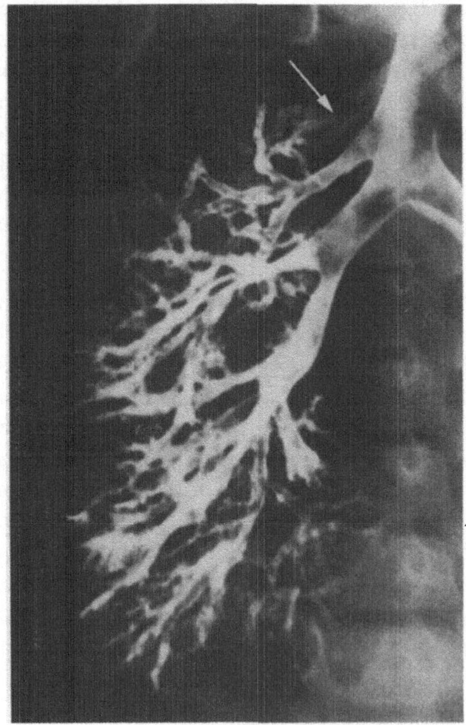

Abb. 2. Trifurkation bei einem 6jährigen Mädchen mit rezidivierendem Husten

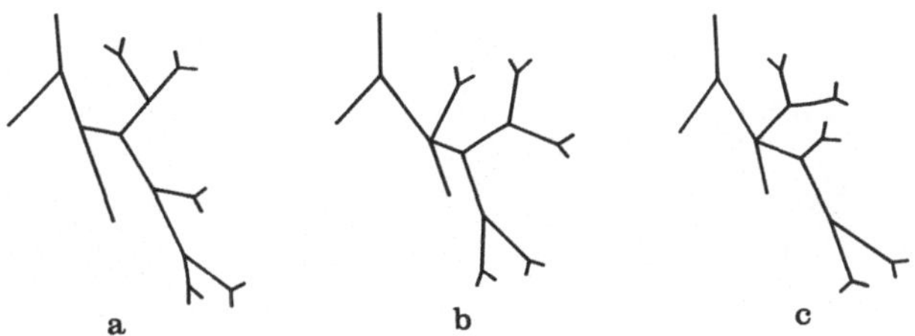

Abb. 3 a–c. Schema der Verzweigungsanomalien des linken Oberlappens: **a** Abgang des Segmentes 3 aus dem Lingualbronchus, **b** separater Abgang von Segment 1 und Segment 2, **c** Segment 1 und Segment 2 gehen aus dem linken Hauptbronchus ab. (Nach [14])

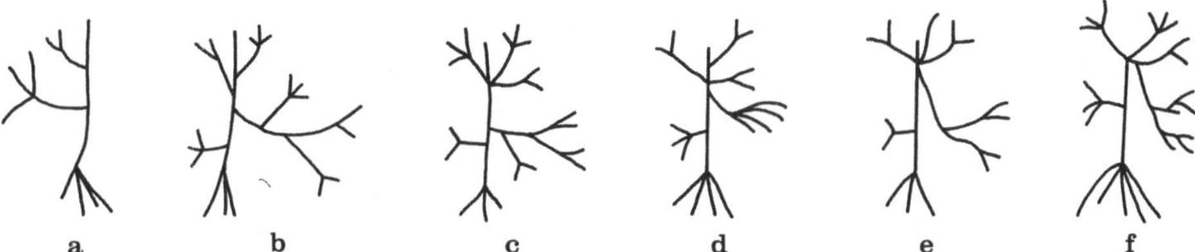

Abb. 4 a–f. Schema der Verzweigungsanomalien des Mittellappens: **a** der Mittellappen ersetzt den hypoplastischen Oberlappen, **b** Segment 3 entspringt aus dem Mittellappen, **c** zusätzliches Mittellappensegment, **d** kraniale Verlagerung des Mittellappenabganges mit zystischer Degeneration, **e** Verdoppelung des Stammbronchus, **f** Abgang des Mittellappenbronchus von einem Oberlappenbronchus. (Nach [13])

ten Mittellappens aus dem Bronchus intermedius ist sehr viel häufiger Ursache von Erkrankungen des Parenchyms („Mittellappensyndrom", Abschn. 12.1.10)

Im Bereich der Unterlappen: Diese sind sehr zahlreich, sie lassen sich kaum in einem ordnenden Schema darstellen und sind von nur geringer klinischer Bedeutung. Die Vielfalt der Verzweigungsvariationen in beiden Unterlappen zeigt auch, wie problematisch der Begriff „Verzweigungsanomalie" ist. Die zahlreichen Normvarianten lassen schwer eine Anomalie abgrenzen.

3.3.4.2 Bronchus cardiacus accessorius cranialis dexter

Hier handelt es sich um einen zusätzlichen Bronchus, der vom Bronchus intermedius (mediale Wand) abzweigt. Er endet meist blind oder führt zu einem akzessorischen Läppchen. Eine Verwechslung mit einer tuberkulösen Fistel (nach Einbruch eines medialen Lymphknotens) ist möglich.

3.3.4.3 Anomalien der Bronchialwand

Fehlbildungen des Bronchialskeletts sind zahlreich. Sie reichen von der Atresie bis zur Bronchusmegalie mit sehr unterschiedlichen klinischen Symptomen. Wandanomalien, die gleichzeitig mit Fehlbildungen des Lungenparenchyms kombiniert sind, sind in Abschn. 3.4 aufgeführt.

Angeborene Bronchusstenosen und Bronchusmalazien: Sie werden einmal verursacht durch Kompression von außen (*extramurale Stenosen*), durch Strukturanomalien der Bronchuswand (*intramurale Stenosen*) und schließlich durch angeborene Anomalien im Bereich des Bronchuslumens (*intraluminäre Stenosen*). Die verschiedenen Formen

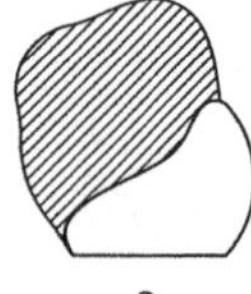 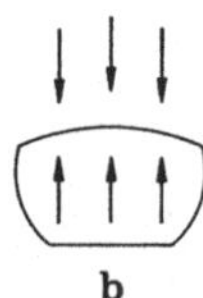 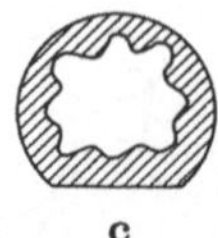 

a   b   c   d

Abb. 5 a–d. Schematische Darstellung der verschiedenen Formen der Bronchialstenose: **a** extramurale Stenose (Kompression), **b** intramurale Stenose (Wandinstabilität bei Knorpelweichheit), **c** intramurale Stenose (Schwellung der Schleimhaut), **d** intraluminäre Stenose (Verlegung des Lumens durch Sekret oder Fremdkörper). (Nach [12])

sind schematisch in Abb. 5 dargestellt. Szekely [12] fand bei 10 000 bronchologisch untersuchten Kindern 1 232 mal (12,3%) eine Stenose im Bereich der Trachea und Bronchien. Intramurale Veränderungen stehen an erster Stelle. Sie sind am häufigsten in der Trachea (3.2), gefolgt von Stenosen im Bereich des linken Hauptbronchus. Unabhängig von der jeweiligen Ursache werden die klinischen Symptome vom Ausmaß der Stenose bestimmt. Wenig ausgeprägte Stenosen bleiben symptomlos, lediglich die Ventilations-Perfusions-Szintigraphie zeigt evtl. im poststenotischen Bezirk eine verzögerte Auswaschphase. Der Strömungswiderstand der Atemwege wird eher zu hoch gemessen. Führt eine Infektion zur Schleimhautschwellung im stenotischen Bronchusabschnitt, können erst jetzt die typischen Symptome auftreten, wie Stridor (exspiratorisch bei intrathorakalen Stenosen), vermindertes Atemgeräusch im poststenotischen Lungenbezirk, u. U. auch Zeichen der Überblähung. Andererseits führen ausgeprägte Stenosen bereits im jungen Säuglingsalter primär zu diesen klinischen Symptomen. Tachydyspnoe, seitendifferente Atemexkursionen und vermehrt transparante Zonen im Thoraxröntgenbild weisen auf die Stenose hin. Die klinischen Symptome werden sehr vom Aktivitätsgrad des Kindes beeinflußt. Im Schlaf können die Symptome verschwinden. Der exspiratorische Stridor wird mitunter erst beim Schreien manifest. Spätfolgen der Bronchusstenosen sind rekurrierende, meist kompliziert verlaufende Bronchitiden mit Übergang in chronische Verlaufsformen, poststenotische Bronchiektasen und rekurrierende Bronchopneumonien. Bei rekurrierenden obstruktiven Bronchitiden des Kleinkindesalters werden überhäufig Bronchusstenosen nachgewiesen (Abschn. 6.3). Ob diese Stenosen Ursache der Erkrankung sind, ist kaum zu beweisen. Mit zunehmendem Wachstum verliert die Bronchusstenose (meist nur die intramurale Form) an funktioneller Bedeutung. Da in dieser Altersgruppe auch die Frequenz der rekurrierenden obstruktiven Bronchitis abnimmt, ist eine kausale Verknüpfung nicht abwegig. Kleinkinder mit kongenitalen Vitien leiden gehäuft an rekurrierenden obstruktiven Bronchitiden, wenn durch diese Anomalie der linke Hauptbronchus komprimiert wird (Differentialdiagnose zum Asthma bronchiale im Kindesalter, Abschn. 6.5).

Bei der angeborenen Bronchuswandmalazie ist die Wand infolge fehlender oder hypoplastischer Knorpel instabil. Während der In- und Exspirationsphase treten erhebliche Kaliberschwankungn auf (sog. funktionelle Stenose). Der Begriff „Malazie“ ist nur dann korrekt gebraucht, wenn durch die Kompression von außen die Knorpelstruktur sekundär geschädigt ist. Ist die Ursache der Kompression beseitigt, bleibt die Wandinstabilität häufig als funktionelle Stenose bestehen. Mitunter tritt erst nach Monaten eine zunehmende Wandstabilisation ein.

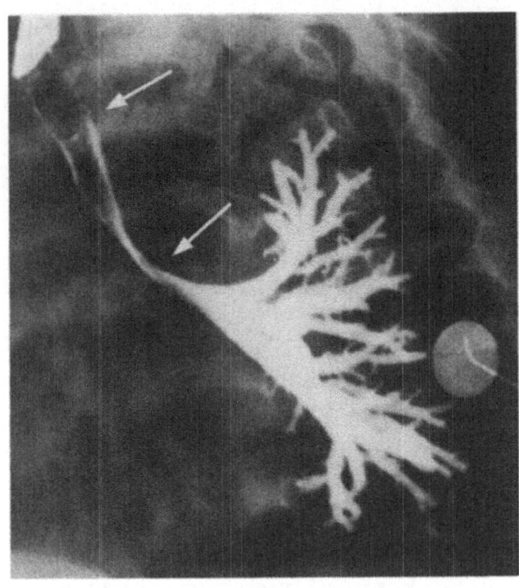

Abb. 6. Linksseitige Hauptbronchusstenose bei einem 8 Monate alten Säugling mit rezidivierenden obstruktiven Bronchitiden. *Pfeil oben,* Bifurkation

Extramurale Bronchusstenosen. Meist verursacht durch Kompression isoliert fehlverlaufender Gefäße oder im Zusammenhang mit kongenitalen Vitien (3.6), durch Tumoren (kongenital, v. a. Hamartome) und zystische Fehlbildungen, wie tracheale oder bronchogene Zysten oder Perikardzysten. Erworbene Bronchusstenosen durch entzündliche Lymphknotenhyperplasien (v. a. Tuberkulose) und Neoplasien werden in Kap. 4 und 9 abgehandelt. Die Kompression nicht nur der Trachea, sondern auch der Hauptbronchien durch einen großen Thymus ist umstritten (Abschn. 4.1.1). Die Diagnose gefäßbedingter extramuraler Bronchusstenosen ergibt sich häufig durch den Ösophagusbreischluck (Abschn. 3.6.3). Die Gefäßanomalie wird durch die Angiographie gesichert. Die bronchologische Untersuchung ist nur ausnahmsweise indiziert. Sie ist für alle anderen Ursachen extramuraler Stenosen notwendig. Aus dem endoskopischen Befund kann nicht immer geschlossen werden, ob die Stenose extra- oder intramural verursacht ist.

Intramurale Bronchusstenosen. Ihnen liegen meist angeborene Fehlbildungen des Knorpelskeletts zugrunde, isoliert oder generalisiert. Unterschieden werden abnorme Knorpelweichheit, Fehlen von Bronchialknorpeln, isolierte oder multiple Knorpelringanomalien, Hypoplasien einzelner Segmentbronchien, aber auch der Bronchien eines Lappens oder einer gesamten Lungen (evtl. kombiniert mit einer Lungenhypoplasie). Intramurale Bronchusstenosen sind die häufigste Form angeborener Bronchusstenosen. Besonders die linksseitigen Hauptbronchusstenosen sind durch angeborene Knorpelanomalien verursacht (Abb. 6). Im bronchoskopischen Bild ist die konzentrische Einengung des Lumens typisch. Sie kann isoliert über einen bzw. zwei Knorpelringe oder über die gesamte Länge des Bronchus sein. Unter künstlicher Beatmung ist kaum eine Kaliberschwankung zu erkennen. Bei Knorpelhypoplasien im linken Hauptbronchus ist das Lumen auch queroval bis schlitzförmig eingeengt. Die Bronchialwand „flottiert" unter Beatmung. Extramurale Ursachen der linksseitigen Hauptbronchusstenose (z. B. durch Gefäßkompression) führen ebenfalls zur querovalen Kalibereinengung. Sie zeigen unter Beatmung kaum eine in- bzw. exspiratorische Änderung des Durchmessers. Meist überträgt sich die Pulsation des komprimierenden Gefäßes auf die Stenose.

Intraluminäre Bronchusstenosen. Angeborene Anomalien als Ursache intraluminärer Bronchusstenosen sind selten. Aus synoptischen Gründen werden an dieser Stelle auch die erworbenen Bronchusstenosen aufgeführt, sofern sie nicht in anderen Kapiteln besprochen sind. Angeboren sind v. a. Schleimhautsegel und Schleimhautpolster, die meist isoliert und überwiegend im Bereich einer Bronchusaufzweigung gelegen sind. Sie werden bronchologisch nachgewiesen. Intrabronchiale Tumoren können ebenfalls angeboren sein, meist aber treten diese Tumoren erst im Klein- oder Schulkindesalter klinisch in Erscheinung (Kap. 4). Das gilt für intrabronchiale Hämangiome, Bronchusadenome (Abb. 7) und Hamartome. Sie komprimieren den Bronchus eher von außen. Mitunter wachsen sie infiltrierend in das Lumen. Im Rahmen der bronchopulmonalen Dysplasie bei langzeitbeatmeten Frühgeborenen (Abschn. 16.10) können polypenartige Schleimhautgranulationen entstehen. Sie können zu teilweisem oder vollständigem Verschluß des Bronchuslumens führen (Abb. 8). Von den erworbenen intraluminären Bronchusstenosen ist die durch einen aspirierten Fremdkörper entstandene am häufigsten (Abschn. 6.6), selten sind inzwischen Bronchialeinbrüche tuberkulöser Lymphknoten (Kap. 9) und isolierte Entzündungen mit z. T. erheblicher regionaler Schwellung der Schleimhaut: Bronchitis circumscripta (Abschn. 6.1). Intrabronchiale Schleimpröpfe („mucoid impaction") können zu einem Ventilmechanismus mit lokaler Überblähung oder zu einer Segmentlappenatelektase führen.

3.3.4.4 Die Tracheobronchomegalie

Dieses Syndrom wurde von Mounier-Kuhn 1932 erstmals beschrieben [10]. Es ist charakterisiert durch eine übermäßige Dilatation der Trachea und vorwiegend der großen Bronchien. Das Syndrom ist bisher v. a. im jungen Erwachsenenalter diagnostiziert worden, Beschreibungen über das Vorkommen im Kindesalter liegen inzwischen vor [6]. Charakteristisch sind ein ausgeprägter Husten, der nur wenig beeinflußt werden kann und wiederholte Atemwegsinfektionen mit Übergang in eine chronische Bronchitis. Die z. T. enorme Dilatation der Trachea kann mitunter schon auf einer nativen Thoraxröntgenaufnahme festgestellt werden. Die Bronchographie zeigt nicht nur die Erweiterung von Trachea und Hauptbronchien, sondern eine typische divertikelartige Wandveränderung. Die Knorpelstruktur ist histologisch intakt, wenn auch die Knorpelspangen und -ringe zu weit sind. Das Gewebe zwischen den Knorpeln weist aber erhebliche Strukturanomalien auf: Die glatte Muskulatur und die elastischen Fasern sind vermindert. Die peripheren Bronchien sind intakt, solange nicht Sekundärschäden durch rezidivierende Bronchopneumonien eintreten.

3.3.4.5 Williams-Campbell-Syndrom

Charakteristisch für diese angeborene bronchiale Fehlbildung sind generalisierte Knorpelhypo- und -aplasien im Bereich der 3. und 4. Bronchialgeneration [9, 15]. Während der Inspiration ist eine erhebliche Dilatation, während der Exspiration eine Kompression (bis hin zum vollständigen Kollaps) in diesen Bronchusabschnitten zu beobachten. Das Krankheitsbild manifestiert sich bereits im Säuglings- oder Kleinstkindesalter als wiederholte, mitunter therapieresistente Bronchiolitis bzw. als obstruktive Bronchitis. Die Lunge erscheint konstant überbläht. Die Sekretstase führt infolge Ventilations-Perfusions-Inhomogenität zur arteriellen Hypoxie. Die Prognose ist ungünstig, die irreversible respiratorische Insuffizienz kann schon im Kleinkindesalter eintreten. Werden die Kinder älter, scheinen sich die befallenen Bronchusabschnitte zu stabilisieren, die Prognose ist dann etwas günstiger. Die Diagnose wird durch die bronchologische Untersuchung gestellt (In- und Exspirationsaufnahme), die bei fortgeschrittener, respiratorischer Insuffizienz nicht mehr in jedem Fall durchgeführt werden kann (Abb. 9).

In jüngster Zeit wird angenommen, daß das Syndrom auch sekundär als Folge einer entzündlich-destruktiven Bronchitis in Erscheinung treten kann, z. B. nach schwerer Masernbronchitis oder Adenovirusinfektion.

3.3.4.6 Angeborener Bronchiektasen (s. Abschn. 3.4.3.2)

3.3.4.7 Bronchogene Zysten (s. Abschn. 3.5)

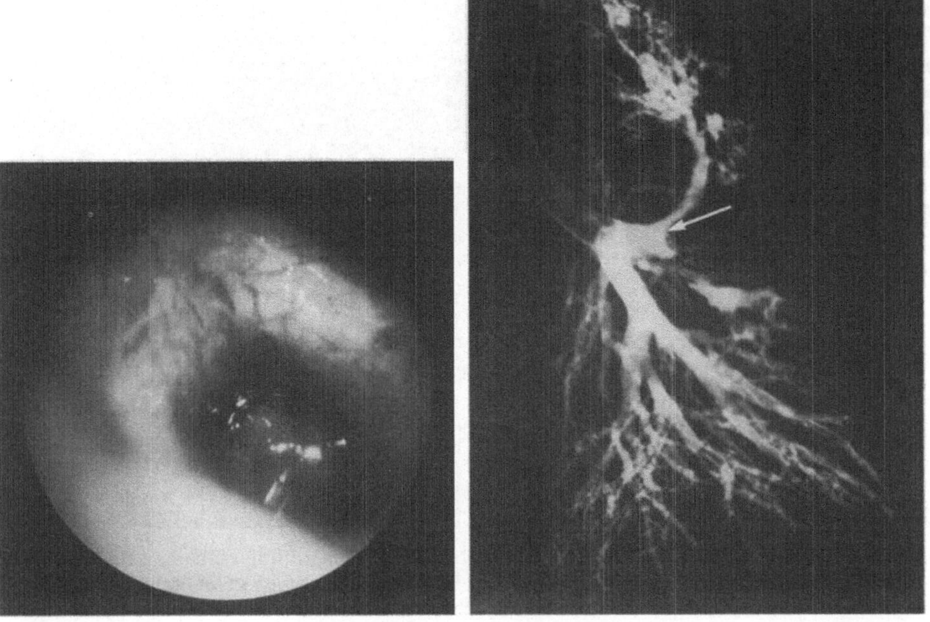

Abb. 7 a, b. Bronchusadenom (Karzinoidtyp) im linken Oberlappenabgang bei einem 10jährigen Mädchen. a Endoskopisches Bild, b Röntgenaufnahme (Bronchogramm); der *Pfeil* markiert das Adenom im linken Oberlappen

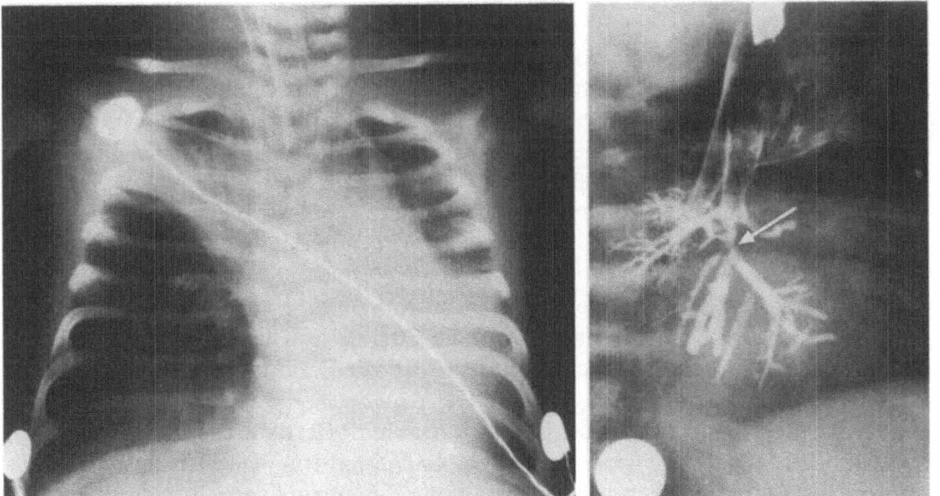

Abb. 8 a, b. 6 Wochen altes Frühgeborenes, beatmet, extreme Überblähung des rechten Unterlappens. Im Bronchogramm zeigt sich eine erhebliche Stenose dicht unterhalb des Segmentes 6 durch Granulationsgewebe

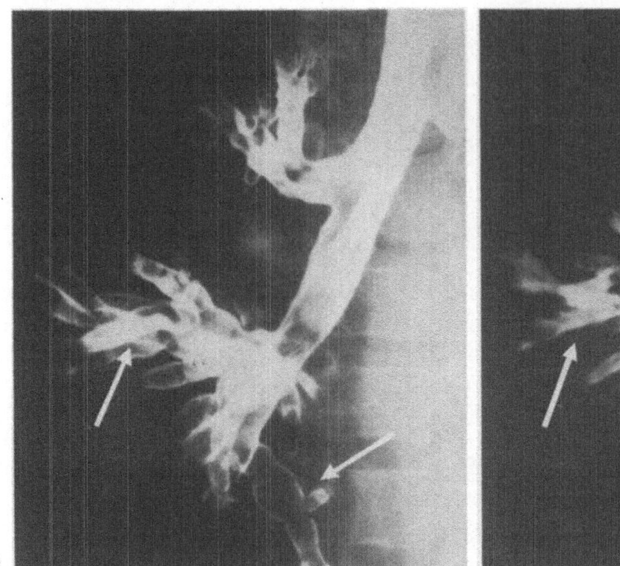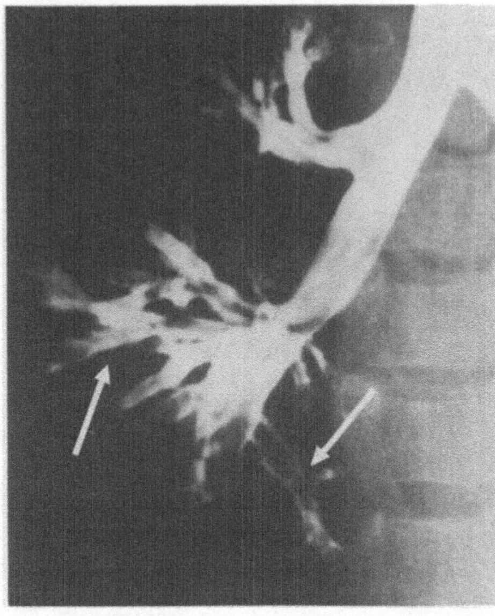

a b

Abb. 9 a, b. Bronchographie bei einem 15 Monate alten Kleinkind mit Williams-Campbell-Syndrom. Die inspiratorische bzw. exspiratorische Kaliberschwankung der Subsegmentbronchien ist gut zu erkennen. (Die Bilder wurden freundlicherweise von Prof. Manzke, Univ.-Kinderklinik Kiel, zur Verfügung gestellt.)

3.3.5 Diagnose

Verzweigungsanomalien der Bronchien werden mit der Bronchographie nachgewiesen, wenn auch schon bei der Bronchoskopie einige dieser Fehlbildungen auffallen können (z. B. trachealer Bronchus, Trifurkation usw.). Die Indikation zu dieser Untersuchung ergibt sich entweder aufgrund ungeklärter Strukturanomalien im Thoraxröntgenbild oder durch persistierende klinische Symptome (z. B. Husten), die keine andere Erklärung gefunden haben.

Das Leitsymptom der Bronchusstenosen ist der exspiratorische Stridor, der nicht permanent zu bestehen braucht. Weist der Ösophagusbreischluck bereits auf eine Gefäßanomalie hin oder liegt ein Vitium cordis congenitum vor, was durchaus die Bronchusstenose verursachen könnte, ist die bronchologische Untersuchung nicht unbedingt indiziert. Mit ihr wird das Ausmaß der Stenose festgestellt. Bei allen anderen Formen der angeborenen Bronchusstenosen wird die Diagnose nur durch die Bronchoskopie und Bronchographie gesichert. Der Untersucher muß aber wissen, daß jede Berührung der Schleimhaut im stenotischen Abschnitt (z. B. durch das Bronchoskop) zu einer erheblichen Schleimhautschwellung und damit zur Verschlechterung des klinischen Zustandes führen kann. Die Passage der Stenose mit dem Bronchoskop sollte möglichst vermieden werden (Abschn. 2.3.3).

Die Ventilations-Perfusions-Szintigraphie (Abschn. 2.3.4) als nichtinvasive Methode präzisiert die Indikation zur bronchologischen Diagnostik. Einseitig lokalisierte Lungenbezirke mit verminderter Perfusion oder mit verzögerter Gasäquilibration, aber normalem oder vermindertem Volumen weisen auf Bronchusstenosen hin.

3.3.6 Therapie und Prognose

Die Therapie und Prognose angeborener Bronchusfehlbildungen hängt entscheidend von der Art der Störung und der durch sie bedingten Funktionseinschränkung ab. Entsprechende Hinweise wurden in den einzelnen Abschnitten gegeben. Gemeinsam ist den meisten dieser Fehlbildungen, daß die regionale Belüftung des entsprechenden Lungenbezirkes und die Selbstreinigung der Schleimhaut durch Beeinträchtigung des mukoziliaren Transportsystems („mucociliar clearance") gestört ist. Das gilt ganz besonders für die Bronchusstenosen und Bronchusmalazien, weniger für die verschiedenen Formen der Verzweigungsanomalien. Wenn diese regionalen Störungen kurzfristig keine akute Lebensbedrohung bedeuten, so können sie doch langfristig Ursache chronisch-entzündlicher Veränderungen sowohl des Lungenparenchyms, als auch der Atemwege sein. Die Unsicherheit in der klinischen Bewertung mancher bronchialer Fehlbildungen spiegelt sich in der Vielfalt therapeutischer Empfehlungen wider.

Ein operatives Vorgehen ist bei persistierenden extramuralen Stenosen zu empfehlen, evtl. auch bei den intraluminären Stenosen und bei bronchogenen Zysten. Intramurale Bronchusstenosen oder Bronchusmalazien können dann einer operativen Korrektur zugänglich sein, wenn der befallene Abschnitt kurz ist und die Lokalisation eine Resektion des stenotischen Teils mit End-zu-End- oder End-zu-Seit-Anastomisierung zuläßt. Entsprechende operative Erfahrungen liegen für das Säuglings- und Kleinkindesalter kaum vor. Bei ausgeprägten Stenosen, besonders des linken Hauptbronchus (z. B. bei kongenitalen Vitien), v. a. bei Transposition der großen Arterien mit großem Ventrikelseptumdefekt), kann auch nach Korrektur des Herzfehlers die Stenose (Malazie) in solchem Ausmaß fortbestehen, daß nur nach Resektion der Lunge bzw. der entsprechenden Lungenlappen die respiratorische Insuffizienz beherrschbar ist. Im übrigen sollte bei intramuralen Bronchusstenosen und Bronchusmalazien konservativ vorgegangen werden, sei es, daß durch eine langfristige physikalische und sekretolytische Therapie (Feuchtluftinhalationen, Abklopfdrainage) die poststenotisch behinderte mukoziliare Selbstreinigung unterstützt wird, sei es, daß auch bei primär viralen Infekten der Atemwege diese Kinder frühzeitig mit Antibiotika behandelt werden. Diese großzügige Einstellung zur antibiotischen Therapie ist bei Kindern mit bronchialen Fehlbildungen gerechtfertigt, da die Gefahr der bakteriellen Superinfektion in Lungenbezirken mit schlechter Selbstreinigung erheblich größer ist. Das gilt auch für die verschiedenen Verzweigungsanomalien. Ein operatives Vorgehen ist nur dann indiziert, wenn trotz konsequenter konservativer Therapie im entsprechenden Lungenabschnitt wiederholt eitrige Bronchopneumonien nachgewiesen werden konnten. Dabei darf nicht übersehen werden, daß bei lokalisierter Bronchusfehlbildung rezidivierende Bronchopneumonien auch in verschiedenen anderen Lungenabschnitten auftreten können: endobronchiale Keimaussaat.

Mit zunehmendem Wachstum des Kindes verliert die Mehrzahl der intramuralen Bronchusstenosen jegliche klinische Bedeutung. Nur in Einzelfällen ist die Prognose im Säuglings- und Kleinstkindesalter zweifelhaft. Ist bei permanenter respiratorischer Insuffizienz die isolierte Resektion der Stenosen oder der Stenose mit dem zugehörigen Lungenabschnitt nicht möglich, muß versucht werden, über einen permanent erhöhten endexspiratorischen Druck (PEEP-Ventil nach Tracheostomie) den exspiratorischen Kollaps des betreffenden Bronchusabschnittes zu verhindern, bis, evtl. erst nach Monaten, das Bronchialskelett stabiler geworden ist.

Literatur

1. Atwell SW (1967) Major anomalies of the tracheobronchial tree with a list of the minor anomalies. Dis Chest 52:611
2. Boyden EA, Tomissett DH (1959) Anomalous splitting of the upper lobe bronchus in right and left lungs with a note on the incidence in the border area of left medial basal segments. J Thorac Cardiovasc Surg 37:460
3. Committe on Pulmonary Diseases in Children. American College of Chest Physician (1966) Congenital pulmonary anomalies and related thoracic conditions. Dis Chest 49:441
4. Couvreur J (1979) Malformations d l'appareil respiratoire. In: Gerbeaux J, Couvreur J, Tournier G (eds) Pathologie respiratoire de l'entfant. Flammarion, Paris, pp 115
5. Dietzsch HJ (1964) Angeborene Fehlbildungen der Trachea und der Bronchien als Ursache chronisch-rezidivierender Lungenerkrankungen. Kinderaerztl Prax 32:11
6. Hunter TB, Kuhns LR, Roloff MA, Holt JF (1975) Tracheobronchomegaly in an 18 months old child. Radiology 123:687
7. Mac Gregor AR (1945) The causes of fetal and neonatal death. Edinburgh Med J 50:232
8. MacIntosh R, Meritt KK, Richards MR, Samuels MH, Bellows MT (1954) The incidence of congenital malformation. Pediatrics 14:505
9. Mitchell RE, Bury RG (1975) Congenital bronchiectasis due to deficiency of bronchial cartilage (Williams-Campbell-Syndrome). J Pediatr 87:230
10. Mounier-Kuhn P (1932) Delatation de la trachia. Constalations radiographiques et bronchoscopiques. Lyon Med 150:106
11. Sotel-Avila V, Shank Lin DR (1967) Congenital malformations in an autopsy population. Arch Pathol 84:272
12. Szekely E (1978) Die Stenosen im Bronchialbaum: ihre Bedeutung in der pädiatrischen Diagnostik und Therapie. Prax Klin Pneumol 32:112
13. Szekely E, Farkas E (1978) Pediatric bronchology. Academiai Kiado, Budapest
14. Thal W (1972) Kinderbronchologie. Barth, Leipzig
15. Williams H, Campbell P (1960) Generalized bronchiectasis assoziated with deficiency of cartilage in the bronchial tree. Arch Dis Child 35:182

3.4 Fehlbildungen des Lungenparenchyms

H. J. Zimmermann

3.4.1 Agenesie, Aplasie, Hypoplasie

Die noch heute gebräuchlichste Einteilung der verschiedenen Formen kongenitaler Lungenfehlbildung stammt aus dem Jahr 1913 von Schneider [21]. Er unterschied 4 Gruppen:

1. Agenesie: Völliges Fehlen von Bronchien, Parenchym und Gefäßen einer Lunge.

2. Aplasie: Es besteht ein kurzer Bronchialstamm oder wenigstens eine knorpelgestützte Trachealausbuchtung ohne Lungenparenchym und Gefäße.

3. Hochgradige Hypoplasie: Ein enger Stammbronchus mündet in ein mehr oder weniger großes fleischiges Gebilde ohne jede Lappengliederung.

4. Geringgradige Hypoplasie: Es existiert ein kleiner Bronchialstamm, der in ein unterschiedlich ausgeprägtes Lungenrudiment mündet.

Eine umfassendere Einteilung der Lungenentwicklungsstörungen zeigt Tabelle 1.

Tabelle 1. Einteilung der Lungenentwicklungsstörungen. (In Anlehnung an Delarue [6])

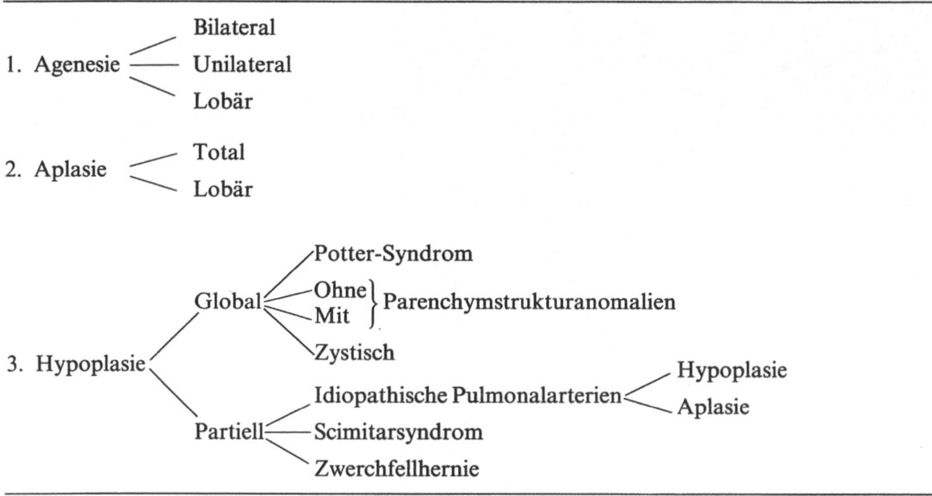

3.4.1.1 Agenesie und Aplasie einer Lunge

Die bilaterale Agenesie der Lunge ist erst 5 mal beschrieben worden [5]. Von den aplastischen Formen kann die Agenesie einer Lunge durch das Fehlen eines Bronchusrudimentes in der Bronchographie unterschieden werden. Aplasie und Agenesie sind etwa gleich selten. Rund 70% aller beschriebenen Fälle betreffen die linke Lungenseite, etwa 2 mal häufiger sind Knaben betroffen. Die Teratogenese fällt in die frühe Embryonalzeit (Ende der 4. Woche). Vermutlich besteht eine primäre Entwicklungshemmung der Lungenanlage bei ihrer Abtrennung vom Vorderarm [16].

Bei der Aplasie der Lunge ist die Trachea selten normal gebaut: Häufig sind die kartilaginären Ringe fehlgebildet und ihre Zahl vermindert. Die pulmonale Arterie fehlt immer, sehr häufig auch die parietale Pleura. Durch eine Verlagerung der Mediastinalorgane wird die befallene Thoraxhälfte aufgefüllt, die Lunge der Gegenseite ist hyertrophisch und oft ungewöhnlich lobuliert: einlappige oder vier- bis fünflappige Lungen kommen vor. Die Bronchialverzweigungen sind atypisch und meist vermindert, die Alveolenzahl ist vermehrt bei gleichzeitig verminderter Größe [20]. Begleitende Mißbildungen finden sich in 50–75% der Fälle: dies sind bevorzugt Herzfehler (VSD, PDA, Anomalien der herznahen Gefäße oder Ösophagotrachealfisteln), seltener auch Mißbildungen des urogenitalen Systems, anorektale Mißbildungen, Anomalien der Wirbelsäule und der Extremitäten.

Die klinischen Symptome und die Prognose werden vom Ausmaß der Fehlbildungen und von den begleitenden Mißbildungen geprägt. Sind die begleitenden Mißbildungen mit dem Leben vereinbar, so kann die körperliche Entwicklung jenseits des Säuglingsalters wenig beeinträchtigt sein: 35% aller Kinder werden erwachsen. In diesen Fällen beschränken sich die klinischen Symptome auf eine diskrete Dyspnoe v. a. bei Belastung. Beim Neugeborenen ist der Thorax normal geformt. Beim älteren Kind kommt es zu einer gewissen Reduktion der betroffenen Thoraxhälfte und zur Skolio-

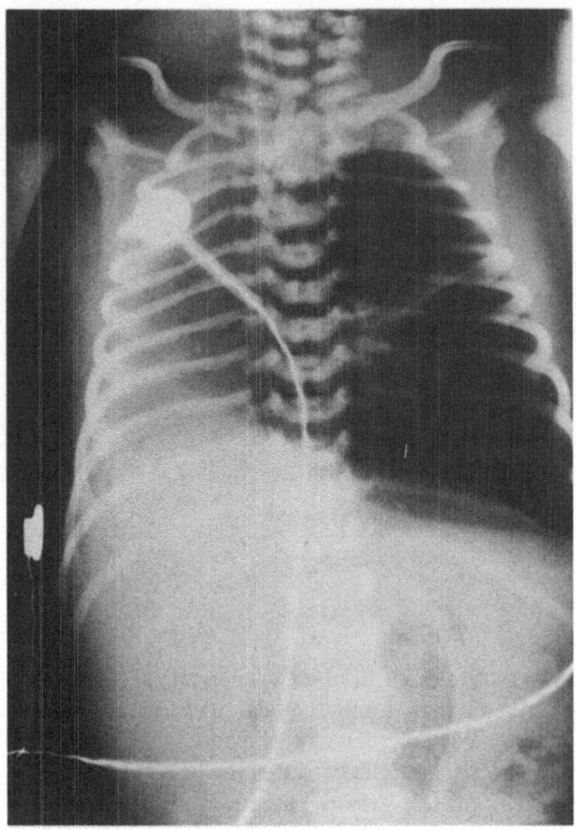

Abb. 1. Lungenagenesie *rechts:* Homogene Verschattung der rechten Thoraxhälfte, Überblähung und Herniation der linken Lunge

se. Die Atemexkursionen der betroffenen Hälfte sind eingeschränkt, der Klopfschall ist gedämpft, das Atemgeräusch fehlt, die Herztöne sind zur erkrankten Seite verlagert. Im Röntgenthoraxbild ist die eine Thoraxhälfte weitgehend homogen verschattet, die Mediastinalorgane sind zu dieser Seite hin verlagert (Abb. 1). Die Herz- und Zwerchfellkontur der betroffenen Seite ist weder im posterior-anterioren, noch im seitlichen Strahlengang gut abzugrenzen. Eine pathologische Bewegung des Mediastinums während der Atmung fehlt. Nur Bronchoskopie und Bronchographie erlauben die Diagnose und Unterscheidung zwischen Agenesie und Aplasie. Die Kardioangiographie zeigt das Fehlen oder eine Hypoplasie der Pulmonalarterie, gleichzeitig werden assoziierte kardiovaskuläre Mißbildungen aufgedeckt.

Differentialdiagnostisch sind andere Ursachen einseitiger Verschattungen des Thorax auszuschließen, v. a. Atelektasen und einseitige Lungenüberblähungen jeder Genese sowie Fibrothorax. Bronchiektasen mit Parenchymschrumpfung täuschen Lungenhypoplasien vor. Bei der Dextrokardie ist die Lunge normal angelegt.

Die Behandlung beschränkt sich auf die Bekämpfung der rekurrierenden Infektionen im fehlgebildeten Lungenabschnitt (3.3.6). Chirurgische Maßnahmen sind selten notwendig.

3.4.1.2 Lobäre Agenesie und Aplasie

Diese häufig asymptomatischen Formen sind eine Rarität. Auch hier wird die Diagnose durch die Bronchographie gestellt. Im Thoraxröntgenbild ähnelt der Befund einer Atelektase. Häufig sind lobäre Aplasien mit Bronchusanomalien assoziiert.

3.4.1.3 Lungenhypoplasien

Das Spektrum der Lungenhypoplasien ist vielgestaltig, die Nomenklatur uneinheitlich. Delarue et al. [7] bevorzugen eine embryologische Betrachtungsweise und verstehen unter Lungenhypoplasie alle Entwicklungsstörungen der Lunge vor der 3. Embryonalwoche bis zur Geburt. So kommen die Autoren zu folgenden Gruppierungen:

1. Globale Hypoplasien: Entweder einfache Volumenreduktion der Lunge oder diese im Zusammenhang mit Anomalien bronchopulmonaler Strukturen.
2. Globale Hypoplasien ohne Strukturstörung des Parenchyms, aber mit Reduzierung der Bronchialaufzweigung.
3. Globale zystische Hypoplasien: Hier fehlen das periphere arterielle Gefäßnetz und fast sämtliche alveoläre Strukturen. Dafür besteht eine anarchische Entwicklung des Bronchialarteriensystems, welches für die Entwicklung von Zysten oder Bronchiektasen verantwortlich gemacht wird.
4. Partielle Hypoplasien: Auch diese können – wie die globalen Hypoplasien – in einfacher Form und im Zusammenhang mit parenchymatösen Veränderungen auftreten.

Hochgradige Hypoplasieformen sind selten. Allen Formen der Hypoplasie von Lungengewebe ist zweierlei gemeinsam: 1) Hypoplasien von Lungen oder Lungenteilen gehen fast immer mit einer Hypoplasie der entsprechenden Arterie einher. 2) Sie treten fast regelmäßig im Zusammenhang mit anderen begleitenden Mißbildungen auf (kardiovaskuläre Mißbildungen, wie z. B. Lungenvenenfehlmündungen, Nierenagenesie, Zwerchfelldefekte). Die Ätiologie der Lungenhypoplasie ist sehr vielgestaltig: Primäre teratogene Schädigungen, Hypo- oder Aplasien der A. pulmonalis und extrapulmonale Störungen, die die weitere Entwicklung der primär korrekt angelegten Lungenanlage behindern [23]. Dazu gehören v. a. Erkrankungen, die eine Verkleinerung der Thoraxkavität zur Folge haben: v. a. Zysten und intrathorakale Tumoren, Kardiomegalie. Typisch ist die Hypoplasie der Lunge bei der kongenitalen Zwerchfellhernie (3.5). Die Reposition der Baucheingeweide kann anschließend eine weitgehend normale postpartale alveoläre Entwicklung der Lunge induzieren.

Die bilaterale, pulmonale Hypoplasie beim Potter-Syndrom wird als Folge des mütterlichen Oligohydroamnions gedeutet. Als Scimitarsyndrom wird die Kombination von rechtsseitiger Lungenhypoplasie mit Hypoplasie der A. pulmonalis, partieller Lungenvenenfehldrainage in die untere Hohlvene und die Versorgung von Lungenanteilen (meist rechter Unterlappen) durch Systemarterien bezeichnet [1, 24]. Die klinischen Symptome der Lungenhypoplasie werden wesentlich vom Ausmaß und von den begleitenden Mißbildungen geprägt. Virale und bakterielle Infektionen sind in hypoplastischen Lungen häufig (verminderte Ventilations- und Perfusionsleistung). Allerdings kann die hypoplastische Lunge klinisch auch weitgehend stumm bleiben. Die Verdachtsdiagnose ergibt das Thoraxröntgenbild: vermindertes Volumen einer Thoraxhälfte mit Mediastinalverschiebung (Abb. 1). Die kombinierte Ventilations-Perfusions-Szintigraphie ergibt auf der fehlgebildeten Seite eine zwar homogene, aber im Vergleich zur gesunden Seite verminderte Ventilation und Perfusion. Der Ventilations-Perfusions-Quotient ist nicht verändert. Mit der Bronchographie und der Angiographie wird die hypoplastische Lunge strukturell dargestellt.

Gelingt es nicht, durch eine konservative sekretolytische und antimikrobielle Therapie wiederholte Bronchopneumonien zu beherrschen, ist in Einzelfällen die Lobektomie oder Pneumonektomie notwendig.

3.4.2 Separation von Lungengewebe

3.4.2.1 Nebenlungen

Nebenlungen werden unterschiedlich definiert. Sie enthalten reguläres differenziertes Lungenparenchym mit Bronchusanlagen und unterscheiden sich so grundlegend von der Sequestration (3.4.2.2). Nebenlungen sind selten und können intrathorakal oder intraabdominal liegen. Sie können als rudimentäre, aber funktionstüchtige Einheit von der Trachea abzweigen (tracheale Nebenlunge). Andererseits können sie Beziehungen zu Bronchien, Ösophagus und Magen haben. Bei diesen Formen erfolgt die arterielle Versorgung meist aus Arterien des großen Kreislaufes, der venöse Abfluß drainiert über den kleinen Kreislauf, kann aber auch in die V. cava inferior oder in die V. azygos erfolgen. Diese Formen sind von der Sequestration nicht pathologisch-anatomisch, wohl aber histologisch zu unterscheiden. Fließende Übergänge sind aber möglich, besonders wenn sekundäre Infektionen die histologische Struktur verändern.

Die Nebenlunge ist meist symptomlos und wird dann zufällig als unklarer Rundherd oder Tumor entdeckt. Sekundäre bakterielle Infektionen sind in der Nebenlunge seltener als in sequestrierten Lungenbezirken. Die Therapie ist die operative Resektion.

3.4.2.2 Lungensequestration

3.4.2.2.1 Definition

Pryce et al. [19] schufen den Begriff „bronchopulmonale Sequestration". Dabei ist ein Teil der Lunge völlig aus seinen normalen Beziehungen herausgelöst: Es besteht primär keine Verbindung zum Bronchialbaum und die Blutversorgung wird über eine Systemarterie gesichert, die aus der Aorta entspringt.

3.4.2.2.2 Pathologische Anatomie

Man unterscheidet eine extra- und intralobuläre Form, wobei im ersten Fall der sequestrierte Teil sich durch eine eigene Pleurahülle vom Lappen absondert, im zweiten Fall sich in diesen integriert. Außerdem existieren inkomplette Formen, bei denen entweder der arterielle oder der bronchiale Anteil der Mißbildung fehlt; man spricht dann von isolierter arterieller Sequestration oder isolierter bronchoparenchymatöser Sequestration.

3.4.2.2.3 Ätiologie

Bezüglich der Pathogenese existieren mehrere Theorien. Die Deutungen von Pryce et al. [19] und von Delarue et al. [7] ähneln sich: Beide betonen, daß die Fehlbildung primär vom Gefäßsystem ausgeht. Durch das Einsprossen der Systemarterie aus der Aorta wird der betroffene Lungenbereich – es handelt sich zumeist um das 10. Segment – sequestriert. Für Delarue et al. [7] ist die aortale Arterie sogar eine aberrierende Pulmonalarterie.

3.4.2.2.4 Klinik

Sequestrationen der Lunge bleiben niemals symptomfrei, wenn auch die Latenz Jahre betragen kann. Im Vordergrund stehen wiederholte Infektionen im sequestrierten Bezirk: Fieber, Husten, rezidivierende Pneumonien, die hartnäckig von den posterobasalen Segmenten der Unterlappen ausgehen, nicht selten in Verbindung mit zystischen oder bronchiektatischen Veränderungen im angrenzenden Lungengewebe. Dies kann Lungenzysten, Lungenabszesse, Bronchiektasen, Tumore oder Fremdkörperaspirationen vortäuschen.

Nach der Klinik und dem Röntgenbild können 3 Verlaufsformen unterschieden werden:
1. Die zystisch-bronchiektatische Form, bei der durch Einschmelzung des angrenzenden Lungengewebes sekundär eine Verbindung zum Bronchialbaum entstehen kann.
2. Die pseudotumoröse Form ohne jede Verbindung zum Bronchialbaum.
3. Die abszedierende oder Empyemform, bei der Höhlen- und Spiegelbildungen auftreten.

3.4.2.2.5 Diagnose

Die Verdachtsdiagnose ergibt sich aus dem Thoraxröntgenbild, wenn bei persistierenden Verschattungen im Herz-Zwerchfell-Winkel mit und ohne Zysten an die Sequestration gedacht wird. Bewiesen wird die Diagnose durch die retrograde Aortographie. Die Bronchographie bietet wichtige diagnostische Anhaltspunkte: die sich auffüllenden Bronchuszweige scheinen dem sequestrierten Gebiet auszuweichen und dieses zu umfassen.

3.4.2.2.6 Intralobäre Sequestration

Es werden 2 Typen unterschieden: Entwickelt sich die Separation aus einer normalen Bronchusknospe, so fehlt der Lunge später dieser Bronchus (Sequestrationstyp nach Pryce et al. [19]); entwickelt sie sich aus einer überzähligen Bronchusknospe, so ist die Restlunge vollständig (Sequestrationstyp nach Le Brigand et al. [2]). Die Arterie ist für beide Typen immer systemischen Ursprungs. Sie kommt in 60–70% der Fälle aus der thorakalen Aorta, in ¼ der Fälle subdiaphragmal aus der Aorta abdominalis, weniger häufig aus einem interkostalen Gefäß. Manchmal wird der Sequester von mehreren Gefäßen versorgt. Der venöse Abfluß geht über die pulmonale Vene. Die intralobäre Sequestration ist am häufigsten in den Unterlappen (links häufiger als rechts, selten beidseitig).

3.4.2.2.7 Extralobäre Sequestration

Das separierte Lungengewebe hat keine Verbindung zur gleichseitigen Lunge und ist mit einer eigenen Pleura umgeben. Es entsteht der Eindruck, daß es sich um ein aberrierendes Segment, einen aberrierenden Lappen oder um eine Nebenlunge handelt. (Im Unterschied zur Nebenlunge zeigt der Sequester aber eine völlig amorphe histologische Struktur.) Extralobäre Sequester liegen v. a. linksbasal. Im Gegensatz zum intralobären Sequester sind Kombinationen mit anderen Malformationen häufig (Zwerchfellhernie, Wirbelkörperanomalien, Duplikation des Verdauungskanals).

3.4.2.2.8 Therapie

Die Behandlung ist chirurgisch. Selten ist die isolierte Sequesterentfernung möglich, meist muß aufgrund der ausgedehnten entzündlichen Veränderungen eine Mehrsegment- oder eine Lappenresektion durchgeführt werden.

3.4.3 Zystische Lungenfehlbildungen

Abhängig vom teratogenetischen Zeitpunkt kann in jeder Phase des „vorwachsenden Ausstülpens" [26] der bronchopulmonalen Struktur eine Vielzahl unterschiedlich aufgebauter, lokalisierter, zystischer Fehlbildungen durch ungeordnete Hypo- und Hyperplasien entstehen [9]. Neben den seltenen zystischen Fehlbildungen eines Lungenflügels oder -lappens (s. Wabenlunge oder Zystenlunge) gibt es eine große Zahl extra- und intrapulmonal gelegener Zysten. Ihrer verwirrenden Vielfalt und unterschiedlichen Manifestation entspricht die große Zahl der Versuche, sie in eine einsehbare Ordnung zu bringen. Die folgende Einteilung berücksichtigt die genetischen Entwicklungsstadien und den topographischen Sitz (Tabelle 2).

Tabelle 2. Zystische Lungenfehlbildungen

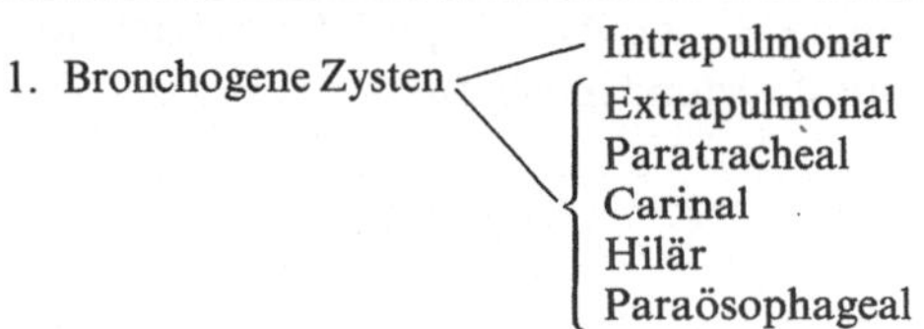

1. Bronchogene Zysten

2. Kongenitale Bronchiektasien
3. Wabenlunge
4. Zystenlunge
5. Parenchymzysten
6. Zystadenoide Malformation der Lunge

3.4.3.1 Bronchogene Zysten

Von fast allen Untersuchern wird die Unterscheidung extrapulmonaler und intrapulmonaler bronchogener Zysten durchgehalten. Extrapulmonale Bronchuszysten finden sich gewöhnlich extrapulmonal bzw. mediastinal im Bereich der Trachea, der Hauptbronchien, besonders hilär und öfter im Bereich der Carina und paraösophageal. Sie sind meist solitär [10].

Intrapulmonale Zysten kommen häufig multipel vor und sind überwiegend in den Unterlappen gelegen. Die Differentialdiagnose zu Parenchymzysten ist schwierig (3.4.3.5).

3.4.3.1.1 Definition

Bronchuszysten sind kugelförmige Hohlräume von wechselnder Größe mit Luft oder Flüssigkeit gefüllt und mit einer meist obliterierten Verbindung zum Bronchialbaum. Die Wand von Bronchuszysten enthält muskuläre, knorpelige und drüsige Elemente; ausgekleidet sind sie mit Flimmerepithel, welches gelegentlich zu respiratorischem Epithel abgeflacht sein kann. Diese charakteristische Struktur wird durch bakterielle Superinfektion völlig zerstört.

3.4.3.1.2 Klinik

Bronchogene Zysten können lange Zeit stumm bleiben, klinische Symptome manifestieren sich im Alter zwischen 3 Monaten und mehreren Lebensjahrzehnten. Die Geschlechter sind gleichmäßig betroffen. Häufig kommt es durch die Größe der Zysten zur Irritation oder gar Kompression von Bronchien: Stridor und Husten sind dann ein häufiges Symptom. Bei diesen Zeichen und bei gleichzeitig hartnäckigen rezidivierenden Pneumonien muß auch an eine infizierte bronchogene Zyste gedacht werden. Zysten mit erheblicher bronchialer Kommunikation können durch einen Ventilmechanismus (Schleimverlegung oder Knorpelanomalien) progressiv unter Spannung geraten und so zu erheblicher Atemnot führen.

3.4.3.1.3 Diagnose

Die Zyste kann auf dem Thoraxröntgenbild dem Nachweis entziehen, charakteristisch ist aber der schmale Ringschatten. Bronchogene Zysten können sich auch als homogene Rundschatten darstellen (Abb. 2). Bei großen intrapulmonalen Zysten erscheint

Abb. 2. Bronchogene Zyste. Im Seitenbild ist die bronchusverdrängende runde Zyste deutlich abzugrenzen

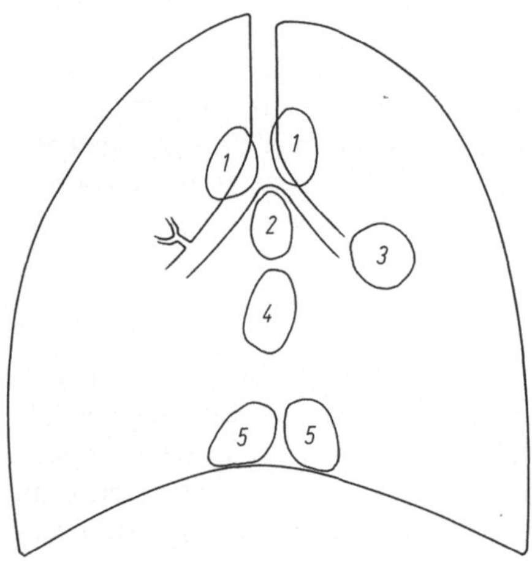

Abb. 3. Lokalisationen
der bronchogenen Zysten: *1* paratracheal,
2 carinal, *3* hilär, *4* paraösophageal,
5 atypische Lokalisationen

das benachbarte Lungenparenchym verdrängt. Multiple Zysten in einem Lappen sind
bei intrapulmonalen Zysten häufiger schon im Thoraxröntgenbild zu erkennen. Die
genaue Lokalisation der Zysten gelingt nicht selten erst durch zusätzliche Röntgenaufnahmen im seitlichen Strahlengang und mit der Durchleuchtung. Über die Lokalisation informiert das Schema in Abb. 3.

Mit der Bronchoskopie und Bronchographie wird die durch die Zyste bedingte
bronchiale Kompression oder Verdrängung nachgewiesen, selten kommt es auch zur
Kontrastmittelanfärbung der Zyste über den bronchialen Verbindungsweg.

3.4.3.1.4 Therapie

Alle (auch symptomlose) extrapulmonale Bronchuszysten sollten operativ entfernt
werden, da wegen der möglichen Bronchialverbindung ständig die Gefahr der Infektion und Vergrößerung der Zyste besteht [11]. Andererseits können intrapulmonale
Zysten, besonders dann, wenn sie solitär sind, über Jahre oder Jahrzehnte ohne klinische Symptome bleiben (das gilt besonders für die klinisch nicht zu unterscheidenden
Parenchymzysten; 3.4.3.5). Werden sie zufällig entdeckt, ist die Entscheidung schwierig, ob eine Entfernung notwendig ist (Thorakotomie). Liegt keine wesentliche Kompression benachbarten Gewebes vor und besteht keine Dyspnoe (auch nicht bei körperlicher Belastung), dann genügt es, die Kinder in regelmäßigen Abständen (alle 6–12
Monate) zu kontrollieren. Solitäre Zysten können manchmal lokal exzidiert werden,
häufig ist – wie bei multiplen Zysten – eine Segment- oder Lappenresektion notwendig.

3.4.3.1.5 Differentialdiagnose

Die Differentialdiagnose einer Bronchuszyste kann Schwierigkeiten machen. Die Unterscheidung vom lobären Emphysem, einem Pneumothorax oder einer gastroentera-
len Zyste (Ösophagusduplikatur) kann schwierig sein. Paratracheale und paraösopha-
geale, mit mukoidem Sekret gefüllte Zysten ähneln im Röntgenbild tumorösen Rundschatten. Die Differentialdiagnose ergibt sich dann erst intraoperativ. Multiple Zysten
können einer zystadenoiden Malformation ähneln. Pneumatozelen können klinisch
und röntgenologisch manchmal kaum von einer Lungenzyste unterschieden werden.

Hier kann eine sorgfältige Anamnese den Ausschlag geben (Abschn. 8.3). Ausgedehnte Bronchiektasen mit zystischen Deformationen sowie Lungensequester können differentialdiagnostisch in Erwägung gezogen werden.

3.4.3.2 Kongenitale Bronchiektasen

Bronchiektasen sind spindelförmige, zylindrische oder sackförmige Erweiterungen der Bronchiolen 1. bis 3. Ordnung und der Bronchioli respiratorii. Bronchiektasen sind in der überwiegenden Mehrzahl erworbene Veränderungen. Die Möglichkeit kongenitaler Bronchiektasen ist jedoch kaum mehr umstritten. Als Beleg hierfür wird die Anamnesendauer und die Topographie der meisten Bronchiektasen im Unterlappenbereich als dem ontologisch ältesten Abschnitt der Lunge genannt [9]. Symptomatologie und klinische Wertigkeit der kongenitalen und erworbenen Bronchiektasen decken sich; sie werden in Abschn. 6.2 abgehandelt.

3.4.3.3 Wabenlunge

Diese seltene zystische Fehlbildung – meist einer Lunge, aber auch eines Lungenlappens – zeigt ein äußerlich unauffälliges Organ. Das Parenchym des Lungenmantels ist aber durchsetzt mit dicht aneinanderliegenden, bis walnußgroßen, zystischen Hohlräumen, die eine freie Verbindung zum Bronchialbaum haben. Die Zysten liegen vorwiegend intraazinär. Es wird eine Hemmungsmißbildung vermutet. Fehlbildungen weiterer Organe sind die Regel (Magen-Darm-Anomalien, Skelett- und Nierenmißbildungen). Die Wabenlunge bleibt nicht frei von Infektionen: ständiger Husten, rezidivierende Infekte und Auswurf lassen eine konservative Therapie auf Dauer nicht zu, die Resektion den veränderten Lungenabschnittes ist meist unausweichlich.

3.4.3.4 Zystenlunge

Im Gegensatz zur Wabenlunge liegt zwischen den eher großen Zysten noch intaktes Lungenparenchym. Meist ist ein Lungenlappen betroffen, der Befall mehrerer Lappen ist aber beschrieben. Oft wird die Diagnose erst im Erwachsenenalter gestellt, selten vor dem 8.–10. Lebensjahr. Das Hauptsymptom ist die Dyspnoe als Ausdruck einer chronischen respiratorischen Insuffizienz v. a. bei körperlicher Belastung. Manchmal wird die Diagnose erst aufgrund eines Spontanpneumothorax gestellt. Wie bei der Wabenlunge ist die Segment- bzw. Lappenresektion die Therapie der Wahl, besonders dann, wenn bereits Komplikationen beobachtet wurden (Pneumothorax, Infektionen oder respiratorische Insuffizienz). Gelingt es bei Spontanpneumothorax nicht, durch Saugdrainage den zystischen Lungenlappen wieder auszudehnen, dann ist die chirurgische Behandlung zwingend. Manchmal kann man sich intraoperativ auf die Zystenfältelung bzw. das Übernähen oder das Kleben einzelner eingerissener Zystenwände beschränken.

3.4.3.5 Parenchymzysten

Obwohl zahlenmäßig gering müssen diese Zysten von den intrapulmonalen Bronchuszysten ontogenetisch und histologisch getrennt werden. Symptomatologie und Therapie sind aber identisch. Teratologisch handelt es sich um Fehlbildungen vom Bronchiolus respiratorius 1. Ordnung an, sie entsprechen zystisch aufgeweiteten respiratorischen Endstücken. Ihre Entstehung ist in die nachgeburtliche Entwicklungsphase der Lunge einzuordnen. Parenchymzysten finden sich in jedem Alter ohne Bevorzu-

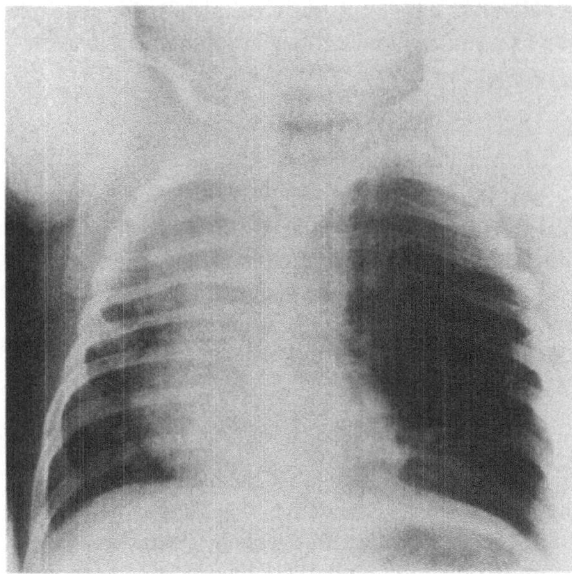

Abb. 4. Parenchymzyste *links*. Runde lufthaltige Zyste im linken mittleren Thoraxbereich; deutliche Mediastinalverdrängung. Im rechten oberen Thoraxbereich ist der Thymus abzugrenzen

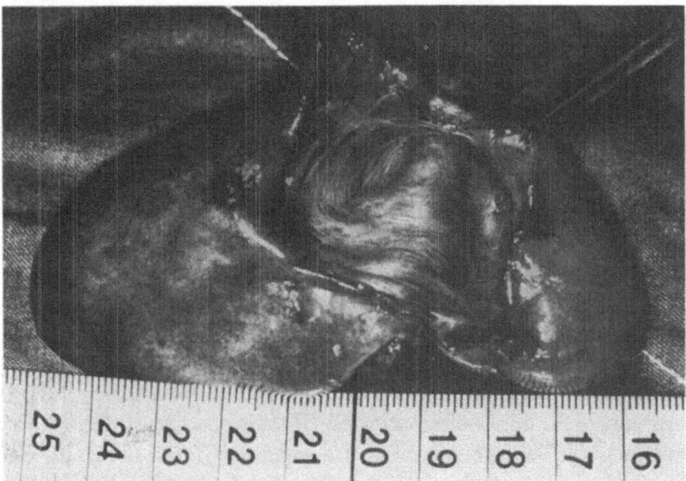

Abb. 5. Parenchymzyste: Lungenlappenresektat mit Einblick in die eröffnete Zyste

gung eines Geschlechtes. Alle Lungenlappen sind gleich häufig betroffen. Die Zysten können solitär oder multipel auftreten. Die klinische Symptome sind persistierender Husten, mitunter auch Dyspnoe und asthmaähnliche Zustände. Meist werden die zunächst symptomlosen Zysten zufällig entdeckt, Tomogramm und Pulmonalisangiographie sichern die Diagnose (Abb. 4 u. 5). Wegen der ständigen Gefahr der Ruptur der Zysten sollten sie nach Diagnosestellung operativ entfernt werden (Gefahr eines Spannungspneumothorax). Andere Autoren halten die Resektion nur dann für erforderlich, wenn klinische Symptome beobachtet werden. Sie führen an, daß Parenchymzysten auch noch im hohen Alter zufällig auf Röntgenthoraxbildern entdeckt werden, ohne daß je ernsthafte Komplikationen beobachtet wurden. In der Regel kommt man mit einer parenchymerhaltenden Zystenabtragung aus, wobei der drainierende Bronchus durch Naht sorgfältig verschlossen werden muß. Eine Lappenresektion kann jedoch erforderlich sein.

3.4.3.6 Kongenitale zystisch-adenomatoide Malformation der Lunge

Chin u. Tang [4] haben 1949 diese Mißbildungen beschrieben, bis 1980 sind 174 Fälle veröffentlicht worden. Die Ursache dieser Fehlbildung ist unbekannt. Sie kann jeden Lappen befallen, ist immer einseitig, kann aber in mehreren Lappen einer Lunge auftreten. Der betroffene Lappen ist fester und schwerer als normal, es fehlt ihm eine regelrechte Lobulierung und Bronchialverzweigung. Die multizystische Umwandlung spielt sich im Bereich der terminalen Bronchialstrukturen ab. Die Zysten können Luft und Flüssigkeit oder beides enthalten. Histologisch sind folgende Befunde gesichert [13]:

1. Eine adenomatoide Vermehrung terminaler respiratorischer Strukturen mit untereinander kommunizierenden Zysten verschiedener Größe.
2. Polypöses Mukosawachstum mit Zunahme der elastischen Fasern in der Zystenwand.
3. Fehlen von Knorpel.
4. Fehlen von Entzündungszeichen.

Die häufig frühgeborenen Kinder zeigen innerhalb von Stunden bis Tagen nach der Geburt alle Zeichen der Atemnot: Dyspnoe, Tachypnoe und Zyanose. Im Thoraxröntgenbild sieht man multiple luft- und z. T. flüssigkeitsgefüllte Zysten in einer Thoraxhälfte und meist eine Mediastinalverdrängung zur gesunden Seite (Abb. 6). In etwa der Hälfte aller Fälle ist ein Hydrops fetalis assoziiert, in ¼ ein Polyhydramnion [25].

Die Differentialdiagnose schließt alle zystischen Lungenveränderungen, v. a. aber das kongenitale lobäre Emphysem ein. Als wichtiges differentialdiagnostisches Zeichen zur kongenitalen Zwerchfellhernie sieht man eine leichte Vorwölbung des Abdo-

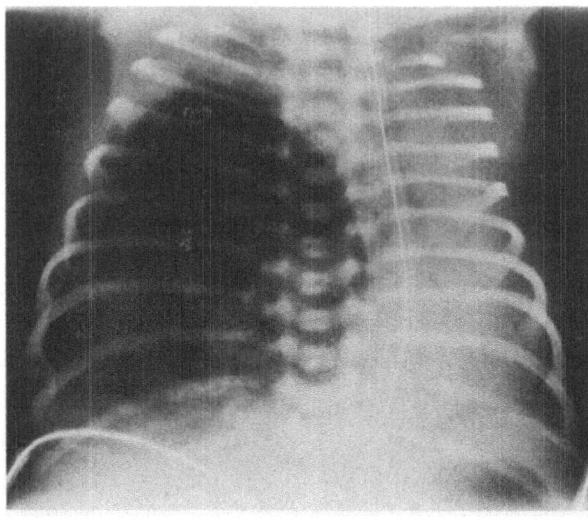

Abb. 6. Zystadenoide Malformation *rechts*. Zystischwolkige Überblähung der rechten Lunge mit erheblichem Mediastinalshifting; die komprimierte linke Lunge ist größtenteils atelektatisch

mens. Die schon kurz nach der Geburt auftretende respiratorische Insuffizienz erfordert die rasche Resektion des betroffenen Lappens.

3.4.3.7 Lobäres Emphysem

3.4.3.7.1 Definition

Dem lobären Emphysem liegt eine alveoläre massive Überblähung eines oder selten auch mehrerer Lungenlappen zugrunde. Die Nomenklatur ist uneinheitlich, es finden sich mindestens 15 verschiedene Bezeichnungen in der Literatur [17].

In etwa der Hälfte aller Fälle manifestiert sich das lobäre Emphysem bei Neugeborenen, bei den übrigen entwickelt es sich im Laufe der ersten Monate, ganz selten noch nach 6 Monaten. Knaben sind 2 mal häufiger betroffen als Mädchen.

3.4.3.7.2 Pathologische Anatomie und Ätiologie

Gewöhnlich ist der linke Oberlappen, weniger häufig der rechte Mittel- und der rechte Oberlappen befallen, ganz selten dagegen die Unterlappen. Wie im Begriff Emphysem impliziert, ist dem betroffenen Lappen die Fähigkeit abhandengekommen, zu entblähen. Dies kann einmal durch eine verminderte Elastizität der Lunge, zum anderen durch eine partielle Bronchialobstruktion mit konsekutiver Ausbildung eines Ventilmechanismus bedingt sein. Die wohl häufigste Ursache für einen Ventilmechanismus sind kongenitale Strukturanomalien im Aufbau des Bronchialknorpels [3]. Dabei kommt es bei jeder Exspiration zu „trapped air" durch Bronchialkollaps. In Tabelle 3 sind die in der Literatur beschriebenen Ursachen des lobären Emphysems nach Häufigkeit aufgelistet [15].

Auffällig bleibt, daß in der Hälfte aller in der Literatur mitgeteilten Fälle die Ursache für das lobäre Emphysem unbekannt geblieben ist. Wichtig ist der Hinweis, daß das durch intrabronchiale Sekrete und Detritus oder Fremdkörper hervorgerufene Emphysem voll reversibel ist, wenn die alveoläre Überblähung nicht über mehrere Tage bestanden hat.

Tabelle 3. Ursachen des lobären Emphysems nach Häufigkeit

Intrinsic-Ursachen

1. Bronchialinsuffizienz (Bronchusmalazie)
2. Intrabronchiale Sekrete, Detritus
3. Fremdkörper
4. Mukosafalte
5. Megaalveolose
6. Kongenitale alveoläre Dysplasie
7. Alveolarfibrose

Extrinsic-Ursachen

1. Bronchogene und mediastinale Zysten und Tumoren
2. Gefäßring (Ductus arteriosus und anomale Pulmonalis-
   arterie)
3. Peribronchiale Lymphknotenvergrößerung
4. Ösophagusduplikatur

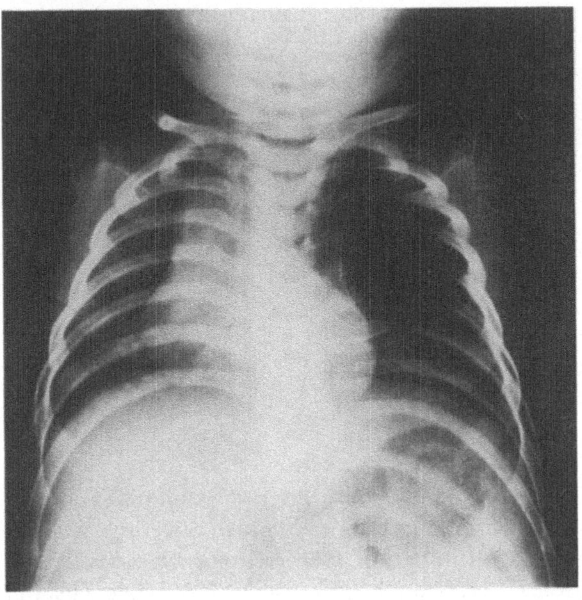

Abb. 7. Lobäres Emphysem. Überblähung des linken Oberlappens mit Mediastinalverdrängung

3.4.3.7.3 Klinik

Das klinische Bild ist meist notfallartig: Die zunehmende Überblähung führt zur Kompression anderer Lungenteile und Mediastinalverdrängung und damit zur progredienter Dyspnoe und Zyanose.

3.4.3.7.4 Diagnose

Für die Diagnose sind Röntgenbilder des Thorax (p.-a. und seitlich) gewöhnlich ausreichend. Die röntgenologischen Charakteristika sind (Abb. 7):
1. Deutlich erhöhte Transparenz eines Lungenlappens (meist Ober- bzw. Mittellappen),
2. Mediastinalverdrängung,
3. Zwerchfelltiefstand auf der betroffenen Seite und erweiterte Interkostalräume.

Bronchoskopie und Bronchographie sind sinnvoll, wenn der Verdacht auf ein endobronchiales Hindernis besteht, das endoskopisch beseitigt werden kann.

Bei atypischem röntgenologischem Aspekt oder in Zweifelsfällen (lobäres Emphysem oder kompensatorisches Emphysem bei Atelektase?) kann das Lungenperfusions- und Ventilationszintigramm hilfreich sein: Beim lobären Emphysem ist die Perfusion im erkrankten Lungenbezirk stark vermindert, die Ventilation ergibt eine verzögerte Gasäquilibration mit „air trapping".

3.4.3.7.5 Differentialdiagnose

Diese ist entscheidend, da nicht alle Ursachen eine Lungenüberblähung bei Neugeborenen oder jungen Säuglingen chirurgisch behandelt werden müssen. Die Tabelle 4 zeigt die in Frage kommenden Erkrankungen nach ihrer Häufigkeit.

Tabelle 4. Differentialdiagnose des lobären Emphysems

1. Interstitielles Emphysem	(Kap. 16)
2. Pneumothorax	(Kap. 13)
3. Atelektasen mit kompensatorischem Emphysem	(Abschn. 12.1 und 12.2)
4. Zwerchfellhernie	(Abschn. 3.5)
5. Pneumatozele	(Abschn. 8.3)
6. Zysten	(Abschn. 3.4.3)
7. Zystadenomatoide Malformation der Lunge	(Abschn. 3.4.3.6)
8. Lungenaplasie, Lungenhypoplasie mit kompensatorischem Emphysem	(Abschn. 3.4.1)

3.4.3.7.6 Therapie

Das akute progrediente, lobäre Emphysem ist eine chirurgische Notfallindikation, da die abwartende Haltung mit einer hohen Letalität der erkrankten Säuglinge belastet ist [8, 22]. Die künstliche Beatmung nach Intubation oder über eine Maske bei respiratorisch insuffizienten Neugeborenen und Säuglingen kann den klinischen Zustand erheblich verschlechtern: Der emphysematöse Lungenlappen wird weiter aufgebläht, die Mediastinalverlagerung kann bedrohlich werden. Das nicht akut lebensbedrohende lobäre Emphysem sollte immer als potentiell reversibel betrachtet werden. Entsprechende diagnostische und therapeutische Schritte sind einzuleiten (z. B. endoskopische Sekret- oder Fremdkörperentfernung).

3.4.3.8 Kongenitale pulmonale Lymphangiektasien

3.4.3.8.1 Definition

Die kongenitale pulmonale Lymphangiektasie ist eine bilaterale, zystische Dilatation der pulmonalen Lymphkapillaren: Es resultieren steife, unelastische Lungen mit alveolärer Hypoventilation. Bis jetzt sind etwa 50 Fälle in der Literatur beschrieben worden. Laurence [14] interpretiert die Veränderung als einen Zustand, der die fetalen Verhältnisse der Lymphkapillaren aus der 12.–16. Woche (in einer sonst normalen gewachsenen Lunge) perpetuiert. In $^1/_3$ der Fälle ist die kongenitale Lymphangiektasie mit einer totalen Lungenvenenfehlbildung kombiniert, bei den restlichen $^2/_3$ fehlen assoziierte Mißbildungen [12, 18].

3.4.3.8.2 Klinik

Die Klinik steht ganz unter dem Eindruck der chronischen alveolären Hypoventilation mit entsprechenden Blutgaswerten. Die Prognose ist schlecht, meist werden die Kinder nur wenige Monate alt, therapeutisch ist man machtlos.

3.4.3.8.3 Differentialdiagnose

Differentialdiagnostisch muß das Krankheitsbild v. a. vom interstitiellen Emphysem des atemnotkranken Frühgeborenen (Kap. 16) abgegrenzt werden, das histologisch dasselbe Bild zeigt: Zystisch dilatierte Lymphkapillaren, makroskopisch ein Schweizer-Käse-artiges Muster (Abb. 8). Auffällig bleibt der hohe Anteil von Frühge-

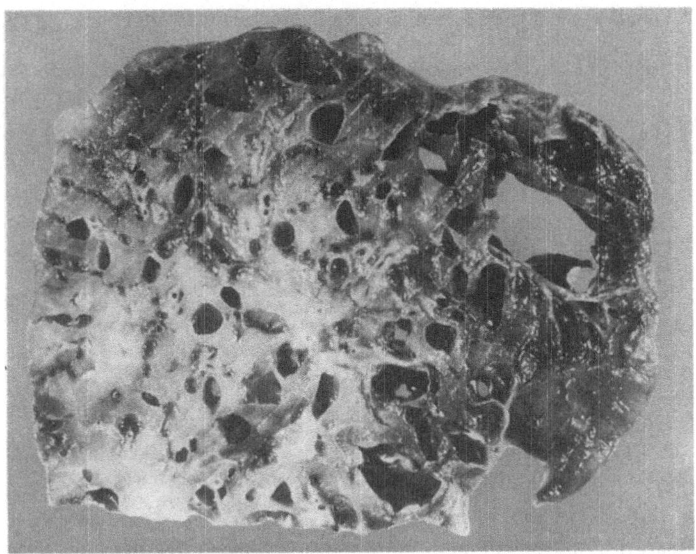

Abb. 8. Schweizer-Käse-artiges Muster der Lungenschnittfläche bei der kongenitalen Lymphangiektasie

borenen bei den bekannten Fällen der kongenitalen Lymphangiektasie. Möglicherweise ist hier ein großer Teil von Kindern subsummiert, die ein interstitielles Emphysem hatten.

Literatur

1. Aach R, Kissane J (1970) Scimitar syndrome. Am J Med 48:750
2. Brigand J LE, Hourttoule R, Merlier M, Renault P, Coudrand R (1954) Séquestration pulmonaire et artères anomales. Poumon 10:421
3. Campbell PE (1969) Congenital lobar emphysema. Etiological studies. Aust Paediat J 5:226
4. Chin KY, Tang MY (1949) Congenital adenomatoid malformation of one lobe of a lung with general anasarca. Arch Pathol 48:221
5. Claireaux AE, Ferreira HP (1958) Bilateral pulmonary agenesis. Arch Dis Child 33:364
6. Couvreur J (1979) In: Gerbeaux J, Couvreur J, Tournier G (eds) Pathologie respiratoire de l'enfant. Flammarion Medecine-Sciences, Paris, pp 115-178
7. Delaurue J, Paillas J, Abelanet R, Chomette G (1959) Les bronchopneumopathies congénitales. Bronches 9:114
8. Eigen H, Lemen RJ, Waring WW (1976) Congenital labor emphysema: long-term evaluation of surgically and conservatively treated children. Am Rev Respir Dis 113:823
9. Giese W (1970) Cystische Lungenerkrankungen. Pathologische Anatomie. Pneumologie 143:102
10. Gottschalk E, Lichey CH (1977) Bronchogene mediastinale Cysten bei Kindern. Z Kinderchir 20:14
11. Huth J, Bohley P (1962) Trachealcysten und ihre Behandlung. Thoraxchir 9:207
12. Jarett SN, Webster I, Brando BC, Brando JL (1963) Congenital dilatation of the pulmonary lymphatics. Pediatrics 31:416
13. Kwittkens J, Reiner L (1962) Congenital cystic adenomatoid malformation of the lung. Pediatrics 30:759
14. Laurence KM (1959) Congenital pulmonary lymphangiectasis. J Clin Pathol 12:62

15. Michelson E (1977) Clinical spectrum of infantile lobar emphysema. Ann Thorac Surg 24:182
16. Minetto E, Galli E, Boglione G (1958) Agenesia, aplasia, ipoplasia polmonare. Minerva Med 49:4635
17. Murray G (1967) Congenital lobar emphysema. Surg Gynecol Obstet 124:611
18. Noonan JA, Walters LR, Reeves JT, Ky L (1970) Congenital pulmonary lymphangiectasia. Am J Dis Child 120:314
19. Pryce DM, Sellors TH, Blair LG (1947) Intralobar sequestration of lung associated with an anormal pulmonary artery. Br J Surg 35:18
20. Ryland D, Reid L (1971) Pulmonary aplasia. A quantitative analysis of the development of the single lung. Thorax 116:539
21. Schneider P (1913) In: Schwalbe E (Hrsg) Die Morphologie der Mißbildungen des Menschen und der Tiere, Bd 3. Fischer, Jena, S 817–829
22. Shannon DC, Todres ID, Moylan FMB (1977) Infantile lobar hyperinflation: Expectant treatment. Pediatrics 28:1012
23. Schwingshackl A, Födisch HJ, Fink M, Berger H (1973) Seltene Lungenfehlbildungen im Neugeborenen- und Säuglingsalter. Paediatr Paedol 8:147
24. Vielhaber K, Mennicken U, Bützler H-O, Franz C, Hofmann P (1977) Das Krankheitsbild der Lungenhypoplasie und Lungenaplasie. Monatsschr Kinderheilkd 125:155
25. Vos A, Ekkelkamp S (1979) Congenital cystic adenomatoid malformation of the lung in the newborn. Z Kinderchir 27:125
26. Wassner UJ (Hrsg) (1980) In: Lungenfehlbildungen, Entwicklungsgeschichte, Gestalt, Klinik, Behandlung. Schattauer, Stuttgart New York, S 31–47

3.5 Fehlbildungen des Mediastinums und des Zwerchfells

H. J. Zimmermann

Fehlbildungen im Bereich des Mediastinums und des Zwerchfells können sich durch Symptome wie Dyspnoe, Tachypnoe, Husten, Dysphagie, Blutspucken oder Bluterbrechen, Zyanose und Thoraxschmerzen bemerkbar machen. Häufig sind sie lediglich ein Zufallsbefund auf einem Thoraxröntgenbild. Außer der angeborenen Zwerchfellhernie, die sich frühzeitig als Notfall manifestiert, handelt es sich v. a. um bronchogene Zysten und Duplikaturen des oberen Magen-Darm-Traktes.

Mediastinale Mißbildungen nach ihrer Häufigkeit

1. Bronchogene Zysten
2. Ösophagusduplikaturen
3. Teratome
4. Perikardzysten
5. Hygrome, Hämangiome

3.5.1 Bronchogene Zysten (s. Abschn. 3.4.3.1)

3.5.2 Duplikaturen des Verdauungstraktes im Bereich des Thorax (enterogene Zysten)

Digestive Duplikaturen im Mediastinum stellen sich als zystische Gebilde im Bereich des hinteren Mediastinums dar. Sie können isoliert im Thorax oder kombiniert mit subdiaphragmalen Duplikaturen auftreten [4].

3.5.2.1 Embryologie

Die Embryogenese ist hypothetisch: Es gibt eine Divertikeltheorie, einen Erklärungsversuch über eine Störung der Vaskularisation der epithelialen Füllung des fetalen Ösophagus und die Annahme der Existenz aberrierender intestinaler Strukturen.

3.5.2.2 Pathologie und Klinik

Da die Zysten mit schleimproduzierendem Epithel, niemals respiratorischem Epithel, ausgekleidet sind, ist ein stetiges Wachstum der Zyste gegeben. Im Neugeborenen- und jungen Säuglingsalter ist dies die typische Verlaufsform, sie geht mit den Zeichen der Atemnot einher. Ist der Zyste mit Magenschleimhaut ausgekleidet, kommt es zur Autodigestion und Ulzeration in den benachbarten Ösophagus oder in einen Bronchus mit Hämatemesis oder Hämoptyse.

3.5.2.3 Therapie

Wegen der mannigfachen Komplikationen ist die frühe operative Entfernung der Gebilde notwendig, wobei die enge anatomische Beziehung zu Ösophagus oder Bronchus Schwierigkeiten machen kann.

3.5.3 Zystisches benignes Teratom (Kap. 4)

Wie alle Teratome ist dieses seltene mediastinale Gebilde durch seine Zusammensetzung aus allen 3 Keimblättern gekennzeichnet. Obwohl meist erst in späteren Jahren entdeckt, ist es gewöhnlich schon bei Geburt vorhanden. Dieser oft asymmetrische Tumor hat seinen Platz im vorderen Mediastinum. Symptome der Atemwegskompression können auftreten [3].

Im Röntgenbild sieht man entweder eine scharf begrenzte, gleichmäßig dichte Verschattung oder aber diffuse Verkalkungen, vielleicht sogar Zahnstrukturen. Im Röntgenbild ist der Tumor am ehesten mit einer Thymushyperplasie zu verwechseln.

Die Therapie des Teratoms ist chirurgisch.

3.5.4 Perikardzysten (Abschn. 3.6)

Diese kongenitalen Zysten machen nur Symptome, wenn sie besonders groß werden. Im schrägen Röntgenbild können sie deutlich vom Herz abgegrenzt werden, sie projizieren sich meist in den Herz-Zwerchfell-Winkel. Sie sind mesenterialen Ursprungs aus der primitiven Perikardhöhle.

3.5.5 Fehlbildungen des Zwerchfells

Die häufigste Fehlbildung des Zwerchfells ist die kongenitale Zwerchfellhernie. Die kongenitale Eventration ist selten, Duplikation und Aplasie des Zwerchfells sind Raritäten.

3.5.5.1 Kongenitale posterolaterale Zwerchfellhernie (Bochdalek)

3.5.5.1.1 Häufigkeit und pathologische Anatomie

Die wahre Inzidenz der kongenitalen Zwerchfellhernie ist schwer zu eruieren, die meisten Literaturangaben sprechen von 4–5 Hernien auf 10 000 Geburten.

Die Zwerchfellhernie wird bei Knaben 2 mal häufiger gesehen als bei Mädchen und bevorzugt in 90% die linke Seite. Häufig sind Magen und der gesamte Dünndarm, die nicht fixierten Anteile des Kolons, die Milz und Teile der Leber in die Thoraxhöhle verlagert. Die erhebliche Darmverschiebung ist nur möglich durch eine gleichzeitig bestehende Darmlageanomalie, in der Regel eine Nonrotation. Die abdominothorakale Verlagerung des Intestinums führt zu einem verminderten Bauchumfang und einer Vorwölbung der betroffenen Thoraxhälfte. Die Lunge dieser Seite ist in wechselndem Ausmaß hypoplastisch, das Mediastinum verlagert, die Lunge der Gegenseite dadurch ebenfalls komprimiert und wechselnd hypoplastisch [1].

3.5.5.1.2 Embryologie

Das Zwerchfell wird vom Septum transversum und dem dorsalen Peritonaeum gebildet. Die posterolaterale Region wird in der 6.–8. Fetalwoche als letzte von Pleura und Peritonaeum verschlossen. Zwischen diese Membranen dringt das den Zwerchfellmuskel bildende Mesoderm. Kommt es vor Auftreten von Pleura und Peritonaeum zur Hemmung dieser Entwicklung, resultiert die häufigste Möglichkeit, nämlich die Bochdalek-Zwerchfellhernie ohne Bruchsack. Das fehlende Einwachsen des Mesoderms zwischen Pleura und Mesenterium bedingt dagegen die Entwicklung einer fibrösen Trennwand ohne Muskelfasern: die Ausbildung einer Eventration (3.5.5.2).
Die Ätiologie der Bochdalek-Hernie ist unbekannt.

3.5.5.1.3 Klinik

Die seltenen kleineren Hernien können lange Zeit symptomlos bleiben. Das Kind mit der typischen kongenitalen Zwerchfellhernie hingegen bietet nach der Geburt ein dramatisches Bild. Nach den ersten Schreien füllen die sich in den Thorax verlagerten Darmschlingen mit Luft. Die zunehmende intrathorakale Kompression führt zu starker Mediastinalverdrängung und Perfusions- und Ventilationsminderung der kontralateralen Lunge. Die hypoplastische Lunge auf der kranken Seite bleibt atelektatisch. Die erhebliche Beeinträchtigung des Gasaustausches hat eine progrediente Tachypnoe, Dyspnoe, Zyanose und Acidose zur Folge. An ihr geht das Kind rasch zugrunde, wenn nicht bald chirurgisch eingegriffen wird [2]. Bis dahin sind einige entscheidende Maßnahmen zu treffen:

1. Intubation des Kindes und hochfrequente Niederdruckhandbeatmung. Die Maskenbeatmung ist obsolet, da sich dadurch das Intestinum mit Luft füllt. Hohe Beatmungsdrücke können zum Pneumothorax führen [6].
2. Das Legen einer möglichst großkalibrigen Magensonde, die offen zu halten ist.
3. Lagerung des Kindes auf die kranke Seite, um die gesunde Seite zu entlasten.
4. Rascher Transport in ein kinderchirurgisches Zentrum.
5. Vermeidung einer Unterkühlung des Kindes.

3.5.5.1.4 Diagnose und Differentialdiagnose

Die Beobachtung eines eingefallenen Abdomens, eines einseitig prominenten, atemunbeweglichen Thorax und der zunehmenden respiratorischen Insuffizienz begründen den Verdacht. Zur endgültigen Diagnose genügt ein Thoraxröntgenbild (Abb. 1). Man sieht die luft- und flüssigkeitsgefüllten Darmschlingen im Thorax, die im Abdomen fehlen. Eine Kontrastmitteldarstellung ist unnötig, zeitraubend und nicht ungefährlich.

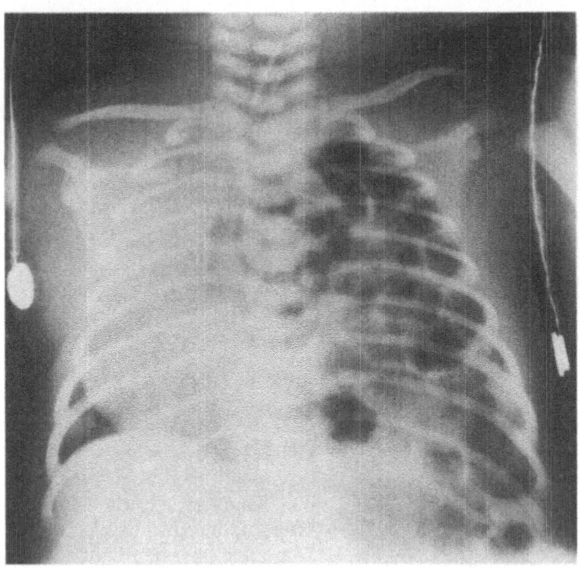

Abb. 1. Bochdalek-Zwerchfell-
hernie *links*. Luftgefüllte
Darmschlingen in der linken
Thoraxhälfte führen zu massiver
Mediastinalverdrängung

Die Differentialdiagnose macht bei typischem Verlauf zwar selten Probleme, allerdings müssen Krankheitsbilder, die mit einseitigem multiplem zystischem Luftmuster in Verbindung mit Zyanose und Dyspnoe einhergehen, ausgeschlossen werden. Das können multizystische Lungenveränderungen, lobäre Emphyseme, die kongenitale zystadenomatoide Malformation, eine Eventration und „Zysten" nach Staphylokokkeninfektionen sein [5].

3.5.5.1.5 Therapie

Die Therapie ist immer chirurgisch. Von einem abdominellen Zugang aus erfolgt nach Reposition der dislozierten Organe der Zwerchfellverschluß, in Fällen totaler Zwerchfellaplasie muß ein muskelplastischer Zwerchfellersatz unter Verwendung des M. latissimus dorsi geschaffen werden.

3.5.5.1.6 Prognose

Die Prognose steht in direktem Zusammenhang mit dem Grad der kongenitalen Hypoplasie beider Lungen (Abb. 2). Selbst optimale prä- und postoperative Bedingungen können bei ausgeprägter Hypoplasie beider Lungen am deletären Verlauf nichts ändern: in den meisten Serien liegt die Mortalität nach wie vor zwischen 40 und 60% (Abb. 3). Wegen der Reduzierung des Barotraumas der Lungen scheint allerdings die postoperative Hochfrequenzbeatmung Vorteile gegenüber der konventionellen Druckbeatmung zu haben. In den Lungen der überlebenden Kinder ist noch nach Jahren eine Perfusions- und Ventilationsminderung bei der nuklearmedizinischen Lungenuntersuchung nachweisbar.

3.5.5.2 Eventration (Relaxatio diaphragmatica)

3.5.5.2.1 Embryologie und pathologische Anatomie

Die kongenitale Eventration des Zwerchfelles ist eine hochstehende Ausweitung desselben in den Thorax hinein, häufig assoziiert mit Lungenhypoplasie. Ursache ist die

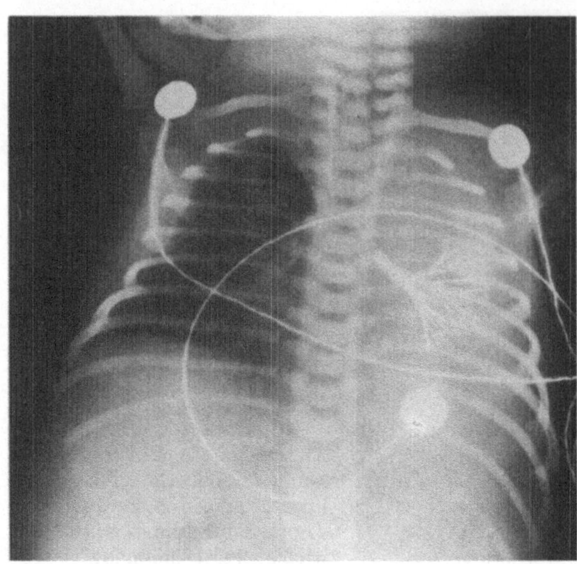

Abb. 2. Noch deutlich hypoplastische Lunge *links*, 2 Wochen nach Operation einer Zwerchfellhernie links; Totalatelektase der linken Lunge

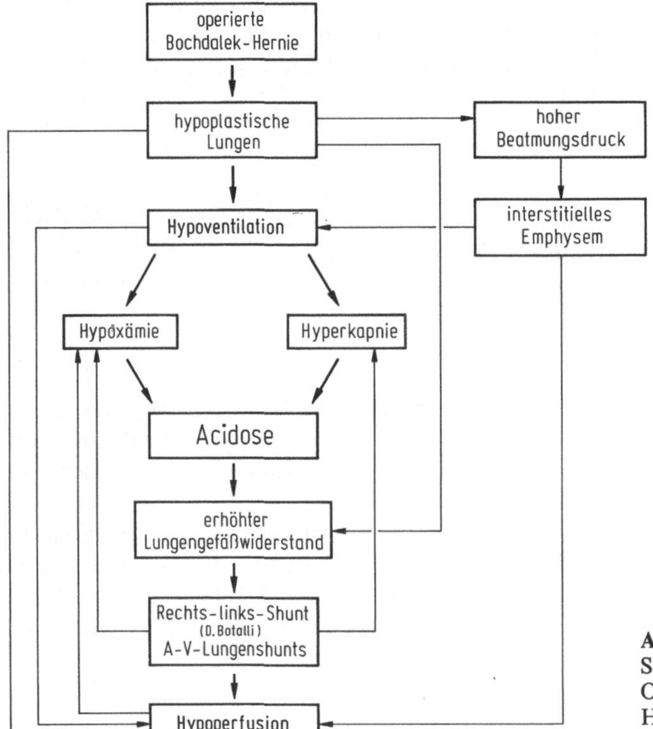

Abb. 3. Circulus vitiosus des Säure-Basen-Haushaltes nach Operation einer Bochdalek-Hernie

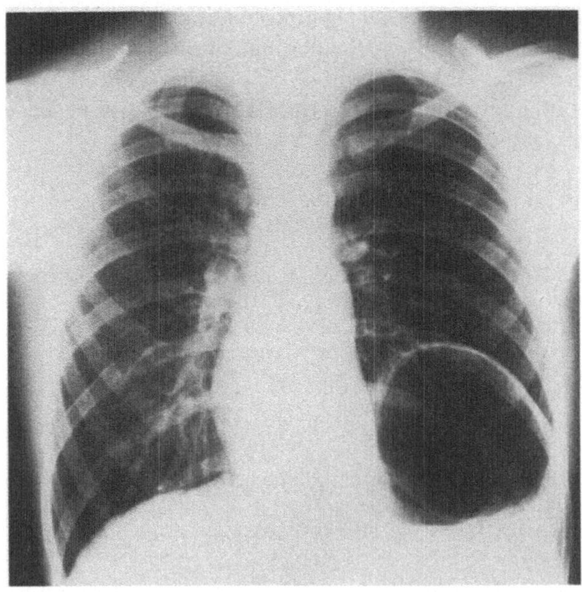

Abb. 4. Eventration *links*. Mittelgradiger Zwerchfellhochstand. Unter dem dünnen Zwerchfell kommt eine große Magenblase zur Darstellung

fehlende muskuläre Entwicklung des Septum transversum, es kommt zu keinem Muskelaufbau zwischen Pleura und Peritonealanteil des Zwerchfells. Meist findet sich die Eventration links, sie kommt 2mal häufiger beim männlichen Geschlecht vor [7].

3.5.5.2.2 Klinik

Die Symptomatologie ist vom Ausmaß der Eventration bestimmt. Man unterscheidet 3 Schweregrade:
1. Eine rasche Verlaufsform: Sie ähnelt der Symptomatologie einer Bochdalek-Zwerchfellhernie mit rasch progredienter postnataler respiratorischer Insuffizienz.
2. Der latente Typ wird häufig zufällig entdeckt; hier bestehen nur marginale, respiratorische Symptome.
3. Der intermediäre Typ: chronische, respiratorische Probleme, Dysphagie, Regurgitationen.

3.5.5.2.3 Diagnose und Differentialdiagnose

Die Diagnose wird durch das Röntgenbild gestellt: hochstehendes Zwerchfell, das sich bei der Durchleuchtung kaum oder gar paradox bewegt (Abb. 4).

Die Differentialdiagnose berücksichtigt v. a. die kongenitale Zwerchfellhernie. Das sorgfältige Studium des Thoraxröntgenbildes sollte aber immer eine Unterscheidung ermöglichen. Weitere Differentialdiagnosen sind die erworbene Eventration durch Phrenikusläsion (Anamnese), außerdem die Morgagni-Hernie durch die Larrey-Spalte, meist mit Bruchsack und diskreten Symptomen.

3.5.5.2.4 Therapie

Bei der raschen Verlaufsform zeigen sich nach Zwerchfellraffung dramatische Besserungen. Der latente Typ bedarf keiner chirurgischen Behandlung. Das Maß der subjektiven Beeinträchtigung und das Ausmaß klinischer Symptome bestimmen die Entscheidung für eine chirurgische Therapie bei der intermediären Form: Anamnese und Lungenfunktionsprüfungen können dabei hilfreich sein.

Wichtig ist auch der Hinweis, daß im komprimierten Unterlappen gehäuft die Entwicklung von Bronchiektasen beobachtet wurde.

Literatur

1. Berdon WE, Baker DH, Amoury R (1968) The role of pulmonary hypoplasia in the prognosis of newborn infants with diaphragmatic hernia and eventration. J Radiol 103:413
2. Dibbins AW, Wiener ES (1974) Mortality from diaphragmatic hernia. J Pediatr Surg 9:653
3. Leroux BT (1962) Cysts and tumours of the mediastinum. Surg Gynecol Obstet 115:695
4. Reed JC, Sonoya RE (1974) Morphologic analysis of foregut cysts in the thorax. Am J Roentgenol 120:851
5. Ruff SJ, Campbell JR, Harrison MW, Campbell TJ (1980) Pediatric diaphragmatic hernia. Am J Surg 139:641
6. Srouji MN, Buck B, Downes JJ (1981) Congenital diaphragmatic hernia: deleterious effects of pulmonary interstitial emphysema and tension extrapulmonary air. J Pediatr Surg 16:45
7. Wayne ER, Campbell JB, Burrington JD, Davis WS (1974) Eventration of the diaphragm. J Pediatr Surg 9:643

3.6 Gefäßfehlbildungen

H. C. Kallfelz

Fehlbildungen der Lungengefäße treten relativ selten isoliert auf, sie sind dagegen häufig mit Mißbildungen des Herzens oder der großen Arterien bzw. der Lungen selbst kombiniert. Angeborene, die Respirationsorgane beeinträchtigende Fehler der Systemarterien, insbesondere im Bereich des Aortenbogens, kommen demgegenüber in der Regel als isolierte Mißbildungen vor. Die folgende Darstellung bezieht sich v. a. auf die klinisch bedeutsamen Auswirkungen der verschiedenen Gefäßfehlbildungen auf das Tracheobronchialsystem sowie das Lungenparenchym.

3.6.1 Lungenarterien

3.6.1.1 Pulmonalklappenstenose

Isolierte Pulmonalklappenstenosen werden in größeren klinischen Serien mit einer Häufigkeit von 7–10% aller angeborenen Herzfehler beobachtet [44]. Fast ausnahmslos entwickelt sich eine mit steigendem Alter zunehmende sog. poststenotische Dilatation des Pulmonalarterienstamms oft unter Einbeziehung der proximalen Abschnitte der Hauptäste. Unmittelbare Auswirkungen der Pulmonalektasie auf das Tracheobronchialsystem fehlen, wahrscheinlich wegen des geringen Drucks in der Lungenschlagader bei vorgeschalteter Stenose.

Klinik und Diagnostik

Die Patienten sind meist asymptomatisch. Eine Herzinsuffizienz entwickelt sich nur bei höhergradigen Stenosen, die dann auch zu einer Zyanose infolge Rechts-links-

Shunt auf Vorhofebene führen können. Röntgenologisch scheint das Herz selbst nur bei extremen Stenosen vergrößert, meist läßt sich allerdings eine dilatierte Pulmonalarterie nachweisen. Die Ektasie ist bei leichten bis mittelschweren Stenosen häufig ausgeprägter als bei hochgradiger Enge. Die Lungenvaskularisation erscheint normal bis vermindert.

Szintigraphisch lassen sich keine charakteristischen Abweichungen feststellen. Durch Herzkatheterisierung und Angiokardiographie sind Lage und Ausmaß der Stenose sowie ggf. auch die Art und Schwere von Begleitfehlern festzustellen.

Verlauf und Prognose

Geringe Stenosen mit systolischen Druckgradienten bis 30 mm Hg beeinträchtigen die Entwicklung und Lebenserwartung der Träger nicht. Bei mittelgradigen Stenosen (Gradient 40–70 mm Hg) treten nennenswerte Symptome meist erst im frühen Erwachsenenalter auf, während schwere Stenosen ohne operative Behandlung bereits im Säuglings- oder Kindesalter zu Herzinsuffizienz und Tod führen können [34]. Nach bisheriger Kenntnis ist die Spätprognose nach erfolgreicher Valvulotomie ausgezeichnet.

Differentialdiagnose

Das Spektrum angeborener Herzfehler, das in die Differentialdiagnose mit einbezogen werden muß, ist groß. Von praktischem Interesse ist jedoch nur die Abgrenzung gegenüber dem Vorhofseptumdefekt vom Ostium-secundum-Typ, dem Ventrikelseptumdefekt, der Fallot-Tetralogie und der Aortenklappenstenose. Zu berücksichtigen sind ferner die sog. idiopathische Pulmonalektasie (s. 3.6.1.4) und das Syndrom der Pulmonalklappenagenesie (s. 3.6.1.3), die beide mit einer oftmals monströsen Dilatation der Pulmonalarterie einhergehen.

3.6.1.2 Pulmonalatresie

Grundsätzlich sind zwei Formen der Pulmonalatresie zu unterscheiden: mit intaktem Ventrikelseptum und normaler Aortenwurzel (A) und mit Ventrikelseptumdefekt bei überreitender Aorta (B). Der erste Typ stellt gewissermaßen die Endform einer hochgradigen Pulmonalklappenstenose dar. Bei Typ B liegt dagegen die Endstufe einer sog. Fallot-Tetralogie vor. Die Pulmonalarterien sind fast immer sehr hypoplastisch. Die Lungendurchblutung erfolgt entweder unifokal nur über einen Ductus arteriosus oder multifokal über den Ductus und/oder mehrere andere größere Kollateralarterien aus der Aorta thoracalis. Während bei Pulmonalatresie mit intaktem Ventrikelseptum zusätzliche Fehlbildungen der Gefäße und der Lungen selten sind, ist dies bei der zweiten Form fast die Regel. So findet sich z. B. eine große Variationsbreite in der Blutzufuhr zur Lunge, die teils unmittelbar zu den zentralen Lungenarterien, häufiger aber von atypischen Kollateralarterien über präkapilläre Anastomosen, also unter Umgehung der Pulmonalarterie, erfolgt [19]. Dabei können einzelne Lungenlappen überdurchblutet, andere erheblich minderdurchblutet sein. Der Pulmonalstamm ist stets hypoplastisch bis atretisch, die Äste weisen oft zusätzliche periphere Stenosen auf, einseitig kann eine Atresie bestehen. Bei einem kleinen Teil der Patienten ist gleichzeitig eine Trikuspidalatresie vorhanden.

Die beiden Formen der Pulmonalatresie gehören zu den selteneren Herzfehlern und kommen mit einer Häufigkeit von insgesamt 2–3% vor.

Klinik und Diagnostik

Das klinische Leitsymptom stellt eine Zyanose dar, die von Geburt an besteht und sich meist schon in den ersten Tagen oder Wochen verstärkt.

Durch passageren Verschluß oder Engerstellung des Ductus kann die Hypoxie anfallsweise stark zunehmen, wobei gleichzeitig eine Tachy- und Dyspnoe auftreten. Zeichen einer Herzinsuffizienz finden sich nicht bei Patienten mit Ventrikelseptumdefekt, dagegen häufiger bei Kindern mit intaktem Ventrikelseptum.

Röntgenologisch kann bei der ersten Form das Herz nach Größe und Form normal, aber auch extrem nach beiden Seiten verbreitert erscheinen. Fast immer ist die Lungenvaskularisation vermindert. Bei begleitendem Ventrikelseptumdefekt ist meist nur eine geringe Kardiomegalie nachweisbar, wobei eine angehobene Spitze, ausgeprägte Taille und ein rechter Aortenbogen eine charakteristische Konfiguration ergeben. Die Lungendurchblutung erscheint je nach Zahl, Größe und Art der Kollateralen stark verringert bis erheblich vermehrt, wobei nicht selten eine deutliche Seitendifferenz besteht. Belüftungsstörungen und Überblähungszonen sind dagegen die Ausnahme.

Echokardiographisch lassen sich die beiden Haupttypen in der Regel gut differenzieren.

Szintigraphisch finden sich bei Pulmonalatresien mit intaktem Ventrikelseptum i. allg. eine seitengleiche Perfusion und Ventilation, wobei natürlich das Bild eines großen Rechts-Links-Shunts zu berücksichtigen ist. Bei Kombination mit Ventrikelseptumdefekt lassen sich häufig erhebliche Imbalancen von Perfusion und Ventilation nachzuweisen. Dabei wird das Befundmuster durch eine Hypoplasie der linken Lunge sowie eine unterschiedliche Lungendurchblutung sehr variabel.

Die morphologische und funktionelle Diagnose ist durch Herzkatheter und Angiokardiographie zu klären (Abb. 1).

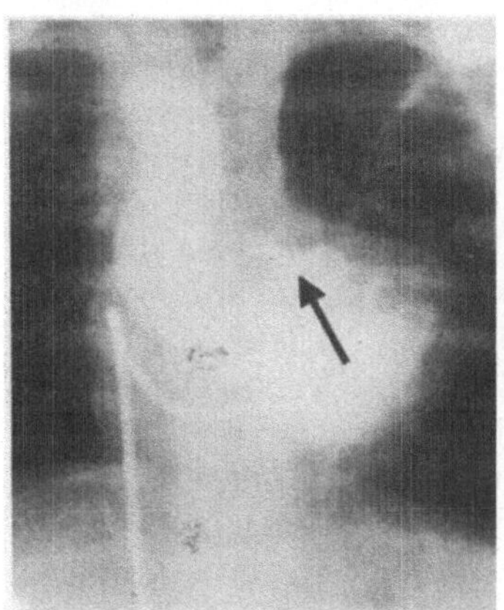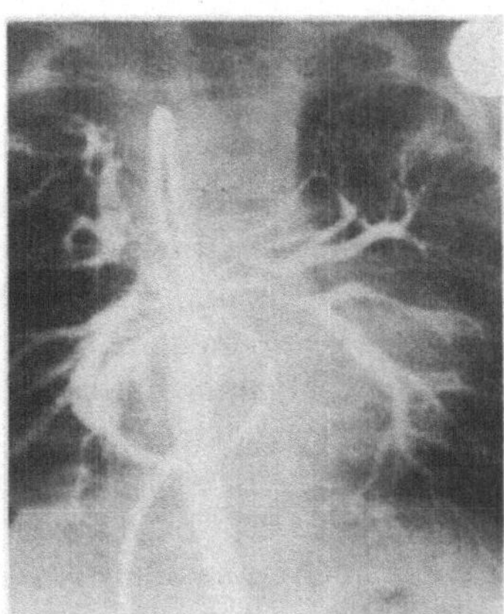

a   b

Abb. 1 a, b. Pulmonalatresie mit Ventrikelseptumdefekt und multifokaler Lungendurchblutung. **a** Dextroventrikulogramm mit Darstellung des blind endenden Infundibulums (↑) der re. Kammer (*Pfeil*) und der über einen Ventrikelseptumdefekt früh kontrastierten Aorta ascendens, die in einen re. Aortenbogen übergeht. **b** Aortographie mit Kontrastmittelinjektion in die re. Aorta descendens, von wo nach beiden Seiten in verschiedener Höhe mindestens fünf sog. Segmentarterien entspringen, welche die Lungen versorgen. Weder ein Pulmonalarterienstamm noch Hauptäste sind erkennbar

Therapie und Ergebnisse

Bei ausgeprägter Hypoxie schon in den ersten Lebenstagen kann die Lungendurchblutung durch Erweiterung des Ductus arteriosus mit Hilfe einer Infusion von Prostaglandin E1 verbessert und so eine akute Gefahr abgewendet werden. Anschließend muß sich jedoch innerhalb von Stunden bis höchstens Tagen eine Shuntoperation, bei der entweder eine sog. zentrale Anastomose zwischen Aorta ascendens und Pulmonalstamm (Waterston-Cooley-Shunt) oder eine Verbindung zwischen einer A. subclavia und dem homolateralen Pulmonalarterienast (Blalock-Taussig-Shunt) geschaffen wird. In einzelnen Fällen ist später bei günstigen anatomischen Voraussetzungen eine Korrekturoperation möglich.

Verlauf und Prognose

Der Spontanverlauf ist bei beiden Formen der Pulmonalatresie außerordentlich ungünstig: Bei intaktem Ventrikelseptum sind am Ende des ersten Monats, bei Patienten mit Kammerscheidenwanddefekt am Ende des 6. Monats 50% bereits verstorben [11].

Differentialdiagnose

Die Pulmonalatresie muß abgegrenzt werden von allen primär zyanotischen Herzfehlern, insbesondere sind also auszuschließen: Transposition der großen Arterien, Fallot-Tetralogie, die Trikuspidalatresie, Truncus arteriosus mit normaler oder verringerter Lungendurchblutung.

3.6.1.3 Syndrom der fehlenden Pulmonalklappe

Die Fehlbildung ist charakterisiert durch kleine, knorpelartig dysplastische, warzenförmige Reste der Pulmonaltaschen in einem stets hypoplastischen engen Klappenring. Der Klappenfehler ist nahezu immer mit einem Ventrikelseptumdefekt kombiniert, sehr häufig fehlt der Ductus arteriosus. Allen Patienten gemeinsam ist eine meist extreme Dilatation des Pulmonalstamms und der Hauptäste. Die reguläre Aufteilung in Segmentarterien fehlt, die Gefäße entspringen vielmehr büschelartig aus den Hauptästen und komprimieren in ihrem weiteren Verlauf z. T. die kleineren intrapulmonalen Bronchialäste [40]. Im Vordergrund stehen jedoch langstreckige Stenosen in einem oder beiden Stammbronchien als Folge der aneurysmatisch dilatierten Pulmonaläste [4]. Bei ca. 10% der Fälle ist keine linke Pulmonalarterie vorhanden.

Es handelt sich um eine seltene Mißbildung.

Klinik und Diagnostik

Die meist bereits in den ersten Lebenswochen symptomatisch werdenden Patienten fallen v. a. auf durch eine in- und exspiratorische Dyspnoe, seltener durch eine deutliche Zyanose. Über dem gesamten Präkardium hört man ein systolisch-diastolisches „Hin-und-Her"-Geräusch und fühlt eine verstärkte Aktion des rechten Ventrikels. Gelegentlich ist ein exspiratorischer Stridor, häufig ein- oder beidseitig Giemen und Brummen bei verlängertem Exspirium zu hören [4].

Röntgenologisch besteht meist eine mäßige Kardiomegalie, verbunden mit extremer Dilatation der zentralen Pulmonalarterien bei erheblich verminderter Gefäßzeichnung in der Peripherie [36]. Als Folge der Bronchialkompression finden sich früher oder später Atelektasen und/oder ein obstruktives Emphysem eines Lappens oder einer ganzen Lunge (Abb. 2).

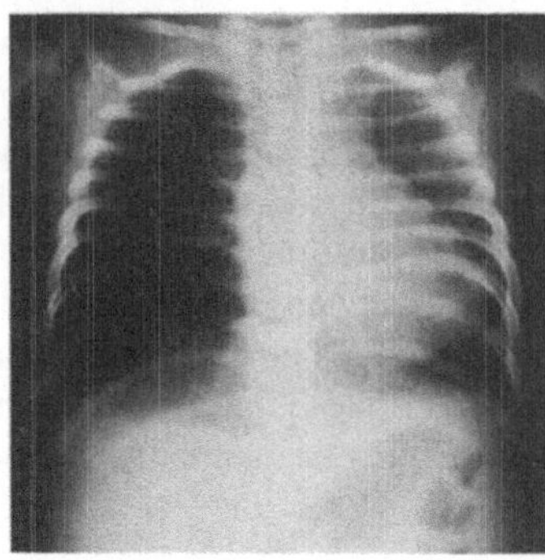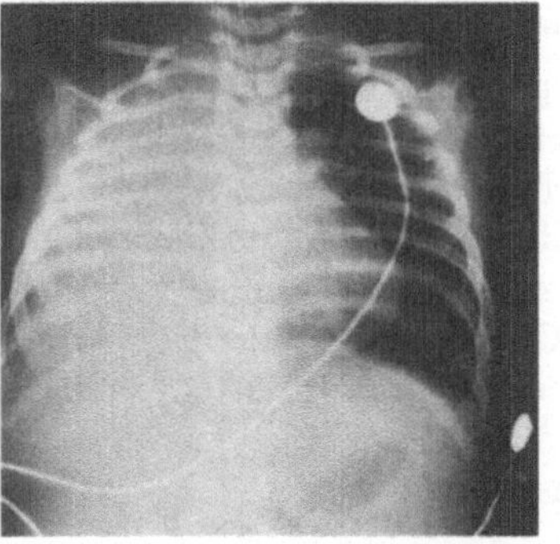

a
b

Abb. 2 a, b. Syndrom der fehlenden Pulmonalklappe bei Ventrikelseptumdefekt und Pulmonal-klappen-Ringstenose. Emphysem der re. Lunge (**a**), später Atelektase des re. Oberlappens (**b**)

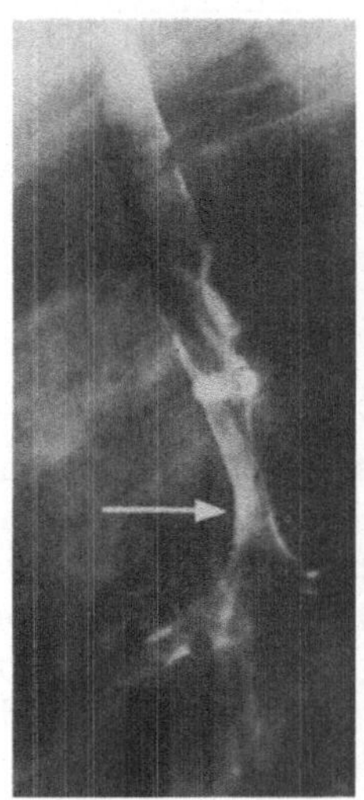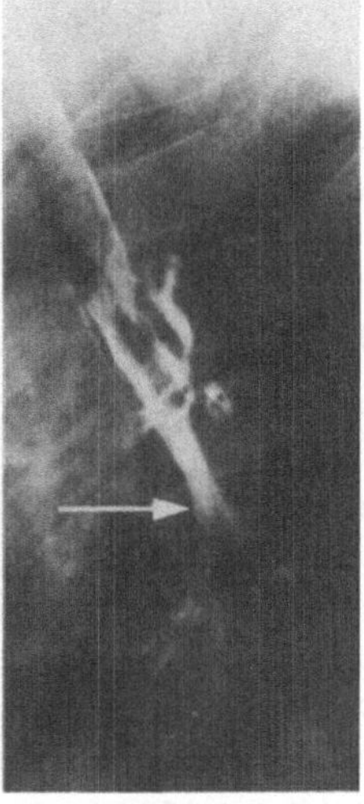

a
b

Abb. 3 a, b. Bronchogramm einer hochgradigen linksseitigen Bronchusstenose bei Syndrom der fehlenden Pulmonalklappe. Seitliche Aufnahmen in Inspiration (**a**) und Exspiration. (**b**). Der *Pfeil* markiert die Stenose des linken Hauptbronchus, oberhalb davon liegt die Bifurkation mit einzelnen Ästen des rechten Oberlappens

Bronchoskopisch lassen sich die zentral, kurz unterhalb der Carina durch Kompression von anterior entstandenen Stenosen, die pulsatorische Weitenänderungen aufweisen und häufig den linken Hauptbronchus stärker betreffen, gut erkennen. Eine genaue Bestimmung des Schweregrads und der Stenosenlänge erfolgt bronchographisch (Abb. 3).

Szintigraphisch ergeben sich immer pathologische Befunde, die allerdings je nach Schweregrad des Herzfehlers und Auswirkung der Bronchialstenosen variieren. Die Perfusion ist entsprechend der Ventilation regional normal oder vermindert, so daß der Ventilations-Perfusions-Index nicht nennenswert von der Norm abweicht.

Therapie und Ergebnisse

Werden die Patienten frühzeitig, v. a. von seiten des Respirationstrakts, symptomatisch, sind therapeutische Konsequenzen unvermeidlich. Neben Verschluß des Ventrikelseptumdefekts und Erweiterung der rechtsventrikulären Ausflußbahn werden z. T. Pulmonalklappenersatz sowie die Verkleinerungsplastik des Pulmonalstamms und der proximalen Äste als radikale Operationsverfahren empfohlen [47].

Verlauf und Prognose

Der klinische Verlauf ist allein abhängig von der Größe des Regurgitationsvolumens und der Weite der Pulmonalarterien. Bei frühzeitiger kardiopulmonaler Insuffizienz wird ohne chirurgische Therapie, die allerdings ein hohes Risiko trägt, das erste Lebensjahr nicht überlebt. Bei milder Symptomatik gelangen die Patienten meist problemlos bis in das Kleinkind-, gelegentlich auch Schulalter und können dann mit geringem Risiko und gutem Langzeiterfolg operiert werden.

3.6.1.4 Isolierte kongenitale Pulmonalinsuffizienz (Synonym: Idiopathische Pulmonalektasie)

Meist besteht eine Hypoplasie oder Deformierung nur einer Pulmonaltasche, komplettes Fehlen aller Klappenzipfel ist dagegen sehr selten. Gemeinsam ist allen Patienten eine meist sehr ausgeprägte Dilatation des Pulmonalstamms.

Es handelt sich um eine sehr seltene Fehlbildung.

Klinik und Diagnostik

In der Regel wird die Dilatation der Pulmonalarterie als ein röntgenologischer Zufallsbefund festgestellt. Die Patienten sind fast immer asymptomatisch. Allerdings wurden einige Säuglinge mit nur rudimentär angelegten Klappentaschen beobachtet, bei denen sich frühzeitig eine Herzinsuffizienz entwickelte [13].

Röntgenologisch erkennt man eine ausgeprägte Dilatation des Pulmonalstamms bei normaler Herzgröße. Herzkatheterisierung und Angiokardiographie dürften heute überflüssige Untersuchungen sein, da sich die Diagnose durch 2 D-Echo-Kardiographie, ggf. auch Computertomographie, sichern läßt.

Differentialdiagnose

Das diastolische Geräusch erfordert v. a. eine Abgrenzung gegen die isolierte Aorteninsuffizienz. Die Kombination einer Aortenklappeninsuffizienz mit Ventrikelseptumdefekt oder persistierendem Ductus arteriosus läßt sich aufgrund des typischen Auskultationsbefundes leicht von der idiopathischen Pulmonalinsuffizienz unterscheiden. Schwieriger kann die Differentialdiagnose bei isolierter pulmonaler Hypertonie mit Pulmonalinsuffizienz sein: Der laute einheitliche zweite Ton links parasternal und eine Rechtshypertrophie im EKG sind hilfreiche Unterscheidungsmerkmale.

Therapie

Therapeutische Konsequenzen ergeben sich ausschließlich bei den wenigen Patienten mit einer Herzinsuffizienz [13].

Verlauf und Prognose

Die idiopatische Pulmonalinsuffizienz ist bei der weit überwiegenden Mehrzahl der Patienten ein belangloser Befund. Eine normale körperliche Entwicklung, altersentsprechende Leistungsfähigkeit und eine wahrscheinlich von der Norm nicht abweichende Lebenserwartung sind die Regel. Auch beim Marfan-Syndrom führt die gelegentlich nachweisbare Pulmonalektasie meist nicht zu Symptomen. Eine Ausnahme bilden lediglich die wenigen Neugeborenen, die infolge erheblicher Klappenmißbildung frühzeitig in eine Herzinsuffizienz geraten.

3.6.1.5 Stenosen des Pulmonalstamms und der Äste (Synonym: Periphere Pulmonalstenosen)

Pulmonalarterienstenosen sind nach Lokalisation, Zahl, Schweregrad und Ausdehnung sehr variabel. Relativ selten sind kurze isolierte Stenosen des Stamms, häufiger beidseitige Einengungen der Äste an der Bifurkation. Der Einteilung von Gay et al. [14] folgend werden 4 Haupttypen unterschieden: singuläre Stenosen im Stamm oder in den Hauptästen (A), Bifurkationsstenosen, die sich in die Äste fortsetzen können (B), multiple periphere Stenosen (C) und eine Kombination der 3 vorgenannten Formen (D). Bei $^2/_3$ der Patienten sind der Stamm und die proximalen Abschnitte der Äste betroffen. Sind die Stenosen kurzstreckig, findet sich eine poststenotische Dilatation. Bei längerstreckigen Engen ist distal ein normales Gefäßkaliber anzutreffen. Schließlich werden auch generalisierte Hypoplasien des gesamten Pulmonalarteriensystems beobachtet, insbesondere bei der Rötelnembryopathie [43]. Während dabei i. allg. keine auffälligen histologischen Abweichungen vorliegen, ist bei den lokalisierten Stenosen eine fibröse Intima- und Mediaverdickung vorhanden. Die embryofetale Rötelninfektion [51], das infantile Hyperkalzämiesyndrom, das sich in Form multipler Arterienstenosen manifestiert [2, 11], und die sog. arteriohepatische Dysplasie [15] liegen häufig als Ursachen zugrunde. Neben der Fallot-Tetralogie, die häufig mit einer einseitigen Abgangsstenose eines Asts verknüpft ist, werden weitere Herzfehler als Begleitmißbildung, so insbesondere valvuläre Pulmonalstenose, persistierender Ductus arteriosus und Isthmusstenose, beschrieben. Bei Frühgeborenen besteht nicht selten eine Hypoplasie der Pulmonaläste, die sich dann meist in der 2. bis 4. Lebenswoche als systolisches Herzgeräusch, das v. a. im Rücken hörbar ist, manifestiert [8]. Isolierte periphere Pulmonalstenosen von hämodynamischer Bedeutung sind relativ selten. Unter Einbeziehung der Patienten mit zusätzlichen Mißbildungen sind es 2–3% aller Kinder mit angeborenem Herzfehler.

Klinik und Diagnostik

Leitsymptom ist ein meistens sehr lautes, in den gesamten Thorax, z. T. mit Seitenbetonung, fortgeleitetes Systolikum. Je nach Ausdehnung und Schweregrad der Stenosen kann sich eine Herzinsuffizienz entwickeln, ist aber wohl die Ausnahme. Typische Röntgenbefunde fehlen. Nur bei starker und länger bestehender Druckerhöhung im rechten Ventrikel kann eine Kardiomegalie sichtbar werden.

Szintigraphische Untersuchungen zeigen i. allg. eine normale Ventilation, aber – entsprechend der Lage und dem Schweregrad der Stenosen – Störungen der Perfusion. Zahl, Lage, Ausdehnung und Schweregrad der Stenosen sind durch Herzkatheterisierung und Angiokardiographie zu objektivieren (Abb. 4).

In der Differentialdiagnose sind wegen der Ähnlichkeit der Auskultationsbefunde v. a. die valvuläre Pulmonalstenose sowie ein offener Ductus arteriosus zu berücksichtigen.

Therapie

Einer chirurgischen Behandlung (Erweiterungsplastik) sind lediglich zentrale, bis in die proximalen Abschnitte der Äste sich erstreckende Stenosen zugänglich. Dies ist v. a. bei Patienten mit Fallot-Tetralogie häufiger der Fall.

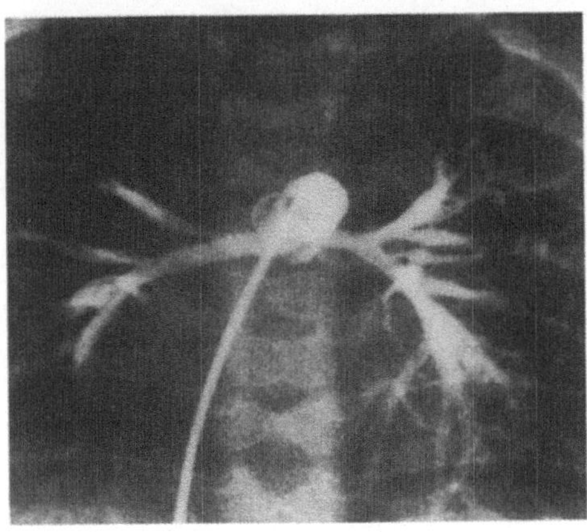

Abb. 4. Pulmonalisangiogramm bei generalisierter Hypoplasie der Lungenschlagadern

Verlauf und Prognose

Fehlen hämodynamisch wirksame Begleitfehler, sind die Patienten meist im ersten, häufig auch im zweiten Dezennium symptomfrei. Nur bei multiplen hochgradigen Stenosen entwickelt sich schon früher ein ernstes Krankheitsbild mit progressivem Rechtsherzversagen, ähnlich wie bei Patienten mit peripherer obstruktiver Lungengefäßerkrankung (primäre pulmonale Hypertonie).

3.6.1.6 Aberrierende linke Pulmonalarterie
(Synonym: Vascular sling [6], pulmonary artery sling, pulmonary sling)

Bei dieser relativ seltenen Mißbildung (ca. 80 publizierte Fälle), die zuerst von Glaevecke u. Doehle 1897 beschrieben wurde, entspringt der linke Pulmonalast (LPA) dorsal aus dem proximalen Abschnitt der rechten Lungenschlagader, verläuft über den proximalen Teil des rechten Stammbronchus, wendet sich nach links und gelangt zwischen Trachea und Ösophagus, die Mittellinie kreuzend, in die linke Thoraxhälfte. So entsteht eine mehr oder minder ausgeprägte, in Höhe der Bifurkation liegende rechte Hauptbronchus- und Trachealstenose mit Impression von kranial und dorsal rechts. Ventrikel- und Vorhofseptumdefekte sowie eine persistierende linke obere Hohlvene werden vereinzelt als Begleiterkrankungen beobachtet.

Klinik

Die Ausprägung klinischer Symptome ist dem Schweregrad der Tracheal- bzw. Bronchuskompression proportional. $^2/_3$ der Patienten entwickeln Symptome, wie v. a. einen exspiratorischen, z. T. auch inspiratorischen Stridor, lebensbedrohliche Dyspnoe- und Zyanoseanfälle, bereits im ersten Lebensmonat. Infolge einer Ventilstenose kommt es zu einer Überblähung der rechten Lunge mit Abschwächung oder Aufhebung des Atemgeräuschs. Rezidivierende Infektionen und zusätzliche Belüftungsstörungen der linken Lunge sind häufig.

Röntgenbefunde

Auf Thoraxübersichtsaufnahmen sieht man meist eine vermehrte Transparenz der rechten Lunge, häufig mit Verlagerung des Mediastinums nach links und konsekutiver Minderbelüftung der linken Lunge. Bei Zielaufnahmen läßt sich u. U. eine Verzie-

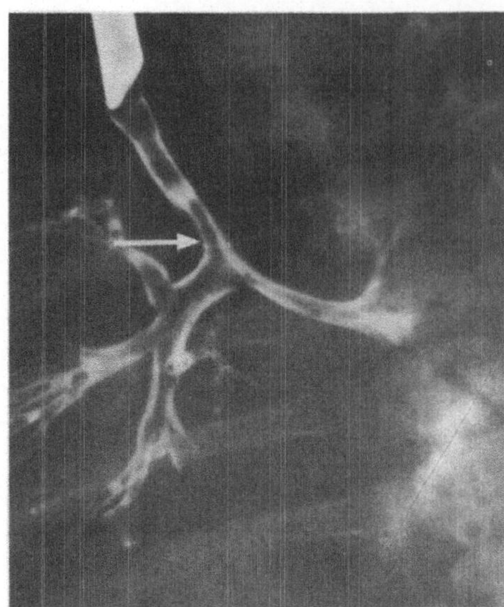

Abb. 5. Bronchogramm bei aberrierender linker Pulmonalarterie. Der *Pfeil* markiert die Kompression der Trachea von rechts

hung der Carina nach kaudal links bzw. auch eine Verengung des rechten Stammbronchus erkennen. Die aberrierende LPA ist die einzige Gefäßmißbildung, die bei Breischluck den Ösophagus von anterior her imprimiert [17]. Ein Nachweis der Fehlbildung scheint auch durch Computertomographie möglich [41].

Szintigraphie

Bei der Ventilations- und Perfusionsszintigraphie läßt sich stets eine verminderte bis aufgehobene Belüftung der rechten Lunge nachweisen und konkordant zum Ausmaß der alveolären Hypoventilation eine Einschränkung auch der pulmonalarteriellen Durchblutung. Durch Kompression bzw. Atelektase der linken Lunge infolge Mediastinalverlagerung können entsprechende Befunde zusätzlich auch linksseitig erhoben werden.

Bronchoskopie – Bronchographie

Bronchoskopisch läßt sich eine unmittelbar über der Carina gelegene Trachealstenose erkennen, wobei das Lumen von dorsal und rechts eingeengt ist, auch sind in diesem Bereich deutlich Pulsationen zu beobachten. Die Trachealstenose setzt sich in den rechten Hauptbronchus fort, der von vorn und oben imprimiert wird. Die Ausdehnung der Veränderungen läßt sich bronchographisch gut darstellen (Abb. 5).

Herzkatheter und Angiokardiographie

Die Pulmonalisangiographie ist die einzige Methode, die eine eindeutige Diagnose liefert (Abb. 6) und sollte deshalb grundsätzlich bei Verdacht auf diese Anomalie durchgeführt werden.

Therapie und Ergebnisse

Die einzige erfolgversprechende Behandlung der aberrierenden linken Pulmonalarterie ist die Abtrennung des Gefäßes und die End-zu-Seit-Anastomosierung mit dem

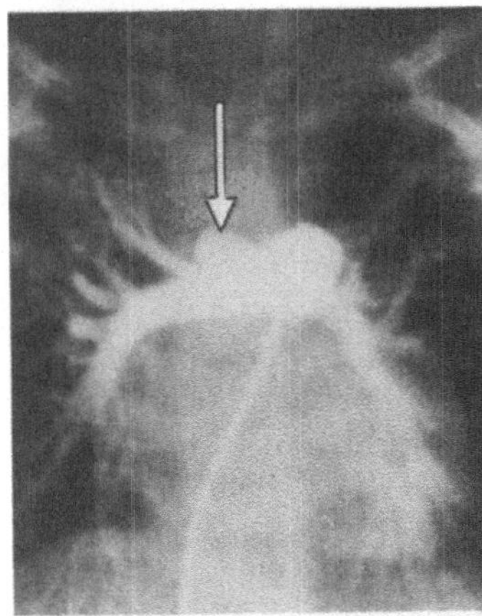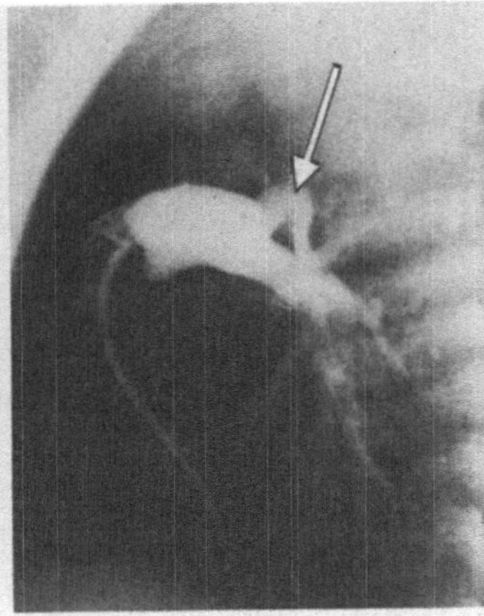

Abb. 6 a, b. Pulmonalisangiographie bei abberierender linker Pulmonalarterie. **a** In frontaler Projektion entspringt der li. Pulmonalast (*Pfeil*) aus dem proximalen Abschnitt des re. Pulmonalasts. Im re. Oberlappen besteht eine Belüftungsstörung. **b** In lateraler Projektion sieht man den LPA (*Pfeil*) zunächst nach hinten oben und dann mit scharfem Knick nach unten ziehen. Im Bereich des dreieckigen Fensters befindet sich die Carina

Pulmonalarterienstamm nach Befreiung aus dem retrotrachealen Verlauf. Die primäre bzw. perioperative Letalität ist bei Berücksichtigung aller publizierten Fälle mit ca. 40% sehr hoch. Bezieht man sich allerdings auf jüngere Angaben, reduziert sich das Risiko auf etwa 20% [27].

Verlauf und Prognose

Bieten die Patienten bereits im ersten Lebenshalbjahr die Symptome einer rechtsseitigen Bronchusobstruktion, so ist die Prognose ohne chirurgische Intervention außerordentlich schlecht.

Der postoperative Verlauf ist selbst bei früher Diagnose und Operation in der Regel langwierig und schwierig. Durch die bereits bei der Geburt bestehende und sich in der Folge verstärkt auswirkende Tracheobronchialkompression tritt eine Erweichung des Knorpelgerüstes ein, das auch nach Beseitigung der Ursache nur langsam seine Festigkeit, nicht immer jedoch seine Form zurückgewinnt. Somit bleiben meistens Symptome der Luftwegsstenose über Wochen bis Monate bestehen bzw. bilden sich nur sehr zögernd zurück. Daraus resultiert die Notwendigkeit einer oft über Monate durchzuführenden Intensivbehandlung mit Langzeitintubation oder Tracheostomie. Ist diese Phase erfolgreich überstanden, treten abgesehen von den bekannten Folgen einer Langzeitintubation bzw. Tracheostomie nur selten ernste Spätkomplikationen auf. Allerdings bleibt eine Minderventilation der rechten Lunge auch häufig später noch nachweisbar.

Differentialdiagnose

Klinisch sind zunächst sämtliche, mit einem vorwiegend exspiratorischem Stridor verknüpfte Tracheal- und Bronchusobstruktionen in der Differentialdiagnose zu berücksichtigen, so z. B. bronchogene Zysten, chronische Aspiration und andere gefäßbedingte Bronchial- oder Trachealkompressionen. Eine Klärung ist durch Ösophagogramm, Tracheobronchoskopie und schließlich Pulmonalisangiographie zu erreichen.

3.6.1.7 Andere zu Bronchialstenosen führende Anomalien der Pulmonalarterien

Nicht nur die Dilatation der Pulmonaläste, wie beim Syndrom der fehlenden Pulmonalklappe, und eine Verlaufsanomalie, wie bei der aberrierenden linken Pulmonalarterie, können zu Stenosen am Tracheobronchialsystem führen, sondern auch Abweichungen in den Lagebeziehungen zueinander. So entwickeln sich bei Patienten mit einer Transposition der großen Arterien, bei der die Lungenschlagader weit dorsal entspringt, in einem größeren Prozentsatz linksseitige Bronchialstenosen. Dies ist insbesondere dann zu erwarten, wenn zusätzlich ein Ventrikelseptumdefekt mit pulmonaler Hypertonie besteht, wodurch die ohnehin bei der Transposition der großen Arterien meist schon erweiterte Lungenschlagader noch unter erhöhtem Druck steht und so von anterior-superior den linken Bronchus komprimieren kann [35].

Rechtsseitige Bronchusstenosen infolge Kompression durch die rechte Pulmonalarterie sind weitaus seltener. Sie werden gelegentlich bei rechtem Aortenbogen beobachtet, wobei z. B. wie bei der Fallot-Tetralogie die Aorta dilatiert sein kann, weiter dorsal entspringt und so mit der Aorta descendens den rechten Pulmonalast zusammen mit dem rechten Bronchus einzwängt und auf diese Weise eine Bronchusstenose bewirkt [9].

Klinisch lassen sich diese Stenosen durch ein abgeschwächtes oder aufgehobenes Atemgeräusch auf der betroffenen Seite vermuten. Röntgenologisch ist in der Regel diese Seite dann transparenter, da fast immer ein Ventilmechanismus besteht. Das funktionelle Ausmaß der Stenose ist durch die kombinierte Perfusions- und Ventilationszintigraphie gut beurteilbar. Zur genauen Lokalisation der Stenosen und zur Abschätzung von deren Länge empfehlen sich Bronchoskopie und Bronchographie. Zur Klärung der häufig komplizierten anatomischen Lagebeziehungen ist u. U. eine kombinierte bronchographisch-angiokardiographische Darstellung erforderlich, dies v. a. auch im Hinblick auf eine mögliche operative Therapie.

Die chirurgischen Behandlungsmöglichkeiten sind allerdings begrenzt und sollten nur bei ausgeprägter klinischer Symptomatik mit rezidivierenden Atelektasen und/ oder Infektionen in Betracht kommen. Wenn keine kausale operative Therapie mit Verlagerung des Gefäßverlaufs oder Verkleinerungsplastik des stenosierenden Pulmonalastes möglich ist, muß u. U. eine Pneumektomie durchgeführt werden.

Die Spontanprognose ist bei den meisten Patienten auch bei intensiver physikalischer Therapie über lange Zeit ungünstig, eine Rückbildung der Stenosen selten. Die größten Probleme entstehen meist in den ersten Tagen und Wochen nach einer korrigierenden Operation für den zugrundeliegenden Herzfehler. Infolge der postoperativ notwendigen Überdruckbeatmung entwickelt sich auf der betroffenen Seite ein Emphysem und bei Versuchen, die artifizielle Beatmung zu beenden, eine Atelektase. So ergibt sich stets ein sehr protrahierter Verlauf.

3.6.1.8 Andere Ursprungsanomalien der Pulmonalarterienäste: Truncus arteriosus communis, Hemitruncus

Der Truncus arteriosus communis ist definiert als eine Fehlbildung, bei der alle drei Kreislaufabschnitte – System-, Lungen- und Koronarkreislauf – aus einem einzigen Gefäß gespeist werden, das über einen Ventrikelseptumdefekt entspringt und nur eine Semilunarklappe besitzt. Es wurden verschiedene anatomische Klassifikationen entwickelt, von denen die von Van Praagh u. Van Praagh [39] (Abb. 7) am weitesten ver-

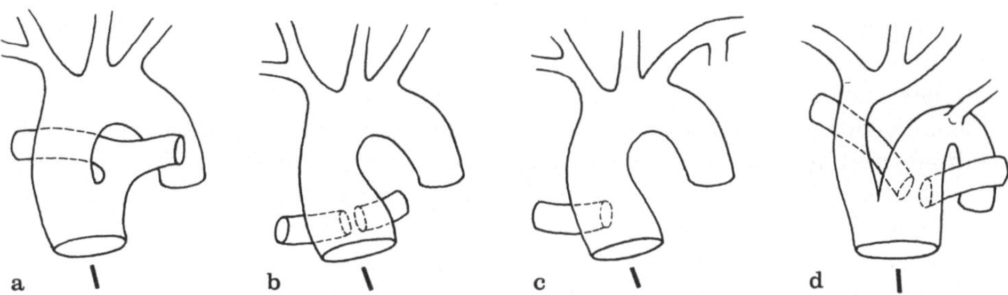

Abb. 7 a–d. Die verschiedenen Formen des Truncus arteriosus communis in der Klassifikation nach Van Praagh und Van Praagh. **a** Typ A1, Pulmonalarterienstamm teilweise erhalten; **b** Typ A2, getrennter Ursprung der beiden Pulmonalarterienäste aus dem Truncus; **c** Typ A3, Fehlen der re. oder li. Pulmonalarterie; **d** Typ A4, Unterbrechung des distalen Aortenbogens oder hochgradige Aortenisthmusstenose mit persistierendem Ductus arteriosus

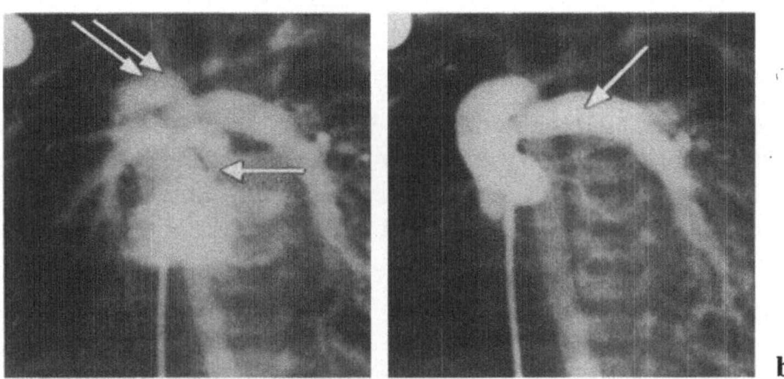

Abb. 8 a, b. Hemitrunkus arteriosus bei Fallot'scher Tetralogie. **a** Dextroventrikulographie: Aus der re. Kammer entspringt über eine Subpulmonalstenose (*Pfeil*) ein schmaler Lungenschlagaderstamm, der in eine re. Pulmonalarterie übergeht. Über einen gr. Ventrikelseptumdefekt kommt es gleichzeitig zur Frühfüllung der Aorta, aus der die li. Pulmonalarterie abgeht. Rechter Aortenbogen (*doppelte Pfeile*). **b** Aortographie: Aus der Aorta ascendens entspringt eine große linke Pulmonalarterie (*Pfeil*)

breitet ist. Beim Truncus arteriosus entwickelt sich meist frühzeitig das Bild einer obstruktiven Lungengefäßerkrankung (Eisenmenger-Reaktion). Der Fehler wird in klinischen Serien mit einer Häufigkeit von ca. 1% angegeben.

Die seltene Fehlbildung des Hemitruncus ist charakterisiert durch den normalen Ursprung einer Pulmonalarterie aus dem rechten Ventrikel und die Versorgung der anderen Lunge über einen aus der Aorta ascendens entspringenden Lungenschlagaderast. Dabei handelt es sich meist um die rechte Pulmonalarterie [24]. Mehr als die Hälfte der Patienten hat einen zusätzlichen offenen Ductus arteriosus, einige einen Ventrikelseptumdefekt oder eine Fallot-Tetralogie (Abb. 8).

Klinik und Diagnostik

Patienten mit einem Truncus arteriosus communis entwickeln i. allg. schon in den ersten Lebenswochen alle Symptome einer Herzinsuffizienz bei meist fehlender oder nur geringer Zyanose.

Röntgenologisch besteht eine Kardiomegalie, meist beidseits erheblich verstärkte Lungenvaskularisation, häufig ein rechter Aortenbogen und ein sog. hohes Hiluskomma links. Jenseits des Säuglingsalters entwickelt sich ein prominentes Pulmonalsegment. Bei dilatierter linker Pulmonalarterie und großem linken Vorhof entstehen Belüftungsstörungen der linken Lunge durch Kompression des linken Hauptbronchus. Das EKG zeigt eine biventrikuläre Hypertrophie, ist jedoch in keiner Weise pathognomonisch. Die Diagnose läßt sich bei entsprechender klinischer Symptomatik durch eindimensionale Echokardiographie wahrscheinlich machen und mit dem zweidimensionalen Verfahren sichern. Bei der Perfusions- und Ventilationsszintigraphie sind neben dem Rechts-links-Shunt auf Ventrikel- und Truncusebene je nach anatomischer Situation und Güte der Lungenbelüftung unterschiedliche Muster der Durchblutung und Ventilation erkennbar.

Die Angiokardiographie dient der genauen Darstellung der anatomischen Situation im Truncusbereich, wobei insbesondere Ursprung und Verlauf der Koronar- und Pulmonalarterien für die Planung und Durchführung chirurgischer Maßnahmen von Interesse sind.

Differentialdiagnose

Abzugrenzen sind besonders die Kombination von Ventrikelseptumdefekt und offenem Ductus arteriosus, ein aortopulmonales Fenster und evtl. auch eine Fallot-Tetralogie mit geringer Pulmonalstenose bzw. mit weit offenem Ductus. Eine Transposition der großen Arterien mit Kammerscheidewanddefekt dürfte durch Echokardiographie zweifelsfrei auszuschließen sein.

Therapie und Ergebnisse

Sofern keine erhebliche Widerstandserhöhung im Lungenkreislauf vorliegt, läßt sich mit guten Ergebnissen eine sog. Rastelli-Operation zur Korrektur des Truncus durchführen. Bei anatomisch ungünstiger Situation wird auch heute noch im frühen Säuglingsalter eine Bändelung der Pulmonalarterien als Palliativmaßnahme vor einer korrigierenden Operation durchgeführt. Beim Hemitruncus wird der aus der Aorta exzidierte Pulmonalast mit dem Pulmonalstamm anastomosiert [24]. Die anatomische Korrektur sollte vor der Entwicklung einer obstruktiven Lungengefäßerkrankung, also möglichst vor Ablauf des ersten Lebenshalbjahres, durchgeführt werden.

Verlauf und Prognose

Unbehandelt versterben bis zum 3. Lebensmonat mehr als 50% der Patienten an einer Herzinsuffizienz und zusätzlichen interkurrenten bronchopulmonalen Infekten. Als Spätkomplikation kann sich, auch nach Rastelli-Operation, eine Truncus- bzw. Aortenklappeninsuffizienz einstellen [25].

3.6.1.9 Fehlen eines Pulmonalarterienasts (Synonym: Einseitige Pulmonalatresie)

Das einseitige Fehlen einer Pulmonalarterie kommt in drei Varianten vor: komplette Aplasie oder Agenesie einer Lunge (Typ A, Kap. 6.4), isoliertes Fehlen bei scheinbar normal angelegter Lunge (Typ B) und einseitiges Fehlen in Kombination mit anderen kardiovaskulären Mißbildungen (Typ C) [45]. Bei Typ B setzt sich der normal angelegte Pulmonalstamm nur in einen links- oder (häufiger) rechtsseitigen Ast fort. Bei genauerer Untersuchung findet man im Hilus der betroffenen Lunge ein sich normal aufteilendes, allerdings hypoplastisches Pulmonalarteriensystem, das entweder über

einen Ductus arteriosus oder Kollateralen aus der Aorta Blut erhält. Eine Lungensequestration kann vorliegen. Unabhängig davon können auch Bronchialanomalien,
wie z. B. Bronchiektasen, bestehen. Wenn auch nicht ausdrücklich im früheren
Schrifttum erwähnt. scheint doch in der Regel die entsprechende Lunge hypoplastisch
zu sein. Meist fehlt die kontralateral zum Aortenbogen gelegene Lungenschlagader.
Bei Typ C findet sich als häufigste Begleitmißbildung eine Fallot-Tetralogie, seltener
ist ein Ventrikelseptumdefekt, wobei fast ausschließlich eine Aplasie der linken Pulmonalarterie festzustellen ist.

Klinik und Diagnostik

Sowohl die einseitige Lungenaplasie wie das isolierte Fehlen eines Pulmonalasts können klinisch inapparent bleiben und nur zufällig entdeckt werden. Rezidivierende einseitige pulmonale Infektionen, später gelegentlich auch eine Hämoptyse, mögen anamnestische Hinweise geben. Der kardiopulmonale Befund ist außer bei Lungenaplasie
unverdächtig, wenn auch bei großen Kollateralarterien zur betroffenen Lunge gelegentlich ein kontinuierliches sog. Fistelgeräusch hörbar sein kann. Radiologisch lassen sich bei isoliertem Fehlen meist eine leichte Mediastinalverschiebung zur betroffenen Seite und eine Hypervaskularisation der kontralateralen Lunge feststellen, die das
gesamte Herzzeitvolumen passieren lassen muß. Während eine Thoraxasymmetrie
meist fehlt, ist ein Zwerchfellhochstand auf der betroffenen Seite häufiger festzustellen. Mit der Perfusions-Ventilations-Szintigraphie läßt sich die fehlende Durchblutung einer Lunge bei erhaltener, wenn auch evtl. verminderter Belüftung gut nachweisen. Bei gleichzeitig vorhandener Fallot-Tetralogie allerdings wird das Bild verwischt,
da infolge des Rechts-links-Shunts ein Teil des injizierten Nuklids in die Aorta und
damit unter Umgehung der Pulmonalarterie über die zur betroffenen Lunge führenden Kollateralen auch in das intrapulmonale Gefäßsystem gelangen kann. Im Zweifelsfall sind eine Herzkatheterisierung und Angiokardiographie durchzuführen, insbesondere auch um kardiovaskuläre Begleitfehler und eine pulmonale Hypertonie auf
der normal durchbluteten Seite auszuschließen bzw. nachzuweisen und die Art der
Lungendurchblutung auf der kontralateralen Seite zu klären.

Therapie

Bei isoliertem Fehlen eines Pulmonalastes kommt eine Therapie nur in Frage, wenn
z. B. ausgedehnte einseitige Bronchiektasen mit rezidivierenden schweren Infektionen
und Atelektasen vorliegen. Eine Lob- oder Pneumektomie kann dann erforderlich
werden. Bei Vorliegen großer Kollateralen zu dieser Lunge, wodurch ein beträchtli-
cher Links-rechts-Shunt entstehen kann mit konsekutiver Volumenüberlastung der
linken Herzhöhlen, ist eine Ligatur oder Embolisierung indiziert. Sind kardiale Begleitfehler mit Links-rechts-Shunt vorhanden, die zu einer pulmonalen Hypertonie
führen können, ist eine frühzeitige Korrektur vorzunehmen, um irreversible Gefäßschäden zu vermeiden [46]. Bei assoziierter Fallot-Tetralogie scheint die im Prinzip an-
zustrebende Korrektur mit einer hohen Letalität verbunden zu sein.

3.6.1.10 Arteriovenöse Lungenfistel
(Synonyme: Angeborenes arteriovenöses Aneurysma der Lunge, Kavernöses Hämangiom der Lunge)

Es besteht bei dieser Lungengefäßfehlbildung eine direkte Kommunikation zwischen
Pulmonalarterie und -vene ohne Zwischenschaltung eines Kapillarbetts. Ihre Lokali-

sation, Ausdehnung und anatomische Struktur variieren stark. Die Gefäßverbindungen, die obligat zu einem intrapulmonalen Rechts-Links-Shunt führen, können weit sein und solitär in einem Lappen (65%) oder multipel auf mehrere Lagen verteilt vorkommen [32]. Im letzten Fall sind die Fisteln dann in der Regel klein und diffus in beiden Lungen zu finden. Bei ca. 60% der Patienten mit dieser Form besteht eine hereditäre hämorrhagische Teleangiektasie (Morbus Rendu-Osler-Weber) [10]. Liegen große solitäre Fisteln vor, findet sich nur bei $^1/_3$ der Betroffenen diese erbliche Gefäßkrankheit. Als seltene Sonderformen werden eine direkte Verbindung zwischen Pulmonalarterie und linkem Vorhof sowie Kommunikationen zwischen einer Bronchialarterie oder einer anderen großen Kollateralarterie aus der Aorta descendens mit einer Lungenvene beschrieben [29]. Die solitären Aneurysmen können so groß werden wie ein kleiner Apfel. Die Wand der geschlängelt verlaufenden Gefäße ist auffallend dünn. Obwohl es sich um eine offenbar seltene Gefäßerkrankung handelt – weniger als 0,5% in einer Serie von mehr als 15000 Patienten mit angeborenem Herzfehler [38] –, wurden bisher mehr als 700 Fälle publiziert.

Klinik und Diagnostik

Etwa die Hälfte der Betroffenen bietet bereits im Kindesalter deutliche Symptome, v. a. Zyanose, Dyspnoe in Ruhe oder bei leichter Anstrengung und Bildung von Trommelschlegelfingern. Der physikalische Lungen- und Herzbefund ist dabei i. allg. unauffällig, auch das EKG gibt keinen Hinweis. Eine mäßige Polyzythämie als Folge der chronischen Hypoxämie entwickelt sich frühzeitig. Epistaxis und die für das Krankheitsbild des Morbus Osler-Rendu-Weber pathognomonischen Teleangiektasien manifestieren sich meist erst bei Jugendlichen oder jungen Erwachsenen. Das Thoraxröntgenbild ergibt bei 90% einen positiven Befund, wobei typischerweise eine oder mehrere rundliche oder knotige Verdichtungen in einer oder beiden Lungen auffallen, die bei Serienaufnahmen hinsichtlich Größe und Lokalisation konstant bleiben. Eine Kardiomegalie fehlt. Als Screeningmethode hat sich in jüngster Zeit die Perfusionsszintigraphie bewährt. Letzte Sicherung der Diagnose und Aussage über die Zahl, Lage und Größe der Fisteln erbringt die Pulmonalisangiographie [23].

Therapie und Ergebnisse

Bei Vorliegen einer oder einiger isolierter arteriovenöser Lungenfisteln ist die Resektion der Fistel selbst oder des betroffenen Segments, manchmal auch des ganzen Lappens, die Therapie der Wahl. Bei multiplen Aneurysmen muß die Operationsindikation von der Zahl, Größe und Verteilung der Verbindungen abhängig gemacht werden. Bei diffusem Befall kommt eine chirurgische Intervention nicht in Frage.

Verlauf und Prognose

Obwohl über die Hälfte der Patienten bereits im frühen Kindesalter die typische Symptomatik aufweist und somit die Verdachtsdiagnose bei Kenntnis der klinischen Symptome leicht zu stellen sein sollte, zeigt die Erfahrung, daß nur bei etwa 10% der Patienten die Krankheit im Kindesalter erkannt wird. In vielen Fällen führen erst die Komplikationen, wie Epistaxis, Hämoptyse oder Thromboembolien mit zerebrovaskulären Folgen, zu weiterer Diagnostik. Die Prognose der Patienten ist günstig, wenn nur solitäre Fisteln vorliegen und frühzeitig eine Exzision erfolgt. Handelt es sich dagegen um die Form mit multiplen kleinen Fisteln bei hereditärer Teleangiektasie, ist keine Heilung möglich. Diese Patienten versterben in der Regel im frühen Erwachsenenalter an einer Blutungskomplikation.

Differentialdiagnose

In der Differentialdiagnose sind v. a. zu berücksichtigen die seltene isolierte Fehlmündung einer Hohlvene in den linken Vorhof (EKG mit Linkshypertrophiezeichen!), chronische pulmonale Krankheiten, wie Bronchiektasen, primäre Lungenfibrose und zystische Fibrose und eine primäre Polyzythämie sowie erworbene oder hereditäre Methämoglobinämien.

3.6.1.11 Pulmonale Hypertonie (PHT)

Definitionsgemäß wird jede Erhöhung des systolischen Drucks in der Pulmonalarterie über einen Wert von 30 mm Hg als pulmonale (genauer: pulmonalarterielle) Hypertonie bezeichnet. Pathogenetisch werden 3 *Formen* unterschieden, wobei sich häufig, insbesondere bei angeborenen Herz- und Gefäßfehlern, zwei oder alle drei Ursachen miteinander verknüpfen. Von *passiver PHT* spricht man bei Rückstau des Blutes durch das Lungengefäßsystem bei erhöhtem linksatrialem oder pulmonalvenösem Druck (Beispiele: Mitralstenose, Cor triatriatum sinistrum). Eine sog. *hyperdyname* PHT liegt bei stark erhöhtem Lungendurchfluß vor (Beispiele: alle Herz- und Gefäßfehler mit großem Links-Rechts-Shunt) [18]. Bei einem gesunden Lungengefäßsystem wird sich allerdings eine Druckerhöhung erst zeigen, wenn die Lungendurchblutung über etwa das 3fache der Norm ansteigt. Die dritte Form wird als *reaktive oder widerstandsbedingte PHT* bezeichnet und ist Folge einer Obstruktion im Bereich der kleinen muskulären Lungenarterien, die reversibler oder fixierter Natur sein kann. Ein reversible pulmonale Vasokonstriktion tritt z. B. obligat ein bei alveolärer Hypoventilation mit konsekutiver pulmonalvenöser Hypoxie (von-Euler-Liljestrand-Reflex). Den gleichen, allerdings weniger ausgeprägten Effekt üben eine Hyperkapnie und Acidose aus.

Ätiologisch ist zwischen einer primären und sekundären PHT zu differenzieren. Bei der ersten Form, die wahrscheinlich von Geburt an besteht, im Kindesalter aber selten manifest wird, ist die kausale Genese bis heute ungeklärt. Unter die sekundäre PHT sind alle anderen Formen einzuordnen. Ihrer Häufigkeit nach sind diese: (a) angeborene Herzfehler mit großem Links-Rechts-Shunt auf Kammer- oder Gefäßebene, (b) chronische Hypoventilation bei Luftwegsobstruktionen, Krankheiten der Atemmuskulatur oder des Thoraxskeletts, (c) Abflußstörung des Blutes zum linken Vorhof oder Ventrikel und (d) pulmonale Gefäßokklusionen.

Je nach Ursache, Dauer und Grad der PHT bilden sich an den Lungengefäßen typische Veränderungen, die, einer Klassifikation von Heath u. Edwards [21] folgend, in 6 *histologische Schweregrade* eingeteilt werden: 1. Hypertrophie der Mediamuskulatur und Ausbildung longitudinaler Muskelfasern, 2. zellige Intimaproliferation, 3. Intimafibrose mit Verminderung der Gefäßweite, 4. Gefäßdilatationen mit gleichzeitiger Verdickung der Gefäßwand, 5. sog. plexiforme Gefäßveränderungen in Folge von Thrombosen und Rekanalisation und 6. fibrinoide Nekrose der Tunica interna und media. Die Gefäßveränderungen vom Schweregrad 1–3 sind bei Ausschaltung der Ursache vollkommen rückbildungsfähig, während Grad 4–6 als irreversible Schäden betrachtet werden, wie sie besonders bei der sog. primären PHT und beim Eisenmenger-Syndrom zu beobachten sind [52].

Das klinische Bild ist bei höhergradiger PHT unabhängig von der Ursache durch folgende Symptome und Befunde charakterisiert: verminderte körperliche Belastbarkeit, oft eine periphere und/oder zentrale Zyanose, Tachypnoe, auffälliger Jugularpuls, verstärkte Aktion des rechten Ventrikels, fühlbarer Pulmonalklappenschluß, lauter zweiter Herzton, Pulmonalisdehnungston als protosystolischer Klick und im fortgeschrittenen Stadium auch ein diastolisches Geräusch, das durch eine Pulmonalklappeninsuffizienz zustande kommt.

Röntgenologisch ist eine meist erhebliche Dilatation des Pulmonalarterienstamms und der Hauptäste erkennbar. Eine Kardiomegalie besteht immer bei großem Links-Rechts-Shunt oder entwickelt sich im Endstadium einer widerstandsbedingten PHT in Folge einer Herzinsuffizienz.

Im EKG findet sich je nach Pathogenese, Dauer und Schweregrad der PHT eine mehr oder minder ausgeprägte Hypertrophie des rechten Ventrikels und ein P-pulmonale. Echokardiographisch lassen sich eine verlängerte Ejektionszeit der rechten Kammer, Fehlen der präsystolischen Öffnungsbewegung der Pulmonalklappe (A-Welle) und Hypertrophie der rechtsventrikulären Vorderwand nachweisen.

Durch die Herzkatheterisierung und Angiokardiographie läßt sich nicht nur der Schweregrad, sondern meist auch die Genese der pulmonalen Hypertonie klären. Die Frage, inwieweit eine PHT fixiert oder durch funktionelle Engstellung der Lungengefäße bedingt ist, läßt sich durch O_2-Atmung oder Gabe eines Vasodilatators (z. B. Tolazolin) während der Untersuchung, besser noch durch eine Normoventilation mit Respirator beantworten.

Die weit überwiegende Zahl der Patienten mit PHT im Kindesalter leidet an einem angeborenen Herzfehler mit vermehrter Lungendurchblutung. Vor allem große oder multiple Ventrikelseptumdefekte, gemeinsamer AV-Kanal, weit offener Ductus arteriosus, aortopulmonales Fenster und Truncus arteriosus communis führen zu einer zunächst meist noch reversiblen Drucksteigerung im Lungenkreislauf. Überleben die Patienten mit persistierender Druckerhöhung unter konservativer Behandlung das erste Lebensjahr und treten infolge von Herzinsuffizienz und rezidivierenden Luftwegsinfekten Störungen der Ventilation auf, so entsteht eine zunehmende, anfangs noch nicht fixierte Einengung des Lungengefäßbetts. Aus einer zunächst hyperdynamen PHT entwickelt sich mehr und mehr eine widerstandsbedingte PHT; dieser Zustand wird als *Eisenmenger-Reaktion* oder *-Syndrom* bezeichnet [5]. Der zeitliche Ablauf dieses Prozesses ist sehr unterschiedlich. Beim Truncus arteriosus communis, komplettem AV-Kanal und der Transposition der großen Arterien mit Ventrikelseptumdefekt können sich innerhalb des ersten Jahres schon irreversible Gefäßschäden ausbilden, die dann eine korrigierende Operation ausschließen [18]. Eine besonders rasche Entwicklung einer Eisenmenger-Reaktion wird bei Patienten mit Down-Syndrom beobachtet, vermutlich infolge Neigung zu Hypoventilation. Isolierte Vorhofseptumdefekte entwickeln demgegenüber trotz eines u. U. sehr großen Links-Rechts-Shunts nur langsam eine obstruktive Lungengefäßerkrankung.

Eine PHT bei strukturell normalem Herzen kann auch durch Okklusion der Pulmonalgefäße aus anderer Genese entstehen. Pulmonale Thromboembolien mit konsekutiver Druckerhöhung im Lungenkreislauf sind beschrieben bei bakterieller Endokarditis und nach Anlage eines ventrikuloatrialen Shunts zur Liquordrainage bei Hydrozephalus sowie beim nephrotischen Syndrom. Eine progressive pulmonale Hypertonie tritt vereinzelt bei Sichelzellanämie und portaler Hypertonie auf, ohne daß hier die kausale Genese eindeutig geklärt wäre. Bei der in Afrika und Südamerika endemischen Schistosomiasis entwickelt sich häufig nach dem 10. Lebensjahr eine PHT infolge Embolisation von Eiern in den Lungenkreislauf.

Die primäre PHT ist eine in allen Altersgruppen seltene Krankheit mit unklarer Ätiologie. Als Ursache wird ein Persistieren der fetalen Gefäßstruktur vermutet. Histologisch lassen sich keine Differenzen zur sekundären PHT erkennen [52]. Bei ungünstigem Verlauf zeigen sich die ersten Symptome meist schon vor dem 5. Lebensjahr. Dyspnoe, Leistungsschwäche und Synkopen sind am häufigsten. Die klinischen Befunde entsprechen der obigen Schilderung. In der Differentialdiagnose sind alle anderen PHT-Ursachen zu berücksichtigen. Bei dieser inkurablen Krankheit ist mit dem Tod in den beiden ersten Jahren nach Auftreten der ersten Symptome zu rechnen.

3.6.1.12 Cor Pulmonale

Eine alveoläre Hypoventilation führt zur reflektorischen Konstriktion der Lungenarteriolen und damit zu einer widerstandsbedingten PHT mit entsprechender Druckerhöhung in der rechten Kammer. Diese als pulmonale Herzkrankheit oder Cor pulmonale bezeichnete Situation kann in einer akuten oder chronischen Form auftreten und manifestiert sich in einer mehr oder weniger ausgeprägten Rechtsherzbelastung bis zur Rechtsherzinsuffizienz und ist von klinischen und elektrokardiographischen Zeichen der Rechtshypertrophie begleitet. Dem im Kindesalter seltenen Krankheitsbild können verschiedene Ursachen zugrunde liegen [33].

Die *Mukoviszidose* gilt als typisches Beispiel einer Luftwegserkrankung mit chronischer Ventilationsstörung, die über eine progressive PHT früher oder später zur Rechtsinsuffizienz führt. Neben den rezidivierenden Pneumonien ist bei diesen Patienten das Cor pulmonale die häufigste Todesursache.

Ein Cor pulmonale entwickelt sich auch bei *Obstruktion im Bereich der oberen Luftwege*. Die pathophysiologischen Zusammenhänge ergeben sich aus Abb. 9. Hauptursachen sind bei jungen Säuglingen eine Choanalatresie oder hochgradige -stenose, eine ausgeprägte Tracheomalazie oder Laryngomalazie und das Pierre-Robin-Syndrom [37, 42]. Bei Kleinkindern können stark vergrößerte Tonsillen eine so erhebliche Atembehinderung mit Hypoxie und Hyperkapnie bedingen, daß sich ein subakutes

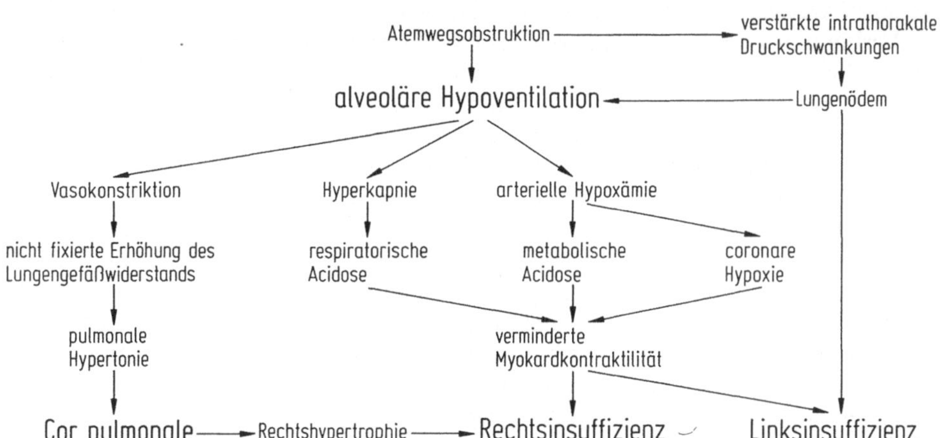

Abb. 9. Pathophysiologische Zusammenhänge bei der Entstehung des Cor pulmonale und einer Herzinsuffizienz infolge chronischer alveolärer Hypoventilation

Cor pulmonale entwickelt. Die meist zyanotischen somnolenten und dyspnoischen Patienten bieten das Vollbild einer Rechtsinsuffizienz mit klinisch und röntgenologisch nachweisbarer Kardiomegalie und ausgeprägter Rechtsventrikelhypertrophie im EKG. Nach Tonsillektomie kommt es in der Regel rasch zur Normalisierung aller Befunde.

Eine chronische alveoläre Hypoventilation besteht auch beim *Pickwick-Syndrom,* das sich durch eine ausgeprägte Adipositas und verminderte Ansprechbarkeit des Atemzentrums auf einen arteriellen CO_2-Anstieg auszeichnet. Das voll ausgebildete Krankheitsbild mit Cor pulmonale ist allerdings im Kindesalter selbst bei extremer Fettsucht selten.

Ein chronisches Cor pulmonale entwickelt sich schließlich bei Patienten mit *neurologischen oder neuromuskulären Krankheiten,* die mit einer Ventilationsstörung einhergehen. Zu erwähnen sind v. a. die spinale Muskelatrophie Werdnig-Hoffmann, die Polyradikulitis (Guillain-Barré-Syndrom), die Myasthenia gravis und die Poliomyelitis. In diese Gruppe gehört auch das Undine-Syndrom, bei dem aus ungeklärter Ursache die automatische zentrale Kontrolle und Steuerung der Ventilation fehlt, so daß eine generalisierte Minderbelüftung resultiert.

Das *Asthma bronchiale* führt im Kindesalter außer bei schwerem Status nicht zu einer nennenswerten Mehrbelastung des rechten Herzens, wenn auch durch die erheblich veränderte Atemmechanik eine Erhöhung des „after load" für beide Ventrikel resultiert.

3.6.2 Lungenvenen

3.6.2.1 Lungenvenenstenosen und Cor triatriatum sinistrum

Abflußbehinderungen im Bereich der Lungenvenen sind nicht häufig. Relativ selten wird eine generalisierte, alle Lungenvenen betreffende Hypoplasie oder Okklusion beschrieben, der wahrscheinlich eine pränatale Infektion ursächlich zugrunde liegt [54]. Als primäre Mißbildung gilt dagegen die Atresie aller bzw. der gemeinsamen Lungenvene, die keinen Anschluß an den linken Vorhof gefunden hat oder deren vorbestehende Verbindung zu einem Vorhof oder einer Systemvene obliteriert ist [26, 28]. Die häufigste Form der Lungenvenenobstruktion ist das Cor triatriatum sinistrum, das in kompletter oder partieller Form vorkommen kann (Abb. 10). Im ersten Fall besteht zwischen einem meist stark dilatierten Lungenvenenkonfluenz hinter dem eigentlichen linken Vorhof und diesem nur eine kleine Kommunikation, wodurch der pulmonalvenöse Abfluß entsprechend behindert ist. Seltener kommt nur eine partiell richtige Inkorporation der Lungenvenen in den linken Vorhof zustande, wodurch dann eine meist einseitige Pulmonalvenenobstruktion, ein sog. partielles Cor triatriatum entsteht; diese Fehlbildung wird auch als Stenose einzelner Lungenvenen geführt [7, 28]. Wie aus Abb. 11 ersichtlich, bilden bis auf die vermutlich entzündlich bedingten Pulmonalvenenokklusionen alle vorerwähnten Fehlbildungen ein Spektrum embryonaler Entwicklungsstörungen, das von der Stenose einer Pulmonalvene bis zum Bild der kompletten Lungenvenenfehlmündung reicht.

Klinik und Diagnostik

Je nach Schweregrad der pulmonalvenösen Abflußstörung und der Zahl der betroffenen Venen können die Patienten über lange Zeit asymptomatisch bleiben oder bereits

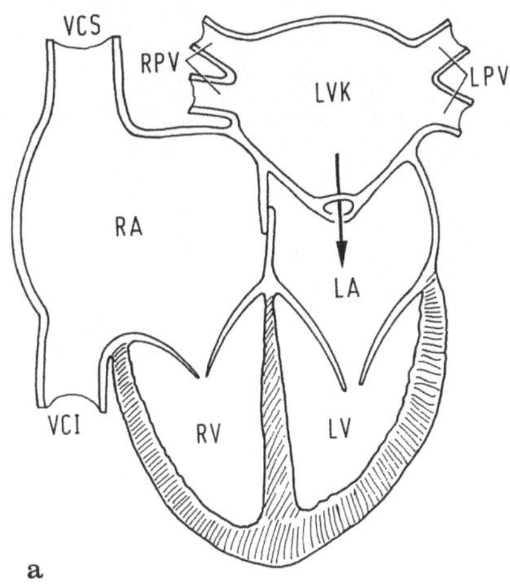

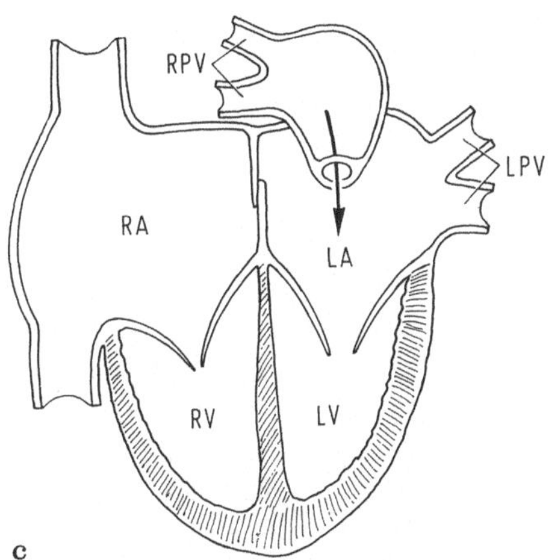

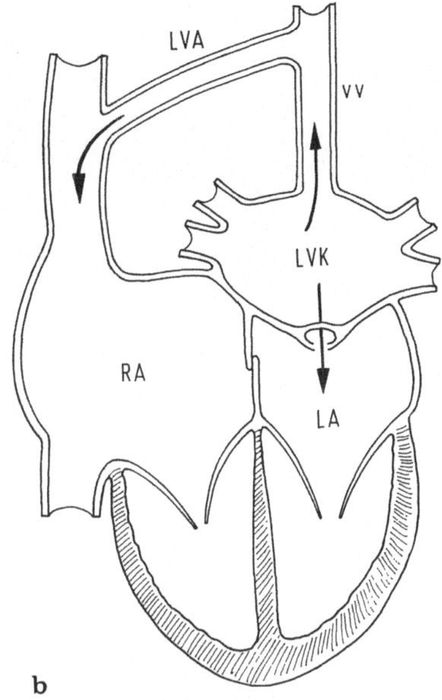

Abb. 10 a–c. Schematische Darstellungen verschiedener Formen des Cor triatriatum. **a** Beim klassischen Cor triatriatum nimmt der Lungenvenenkonfluenz (LVK) alle Pulmonalvenen (LPV und RPV) auf und kommuniziert mit dem li. Vorhof. **b** Cor triatriatum mit zusätzlicher Verbindung des LVK über eine vena vertikalis (vv) zur V. anonyma sinistra (LVA), es liegt also gleichzeitig eine partielle Lungenvenen-fehlmündung vor. **c** Partielles Cor triatriatum mit normaler Mündung der LPV in den li. Vorhof und Abfluß des RPV über einen Konfluenz, dessen Auslaß obstruiert ist, in den LA

am ersten Lebenstag das Bild einer schweren kardiopulmonalen Insuffizienz mit Tachydyspnoe und zunehmender Zyanose bieten. Klinisch finden sich meist die typischen Zeichen der pulmonalen Hypertonie, charakteristische Herzgeräusche fehlen in der Regel.

Überleben die Kinder spontan, so wird meist schon in den ersten Lebensmonaten im EKG eine ausgeprägte Rechtshypertrophie sichtbar. Sind die genannten klinischen Symptome vorhanden, sieht man auch röntgenologisch typische Veränderungen im Sinne einer pulmonalvenösen Abflußbehinderung mit intensiver feinretikulärer Lungenzeichnung bei meist normaler Herzgröße. Echokardiographisch läßt sich das klassische Cor triatriatum mit eindimensionaler Technik vermuten, mit 2 D-Darstellung sicher diagnostizieren. Dies gelingt dagegen nicht oder nur unzuverlässig bei Vorliegen der anderen oben erwähnten Anomalien. Bei der Herzkatherisierung findet sich entsprechend dem Schweregrad der Obstruktion eine mehr oder weniger ausgeprägte pulmonale Hypertonie mit Erhöhung des sog. Pulmonalkapillardrucks. In diesem Fall ist

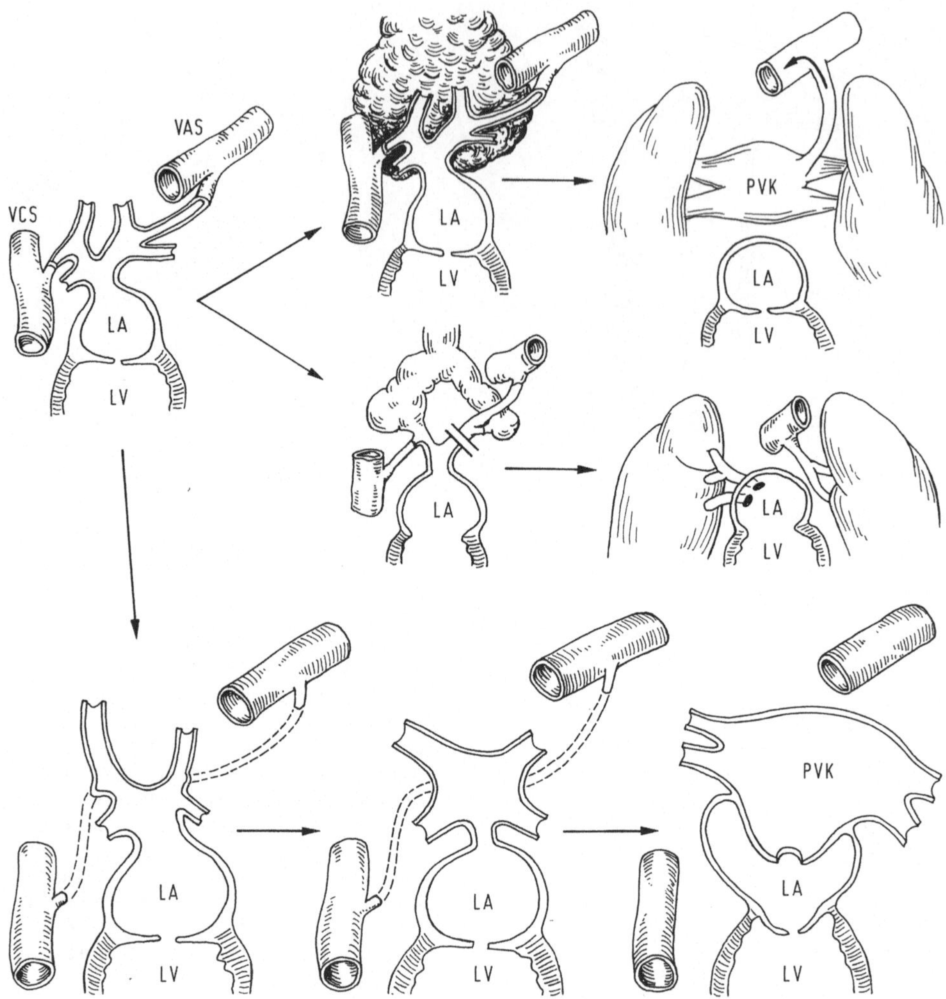

Abb. 11. Embryologische Entwicklung der totalen (*oben*) und partiellen (*Mitte*) Lungenvenenfehlmündung sowie die Cor triatriatum (*unten*) (LA = linker Vorhof, LV = linker Ventrikel, PVK = Pulmonalvenenkonfluenz, VAS = Vena anonyma sin., VCS = Vena cava sup.)

eine direkte Sondierung der Lungenvenen zur möglichst genauen Klärung der Situation anzustreben. Pulmonalangiographisch läßt sich je nach Lage der Stenosen ein- oder beidseits eine entsprechend verlangsamte Kontrastblutpassage durch den Lungenkreislauf feststellen. Zur genauen Lokalisation der Obstruktion ist häufig jedoch eine zusätzliche, direkte angiographische Darstellung mit Injektion in die betroffenen Venen erforderlich.

Wenn auch die Pulmonalarterien aufgrund der pulmonalen Hypertonie und die Pulmonalvenen, bzw. bei Chor triatriatum der Lungenvenenkonfluenz, infolge der Obstruktion erheblich dilatiert sein können, ist eine klinisch bedeutsame Kompression von Trachea oder Stammbronchien eine Ausnahme. Im Vordergrund steht je nach

Grad der Abflußbehinderung eine unterschiedlich ausgeprägte Lungenstauung mit ihren Folgen.

Differentialdiagnose

Beim Neugeborenen ist v. a. an die komplette Lungenvenenfehlmündung mit Obstruktion, ggf. auch an eine Endokardfibroelastose mit Aortenstenose sowie an ein hypoplastisches Linksherz und die seltene angeborene Lymphangiektasie der Lungen zu denken [12]. Bei Säuglingen und Kindern sind neben den erwähnten Diagnosen v. a. eine angeborene Mitralstenose, ein sog. stenosierender supramitraler Ring und evtl. auch eine interstitielle Pneumonie aufgrund weiterer Untersuchungen auszuschließen.

Therapie

Bei generalisierter Hypoplasie oder okklusiven Prozessen der Lungenvenen ist bislang weder eine kausale noch symptomatische Therapie bekannt. Die bei Stenosen einzelner Lungenvenen in jüngerer Zeit versuchten Dilatationen mit dem Ballonkatheter scheinen nur kurzfristig eine Besserung zu bewirken [7]. Eine chirurgische Venenplastik kann bei kurzstreckigen zentralen Stenosen einzelner Gefäße erfolgreich sein. Die Behandlung der Wahl beim Cor triatriatum sinistrum ist die Exzision der obstruierenden Membran, die bei entsprechender klinischer Symptomatik bereits im Säuglingsalter indiziert und mit guten Ergebnissen durchführbar ist.

Verlauf und Prognose

Bei diffuser Einengung aller Pulmonalvenen ist der Verlauf abhängig vom Schweregrad. Die wenigen bekannten Patienten starben im Alter von 8 Wochen bis zu 25 Jahren [7]. Patienten mit einer Atresie der gemeinsamen Pulmonalvene versterben in den ersten Lebenstagen, da sie in der Regel nicht diagnostiziert werden bzw. inoperabel sind. Die Spontanprognose des Cor triatriatum ist eng korreliert mit der Größe der zwischen Lungenvenenkonfluenz und linkem Vorhof verbliebenen Öffnung. Hochgradige Engen führen ohne Operation zum frühen Exitus, bei geringerer Stenose wird Überleben bis ins junge Erwachsenenalter auch ohne Operation beobachtet [28]. Die Prognose nach chirurgischer Korrektur, die heute mit geringem Risiko möglich ist, gilt als ausgezeichnet. Die hämodynamischen Abweichungen und die anatomischen Befunde am Lungengefäßsystem normalisieren sich vollständig.

3.6.2.2 Lungenvenenfehlmündung

3.6.2.2.1 Totale Lungenvenenfehlmündung

Bei 1–2% aller Patienten mit angeborenen Herzfehlern liegt eine totale Fehlmündung der Lungenvenen vor. Bei der häufigeren isolierten Form werden 3 Haupttypen unterschieden (Abb. 12), die sich allerdings nahezu beliebig untereinander kombinieren können und dann als gemischte Form bezeichnet werden. Die sog. suprakardiale Lungenvenenfehlmündung (40–50%) ist charakterisiert durch den Abfluß des gesamten Blutes aus der Lunge in eine sog. persistierende linke obere Hohlvene, die richtiger als linke Vertikalvene zu bezeichnen ist und die über die V. anonyma das Lungenvenenblut via obere Hohlvene dem rechten Vorhof zuführt. Bei der kardialen Form (30–35%) münden die Lungenvenen entweder komplett in den Sinus coronarius oder direkt in den rechten Vorhof. Die kleinste Gruppe bildet die infrakardiale Form (10–15%), wobei das Pulmonalvenenblut über einen retrokardial verlaufenden Konfluenz,

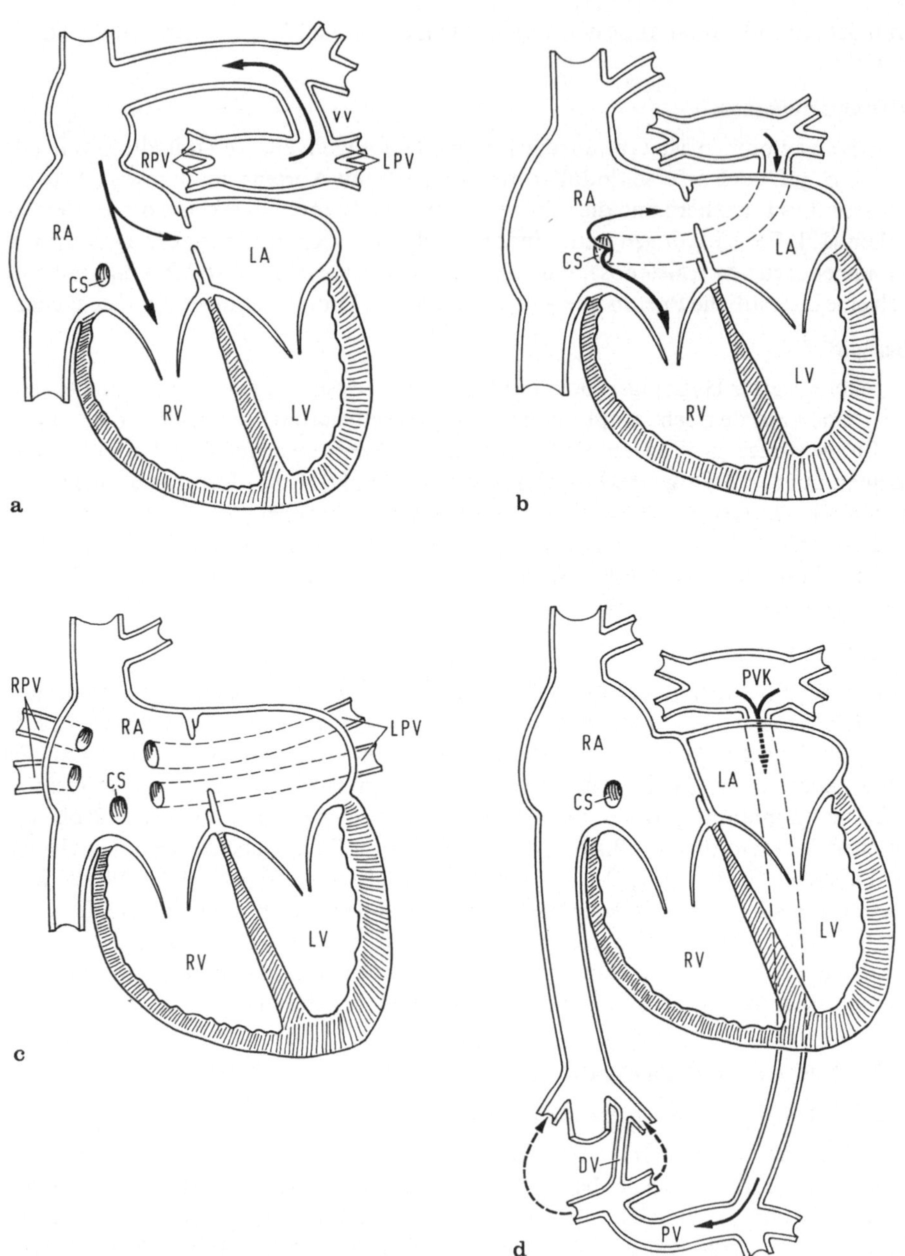

Abb. 12 a–d. Schematische Darstellung der vier typischen Formen der kompletten Lungenvenenfehlmündung. **a** Supracardiale Form mit Mündung aller Lungenvenen in einen gemeinsamen
Konfluenz mit Abfluß über eine vena vertikalis (v.v.) zur vena anonyma. **b** Drainage aller Lungenvenen zum Sinus coronarius (CS) oder **c** direkt in den RA – sog. kardiale Form.
d Abfluß des gesamten pulmonalvenösen Bluts in die Portal- oder Lebervenen: infrakardiale
Form. (DV = Ductus venosus, PV = Portalvene, übrige Abkürzungen s. Abb. 10 und 11)

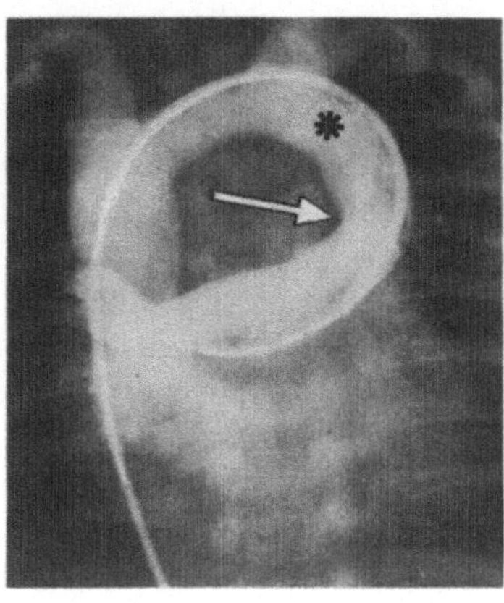

Abb. 13. Angiographische Darstellung einer sog. suprakardialen kompletten Lungenvenenfehlmündung mit Blutabfluß über eine persistierende V. vertikalis (∗). In der Gegend des Pfeils leichte Obstruktion durch Kompression des Gefäßes zwischen A. pulmonalis dextra und re. Hauptbronchus

der durch das Zwerchfell tritt, zur V. portae oder zum Ductus venosus gelangt. Bei den beiden ersten Typen ist in 40–50% eine leichte bis mäßige, bei dem letzten dagegen konstant eine schwerwiegende Obstruktion an der Mündungsstelle nachweisbar. Bei Drainage über die linke Vertikalvene entsteht die Abflußbehinderung in der Gegend ihres Verlaufs zwischen linkem Hauptbronchus und linker Pulmonalarterie (Abb. 13). Je ausgeprägter die Obstruktion ist, desto früher und stärker entwickelt sich ein Lungenödem und neben einer Mediahypertrophie der Venen (Arterialisierung) auch eine intrapulmonale Lymphgefäßerweiterung [20].

Klinik und Diagnostik

Patienten mit pulmonalvenöser Obstruktion fallen bereits unmittelbar nach der Geburt durch eine auch unter Sauerstoffatmung sich nicht verringernde Zyanose auf. Bald treten Tachy- und Dyspnoe hinzu. Der Auskultationsbefund ist bei diesen Neugeborenen i. allg. unauffällig, der rechte Ventrikel palpatorisch jedoch hyperaktiv. Es entwickelt sich schnell eine Hepatomegalie.

Besteht keine Lungenvenenobstruktion, so ist der Lungendurchfluß erheblich gesteigert und eine Zyanose nur diskret vorhanden. Diese Kinder werden oft erst nach der ersten Lebenswoche symptomatisch mit einer Tachypnoe. Sie bieten ein hyperaktives Herz und oft ein mittellautes Systolikum am linken Sternalrand sowie ein diastolisches Flußgeräusch über der Trikuspidalklappe. Eine Hepatomegalie fehlt selten. Im EKG sieht man schon früh eine das altersentsprechende Maß überschreitende Rechtshypertrophie, einen ausgeprägten oder überdrehten Rechtstyp und ein P-pulmonale. Bei der M-mode-Echokardiographie kann eine Lungenvenenfehlmündung vermutet werden, wenn der rechte Ventrikel stark dilatiert, der linke Vorhof und Ventrikel klein erscheint und hinter dem linken Vorhof eine echofreie Zone – der Lungenvenenkonfluenz – darstellbar ist. Allerdings sind diese Befunde nicht beweisend, so daß die Diagnose heute, wenn möglich, mit 2D-Echokardiographie gesichert werden sollte. Röntgenologisch lassen sich zwei Erscheinungsformen unterscheiden: 1. Bei pulmonalvenöser Obstruktion ein normal großes oder nur wenig vergrößertes Herz und eine ausgeprägte Lungenstauung mit feinretikulärer Zeichnung. 2. Eine mäßige bis ausgeprägte Kardiomegalie bei stark vermehrter Blutfülle der Lungen infolge erhöhten Lungendurchflusses bei Patienten ohne Abflußbehinderung. Eine Vergrößerung des linken

Vorhofs fehlt immer. Die bei Fehlmündung in die linke obere Vertikalvene typische Schneemann- oder Achterfigur wird selten vor Ablauf des ersten Lebenshalbjahres nachweisbar.

Eine endgültige Klärung der Diagnose ist durch Herzkatheterisierung und Angiokardiographie möglich. Bei Fehlmündung in den Sinus coronarius oder direkt in den rechten Vorhof ist die Differentialdiagnose zu einem großen Vorhofseptumdefekt u. U. schwierig, wenn die Katheterspitze nicht bis in eine Pulmonalvene gelangt und weiter peripher vorgeschoben werden kann, um dann eine selektive Kontrastmitteldarstellung durchzuführen. Außer bei Mischformen (z. B. linke Lungenvenen in den Sinus coronarius, rechte Lungenvenen in den rechten Vorhof) ist jedoch eine eindeutige anatomische Diagnose durch Angiokardiographie zu erreichen, wobei sowohl in die Pulmonalarterie als auch möglichst in den Lungenvenenkonfluenz direkt injiziert werden sollte.

Differentialdiagnose

Bei pulmonalvenöser Obstruktion ist v. a. an das Cor triatriatum sinistrum, eine Mitralstenose und bei Neugeborenen an das hypoplastische Linksherz, eine präduktale Isthmusstenose sowie eine Transposition der großen Arterien, schließlich auch an ein Atemnotsyndrom zu denken. Liegt keine Obstruktion der Lungenvenen vor, müssen alle Fehler mit stark vermehrtem Lungendurchfluß, also insbesondere großer Ventrikelseptumdefekt, großer Ductus arteriosus, Truncus arteriosus communis und singulärer Ventrikel ohne Pulmonalstenose, diskutiert werden.

Therapie

Da die konservative Therapie i. allg. keine wesentliche Besserung herbeiführt, insbesondere bei pulmonalvenöser Obstruktion, ist bei allen symptomatischen Patienten, das sind im jungen Säuglingsalter bereits 80%, eine chirurgische Korrektur mit Anschluß des Konfluenz an den linken Vorhof zwingend erforderlich. Die früher sehr hohe Operationsletalität (50–60%) konnte in den letzten Jahren auf ca. 20% gesenkt werden. Eine präoperative Ballonatrioseptostomie nach Rashkind sollte möglichst unterbleiben.

Verlauf und Prognose

Liegt keine Lungenvenenobstruktion und eine ausreichende Öffnung im Vorhofseptum vor, können die Patienten über mehrere Monate symptomarm bleiben und gelegentlich auch ohne Intervention bis ins Kleinkindalter gelangen. Bei den meisten Patienten entwickelt sich jedoch eine ausgeprägte Symptomatik bereits im frühen Säuglingsalter, und 80% sind ohne chirurgische Therapie bereits am Ende des 1. Lebensjahres verstorben. Nach erfolgreicher Operation hängt die Prognose vom Zustand der Lungengefäße und der Weite der Anastomose ab. Nach eigener Erfahrung bilden sich die präoperativen Lungengefäßveränderungen fast immer im Laufe der Zeit vollständig zurück, und eine Stenose an der Anastomose ist eine Seltenheit.

3.6.2.2.2 Partielle Lungenvenenfehlmündung

Die isolierte Fehlmündung von Lungenvenen soll bei ca. 0,5–0,7% aller Menschen vorkommen [28]. Einige typische Formen sind in Abb. 14 dargestellt. Bei den meisten ist ein Vorhofseptumdefekt assoziiert. Es besteht allerdings ein weites Spektrum von Kombinationen, wonach einzelne Lungenvenen von der einen oder anderen Seite mit

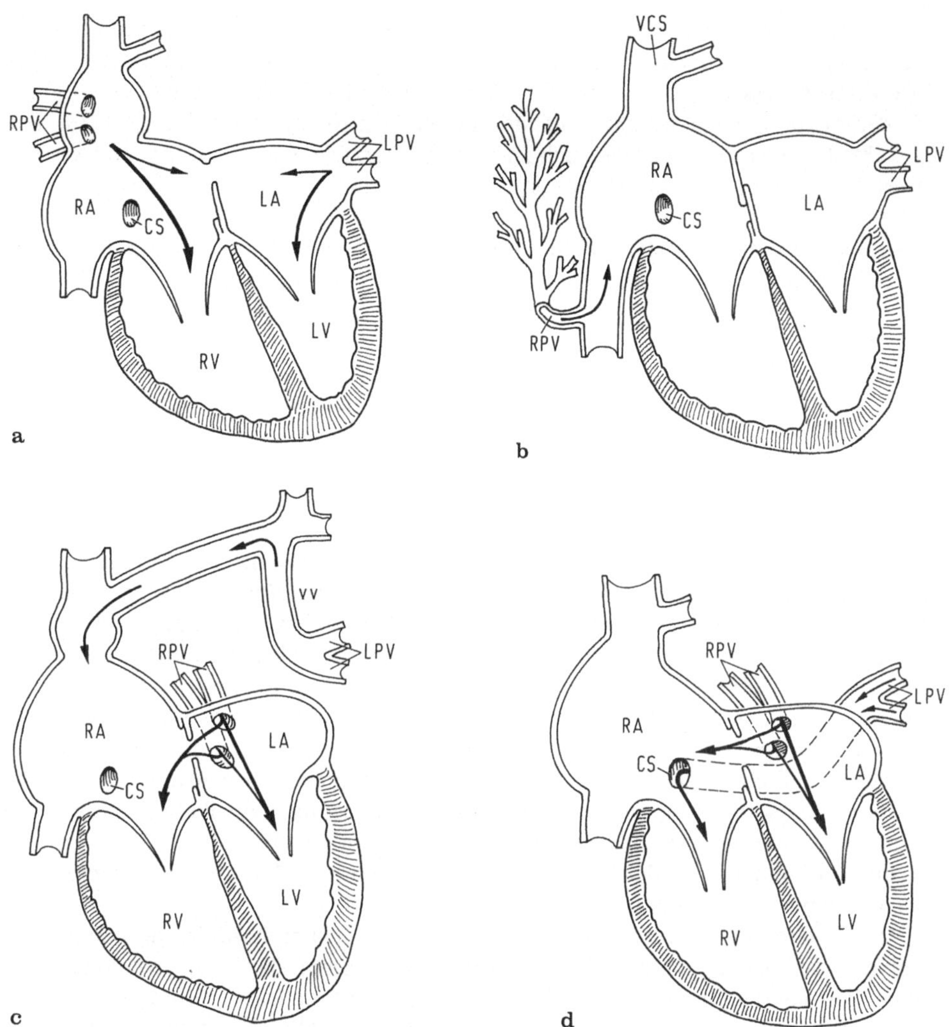

Abb. 14a–d. Häufigere Formen von partieller Lungenvenenfehlmündung. **a** Sog. Sinus-Venosus-Vorhofseptumdefekt, der immer mit Fehlmündung der re. oberen und mittleren Lungenvene kombiniert ist. **b** Scimitar-Syndrom mit Fehlmündung einer oder mehrerer rechtsseitiger Lungenvenen infradiaphragmal in die untere Hohlvene. **c** Fehlmündung der li. Lungenvenen in eine V. vertikalis (v. v.). **d** Drainage der li. Pulmonalvenen in den Sinus coronarius

verschiedenen ipsilateralen oder kontralateralen systemvenösen Herz- oder Gefäßabschnitten kommunizieren können. Die häufigste Form bildet die Mündung der Ober- und Mittellappenvene in die obere Hohlvene in Höhe von deren Übergang in den rechten Vorhof, meist gegenüber einer hochgelegenen, als Sinus-venosus-Defekt bezeichneten Lücke im Vorhofseptum. Beim sog. Szimitarsyndrom – benannt nach der Form der gemeinsamen Lungenvene, die der Gestalt eines Türkensäbels entspricht – gelangen eine bis alle rechten Pulmonalvenen über ein durch das Zwerchfell ziehendes Gefäß in die untere Hohlvene. Bei dieser Fehlbildung sind meist jedoch weitere

Anomalien vorhanden, wie z. B. eine Hypoplasie eines Teils oder der ganzen rechten Lunge, Hypoplasie oder auch Aplasie der rechten Pulmonalarterie, intra- oder extralobäre Lungensequester, meist den Unterlappen betreffend mit arterieller Versorgung aus der Aorta descendens, Dextroposition oder Dextroversion des Herzens [30]. Bei ca. 25% dieser Patienten finden sich zusätzliche Herzfehler, wie Vorhof- und Ventrikelseptumdefekte, Ductus arteriosus, Aortenisthmusstenose, Fallot-Tetralogie und Pulmonalstenose.

Seltener wird eine partielle Fehlmündung einer oder beider linken Lungenvenen in den Sinus coronarius oder eine sog. linke obere Hohlvene beobachtet.

Klinik und Diagnostik

Bei isolierter Fehlmündung einer oder zweier Lungenvenen bleiben die Träger i. allg. asymptomatisch. Dies ist durch die geringen hämodynamischen Wirkungen zu erklären, die sich aus einem Links-rechts-Shunt von meist nicht mehr als 20–25% ergeben. Liegen zusätzliche Herzfehler vor, dominieren diese in der Regel das klinische Bild.

Beim Sinus-venosus-Defekt des Vorhofseptums, der wegen der zunächst oft geringen Symptomatik wie bei fast allen Vorhofseptumdefekten selten vor dem Vorschulalter entdeckt wird, finden sich die typischen klinischen Zeichen eines großen Links-Rechts-Shunts auf Vorhofebene mit hyperaktivem rechtem Ventrikel, weiter, meist fixierter Spaltung des 2. Herztons, einem systolischen Strömungsgeräusch links parasternal und meist einem diastolischen Geräusch über der Trikuspidalklappe. Im EKG sieht man sehr häufig einen Rechtstyp, einen inkompletten Rechtsschenkelblock und Veränderungen im Sinne einer mäßigen Rechtshypertrophie. Röntgenologisch besteht keine nennenswerte Herzvergrößerung, jedoch gibt es eine Erweiterung und starke Pulsationen des Pulmonalarterienstamms und eine seitengleich vermehrte Lungendurchblutung. Echokardiographisch ist ein vergrößerter rechter Ventrikel und eine große Pulmonalarterie nachweisbar bei unauffälligen linken Herzhöhlen. Im 2 D-Echokardiogramm können u. U. der hochsitzende Vorhofseptumdefekt und die fehlmündenden Lungenvenen sichtbar gemacht werden.

Patienten mit dem Szimitarsyndrom werden meist früher auffällig durch häufig rezidivierende Luftwegsinfekte. Der physikalisch-kardiologische Befund ist dabei i. allg. ohne Besonderheiten, ebenso das EKG, außer, daß sich evtl. Hinweise auf eine Rechtsverlagerung des Herzens erkennen lassen. In der Diagnose hilft eine Röntgenaufnahme wesentlich weiter, die dann eine „Dextrokardie", oft einen kleineren rechten Hemithorax und – das typischste Zeichen – die türkensäbelartig gekrümmte, am rechten Herzrand entlang zum Zwerchfell verlaufende gemeinsame Lungenvene erkennen läßt. Nuklearmedizinische Untersuchungen ergeben bei unkomplizierter partieller Lungenvenenfehlmündung keine diagnostischen Hinweise. Beim Szimitarsyndrom allerdings findet sich eine rechtsseitige Minderperfusion und -ventilation unterschiedlichen Ausmaßes. Die Anomalien des rechten Bronchialbaums, ggf. auch die Folgen chronisch-rezidivierender Entzündungen, lassen sich bronchographisch gut darstellen. Eine Herzkatheterisierung mit Angiokardiographie ist nur bei entsprechender klinischer Symptomatik indiziert. Beim Szimitarsyndrom besteht in der Mehrzahl der Fälle eine widerstandsbedingte pulmonale Hypertonie, die auf die Hypoplasie der gesamten rechten Lunge und damit auch des Gefäßsystems zurückgeführt wird. Der Links-Rechts-Shunt ist wegen des verminderten Blutflusses durch die rechte Lunge häufig nur gering. Ein großer, meist mehr als 50% des Lungendurchflusses ausmachender Links-Rechts-Shunt ist dagegen beim Sinus-venosus-Defekt die Regel. Eine pulmonale Hypertonie fehlt hier fast immer.

Differentialdiagnose

Die verschiedenen Formen der partiellen Lungenvenenfehlmündung sind v. a. abzugrenzen gegen einen Vorhofseptumdefekt vom Ostium-secundum-Typ, evtl. auch gegen eine komplette Lungenvenenfehlmündung ohne Abflußbehinderung.

Therapie

Bei isolierter Fehlmündung von einer oder zwei Pulmonalvenen ist eine chirurgische Therapie wegen der nur geringen hämodynamischen Auswirkungen überflüssig. Liegt zusätzlich ein Vorhofseptumdefekt vor oder besteht ein Links-Rechts-Shunt von mehr als 30–40%, ist entweder eine freie Reimplantation der aus systemvenösen Schenkeln abgesetzten Pulmonalvene in den linken Vorhof oder, als bevorzugtes Verfahren, eine Zuleitung der Pulmonalvene zum linken Vorhof über eine Flickenplastik durchzuführen. Die Erfahrung hat gezeigt, daß bei Reimplantation sehr häufig eine Venenthrombose eintritt.

Verlauf und Prognose

Asymptomatische Patienten mit partieller Lungenvenenfehlmündung besitzen offenbar eine sehr gute Prognose in bezug auf Lebensqualität und -dauer. Träger eines Sinus-venosus-Defekts zeigen ebenso wie Patienten mit Vorhofseptumdefekt vom Sekundumtyp, spätestens im 2. oder 3. Dezennium eine mehr oder weniger ausgeprägte Symptomatik und haben eine um mindestens 20 Jahre verkürzte mittlere Lebenserwartung, verglichen mit einem Normalkollektiv. Die ungünstigste Spontanprognose hat das Szimitarsyndrom, da neben den Gefäßanomalien sehr häufig bronchopulmonale Mißbildungen assoziiert sind, die die Morbidität erhöhen, die Lebensqualität beeinträchtigen und die Lebenserwartung verkürzen.

3.6.3 Systemarterien

Während der Embryonalentwicklung durchläuft das thorakale Gefäßsystem einen komplizierten Umgestaltungsprozeß. Somit ist verständlich, daß eine Vielzahl von Entwicklungsstörungen auftreten kann, wobei ein Persistieren, fehlerhafter Ursprung und Verlauf von Gefäßen am häufigsten sind. Viele dieser Anomalien sind in funktioneller Hinsicht unbedeutende Abweichungen, die oft nur als Zufallsbefund entdeckt werden. Andere verursachen von Geburt an eine ausgeprägte Symptomatik und veranlassen eine frühzeitige Diagnostik und Behandlung. Im folgenden werden vorwiegend die Anomalien berücksichtigt, die zu einer Obstruktion von Trachea oder Bronchien führen oder im Rahmen von Lungen- oder Herzmißbildungen als obligate Begleiterscheinungen auftreten.

3.6.3.1 Aortenbogenanomalien

Sämtliche Gefäßentwicklungsstörungen im Bereich des Aortenbogens lassen sich zwanglos aus dem ursprünglich von Rathke entworfenen und von Edwards et al. [9, 48] weiterentwickelten Konzept der 6 bilateralen embryonalen Aortenbögen ableiten. Die meisten potentiellen Fehlentwicklungen sind, wenn z. T. auch nur vereinzelt, realisiert, einige sind bis heute hypothetisch [48].

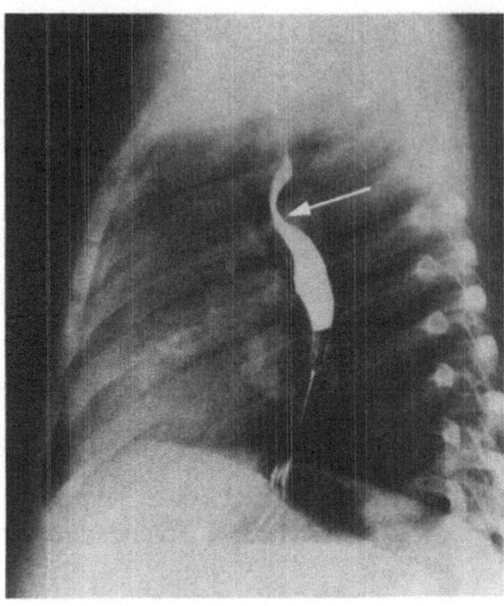

Abb. 15. Oesophagogramm bei aberrierender
Arteria subclavia (sog. A. lusoria) mit
Impression des Oesophagus von dorsal (*Pfeil*)

3.6.3.1.1 Aberrierende A. subclavia

Als die häufigste Gefäßfehlbildung in der Umgebung des Aortenbogens gilt die aberrierende A. subclavia dextra, die bei einem normal verlaufenden linken Aortenbogen
distal von der linken A. subclavia entspringt, retroösophageal auf die rechte Seite
kreuzt und dementsprechend die Speiseröhre von dorsal her imprimiert (Abb. 15).
Die ihr zugeschriebene Dysphagia lusoria wird nur verursacht, wenn diese aberrierende Arterie Teil einer Gefäßringbildung ist. In diesem, allerdings sehr seltenen Fall
kann es dann auch zu einer Trachealkompression kommen. Besteht ein rechter Aortenbogen, kann entsprechend die linke A. subclavia aberrierend verlaufen. Diese meist
isoliert auftretende Anomalie ist gelegentlich mit einer Fallot-Tetralogie und einer
präduktalen Aortenisthmusstenose assoziiert. Symptome verursacht die Fehlbildung
praktisch nie.

Die Diagnose ergibt sich aus dem typischen Verlauf der Ösophagusimpression im
lateralen und frontalen Breischluck. Eine Therapie erübrigt sich bei der isolierten
Form.

3.6.3.1.2 Andere Usprungs- und Verlaufsanomalien der Brachiozephalarterien

Die häufigste Ursprungsanomalie im Bereich des Aortenbogens ist der funktionell be-
deutungslose, direkte Abgang der linken A. vertebralis zwischen A. carotis sinistra
und A. subclavia sinistra [3]. Etwa gleich häufig wird der abnorme Ursprung der linken A. carotis aus dem Truncus brachiocephalicus beobachtet. Hierbei kann es ebenso
wie bei einem nach links verschobenen Ursprung des Truncus brachiocephalicus selbst
(Abb. 16) zu einer Trachealkompression kommen. Dieser erstmals 1948 [16] beschriebene Fehlverlauf wurde in jüngster Zeit von einzelnen Gruppen mit ungewöhnlicher
Häufigkeit beobachtet [1, 31, 50]. Die Anomalie scheint nach eigener Erfahrung und
Angaben anderer Autoren [49, 59] allerdings weit häufiger asymptomatisch zu bleiben
als zum Bild einer Trachealobstruktion zu führen. Als Begleitfehler werden gelegentlich Ösophagusatresien und Tracheoösophagealfisteln beobachtet.

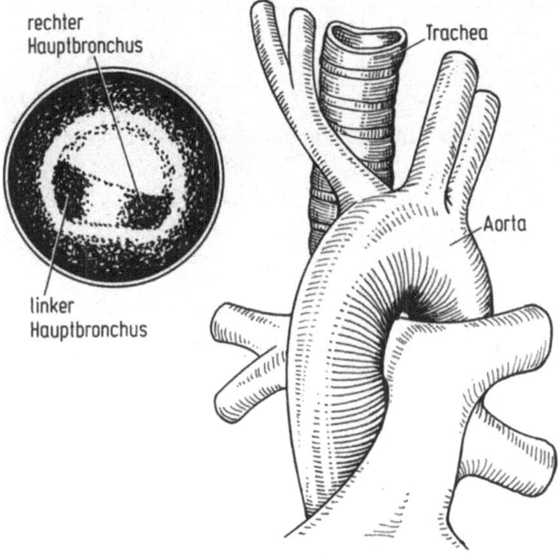

Abb. 16. Schematische Darstellung eines nach li. verschobenen Ursprungs des Truncus bracheocephalikus mit begleitender Impression der Trachea von anterior rechts

Als typische Symptome gelten Reflexapnoen, heftige Hustenanfälle, in- und exspiratorischer Stridor, rezidivierende Luftwegsinfekte sowie meist eine ausgeprägte Opisthotonushaltung der Kinder. Die ersten klinischen Zeichen entwickeln sich in der Regel bereits im 1. Lebenshalbjahr. Bei entsprechender Symptomatik ist eine weitergehende Diagnostik zwingend geboten, zumal Todesfälle infolge von Apnoen mehrfach beschrieben wurden. Der diagnostische Weg ergibt sich aus Abb. 17.

Besteht ein erheblicher Stridor oder eine Neigung zu Apnoeanfällen, sollte unbedingt operiert werden, wobei die komprimierende Arterie nach anterior gezogen und an das Sternum fixiert wird [1, 22, 31].

3.6.3.1.3 Doppelter Aortenbogen

Die bekannteste, zu einer Tracheal- und Ösophaguskompression führende Gefäßanomalie ist der doppelte Aortenbogen (Abb. 18), der in zahlreichen Varianten auftreten kann [48] und nur selten mit Herzfehlern assoziiert ist. Beide Bögen können etwa gleichweit sein, meist jedoch ist der rechte besser ausgebildet als der linke. Ein Bogen jeweils kann zur Gänze oder in einem kurzen Abschnitt zu einem atretischen Strang zurückgebildet sein. Die Aorta descendens findet sich häufiger links als rechts. An Begleitfehlern wurden Fallot-Tetralogie, Transposition der großen Arterien, Ventrikelseptumdefekt, Aortenisthmusstenose und vereinzelt Truncus arteriosus communis beschrieben [46].

Der komplette Gefäßring, der Trachea und Ösophagus meist eng umgibt, führt in den ersten Lebensmonaten schon zu einem oft lebensbedrohlichen Bild mit ausgeprägtem in- und exspiratorischem Stridor, anhaltenden Hustenanfällen, Apnoen und schließlich respiratorischer Insuffizienz. Die Diagnose ist aufgrund einfacher Röntgenuntersuchungen (Abb. 19) mit großer Wahrscheinlichkeit zu stellen und durch eine Aortographie zu sichern. Bronchoskopie und Bronchographie geben nur selten wesentliche zusätzliche Informationen.

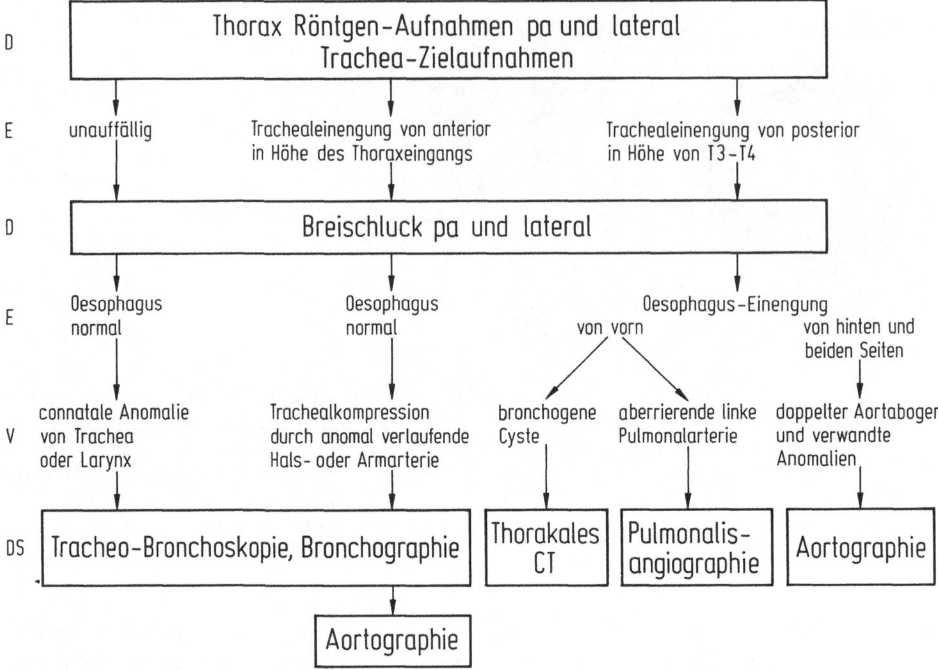

D = Diagnostik, E = Ergebnis, V = Verdachtsdiagnose, DS = Diagnosesicherung

Abb. 17. Diagnostisches Vorgehen bei Symptomen einer Trachealobstruktion

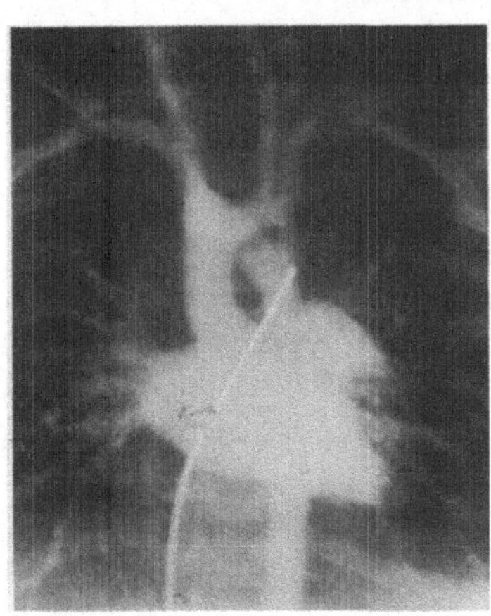

Abb. 18. Angiographische Darstellung eines doppelten Aortenbogens, wobei der rechte dorsal Ösophagus und Trachea umfassende Abschnitt größer ist als der linke

Bei entsprechender Symptomatik ist eine operative Durchtrennung des Ringes in jedem Fall indiziert und heute mit geringem Risiko möglich. Von wenigen Ausnahmen abgesehen wird von einer linksposterolateralen Thorakotomie aus vorgegangen. Wegen der i. allg. erheblich ausgeprägten Trachealstenose mit begleitender Malazie ist häufig eine prolongierte postoperative Behandlung mit Langzeitintubation oder Tra-

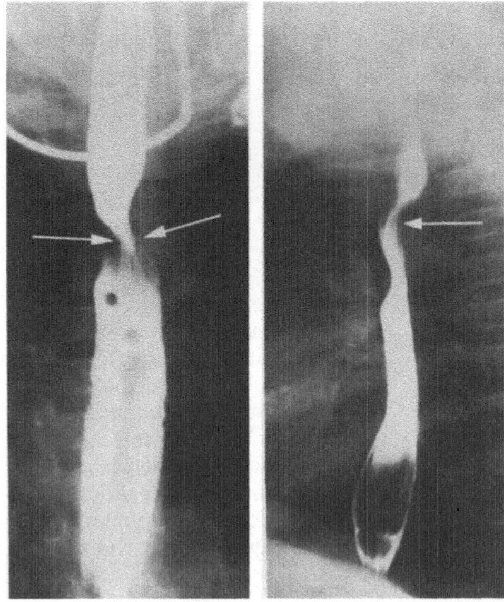

Abb. 19a, b. Röntgenaufnahmen mit Ösophagogramm bei doppeltem Aortenbogen mit deutlicher Impression des Ösophagus von beiden Seiten und von dorsal. **a** p.a. Aufnahme; **b** seitliche Aufnahme

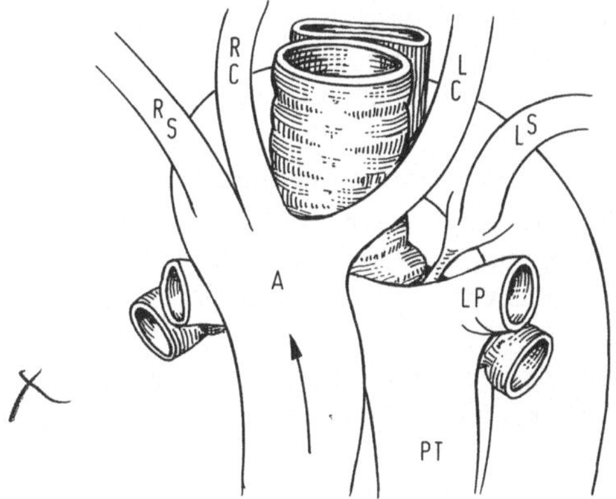

Abb. 20. Schematische Darstellung eines arcus aortae circumflexus sinister mit Ductus-Ligament gegenüber dem Ursprung der li. a. subclavia (A = Aorta ascendens, RS = rechte subclavia, RC = rechte A. Carotis, LC = linke A. Carotis, LS = linke A. Subclavia, LP = linker Pulmonalast, PT = Truncus pulmonalis

cheostomie erforderlich, bis eine ausreichende Stabilisierung der Trachealknorpel eingetreten ist.

3.6.3.1.4 Andere zu Tracheobronchialkompression führende Gefäßanomalien im Bereich des Aortenbogens

Neben dem klassischen doppelten Aortenbogen können verschiedene andere Abweichungen in der Entwicklung der Aortenbögen gleichfalls zu einer Ringbildung um Trachea und Ösophagus führen. Meist ist dann ein offener oder bereits obliterierter Ductus arteriosus beteiligt. So wird gelegentlich ein rechter oder linker Aortenbogen beobachtet, der nicht homolateral in die Aorta descendens übergeht, sondern nach retroösophagealem Verlauf kontralateral absteigt. Bei dieser auch als Arcus aortae circumflexus bezeichneten Anomalie ist nicht selten ein Ductus vorhanden (Abb. 20), der

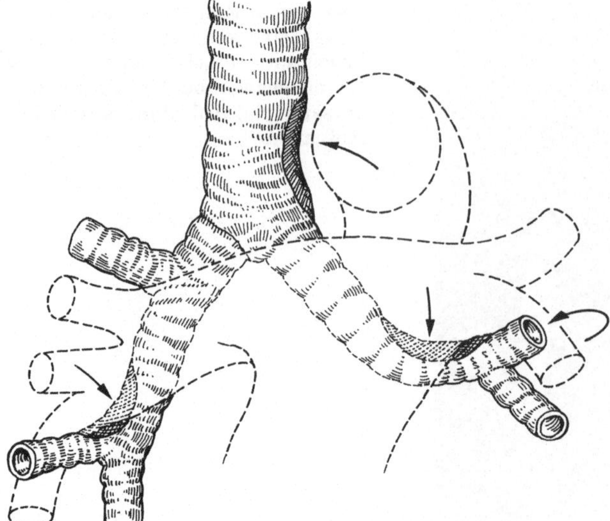

Abb. 21. Schematische Darstellung der Beziehungen zwischen Tracheobronchialsystem, Pulmonalarterien und Aorta mit Angabe der Prädilektionsstellen für Tracheobronchialkompressionen bei erhöhtem Pulmonalarteriendruck

zusammen mit Aortenbogen und Pulmonalarterie einen kompletten Ring bildet. Eine gleichartige Situation findet sich bei der sog. aberrierenden A. subclavia (s. oben), die retroösophageal kreuzt und, wenn mit der Pulmonalarterie über einen Ductus verbunden, zusammen mit Aorta und Pulmonalarterie eine Kompression von Speise- und Luftröhre verursacht [9]. Diese Anomalien treten selten isoliert auf, sondern sie sind fast immer mit Herzfehlern, oft komplexer Natur, assoziiert.

Es ist nicht ganz sicher, ob ein Ductus arteriosus oder ein Ligament allein zu einer Bronchialkompression führen kann. Fest steht nur, daß dieser Rest des 6. Aortenbogens z. B. bei Dilatation der Pulmonalarterie infolge pulmonaler Hypertonie oder großem Links-Rechts-Shunt bei der Entstehung von einseitigen Bronchusstenosen beteiligt sein kann.

Aus den Lagebeziehungen zwischen Gefäßen, Trachea und Bronchien ergeben sich bestimmte Prädilektionsstellen für Stenosen im Bereich des Tracheobronchialsystems (Abb. 21).

Schließlich sei hier erwähnt, daß auch ein stark dilatierter, unter erhöhtem Druck stehender linker Vorhof, z. B. bei großem Ventrikelseptumdefekt, Truncus arteriosus communis oder starker Mitralinsuffizienz, nicht nur eine Aufspreizung der Carina, sondern auch eine Einengung des linken Hauptbronchus verursachen kann mit der Folge einer kompletten Atelektase der linken Lunge [9].

Literatur

1. Adito JM, Tucker GF, Ossof RH, De Leon Sy (1980) Innominate artery compression of the trachea in infants with reflex apnea. Ann Otol 89:401–405
2. Beuren AJ, Schulze C, Eberle P, Harmjanz D, Apitz J (1964) The syndrome of supravalvular aortic stenosis, peripheral pulmonary stenosis, mental retardation and similar facial appearance. Am J Cardiol 13:471
3. Bosniak Ma (1964) An analysis of some anatomic-roentgenologic aspects of the brachiocephalic vessels. Am J Roentgenol 91:1222

4. Bove EL, Shaher RM, Alley R, McKneally M (1972) Tetralogy of Fallot with absent pulmonary valve and aneurysm of the pulmonary artery: report of two cases presenting as obstructive lung disease. J Pediatr 81:339
5. Brammel HL, Vogel JHK, Pryor R (1971) The Eisenmenger Syndrome. A clinical and physiological reappraisal. Am J Cardiol 28:679–91
6. Contro S, Miller RA, White H (1958) Bronchial obstruction due to pulmonary artery anomalies. I. Vascular sling. Circulation 17:418
7. Driscoll DJ, Hesslein PS, Mullins CE (1982) Congenital stenosis of individual pulmonary veins: Clinical spectrum and unsuccessful treatment by transvenous balloon dilatation. Am J Cardiol 49:1767–72
8. Dunkle LM, Rowe RD (1972) Transient murmur simulating pulmonary artery stenosis in premature infants. Am J Dis Child 124:666
9. Edwards JE (1979) Congenital cardiovascular causes of tracheobronchial and/or esophageal obstruction. In: Tucker BL, Lindesmith GG (eds) First clinical conference on congenital heart disease. Grune & Stratton, New York, pp 49–96
10. Eines DE, Arms RA, Bernatz PE, Gomes MR (1974) Pulmonary arteriovenous fistulas. Mayo Clin Proc 49:460
11. Emmanouilides GC (1977) Obstructive lesions of the right ventricle and the pulmonary arterial tree. In: Moss AJ, Adams FH, Emmanouilides GC (eds) Heart disease in infants, Children and adolescents, 2nd edn. Williams & Wilkins, Baltimore, pp 226–257
12. France NE, Brown RJK (1971) Congenital pulmonary lymphangiectasis. Arch Dis Child 46:528
13. Freedom RM (1978) Congenital valvular regurgitation. In: Keith JD, Rowe RD, Vlad P (eds) Heart disease in infancy and childhood. Macmillian, New York, pp 828–846
14. Gay BB, Franch RH, Shuford WH, Rogers JV (1963) Roentgenologic features of simple and multiple coarctations of the pulmonary artery and branches. Am J Roentgenol 90:599
15. Greenwood RD, Rosenthal A, Crocker AC, Nadas AS (1976) Syndrome of intrahepatic biliary dysgenesis and cardiovascular malformations. Pediatrics 58:243
16. Gross RE, Neuhauser EBD (1948) Compression of the trachea by an anomalous innominate artery. Am J Dis Child 75:570
17. Han BK, Dunbar JS, Bove K (1980) Pulmonary vascular sling with tracheobronchial stenosis and hypoplasia of the right pulmonary artery. Pediatr Radiol 9:113
18. Haworth SG (1980) Pulmonary hypertension: The relation between structure and function. In: Graham G, Rossi E (eds) Heart disease in infants and children. Edward Arnold, London
19. Haworth SG, Macartney FJ (1983) Pulmonary Atresia with VSD: The pulmonary blood supply. In: Nadas AS, Fyler DC (eds) Paediatric Cardiology, vol 5. Churchill Livingstone, Edinburgh
20. Haworth SG, Reid L (1977) Structural study of pulmonary circulation and of the heart in total anomalous pulmonary venous return in early infancy. Br Heart J 39:805
21. Heath D, Edwards JE (1958) The pathology of hypertensive pulmonary vascular disease. Circulation 18:533
22. Idriss FS, Nikaidoh H, De Leon Sy, Koopot R (1979) Surgery for vascular anomalies causing obstruction of the trachea and esophagus. In: Tucker BL, Lindesmith GG (eds). First clinical conference on congenital heart disease. Grune & Stratton, New York, N.Y.
23. Kallfelz HC, Borst HG (1975) Solitäre arteriovenöse Lungenfistel im Säuglings- und Kindesalter. Thoraxchirurgie 23:238
24. Keane JF, Maltz D, Bernhard WF, Corwin RD, Nadas AS (1974) Anomalous origin of one pulmonary artery from the ascending artery. Circulation 50:588
25. Kidd BSL (1978) Persistent truncus arteriosus. In: Keith JD, Rowe RD, Vlad P (eds) Heart disease in infancy and childhood. Macmillan, New York, pp 457–469
26. Ledbetter MK, Well DH, Connors DM (1978) Common pulmonary vein atresia. Am Heart J 96:580
27. Lenox CC, Crisler C, Zuberbuhler JR (1979) Anomalous pulmonary artery, successful management. J Thorac Cardiovasc Surg 77:748
28. Lucas RV, Schmidt RE (1977) Anomalous venous connections, pulmonary and systemic. In: Moss AJ, Adams FH, Emmonouilides GC (eds). In: Heart disease in infants, children and adolescents, 2nd edn. Williams & Wilkins, Baltimore, pp 437–470

29. Lucas RV jr., Lund GW, Edwards JE (1961) Direct communication of a pulmonary artery with the left atrium. Circulation 24:1409
30. Mende S, Kallfelz HC, Kreutzberg B (1973) Scimitar-Syndrom. Klin Paediatr 185
31. Moes CA, Izukawa T, Trusler GA (1975) Innominate artery compression of the trachea. Arch Otolaryngol 101:733–738
32. Moyer JH, Glantz G, Brest AN (1962) Pulmonary arteriovenous fistulas. Physiologic and clinical considerations. Am J Med 32:417
33. Noonan JA (1971) Pulmonary heart disease. Pediatr. Clin N Am 18:1255
34. Nugent EW, Freedom RM, Nora JJ, Ellison RC, Rowe RD, Nadas AS (1977) Clinical course in pulmonary stenosis. Circulation 56:(Suppl I) 1–38
35. Park CD, Waldhausen JA, Friedman S, Aberdeen E, Johnson J (1971) Tracheal compression by the great arteries in the mediastinum. Arch Surg 103:626
36. Pernot C, Hoeffel JC, Henry M, Worms AM, Stehlin H, Louis JB (1972) Radiological patterns of congenital absence of the pulmonary valve in infants. Radiology 102:619
37. Pohl V, Kallfelz HC, Kowalewski S (1972) Cor pulmonale bei Säuglingen und Kleinkindern mit chronischer Obstruktion der oberen Atemwege. Verh Dtsch Ges Kreislaufforsch 38:295–298
38. Pokrovsky AV, Moskalenko JD, Zingermann LS, Didenko VI (1969) Angeborene arteriovenöse Fisteln der Lunge. Grund Chir II:54
39. Van Praagh R, Van Praagh S (1976) Classification of truncus arteriosus communis. Am Heart J 92:129
40. Rabinovitch M, Grady S, David J, Praagh Van R, Sauer U, Bühlmeyer K, Castaneda AR, Reid L (1982) Compression of intrapulmonary bronchi by abnormally branching pulmonary arteries associated with absent pulmonary valves. Am J Cardiol 50:804–813
41. Rheuban KS, Ayres N, Still JG, Alford B (1982) Pulmonary artery sling: A new diagnostic tool and clinical review. Pediatrics 69:472–475
42. Rowe RD, Godmann MJ (1978) Cor pulmonale. In: Keith JD, Rowe RD, Vlad P (eds) Heart disease in infancy and childhood, 3rd edn. Macmillan, New York, pp 264–274
43. Rowe RD (1978) Pulmonary arterial stenosis. In: Keith JD, Rowe RD, Vlad P (eds) Heart disease in infancy and childhood, 3rd edn. Macmillan, New York, pp 789–801
44. Rowe RD (1978) Pulmonary stenosis with normal aortic root. In: Keith JD, Rowe RD, Vlad P (eds) Heart disease in infancy and childhood, 3rd edn. Macmillan, New York, pp 761–788
45. Schechter DC (1968) Congenital absence or deficiency of lung tissue. – The congenital subtractive bronchopneumonic malformations. Ann Thorac Surg 6:286
46. Sissman NJ (1977) Anomalies of the aortic arch complex. In: Moss AJ, Adams FH, Emmanouilides GC (eds) Heart disease in infants, children and adolescents, 2nd edn. Williams & Wilkins, Baltimore, pp 210–226
47. Stelling G, Jonas RA, Goh TH, Brawn WJ, Venables AW, Mee RBB (1983) Surgical treatment of absent pulmonary valve syndrome in infants: Relief of bronchial obstruction. Ann Thorac Surg 36:468–475
48. Stewart JR, Kincaid OW, Edwards JE (1964) An atlas of vascular rings and related malformations of aortic arch system. Thomas, Springfield, Ill.
49. Swischuk LE (1971) Anterior tracheal indentation in infancy and childhood: Normal or abnormal? Am J Roentgenol Radium Ther Nucl Med 112:12
50. Takahasi M (1979) Angiographic diagnosis of vascular compression of the trachea and esophagus. In: Tucker BL, Lindesmith GG (eds) First clinical conference on congenital heart disease. Grune & Stratton, New York, pp 97–123
51. Tang JS, Kauffman SL, Lynfield J (1971) Hypoplasia of the pulmonary arteries in infants with congenital rubella. Am J Cardiol 27:491
52. Troyer De A, Yernault JC, Englert M (1977) Lung hypoplasia in congenital pulmonary valve stenosis. Circulation 56:647–651
53. Wagenvoort CA, Wagenvoort N (1977) Pathology of pulmonary hypertension. John Wiley & Sons, New York, pp 325–332
54. Wagenvoort CA, Losekoot G, Mulder E (1971) Pulmonary veno-occlusive disease of presumably intrauterine origin. Thorax 26:429–434

3.7 Fehlbildungen der Thoraxwand

H. J. Zimmermann

3.7.1 Sternumanomalien

3.7.1.1 Embryologie

Das Sternum entwickelt sich aus 2 lateralen und einer später auftauchenden 3. kranialen Anlage. Schon in der 9. embryonalen Woche ist ein kartilaginöses, aus der Fusion der 3 Anlagen entstandenes sternales Gebilde nachweisbar. Wird die Fusion gehemmt, so resultiert eine Reihe charakteristischer Fehlbildungen. In dieser Zeit laufen auch die wesentlichen Differenzierungen im Bereich des Herzens und der großen Gefäße ab. Dies ist der Grund für die große Zahl assoziierter Herzgefäßmißbildungen bei Hemmungsmißbildungen des Sternums [8].

3.7.1.2 Pathologie

Man unterscheidet 3 Verschlußanomalien des Sternums:
1. Obere Sternumspalte. Diese früher fälschlicherweise zervikothorakale Ektopie des Herzens genannte Mißbildung betrifft nur die obere Hälfte des Manubriums. Das korrekt positionierte Herz pulsiert bei großen Defekten sichtbar in der Tiefe.
2. Untere Sternumspalte. Diese nur auf den unteren Sternalbereich beschränkte Spalte ist immer mit assoziierten Mißbildungen verknüpft: vorderer Zwerchfelldefekt, Fehlen des Zwerchfellanteiles am Perikard mit Verbindung zwischen Bauch und Perikardhöhle, manchmal auch eine Omphalozele. Die häufigsten der immer vorhandenen Herzmißbildungen sind Septumdefekte und die Fallot-Tetralogie.
3. Komplette Sternumspalte. Hier finden sich dieselben Mißbildungen wie bei der unteren Sternumspalte. Gelegentlich sind die Herzmißbildungen mit einer Ectopia cordis kombiniert, der schwersten Form der begleitenden Mißbildungen einer Sternumspalte.

3.7.1.3 Klinik

Die Diagnose einer Sternumspalte macht keine Schwierigkeiten. Nur bei der kompletten Spalte ist eine Instabilität des Thorax gegeben mit den Zeichen schwerer Atemnot, wie Dyspnoe, Tachypnoe und Zyanose. Dabei kommt es zur deutlichen Einziehung der beweglichen Thoraxanteile bei der Inspiration und zum Ausdrängen des Mediastinums bei der Exspiration.

3.7.1.4 Therapie und Prognose

Die komplette Sternumspalte sollte sofort, die partiellen Spalten baldmöglichst nach der Geburt operativ verschlossen werden. Ist zusätzlich die Korrektur der assoziierten Herz- und Gefäßmißbildungen in meist mehreren Sitzungen möglich, so kann eine ungestörte Entwicklung erwartet werden [2].

3.7.2 Kongenitaler Rippendefekt

3.7.2.1 Ätiologie und Embryogenese

Die Ursache angeborener Rippendefekte ist unklar. Es werden Fehlentwicklungen embryonaler lokaler Gefäße und intrauterine destruktive Prozesse diskutiert.

3.7.2.3 Pathologie

Die meisten Defekte liegen parasternal und sind häufig mit einer Unterentwicklung der Brustdrüse, des subkutanen Fettgewebes sowie partiellem oder totalem Fehlen des

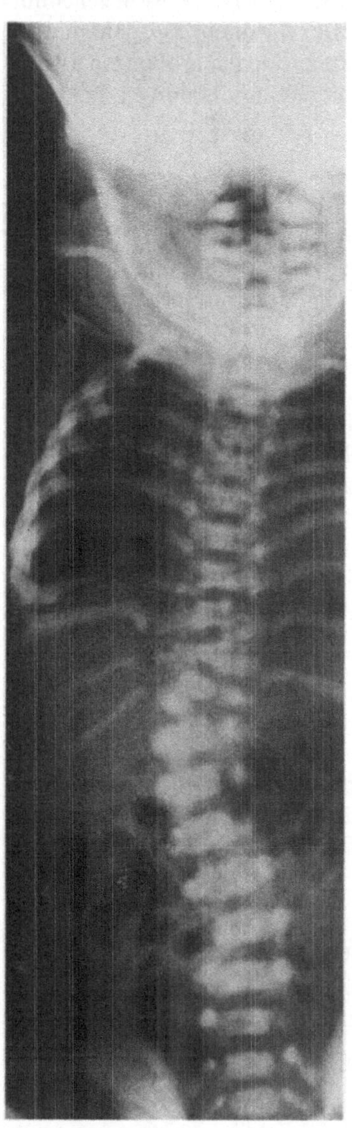

Abb. 1. Kongenitaler Rippendefekt *rechts* mit Halbwirbelbildung im thorakolumbalen Übergangsbereich sowie Skoliose

M. pectoralis major und minor vergesellschaftet. Größere posterolaterale Defekte sind gelegentlich mit einer Eventration des Zwerchfells kombiniert. Die Rippendefekte können partiell oder komplett sein, die schwerste Form einer begleitenden Mißbildung ist die offene thorakale Myelomeningozele. Fast regelmäßig finden sich Halbwirbelbildungen (Abb. 1).

3.7.2.4 Klinik

Nur große Defekte bieten Probleme, wie paradoxe Atmung und Dyspnoe. Bei der Inspiration kommt es zum Einsaugen des Defektes, die CO_2-reiche Alveolarluft entleert sich in die kontralaterale Lunge, bei der Exspiration quillt die Lunge durch den Defekt („Lungenhernie") aus. Kinder mit kleineren Defekten sind fast symptomfrei.

3.7.2.5 Therapie

Die Therapie richtet sich nach Größe und Sitz des Defektes und der Art der durch ihn hervorgerufenen Beschwerden. Große, atemnotverursachende Defekte müssen rasch operativ durch eine Muskelplastik versorgt werden. Mittlere und kleinere Defekte sollten frühzeitig operiert werden, da der Defekt eine Tendenz zur Größenzunahme zeigt und die Korrektur beim größeren Kind schwieriger ist. Eine straffe Pflasterdeckung sollte nur eine vorübergehende Maßnahme sein.

3.7.3 Trichterbrust

3.7.3.1 Definition

Unter Trichterbrust versteht man eine mehr oder weniger ausgeprägte Einsenkung des Sternums und der angrenzenden Rippenabschnitte. Die häufige Mißbildung kann manchmal schon vom 1. Lebensjahr an, meist jedoch ab dem 3.–5. Lebensjahr beobachtet werden. Eine Zunahme der Absenkung mit dem weiteren Wachstum ist typisch. Es gibt familiär gehäuftes Vorkommen, Jungen sind 2- bis 3 mal mehr betroffen als Mädchen.

3.7.3.2 Ätiologie

Diese ist unklar. Vorwiegend wird eine „sternokostale Dysplasie" angenommen als Folge einer Funktionsschwäche des Mesenchyms mit verstärktem katabolem Metabolismus der Rippenknorpel. Die Retraktionstheorie (Zug der kostosternalen Diaphragmaanteile) und Wachstumstheorie (überproportionales Wachstum der Rippen auf Kosten des Sternums) sind durch tierexperimentelle Untersuchungen unwahrscheinlich geworden [3].

3.7.3.3 Pathologie

Es werden 3 Hauptformen beobachtet:
1. Tiefer umschriebener Trichter mit tiefstem Punkt auf Höhe des Rippenknorpels 4/5.
2. Eine flache, dafür aber breite Trichterform, beginnend in Höhe des 1. Rippenknorpels.
3. Eine asymmetrische Trichterform in tiefer oder breitflacher Ausführung.

3.7.3.4 Klinik und Diagnose

Meist handelt es sich um zarte, muskelschwache Kinder, bei denen die Trichterbrust als Teilsymptom ihrer Konstitution erscheint. Fast alle sind beschwerdefrei. Selten wird über verminderte Leistungsfähigkeit, Herzklopfen, kardiale Beschwerden und Kurzatmigkeit nach Belastung geklagt. In Übereinstimmung dazu steht, daß spirometrische Untersuchungen auch bei hochgradigen Formen fast ausnahmslos normale Werte ergaben. Vielleicht kann die Vorhoffüllung des rechten Herzens bei ausgeprägten Trichterbrustformen beeinträchtigt werden, was eine Leistungseinbuße erklären könnte. In der Hälfte aller Fälle treten akzidentelle Herzgeräusche auf, wahrscheinlich als Folge der Verlagerung des Herzens. Diese kann im Thoraxröntgenbild deutlich gemacht werden. Das eigentliche Ausmaß der Trichterbrust wird radiologisch durch das seitliche Thoraxbild erfaßt. Die Sternumkuhle wird mit Bariumbrei oder einer Metallkette markiert. Es wird die kürzeste Distanz von der Sternumhinterfläche zur Wirbelsäulenvorderkante gemessen.

3.7.3.5 Therapie

Der Wert der konservativen Behandlung mit Krankengymnastik ist umstritten. Die fast immer fehlende subjektive Beeinträchtigung kardiorespiratorischer Leistung und Funktionen relativiert eine medizinische Indikation zur operativen Korrektur der Trichterbrust. Der Entschluß zur Operation entspringt deshalb auch oft kosmetisch-psychologischen Überlegungen, da die betroffenen Kinder häufig beträchtlich unter ihrer „Verstümmelung" leiden und vielen Hänseleien ausgesetzt sind (Abb. 2a, b).

Es gibt eine Reihe von Operationsverfahren, denen aber zweierlei gemeinsam ist: 1) Bei allen Verfahren wird die sternokostale Funktionseinheit destabilisiert und dann mit diversen metallischen Hilfsmitteln nach Ausgleich der Einsenkung wieder stabilisiert. 2) Jedes Operationsverfahren ist mit Rezidiven belastet. Der optimale Zeitpunkt der Operation ist umstritten. Die Empfehlungen reichen vom 5. bis zum 12. Lebensjahr [7].

a 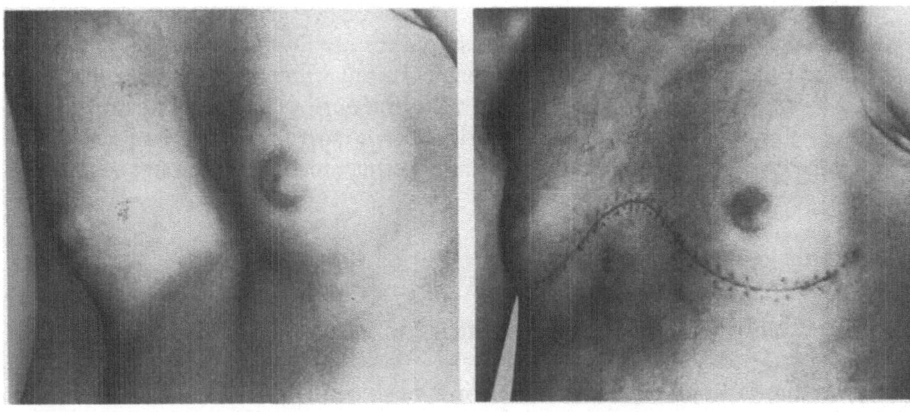 b

Abb. 2a, b. 11jähriges Mädchen mit Trichterbrust; **a** vor der Operation, **b** 14 Tage nach Operation, das Sternum ist deutlich angehoben

3.7.4 Hühnerbrust (Pectus carinatum)

Die Hühnerbrust ist seltener als die Trichterbrust. Durch das kielförmig nach vorne gewölbte Sternum und die kammartig aufgeworfenen Rippen wirkt der Thorax seitlich flach. Durch eine Drehung des Sternums um seine Längsachse kann es zu asymmetrischen Ausbildungen der Mißbildung kommen. Wie die Trichterbrust zeigt auch die Hühnerbrust eine Neigung zur Progredienz bis zum Wachstumsabschluß. Die Kinder sind klinisch beschwerdefrei, die objektiven Lungen- und kardiologischen Funktionsparameter sind unbeeinträchtigt.

In ausgeprägten Fällen kann auch bei der Hühnerbrust aus kosmetisch-psychologischen Gründen eine Korrekturoperation indiziert sein. Diese entspricht dem Prinzip der Trichterbrustoperation. Die Rezidivneigung ist geringer.

3.7.5 Die asphyxierende Thoraxdystrophie

H. von der Hardt

Die asphyxierende Thoraxdystrophie ist ein autosomal rezessiv vererbtes Leiden, das in einer Majorform und in einer Minorform klinisch in Erscheinung tritt. Die Erkrankung wurde 1954 von Jeune et al. [5] beschrieben. Synonyma sind: "familial asphyxiating thoracic dysplasia", "thoracic-pelvic-phalangeal dystrophy" und "asphyxiating thoracic dystrophy of the newborn".

Leitsymptom ist ein starrer, enger und elongierter Thorax. Der Thorax ist weitgehend immobil, die Ventilation wird durch das Zwerchfell gewährleistet. Bei der Majorform fallen die Kinder bereits nach der Geburt durch eine Tachydyspnoe und Zyanose auf, in den folgenden Monaten erkranken die Säuglinge gehäuft an Infektionen der Atemwege, die schließlich zum frühzeitigen Tode in der Regel vor Ende des 2. Lebensjahres führen. Bei der Minorform sind die Thoraxveränderungen nicht so ausgeprägt, mit zunehmendem Wachstum weitet sich der Brustkorb, die Frequenz pulmonaler Infektionen ist geringer, die Prognose ist besser (1967 wurde von einem 11jährigen Jungen mit der Minorform berichtet).

Das Thoraxröntgenbild zeigt charakteristische Befunde: Die Rippen sind verkürzt, sie verlaufen horizontal und ein Rosenkranz kann sichtbar sein. Die Claviculae setzen hoch an und verlaufen stark bogenförmig. Folgende zusätzliche Skelettveränderungen konnten nachgewiesen werden: die kraniokaudale Länge des Beckens ist verkürzt, die Beckenschaufeln sind ausladend groß, das Pfannendach erscheint nach unten gerichtet, die Pfannendachwinkel sind auffallend klein. Bei älteren Säuglingen und überlebenden Kleinkindern erscheinen die Extremitäten verkürzt, Hände und Füße sehen plump aus, in 20% der Fälle besteht eine Polydaktylie.

Im Bereich der Wirbelsäule und am Schädel sind keine Röntgenveränderungen nachgewiesen worden.

Bei einem Teil der erkrankten Säuglinge wurden Nierenanomalien beschrieben, die zur Niereninsuffizienz führten. Histologisch wurden zystische Dysplasien, polyzystische Nieren nach Potter Typ IV, tubulointerstitielle Nephropathien, Mikrozysten und polyzystische Nieren [1] beschrieben. In der Zusammenstellung von Oberklaid et al. [6] hatten 6 von 10 Kindern eine renale Beteiligung, bei 3 der Kinder war die renale Erkrankung schwerwiegend und führte bei 2 Kindern frühzeitig zum Tode. Die Differentialdiagnose betrifft die chondroektodermale Ellis-van-Crefeld-Dysplasie. Manche Autoren halten die asphyxierende Thoraxdystrophie für eine Variante dieses Syndroms.

Ein Teil der neugeborenen Säuglinge mit asphyxierender Thoraxdystrophie ist ausgesprochen hypoton, so daß differentialdiagnostisch auch an die Wernig-Hoffmann-Erkrankung gedacht werden muß.

Literatur zu Abschn. 3.7

1. Brünger HJ, Natzschka J (1977) Die asphyxierende Thoraxdystrophie. Klin Paediatr 189:191
2. Daum R, Hecker WC (1964) Zur operativen Korrektur der totalen Sternumspalte. Thorac Cardiovasc Surg 12:333
3. Geisbe H, Mildenberger H, Flach A, Fendel H (1971) The aetiology and pathogenesis of funnel chest. Prog Pediatr Surg 3:13
4. Jequier JC, Favreau-Ethier M, Grogoire H (1973) Asphyxiating thoracic dysplasie. In Pogress. Pediatr Radiol 4:184
5. Jeune M, Beraud C, Carron R (1955) Dystrophy thoracique asphyxiante de caractère familial. Arch Fr Pediatr 12:886
6. Oberklaid F, Danks DM, Mayne V, Campbell P (1977) Asphyxiating thoracic dysplasia. Clinical, radiological, and pathological information on 10 patients. Arch Dis Childh 52:758
7. Ravitch MM (1971) The forms of congenital deformities of the chest and their treatment. Prog Pediat Surg 3:1
8. Steiner RM, Kricun M, Shaciro J (1976) Absent mesosternum in congenital heart disease. Am J Roentgenol 127:923

4 Neubildungen

F. Lampert

Primäre Tumoren des Respirationstraktes sind im Kindesalter selten. Häufig ist jedoch die Lunge der Metastasierungsort, so z. B. bei Wilms-Tumor, Osteosarkom, Ewing-Sarkom, Rhabdomyosarkom.

Die primären intrathorakalen Neubildungen entstehen am häufigsten im Mediastinum. Dabei überwiegen jedoch die histologisch benignen Gebilde die malignen mit etwa 3:1.

Die entscheidende diagnostische Maßnahme bei allen Geschwülsten, die auch die weitere Behandlung bestimmt, ist die mikroskopische Untersuchung des Tumorgewebes nach der chirurgischen Exzision.

Für die klinische „Vordiagnose" ist die Röntgenuntersuchung am wichtigsten, neuerdings wird sie durch Sonographie und Computertomographie ergänzt. Hierbei ist es wichtig, die Lokalisation bzw. den primären Entstehungsort der Geschwulst zu bestimmen. Dies kann schon eine diagnostische Hilfe sein, zu entscheiden, ob es sich differentialdiagnostisch um eine benigne Hyperplasie, eine Zyste, eine benigne Geschwulst oder um ein Malignom handelt. Einen Überblick über die benignen und malignen Thoraxtumoren entsprechend ihrer Herkunft gibt Tabelle 1.

4.1 Tumoren des Mediastinums

4.1.1 Vorderes und mittleres Mediastinum

Das vordere Mediastinum wird umgrenzt von oben durch die erste Rippe, von vorne durch die Innenseite des Brustbeins, von hinten durch die Wirbelkörper, vom mittleren Mediastinum ist es durch das Herz getrennt, und es enthält v. a. den Thymus.

Das mittlere Mediastinum schließt sich an das vordere an, wird unten vom Zwerchfell begrenzt und enthält Herz, Perikard, die großen Gefäße, Trachea und die Hauptmasse der hilären Lymphknoten.

4.1.1.1 Thymushyperplasie

Die zweilappige Brustdrüse, Thymus oder Bries genannt, liegt im oberen vorderen Teil des Mediastinums. Das weißliche Gewebe enthält im Mark ein Synzytium epithelialer Zellen, die Hassall-Körperchen, eingebettet in eine dichte Population kleiner Lymphozyten. Form und Größe des Thymus verändern sich im Laufe des Lebens beträchtlich. Eine Thymusschrumpfung setzt gewöhnlich nach der Pubertät ein; sie wird auch

Tabelle 1. Thoraxtumoren im Kindesalter – Primärlokalisation

Benigne	Maligne
I. Vorderes und mittleres Mediastinum	
Thymushyperplasie	Non-Hodgkin-Lymphom
Teratom	Hodgkin-Lymphom
Lymphangiom	
Hiluslymphknotentuberkulose	
Bronchogene Zyste	
Perikardzyste	
Lymphoides Hamartom	
Thymom	
II. Hinteres Mediastinum	
Ganglioneurom	Neuroblastom
Phäochromozytom	
Neurofibrom	
Bronchogene Zyste	
Enterogene Zyste	
Thorakale Meningozele	
III. Larynx, Trachea, Bronchien, Lunge	
Papillom	Lungenmetastasen
Hämangiom	Bronchialkarzinom
Hamartom	
Bronchusadenom	
Fibroxanthom	
Zysten	
IV. Herz	
Rhabdomyom	Rhabdomyosarkom
Fibrom	
Myxom	
V. Pleura, Rippen	
Osteomyelitis	Pleuramesotheliom
Chondrom	Metastasen
Osteoidosteom	Ewing-Sarkom
Fibröse Dysplasie	Chondrosarkom
Aneurysmatische Knochenzyste	Osteosarkom
	Histiozytose X

durch akute Krankheiten und Unterernährung bewirkt. Die Thymusgröße im Verhältnis zum Thoraxvolumen nimmt von der Geburt an ständig ab. Nach dem Alter von 2 Jahren kann man den Thymus röntgenologisch nicht mehr nachweisen. Beim Säugling ist jedoch oft die „physiologische" Vergrößerung des Thymus als vergrößerter suprakardialer mediastinaler Schatten auf dem posterior-anterioren Thoraxröntgenbild erkennbar. Dieser Thymusschatten kann dabei im oberen Mediastinum als breiter beidseitiger Schatten imponieren (Abb. 1 a) oder segelförmig ausgezogen sein (Abb. 1 b). Die Größe hängt sehr von der Atmungsphase ab. Auch bei leichter Verdrehung des Patienten kann der Thymusschatten größer werden.

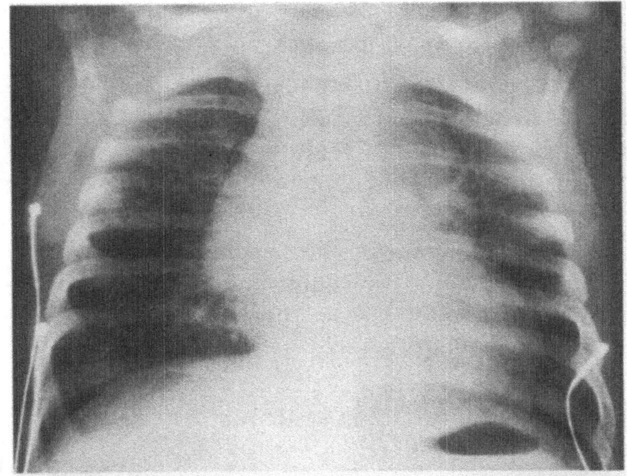
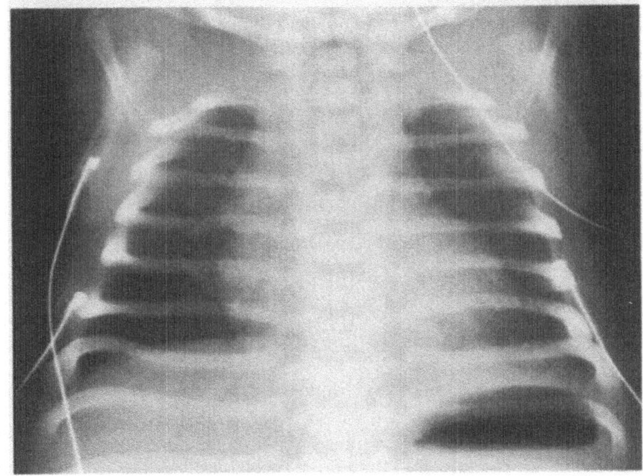

Abb. 1 a, b. Thymushyperplasie. Breite beidseitige Mediastinalverschattung bei 3 Monate altem Säugling (**a**); segelförmig nach rechts verzogene Mediastinalverschattung bei 2 Wochen altem Säugling (**b**). (Röntgenbilder Prof. Schuster, Gießen)

Eine Thymushyperplasie verursacht keine klinischen Symptome, insbesondere keinen Stridor, keinen Husten oder Dyspnoe, und sie ist auch nicht verantwortlich für den „plötzlichen Kindstod". Von einer klinisch-pathologischen Entität wie dem Status thymolymphaticus sollte nicht mehr gesprochen werden.

Eine Behandlung der Thymushyperplasie ist nicht notwendig. Dringend muß davor gewarnt werden, eine Schrumpfung des lymphatischen Thymusgewebes durch Kortikosteroide, Zytostatika oder Bestrahlung zu induzieren. Vor allem die früher oft angewandte Bestrahlung hat Jahrzehnte später vermehrt zu Schilddrüsenkarzinomen geführt. Mit dem Auftreten von Karzinomen rechnet man bei 7% der Patienten, die eine Halsbestrahlung im Säuglings- und Kindesalter erhielten [20]. Die Differentialdiagnose einer Thymushyperplasie zu Tumoren des vorderen Mediastinums kann aber sehr schwierig sein, besonders bei isolierter Hypertrophie eines Thymuslappens (meist rechts). Mitunter kann bei älteren Kindern (jenseits des 2.–3. Lebensjahres) die Diagnose nur chirurgisch gesichert werden. Vor einem solchen Eingriff, der immer unbefriedigend ist, kann eine Thymusinvolution mit Prednison (2 mg/kg KG über 10 Tage) versucht werden.

4.1.1.2 Teratom

In der Häufigkeit weit hinter der Thymushyperplasie liegend, werden Teratome ebenfalls meist zufällig durch ein Routineröntgenbild als ein homogener, scharf abgegrenzter, mehr oder weniger runder, asymmetrisch liegender Schatten im vorderen Mediastinum entdeckt. Nur bei jungen Säuglingen kann ein Teratom Symptome einer Mediastinalkompression, wie Dyspnoe, Husten, Stridor, Zyanose und Erweiterung der Kopf- und Halsvenen, hervorrufen.

Teratome sind gewöhnlich zystisch und enthalten verschieden differenziertes Gewebe der 3 Keimblätter, so daß man manchmal auf dem Röntgenbild Zähne oder Knochenelemente entdecken kann. Als Dermoidzyste wurden früher zystische Teratome benannt, die hauptsächlich aus ektodermalen Elementen bestanden. Eine maligne Entartung ist sehr selten [12].

Die Behandlung eines jeden mediastinalen Teratoms besteht in der chirurgischen Exstirpation.

4.1.1.3 Lymphangiom

Die zystischen Lymphangiome, auch als zystische Hygrome bezeichnet, haben sich meist vom Hals in das obere Mediastinum verbreitert. Sie sind praktisch immer rechts gelegen und am Hals bereits tastbar. Nur selten verursachen sie Dyspnoe oder Schluckbeschwerden. Ein Chylothorax wird als ganz seltene Komplikation beschrieben. Eine maligne Gewebsentartung liegt nicht vor. Ein vom Mediastinum ausgehendes, histologisch gutartiges Lymphangiom kann jedoch durch Übergreifen auf Peri- und Epikard einen schlimmen Verlauf nehmen und durch Herzbeutelerguß zum tödlichen Kreislaufversagen führen [15].

Eine Radiotherapie ist sinnlos. Eine chirurgische Exzision, oft sehr schwierig und unvollständig, ist anzustreben.

4.1.1.4 Bronchogene Zyste (s. Abschn. 3.4.3)

4.1.1.5 Lymphoides Hamartom

Diese erst 1956 beschriebene Entität besteht aus lymphoidem Gewebe mit proliferierenden und hyalinisierten Gefäßen und ist am häufigsten im Mediastinum, seltener im Becken, Retroperitonaeum und Axilla, als fester grau-weißer Tumor lokalisiert [13]. Manchmal sind Zeichen einer chronischen Entzündung, wie Fieber, Anämie, Hyperglobulinämie, vorhanden. Durch Exzision dieses benignen Tumors verschwinden alle Symptome.

4.1.1.6 Thymom

Thymome sind im Kindesalter ganz selten. In einer Zusammenstellung von 54 Patienten mit Thymomen [4] fanden sich nur 3 Patienten unter 20 Jahren, und dies waren Knaben. Die bei Erwachsenen bekannte Beziehung zwischen Myasthenia gravis und Thymom gibt es bei Kindern gewöhnlich nicht. Bei Kindern sind die Thymome gewöhnlich benigne und von einer Kapsel umschlossen. Die chirurgische Resektion als alleinige Therapie führt daher zur Heilung.

4.1.1.7 Hodgkin-Lymphom

Das Hodgkin-Lymphom manifestiert sich primär bei 80–90% aller Patienten im Bereich der Halslymphknoten; etwa 40% der Patienten weisen einen zusätzlichen media-

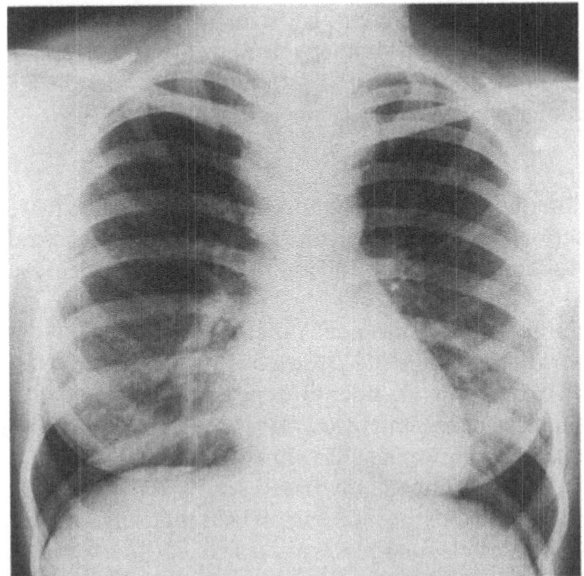

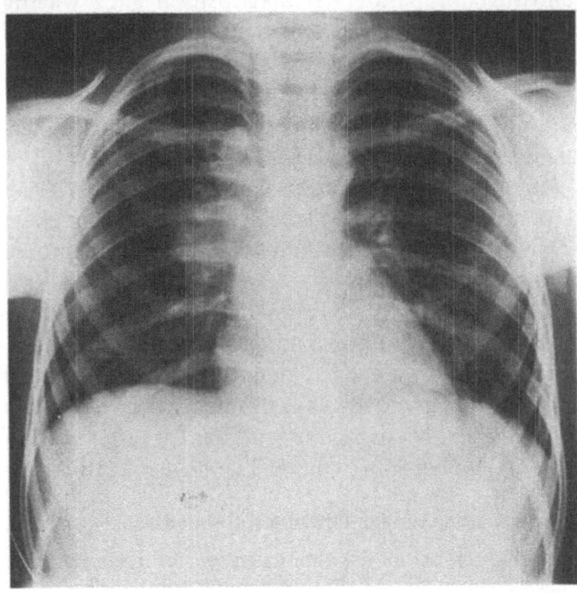

Abb. 2a, b. Hodgkin-Lymphom. „Kartoffelsackartiger" Mediastinalbefall bei 15 Jahre altem Mädchen, Stadium III$_B$, S+, N+, histologisch noduläre Sklerose (**a**); rechtsseitiger Mediastinalbefall bei 5½ Jahre altem Jungen, Stadium I$_A$, histologisch Mischtyp, aufgetreten 2½ Jahre nach Diagnose einer akuten lymphoblastischen Leukämie, jetzt 5 Jahre später in anhaltender Vollremission der malignen Erst- und Zweiterkrankung (**b**). (Röntgenbilder: Prof. Schuster, Gießen)

stinalen Befall auf. Bei 8% aller erkrankten Kinder ist die alleinige Erstmanifestation das Mediastinum [7]. Nur selten kommt es zu einem Mediastinalsyndrom mit Kompression der oberen V. cava und Trachea. Das Thoraxröntgenbild zeigt die Verbreiterung des oberen Mediastinums durch bilaterale Schwellung der hilären und mittleren paraaortalen Lymphknoten (Abb. 2a, b).

Zur primären parenchymatösen Befall bei M. Hodgkin s. Abschn. 11.5. Die Diagnose Morbus Hodgkin wird mikroskopisch aus dem histologischen Schnitt der Probeexzision gestellt.

Die Lymphogranulomatose, der Morbus Hodgkin, kann im Kindesalter bei entsprechender, stadiengerechter Therapie heute fast immer geheilt werden. Die kumulative Rate für rezidivfreies Überleben, bei 170 Patienten der bundesweiten Studie HD 78, alle klinischen Stadien zusammengenommen, liegt über 90% [7].

4.1.1.8 Non-Hodgkin-Lymphom

Der Primärsitz dieses im Kindesalter hochmalignen Tumors ist am häufigsten im Mediastinum; weitere Primärlokalisationen sind die Halslymphknoten und die Ileozökalregion. Das mediastinale Non-Hodgkin-Lymphom (NHL) findet man v.a. bei Knaben im Adoleszentenalter.

Das mediastinale NHL entsteht in der Regel aus dem T-Zell-System [22].

Durch morphologisch-immunologische Kriterien läßt sich das etwas seltenere NHL vom B-Typ (meist Burkitt-Typ) von denen des T- oder O-Typs unterscheiden.

Eine mediastinale Kompression mit trockenem Husten, Dyspnoe und Zyanose mit Halsvenenstauung kann sich innerhalb von wenigen Tagen entwickeln. Vergrößerte Lymphknoten am Hals und in der Achsel können hinweisend sein.

Die Thoraxröntgenaufnahme zeigt die breite Mediastinalverschattung, oft mit Pleuraerguß (Abb. 3a). Die Punktion des Pleuraergusses mit anschließender zytologischer Untersuchung des Zytozentrifugenpräparates ist diagnostisch ganz wichtig, auch zur Abgrenzung gegenüber der früher häufiger angenommenen Tuberkulose. Die mikroskopische Diagnose ist die Voraussetzung für die aggressive Therapie. Manchmal findet man erst nach einiger Suche einen vergrößerten Lymphknoten zur Probeexzision. Eine Ummauerung des Herzens kann eine Perikarditis vortäuschen (Abb. 3b). In der Perikardflüssigkeit sind jedoch die NHL-Zellen nachweisbar [5].

Die Verkleinerung des sehr großen mediastinalen Tumors ist zunächst für einige Tage durch Prednison 40 mg/m² tgl. per os zu versuchen. Dabei ist die Gefahr der Harnsäurenephropathie zu beachten. Dann folgt eine etwa 2 Jahre andauernde Chemotherapie wie bei der akuten lymphoblastischen Leukämie.

Durch die aggressive Chemotherapie haben sich die Raten für rezidivfreies Überleben bei NHL mit Ausnahme der seltenen B-Lymphome mit Stadium III und IV entscheidend verbessert [17]. Bei 116 Patienten, die nach dem Westberliner Schema (NHL-BFM$_{75}$-Studie) behandelt wurden, liegt die Rate für die anhaltende Vollremission nach maximal 8 Jahren für alle Stadien bei 61%, für Stadium I und II bei 81%, für Stadium III und IV vom T bzw. O-Typ bei 74%, vom B-Typ bei 34% [16].

4.1.1.9 Entzündliche Mediastinalverbreiterungen zur Differentialdiagnose

Die mediastinalen Lymphknoten sind praktisch bei allen pulmonalen und bronchialen Infektionen beteiligt, aber meist nicht so angeschwollen, daß sie röntgenologisch sichtbar werden. Bei Masern und Keuchhusten kann der Hilusschatten jedoch vergrößert sein, sowohl durch Verdikkung der peribronchialen Lymphknoten wie auch durch Erweiterung der Lungengefäße. Bei chronischen Prozessen, insbesondere bei Bronchiektasien, gehört die Mediastinalverbreiterung zum typischen Röntgenbild. Eine Primärtuberkulose ist stets als erstes bei anhaltender Verbreiterung der mediastinalen Lymphkoten auszuschließen. An andere entzündliche Lymphknotenerkrankungen, wie Toxoplasmose, Zytomegalie, Lues, Tularämie, Brucellose, ist erst in zweiter Linie zu denken. Bei infektiöser Mononukleose sind praktisch immer die Halslymphknoten mitbefallen.

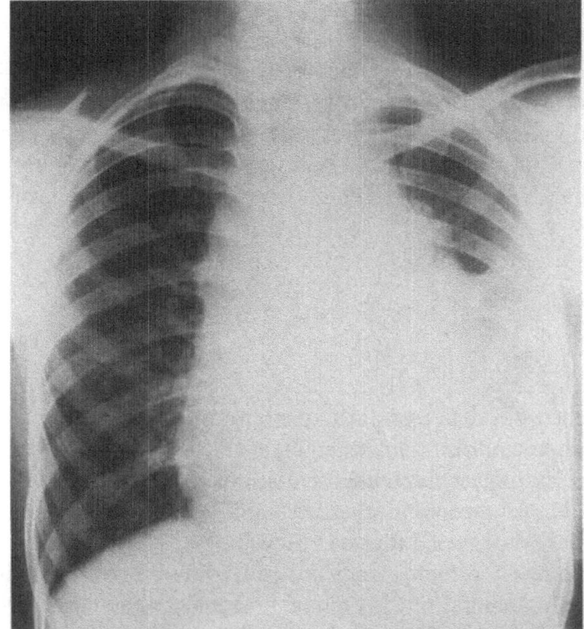

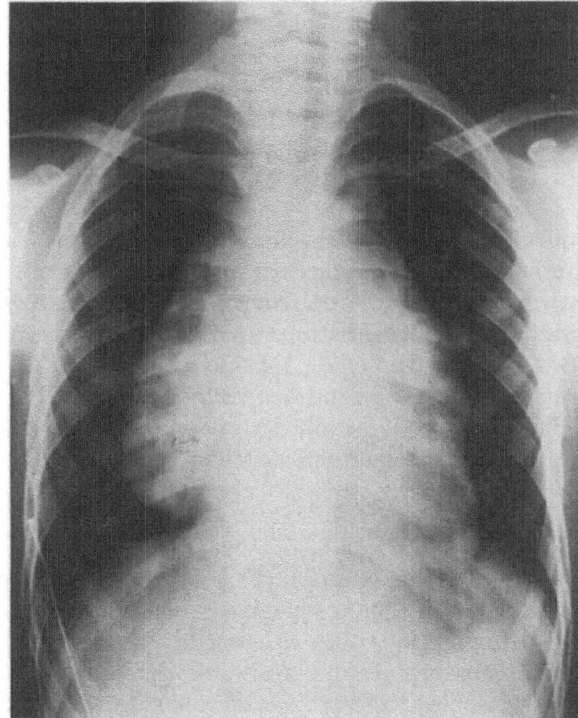

Abb. 3a, b. Non-Hodgkin-Lymphom. Breite mittlere Mediastinalverschattung mit Verdrängung der Trachea nach rechts und linksseitiger Pleuraerguß bei 14 Jahre altem Jungen (6 Jahre später in anhaltender Vollremission) (**a**); breit am Herzen direkt aufsitzender Tumor bei 7 Jahre altem Jungen (2 Jahre später in anhaltender Vollremission) (**b**). (Röntgenbilder: Prof. Schuster, Gießen)

4.1.2 Hinteres Mediastinum

Das hintere Mediastinum wird von den vorspringenden Wirbelkörpern und den beiderseits verlaufenden Sulci costo- oder paravertebralis eingenommen. Das hintere
Mediastinum enthält die Aorta descendens, die V. azygos, den Ductus thoracicus, den
Ösophagus, den N. vagus und den thorakalen N. sympathicus. Neurogene Tumoren
und enterogene Zysten stellen den Hauptanteil der Tumoren des hinteren Mediastinums dar.

4.1.2.1 Enterogene Zyste (s. Abschn. 3.5.2)

4.1.2.2 Benigne neurogene Tumoren

Die neurogenen Tumoren entstehen aus dem Sympathikusgrenzstrang und in den In-
terkostalnerven. Neben dem malignen entdifferenzierten Neuroblastom (4.1.2.3) sind
es v. a. die langsam wachsenden, histologisch benignen Ganglioneurome und Neurofibrome. Sie werden, da gewöhnlich asymptomatisch, meist zufällig auf der Röntgenaufnahme als scharf umschriebene homogene Schatten entdeckt.

Das plexiforme Neurofibrom, meist rettichförmig und im oberen Mediastinum
oder der Halsregion sitzend und manchmal mit Dysphagie oder Dyspnoe einhergehend, kann durch die Café-au-lait-Flecke der Haut und – da autosomal-dominant vererbt – durch die positive Familienanamnese der Recklinghausen-Krankheit oft schon
vor der chirurgischen Exzision diagnostiziert werden.

Ein Ganglioneurom kann gelegentlich durch die intravertebralen Foramina in den
Spinalkanal wachsen und dann Rückenmarkskompression oder Paraplegien verursachen. Neben der Katecholaminproduktion kann man es, wenn der Halssympathikus
betroffen ist, am begleitenden Horner-Syndrom (einseitige Ptosis, Miosis, Enophthal-
mus und Anhydrosis) erkennen.

Bei dem im Kindesalter gewöhnlich benignen Phäochromozytom mit den stark erhöhten Noradrenalinwerten im Serum sind die Symptome der vermehrten Katecholaminproduktion besonders deutlich mit Hypertonie, Kopfschmerzen, Schwitzen, Blässe und Rotwerden, Tachykardie und erhöhter Körpertemperatur. Es kommt am häufigsten im Schulalter vor. Bei etwa $^{1}/_{4}$ der Patienten im Kindesalter sitzt das Phäochromozytom extraadrenal, in seltenen Fällen dabei intrathorakal.

Eine maligne Entartung des Phäochromozytoms mit Metastasen ist, im Unterschied zum Erwachsenenalter, bei Kindern außergewöhnlich selten.

4.1.2.3 Neuroblastom

Das Neuroblastom ist der häufigste maligne Tumor im Säuglingsalter mit einem Vorkommen von 62,7 auf 1 Mill. Lebendgeborene [3]. Am häufigsten entsteht das Neuroblastom im Nebennierenmark, es kann sich aber auch an jeder Stelle der Sympathi-
kusganglien entwickeln, also auch im Thorax, und zwar im hinteren Mediastinum. Eine Analyse von 487 Patienten mit Neuroblastom ergab einen Primärsitz im Thorax
bei 11,9% und eine Entstehung aus den Thoraxganglien bei 4,5% der Fälle [25].

Das Ganglioneuroblastom, welches, meist umgeben von einer Kapsel, im hinteren
Mediastinum sitzt, ist die Übergangsform von dem undifferenzierten, malignen Neu-

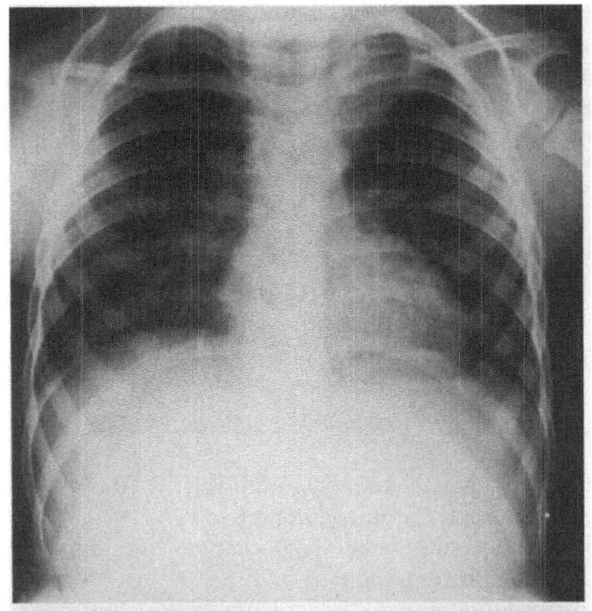

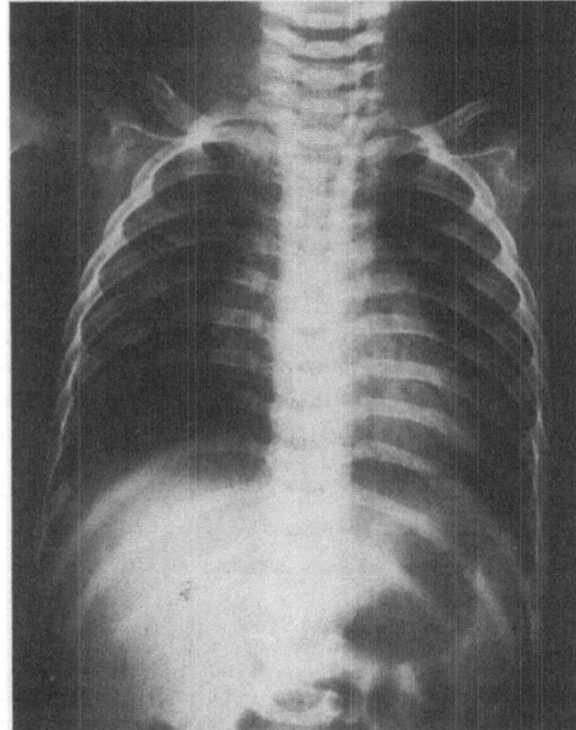

Abb. 4a, b. Neuroblastom. Runde Verschattung links paravertebral im oberen Brustwirbelbereich bei 3 Jahre altem Jungen, Heilung durch Exzision (histologisch I°) (**a**); rechts zervikal sitzender tischtennisballgroßer derber Tumor mit Verdrängung der eingeengten Trachea nach links bei 7 Monate altem männlichem Säugling, Heilung durch Exzision (histologisch I°–II°) (**b**). (Prof. Hollman, St. Augustin). (Röntgenbilder: Prof. Schuster, Gießen und Johanniter-Kinderklinik, 5205 St. Augustin)

roblastom zum differenzierten, benignen Ganglioneurom und muß als besondere klinische Entität mit guter Prognose beachtet werden [1].

Die intrathorakalen Neuroblastome werden meist entweder durch Zeichen einer mediastinalen Kompression (zunehmende Dyspnoe, Stridor, Husten, Dysphagie) oder zufällig, z. B. im Rahmen einer Infektion, durch eine Röntgenthoraxaufnahme (Abb. 4a), entdeckt. Auch am Hals sitzende Neuroblastome können eine bedrohliche Atemnot verursachen (Abb. 4b). Schmerz ist das erste Symptom bei solchen an der Wirbelsäule sitzenden, epidural infiltrierenden Neuroblastomen mit nachfolgender Rückenmarkskompression.

Besonders in Richtung eines thorakal sitzenden Neuroblastoms sollte man bei folgenden paraneoplastischen, mit Neuroblastom vergesellschafteten Symptomen fahnden: Myoopsoklonus mit Ataxie, Horner-Syndrom, therapieresistenter Durchfall und Hypertonie.

Bei Verdacht auf Thoraxneuroblastom sind folgende Untersuchungen initial notwendig:
1. Großes Blutbild mit Thrombozyten- und Retikulozytenzahl, BSG, LDH.
2. Knochenmarksaspiration mit Suche nach Turmorzellnestern.
3. Thoraxröntgenaufnahme (p.-a. und lateral), evtl. Tomographie, Angiographie, Skelettübersicht (besonders Schädel), Szintigraphie.
4. Katecholaminausscheidung quantitativ im 24-h-Urin, besonders Vanillinmandelsäure und Homovanillinsäure.
5. Lumbalpunktion und Myelographie bei Verdacht auf Rückenmarkskompression.

In den lokalisierten Stadien (I, II) ist die chirurgische Exzision die alleinige Therapie der Wahl. Diese gelingt meist bei den gut abgekapselten Gangliennneuroblastomen des hinteren Mediastinums. Nur bei verbleibendem Tumor, bei entdifferenziertem Gewebe und Patientenalter über 1 Jahr wird eine Nachbestrahlung angeschlossen, etwa 3 000 rd Herddosis in 4 Wochen.

Die Prognose ist v. a. abhängig vom initialen Ausbreitungsstadium und vom Alter. Die Überlebensrate bei Stadium I–II beträgt 80% [8]; bei Stadium IV im Alter von 1–6 Jahren liegt sie unter 10%, im Alter unter 1 Jahr jedoch bei über 50% [9]. Auch der Primärsitz scheint eine Rolle zu spielen. Neuroblastome im Thorax, besonders die von den thorakalen Ganglien ausgehenden, haben eine gute Prognose [25]. Auch scheinen die mehr ausgereiften Ganglioneuroblastome häufiger im Thorax vorzukommen. Die Fünfjahresüberlebensrate von 80 Patienten mit Ganglioneuroblastom des hinteren Mediastinums betrug 88% [1]. Bei den Patienten mit dem merkwürdigen Opsomyoklonus, der oft thorakale Neuroblastome begleitet, ist die Prognose mit einer Überlebensrate von 89% ebenfalls hervorragend [2].

4.1.2.4 Die zervikomediastinale, progressive Fibrose

Die von Ormond 1948 beschriebene bzw. wiederentdeckte retroperitonäale Fibrose, ein sehr seltenes und fast nur im Erwachsenenalter vorkommendes Krankheitsbild mit chronisch-idiopathischer Fibrose mit zunehmender Kompression und Stenosierung der Ureter, sei nur der Vollständigkeit halber erwähnt, da dabei auch eine Mediastinalfibrose, besonders rechts, vorkommen kann mit Symptomen der Einflußstauung in Kopf- und oberen Extremitätenbereich.

4.2 Tumoren von Larynx, Trachea und Bronchien

Insgesamt sehr selten, sind als wichtigste benigne Neubildungen des oberen Respirationstraktes die Papillome und das subglottische Hämangiom zu beachten.

4.2.1 Larynxpapillom

Dieser am häufigsten vorkommende Larynxtumor kann schon im jüngsten Säuglingsalter Beschwerden verursachen. Er besteht meist aus mehreren warzenähnlichen, manchmal gestielten, rosafarbenen Gebilden, die besonders an den Stimmlippen sitzen. Je nach Größe führen sie zu Heiserkeit, Stridor oder Dyspnoe. Nur ganz selten greift die Papillomatose des Larynx auch auf Trachea, Bronchien oder gar Lunge über. Papova-Viren konnten in den Larynxpapillomen eines Erwachsenen und eines Kindes in den Zellkernen elektronenmikroskopisch nachgewiesen werden [6]. Die Papillome wachsen gewöhnlich nach der Entfernung wieder nach. Die Proliferationskraft erlischt jedoch mit der Pubertät und verschwindet dann spontan [18].

Die Therapie besteht je nach Atemwegsverlegung in der wiederholten vorsichtigen Exzision mit Schonung der Stimmbänder, notfalls gefolgt von einer Tracheotomie. Auf keinen Fall sollte man eine Bestrahlung durchführen, da bestrahlte Papillome zu einer malignen Entartung neigen. Neuerdings konnte gezeigt werden, daß unter einer langdauernden i.v.-Behandlung mit Leukozyteninterferon (α-Interferon) die Papillome verschwinden.

4.2.2 Subglottisches Hämangiom

Wie auch die kapillär differenzierten Angiome der Haut, so kann das im Larynx unterhalb der Stimmritze angesiedelte Hämangiom vor der später immer eintretenden Spontanregression zunächst im frühen Säuglingsalter einen gefährlichen Stridor mit Atemnot verursachen, besonders wenn eine Atemwegsinfektion dazukommt. Die Diagnose wird durch Laryngoskopie gestellt.

Anzustreben ist eine konservative Therapie, die Behandlung mit Kortikosteroiden kann versucht werden. Nach Monaten tritt gewöhnlich die spontane Rückbildung ein. Die Operation ist sehr schwierig. Die Bestrahlung ist von fraglichem Wert und im Hinblick auf spätere Malignome in diesem Gebiet, wie z. B. Schilddrüsenkarzinome, abzulehnen!

4.2.3 Bronchusadenom (Karzinoid)

Das Bronchusadenom ist sehr selten im Kindesalter und kommt nur bei älteren Kindern vor. Chronisch-rezidivierender Husten ist das erste Symptom. Röntgenologisch findet man eine Zone vermehrter Dichte, welche bei Serienaufnahmen größenmäßig inkonstant ist. Die Bronchographie kann weiterhelfen, aber nur die Biopsie bzw. Exstirpation bringt die Klärung bzw. die Heilung. Interessant ist die Erscheinung des Bronchusadenoms als Karzinoid mit oder ohne Ausscheidung von erhöhtem Serotonin. In einigen Fällen kann bei gestielten Bronchusadenomen bronchoskopisch reseziert werden, meist ist jedoch eine Lobär- oder Segmentresektion vonnöten.

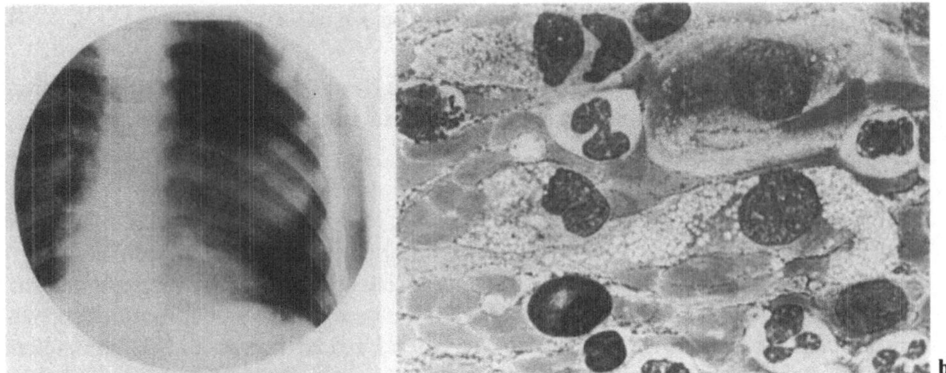

Abb. 5a, b. Fibroxanthom. Dichter Rundschatten links parakardial bei 12 Jahre altem Jungen mit Uhrglasnägeln und Trommelschlägelfingern (**a**); nach Resektion dieses benignen Pseudosarkoms lipidreiche Histiozyten und Plasmazellen im Tupfpräparat (**b**)

4.2.4 Fibroxanthom

Diese ungewöhnliche benigne Geschwulst täuscht oft durch Lage und Aussehen einen bösartigen Tumor vor, daher auch der Name Pseudosarkom. Andere Synonyme sind Plasmazellgranulom, Histiozytom und Xanthogranulom. Eine Übersicht von 17 Kindern mit diesen xanthomatösen, postentzündlichen Pseudotumoren [19] zeigte einen Altersgipfel zwischen 8 und 12 Jahren ohne Geschlechtsbevorzugung, Sitz vorwiegend in der Lunge, häufiger rechts als links, aber auch im Larynx. Da nur bei etwa der Hälfte der Patienten Fieber und Husten vorlag, wird der Tumor meist zufällig durch eine Röntgenaufnahme entdeckt (Abb. 5a).

Röntgenologisch imponiert ein gut abgegrenzter Rundschatten, gelegentlich mit Verkalkungen. Makroskopisch handelt es sich um ein festes, weiß-gelbliches Gebilde, das beim Zerschneiden wie ein Sarkom aussieht. Mikroskopisch finden sich neben Plasmazellen und Lymphozyten massenhaft vakuolisierte Histiozyten (Abb. 5b) und viel Lipid, so daß im Schnellschnitt der Eindruck eines Liposarkoms entstehen kann. Die Ätiologie ist unklar.

Die Therapie besteht in der chirurgischen Exzision. Meist genügt eine Segmentresektion. Rückfälle wurden nicht beschrieben. Es ist wichtig, die Gutartigkeit dieses Pseudotumors zu kennen und durch eine Schnelldiagnose im Schnitt- oder Tupfpräparat zu sichern. Dem Patienten kann dann ein größerer Eingriff wie die Lobektomie erspart werden.

4.3 Tumoren der Lungen

Einige der benignen Gebilde, wie Papillome, Angiome und Xanthome, wurden bereits beschrieben. Ein weiterer benigner Tumor ist das schnell wachsende, zystische, adenomatöse Hamartom beim jungen Säugling, das schwere Atemnot verursachen kann,

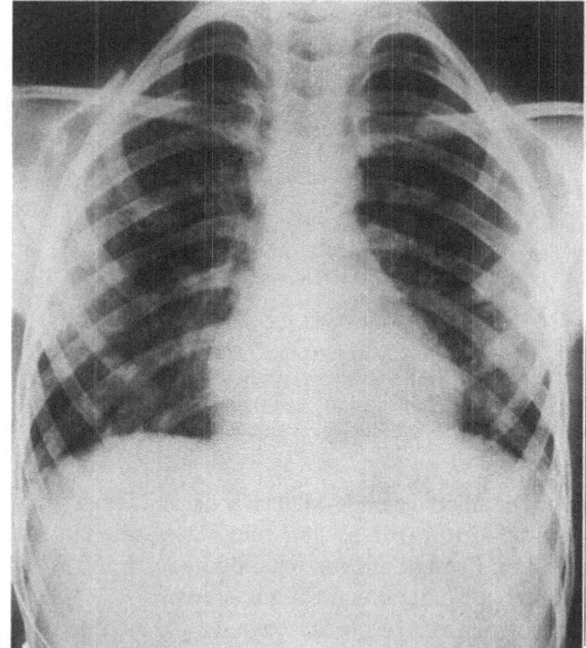

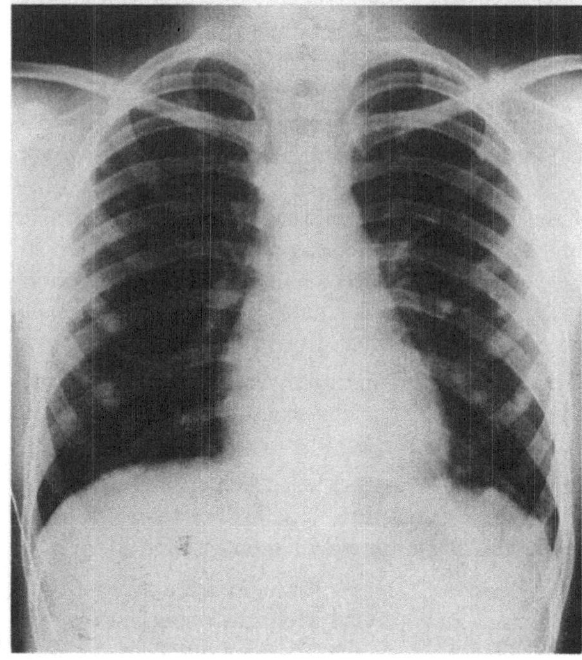

Abb. 6a, b. Lungenmetastasen. Diffuse multiple, unscharfe Herdschatten bei 6 Jahre altem Jungen mit Wilms-Tumor, Heilung durch Chemotherapie und Lungenbestrahlung (1 500 rd beiderseits) (**a**); multiple, kleine dichte Verschattungen bei 13 Jahre altem Jungen mit Osteosarkom des linken Femurs, Tod durch fortschreitende pulmonale Metastasierung trotz Chemotherapie und Amputation, Gesamtüberlebenszeit 18 Monate (**b**). (Röntgenbilder: Prof. Schuster, Gießen)

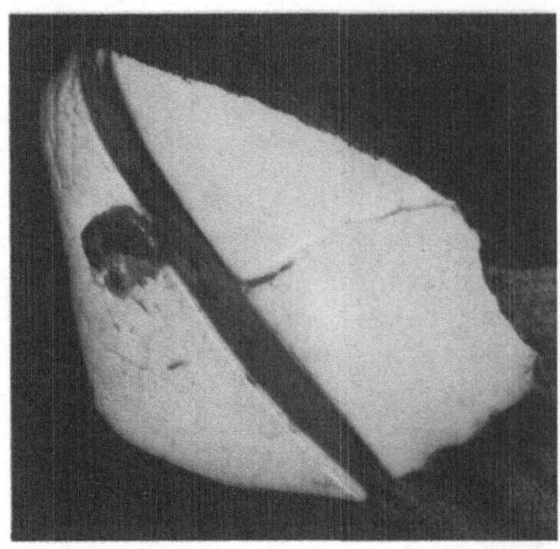

Abb. 7. Lungenmetastase. Peripher sitzende isolierte Metastase bei Wilms-Tumor, einer Keilexzision zugänglich. (Operationsfoto: Prof. Hecker, München)

aber durch Lobektomie geheilt wird. Die überwiegende Mehrheit der malignen Lungentumoren bei Kindern ist sekundärer Natur, d. h. es sind Metastasen, die v. a. im Verlauf bei Wilms-Tumor, Osteosarkom, Ewing-Sarkom, Rhabdomyosarkom, seltener aber auch praktisch bei jedem anderen Malignom auftreten können.

Lungenmetastasen werden röntgenologisch sichtbar bei etwa 1 cm Durchmesser. Dies entspricht etwa 1 g Tumormasse oder 10^9 Tumorzellen. Die Computertomographie kann bei den stark osteoidbildenden Metastasen des Osteosarkoms eine Metastasierung früher als das Nativröntgenbild aufdecken. Feinere Methoden mit besserer Auflösung gibt es leider noch nicht, um winzige Mikrometastasen in der Lunge aufzuspüren. Wahrscheinlich werden bei den auf hämatogenem Weg metastasierenden Tumoren die großen (über 15–20 μ Durchmesser) Tumorzellen von der Lunge wie von einem Sieb aufgefangen.

Die Behandlung von Lungenmetastasen ist heute teilweise recht erfolgreich. Die Heilungsrate bei Wilms-Tumor mit Lungenmetastasen lag schon vor 10 Jahren bei über 50%. Eine Lungenmetastasierung bedeutet also keineswegs immer den hoffnungslosen Ausgang einer Tumorkrankheit. Vor der entsprechenden Behandlung müssen jedoch verschiedene Faktoren bedacht werden:

1. Art des Primärtumors: Metastasen von Wilms-Tumor reagieren erheblich empfindlicher auf Chemotherapie und Bestrahlung als z. B. solche eines Osteosarkoms, die auf Bestrahlung überhaupt nicht ansprechen (Abb. 6 a, b).

2. Anzahl und Verteilung: Solitärmetastasen, besonders wenn sie peripher sitzen, eignen sich hervorragend zur operativen Resektion (Abb. 7). Selbst bei mehreren Metastasen kann eine Lobektomie kurativ sein, wenn nur ein Lappen befallen ist.

3. Zeitliches Auftreten: Eine unter aggressiver Therapie schon in den ersten 6 Monaten nach der Diagnose des Primärtumors aufgetretene Metastasierung hat eine viel schlechtere Prognose als die nach 1–2 Jahren oder nach Absetzen der Therapie sichtbar werdende.

4. Metastasierung im übrigen Körper: Finden sich multiple Metastasen auch außerhalb der Lunge, z. B. in den Knochen, so ist ein operatives Eingreifen, also eine Thorakotomie mit Resektion oder Lobektomie, nicht mehr gerechtfertigt.

4.4 Tumoren des Herzens

Die Tumoren des Herzens sind so selten, daß sie hier nur der Vollständigkeit halber erwähnt werden sollen.

Unter den benignen sind die gewöhnlich mehrfach und bei tuberöser Sklerose auftretenden Rhabdomyome zu erwähnen. Sie äußern sich in paroxysmalen Vorhofextrasystolen bzw. Herzblock und schließlich Kardiomegalie und Herzinsuffizienz [23].

Das in der Herzwand oder im Septum und meist bei Säuglingen vorkommende Fibrom [10] kann bei nicht so großer Ausdehnung reseziert werden. Die Diagnose wird durch die Angiokardiographie gestellt.

Das gestielte und meist der Wand des linken Vorhofs aufsitzende Myxom ist im Kindesalter viel seltener als im Erwachsenenalter, wo es der häufigste intrakardiale Tumor ist. Neben der operativen Entfernung kommt hierbei neuerdings auch die Radio- und Chemotherapie in Frage.

Weitere Herztumoren sind intraperikardiale Teratome und das maligne Rhabdomysarkom, welches aber im Kindesalter nur ganz sporadisch am Herzen vorkommt und sich anfänglich in Reizleitungsstörungen, später als Herzinsuffizienz äußert.

4.5 Tumoren von Pleura und Rippen

Maligne Tumoren, die primär in den Rippen entstehen können, sind das Ewing-Sarkom und die Histiozytose X. Das Osteosarkom kommt nur selten primär an den Rippen vor, aber es kann durch Bestrahlung von Lungenmetastasen induziert werden. Metastasen in den Rippen gibt es besonders bei Lymphosarkom und Neuroblastom. Der primär maligne Tumor der Pleura, das Pleuramesotheliom, wird zunehmend auch bei Kindern beschrieben [11].

4.5.1 Pleuramesotheliom

Der Zusammenhang zwischen Asbest und Pleuramesotheliomentstehung ist in letzter Zeit eingehender erforscht worden. Asbest wirkt durch Art und Länge der Fasern als physikalisches Karzinogen. Rauchen erhöht das Krebsrisiko bei asbestausgesetzten Personen [21]. Ein Augenmerk ist deshalb auf mit asbesthaltigen Farben gestrichene Schulzimmer und auf stark rauchende Adoleszenten zu richten.

Das diffuse maligne Mesotheliom wurde in einer Zusammenstellung von 66 Patienten, in seltenem Falle auch bei der Altersstufe ab 13 Jahren, gesehen [24]. Brustschmerz, Dyspnoe und Husten waren die Anfangssymptome, verminderter Klopfschall und Atemgeräusch (Pleuraverdickung und -erguß) die Hauptbefunde. Histologisch werden die malignen Pleuramesotheliome unterteilt in den epithelialen und den fibrosarkomatösen Typ. Nur bei vollständiger Tumorexzision ist ein Überleben möglich; sonst ist beim diffusen Typ trotz Chemotherapie und Bestrahlung der tödliche Ausgang mit einer Überlebenszeit von weniger als 9 Monaten nicht aufzuhalten.

4.5.2 Rippentumoren

Chondrome, Osteochondrome, Osteoidosteome, aneurysmatische Knochenzysten
und fibröse Dysplasien stellen die benignen Läsionen dar neben der Osteomyelitis, an
die stets zuerst zu denken ist. Diagnostisch ist im Zweifelsfall immer die Probeexzision
durchzuführen, die evtl. auf vollständige Entfernung der Läsion zielen sollte, mit an-
schließenden Schnitt- und auch Tupfpräparaten.

Bei den malignen Rippentumoren muß man an das Ewing-Sarkom denken, welches
im Gegensatz zum Osteosarkom mehr in Richtung Diaphyse des Knochens und im
flachen Knochen, wie Scapula, Becken, Wirbelkörpern und Rippen, auftritt. Eine Primärlokalisation des Ewing-Sarkoms in einer Rippe fand sich bei weniger als 10% von

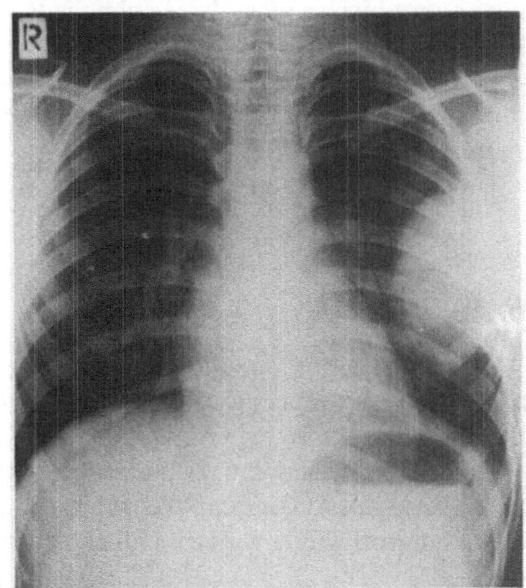

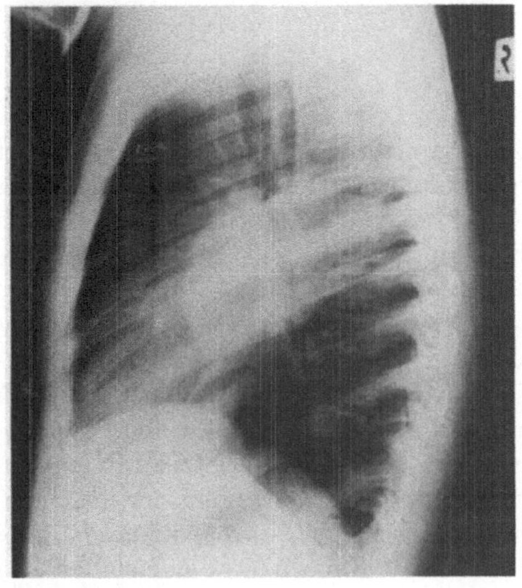

Abb. 8a, b. Ewing-Sarkom: Rippen-
metastase in der p.-a. (**a**) und Lateral-
aufnahme (**b**) bei 9 Jahre altem Mädchen,
3 Jahre nach Bestrahlung und Chemotherapie des Primärtumors der rechten
Beckenschaufel aufgetreten. Nach
Resektion anhaltende Remission bis jetzt
über 1 Jahr.
(Röntgenbilder: Prof. Schuster, Gießen)

311 Patienten [14]. Die früher sehr schlechte Prognose des glücklicherweise seltenen Ewing-Sarkoms (0,6 pro 1 Mill. Einwohner pro Jahr) mit einer Heilrate von unter 10% hat sich durch den intensiven Einsatz von Kombinationschemotherapie, Bestrahlung und chirurgische Exzision auf eine Überlebenschance von über 50% gesteigert. Ein späteres Auftreten von Metastasen und dabei eine Bevorzugung von Knochen statt Lungen wird jedoch jetzt häufiger gesehen und könnte Folge der anfangs so erfolgreichen Therapie sein (Abb. 8).

Literatur

1. Adam A, Hochholzer L (1981) Ganglioneuroblastoma of the posterior mediastinum: A Clinicopathologic review of 80 cases. Cancer 47:373–381
2. Altman AJ, Baehner RL (1976) Favorable prognosis for survival in children with coincident opso-myoclonus and neuroblastoma. Cancer 37:846–852
3. Bader JL, Miller RW (1979) US cancer incidence and mortality in the first year of life. Am J Dis Child 133:157–159
4. Batata MA, Martiná N, Huvos AG, Aguilar RI, Beattie EJ jun (1974) Thymomas: Clinicopathologic features, therapy, and prognosis. Cancer 34:389–396
5. Berg M, Wilander E, Eriksson A (1975) Mediastinal lymphosarcoma simulating pericarditis. Acta Paediatr Scand 64:873–876
6. Boyle WF; Riggs JL, Oshiro JL, Lennette EH (1973) Electron microscopic identification of PAPOVA virus in laryngeal papilloma. Laryngoscope 83:1102–1108
7. Breu H, Schellong G, Grosch-Wörner I, Jobke A, Riehm H, Ritter J, Treuner J, Schwarze E-W, Wannenmacher M (1982) Abgestufte Chemotherapie und reduzierte Strahlendosis beim Morbus Hodgkin im Kindesalter – Ein Bericht über 170 Patienten der Kooperativen Therapiestudie HD 78. Klin Pädiat 194:233–241
8. Evans AE, Albo V, D'Angio GJ, Finklestein JZ, Leuken S, Santulli T, Weiner J, Hammond GD (1976) Cyclophosphamide treatment of patients with localized and regional neuroblastoma. Cancer 38:655–660
9. Finklestein JZ, Klemperer MR, Evans A et al. (1979) Multiagent chemotherapy for children with metastatic neuroblastoma: A report from childrens Cancer Study group. Med Pediatr Oncol 6:179–188
10. Geha AS, Weidman WH, Soule EH, McGoon DC (1967) Intramural ventricular cardiac fibroma. Circulation 36:427–440
11. Grundy GW, Miller RW (1972) Malignant mesothelioma in childhood. Report on 13 cases. Cancer 30:1216–1218
12. Heimberger IL, Battersby JS (1965) Primary mediastinal tumors in childhood. J Thorac Cardiovasc Surg 50:92
13. Keller AR, Hochholzer L, Castleman B (1972) Hyaline-vascular and plasma-cell types of giant lymph node hyperplasia of the mediastinum and other locations. Cancer 29:670–683
14. Kent EM, Ashburn FS (1948) Ewing's sarcoma of the rib. Am J Surg 75:845
15. Krieg H, Jüngst BK, Hofmann S (1973) Lymphangioma cysticum des Mediastinums mit Übergreifen auf Peri- und Epicard. Z Kinderchir 12:111–120
16. Müller-Weihrich ST, Henze G, Jobke A, Kornhuber B, Langermann H-J, Lasson U, Ludwig R, Ritter J, Schellong G, Stollmann B, Treuner J, Riehm H (1982) BFM-Studie 1975/81 zur Behandlung der Non-Hodgkin-Lymphome hoher Malignität bei Kindern und Jugendlichen. Klin Pädiat 194:219–225
17. Murphy SB, Hustu HO (1980) A randomized trial of combined modality therapy of childhood Non-Hodgkin's Lymphoma. Cancer 45:630–637
18. Oleske JM, Kushnik T (1971) Juvenile papilloma of the larynx. Am J Dis Child 121:417–419
19. Pearl M, Woolley MM (1973) Pulmonary xanthomatous postinflammatory pseudotumors in children. J Pediatr Surg 8:255–261

20. Refetoff S, Harison J, Karanfilski T, Kaplan EL, De Groot JL, Bekerman C (1975) Continuing occurrence of thyroid carcinoma after irradiation of the neck in infancy and childhood. N Engl J Med 292:171–175
21. Selikoff IJ, Seidman H, Hammond EC (1980) Mortality effects of cigarette smoking among asbestos factory workers. J Natl Cancer Inst 65:507–513
22. Stein H, Petersen N, Gaedicke G, Lennert K, Landbeck G (1976) Lymphoblastic lymphoma of convoluted or acid phosphatase type – a tumor of T precursor cells. Int J Cancer 17:292–295
23. Van der Hauwaert LG (1971) Cardiac tumours in infancy and childhood. Br Heart J 33:125–132
24. Wanebo HJ, Martini N, Melamed MR, Hilaris B, Beattie EJ jun (1976) Pleural mesothelioma. Cancer 38:2481–2488
25. Wilson LMK, Draper GJ (1974) Neuroblastoma, its natural history and prognosis: A study of 487 cases. Br Med J 2:301–307

5 Entzündliche Erkrankungen der extrathorakalen Atemwege

5.1 Der banale Atemwegsinfekt („common cold")

A. Fenner

5.1.1 Definition

Der banale Atemwegsinfekt ist das, was von Laien als „Erkältung" bezeichnet wird. Es handelt sich dabei um einen katarrhalischen Infekt eines Teils oder aller extrathorakalen Atemwege, der durch Verlegung der Nasengänge, vermehrte Schleimbildung im Rachenraum, „nasale Sprache" und eine minimale Beeinträchtigung des Allgemeinbefindens gekennzeichnet ist.

Die Häufigkeit ist je nach Lebensalter und Jahreszeit unterschiedlich: Die höchste Frequenz besteht bei kleinen Kindern während der kalten Jahreszeit (Tabelle 1) [2–4].

5.1.2 Ätiologie und Pathogenese

Der Begriff „Erkältung" impliziert einen klimatischen Einfluß als ursächlichen Faktor. Deshalb werden von Laien, die von einer Erkältung befallen sind, immer wieder Ereignisse für die Entstehung der Erkältung verantwortlich gemacht, bei denen die Betroffenen gefroren haben: kalte Füße, Zugluft in der Straßenbahn oder unvorhergesehener Wetterwechsel, der in der mitgeführten Kleidung nicht berücksichtigt wurde.

Tabelle 1. Anzahl der Atemwegsinfekte pro Jahr. (Nach [4])

Alter (Jahre)	(n)	Mittlere Zahl pro Person und Jahr	SD
< 1	121	6,1	± 2,6
1– 2	302	5,7	± 3,0
3– 4	284	4,7	± 2,9
5– 9	844	3,5	± 2,6
10–14	720	2,7	± 2,2

Tatsächlich jedoch liegt dem banalen Atemwegsinfekt ein Virusbefall zugrunde (Abschn. 2.3.7) [5]. Klimatische Faktoren spielen allenfalls eine mittelbare Rolle, weil frierende Menschen die Tendenz zum Zusammenrücken in geheizten Räumen haben, in denen Viren sich rasch ausbreiten können. Durch die Zurückhaltung, solche Räume gründlich zu lüften („man erkältet sich sonst vielleicht") wird die kontaminierte Luft zudem im Raum immer konzentrierter, was die Ansteckungsgefahr wiederum erhöht.

Besonders empfänglich für den banalen Atemwegsinfekt ist das Kleinkind: Es pflegt eine enge Kommunikation mit Gleichaltrigen, die das Umarmen, Küssen, das Teilen von Speise und Trank und das wechselseitige In-den-Mund-Nehmen von gemeinsam benutztem Spielzeug einschließt. Kindergärten sind im Winter deshalb oft Brutstätten von Virusinfekten, die dann auch in die Familien getragen werden. Dadurch entstehen namentlich in vielköpfigen und auf engem Raum lebenden Familien häufig Infektionsketten, die scheinbar während der ganzen kalten Jahreszeit kein Ende finden. In Wirklichkeit sind es immer wieder neue Virusinfekte, die nach und nach die einzelnen Familienmitglieder befallen. [6].

Ein weiterer wichtiger Faktor im Kleinkindesalter ist die noch relativ geringe Menge an spezifischen Antikörpern im Blut, da die Exposition zu viralen Erkrankungen wegen der kurzen Lebensdauer erst gering war, andererseits maternale Antikörper zu diesem Zeitpunkt vollständig abgebaut sind.

Im Säuglingsalter gibt es nicht selten Kinder, die ständig eine schnorchelnde oder rasselnde Atmung haben. Sind sie chronisch erkältet? Die Tatsache, daß sie fast ausnahmslos diesem Symptom entwachsen, legt die Vermutung nahe, daß anatomische Varianten für diese Symptomatologie verantwortlich sind: Enge Nasengänge und ein noch weiches Knorpelgerüst im Nasen- und Kehlkopfbereich.

Die Frage der Unterscheidung zwischen dem „Noch-Normalen" und dem „Schon-Krankhaften" ist in bezug auf den banalen Atemwegsinfekt besonders schwer zu treffen. Folgende Kriterien sollten als Hilfe herangezogen werden:

1. Anzahl der Infekte pro Jahr (s. Tabelle 1).
2. Verhalten der Wachstumsparameter.
3. Wie häufig ist hohes Fieber (über 39 °C) mit den Erkältungsschüben verbunden?
4. Besteht eine schwere allgemeine Beeinträchtigung während der Erkältungsphasen?
5. Ist der Nachtschlaf gestört?

Fällt die Antwort auf diese 5 Kriterien negativ aus, so handelt es sich in aller Regel um die harmlose „Rotznase", die keiner Behandlung bedarf.

5.1.3 Pathologie

Die befallene Schleimhaut des Nasenrachenraumes ist gerötet und geschwollen, es wird klares Sekret in vermehrter Menge produziert. Im Nasenabstrich finden sich neben Epithelien überwiegend Lymphozyten, bei vermehrtem Anfall von Eosinophilen muß an eine allergische Genese gedacht werden. Die Nasennebenhöhlen können nur insoweit beteiligt sein, wie sie schon angelegt sind (5.3).

5.1.4 Krankheitsbild

Abgesehen von den geschilderten Verläufen bei Säuglingen und Kleinkindern läuft der banale Atemwegsinfekt meist nach der alten Volksregel ab: „Mit Behandlung 1 Woche, ohne Behandlung 7 Tage!" Der Patient spürt zunächst ein Kratzen im Hals, die Nase beginnt zu laufen, die Nasenatmung ist behindert, gleichzeitig besteht eine Neigung zum Frösteln als Ausdruck der leicht erhöhten Körpertemperatur. Während bei Schulkindern die Temperaturerhöhung selten ausgeprägt (über 38,5 °C) und/oder anhaltend (über 12 h) ist, können Kleinkinder und ältere Säuglinge durchaus 1–2 Tage febril sein, ohne jedoch dabei schwerkrank zu wirken. Lediglich für Säuglinge unter 4 Monaten ist Fieber ungewöhnlich und deutet auf eine Komplikation hin.

Dem Initialstadium von 1–2 Tagen Dauer folgt eine Phase von 3–4 Tagen, in der die Lokalsymptome Schnupfen, belegte Stimme und manchmal auch leichter Husten (überwiegend während der Tageszeit) vorherrschen, das Allgemeinbefinden jedoch kaum beeinträchtigt ist. Gegen Ende der ersten Krankheitswoche bilden sich die Symptome allmählich wieder zurück. Werden Laboruntersuchungen durchgeführt, so findet man eine leicht beschleunigte BSG (etwa 15/25), die Zahl der Leukozyten ist normal bis leicht erhöht, im Differentialblutbild besteht eine relative Lymphozytose (etwa 60–70%).

Therapeutisches Handeln ist nur dann erforderlich, wenn die Behinderung der Nasenatmung zu Trinkschwierigkeiten oder Schlafstörungen führt. Das Ziel der Behandlung besteht darin, eingedicktes Sekret durch Verflüssigung zum Ablaufen zu bringen und eine Abschwellung der Schleimhäute zu erreichen. Es ist deshalb besonders wichtig, für feuchte Luft in der Umgebung des Kindes zu sorgen: durch häufiges Lüften, Aufstellen eines Wäscheständers mit nasser Wäsche oder feuchten Tüchern im Zimmer des Kindes oder Aufstellen eines Waserverneblers. Bewährt hat sich das Einträufeln einer physiologischen Kochsalzlösung in die Nasenlöcher mittels Einmalspritze und anschließendes Absaugen mit Einmalabsauggeräten, wie sie in der Geburtshilfe bei Neugeborenen benutzt werden. Die Salzlösung kann jede Mutter selbst bereiten: 2 gestrichene Teelöffel Kochsalz auf 1 l Wasser. Adrenalinhaltige Nasentropfen sind nicht indiziert, da sie neben der schleimhautabschwellenden eine schleimhautreizende und austrocknende Wirkung haben, die im Augenblick als angenehm empfunden wird, den Heilungsprozeß jedoch eher verzögert. Einreibungen mit Salben, die Campher und ätherische Öle enthalten, sind ohne Einfluß auf den Krankheitsverlauf. Ihr Nutzen besteht in der Feuchtigkeitsabgabe, dem frischen, angenehmen Duft der Atemluft und in der psychologischen Beruhigung der Mutter.

Es muß allerdings immer damit gerechnet werden, daß der banale Atemwegsinfekt Ausgangserkrankung für eine ernstere Virus- oder für eine komplizierende bakterielle Infektion sein kann. Zu denken ist in erster Linie an die Respirationsorgane selbst (Befall der intrathorakalen Atemwege), aber auch an den Gastrointestinaltrakt. Mit großem Abstand folgen in der Häufigkeit Meningitis, Myositis und Perikarditis. Tritt ein Exanthem im Verlauf eines viralen Atemwegsinfektes auf, so wird dadurch eine Virämie angezeigt.

Bei Säuglingen, die im Verlaufe eines banalen Atemwegsinfektes sehr heftige Schreiattacken haben, die auch aus dem Schlaf heraus auftreten, ist daran zu denken, daß die durch Verlegung der Eustachi-Röhren hervorgerufene Begleitotitis sehr hefti-

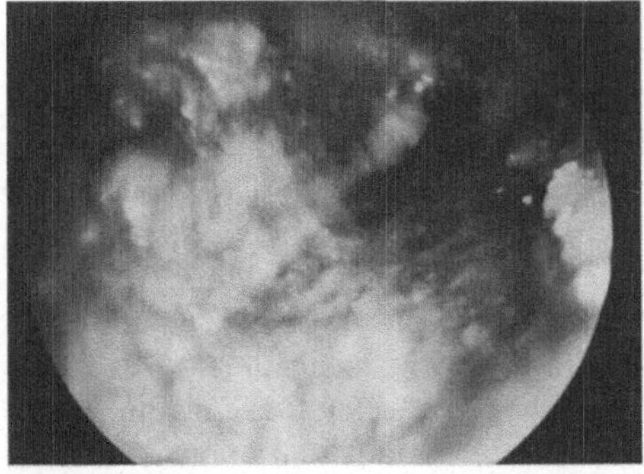

Abb. 1. Chronische Otitis externa. (Die Abb. 1–5 wurden freundlicherweise von der Fa. Basotherm GmbH, Biberach an der Riß, zur Verfügung gestellt)

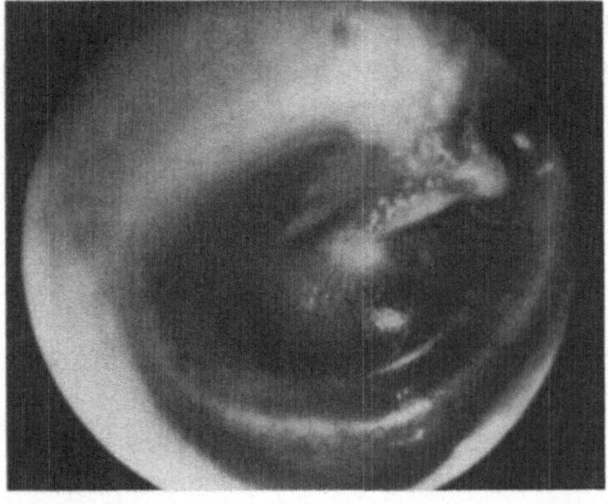

Abb. 2. Persistierender seröser Paukenerguß

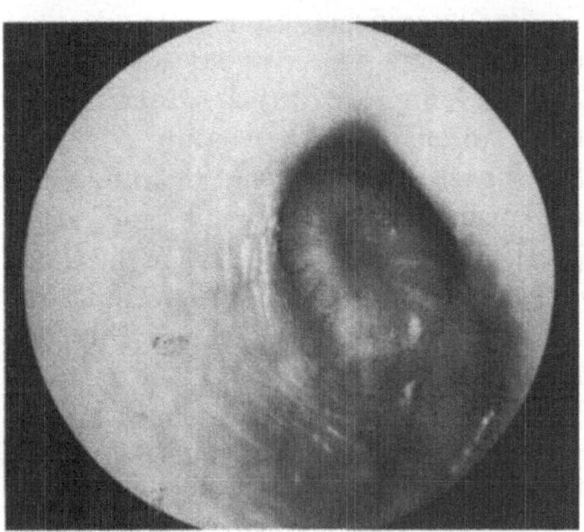

Abb. 3. Akute Otitis media, Stadium der Hyperämie

ge Schmerzen hervorrufen kann, wenn der vermehrte Flüssigkeitsgehalt im Mittelohr zu einem hohen Druck führt (Abb. 1–5).

Die Prognose des banalen Atemwegsinfektes ist in der Regel gut. Eine virostatische Therapie ist nur dann angezeigt, wenn der Patient an einer schweren Primärkrankheit leidet [1].

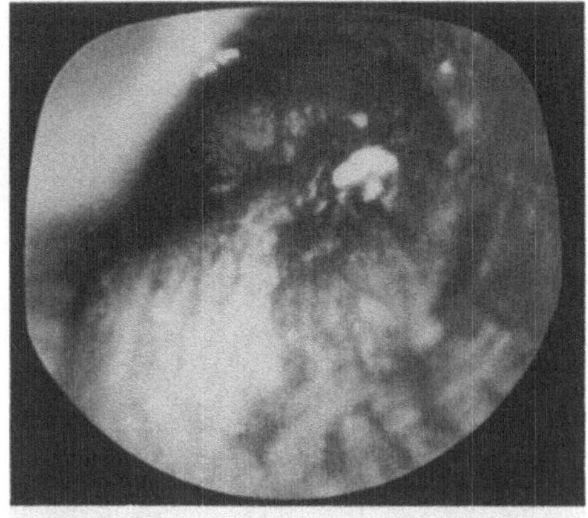

Abb. 4. Akute Otitis media, Stadium der Exsudation

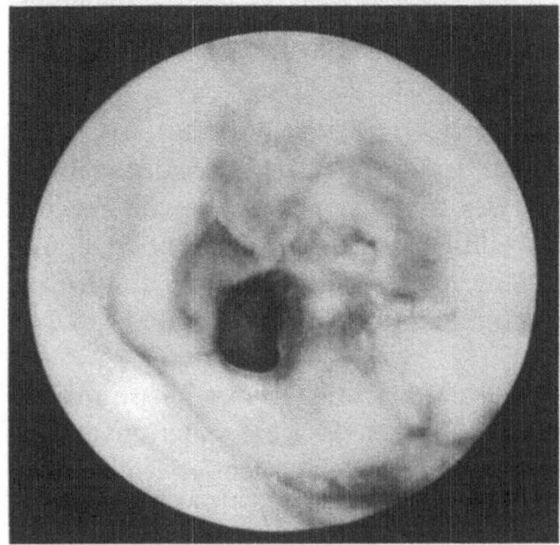

Abb. 5. Suppurative akute Otitis media nach Spontanperforation

5.1.5 Diagnose und Differentialdiagnose

Die Diagnose ist in der Regel leicht, insbesondere dann, wenn eine Infektkette besteht (in Familien, Kindergärten, Schulen). Diagnostische Probleme ergeben sich unter folgenden Umständen:

1. Überschreiten der als „normale Zahl" anzusehenden Infekte für das Lebensalter (Tabelle 1)
2. Regelmäßiges Auftreten von Komplikationen (z. B. Miterkrankung der intrathorakalen Atemwege)
3. Infektanfälligkeit auch anderer Organsysteme (z. B. Gastrointestinaltrakt)
4. Erhebliche Beeinträchtigung des Allgemeinbefindens oder der Entwicklung (Körperlänge)
5. Saisonale Häufung von Infekten
   Treffen ein oder mehrere Faktoren zu, muß eine differential-diagnostische Abklärung in folgenden Richtungen erwogen werden:

1. Immunopathie
2. Angeborene Fehlbildungen im Bereich der Atemwege
3. Mukoviszidose
4. Fremdkörper
5. Allergie
6. Tuberkulose
7. Hygienisches Umfeld des Patienten
8. Psychische und emotionale Geborgenheit des Patienten.

Literatur s. Abschn. 5.2

5.2 Husten

A. Fenner

Zusammen mit dem Schnupfen, der Atemnot und der Zyanose steht der Husten in der Reihe der Kardinalsymptome respiratorischer Erkrankungen. Aufgabe und Ziel des Hustens ist die Eliminierung des entzündungsbedingt vermehrten Schleimes: Herauspressen des peripheren Schleimes aus den kleineren Bronchialästen in die großen Bronchien und Herausschleudern des zentralen Schleimes aus Bronchien und Trachea in den Rachen-Mund-Bereich.

Der erfahrene Arzt kann aus der Art des Hustens oft wichtige Rückschlüsse auf Lokalisation und Art der respiratorischen Erkrankung ziehen. Es wäre daher unverzeihlich, wenn ein Patient, in dessen Beschwerdebild der Husten eine wichtige Rolle spielt, den Untersuchungsraum verläßt, ohne daß der Arzt den Husten selbst gehört hätte. Notfalls muß er anläßlich der Racheninspektion durch Berührung der Rachenhinterwand mit dem Spatel einen Hustenreiz provozieren.

Der Husten kann nach Qualität, Ton, Charakter und zeitlichem Auftreten charakterisiert werden.

5.2.1 Qualität

5.2.1.1 Trockener Husten

Dieser zeigt an, daß in den Atemwegen eine Schleimhautirritation besteht, die jedoch (noch) nicht mit vermehrter Schleimproduktion verbunden ist: zu Beginn einer entzündlichen Erkrankung, nach Fremdkörperaspiration, durch Druck von außen (Mediastinaltumor, Hiluslymphknotenvergrößerung, Struma).

5.2.1.2 Feuchter (produktiver) Husten

Dem feuchten oder produktiven Husten ist anzuhören, daß dabei Sekret mundwärts geschleudert wird. Kinder, insbesondere Kleinkinder und Säuglinge, spucken dieses Sputum nicht aus, sondern verschlucken es.

5.2.2 Ton

Der Ton des Hustens kann Aufschluß über die Hauptlokalisation eines Krankheitsprozesses geben. Es werden vier Tonqualitäten unterschieden:

– Beim aphonischen Husten ist davon auszugehen, daß der Kehlkopf in den Krankheitsprozeß einbezogen ist; dabei kann es sich um einen entzündlichen Prozeß, aber auch um Tumoren (Papillome) handeln.

– Der kruppöse (bellende) Husten, der gelegentlich als Variante des aphonischen Hustens auftritt, läßt den Erkrankungsprozeß im Glottisbereich vermuten.

– Klingender Husten signalisiert eine Erkrankung der Trachea.

– „Röhrender" Husten ist fast immer produktiv und läßt auf eine Erkrankung des gesamten Bronchialbaumes schließen.

Der bitonale Husten entsteht dann, wenn 2 der genannten Tonqualitäten gleichzeitig vorhanden sind.

5.2.3 Charakter

Mit diesem Begriff sollen die rhythmischen Elemente des Hustens beschrieben werden.

5.2.3.1 Der Stakkatohusten

Der Stakkatohusten ist durch sehr kurze Hustenstöße in schneller Folge charakterisiert. Seiner Qualität nach ist er immer trocken. Er signalisiert zumeist den Beginn einer entzündlichen Erkrankung, bei größeren Kindern kann er zu Beginn einer Lobärpneumonie zusammen mit schweren Allgemeinerscheinungen auftreten.

5.2.3.2 Der anfallartige Husten

Der anfallartige Husten kann trocken oder produktiv sein. Ist er trocken und durch lange, mit Zyanose einhergehende und überwiegend nächtlich auftretende, von einem juchzenden Inspirium gefolgte Hustenattacken charakterisiert, so ist er fast diagnostisch für die Pertussis. Tritt er als produktiver Husten auf, so kommt er immer dann zustande, wenn eine genügende Menge Sekret sich in den Bronchien angesammelt hat: bei Bronchiektasen, Mukoviszidose, chronischer Bronchitis, Tuberkulose.

5.2.4 Zeitliches Auftreten

5.2.4.1 Auftreten tagsüber

Der überwiegend während der Tageszeit bestehende Husten ist charakteristisch für die üblichen entzündlichen Erkrankungen der Atemwege und läßt keine besonderen diagnostischen Rückschlüsse zu.

5.2.4.2 Nächtliches Auftreten

Vorwiegend nächtlicher Husten ist typisch für die Sinubronchitis, bei der in der liegenden Körperhaltung infektiöses Material aus dem Sinus in den Larynx und die Trachea läuft und dort den Hustenreiz hervorruft. Bei Keuchhusten sind Hustenanfälle während der Nacht häufiger als am Tage.

5.2.4.3 Nach dem morgendlichen Aufstehen

Produktiver Husten nach dem morgendlichen Aufstehen („maulvolle Expektoration") tritt typischerweise bei Patienten auf, die eine starke Schleimproduktion in den intrathorakalen Atemwegen haben: bei Mukoviszidose, Bronchiektasen, im Heilungsstadium einer Lobärpneumonie usw.

5.2.4.4 Auftreten nach Beginn einer Mahlzeit

Tritt regelmäßig nach Beginn der Mahlzeit ein Hustenstoß auf, so ist davon auszugehen, daß Teile der Nahrung in die Trachea gelangen. Es kann sich dabei um eine angeborene Fehlbildung handeln (tracheoösophageale Fistel), es können jedoch auch Koordinationsstörungen des Schluckaktes (z. B. bei Zerebralparese) vorliegen.

Schließlich ist noch zu erwähnen, daß Hustenanfälle nicht nur nach ihrem zeitlichen, sondern auch nach ihrem örtlichen Auftreten charakteristisch sein können: Bei Vorliegen einer allergischen Erkrankung z. B. ist der Husten nur dort zu erwarten, wo das Allergen vorhanden ist (z. B. Blütenstaub der Wiese).

5.2.5 Psychogener Husten

Nicht selten wird bei Kindern und insbesondere bei Jugendlichen eine Hustenart beobachtet, die nach einer durchgemachten Erkrankung zurückbleiben kann. Der „Erinnerungshusten", aus den Keuchhustenepidemien früherer Zeiten wohlbekannt, ist ein Beispiel dafür. Aber auch nach unspezifischen pulmonalen Erkrankungen kann insbesondere in der Pubertätszeit ein Husten bestehen bleiben, der als Ausdruck einer Verlegenheitsgeste oder eines Sich-bemerkbar-machen-Wollens zu betrachten ist. Alle Übergänge vom einfachen Räuspern bis zum richtigen Hustenanfall sind möglich. Therapeutisch ist es am besten, wenn man diesem Symptom keine Beachtung schenkt.

5.2.6 Grunting

Das sog. „grunting", das bei Neugeborenen als Ausdruck des Atemnotsyndroms zu beobachten ist, ist ebenfalls eine Sonderform des Hustens (s. auch Abschn. 16).

5.2.7 Therapie des Hustens

Fast immer ist der Husten als sinnvolle Maßnahme des Organismus zu betrachten, die nicht isoliert behandelt werden muß. Während der Laie meist den Wunsch hat, den Husten als Ausdruck des Krankheitsgeschehens möglichst rasch zu überwinden, sieht der Pädiater oft umgekehrt seine Aufgabe darin, die Expektoration durch hustenfördernde Maßnahmen zu vermehren, um so durch das „Auswerfen" des entzündlichen Materials im Endergebnis eine raschere Abheilung zu erwirken.

Die Pharmaindustrie hat eine große Zahl von Präparaten auf den Markt gebracht, in denen sekretolytische, expektorierende, das Hustenzentrum dämpfende, allgemeinsedierende, bronchospasmolytische und antihistaminische Wirkstoffe in unterschiedlicher Dosierung gemischt sind. Solche Präparate zu verordnen ist gedankenlos. Das gewünschte Ziel (Hustendämpfung, Hustenförderung durch Sekretolyse usw.) sollte vielmehr die Wahl des Präparates diktieren; und wenn schon Mischpräparate verordnet werden, dürfen es nur solche sein, deren Einzelkomponenten synergistisch wirken, z. B. durch Sekretolyse plus Expektoration.

5.2.7.1 Hustendämpfende Medikamente (Antitussiva)

5.2.7.1.1 Kodein (als Codeinum phosphoricum), 1–4 mg/kg KG/24 h, verteilt auf 4–6 Einzeldosen.

5.2.7.1.2 Narkotin, 1 mg/kg KG/24 h

Im I. Trimenon sollten Antitussiva nicht verabreicht werden.

5.2.7.2 „Hustenfördernde" Medikamente

5.2.7.2.1 Sekretolytika und Expektoranzien

Kaliumjodid (als Kalium iodatum in 10%iger Lösung oder als Compretten), 50 mg/ kg KG/24 h in 3–4 Einzeldosen
– Guajakolpräparate
– Acetylcystein (als Fluimucil, 100 mg 3 mal tägl.)
– Bromhexinhydrochlorid (als Bisolvon)
  Die Mittel werden z. T. enteral, z. T. per inhalationem appliziert.

Wichtiger als die Gabe von Medikamenten ist die Sorge für einen guten Hydratationsstatus durch enterale (evtl. Magensonde!) oder parenterale Flüssigkeitszufuhr. Außerdem muß die Umgebungsluft des Patienten befeuchtet werden, was durch Verdampfer oder Kaltvernebler erzielt werden kann.

Auch die insbesondere bei chronischem Husten indizierte Physiotherapie mit Lagerungs- und Klopfdrainage ist eine wirksame Maßnahme zur Förderung der Expektoration.

5.2.7.3 Antihistaminika

Der Zusatz von Antihistaminika in vielen „Hustenmedizinen" hat zwei Gründe: 1. ein Husten könnte allergisch bedingt sein (selten), 2. Antihistaminika wirken allgemein sedierend und damit auch hustendämpfend (meist unerwünscht).

In der Pädiatrie ist selten eine Indikation für Antihistaminika als Hustenmittel gegeben. Zudem ist die schleimhautaustrocknende Wirkung unerwünscht.

5.2.7.4 Spezielle Behandlungsprobleme im jungen Säuglingsalter

Bei jungen Säuglingen mit noch nicht vollständig ausgebildetem Hustenreflexmechanismus können sich Hustenattacken als gefährliche, ja lebensbedrohliche Apnoezustände manifestieren (z. B. bei Pertussis). Als Therapie muß in schwierigen Situationen die künstliche Beatmung eingesetzt werden.

Literatur zu Abschn. 5.1 und 5.2

1. Douglas, RG Jun (1979) in: Galasso GJ et al. (eds) Antiviral agents and viral diseases of man. Raven, New York
2. Monto AS, Cavallaro JJ (1971) The Tecumseh study of respiratory illness. II. Patterns of occurrence of infection with respiratory pathogens, 1965–1969. Am J Epidemiol 94:280–289

3. Monto AS, Lim SK (1971) The Tecumseh study of respiratory illness. III. Incidence and periodicity of respiratory syncytial virus and mycoplasma pneumoniae infections. Am J Epidemiol 94:290–301
4. Monto AS, Napier JA, Metzner HL (1971) The Tecumseh study of respiratory illness. I. Plan of study and observations on syndromes of acute respiratory disease. Am J Epidemiol 94:269–279
5. Viral respiratory diseases (1980) Report of a WHO Scientific Group. WHO Tech Rep Ser 642
6. Wenner J (1976) Klinik und Differentialdiagnose der obstruktiven und rezidivierenden Bronchialerkrankungen im Kindesalter. Monatsschr Kinderheilkd 124:198–202

5.3 Rhinitis, Pharyngitis, Otitis, Sinusitis, Tonsillitis, Adenotomie – Tonsillektomie

C. H. L. Rieger

5.3.1 Rhinitis, Pharyngitis, Tonsillitis

Im vorliegenden Kapitel sollen diejenigen Sonderformen der Rhinitis, Pharyngitis und Tonsillitis behandelt werden, die nicht in 5.1, 5.4 oder 5.8 besprochen sind.

5.3.1.1 Streptokokkenrhinitis

Eine Infektion mit β-hämolysierenden Streptokokken der Serumgruppe A entwickelt sich bei Säuglingen und Kleinstkindern nicht als exsudative Tonsillitis wie beim älteren Kind. Vielmehr entsteht eine Rhinopharyngitis, die durch wäßriges bis trübes Sekret gekennzeichnet ist. Unbehandelt kann die Erkrankung mehrere Wochen dauern, während derer das Kind häufig müde, appetitlos und reizbar wirkt. In Nordamerika wird diese Kombination von Streptokokkenrhinitis und Allgemeinsymptomen Streptokokkose („Streptococcosis") genannt. Die Diagnose ist durch eine bakteriologische Untersuchung des Nasensekretes leicht zu stellen. Die Behandlung erfolgt mit Penicillin VK [z. B. Isocillin, Ospen, 25 000–50 000 Einheiten/kg KG/Tag in 3 Dosen (alle 8 h)].

5.3.1.2 Chronische Rhinitis

Virale Rhinopharyngitiden können v. a. im Vorschulalter so häufig rekurrieren, daß eine chronische Rhinitis vorgetäuscht wird. Diese Situation ist meist anamnestisch zu klären. Sie sollte nicht Anlaß zu weiterführender Diagnostik sein. Die möglichen Ursachen einer echten chronischen Rhinitis sind in Tabelle 1 zusammengefaßt. Nach

Tabelle 1. Ursachen der chronischen Rhinitis

Konstitutionelle Ursachen	Lokale Ursachen	Exogene Ursachen
Allergie	Chronische Sinusitis	Fremdkörper
Verminderte muköziliare Clearance	Hyperplastische Adenoide	Nasentropfenabusus
Immunmangel	Deviation des Nasenseptums	
Vasomotorendysfunktion	Tumor	

Ausschluß einer Allergie sind v. a. lokale und exogene Ursachen durch eine HNO-ärztliche Untersuchung auszuschließen. Erst danach sollte die Möglichkeit eines verminderten Sekrettransportes („mucociliare clearance") wie beim Kartagener-Syndrom (Abschn. 6.2.10) oder – bei allgemeiner Infektneigung – eines Immunmangels bedacht werden. Die Bezeichnung „Vasomotorenrhinitis" ist weniger eine Diagnose als eine Verlegenheitsbezeichnung für alle Formen chronischer Rhinitis, bei denen weder eine Allergie noch sonst eine definierbare Ursache zu finden ist. Die Therapie beschränkt sich auf die Empfehlung, Irritanzien, wie z. B. Staub, Zigarettenrauch oder Temperaturextreme, zu vermeiden. Antihistaminika sind meist wirksam; ob sie angewandt werden sollten, hängt von der Schwere der Symptome und der individuellen Verträglichkeit ab. Die Verkleinerung der hypertrophischen Nasenschleimhaut durch Kautherisierung oder durch einen kryochirurgischen Eingriff stellt eine Ultima ratio dar, die im Kindesalter nur nach sorgfältiger Erwägung aller diagnostischen und konservativen therapeutischen Möglichkeiten und nur in seltenen Ausnahmefällen in Betracht kommt.

5.3.1.3 Infektiöse Mononukleose (Morbus Pfeiffer)

Die infektiöse Mononukleose wird durch das Ebstein-Barr-Virus hervorgerufen. Im Kleinkindesalter ist diese Erkrankung klinisch nicht vom banalen Infekt der oberen Atemwege zu unterscheiden. Erst nach dieser Zeit finden sich die als typisch angesehenen Symptome: eine gelegentlich enorme Schwellung der Halslymphknoten, eine generalisierte Lymphadenopathie mit Splenomegalie und eine Tonsillitis, die durch dicke, weißlich konfluierende Exsudate gekennzeichnet ist. In 10–20% findet sich ein Ausschlag, der meist morbilliform erscheint, jedoch auch petechial, vesikulär oder scarlatiniform aussehen kann.

Die Blutsenkung ist in der Regel normal. Die Diagnose sollte durch den Mononukleoseschnelltest und das charakteristische Blutbild zu stellen sein. Nur bei negativem Schnelltest und weiter bestehendem Verdacht auf Vorliegen einer Mononukleose ist die Durchführung der Paul-Bunnell-Reaktion heute noch indiziert. Beide Tests können, insbesondere bei Kleinkindern, allerdings negativ bleiben [4].

Die wichtigste Erkrankung in der Differentialdiagnose der Mononukleose ist die Streptokokkenangina. Selten können auch Mykoplasmen eine exsudative Tonsillitis erzeugen.

Die Therapie der Mononukleose besteht in der symptomatischen Gabe von Analgetika und Antipyretika wie Acetylsalicylsäure. Nur bei schweren Komplikationen, wie Thrombopenie, hämolytischer Anämie oder schwerer Leberbeteiligung, sind Kortikosteroide indiziert [3].

5.3.1.4 Streptokokkenpharyngitis

Die wichtigsten und neben der Diphtherie und den Gonokokken wahrscheinlich einzigen bakteriellen Erreger einer akuten Pharyngotonsillitis sind die β-hämolysierenden Streptokokken der Serumgruppe A. Jenseits des Säuglingsalters verursachen sie eine akute fieberhafte Racheninfektion, die entweder durch tiefrote Tonsillen oder durch konfluierend weißliche Exsudate auf den Tonsillen, oft verbunden mit Petechien am weichen Gaumen, gekennzeichnet ist. Dieser Befund muß unterschieden werden von den sog. Stippchen, ca. stecknadelkopfgroßen runden Exsudaten, die häufig bei viralen Pharyngitiden auftreten. Die Halslymphknoten sind bei der Streptokokkenangina geschwollen und schmerzhaft. Wegen der gelegentlich schwierigen Abgrenzung gegen Mononukleose oder eine Mykoplasmeninfektion ist die Durchführung eines Rachenabstriches wichtig. Nachträglich kann die Diagnose durch Anstieg des Antistreptolysintiters (AST) gesichert werden. Ein AST von mehr als 250–320 IE ist ein Hinweis auf eine stattgehabte Infektion; ein Beweis liegt nur dann vor, wenn ein Anstieg, bzw. zu späterem Zeitpunkt ein Abfall, nachgewiesen werden kann. Ein konstant erhöhter Titer, wie er bei manchen normalen Kindern vorkommt, ist keine Indikation für eine wiederholte Behandlung, es sei denn bei gleichzeitigem bakteriologischem Nachweis von Streptokokken. Die Behandlung der Streptokokkenpharyngitis besteht in der 10 tägigen Gabe von Penicillin VK (z. B. Ospen, Isocillin, 25 000–50 000 Einheiten/kg KG/Tag in 3 Dosen, alle 8 h). Dieses Schema gilt auch für die Behandlung des Scharlachs, also der durch Erythrotoxin produzierende Streptokokken hervorgerufenen Angina.

Selten erkranken die Rachenmandeln durch eine Streptokokkeninfektion in der gleichen Weise. Bei der Erstuntersuchung findet sich dann nur eine Eiterstraße am Pharynx. Die Diagnose wird durch Spiegelung des Epipharynx und den bakteriologischen Nachweis gesichert. Die Behandlung des Streptokokkenträgers ist in der Regel nicht indiziert. Solche Kinder spielen meist nur in den ersten beiden Wochen nach der Streptokokkenbesiedelung ihres Rachens als Überträger eine wesentliche Rolle [6]. Sie sollten deshalb nur behandelt werden, wenn in der Familie eine Prädisposition zum akuten rheumatischen Fieber besteht oder wenn ein Familienmitglied durch seine Tätigkeit andere Menschen in ungewöhnlichem Maße gefährden kann (Nahrungsmittelbranche, Hebamme, Kindergärtnerin o. ä.)

5.3.1.5 Mykoplasmenpharyngitis

Wenn bei einer exsudativen Tonsillitis der Rachenabstrich negativ auf β-hämolysierende Streptokokken ist, der Mononukleosetest negativ ausfällt und die antibiotische Therapie mit Penicillin versagt, so muß an die Möglichkeit einer Mykoplasmeninfektion gedacht werden. Diese Form der Infektion ist nur für 2–3% aller Pharyngitiden verantwortlich [2]. Sie ist jedoch von Bedeutung, da sie häufig mit Infektionen des unteren Respirationstraktes einhergeht. So wurde in einer Studie bei 87% aller Mykoplasmeninfektionen eine Beteiligung der Bronchien bzw. des Lungenparenchyms gefunden [5]. Das gleichzeitige Vorhandensein eines meist morbilliformen Exanthems stützt diesen Verdacht. Eine Leukozytose besteht in der Regel nicht, jedoch ist die Blutsenkung stark beschleunigt. Kälteagglutinine im Serum mit einem Titer von mehr als 1:32 finden sich in 50–90% der Fälle, wobei die Höhe des Titers unmittelbar mit der Schwere der Erkrankung korreliert [1]. Der spezifische Nachweis der Erkrankung gelingt mit der Komplementbindungsreaktion gegen Mykoplasmen. Er liegt vor, wenn in der akuten Phase ein Titer von mehr als 1:64 besteht, bzw. im Verlauf der Erkrankung ein Anstieg von mindestens 2 Titerstufen nachzuweisen ist.

5.3.1.6 Gonokokken-Pharyngitis

Diese Infektion tritt als Folge orogenitalen Geschlechtsverkehrs unter Teenagern auf. Sie ist gekennzeichnet durch eine exsudative Tonsillitis und schmerzhaft geschwollene Halslymphknoten. Die Diagnose wird durch Gram-Färbung des Direktpräparates und durch die Kultur gesichert. Eine Penicillintherapie in für Streptokokken üblicher

Dosierung ist unzureichend. Empfohlen wird die einmalige Gabe von 75000 Einheiten/kg KG i.m., gleichzeitig Probenecid (Benemid, 20 mg/kg KG in 4 Dosen über 1 Tag).

Literatur

1. Chanock RM (1969) Mycoplasma infections in man. N Engl J Med 273:1199
2. Denny FW, Clyde WA, Glezen WP (1971) Mycoplasma pneumoniae disease: Clinical spectrum, pathophysiology, epidemiology, and control. J Infect Dis 123:74
3. Fernbach DJ, Starling KA (1979) Infectious Mononucleosis. Pediatr Clin North Am 19:957
4. Fleischer G, Lennette ET, Heule G, Heule W (1979) Incidence of heterophile antibody responses in children with infectious mononucleosis. J Pediatr 94:723
5. Foy HM, Graystone JT, Kenny GE (1966) Epidemiology of mycoplasma pneumoniae infection in families. JAMA 197:859–66
6. Wannamaker LW (1954) The epidemiology of streptococcal infections. In: McCarty M (ed) Streptococcal infections. Columbia University Press, New York, pp 157–175

5.3.2 Otitis media

Die Otitis media ist nach dem banalen Atemwegsinfekt die häufigste organische Erkrankung im Kindesalter. Trotz ihrer Frequenz und einer großen Zahl klinischer Studien ist jedoch das Verständnis dieser Erkrankung unbefriedigend und insbesondere die Ätiologie, Nomenklatur und Behandlung der nicht purulenten, persistierenden Formen kontrovers. Obgleich enge Beziehungen zwischen den 3 Arten der Otitis bestehen, ist eine Unterteilung in die akute Otitis, die chronische Otitis und das Seromukotympanon sinnvoll.

5.3.2.1 Akute Otitis media

5.3.2.1.1 Epidemiologie und Pathogenese

Die akute Otitis tritt bevorzugt während der ersten beiden Lebensjahre auf und läßt zum Schulalter hin an Häufigkeit nach. In einer kürzlich erfolgten prospektiven Studie an 2568 Säuglingen hatten 15% in den ersten 6 Monaten, und 76% bis Ende des 2. Lebensjahres eine akute Otitis durchgemacht [7]. Eine Häufung findet sich während der kalten Jahreszeit, im zeitlichen und wahrscheinlich auch kausalen Zusammenhang mit akuten viralen Infekten der Atemwege. Als Entstehungsmodus der bakteriellen Otitis wird eine aufsteigende Infektion vom Nasopharynx über die Tuba Eustachii auf dem Boden einer Virusinfektion angenommen. Hämatogene Otitiden kommen jedoch ebenso vor [2].

5.3.2.1.2 Ätiologie

Untersuchungen von Mittelohraspiraten haben gezeigt, daß die Erreger der Otitis media jenseits der Neugeborenenperiode in 40% der Fälle Pneumokokken (Streptococcus pneumoniae) sind. Haemophilus-influenzae-Keime werden in allen Altersgruppen, also auch bei Kindern über 6 Jahren in etwa 20%, β-hämolysierende Streptokokken in etwa 10% nachgewiesen. Mykoplasmen, Staphylococcus epidermidis, Neisseria catarrhalis und andere Keime spielen eine geringe Rolle. In der Genese der Neugeborenenotitis muß zusätzlich zu den oben genannten Keimen mit Staphylococcus aureus und gramnegativen Darmkeimen gerechnet werden. Insgesamt sind Bakterien in etwa 75% aller akuten Otitiden nachweisbar [5]. Viren waren in einer Untersuchung von 663 Mittelohraspiraten nur in 4,4% nachweisbar [3]. Die Rolle von Viren als alleiniger Erreger einer Otitis scheint damit weitaus geringer zu sein, als früher angenommen wurde.

Obgleich die Erreger der akuten Otitis häufig im Pharyngealabstrich nachweisbar sind, ist diese Korrelation nicht so zuverlässig, daß sie für eine bakteriologische Diagnostik geeignet wäre. Andererseits ist wegen des beschränkten Erregerspektrums der direkte Nachweis durch Aspiration des Mittelohrergusses in der Regel nicht indiziert.

5.3.2.1.3 Klinik

Für die Diagnose der akuten Otitis sind Ohrenschmerzen, Allgemeinsymptome, wie Fieber und Blässe und Laboratoriumsbefunde, wie Leukozytose und BSG-Beschleunigung, wichtige Hilfen. Sie sind jedoch in sehr wechselndem Ausmaß vorhanden [1]. Insbesondere die Säuglingsotitis geht häufig nur mit uncharakteristichen Symptomen einher, wie Reizbarkeit, Trinkschwierigkeiten oder Durchfall. Entscheidend für die Diagnose ist daher die Untersuchung des Trommelfells. Eine Rötung des Trommelfells allein genügt nicht zur Diagnose der Otitis media. Eine vorgewölbte, gerötete Membran ohne Lichtreflex stellt den typischen Befund dar. Im frühen Studium oder bei rezidivierenden Otitiden können diese Zeichen fehlen. Dann kann die Diagnose nur durch den Nachweis der verminderten Beweglichkeit des Trommelfells infolge Ergußbildung im Mittelohr gestellt werden. Dies gelingt mit dem pneumatischen Otoskop, dessen Handhabung jedoch einige Übung erfordert. Gelegentlich finden sich bei der akuten Otitis Bläschen auf dem Trommelfell, ein Befund, dem keine besondere Bedeutung zukommt. Die frühere Annahme, daß dies ein Ausdruck einer viralen oder durch Mykoplasmen hervorgerufenen Infektion sei, hat sich nicht bestätigt.

Häufig wird die Beurteilung des Trommelfells durch Zerumen erschwert. Die Entfernung von Zerumen gelingt entweder durch Ausspülen mit lauwarmem Wasser oder durch vorsichtiges Absaugen mit einem weichen Katheter. Die Entfernung mit einer Öse ist insbesondere bei mangelhafter Übung und bei kleineren Kindern mit dem Risiko einer Trommelfellverletzung oder einer Gehörgangsblutung behaftet.

5.3.2.1.4 Therapie

Jenseits der Neonatalperiode besteht die Therapie der akuten Otitis in der systemischen, in der Regel oralen Verabreichung eines Antibiotikums, dessen Spektrum Pneumokokken, Haemophilus influenzae und Streptokokken umfaßt. Geeignet ist z. B. Amoxycillin. Die Anwendung staphylokokkenwirksamer Medikamente, wie Cotrimoxazol oder Cephalosporine, ist primär nicht nötig, zumal mit Ausnahme des Cefaclor (Panoral) die Hämophiluswirksamkeit der Cephalosporine unzureichend ist. In der Behandlung der Neugeborenenotitis ist die Kombination eines Aminoglykosids mit Ampicillin oder eines Ureidopenicillins mit einem parenteralen Cephalosporin empfehlenswert (Dosierungen und Dauer der Therapie s. Tabelle 2). Gleichzeitig wird während des akuten Stadiums die Gabe von Nasentropfen empfohlen, wie z. B. Xylometazolin (Otriven) oder Tetryzolin (Tyzine). Die Anwendung von anästhetikahaltigen Ohrentropfen lokal ist obsolet; lokale Antibiotikagaben sind wirkungslos und begünstigen die generelle Sensibilisierung.

Tabelle 2. Die antibiotische Behandlung der akuten Otitis media

Altersgruppe	Antibiotikum	Gesamtdosis pro kg KG/Tag	Dosis-intervall	Applikation
Neugeborene (1.–4. Lebenswoche)	Ampicillin	1. Lebenswoche 50 mg	12	
		Ab 2. Lebenswoche 100 mg	8	
	+ Tobramycin	1. Lebenswoche 5 mg	12	10 Tage i.v.
		Ab 2. Lebenswoche 7,5 mg	8	
	oder			
	Cefuroxim	50–100 mg	8	
	+ Mezlocillin	100–200 mg	8	
Alle Altersgruppen jenseits der Neugeborenenperiode	Amoxicillin	30– 50 mg	8	per os

Die Durchführung einer Parazentese ist in der Regel nicht erforderlich. Folgende Umstände sollten jedoch eine Parazentese veranlassen:
– sehr starke Schmerzen,
– ein stark beeinträchtigtes Allgemeinbefinden,
– wenn der Patient nicht auf die Therapie anspricht oder eine Verschlechterung eintritt,
– wenn eine Komplikation auftritt (Mastoiditis, Meningitis, Facialisparese),
– wenn bei einem immunsupprimierten Patienten unter prophylaktischer Antibiotikatherapie eine Otitis auftritt (z. B. Leukämiepatient unter Cotrimoxazolprophylaxe).

In der zuletzt genannten Situation sollte versucht werden, eine bakteriologische Probe zur aeroben und anaeroben Bebrütung zu gewinnen.

5.3.2.1.5 Komplikationen

Obgleich die schweren Komplikationen der akuten Otitis, wie z. B. eine akute Mastoiditis, selten geworden sind, muß mit Folgeerscheinungen gerechnet werden. Insbesondere bei unzureichender Antibiotikagabe kann sich eine okkulte Mastoiditis entwickeln. Persistierende Mittelohrergüsse sind besonders bei Kleinkindern häufig [6]. Sie können eine Beeinträchtigung des Hörvermögens verursachen und prädisponieren zu wiederholten Otitiden. Eine Kontrolluntersuchung nach Abschluß der Therapie ist daher wichtig. Bei Hinweis auf eine Beeinträchtigung des Gehörs oder einen persistierenden Erguß ist eine HNO-ärztliche Weiterbetreuung erforderlich.

Rekurrierende akute Otitiden treten v. a. nach Otitiden im Säuglingsalter auf. Prädisponierend wirkt eine mangelhafte Funktion der Tuba Eustachii als Folge der vorausgegangenen Infektionen, hypertropher Adenoide oder im Zusammenhang mit besonderen anatomischen Verhältnissen, wie z. B. Gaumenspalten oder dem hohen Gaumen des Turner-Syndroms. Patienten mit Immunmangel neigen ebenso zu häufigen Otitiden. Bei der Behandlung der rekurrierenden Mittelohrentzündung sind nicht nur diese Faktoren zu beachten, sondern auch die Tatsache, daß Staphylokokken in der Ätiologie eine wichtige Rolle spielen und eine entsprechende Antibiotikatherapie erfordern (z. B. Cotrimoxazol, Cefaclor).

5.3.2.2 Chronische Otitis media

5.3.2.2.1 Ätiologie und Pathogenese

Wenn eine akute Otitis media nicht innerhalb von 14 Tagen bis längstens 3 Wochen ausgeheilt ist, so liegt eine chronische Verlaufsform vor.

Insbesondere bei Patienten mit Immunmangelkrankheiten, aber auch ohne erkennbare Ursache, kann ein solcher Verlauf eintreten. Primär-chronische Verläufe kommen ebenso vor. Die Beschwerden sind meist gering. Kennzeichnend ist die chronische Sekretabsonderung aus Trommelfelldefekten. Die Membran kann fast vollständig verschwunden sein. Eine Schalleitungsschwerhörigkeit kann sich ausbilden. Die Hauptgefahr ist die Entstehung eines Cholesteatoms, d. h. eines Tumors, der aus konzentrisch wachsenden, verhornenden Epithelschichten entsteht und zur Zerstörung der Strukturen des Mittelohrs führen kann.

Die Bakteriologie der chronischen Otitis media ist grundsätzlich anders als die der akuten Otitis: Staphylococcus aureus wird in 45% der Fälle gezüchtet, Proteus in 25%. Daneben finden sich Pseudomonas, Escherichia coli, hämolysierende Streptokokken, Streptococcus viridans und Pneumokokken.

5.3.2.2.2 Therapie

Für die Therapie der chronischen Otitis sind 3 Prinzipien wichtig:
1. Prädisponierende Faktoren, wie Immunmangel oder hypertrophe Adenoide, müssen erkannt und behandelt werden.
2. Der Versuch einer gezielten und langfristigen antibiotischen Therapie, systemisch und evtl. (bei bestehendem Trommelfelldefekt) lokal sollte unternommen werden.
3. Komplikationen, wie z.B. ein Cholesteatom oder intrakranielle Prozesse (Sinusthrombose, Meningitis), müssen rechtzeitig erkannt werden.

Da viele der prädisponierenden Faktoren und der Komplikationen einer speziellen Diagnostik bzw. einer operativen Therapie bedürfen, müssen Patienten mit chronischer Otitis in enger Zusammenarbeit mit HNO-Ärzten betreut werden. Eine Heilung ist in vielen Fällen möglich, wobei große Trommelfelldefekte bestehen bleiben können. Eine plastische Deckung solcher Defekte darf erst erfolgen, wenn keinerlei Entzündungsaktivität im Bereich des Mittelohres oder des Mastoids mehr vorhanden ist.

5.3.2.3 Seromukotympanon

5.3.2.3.1 Definition und Ätiologie

Diese Form der Otitis ist durch eine chronische Entzündung im Mittelohr charakterisiert, bei der es zur Ausbildung eines nicht-eitrigen Sekretes kommt. Synonyma sind „nicht-eitrige Otitis", „seröse Otitis", „sekretorische Otitis", „katarrhalische Otitis", „Tubotympanitis" und "glue ear".

Die Ursache dieser Affektion ist unklar. Ihr häufiger Beginn im Anschluß an eine akute Otitis sowie der Nachweis von Bakterien in serösen Ergüssen haben die Möglichkeit einer bakteriellen Genese, vielleicht im Zusammenhang mit inkonsequenter antibiotischer Behandlung, in die Diskussion gebracht. Eine allergische Genese wird ebenso erwogen. Von Bedeutung scheint in jedem Falle die Obstruktion der Tuba Eustachii durch Schleimhautschwellung, hypertrophe Adenoide oder beides zu sein.

5.3.2.3.2 Klinik und Therapie

Obgleich diese Form der Otitis eine hohe Spontanheilungstendenz hat, beeinträchtigt sie häufig gerade während der Zeit der Sprachentwicklung das Hörvermögen. Da die Inspektion des Trommelfells allein nicht ausreicht, um einen Erguß sicher zu erkennen, sollte bei jedem vermuteten Hörverlust eine tympanometrische Untersuchung erfolgen. Wurde die Diagnose gestellt, sollte in den folgenden 6–8 Wochen konservativ vorgegangen werden (abschwellende Nasentropfen, Dampfbäder). In dieser Zeit erlangen 80% der Kinder wieder ein normales Hörvermögen.

Danach muß eine Adenotomie allein oder in Kombination mit Paukenröhrchen erwogen werden. Der günstige Effekt dieser Röhrchen kann nur für die Dauer ihrer Funktion, also etwa 3–9 Monate, angenommen werden [4]. Dauerperforationen bleiben danach in ca. 1% bestehen, die Häufigkeit aller Komplikationen (im wesentlichen Vernarbungen, Trommelfellatrophien, Cholesteatome) wird jedoch mit 32–67% angegeben [5].

Literatur

1. Bluestone CD, Sheerin PA (1974) Middle ear disease in children. Pediatr Clin North Am 21:379–400
2. Bratton L, Teele DW, Klein JO (1977) Outcome of unsuspected pneumococcemia in children not initially admitted to the hospital. J Pediatr 90:103
3. Klein JO, Teele DW (1976) Isolation of viruses and mycoplasmas from middle ear effusions: a review. Ann Otol Rhinol Larangol 85 (Suppl 25): 140
4. Lilholdt T (1979) Unilateral grommet insertion and adenoidectomy in bilateral secretory otitis media: preliminary report of the results in 91 children. Clin Otolaryngol 4:87–93
5. Paradise JL (1980) Otitis media in infants and children. Pediatrics 65:917–943
6. Sheerin, PA, Pelton SI, Donner A, Klein JO (1979) Persistence of middle-ear-effusion after acute otitis media in children. N Engl J Med 300:1121–1123
7. Teele DW, Klein JO and the Greater Boston Collaborative Otitis Media Program (1978) Epidemiology of otitis media during first two years of life. Pediatr Res 12:428

5.3.3 Sinusitis

Die Auskleidung der Nasennebenhöhlen ist anatomisch und funktionell ein Bestandteil der Schleimhaut des Atemtraktes. Sie besteht aus mit Zilien besetztem Zylinderepithel, das auf infektiöse, allergene und toxische Reize ebenso reagiert wie die Nasenschleimhaut oder das Bronchialepithel.

Die Entwicklung der Nasennebenhöhlen ist in Tabelle 3 zusammengefaßt. Die Sinus ethmoidales, die Sinus maxillares und der Sinus sphenoidalis sind bei der Geburt vorhanden. Nur die beiden ersten sind schon im Säuglingsalter von klinischer Bedeutung. Entzündungen des Sinus sphenoidalis spielen dagegen erst vom 6. Lebensjahr an eine Rolle. Die Ausbildung der Sinus frontales liegt um das Ende des 1. Lebensjahres, ist jedoch individuell sehr unterschiedlich. Entzündungen der Stirnhöhlen kommen kaum vor dem 10. Lebensjahr vor.

Tabelle 3. Die Entwicklung der Nasennebenhöhlen. (Nach: Lewin 1978) [4]

	Frühestes Auftreten	Größe (ml)				Zeitpunkt der klinischen Relevanz
		Geburt	3 Jahre	10 Jahre	14 Jahre	
Sinus maxillaris	4. Gestationswoche	0,13	2,5	10,4	11,6	Geburt
Sinus ethmoidalis	7. Gestationswoche	0,06	0,16	2,4	4,8	Geburt
Sinus sphenoidalis	4. Gestationsmonat	0,02	0,68	1,8	2,1	5 Jahre
Sinus frontalis	12. Lebensmonat	–	0,08	1,0	3,6	10–12 Jahre

Die Nasennebenhöhlen sind bei banalen Atemwegsinfekten fast regelmäßig mitbeteiligt, ohne einer besonderen Behandlung zu bedürfen. Die klinischen Symptome eitriger Entzündungen reichen jedoch von einer vorübergehenden subjektiven Beeinträchtigung bis zu Komplikationen wie Sinusthrombose, Orbitalphlegmone oder Meningitis. Chronische oder rekurrierende Sinusitiden sind ein häufiges Problem, v. a. bei Kindern mit chronischen Erkrankungen des Atemtraktes.

5.3.3.1 Akute Sinusitis

5.3.3.1.1 Ätiologie

Akute eitrige Entzündungen der Nasennebenhöhlen entwickeln sich in der Regel auf dem Boden einer Virusinfektion oder einer allergischen Rhinitis. Zuverlässige Untersuchungen über das Erregerspektrum bei Kindern sind selten. Es dürfte etwa dem des Erwachsenen entsprechen, wo sich in 35% Pneumokokken, in 17% Haemophilus influenzae und nur in 5% Staphylokokken finden [3]. In einem schwedischen Kollektiv, das alle Altersgruppen über 5 Jahre erfaßte, war in der Gruppe der 5- bis 10jährigen und der 11- bis 20jährigen Haemophilus influenzae der häufigste Keim [7].

5.3.3.1.2 Klinik und Diagnostik

Das Bestehen einer Sinusitis sollte erwogen werden, wenn ein eitriger Schnupfen länger als 5 Tage dauert, insbesondere wenn gleichzeitig Husten und Mittelohrentzündung bestehen. Allgemeinsymptome wie Fieber und Kopfschmerzen fehlen im Gegensatz zu Erwachsenen bei Kindern oft [6]. Das gleiche gilt für die Klopf- oder Druckschmerzhaftigkeit über dem betroffenen Sinus, die bei Erwachsenen als wichtigster Befund bei der klinischen Untersuchung angesehen wird. Retropharyngeal und in der Nase findet sich eitriges Sekret. Ob dieses Sekret von der Nasenschleimhaut produziert wird oder aus einer der Nebenhöhlen kommt, läßt sich leicht feststellen: Nach Reinigung der Nase erhält der Patient Nasentropfen oder -spray, z. B. Xylometazolin (Otriven). Wenn innerhalb weniger Minuten wieder Sekret auftaucht, ist die Diagnose der Sinusitis sehr wahrscheinlich, da die Nasenschleimhaut nicht so schnell Schleim nachproduziert. Gesichert werden sollte die Diagnose durch Röntgenaufnahmen, wobei ein Flüssigkeitsspiegel oder eine totale Verschattung, nicht jedoch „Schleimhautpolster" mit der Diagnose Sinusitis gleichgesetzt werden dürfen.

5.3.3.1.3 Therapie

Zur Behandlung der akuten eitrigen Sinusitis werden Nasentropfen gegeben, um die Drainage zu verbessern. Die antibiotische Behandlung ist indiziert. Geeignet ist z. B. Amoxicillin (Amoxypen, Clamoxyl) in einer Dosierung von 30–50 mg/kg KG/Tag in 3 Dosen (alle 8 h) p. o. für die Dauer von 14 Tagen. Anwendung von Wärme, z. B. Rotlichtbehandlung, oder das Inhalieren, z. B. von Kamille, wird oft als lindernd empfunden.

Die akute Sinusitis ethmoidalis nimmt eine Sonderstellung ein. Sie kann v. a. bei Säuglingen und kleineren Kindern mit hohem Fieber und starker Beeinträchtigung des Allgemeinbefindens einhergehen. Häufig finden sich periorbital besonders im nasalen Bereich eine Schwellung und Rötung. Wegen der Gefahr der Sinusthrombose oder der Entwicklung einer Orbitalphlegmone ist eine sofortige hochdosierte intravenöse Behandlung mit einem Antibiotikum erforderlich, das gegen Staphylokokken, Pneumokokken und Haemophilus influenzae wirksam ist. Geeignet sind z. B. Cefuroxim (Zinacef) oder Cloxacillin (Stapenor) in Kombination mit Ampicillin (z. B. Binotal).

5.3.3.2 Chronische Sinusitis

Die chronische Sinusitis kann beim Kind symptomarm verlaufen. Das produzierte Sekret wird tagsüber oft geschluckt und läuft nur nachts in das Bronchialsystem. Nächtlicher und morgendlicher Husten, bei Asthmatikern häufig rezidivierende oder chronische Obstruktionen sind die Folge und sollten an die Möglichkeit einer Nasennebenhöhlenaffektion denken lassen. Eine ständig verstopfte Nase und häufige Otitiden sind weitere Gründe, nach einer chronischen Sinusitis zu fahnden. Ein therapeutischer Pessimismus in der Behandlung der chronischen Sinusitis ist nicht gerechtfertigt, aber verständlich, wenn man sich die Faktoren vergegenwärtigt, die prädisponierend, auslösend oder sekundär begünstigend wirken (Tabelle 4). Ihre Klärung und Behandlung ist nur in enger Zusammenarbeit zwischen Pneumologen bzw. Allergologen und HNO-Ärzten möglich. An erster Stelle steht die Frage nach konstitutionellen und auslösenden Faktoren, die zumindest im Falle der Allergie einer Therapie zugänglich sein sollten. Die bakteriellen Erreger der chronischen Sinusitis beim Kind sind nicht genau bekannt. In Analogie zum Erwachsenen – zumal im Hinblick auf die schlechte Belüftung chronisch entzündeter Nebenhöhlen – muß mit einem erheblichen Anteil anaerober Erreger gerechnet werden. Bei Erwachsenen werden in 26% der Fälle anaerobe

Tabelle 4. Chronische Sinusitis

Konstitutionelle Ursachen	Auslösende Faktoren	Sekundär begünstigende Faktoren
Allergische Diathese	Manifeste Allergie	Hypertrophe Adenoide
Immunmangel	Bakterielle Infektion	Nasenpolypen
Ziliare Dysfunktion	(häufig anaerobe Keime)	Septumdeviation
Mukoviszidose		Fremdkörper
		Tumor
		Bronchiektasen
		Vasomotorenrhinitis

Streptokokken und Bacteroides fragilis gefunden, in 26% aerobe Keime (Staphylococcus aureus, Streptococcus viridans, Pneumokokken und Haemophilus influenzae). In 15% findet sich eine Mischflora. Wenn durch Aspiration ein direkter Erregernachweis gelingt, kann eine gezielte antibiotische Therapie erfolgen. Andernfalls sind die Antibiotika der Wahl entweder das Clindamycin (Sobelin) oder das Lincomycin (Albiotic). Beide werden in einer Dosierung von 30–60 mg/kg KG/Tag p. o. in 6- bis 8 stündlichen Intervallen über 3 Wochen gegeben.

Die allergologische und antiinfektiöse Behandlung wird dann nicht erfolgreich sein, wenn die Drainage der Sinus durch lokale Faktoren, wie Nasenpolypen, hypertrophe Adenoide, eine ausgeprägte Septumdeviation oder ein zu eng gewordenes Ostium, behindert ist. In solchen Fällen ist die Indikation zur operativen Korrektur eines solchen prädisponierenden Faktors gegeben. Ebenso können Bronchiektasen zu einer ständigen Reinfektion der Nasennebenhöhlen führen. Der Nachweis von Kontrastmittel in den Kieferhöhlen nach Bronchographie [5] ist ein eindrucksvolles Beispiel dafür, daß der Zusammenhang zwischen Sinusitis und Bronchitis nicht nur in einer absteigenden Infektion besteht.

Literatur s. Abschn. 5.3.4

5.3.4 Adenotomie und Tonsillektomie

5.3.4.1 Anatomie, Entwicklungsgeschichte

Der sog. Waldeyer-Schlundring besteht aus 3 verschiedenen Tonsillen: der Zungenmandel (Tonsilla lingualis), die aus lymphatischen Gewebsanhäufungen auf der Dorsalseite des Zungengrundes besteht; den paarig angelegten Gaumenmandeln (Tonsilla palatina) und der unpaarig angelegten Rachenmandel (Tonsilla pharyngea). Eine Vergrößerung dieser Rachenmandel wird auch als adenoide Vegetation bezeichnet; der von Laien für diesen Zustand häufig benutzte Terminus „Polypen" ist unglücklich gewählt wegen der möglichen Verwechslung mit echten Nasenpolypen, also hypertrophischen Wucherungen der Nasenschleimhaut.

Von klinischer Bedeutung sind nur die Gaumenmandeln und die Rachenmandeln. Besonders für die Beurteilung der Gaumenmandeln ist es wichtig, ihre Größenentwicklung zu kennen. Im Säuglingsalter sind die Tonsillen klein, wachsen dann jedoch rasch, um im 6. Lebensjahr bereits Erwachsenengröße erreicht zu haben. In den folgenden Jahren erreichen sie ihr größtes Ausmaß und nehmen mit dem Beginn der Pubertät an Größe wieder ab.

Die Funktion der Tonsillen liegt in der Verarbeitung von Antigenen aus der Mundhöhle, wie z. B. Viren oder pathogenen Bakterien. Die Entfernung eines Teiles dieses lymphatischen Gewebes verringert diese physiologische Abwehrbarriere. Dies resultiert nicht nur in einer Verminderung der lokalen Antikörperproduktion, sondern wahrscheinlich auch in einer verminderten Weitergabe von Informationen an systemisches lymphoides Gewebe.

5.3.4.2 Bedeutung der Tonsillektomie, Problematik der Diagnosestellung

Die Tonsillektomie (TE) wurde erstmals im Jahre 25 n. Chr. von Aulus Cornelius Celsus erwähnt und im Jahre 1881 durch den deutschen Arzt C. M. Hopmann in die moderne Medizin eingeführt. Sie ist zusammen mit der Adenotomie (AT) der häufigste operative Eingriff bei Kindern. So werden in den USA pro Jahr etwa 1 Mill. Tonsillektomien durchgeführt, d. h. etwa bei jedem 2.–3. Kind [4].

Für Deutschland existieren keine genauen Häufigkeitsangaben. Eine Umfrage an den HNO-Fachkliniken der BRD und der DDR sowie den HNO-Fachärzten West-Berlins ergab für das Jahr 1965 78 514 Eingriffe. Die niedergelassenen HNO-Fachärzte in der BRD waren von dieser Umfrage nicht erfaßt. Die Frequenz der Mandelentfernungen in der BRD dürfte daher von den Verhältnissen in den USA nicht allzuweit entfernt sein [1].

Im Gegensatz zur Frequenz der Eingriffe steht die Unsicherheit über die Indikation zur AT und in vielen Fällen der Nachweis ihres Nutzens. Es ist verständlich, daß angesichts der Häufigkeit von Atemwegsinfekten im Kindesalter sich die Aufmerksamkeit von Eltern und Ärzten auf die Tonsillen und Adenoide richtet, also auf Organe, an denen ein aktives Handeln möglich ist. Die Annahme liegt jedoch nahe, daß die Entscheidung zur Entfernung der Tonsillen und Adenoide dabei nicht immer nach der klinischen Situation des Patienten fällt, sondern auch nach den Erwartungen und der Einstellung der Eltern sowie des behandelnden Arztes zur Tonsillektomie bzw. Adenotomie im allgemeinen.

Mögliche Langzeitfolgen der Tonsillektomie sind noch unzureichend erforscht. Immerhin ist eine verminderte Abwehr gegen Poliomyelitis bei tonsillektomierten Menschen nachgewiesen [8]. In einer anderen Studie erkrankte ein Kollektiv von tonsillektomierten Personen signifikant häufiger an Morbus Hodgkin als ein nicht-tonsillektomiertes Kontrollkollektiv [11].

Angesichts der Tatsache, daß 100 Jahre nach Einführung der Tonsillektomie ihr Wert bei vielen Indikationen immer noch unbewiesen ist, empfiehlt sich deshalb bei der Indikationsstellung eine konservative Haltung.

5.3.4.3 Indikationen zur Tonsillektomie

Die normalen Gaumentonsillen sind im Säuglingsalter klein, nehmen im Schulalter an Größe zu und bilden sich danach wieder etwas zurück. Besonders im frühen Schulalter wird in Verkennung dieser normalen Entwicklung häufig eine Hyperplasie diagnostiziert und die Tonsillektomie erwogen.

Eine echte Hyperplasie liegt jedoch nur dann vor, wenn Atmung, Schluckakt oder in seltenen Fällen auch die Sprache beeinträchtigt sind. Meist stoßen die Tonsillen bei der Inspektion in der Mittellinie zusammen.

Bei einer partiellen Verlegung der oberen Atemwege kann eine echte alveoläre Hypoventilation mit Cor pulmonale entstehen. Hier ist eine Tonsillektomie nicht nur gerechtfertigt, sondern dringend indiziert. Bei gleichzeitiger Hypertrophie der Adenoide muß eine Adenotonsillektomie durchgeführt werden. Bei isolierter Hyperplasie der Gaumentonsillen, zumal im Kleinkindesalter, empfiehlt sich die einseitige Tonsillektomie, um die immunologische Funktion des Waldeyer-Schlundringes so weit wie möglich zu erhalten.

Bei Schluckschwierigkeiten als einzigem Symptom der echten Hyperplasie ist nur die Entfernung der Gaumentonsillen erforderlich. Die zweite Indikation zur Tonsillektomie ist der Peritonsillarabszeß, da wegen der Nähe vitaler Strukturen (A. carotis) jedes Rezidiv ein hohes Risiko beinhaltet.

Neben diesen dringenden Indikationen sollte die Tonsillektomie erwogen werden, wenn bei Kindern mit hyperplastischen Tonsillen eine „kloßige Sprache" besteht.

Rekurrierende eitrige Tonsillitiden stellen eine relative Indikation zur Tonsillektomie dar. In diesem Zusammenhang wurden für die Definition der rekurrierenden Tonsillitis von einer amerikanischen Gruppe [4] folgende Frequenzen vorgeschlagen: 7 Episoden in einem Jahr, je 5 pro Jahr in 2 aufeinanderfolgenden Jahren oder 3 pro Jahr in 3 aufeinanderfolgenden Jahren. Voraussetzung ist, daß die einzelnen Episoden nachweislich durch β-hämolysierende Streptokokken hervorgerufen werden. Die Berechtigung dieser Indikation liegt in der Beobachtung, daß die Frequenz von Streptokokkeninfekten nach Tonsillektomie abnimmt [2]. Häufige virale Tonsillitiden rechtfertigen eine Tonsillektomie nicht.

Der Nutzen aller weiteren Indikationen, wie z. B. Atemwegsallergien, rheumatisches Fieber, häufige „Erkältungen", Appetitlosigkeit, Mundgeruch, Gedeihstörungen oder chronischer Husten, ist nicht nur unbewiesen, sondern auch unwahrscheinlich.

5.3.4.4 Indikationen zur Adenotomie

Eine Hypertrophie der Adenoide (im Volksmund fälschlich oft als „Polypen" bezeichnet) kann zu einer Behinderung bzw. zu völliger Obstruktion der Nasenatmung und des zum Pharynx gerichteten Sekrettransportes führen. Mundatmung, chronische Rhinitis und Sinusitis können die Folge sein. Die Adenotomie ist in diesen Fällen indiziert, vorausgesetzt, daß die Hypertrophie bewiesen und eine allergische Rhinitis als Ursache der Obstruktion ausgeschlossen ist.

Eine weitere wichtige Folge von zu großen Adenoiden ist die Verlegung der Tuba Eustachii mit der daraus resultierenden Belüftungsstörung des Mittelohres. Bei rezidivierenden Otitiden erscheint eine Adenotomie daher gerechtfertigt.

Literatur zu Abschn. 5.3.3 und 5.3.4

1. Bischoff M. (1968) Anaesthesiefragen in der Hals-Nasen-Ohren-Heilkunde für Deutschland im Jahre 1965 unter besonderer Berücksichtigung der Zwischen -und Todesfälle. Med Dissertation Freie Universität Berlin
2. Brimblecombe FSW, Cruickshank R, Masters PL, Reid DD, Stewart GT (1958) Family studies of respiratory infections. Br Med J I:119
3. Canwenberge P van, Verschraegen G, Renterghem L van (1976) Bacteriological findings in sinusitis (1963–1975). Scand J Infect Dis (Suppl) 9:72
4. Hoeckelmann RA (1978) In: Hoeckelmann RA, Blatman S, Brunell PA, Friedman SB, Seidel HM (eds) Principles of Pediatrics. McGraw Hill, New York, pp 1754–1757
5. Hogg JC (1950) Discussion on the role of sinusitis in bronchiectasis. Proc R Soc 43:1089
6. Kogutt MS, Swischenk LE (1973) Diagnosis of sinusitis in infants and children. Pediatrics 52:121
7. Nylen O, Jeppson PH, Branefors-Helander P (1972) Acute sinusitis. Scand J Infect Dis 4:43
8. Ogra PS (1971) Effect of tonsillectomy and adenoidectomy on nasopharyngeal response to poliovirus. N Engl. J Med 284:59
9. Shaikh W, Vayda E, Feldman W (1976) A systematic review of the literature on evaluative studies of tonsillectomy and adenoidectomy. Pediatrics 97:401
10. Terrahe K (1979) Tonsillektomie – eine umstrittene Operation. Laryngol Rhinol Otol (Stuttg) 58:1
11. Vianna NJ, Greenwald P, Davies JNP (1971) Tonsillectomy and Hodgkin's disease: the lymphoid tissue barrier. Lancet i:431

5.4 Rhinitis allergica

D. Hofmann

5.4.1 Definition und Häufigkeit

Die allergische Rhinitis und Konjunktivitis kommt in 2 Formen von unterschiedlicher Häufigkeit vor. Bei der saisonalen Form (saisonale Rhinitis), dem klassischen „Heuschnupfen", handelt es sich um eine weit verbreitete Erkrankung, die, regional unterschiedlich, bis zu 10% der Schulkinder betreffen kann. Sie ist auf die Blühperiode begrenzt, beginnt nur ausnahmsweise vor dem 5. Lebensjahr und nimmt bis zum 20. Lebensjahr an Häufigkeit zu. Bei etwa 10% der Patienten kommt gleichzeitig ein Asthma bronchiale vor. Die perenniale Rhinitis ist gekennzeichnet durch wechselnde nasale Beschwerden, die zu allen Jahreszeiten vorkommen können. Aufgrund der Untersuchungsbefunde können 3 Untergruppen unterschieden werden: 1. Pereniale Rhinitis mit Allergennachweis; 2. perenniale Rhinitis ohne Allergennachweis mit Eosinophilie des Nasensekretes; 3. perenniale Rhinitis ohne Allergennachweis und ohne Eosinophilie. Die 1. und die 2. Untergruppe werden der ganzjährigen allergischen Rhinitis zugeordnet. Das Krankheitsbild ist im Kindesalter seltener als die saisonale Rhinitis (ca. 1:10), der Altersgipfel liegt offenbar erst im 3. Lebensjahrzehnt.

5.4.2 Ätiologie

Bei der allergischen Rhinitis handelt es sich fast ausschließlich um eine Typ-I-Allergie nach Coombs und Gell. Bei dieser Form der allergischen Reaktion bilden die B-Lymphozyten aufgrund einer wahrscheinlich genetisch bedingten Fehlsteuerung größere Mengen eines Antikörpers, des von Ishisaka u. Johannson [1, 2] 1966 entdeckten IgE. Dieser Antikörper ist bei der saisonalen Rhinitis gegen Pollen gerichtet und befindet sich (Abb. 1) an der Oberfläche der Mastzelle in der Nasenschleimhaut oder an basophilen Granulozyten. Die in Abb. 1 dargestellte Mediatorenfreisetzung führt an der Nasenschleimhaut zu einer allergischen Reaktion mit Schwellung und Hyperkrinie. Bei der perennialen Rhinitis spielen die verschiedenen Stäube, Schimmelpilze und Tierepithelien die Hauptrolle. Insbesondere bei diesem Krankheitsbild kommt es durch den turbulenten Luftstrom in der Nase zu Beeinträchtigungen des Flimmerepithels; der normale Abtransport der korpuskulären Teilchen der Atemluft in Richtung Pharynx, deren Deposition oberhalb einer Größe von 10–15 μm ausschließlich in der Nase erfolgt, wird behindert [3].

5.4.3 Klinik

Bei der typischen saisonalen Rhinitis ist die Diagnose leicht zu stellen. Brennen oder Juckreiz in Nase, Augen und im Bereich des weichen Gaumens, sowie ein hochgradig seröses Nasensekret, welches reich an eosinophilen Granulozyten ist, sind charakteristisch (Tabelle 1). Es wird von einem Fließschnupfen gesprochen. Eine Inspektion der Nasenschleimhaut zeigt eine Schwellung und livide, blaßrote Verfärbung mit reichlich

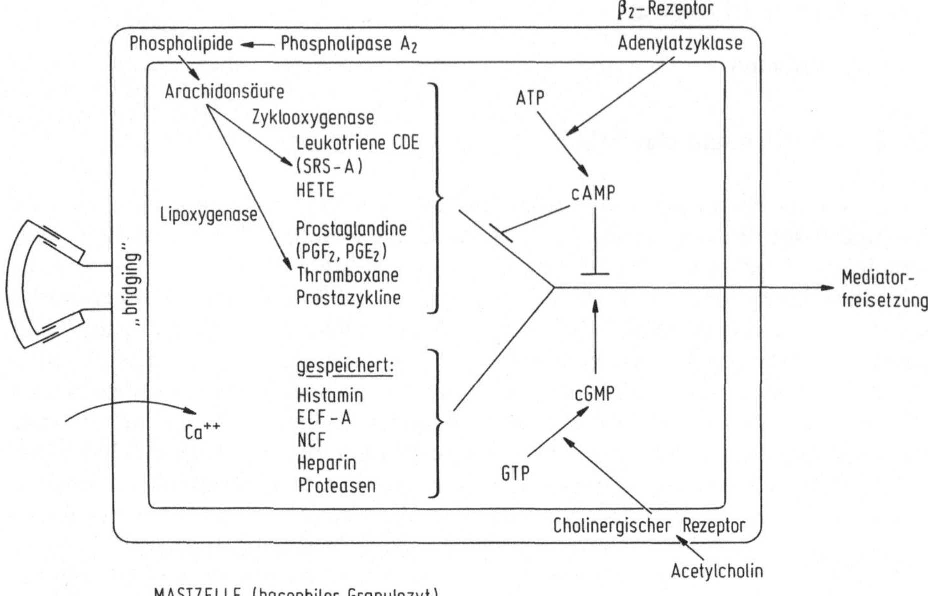

Abb. 1. Der Kontakt zwischen Allergenen und IgE-Antikörpern führt zu einer Änderung der Zellmembraneigenschaften ("bridging"). Es kommt zu einem Einstrom von Kalziumjonen und zur Aktivierung der Zelle

Tabelle 1. Gegenüberstellung der verschiedenen Formen der allergischen Rhinitis

	Saisonale Rhinitis	Perenniale Rhinitis
Ätiologie	Pollen, Schimmel	Stäube, Schimmel, Tierepithelien
Manifestation	April/Mai/Juni/Juli	September bis April
Leitsymptom	Konjunktivitis, Chemosis	Nasenpolypen, „chronisches Ohr"
Gestörte Nachtruhe	Häufig	Selten
Prognose	Gut	Zweifelhaft

glasigem Sekret. An den Bindehäuten findet sich eine vermehrte Gefäßinjektion mit verstärktem Tränenfluß, in fortgeschrittenen Stadien schwillt die Konjunktiva an zu einer Chemosis bulbi. In der Blühperiode besteht nicht selten ein allgemeines Krankheitsgefühl sowie eine verminderte Leistungsfähigkeit, welche im Absinken der Schulleistungen ihren Ausdruck findet. In Abhängigkeit vom Wetter und somit vom Pollengehalt der Luft sowie von bestimmten Ereignissen (Sport und Spiel auf einer Wiese, Wandertag in der Schule) verschlimmern sich die Beschwerden. Nach einer uncharakteristischen Anlaufzeit wird der Verdacht auf das Vorliegen einer allergischen Rhinitis geäußert werden. Nicht alle Kinder leiden allerdings so stark an ihrer Krankheit, daß sie ärztlicher Hilfe bedürften. Bei der perennialen Rhinitis drängt sich der Verdacht auf eine allergische Ursache der Beschwerden nicht so direkt auf. Hier fallen die Kinder der Umgebung durch ein häufiges „Schnauben" oder durch Reiben an der Nase mit nach oben gerichteter Bewegung auf. Die Ursache ist eine geschwollene Nasen-schleimhaut (Stockschnupfen) mit einem mäßigen Juckreiz; die Kinder versuchen durch die Manipulation die Durchgängigkeit der Nase für Luft zu erhöhen. Schniefen und Fließschnupfen sind bei diesem Krankheitsbild deutlich seltener (Tabelle 1). Ins-besondere bei der perennialen Rhinitis kommt es nicht selten zu Komplikationen. Hier sind Nasenpolypen zu nennen, die IgE produzieren können, also mit einer aller-gischen Rhinitis zusammenhängen, bzw. deren Folge sind. Eine andere Komplikation der perennialen Rhinitis ist das „chronische Ohr" (5.3.2.2), eine chronische, gelegent-lich auch akut exazerbierende seröse Otitis, oft die Folge einer verengten Tuba Eusta-chii, die bei Kindern bis zu 10 Jahren nur etwa 1 mm weit ist. Die Schleimhaut des Mittelohrs scheint nicht direkt von einer allergischen Reaktion betroffen zu sein, da eine Eosinophilie des Sekretes fehlt und ein Vergleich des IgE-/IgG-Quotienten im Se-kret eine Verschiebung zugunsten des IgG zeigt.

5.4.4 Diagnose

Für die Diagnostik (Tabelle 2) gelten die gleichen Prinzipien wie beim allergischen Asthmasyndorm (vgl. Abschn. 6.4). Bereits die Anamnese läßt die Schwere der Er-krankung und auch die auslösenden Pollen eingrenzen. In den Monaten März und April auftretende Beschwerden, die sich bis in den Mai hinein ausdehnen können, wei-sen auf frühblühende Bäume hin (Erle, Hasel, Birke, Weide), Beschwerden im Mai und Juni sind charakteristisch für Graspollen und Getreidepollen als auslösende Al-lergene. Dabei sind die Getreidearten Gerste, Hafer und Weizen als selbstbestäubende Pflanzen weniger relevant, da ihre Pollen kaum mit dem Wind fliegen und nur in sehr direktem Kontakt als beschwerdeauslösend in Betracht kommen. Die Unkräuter (Bei-fuß, Wegerich) und die Schimmelpilze Cladosporium herbarum und Alternaria tenuis sind mit ausgedehnteren Belastungszeiten zu beachten. Als erste Untersuchung erfolgt eine Rhinoskopie mit einem Nasenabstrich, der bei Kindern leichter nach Ausschnau-ben in ein Papiertaschentuch gewonnen werden kann. Insbesondere für die Klassifizie-rung der perennialen Rhinitis spielt die Untersuchung des Nasenabstrichs noch immer eine wichtige Rolle. Dabei kann von einer leichten Eosinophilie gesprochen werden, wenn 10–50% aller nachweisbaren Leukozyten eosinophile Granulozyten sind. Fin-den sich mehr als 50% eosinophile Granulozyten, ist eine deutliche Eosinophilie zu diagnostizieren. Die radiologische Untersuchung der Nasennebenhöhlen deckt oft ei-ne begleitende Sinusitis auf, bei der perennialen allergischen Rhinitis zu etwa 40%. Auch läßt die seitliche Röntgenaufnahme des Schädels, insbesondere beim Kleinkind, eine vergrößerte Rachenmandel erkennen.

Tabelle 2. Diagnostisches Vorgehen bei allergischer Rhinitis

Basisdiagnostik	Erweiterte Diagnostik
Gründliche Anamnese	Pricktest
Rhinoskopie und Nasenabstrich	Intrakutantest
Radiologische Untersuchung der Nebenhöhlen	RAST
Bestimmung des Gesamt-IgE (PRIST)	Rhinomanometrie

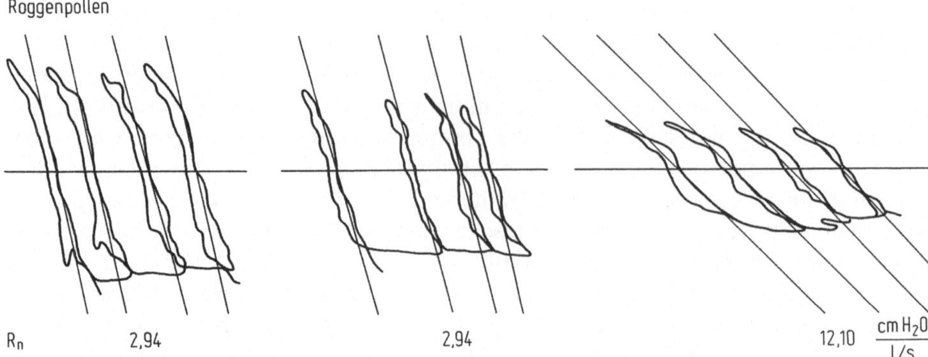

Abb. 2. Bestimmung des Nasenwiderstandes mit der Rhinomanometrie. In der *x-Achse* sind die Variationen des Druckgradienten zwischen Epipharynx und Naseneingang eingetragen (Δ P); in der *y-Achse* die Veränderungen der Atemstromstärke (Δ $\dot{V}$)

Eine wichtige Untersuchungsmethode bei allergischer Rhinitis ist die Rhinomanometrie [4]. Sie hat die Aufgabe, das Krankheitsbild am Manifestationsorgan unter kontrollierten Bedingungen zu reproduzieren. Diese Untersuchung ist v. a. bei der perennialen Krankheitsform unerläßlich, da Diskrepanzen zwischen Anamnese und Allergennachweis (Hauttest oder RAST) hierbei häufig vorkommen. Auch bei der saisonalen Form muß die Aktualität eines Allergens bei bestehenden Zweifeln mit dieser Untersuchungsmethode ermittelt werden. Zwischen Hauttest und RAST einerseits und der Rhinomanometrie andererseits gibt es nur eine mäßige Übereinstimmung von etwa 50%. Diese Übereinstimmung wird wesentlich besser (80%), wenn man sich nur auf die stärkeren Hauttestreaktionen oder auf RAST, Stufe 3 oder 4, bezieht. Auch lassen sich aggressivere Allergene unterscheiden, bei denen die Übereinstimmung besser ist (Graspollen, Getreidepollen, Birkenpollen). Aus diesen Befunden wird die große praktische Bedeutung der Organprovokation ersichtlich. Prinzipiell wird bei der Rhinomanometrie der Nasenwegswiderstand vor und nach einer Allergenapplikation (Abb. 2) gemessen, wobei es verschiedene Meßapparaturen gibt (Allergopharma, Heyer). Die Untersuchung ist technisch einfach und kann bei Kindern ab dem Alter von etwa 3–4 Jahren durchgeführt werden. Eine Verdoppelung des Ausgangswiderstandes wird als positive Reaktion angesehen. Kontrolluntersuchungen mit allergenfreien „Nullösungen" sind unerläßlich, um eine unspezifische Reizüberempfindlichkeit der Nasenschleimhaut ausschließen zu können.

5.4.5 Therapie (Tabelle 3)

5.4.5.1 Ätiologische Therapie

Für die Therapie ist Allergenkarenz die wichtigste Maßnahme. Sie erbringt trotz einiger Schwierigkeiten in der Durchführung v. a. bei der perennialen allergischen Rhinitis oft überraschende Erfolge. Hierbei muß auf die Sanierung des Schlafzimmers (Hausstaubmilbe) hingewiesen werden (Einzelheiten s. Abschn. 6.4), sowie auf eine strenge Allergenkarenz hinsichtlich Haustieren. Die Hyposensibilisierung ist nur dann indiziert, wenn das Krankheitsbild als genügend schwer angesehen werden kann,

Tabelle 3. Therapie der allergischen Rhinitis

Ätiologische Therapie	Symptomatische Therapie
Allergenkarenz Hyposensibilisierung	Antihistaminika (Ketotifen) Intranasale Vasokonstriktion (Xylometazolin, Oxymetazolin) Dinatrium cromoglycicum Steroide (Beclomethason, Prednison, Triamcinolon) Operative Therapie

wenn also die bestehenden Beschwerden durch einfache symptomatische Maßnahmen (5.4.5.2) nicht ausreichend beeinflußt werden können und z. B. eine systemische Steroidbehandlung erforderlich wird. Eine weitere Voraussetzung ist, daß eine eindeutige Sensibilisierung als Ursache der Beschwerden ermittelt worden ist. Hierzu reicht ein positiver Hauttest in aller Regel nicht aus. Mehr noch als beim Asthma bronchiale fehlen zur Beurteilung des Behandlungserfolges klare Kriterien. Dennoch kann in geeigneten Fällen v. a. beim Pollenallergiker eine Hyposensibilisierungsbehandlung versucht werden. Die Chance, die Beschwerden durch die Immuntherapie zu lindern, liegt grob geschätzt bei 50%. Voraussetzung für einen Therapieerfolg ist eine konsequente, sich über mindestens 3 Jahre hinziehende Behandlung, die bei Kindern ausschließlich präsaisonal (in den Monaten Oktober bis März oder April) durchgeführt werden sollte. Semidepotpräparate und wäßrige Lösungen (Injektionstherapie) erweisen sich als gleich wirksam. Über die orale Behandlungsmethode sind abschließende Aussagen noch nicht möglich, sie kann derzeit nicht empfohlen werden. Einzelheiten über die Durchführung der Therapie vgl. Abschn. 6.4.

5.4.5.2 Symptomatische Therapie

Die Antihistaminika sind die klassischen Mittel der Therapie der allergischen Rhinitis. Sie hemmen kompetitiv das Histamin durch Blockade des Angriffspunktes. Sie sind bei den saisonalen Formen von allergischer Rhinitis besonders wirksam, die mit Fließschnupfen und Jucken bzw. Brennen in den Augen einhergehen. Für die Behandlung der lästigen morgendlichen Niesanfälle sind sie wenig hilfreich. Ihre auch bei Anwendung therapeutischer Dosen auftretenden Nebenwirkungen (Sedierungseffekt) begrenzen das Interesse. Aus Tabelle 4 können die wichtigsten Präparate und ihre Dosierung ersehen werden. Die Weiterentwicklung zum Ketotifen ist für die Basisbehandlung der Rhinitis interessant, zumal gezeigt werden konnte, daß die allergische Reaktion durch diese Substanz gut beeinflußt werden kann. Die Aktivität von Vasokonstriktoren, welche durch ihren schnellen Wirkungseintritt die Beschwerden sehr deutlich beeinflussen, ist lange bekannt und im Tierversuch gut gesichert. In bezug auf Wirkungsdauer und -intensität sind das Xylometazolin und das Oxymetazolin dem klassischen Adrenalin vorzuziehen. Wegen der Bedeutung einer Rhinopathia medicamentosa (sekundäre Hyperämie, Tachyphylaxie) sollte ihr Einsatz nicht länger als 1 Woche dauern. Eine sehr wirksame Substanz, von der Nebenwirkungen nicht bekannt sind, ist das Dinatrium cromoglycicum, welches den Einstrom von Kalzium in die Mastzelle behindert und somit nach stattgehabter Antigen-Antikörper-Reaktion das Freiwerden der Mediatorsubstanzen hemmt. Die Notwendigkeit regelmäßiger Applikation muß als Nachteil in Kauf genommen werden, die Therapie sollte etwa

Tabelle 4. Auswahl der wichtigsten Medikamente zur Therapie der allergischen Rhinitis

Antihistaminika		
Clemastin	Tavegil	2- bis 3mal 0,5–1,0 mg
Pheniramin	Avil	2- bis 3mal 10–50 mg
Diphenhydramin	Benadryl	3- bis 4mal 6–12 mg
Mebhydrolin	Omeril	3mal 25–50 mg
Ketotifen	Zaditen	2mal 0,25 mg/Kg
Vasokonstriktoren		
Oxymetazolin	Nasivin	
Xylometazolin	Otriven	
Dinatrium Chromoglycicum	Intal nasal	4mal täglich
	Lomupren	4- bis 6mal täglich
Steroide		
Beclometason	Beconase	4mal 2 Hübe
Prednison	Decortin	1–2 mg/kg KG
Methylprednisolon	Urbason	0,5–1 mg/kg KG
Triamcinolon	Volon	0,5–1 mg/kg KG

2 Wochen vor Beginn der Blühperiode begonnen werden. Auffallenderweise konnten besonders bei der perennialen Rhinitis gute Erfolge durch eine konsequente Therapie erzielt werden, auch wenn es nicht immer möglich war, ein Allergen als Ursache der Erkrankung nachzuweisen (perenniale Rhinitis mit Eosinophilie ohne Allergennachweis) [5]. Die Kortikosteroide runden die Therapiemöglichkeiten ab. Insbesondere die topisch wirksamen Formen (Beclomethason) bringen bei schweren Krankheitsbildern bei der saisonalen und bei der perennialen Erkrankung einen zuverlässigen Therapieeffekt. Auch hier ist die korrekte Applikation Voraussetzung. Bei krisenhafter Verschlechterung werden sich systemische Steroide nicht immer vermeiden lassen (Tabelle 4). Sie sollten in jedem Fall nur kurzzeitig zur Einleitung einer lokalen Therapie gegeben werden. Die Steroiddepotinjektion ist für Kinder abzulehnen. Eine chirurgische Therapie kann z. B. bei einer Hyperplasie der unteren Muschel als äußerste Möglichkeit in Betracht kommen (Muschelkaustik). Bei Auftreten von Polypen oder chronischen Entzündungen im Bereich der Nebenhöhlen wird ebenfalls operativ vorzugehen sein (5.3.3).

Literatur

1. Ishisaka K, Ischisaka T (1967) Identification of gamma-G antibodies as a carrier of reaginic activity. J Immunol 99:1187–1196
2. Johansson SGO, Bennich H (1967) Immunological studies of an atypical (myeloma) immunoglobulin. Immunology 13:381–389
3. Mygind N (1978) Nasal allergy. Blackwell, Oxford London Edingburgh
4. Phillips MJ, Ollier S, Davies RS (1980) Use of anterior rhinomanometrie in nasal provocation challenges with allergen and evaluation of the effects of Ketotifen, Clemastine and Sodium cromoglycate on these responses. Respiration [Suppl] 39:26–31
5. Viner AS, Jackman N (1976) Retrospective survey of 1271 patients diagnosed as perennial rhinitis. Clin Allergy 6:251–256

5.5 Entzündliche Erkrankungen des Larynx und der Trachea

D. Hofmann

5.5.1 Laryngotracheitis

Die isolierte Laryngitis ist ein seltenes Krankheitsbild, in aller Regel kommt die Infektion des Kehlkopfes als Komplikation eines Infektes der oberen Atemwege (Rhinopharyngitis) vor. Diese katarrhalische Erkrankung greift dann auch typischerweise auf die Luftröhre über (katarrhalische Laryngotracheitis). Zu den Ursachen wird auf 5.1 verwiesen.

Krankheitszeichen, die eine Mitbeteiligung des Larynx an einem Infekt signalisieren, sind v.a. ein rauher, bellender Husten und Heiserkeit. Bei Mitbeteiligung der Luftröhre wird beim Husten über Schmerzen hinter dem Brustbein geklagt, oft ist bereits mit bloßem Ohr am Munde des Patienten in der Trachea flottierendes Sekret zu hören. Dieser Befund kann aber auch vollständig fehlen. Einen derartigen rauhen, oft auch bellenden Husten, welcher sich durch ausgeprägte Therapieresistenz auszeichnet, findet man nicht ganz selten in den Sommermonaten bei Patienten mit einem Heuschnupfen. Hier muß dann an eine allergische Laryngotracheitis gedacht werden, die in aller Regel die Vorstufe eines Pollenasthmas ist. Laryngotracheale Hustenattacken kommen aber auch bei stark verlegter Nasenatmung vor, bei der eine vermehrte Mundatmung zur Reizung der Schleimhaut durch Abkühlung und verminderte Anfeuchtung führt. Hierbei spielen die Mechanorezeptoren des Hustenreizes im Pharynx und Larynx eine wichtige Rolle. Die Beschwerden verschlimmern sich insbesondere in der Nacht. Ein Keuchhusten wird differentialdiagnostisch in Betracht kommen.

Therapeutisch ist bei der katarrhalischen Laryngotracheitis eine sekretolytische Behandlung (Ambroxol, Acetylcystein, Kalium jodatum) zur schnelleren Abheilung angezeigt, bei starkem Reizhusten ist für die Nacht ein Kodeinpräparat mit Langzeitwirkung erlaubt. Bei gleichzeitiger nasaler Obstruktion ist die Verbesserung der Nasenatmung und Luftanfeuchtung sinnvoll. Die allergische Laryngotracheitis reagiert überraschend gut auf Antihistaminika (Diphenhydramin). In schwersten Fällen, die sich über Monate hinziehen, kommt eine Inhalationsbehandlung mit Salzlösungen in Betracht, sehr selten wird man einen Therapieversuch mit Kortikosteroiden machen müssen.

5.5.2 Das Kruppsyndrom (obstruktive Laryngotracheitis)

5.5.2.1 Definition

Mit der Bezeichnung Kruppsyndrom werden entzündliche Erkrankungen im Bereich des Larynx, speziell der Subglottis und der oberen Trachea zusammengefaßt. Charakteristisch für das Syndrom ist die Stenosierung des Lumens dieser Abschnitte des oberen Atemtraktes. Die Leitsymptome sind bellender Husten und in der Regel nur inspiratorischer Stridor. Die pauschale Bezeichnung Kruppsyndrom wird den einzelnen Krankheiten nicht gerecht, die sich nicht nur in der anatomischen Lokalisation sondern auch ätiologisch erheblich unterscheiden. Die *obstruktive supraglottische Laryngitis,* auch *Epiglottitis* genannt, ist eine bakterielle Erkrankung vorwiegend der Epiglottis und der benachbarten Weichteile. Die klinischen Symptome weichen vom häufigen sogen. Pseudo-Krupp ab, die Prognose ist ohne Therapie schlecht, die Erkrankung sollte nicht zum Kruppsyndrom gezählt werden (s. Abschn. 5.5.2.3). Dem diphtherischen Krupp (auch als „echter Krupp" bezeichnet) wurden die entzündlichen Erkrankungen anderer Ätiologie aber mit ähnlicher Symptomatik als Pseudo-Krupp gegenübergestellt. Dieser Begriff ist schlecht und sollte durch die genauere Bezeichnung ersetzt werden: *obstruktive subglottische Laryngotracheitis*. Damit wird deutlich, daß diese Erkrankung überwiegend die Subglottis betrifft aber im Rahmen einer Erkrankung des gesamten Larynx und der Trachea auftritt.

5.5.2.2 Die obstruktive subglottische Laryngotracheitis

5.5.2.2.1 *Ätiologie und Pathogenese*

Die häufigsten Ursachen sind Virusinfektionen *(akuter viraler Krupp)*. Denny et al. [3] konnte bei 951 Kindern in über 70% Parainfluenzae-Viren (häufiger Typ I als Typen II und III) nachweisen, seltener wurden RS-Viren und Influenza-Viren (A und B) gefunden. Die jahreszeitliche Häufung der Erkrankung (Oktober bis Januar) korreliert eng mit der saisonalen Zunahme von Virusinfektionen in der Bevölkerung. Kruppsymptome bei Masern sind mit Rückgang dieser Erkrankung selten geworden (früher Masern-Krupp genannt).

Vereinzelt werden die klinischen Symptome der obstruktiven subglottischen Laryngotracheitis durch bakterielle Infektionen verursacht *(bakterieller Krupp, maligner Krupp)*. Als Erreger kommen Staphylokokken und Haemophilus influenzae in Frage, gelegentlich Mykoplasmen, selten Diphtheriebakterien. Der Verlauf des bakteriellen Krupp ist bösartig, häufig müssen die Kinder intensivmedizinisch behandelt werden (Intubation bzw. Tracheotomie), es bestehen fließende Übergänge zur Epiglottitis. Im amerikanischen Schrifttum wird noch von *"spasmodic croup"* gesprochen. Die Bezeichnung ist unglücklich, ebenso die deutsche Beschreibung „spastischer Krupp". Ein Spasmus im Sinne von Muskelkontraktionen liegt nicht vor, vielmehr eine akute ödematöse Schleimhautschwellung. Die Diagnose kann dann gestellt werden, wenn die charakteristische Kruppsymptomatik, vor allem bellender Husten, aus völligem Wohlbefinden heraus auftritt (meist nachts) ohne erkennbare Zeichen einer viralen Infektion. In aller Regel bestehen die Symptome nur für wenige Stunden, lebensbedrohliche Situationen werden nicht beobachtet. Der "spasmodic croup" rezidiviert häufig. Zach et al. [10] konnten bei diesen Kindern häufig allergische Reaktionen nachweisen. Schon jetzt von allergischem Krupp zu sprechen, ist nicht gerechtfertigt. Bis zur weiteren Klärung der Ätiologie dieser besonderen Verlaufsform sollte die englische Bezeichnung "spasmodic croup" übernommen werden.

Die klinischen Charakteristika der drei unterschiedlichen Krupp-Erkrankungen sind in Tabelle 1 aufgeführt. Fließende Übergänge sind durchaus möglich. Mit dieser Unterteilung kann auch die Therapie differenziert werden (s. Abschn. 5.5.2.2.4).

Seit einigen Jahren wird in der Bevölkerung diskutiert, daß Schadstoffemissionen nicht nur für das Auftreten der Kruppsymptome wesentlich verantwortlich sind, sondern auch zu einer Zunahme dieser Erkrankung geführt haben. Beide Behauptungen sind unbewiesen. In Gebieten mit extrem hohen, meist kurzfristigen Schadstoffkonzentrationen in der Luft (Spitzenbelastungen) könnten Krupperkrankungen durchaus häufiger auftreten, wenn auch eindeutige epidemiologische Untersuchungen dazu

Tabelle 1. Obstruktive subglottische Laryngotracheitis [2]

	Viraler Krupp	Bakterieller Krupp	"Spasmodic croup"
Vorwiegendes Manifestations-alter	6 Monate bis 3 Jahre	2–6 Jahre	2–4 (6) Jahre
Häufigkeit	Häufig	Selten	Wenig häufig
Ätiologie	Viral	Bakteriell	Allergisch (?)
Beginn	Meist im Rahmen eines banalen Atemwegs-infektes subfebrile Temp.	Meist hochfieberhafter Beginn	Ohne Vorerkrankung plötzlich, meist nachts
Verlauf	Meist gutartig, selten Lebensgefahr, nach 1 bis 3 Tagen keine Symptome, seltener rekurrierend	Meist progredienter Verlauf, nicht selten Intubation oder Tracheotomie, meist einmalige Erkrankung	Stets gutartiger Verlauf, Besserung meist nach wenigen Stunden, häufig rekurrierend

nicht vorliegen. Überregional hat in der Bundesrepublik Deutschland die Krupper-krankung in den letzten 10 Jahren nicht zugenommen, das gilt auch für einzelne indu-strielle Ballungsgebiete [8]. Leider wurde in den bisherigen Studien zum Thema Kruppsyndrom und Luftverschmutzung die o. g. ätiologische Differenzierung nicht vorgenommen. Denkbar wäre vor allem die Zunahme des "spasmodic croup" bei kurzfristig hoher Schadstoffbelastung. Dabei ist ungeklärt, welche Schadstoffe ver-antwortlich zu machen sind. Schadstoffe innerhalb des Wohnbereichs eines Kindes müssen ebenfalls in Betracht gezogen werden ("indoor pollution", Tabakrauch und NO_x).

Die klinischen Symptome der subglottischen stenosierenden Laryngotracheitis sind auf die ödematöse Schleimhautschwellung im Bereich der isthmusartigen Enge der Stimmritzen und im trichterförmigen subglottischen Raum hinter dem Ringknorpel zurückzuführen. Hier genügt bereits eine geringe Verkleinerung der Lichtung der Atemwege, um eine erhebliche Stenose zu erzeugen. Da die Schleimhaut im subglot-tischen Raum lockerer und gefäßreicher strukturiert ist und somit leichter anschwellen kann als im Bereich der Stimmritzen, ist dieser Bereich bevorzugt befallen. Hinzu kommt bei einem im Kleinkindesalter noch weichen Knorpelgewebe zusätzlich eine inspiratorische Lichtungsverengerung, die durch den beschleunigten Luftstrom bei Dyspnoe (Bernoulli-Effekt) bedingt ist. Treten noch obstruierende Membranen durch Eindickug eines zähen Sekretes hinzu, wird schnell eine lebensbedrohliche Atemnot erreicht. Aufgrund der anatomischen Verhältnisse ist verständlich, daß das Krank-heitsbild v. a. im Säuglings- und Kleinkindesalter auftritt. In den meisten Fällen ist es im Schulalter verschwunden, nur in Ausnahmefällen bei einem engen Kehlkopf oder bei einer besonders starken Schwellungsbereitschaft der Schleimhaut kann ein Krupp-syndrom auch in dieser Altersklasse vorkommen. Das Krankheitsbild neigt ausge-sprochen zu Rezidiven; Kinder, die in einer Winterperiode 4- bis 5 mal erkranken, sind nicht selten. Es läßt sich neben der erwähnten Altersdisposition eine Geschlechtsdis-position feststellen. Knaben erkranken aus unbekannten Gründen 2- bis 3 mal häufiger als Mädchen (bei den sonstigen Atemwegsinfekten ist das Verhältnis etwa 60:40). Auch eine familiäre Disposition ist bemerkenswert. Des weiteren gibt es noch eine individuelle Disposition (individuell unterschiedlich ausgeprägte Schwellungsbereitschaft der Schleimhaut).

5.5.2.2.2 Klinik

Typischerweise beginnt die Erkrankung relativ plötzlich in der Nacht, oft deckt allerdings eine genaue Anamnese leichte, kaum beachtete Infektzeichen am Vortag auf. Fieber fehlt meist, oder es ist nur unbedeutend. Die Eltern werden geweckt durch einen ungewöhnlich lauten, bellenden Husten, dem sich bald das Leitsymptom des Kruppsyndroms, der inspiratorische Stridor, hinzugesellt. Dieser weist auf die deutliche Stenose in den oberen Atemwegen hin. Die klinischen Stadien sind in Tabelle 2 zusammengefaßt. Je jünger das Kind, desto höher ist die Frequenz des Stridors, er klingt schriller. Ein in- und exspiratorischer Stridor weist auf eine ausgedehntere Erkrankung (obstruktive Laryngotracheobronchitis) hin. Die v. a. inspiratorisch wirksame Stenose führt zur inspiratorischen Dyspnoe mit Einziehungen im Bereich der oberen Thoraxapertur (jugulär), die gut mit der Schwere des Krankheitsbildes korreliert ist. Ferner werden epigastrische und interkostale Einziehungen beobachtet. Durch Atmungsbehinderung ist der Patient ängstlich und unruhig, was seine Dyspnoe noch weiter verschlechtert. Die Stimme ist heiser, eine völlige Aphonie lenkt den Verdacht auf einen „malignen Krupp" oder auf eine Diphtherie (5.5.2.3 und 5.5.2.4). Bei schwerster Dyspnoe treten Zyanose, Tachykardie sowie ggf. auch komatöse Zustände auf. Als besondere Verlaufsform wird eine obstruktive subglottische Laryngitis im Prodromalstadium der Masern (Masernfrühkrupp) beobachtet. Lediglich die Anamnese lenkt den Verdacht in diesem frühen Stadium auf die Grundkrankheit. Bei der membranösen Laryngotracheobronchitis (maligner Krupp) kommt es offenbar durch Eindickung von zähem Sekret (Membranen) als Folge von bakteriellen (Sekundär-) Infektionen zu schwerster Atemnot. In den meisten Fällen klingt das Krankheitsbild innerhalb von 24–48 h ab.

Tabelle 2. Schweregradeinteilung der obstruktiven subglottischen Laryngotracheitis

Schweregrad I	Bellender Husten, Heiserkeit, leichter inspiratorischer Stridor
Schweregrad II	Bellender Husten, deutlicher inspiratorischer Stridor mit leichter Atemnot, kaum Einziehungen
Schweregrad III	Ausgeprägter inspiratorischer Stridor, deutliche Atemnot mit erheblichen intercostalen, jugulären und epigastischen Einziehungen; Unruhe, Tachycardie
Schweregrad IV	Hochgradige Dyspnoe, Stridor bei flacher Atmung wieder leise, bei kräftiger Atmung inspiratorisch und exspiratorisch; Zyanose und zunehmende Bewußtseinstrübung, Muskelhypotonie

5.5.2.2.3 Diagnose und Differentialdiagnose

Die Diagnose ergibt sich meist aus den typischen klinischen Symptomen. Wird anamnestich auf frühere „Pseudokrupp"erkrankungen hingewiesen, sind die aktuellen Symptome eindeutig der Diagnose zuzuordnen. Außerordentlich wichtig ist die Differentialdiagnose. Hier kommt in erster Linie die Abgrenzung einer supraglottischen obstruktiven Laryngitis (Epiglottitis) in Betracht (Tabelle 3). Das Verhältnis der beiden Krankheiten untereinander ist regional unterschiedlich etwa in der Größenord-

Tabelle 3. Differentialdiagnose zwischen subglottischer und supraglottischer obstruktiver Laryngitis

	Subglottische Laryngitis	Supraglottische Laryngitis (Epiglottitis)
Erreger	Virus	Haemophilus influenzae
Inspiratorischer Stridor	+	+
Bellender Husten	+	$\varnothing$
Heiserkeit	+	$\varnothing$
Dysphagie/Hypersalivation	$\varnothing$	+
Fieber	(+)	+
Verlauf	Subakut/akut	Hochakut
Altersgipfel	1–3 Jahre	2–6 Jahre

nung von 20:1 anzusetzen. Eine Fremdkörperaspiration ist zwar die häufigste Fehldiagnose von Eltern, die das Krankheitsbild noch nicht kennen, sie tritt jedoch in aller Regel am Tage auf. Eine Abgrenzung vom Stridor connatus (Abschn. 3.2) kann beim jungen Säugling schwierig sein. Ein Zungengrundabszeß und eine Verätzung oder Verbrühung der Mundhöhle ist durch eine Inspektion der Mundhöhle auszuschließen. Ein Quincke-Ödem im Larynxbereich ist in der betroffenen Altersklasse ausgesprochen selten. Ist die Diagnose einer subglottischen obstruktiven Laryngitis nicht sicher, muß die Laryngoskopie durchgeführt werden. Wegen des Risikos einer Verschlechterung der Dyspnoe und wegen des durchaus möglichen Reflextodes (Vagusreizung) sollte sie in Intubationsbereitschaft erfolgen. Wird dann die Diagnose Epiglottitis gestellt, kann die Intubation sofort durchgeführt werden.

Die Prognose des Krankheitsbildes ist gut. Während noch 1950–1962 eine Letalität von 2,4% mitgeteilt wird, ist diese heute weit unter 1% gesunken und betrifft eigentlich nur noch Kinder mit einer andersartigen Grundkrankheit (Vitium cordis, Mukoviszidose usw.).

5.5.2.2.4 Therapie

Von großer Bedeutung für die Therapie ist eine Einteilung nach dem Schweregrad der vorliegenden Dyspnoe (Tabelle 2). Handelt es sich um eine leichte Erkrankung (Tabelle 4), so kann durch Freiluftbehandlung mit der kühlen und feuchten Nachtluft eine Abschwellung der Schleimhaut erreicht werden, eine Sedierung des Patienten sowie eine Sekretolytikagabe zusätzlich reichen aus. Eine Klinikeinweisung ist nicht erforderlich, wenn eine supraglottische Laryngitis mit genügender Sicherheit ausgeschlossen werden kann. In aller Regel ist das Krankheitsbild am folgenden Tag weitgehend abgeklungen.

Beim mittelschweren Krankheitsbild oder bei auch nur geringstem Zweifel an der Diagnose darf mit einer stationären Einweisung nicht gezögert werden. Entscheidend ist die Beruhigung der Kinder. Auch in der Klinik sind sofortige Gaben von Sedativa (Chloralhydrat, Diazepam, Barbiturate) angezeigt. Neben der Sedierung sind in diesem Stadium Maßnahmen zur Sekretverflüssigung wichtig: Ausreichende Flüssigkeitszufuhr über Infusion oder Ernährungssonde und der Einsatz von Kaltverneblern sind erforderlich. Die Gabe von Kortikosteroiden bei mittelschwerem Krankheitsbild der subglottischen Laryngitis ist umstritten. Der antiphlogistische Effekt dieser Präparate ist unbestritten, wenn auch der Wirkungseintritt frühestens nach 2 h erwartet

Tabelle 4. Therapie der subglottischen Laryngitis in Abhängigkeit vom Schweregrad. Einteilung der Schweregrade I–IV s. Tabelle 2. *E* Maßnahmen der Erstversorgung durch behandelnden Arzt

Schweregrade I und II	E 1. Sedierung	Chloralhydrat (1–2 × 0,6 g Rectiole) Valium[a] (5 mg Supp.) Luminal[a] (6–10 mg/kg KG i.m., i.v.)
	E 2. Freiluft bzw. Luftanfeuchtung	
	E 3. Sekretolytikum	reichliche Flüssigkeitszufuhr, keine Milch Mucosolvan (8 mg = 1/2 Meßl.) Kalium jodatum (50–100 mg/kg KG)
Schweregrad III	Zusätzlich E 4. Steroid	Solu-Decortin (2 mg/kg KG i.m.) Celestan solubile (0,2 mg/kg KG i.m.) Rectodelt (100 mg = 1 Supp.)
	E 5. Epinephrin-Aerosol	Micronefrin (1 ml–7 ml H_2O)
Schweregrad IV	Zusätzlich E 6. Sauerstoffgabe E 7. Masken-(oder Beutel-) beatmung,	nur kurzzeitig!
	E 8. Intubation 9. Tracheostomie (v.a. wenn Intubation länger als 3–5 Tage)	
	10. Antibiotika	Ampicillin, Oxacillin

[a] Maßnahme der 2. Wahl

werden kann. Meist bessern sich die klinischen Symptome auch unter den genannten Maßnahmen innerhalb dieser Zeit. In der Literatur sind Studien mit unterschiedlichen Ergebnissen vorgelegt worden [1, 6, 9]. Beim "spasmodic croup" sind Steroidpräparate wirkungsvoll, bei viraler Ätiologie nicht [5]. Da das Risiko der einmaligen Gabe eines Kortikosteroids nicht überschätzt werden darf, ist es verständlich, wenn in diesem Stadium der Erkrankung frühzeitig Steroide eingesetzt werden. Eine 2malige Gabe ist nicht notwendig. Nach den vorliegenden Befunden in der Literatur kann der Verlauf der Erkrankung abgekürzt werden.

Droht ein Übergang zum schweren Krankheitsbild, kann mit einer Epinephrin-Aerosol-Therapie (Micronefrin) eine schnelle Schleimhautabschwellung herbeigeführt werden. In schweren Fällen wird die Epinephrintherapie mit der Maskenüberdruckbeatmung kombiniert (Dosierung s. Tabelle 4). Die Intubations- bzw. Tracheotomierate ist mit dieser Therapie deutlich zurückgegangen. Die Intubation ist immer problematisch. Der Tubus wird nach frühestens 5 Tagen entfernt. Eine relativ große Zahl dieser Kinder entwickeln einen „Postextubationsstridor" (subglottisches Granulationsgewebe), der schließlich zur Tracheotomie zwingt [7]. Diese Komplikation ist beim Pseudokrupp häufiger als bei der Epiglottitis, einige Autoren befürworten daher die Frühtracheotomie. Eine antibiotische Behandlung ist dann notwendig, wenn der Verdacht auf eine bakterielle Infektion besteht (z. B. maligner Krupp). Auch bei der schweren Form der subglottischen Laryngitis ist eine Antibiotikatherapie indiziert. Antibiotika der 1. Wahl sind hierbei die Aminopenicilline.

5.5.2.3 Die supraglottische obstruktive Laryngitis (phlegmonöse Epiglottitis)

Die supraglottische obstruktive Laryngitis ist in der Regel eine bakterielle Infektion bedingt durch Haemophilus influenzae Typ B, nur als seltene Ausnahme kommen Staphylokokken in Betracht. Auch sie hat eine Altersdisposition zwischen 2 und 6 Jahren. Es besteht eine bis zu kirschgroße ödematöse Anschwellung (Phlegmone) der Epiglottis sowie der aryepiglottischen Falten; freier Eiter weist auf eine mögliche Staphylokokkeninfektion hin. Diese Veränderungen stellen für die Atmung ein gleichartiges Hindernis dar wie bei der subglottischen Laryngitis. Die Klinik unterscheidet sich in einigen Punkten von der subglottischen Laryngitis, da die Stimmbänder nicht miterkrankt sind (Tabelle 3). Das Fieber ist oft hoch, die Beschwerden fangen mit Schluckstörungen an, die Kinder essen oder trinken nicht mehr und lassen den Speichel aus dem Mund fließen. Der Grund hierfür liegt in der sehr schmerzhaften Entzündung im Larynxbereich. Aus dem gleichen Grunde husten die Kinder kaum, es kommt höchstens zu einem kraftlosen Hüsteln. Schnell stellt sich eine erhebliche Dyspnoe mit inspiratorischem Stridor ein, die Heiserkeit fehlt, allerdings ist die Sprache deformiert (kloßig). Im Gegensatz zur subglottischen Laryngitis, deren Atemnot nach Erreichen eines Höhepunktes schnell abklingt, nimmt die Dyspnoe ständig zu. Wegen des schnellen, zuweilen sogar foudroyanten Verlaufes ist die Prognose nicht immer günstig, da die Therapie sich in den fortgeschrittenen Stadien als schwierig erweist. Für die Erstversorgung werden die gleichen Maßnahmen wie bei der subglottischen Laryngitis durchgeführt (Tabelle 4), allerdings muß bei geringstem Verdacht eine stationäre Einweisung erfolgen. Eine möglichst frühzeitige antibiotische Behandlung ist erforderlich (Aminopenicilline). Die Indikation zur Intubation ist frühzeitig zu stellen, da eine Intubation im fortgeschrittenen Stadium außerordentlich schwierig sein kann. Der Tubus sollte nicht länger als 2–3 Tage liegen bleiben. Vor der Extubation ist eine nochmalige Laryngoskopie erforderlich. Eine Tracheotomie unter Notfallbedingungen ohne zuvorige Intubation hat ein hohes Risiko. Hinzu kommen die Schwierigkeiten bei der Dekanülierung im Kleinkindesalter. Beim geringsten Verdacht ist unter stationären Bedingungen eine Laryngoskopie erforderlich, wobei Intubations- und Reanimationsbereitschaft Voraussetzung sind. Eine seitliche Röntgenaufnahme (Weichteilaufnahme) des Halses durchzuführen ist nur im Anfangsstadium der Erkrankung sinnvoll, solange die Dyspnoe noch unbedeutend ist. Die aufgetriebene Epiglottis kann allerdings gut dargestellt werden (Abb. 1).

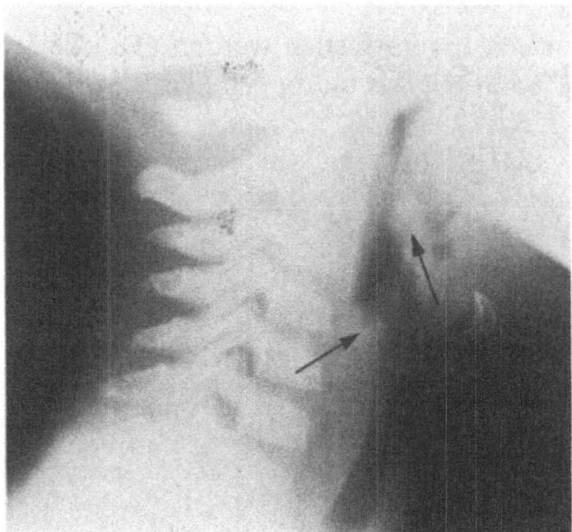

Abb. 1. Seitliche Röntgenaufnahme des Halses. Der *obere Pfeil* weist auf die verdickte Epiglottis hin, der *untere Pfeil* auf die Anschwellung der aryepiglottischen Falten

5.5.2.4 Diphtherie

5.5.2.4.1 Ätiologie und Pathogenese

Die Diphtherie ist in Mitteleuropa sehr selten geworden, kleinere Endemien sind jedoch in den Jahren 1970–1975 noch vorgekommen. Der Erreger ist ein grampositives, bewegliches Bakterium, das Corynebacterium diphtheriae, das durch eine keulenartige Auftreibung auffällt. Auf speziellen Nährböden können 3 Typen, mitis, gravis, und intermedius, unterschieden werden. Die Ansteckung erfolgt durch Tröpfchen- oder Schmierinfektion bei Kontakt mit einem Bakterienträger; es läßt sich ein Häufigkeitsgipfel in den Herbst- und Wintermonaten erkennen. Die Inkubationszeit ist kurz (2–5 Tage), der Kontagionsindex wird auf etwa 10% geschätzt [4]. Nach Eindringen in den Organismus im Nasen-Rachen-Raum oder in der Mundhöhle bleiben die Erreger auf der Oberfläche der Schleimhaut fixiert. Seltener sind eine Wundfläche, die Bindehaut des Auges oder die Genitalien die Eintrittspforten. Während der Inkubationszeit bilden die Corynebakterien bereits ein Toxin (Toxin-A, "spreading factor"), welches zunächst von den zellmembranen der Schleimhautoberfläche absorbiert wird. Mit Beginn der Krankheitssymptome dringt das Toxin zunehmend in die Zellen ein und behindert hier die Eiweißsynthese durch Hemmung verschiedener Enzyme (Adenosindiposphortransferase). Es kommt zur Nekrose, und lokale Entzündungsreaktionen treten auf. In der Folge bilden sich die charakteristichen, fibrinreichen Membranen, die je nach Erythrozytengehalt gelblich bis bräunlich aussehen können. Perifokal entsteht ein Ödem des lockeren Bindegewebes, auch können sekundäre Infektionen, z. B. durch Streptokokken, auftreten. Über den Blutweg und die Lymphozyten wird das Diphtherietoxin in verschiedene Organe transportiert. Bevorzugt befallen sind das Herz, das zentrale Nervensystem und die Nieren, grundsätzlich können aber auch alle anderen Organe betroffen sein. Auch hier ist die charakteristische Proteinsynthesestörung zu beobachten. Im Stadium der Ausbreitung kann das Toxin durch ein Antitoxin vollständig neutralisiert werden. Nach Eindringen in die Zelle ist dies nicht mehr möglich. Nach einer Latenzperiode von etwa 2 Wochen kommt es zum Auftreten der diphtherischen Myokardiopathie, die Neuropathie tritt 3–7 Wochen nach Krankheitsbeginn auf. Es kommt hierbei zum Untergang der betroffenen Zellen unter einer charakteristischen hyalinen Degeneration.

5.5.2.4.2 Klinik

Nach dem klinischen Verlauf können 3 Formen unterschieden werden (Tabelle 5). Der Typ I (lokalisierte Form) ist durch die beschriebenen blutig gelblichen Schleim-

Tabelle 5. Klinische Einteilung der Diphtherie nach Krankheitsformen

Typ I	Lokalisierte Form	1. Nasendiphtherie 2. Rachendiphtherie 3. Larynxdiphtherie 4. Wunddiphtherie
Typ II	Progrediente Formen	Intoxikationszeichen Kombinationen von 1–3
Typ III	Toxische Form	Primär toxische Form Ödemneigung Kombinationen von 1–3

hautauflagerungen im Bereich der oberen Luftwege gekennzeichnet, wobei ein süßlicher Foetor ex ore besteht. Bei der Nasendiphtherie können die Nasengänge durch die Membranen völlig austamponiert sein, es besteht eine Neigung zur Blutung. Bei der Rachendiphtherie breiten sich die grau-gelblichen Beläge über die Tonsillen hinaus auf den Gaumen und den Rachen aus. Die Beläge haften fest auf der Schleimhaut, es besteht ein starker Foetor ex ore. Unter einer geeigneten Therapie werden die Membranen nach 4–5 Tagen abgestoßen. Eine einsetzende Aphonie und in deren Folge auch Atemnot zeigen den Befall des Larynx an. Hierbei ist die Innenfläche des Kehlkopfes tapetenförmig von Membranen ausgekleidet (echter Krupp), die eine erhebliche Obstruktion erzeugen und bei schwerstem Verlauf in die Luftröhre und in den Bronchialbaum hinabsteigen können. Die Haut- und Wunddiphtherie ist durch den süßlichen Geruch und die schmierigen Auflagerungen auf den Wunden gekennzeichnet. Das Fiber ist typischerweise nicht hoch, es besteht jedoch ein ausgeprägtes allgemeines Krankheitsgefühl. Bei der progredienten Form (Typ II) greifen die verschiedenen Manifestationen in den oberen Luftwegen schnell ineinander, aus einer Nasendiphtherie wird eine Rachen- und Kehlkopfdiphtherie. Bei der toxischen Form (Typ III) kommt es durch Einwirkung des Diphtherietoxins zur Myokardiopathie sowie zur Nephropathie und Neuropathie. Lähmungen in Form einer Polyradikuloneuritis (Gaumensegellähmungen), eine Proteinurie und Kreislaufschwäche mit EKG-Veränderungen (AV-Block, ST-Senkungen) sind hierfür charakteristisch. Häufig steht ein schweres Erbrechen im Vordergrund. Gleichzeitig sind die lokalen Symptome in Nase, Rachen oder Kehlkopf ausgeprägt, es besteht eine ödematöse Schwellung im Bereich der Tonsillen, gelegentlich auch im gesamten Hals (Cäsarenhals).

5.5.2.4.3 Diagnose, Differentialdiagnose und Prognose

Die Diagnose wird durch den Keimnachweis gestellt, ein Verdacht muß wegen der Ausbreitung des Diphtherietoxins frühzeitig ausgesprochen werden. Rachenabstriche und entsprechende Kulturmethoden sind unerläßlich, fluoreszierende Antikörper können ebenfalls nachgewiesen werden. Blutbild und Blutsenkung sind in aller Regel uncharakteristisch und tragen zur Diagnose nur wenig bei. Der früher benutzte Schick-Test wird heute nicht mehr angewandt. Eine Komplementbindungsreaktion wird nach 1 Woche bis 10 Tagen positiv und erlaubt die Diagnose. Differentialdiagnostisch müssen Streptokokken- und Staphylokokken-Infektionen der Tonsillen, eine Agranulozytose sowie die infektiöse Mononukleose berücksichtigt werden. Bei Larynxdiphtherie ist die Differentialdiagnose des Kruppsyndroms gegeben. Komplikationen der Erkrankung, wie Sekundärinfektionen, sind durch rechtzeitige antibiotische Therapie vermeidbar, die Toxinwirkungen durch frühzeitige Antitoxingabe. Die Prognose muß als ernst bezeichnet werden, sie hängt vom frühzeitigen Einsetzen der Behandlung ab. Immerhin wird die Letalität der Diphtherie noch heute auf etwa 5% geschätzt.

5.5.2.4.4 Therapie

Die Behandlung mit Serum sollte bereits bei Verdacht auf das Vorliegen einer Diphtherie erfolgen. Antitoxingaben zwischen 250 (Typ I) bis 10 000 AE/kg KG (Typ III) werden je nach Schwere des Krankheitsbildes appliziert. Hierbei ist es möglich, bei Verdacht auf Sensibilisierung gegen das verwandte Pferdeserum mit besonderen Verdünnungen vorzugehen (Tabelle 6). Die gleichzeitige Gabe eines Antibiotikums (Erythromycin, Penicillin) ist auch wegen der drohenden Sekundärinfektion wichtig, sie

Tabelle 6. Antitoxingabe bei Verdacht auf Sensibilisierung gegen
Pferdeserum. Injektionen im Abstand von 20 min

1. Verdünnung	1:20	0,05 ml	s.c.
2. Verdünnung	1:20	0,10 ml	s.c.
3. Verdünnung	1:10	0,10 ml	s.c.
4. Unverdünnt		0,10 ml	s.c.
5. Unverdünnt		0,30 ml	i.m.
6. Unverdünnt		0,50 ml	i.m.
7. Unverdünnt		0,10 ml	i.v.
8. Rest in langsamer i.v.-Infusion			

beeinflußt das Krankheitsbild nur indirekt und darf erst nach Abnahme von Material
für den Keimnachweis beginnen. Neben einer Sedierung hat eine sehr vorsichtig do-
sierte und gut kontrollierte (Serumspiegel) Digitalistherapie (Synergismus mit Diphtherietoxin) ihren Platz. Bei vorliegender Arrhythmie gilt eine Digitalisierung als kontraindiziert. Eine Prednisontherapie mit einer Dosis von 2 mg/kg KG/die wird bei der
diphtherischen Myokarditis empfohlen. Bei Laryngitis ist eine frühzeitige Intubation
durchzuführen und nach etwa 5 Tagen ein Extubationsversuch vorzunehmen. Für den
Fall, daß das Krankheitsbild zu diesem Zeitpunkt noch ungebessert ist, ist die Tracheotomie erforderlich.

Die große Bedeutung der Prävention durch Impfung mit dem Diphtherietoxoid ist
durch den Rückgang der Häufigkeit dieser Erkrankung bewiesen. Bei Inkubation mit
dem Diphtheriebakterium wird eine Penicillintherapie für 4 Tage empfohlen sowie eine regelmäßige ärztliche Kontrolle in den darauffolgenden Wochen. Für den Fall, daß
diese nicht gewährleistet ist, ist die einmalige Gabe von Antitoxin (10 000 AE) angezeigt.

Literatur

1. Cherry JD (1979) The treatment of croup: Continued controversy due to failure of recogni-
   tion of historic, ecologic, etiologic and clinical perspectives. J Pediatr 94:352–354
2. Davis H, Gartner JC, Galvis AG, Michaels RH, Mestad PH (1981) Acute upper airway obstruction: croup and epiglottitis. Pediat Clin N Am 28:859–880
3. Denny FW, Murphy TF, Clyde WA, Collier AM, Henderson FW (1983) Croup: An 11-year
   study in a pediatric practice. Pediatrics 33:871–876
4. Feigin RD, Stechenberg B (1981) Diphtheria. In: Feigin RD, Cherry JD (eds) Textbook of
   pediatric infectious diseases. Saunders, Philadelphia London Toronto Sydney
5. Koren G, Frand M, Barzilay Z, Mac Leod SM (1983) Corticosteroid treatment of laryngotracheitis v. spasmodic croup in children. Am J Dis Child 137:941–944
6. Leipzig B, Oski FA, Cummings CW, Stockman JA, Swender P (1979) A prospective randomized study to determine the efficacy of steroids in treatment of croup. J Pediatr 94:194–
   196
7. Mantel K, Butenandt I (1978) Stenosierende Laryngitis und Epiglottitis. MMW 120:1057–
   1058
8. Mietens C, Lütkemeyer B, Köhler S (1984) Epidemiologie und Symptomatik der stenosierenden Laryngotracheitis (Pseudocroup) bei 1322 stationären Patienten in Bochum im Verlauf der letzten 17 Jahre. Monatsschr Kinderheilkd 132:646–653
9. Tunesian WW, Feinstein AR (1980) The steroid-croup controversy: an analytic review of
   methodologic problems. J Pediatr 96:751–756
10. Zach M, Erben A, Olinsky A (1981) Croup, recurrent croup, allergy and airway hyperreac-
    tivity. Arch Dis Childh 56:336–342

6 Entzündliche Erkrankungen der intrathorakalen Atemwege

6.1 Die Bronchitis

H. von der Hardt

6.1.1 Definition

Die *Bronchitis* ist eine entzündliche Erkrankung der Schleimhäute der Bronchien. Sie kann generalisiert oder auch lokalisiert verlaufen (*Bronchitis circumscripta*). Bei akuten viralen Infektionen der Atemwege tritt die Bronchitis meist im Zusammenhang mit Entzündungen im Larynx oder in der Trachea auf (*Laryngotracheobronchitis*). Nicht selten breitet sich die Entzündung auf das benachbarte peribronchiale Lungengewebe aus: *Peribronchitis* mit fließendem Übergang zur *Bronchopneumonie*.

Die *akute* Bronchitis heilt in wenigen Tagen komplikationslos aus. Wiederholte Erkrankungen sind im Kindesalter typisch: *rekurrierende* akute Bronchitis[1]. Davon zu unterscheiden sind *komplizierte Verlaufsformen* der akuten Bronchitis: In der Regel persistieren die klinischen Symptome über mehr als 14 Tage bis 4 Wochen. Wiederholte Erkrankungen werden dann ebenfalls beobachtet („Rezidive"), deren Verläufe meist wieder kompliziert sind. Eine einheitliche Definition der *chronischen* Bronchitis gibt es für das Kindesalter nicht (6.1.3.1). Fließende Übergänge sind zwischen akuter, kompliziert verlaufender und chronischer Bronchitis anzunehmen. Diese Definitionen, allein aufgrund der klinischen Symptome, sind wenig präzise und unbefriedigend. Das gilt auch für die Unterscheidung von *obstruktiven* und *nichtobstruktiven* entzündlichen Bronchialerkrankungen. Die *obstruktive Bronchitis* und die *Bronchiolitis* werden in 6.3 und 6.4 besprochen, wenn auch in der Praxis die scharfe Trennung zur akuten Bronchitis, besonders im Kleinkindesalter, nicht immer möglich ist. In Tabelle 1 ist die diesem Kapitel zugrunde liegende Einteilung übersichtlich dargestellt.

Im angloamerikanischen Schrifttum wird häufig die Bezeichnung: *Chronic Non Specific Lung Disease* (CNSLD) [16] verwendet. Dieser Begriff bezieht auch rekurrierende obstruktive Bronchitiden des Kindesalters mit ein, ohne daß andererseits eine klare Trennung zum Asthma bronchiale vorgenommen wird.

---

[1] Der Begriff „rezidivierende" Bronchitis wurde vermieden. „Rezidivierend" bedeutet das wiederholte Aufflackern ein und derselben Erkrankung. Der wiederholt auftretenden Bronchitis liegen aber immer neue Erkrankungen mit meist anderen Erregern zugrunde (6.1.3.1).

Tabelle 1. Grobschematische Einteilung der nichtobstruktiven Bronchitis im Kindesalter

Akute banale Bronchitis	Meist im Zusammenhang mit Rhinitis, Laryngitis, Tracheitis (banale Virusinfektion) Leitsymptome: Husten und grobblasige Rasselgeräusche Krankheitsdauer 10–14 Tage Rekurrierender Verlauf im Kindesalter häufig Prognose: gut
Akute komplizierte Bronchitis	Meist im Zusammenhang mit Rhinitis, Laryngitis, Tracheitis (banale Virusinfektion); bakterielle Superinfektion ist möglich Leitsymptome: Husten und grobblasige Rasselgeräusche; evtl. gelblich-grüner Auswurf; initial vereinzelt Giemen Krankheitsdauer: bis zu 4 (6) Wochen Rekurrierender Verlauf weniger häufig Prognose abhängig von den begünstigenden Faktoren (Tabelle 2), Ausheilung möglich oder Übergang in chronischer Verlaufsform
Chronische Bronchitis	Oft ohne Bezug zu aktueller Virusinfektion, akute Exazerbation der Symptome durch Infekt möglich Leitsymptome: persistierender Husten unterschiedlicher Intensität; besonders morgens; wenig Rasselgeräusche; evtl. Auswurf; vereinzelt Giemen; insgesamt eher diskrete Symptome Krankheitsdauer: mindestens (8 bis) 12 Wochen Akute Exazerbationen täuschen rekurrierenden Verlauf vor Prognose zweifelhaft und abhängig von den begünstigenden Faktoren (Tabelle 2), meist persistiert die chronische Entzündung
Sonderformen	Bronchitis circumscripta ⎱ Bronchitis fibroplastica ⎰ Übergang zu obstruktiven Bronchitiden

6.1.2 Die akute Bronchitis

6.1.2.1 Definition

Die akute Bronchitis ist definiert als eine entzündliche Erkrankung der Schleimhäute der Bronchien, die meist im Zusammenhang mit einem Infekt der extrathorakalen Atemwege auftritt und in wenigen Tagen ohne Folgen ausheilt (maximale Krankheitsdauer: 14 Tage). Husten und Rasselgeräusche stehen im Vordergrund der Befunde.

6.1.2.2 Häufigkeit

Die akute Bronchitis gehört zu den häufigsten Erkrankungen im Kindesalter. Präzise Angaben über die Häufigkeit sind aber nicht möglich, da zum einen repräsentative Statistiken nicht geführt wurden und zum anderen das Symptom Husten nicht in jedem Fall die entzündliche Erkrankungen der intrathorakalen Atemwege anzeigt (pharyngealer, laryngealer, Husten). Die für die akute Bronchitis charakteristische intrabronchiale Hypersekretion (produktiver Husten, Rasselgeräusche) fehlt meist in den ersten 24–48 h der Erkrankung. Die endgültige Diagnose ist in dieser Krankheitsphase noch unsicher. Andererseits werden Nachuntersuchungen aus meist praktischen Gründen kaum durchgeführt. In der Annahme, daß etwa $^1/_3$ aller Infekte der Atemwege auf die intrathorakalen Atemwege übergreifen, sind in Abhängigkeit vom

Lebensalter durchschnittlich 1–2 akute Bronchitiden pro Kind und Jahr anzunehmen. Diese Schätzung ergibt sich z. B. aus der Tecumseh-Studie über die Häufigkeit von Atemwegsinfektionen im Kindesalter [22]. Die Frequenz der akuten Bronchitis pro Kind und Jahr liegt höher, wenn nur das Symptom Husten der Diagnose zugrundegelegt wird: Die Cleveland-Studie ergab, daß über 50% aller Kinder mit akutem Luftwegsinfekt an Husten litten, 96% von ihnen aber an Schnupfen [10].

6.1.2.3 Ätiologie

Die akute Bronchitis ist fast ausschließlich Folge einer *Virusinfektion:* Rhinoviren, "respiratory-syncytial"-Viren (RS-Viren), Influenza- und Parainfluenzaviren, Adenoviren, Coxsackieviren. Bei Masern kann die akute Tracheobronchitis besonders schwer verlaufen (akute Masernbronchitis) und zu irreparablen Epithelnekrosen führen. Ob Bakterien primär eine akute Bronchitis verursachen können, ist unsicher. Eine *sekundäre bakterielle* Besiedelung der entzündeten Bronchialschleimhaut ist möglich und führt zu einem komlizierten Verlauf der akuten Bronchitis (6.1.3). Die akute Bronchitis bei Pertussis (*Pertussisbronchitis*) stellt eine Ausnahme dar und ist ebenfalls als eine komplizierte Erkrankungsform anzusehen. Perforationen tuberkulöser Lymphknoten in das Lumen benachbarter Bronchien können Hustenattacken verursachen und eine akute Bronchitis vortäuschen (Kap. 9).

Zahlreiche nicht-infektiöse Noxen führen ebenfalls zu einer akuten Entzündung der Bronchialschleimhaut: Industrieabgase (v. a. SO_2) und Zigarettenrauch [33], die Inhalation von Puder und von Fremdkörpern (Flüssigkeiten und feste Fremdkörper, 6.6 und Abschn. 15.2), die artifizielle Aspiration von Magensaft (nekrotisierende Bronchitis, Mendelson-Syndrom, Abschn. 15.2).

Schließlich führt auch die Allergeninhalation bei sensibilisierten Patienten zu einer akuten Entzündung der Bronchialschleimhaut, meist tritt zusätzlich eine Bronchusobstruktion auf (6.5). Inwieweit Allergene eine nicht-obstruktive, akute Bronchitis verursachen können, ist unsicher.

6.1.2.4 Pathologie

Pathologisch-anatomische und pathologisch-histologische Beschreibungen der akuten Bronchitis im Kindesalter sind selten. Vereinzelt liegen bronchoskopische Befundbeschreibungen vor. Danach ist bei der unkomplizierten akuten Bronchitis die Schleimhaut generalisiert ödematös geschwollen, eine diffuse Hyperämie fällt auf und führt zu einer samtartigen Oberfläche. Besonders verdickt erscheinen die Bronchialaufzweigungen, segmentale Stenosierungen werden beobachtet. In der Initialphase ist das Sekret seromukös und enthält reichlich mononukleäre Zellen. Ein mukös-purulentes Bronchialsekret und der Nachweis segmentkerniger Granulozyten weisen auf eine bakterielle Infektion hin. Die Schleimhaut zeigt histologisch das interstitielle Ödem sowie die ausgeprägte Hyperämie. Sie ist durchsetzt mit Rundzellen. Nur selten finden sich Epithelnekrosen. In aller Regel bleibt die akute Bronchitis auf die oberflächliche Schleimhautschicht beschränkt. Bei Infektionen durch Adeno- und Influenzaviren sowie bei Masernvirusinfektionen können nekrotisierende, hämorrhagische Entzündungen auftreten, die auch tiefe Schichten der Bronchialwand erfassen und das Knorpelskelett definitiv schädigen. Sekundäre bakterielle Infektionen (Superinfektion) führen ebenfalls zu tiefergehenden, z. T. nekrotisierenden Bronchialwandschädigungen. Bei definitivem Verlust des Flimmerepithels wird die mukoziliare

Transportfunktion beeinträchtigt, Prädilektionsorte für nachfolgende, dann meist kompliziert verlaufende Infektionen mit Übergang in eine chronische Entzündung. Knorpelnekrosen sind der Ausgangsort für Bronchiektasenbildungen (meist regional, selten generalisiert, 6.2).

6.1.2.5 Klinik

Typisch ist der initial trockene Reizhusten. Mitunter klagen die Kinder über retrosternale Schmerzen. Innerhalb von 24–48 h wird der Husten produktiv, ältere Kinder expektorieren ein weißes Sekret von seromuköser Beschaffenheit. Im Verlauf der Erkrankung kann der Auswurf gelblich werden (zellreich), ohne daß dies eine bakterielle Infektion beweist. Kleinere Kinder verschlucken das hochgehustete Sekret. Die physikalische Untersuchung der Lungen ergibt initial keinen pathologischen Auskultationsbefund, später lassen sich bei sorgfältiger Untersuchung immer Rasselgeräusche (mittel- bis grobblasig, ohrfern) hören, nicht selten nur lokalisiert. Nach kräftigem Hustenstoß können diese Geräuschphänomene vorübergehend verschwinden. Besonders im Kleinkindesalter können auch die Zeichen der Bronchusobstruktion festgestellt werden, v. a. Giemen und ein erschwertes, mitunter verlängertes Exspirium. Sind diese Befunde vorherrschend, sollte besser von akuter obstruktiver Bronchitis gesprochen werden (6.3.). Bei der nicht-obstruktiven Bronchitis sind diese klinischen Zeichen nur vereinzelt nachweisbar, besonders in der Initialphase, wenn die Hypersekretion noch nicht im Vordergrund steht. Sie werden nur erwähnt, da fließende Übergänge zwischen beiden Erkrankungen durchaus möglich sind und die vorgenommene Unterteilung im Einzelfall nicht immer gültig sein kann.

Diesen für die akute Bronchitis spezifischen Symptomen sind in der Regel unspezifische Zeichen beigeordnet: allgemeine Abgeschlagenheit, Temperaturerhöhung (initial auch hohes Fieber, im weiteren Verlauf eher subfebrile Temperaturen), Skelett- und Muskelschmerzen als Ausdruck der viralen Allgemeininfektion. Schnupfen und ein vermehrt geröteter Rachen mit Schwellung der Lymphfollikel an der Rachenhinterwand weisen darauf hin, daß die akute Bronchitis nur Teil einer Virusinfektion der gesamten Atemwege ist.

6.1.2.6 Laborbefunde

Die Blutkörperchensenkungsgeschwindigkeit ist bei viraler Infektion nicht oder nur gering beschleunigt. Die Gesamtleukozytenzahl ist nicht erhöht, meist besteht eine relative Lymphozytose. Wird bei Verdacht auf eine Bronchopneumonie ein Thoraxröntgenbild angefertigt, zeigt dieses bei der unkomplizierten akuten Bronchitis keinen pathologischen Befund. Vereinzelt erscheint der Hilusschatten durch akute Lymphknotenschwellung verbreitert (sog. Infekthilus, eine Bezeichnung, die umstritten ist).

6.1.2.7 Diagnose und Differentialdiagnose

Die Diagnose der akuten Bronchitis ergibt sich aus den klinischen Symptomen. Für die Differentialdiagnose der verschiedenen ätiologischen Faktoren ist die Anamnese entscheidend. Meist erkrankt ein Kind dann, wenn innerhalb einer Familie, des Kindergartens oder der Schule andere Personen ebenfalls an einem viralen Atemwegsinfekt leiden (Abschn. 5.1). Die Umgebungsanamnese kann dann wenig ergiebig sein, wenn eine längere Inkubationszeit (bis zu 14 Tagen) den Zusammenhang vergessen läßt, oder wenn die Erkrankung der übrigen Personen sehr blande verläuft. Die Erregerisolierung aus Rachenspülwaser oder aus expektoriertem Sputum (selten reines Bronchialsekret) ist wenig ergiebig und kaum von praktischer Bedeutung. Das gilt auch für Antikörperbestimmungen im Serum. Sie geben nur dann einen eindeutigen Hinweis auf den Erreger, wenn entweder der Initialtiter sehr hoch ist oder wenn in einer Kontrolluntersuchung 10–14 Tage später eine signifikante Titerbewegung festgestellt werden kann. Die Fremdkörperaspiration muß bei akut auftretendem Husten immer bedacht werden (6.6), während die endobronchiale Lymphknotentuberkulose mit Perforation in den Bronchus nur noch selten vorkommt (positiver Tuberkulintest). In der Initialphase der Pertussisinfektion ist die Differentialdiagnose zur banalen akuten Bronchitis schwierig bis unmöglich, die Umgebungsanamnese kann den entscheidenden Hinweis geben.

6.1.2.8 Therapie

Die Behandlung der akuten Bronchitis ist symptomatisch. Der initial quälende Hustenreiz sollte durch Hustensedativa (Monopräparate, z. B. Kodeinphosphat) gemildert werden, im weiteren Verlauf sind Hustensedativa eher schädlich: die notwendige Sekretexpektoration unterbleibt, die bakterielle Superinfektion wird begünstigt. Vielmehr sollten hustenfaule Kinder zum Husten angehalten werden. Als hilfreich werden Maßnahmen empfunden, die die Sekretproduktion fördern und das Sekret verflüssigen. Meist genügt die orale Zufuhr von reichlich warmer bis heißer Flüssigkeit (kalte Flüssigkeit kann als unspezifischer Reiz über pharyngeale Rezeptoren den Husten unnötig stimulieren). Der Zusatz von ätherischen Ölen (z. B. Eukalyptusöl, Menthol) fördert die Speichelsekretion, ist aber ohne Einfluß auf die bronchiale Sekretbildung [19]. Um die bronchiale Sekretproduktion zu steigern, werden Präparate verwendet, die reflektorisch über die Reizung der Magenschleimhaut wirken sollen: besonders Ammoniumchlorid und Kaliumjodid. Jodide werden zusätzlich auf der Bronchialschleimhaut ausgeschieden (lokale Wirkung?). Die Wirkung dieser Präparate wie auch von Bromhexin und seinen Abkömmlingen wird kontrovers diskutiert, da sie mit objektiven Methoden in vivo nicht zweifelsfrei belegt werden kann. Das gilt auch für die orale Zufuhr von in vitro mukolytisch wirksamen Substanzen (N-Acetylcystein).

Dagegen scheint die Inhalationsbehandlung sehr viel wirkungsvoller die Produktion eines eher dünnflüssigen Sekretes zu steigern. Meist genügt auch hier die Inhalation von Wasser oder isotonischer Kochsalzlösung. Bromhexin wirkt nach Inhalation ebenfalls schleimlösend, kann aber auf der entzündeten Schleimhaut von Trachea und Bronchien als lästiger Reiz empfunden werden. Das gilt auch für die Inhalation von Mukolytika, die zur Behandlung der akuten Bronchitis nicht notwendig sind. Für eine sinnvolle Inhalationsbehandlung sind einige Voraussetzungen zu bedenken, die noch ausführlich (6.1.3) besprochen werden. Meist ist die Inhalationsbehandlung bei der akuten Bronchitis unnötig und zu aufwendig. Das gilt auch für die sog. Abklopfdrainage. Die Wirkung von Hals- und Brustwickeln und von Brusteinreibungen ist subjektiv.

Über die Gabe von Antipyretika s. Abschn. 5.1. Die initiale Gabe von Antibiotika ist bei der akuten Bronchitis unnötig (6.1.2.3).

6.1.2.9 Verlauf und Prognose

Die akute Bronchitis heilt in wenigen Tagen komplikationslos aus, sofern nicht durch den Erreger selbst oder infolge einer bakteriellen Superinfektion Epithelnekrosen entstanden sind. Der Husten sistiert in der Regel nach 7–10 Tagen, Rasselgeräusche sind nicht mehr nachweisbar. Ein erneuter Fieberanstieg weist auf eine bakterielle Superinfektion hin, die immer eine Komplikation darstellt. Die häufigsten Erreger sind Staphylokokken, Haemophilus influenzae, seltener Pneumokokken. Bei effektiver antibiotischer Therapie, die dann immer indiziert ist, kann auch diese Komplikation folgenlos ausheilen, sie kann aber auch der Beginn weiterer komplizierter Bronchitiden sein (6.1.3). Die sehr gute Prognose der akuten Bronchitis gilt auch für folgende Krankheitsphasen im weiteren Leben des Kindes. Die Tatsache, daß ein Kind mehrfach an einer akuten Bronchitis erkrankt, bedeutet noch nicht, daß bereits eine besondere Disposition vorliegt oder eine bleibende Schädigung der Bronchialwand eingetreten ist.

6.1.2.10 Komplikationen und Sonderformen

Die Mehrzahl aller ernsten Komplikationen der akuten Bronchitis sind Folge einer mangelnden Sekretverflüssigung und Sekretexpektoration: lokale Überblähungszonen durch sekretbedingte Ventilstenosen (nur selten entwickelt sich im Verlauf einer akuten Bronchitis ein Pneumothorax bzw. ein Pneumomediastinum, Abschn. 12.3), regionale Atelektasen (Resorptionsatelektasen) mit der Gefahr einer bakteriellen Superinfektion (Bronchopneumonie), selten bei exzessiver intrabronchialer Sekretproduktion und mangelhafter Drainage Atemnot mit Hypoxie und Hyperkapnie.

Diese insgesamt nicht häufigen Komplikationen einer akuten Bronchitis sind auf die mangelhafte mukoziliare Transportfunktion zurückzuführen, die durch falsches therapeutisches Vorgehen weiter behindert wird: Hustensedativa, Antihistaminika (erhöhen die Viskosität des Bronchialsekretes), u. U. Insufflation von nicht-befeuchtetem Sauerstoff.

Als eine besondere Verlaufsform der akuten Bronchitis wird im Kindesalter, wenn auch selten, die *Bronchitis fibrinosa oder fibroplastica* beobachtet [12]. Bei der akuten Verlaufsform sind die Kinder schwerkrank, ringen nach Luft und leiden an einem quälenden, trockenen Husten. Atelektasen eines Lappens oder eines ganzen Lungenflügels können auftreten, das Bild erinnert an die „mucoid impaction" (Kap. 12). Im Verlauf der Hustenattacke werden weißliche Massen ausgehustet, die mitunter Ausgüssen von Bronchien ähneln (Abb. 1). Danach tritt kurzfristig Erleichterung ein. Diese Ausgüsse bestehen aus Fibrin, durchsetzt von meist neutrophilen Granulozyten und abgeschilfertem, nekrotischem Bronchialepithel. Verschiedene bakterielle Erreger werden nachgewiesen, am häufigsten Staphylokokken und Haemophilus influenzae. Ob diese Keime die Erkrankung verursachen oder ob eine spezielle Reaktionsform des Organismus vorliegt, ist unklar. Die Diagnose wird bronchoskopisch gestellt, die Bronchoskopie ist auch gleichzeitig die entscheidende therapeutische Maßnahme (Absaugen und Spülen der befallenen Bronchialabschnitte). Bei der chronischen Verlaufsform ist die akute Atemnot weniger ausgeprägt, vielmehr persistieren die Hustenattacken mit wiederholter Expektoration der Fibrinbeläge. Die Erkrankung kann Wochen andauern, wiederholte Bronchialabsaugungen sind notwendig, eine antibiotische Therapie wird empfohlen. Bei Mitbefall der Trachea steht klinisch ein kruppartiger Husten im Vordergrund. Die Diphtherie muß ausgeschlossen werden.

Die *Bronchitis circumscripta nonspecifica* [8] ist eine unspezifische akute Entzündung eines umschriebenen Bronchialabschnittes. Husten und erhöhte Körpertemperatur (bis zu hohem Fieber) stehen im Vordergrund der klinischen Symptome, nicht

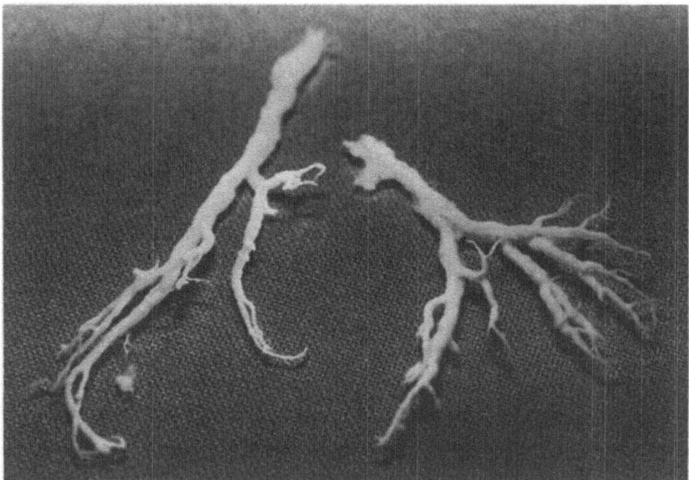

Abb. 1. Bronchialausgüsse bei Bronchitis fibroplastica bei einem 6jährigen Jungen

selten auch die Zeichen der Bronchusobstruktion, die über dem erkrankten Bezirk besonders deutlich zu hören sind. Im Röntgenbild fallen im erkrankten Bronchialabschnitt Überblähungen, häufiger aber Atelektasen auf. Die Differentialdiagnose zu aspirierten Fremdkörpern, Tumoren, zur Tuberkulose oder zu unklaren persistierenden Lungeninfiltraten führt schließlich bronchoskopisch zur Klärung der Diagnose: Im befallenen Bronchusabschnitt ist die Schleimhaut diffus gerötet, verdickt; nicht selten finden sich Granulationsgewebe und fibrinartige, eitrige Auflagerungen. Poststenotisch sammelt sich meist mukös-purulentes Sekret an. Die histologischen Befunde aus dem stenosierten Bezirk zeigen meist akute oder auch chronisch-entzündliche, uncharakteristische Veränderungen. Die Ätiologie ist unklar. Die Therapie schließt neben der endoskopischen Behandlung (Entfernen von Fibrin und Sekret, Abtragen des stenosierenden Gewebes), die Gabe von Antibiotika und ggf. von Steroiden ein. Eine intensive Physiotherapie ist notwendig. Die Ausbildung poststenotischer Bronchiektasen kann nicht immer verhindert werden.

Bei beiden Sonderformen der akuten Bronchitis können die klinischen Zeichen der Bronchusobstruktion ganz im Vordergrund stehen. Besonders die Bronchitis fibrinosa kann im Säuglingsalter wie eine Bronchiolitis verlaufen. Die Zuordnung dieser Sonderformen zum Abschnitt „Obstruktive Bronchitis" ist ebenso möglich (6.3).

6.1.3 Die komplizierte Bronchitis, die chronische Bronchitis

6.1.3.1 Definition

Die für das Erwachsenenalter gültige Definition der WHO für die chronische Bronchitis lautet: „Produktiver Husten über mindestens 3 Monate im Jahr in 2 aufeinanderfolgenden Jahren". Diese Definition ist im Kindesalter nicht brauchbar. Danach würde die chronische Bronchitis in den ersten 2 Lebensjahren nicht auftreten. Bronchologische Befunde sprechen gegen diese Annahme. Weingärtner und Dietzsch [32] sprechen von „rezidivierender" Bronchitis, „wenn innerhalb der letzten 12 Monate mindestens 3 Schübe mit Husten und bronchitischem Auskultationsbefund von jeweils mindestens 14 tägiger Dauer aufgetreten sind". Es handelt sich somit um eine komplizierte Bronchitis mit rekurrierendem Verlauf (6.1.1). Eine chronische Bronchitis liegt nach diesen Autoren dann vor, wenn „die sogenannten Symptome länger als 3 Monate innerhalb eines Jahres kontinuierlich bestehen". Diese Definition wird hier übernommen (6.1.1).

Für die komplizierte Bronchitis ist der rekurrierende Verlauf geradezu typisch. Diese Aussage ist für die chronische Bronchitis nur akzeptabel, wenn sie ausschließlich aufgrund der klinischen Symptome diagnostiziert wird. Der Verlauf der chronischen Bronchitis ist ebenso von symptomfreien Intervallen und akuten Exazerbationen gekennzeichnet. Allerdings sprechen pathologisch-anatomische und pathologisch-histologische Befunde dafür, daß auch im Kindesalter eine chronische Entzündung der Bronchialschleimhaut und unabhängig von den klinischen Symptomen fortbestehen kann.

Die Diskrepanz zwischen klinischen Symptomen und morphologischem Befund relativiert die bisher nur klinisch orientierten Definitionen und erklärt, warum fließende Übergänge beobachtet werden. Dadurch wird auch verständlich, warum einige Autoren es ablehnen, eine chronische Bronchitis im Kindesalter als eigene Erkrankung v. a. dann anzunehmen, wenn kein morphologischer Befund vorliegt. Aufgrund dieser Schwierigkeiten in der Definition und aufgrund gemeinsamer ätiologischer Faktoren werden die rekurrierende, komplizierte und die chronische Bronchitis in den folgenden Abschnitten gemeinsam besprochen.

6.1.3.2 Häufigkeit

Die unterschiedlichen Definitionen führen zu abweichenden Angaben über die Frequenz der komplizierten und chronischen Bronchitis im Kindesalter. Vor allem wird die Trennung zur obstruktiven Bronchitis nicht immer vorgenommen, wodurch z. T. Kinder mit nicht allergischem Asthma bronchiale in die Statistik mit einbezogen werden. Der Häufigkeitsgipfel für die rekurrierende komplizierte Bronchitis liegt im Kleinkindesalter; im Schulalter geht die Frequenz zurück und steigt im jugendlichen Alter wieder deutlich an, in Koinzidenz mit dem Anstieg des aktiven Rauchens. Peat et al. [23] untersuchten die Häufigkeit der chronischen Bronchitis bei 8- bis 9 jährigen und 12- bis 13 jährigen Schulkindern in Sydney (die Definition entsprach der einer komplizierten und rekurrierenden Erkrankung). Kinder mit obstruktiven Symptomen wurden nicht mit einbezogen. Etwa 7,5% aller Jungen und 5,7% aller Mädchen im Alter von 8–9 Jahren sowie etwa 4,7% aller Jungen und 3,7% aller Mädchen im Alter von 12–13 Jahren litten an einer komplizierten Bronchitis. Die Häufigkeitsrate lag etwa 3 mal höher als die für das Asthma bronchiale in dieser Altersgruppe von insgesamt 9 544 erfaßten Kindern. In der Mehrzahl der europäischen Studien wurde die Unterteilung in obstruktive und nichtobstruktive Bronchialerkrankungen nicht vorgenommen oder es wurde aufgrund von Fragebogenaktionen lediglich das Symptom Husten mit und ohne vermehrte Sekretproduktion unabhängig vom Faktor Zeit beurteilt. Das erklärt die unterschiedlichen Häufigkeitsangaben für chronische bzw. rekurrierende komplizierte Bronchitiden z. B. im Schulkindersalter von ca. 3% bis maximal knapp 30% [18, 32]. Andererseits datieren zwischen 10 und 30% aller Erwachsenen, die an einer chronischen Bronchitis leiden, den Beginn der klinischen Symptome zurück in das Kindes- bzw. Jugendlichenalter. Colley et al. [7] sehen die chronische Bronchitis des Erwachsenen als Folge der rekurrierenden Bronchitis des Kindesalters an.

6.1.3.3 Ätiologie und Pathogenese

Die Gründe für komplizierte und chronische Verlaufsformen einer Bronchitis sind zahlreich und z. T. nur mangelhaft bekannt (Tabelle 2).

6.1.3.3.1 Infektion

Im Vordergrund steht die wiederholte Infektion der Atemwege. Sie kann selbst die Voraussetzung für weitere, u. U. persistierende Infektionen schaffen: z. B. durch Epithel- oder Wandnekrosen, die die lokalen Abwehrmechanismen der Bronchialschleimhaut definitiv schädigen. Die Infektion kann aber auch Folge einer bereits vorher gestörten Abwehrfunktion sein: Störungen im allgemeinen oder lokalen Immunsystem, gestörte Selbstreinigungsfunktion der Atemwege bei z. B. anatomischen Fehlbildungen. Wie für die akute Bronchitis sind auch für die komplizierte und rekurrierend verlaufende Bronchitis und für die chronische Bronchitis vorwiegend virale Infektionen bedeutsam. Zahlreiche epidemiologische Studien weisen darauf hin, daß bronchopulmonale Infektionen besonders im Säuglings- und Kleinstkindesalter der Beginn für rekurrierende oder chronische Infektionen im weiteren Kindesalter sein können. Das gilt v. a. für Infektio-

Tabelle 2. Faktoren, die einen komplizierten Verlauf einer akuten Bronchitis begünstigen oder Ursachen rekurrierender oder chronischer Bronchitiden im Kindesalter sein können

Infektionen mit Schädigung des Bronchialepithels und der Bronchialwand
    viral: Adeno- und Influenzaviren; RS-Viren; Masernvirus
    bakteriell: Meist Superinfektion einer primär viralen Infektion durch Staphylokokken, Haemophilus influenza, Bordetella pertussis

Störungen des mukoziliären Transportsystems

    Mechanische Hindernisse (tracheale und bronchiale Stenosen/Malazien, Bronchiektasen, Verzweigungsanomalien)

    Infektionen (s. o.)

    Chemische Irritation (Zigarettenrauch, Luftverschmutzung)

    Physikalische Irritation (trockene, kalte Atemluft besonders bei behinderter Nasenatmung)

    Pathologische Sekretproduktion (Asthma bronchiale, Mukoviszidose)

    Zilienmotilitätsstörungen (Kartagener-Syndrom)

    Rezidivierende Aspirationen (führen zu chemischer und physikalischer Irritation sowie zur Infektion)

Immunologische Erkrankungen

    Angeborene zelluläre und humorale Immundefekte

    Transitorische Hypogammaglobulinämie

    Störungen der lokalen Immunität, v. a. selektiver Mangel an sekretorischem IgA

    Störungen der nicht-adaptiven Immunität: Komplementdefekte, α-1-Antitrypsin-Mangel

    Störungen der Granulozytenfunktion

    Erworbene Störungen bei malignen Erkrankungen und/oder bei immunosuppressiver Therapie

Allergien

Genetische Einflüsse

Sozioökonomische Einflüsse

nen mit RS-Vieren (im Säuglingsalter häufig als Bronchiolitis). Dabei ist unklar, ob diese Infektionen im Säuglingsalter nicht auch zu einer definitiven Schädigung v. a. der lokalen Immunität [21] führen. Nachuntersuchungen zeigten, daß ein größerer Prozentsatz dieser Säuglinge und Kleinkinder im klinisch symptomfreien Zustand nach wie vor eine beeinträchtigte Lungenfunktion aufweisen [4]. Das deutet eher darauf hin, daß durch die primäre Virusinfektion strukturelle Schädigungen verursacht wurden. Art und Ausmaß dieser Schädigungen sind mangels histologischer Befunde nicht sicher bekannt. Jenseits des 3. bis 5. Lebensjahres sind es v. a. Adenovirus- und Influenzavirusinfektionen, die zu ausgedehnten Bronchusepithelnekrosen führen können. Die Schädigung des Flimmerepithels begünstigt nachfolgende Infektionen und kann ihre Heilung verzögern. Das gilt auch für die Masernbronchitis und Masernbronchopneumonie.

Die Rolle bakterieller Erreger in der Ätiologie der rekurrierenden komplizierten und der chronischen Bronchitis des Kindesalters wird kontrovers diskutiert. Primäre bakterielle Bronchitiden sind sicher selten, abgesehen von den Bronchusläsionen durch Bordetella pertussis. Dagegen ist die bakterielle Superinfektion einer primären viralen Infektion der intrathorakalen Atemwege immer eine Komplikation, die über definitive Schädigungen oberflächlicher oder tiefer Bronchialwandschichten die Voraussetzungen für ein chronisches Leiden sein kann. Besonders gilt das für die Superinfektion mit Staphylococcus aureus.

Bei manifester chronischer Bronchitis werden im Vergleich zu gesunden Kindern überhäufig Bakterien im Bronchialsekret nachgewiesen. Szekely u. Farkas [29] berichten, daß sie bei 372 Kindern ohne bronchopulmonale Erkrankungen in über 75% keine Keime im Bronchialsekret nachweisen konnten, in weiteren 13% Neisserien und in knapp 9% nichthämolysierende Streptokokken. Andere Keime wurden mit einer Häufigkeit zwischen 0,3 und 0,8% nachgewiesen. Dagegen enthielt das Bronchialsekret von Kindern mit chronischer Bronchitis in über 70% Keime, davon in 56% Neisserien und nicht-hämolysierende Streptokokken, in etwas mehr als 16% Staphylococcus aureus und Halmophilus influenzae und in über 6% Escherichia coli. Pseudomonas, Klebsiellen und Proteus spielten keine entscheidende Rolle. Die Bedeutung dieser sehr viel häufigeren Keimbesiedlung bei Kindern mit chronischer Bronchitis im Vergleich zu gesunden Kindern ist unklar. Ob durch diese Keime die chronische Entzündung unterhalten wird, oder ob dieser häufige Keimnachweis lediglich auf die verminderte Selbstreinigungsfunktion der Bronchialschleimhaut hinweist, bleibt offen.

6.1.3.3.2 Störungen des Immunsystems

Primäre Störungen des Immunsystems können mit rekurrierenden komplizierten und chronischen Infektionen der Atemwege einhergehen. Das gilt v. a. für die bekannten *generalisierten Defekte* im T- und B-Zell-System, aber auch für die *Granulozytenfunktionsstörungen*. Diese angeborenen Immundefekte sind selten und machen nur einen sehr kleinen Prozentsatz der verschiedenen, zu rekurrierenden und chronischen Bronchialerkrankungen führenden ätiologischen Faktoren aus (Abschn. 2.3.8). Meist stehen eitrige Infektionen des Lungenparenchyms im Vordergrund. Der sehr viel häufigere transitorische Mangel an Immunglobulinen kann in den ersten 2 Lebensjahren für rekurrierende Infektionen der Atemwege verantwortlich sein [25].

Inwieweit Störungen der *lokalen Immunität* im Bereich der Bronchialschleimhaut für diese Infektionen bedeutsam sind, ist unsicher. Nur wenige Untersuchungen der lokalen Immunantwort konnten bisher durchgeführt werden, da sie meist die endoskopische Entnahme von Bronchialsekret oder von biopsierter Schleimhaut aus unterschiedlichen Abschnitten der Atemwege erfordern. Der selektive IgA-Mangel führt nur dann zu rekurrierenden Bronchitiden, wenn auch das sekretorische IgA deutlich erniedrigt ist. Die Rolle des der Bronchialschleimhaut assoziierten lymphatischen Gewebes (*Bronchus Associated Lymphoid Tissue*: BALT; [3]) für spezifische lokale Immunreaktionen der Bronchialschleimhaut ist noch weitgehend unklar. Dieses System ist in allen Bronchusabschnitten zu finden, besonders konzentriert im Bereich der Bronchialaufzweigungen.

Schließlich können auch *Störungen der nichtadaptiven Immunität,* generalisiert oder lokal, Ursache chronischer Atemwegserkrankungen sein. Das gilt besonders für den Mangel an Proteaseninhibitoren, v. a. für den α-1-Antitrypsin-Mangel (Abschn. 12.2). Kinder mit α-1-Antitrypsin-Mangel leiden allerdings eher an einer Leberzirrhose als an einer brochopulmonalen Erkrankung. Auch bei Transferrinmangel werden Infektionen der Atemwege beobachtet. Transferrin wird von den submukösen Bronchialdrüsen gebildet und in der wäßrigen Phase des Bronchialschleims nachgewiesen. Kinder mit hypochromer Anämie weisen häufig eine erhöhte Bereitschaft zur Infektion des Respirationstraktes auf, die auf einen Transferrinmangel im Bronchialsekret beruhen könnte. Komplementdefekte wurden im Zusammenhang mit rekurrierenden Infektionen des Atemtraktes beschrieben.

Auch *sekundäre Störungen des Immunsystems* können eine Störung der Abwehrfunktionen des Körpers verursachen und eine komplizierte rekurrierende und chronische Erkrankung der Atemwege begünstigen: konsumierende Erkrankungen, maligne Systemerkrankungen u. a. Das gilt auch für Kinder, die eine immunsuppressive Therapie erhalten. Meist stehen Erkrankungen des Lungenparenchyms im Vordergrund, die Erkrankungen der Atemwege sind ihnen untergeordnet (Kap. 11).

6.1.3.3.3 Störungen des mukoziliaren Transportsystems

Die mechanische Selbstreinigung des Atemtraktes (mukoziliare Clearance) ist für die Abwehr von Krankheitserregern wesentlich. Sie wird durch den gerichteten Flimmerstrom des intakten Epithels und durch die adäquate Zusammensetzung der Schleimschicht gewährleistet. Anatomische Fehlbildungen, v. a. Kalibersprünge, Stenosen oder Dilatationen, hindern den gerichteten Schleimtransport erheblich. Unterstützt wird dieser Transport durch die während der In- und Exspiration auftretenden Dehnungs- und Stauchungsvorgänge in Längsrichtung des bronchialen Röhrensystems. Besonders durch diese mechanischen Vorgänge in Längsrichtung der Atemwegen werden Partikel auch noch aus den Ductuli terminales und den Alveolen in Richtung Larynx transportiert. Diese nur unvollständig bekannten mechanischen Vorgänge stellen ein effektives System der Selbstreinigung dar: Latexpartikel werden innerhalb von 5–10 min von der Bifurkation der Trachea zum Larynx bei einem 12jährigen Mädchen transportiert [27]. Dagegen beträgt die Replikationszeit von z. B. Escherichia coli 20 min. Zahlreiche Störungen dieses Transportsystems können Ursache komplizierter Verläufe einer akuten Bronchitis sein, können rekurrierende Erkrankungen begünstigen und schließlich zu einer chronischen Infektion der Atemwege führen (Tabelle 2).

Als überwiegend *mechanisch bedingte Störungen* sind angeborene und erworbene Bronchusstenosen und Bronchuswandmalazien anzusehen (Abschn. 3.3), ebenso Bronchusfehlabgänge (Abschn. 3.3) und Bronchiektasen (6.2). Unerkannt gebliebene aspirierte Fremdkörper beeinträchtigen nicht nur durch eine mögliche chemische bzw. unspezifische Irritation die Atemwege, sondern auch mechanisch, indem sie den Sekrettransport im betreffenden Bronchusabschnitt behindern (6.6). Defektheilungen nach nekrotisierenden Entzündungen mit Verlust des Flimmerepithels führen zu Unterbrechungen des Schleimtransportes und zur Sekretstase im erkrankten Bronchusabschnitt. Das gilt auch für die sog. Beatmungslunge, besonders wenn nach Beatmung einer noch unreifen Lunge Veränderungen im Sinne einer bronchopulmonalen Dysplasie (Kap. 16) aufgetreten sind. Charakteristisch sind erhebliche Bronchialwandläsionen mit z. T. Atrophien und z. T. Hypertrophien der Schleimhaut und partiellem Verlust des Flimmerepithels.

Durch *chemische Irritation* der Ziliarbewegung und der Schleimzusammensetzung kann das mukoziliare Transportsystem ebenfalls erheblich beeinträchtigt werden. Der Einfluß der Luftverschmutzung auf die Inzidenz von komplizierten und chronischen Bronchitiden ist für das Kindesalter wiederholt nachgewiesen worden [11, 20, 26]. Da viele dieser Studien statistische Mängel aufweisen, die verwendeten Definitionen sehr unterschiedlich sind und die Intensität der Luftverschmutzung und ihre Einwirkungsdauer in diesen Studien nicht einheitlich berücksichtigt wurden, ist der Zusammenhang zwischen Luftverschmutzung und chronischer Bronchitis für das Kindesalter nicht zweifelsfrei bewiesen [14]. Unumstritten ist lediglich der schädigende Einfluß von Tabakrauch im Kindesalter (das gilt auch für das „passive" Rauchen). Dabei ist unklar, ob der Tabakrauch überwiegend als chemischer Reiz die Ziliartätigkeit hemmt, ob das lokale Immunsystem zumindest partiell blockiert wird oder ob nicht vielmehr die höhere Inzidenz von Atemwegsinfektionen bei den rauchenden erwachsenen Familienangehörigen zu einer höheren Infektionsrate der im Haus lebenden Kinder führt (günstige Infektionskette) [6, 7]. Die Bedeutung von Tabakrauch für chronische Infektionen der Atemwege im Kindesalter wird um 3- bis 4mal höher eingeschätzt als die der Luftverschmutzung.

Bei *ständig behinderter Nasenatmung* (anatomische Fehlbildungen, hypertrophe Adenoide, persistierende Rhinitis) wird die Inspirationsluft mangelhaft befeuchtet, der Wassergehalt des Sekretes zumindest im Bereich der Trachea wird beeinflußt. Zusätzlich dringen Fremdstoffe ungefiltert sehr viel leichter in die intrathorakalen Atemwege ein und können dort die Ziliartätigkeit mechanisch oder chemisch schädigen.

Wiederholte *Aspirationen von Nahrung* (Abschn. 6.6 u. 15.2), besonders von bereits angedauter Nahrung, bei gastroösophagealem Reflux, bei tracheoösophageler Fistel und bei neuromuskulärer Schädigung des Schluckaktes, sind bereits im Säuglingsalter Ursachen für chronische Entzündungen der Atemwege. Die aspirierte Nahrung wirkt nicht nur durch chemische Irritation, sondern auch mechanisch. Zusätzlich werden Bakterien über diesen Weg in das Bronchialsystem eingeschleppt (Infektion).

Bei der *Mukoviszidose* (Kap. 7) wird die pulmonale Verlaufsform im wesentlichen durch die Stase des hochviskösen Sekretes und die bakterielle Infektion erklärt. Die chronische Bronchitis ist bei Mukoviszidose immer nachzuweisen.

Das gilt auch für das *Kartagener-Syndrom* (6.2), richtiger als Syndrom der ziliaren Immotilität bezeichnet. Inzwischen liegen zahlreiche Berichte über ziliare Hypo- und Hypermotilität als Ursache chronischer Entzündungen des Respirationstraktes vor. Außer beim Kartagener-Syndrom besteht noch keine Klarheit darüber, inwieweit die gestörte Ziliartätigkeit Ursache oder Folge der chronischen Entzündung ist [28].

6.1.3.3.4 Allergien

Allergische Reaktionen im Bereich der intrathorakalen Atemwege führen zu einer entzündlichen Reaktion der Bronchialschleimhaut, die besonders bei perennialen Allergien (Hausstaub, Hausstaubmilbe, Schimmelpilze) einer chronischen Schleimhautentzündung entsprechen. Die Mehrzahl dieser allergischen Reaktionen führt aber doch zu obstruktiven Atemwegserkrankungen (6.5). Unklar ist, ob allergische Reaktionen auch Ursache nicht-obstruktiver rekurrierender komplizierter und chronischer Bronchitiden im Kindesalter sein können.

6.1.3.3.5 Genetische Einflüsse

Die Empfänglichkeit für Infektionen des Atemtraktes ist, folgt man den klinischen Beobachtungen, für verschiedene Familien und innerhalb einer Familie für verschiedene ihrer Mitglieder sehr unterschiedlich. Zahlreiche Faktoren können diese Unterschiede erklären: Infektionskette, sozioökonomischer Status, Umweltfaktoren, Immundefekte. Darüber hinaus ist immer wieder eine genetisch festgelegte, unterschiedliche Infektionsbereitschaft angenommen worden. Studien in England und Wales konnten unter Berücksichtigung aller genannten sekundären Faktoren tatsächlich für die Kinder aus Wales eine erhöhte Anfälligkeit für Infektionen des Atemtraktes nachweisen, die genetisch festgelegt sein könnte [6]. Weitere Untersuchungen darüber liegen nicht vor.

6.1.3.3.6 Sozioökonomische Faktoren

Große epidemiologische Studien besonders in England und in Australien konnten zeigen, daß in einer niedrigen Sozialschicht Atemwegsinfektionen häufiger auftreten. Zahlreiche Gründe konnten dafür festgestellt werden: elterliche Fürsorge und medizinische Betreuung, Wohnverhältnisse, Kinderzahl, Ernährungslage usw.

In dieser Aufzählung ätiologischer Faktoren für komplizierte und chronische Verlaufsformen einer Bronchitis im Kindesalter wurde die Unterteilung in *primäre* und *sekundäre chronische Bronchitis* vermieden. In der deutschsprachigen Literatur wird von einer sekundären chronischen Bronchitis dann gesprochen, wenn eine definierte Grunderkrankung als Ursache der persistierenden Infektion nachzuweisen ist (so bei chronischem Grundleiden wie Mukoviszidose). Bei einer primären chronischen Bronchitis sind die Gründe einer persistierenden Infektion nicht offensichtlich. Unklar bleibt, ob bei einem dann nachgewiesenen Immunmangel (z. B. transitorischer Mangel an Immunglobulinen oder Mangel an sekretorischem IgA) von einer primären oder doch sekundären chronischen Bronchitis gesprochen werden soll. Eine solche Einteilung scheint wenig sinnvoll. Vielmehr ist die komplizierte und chronische Bronchitis immer die Folge einer Erkrankung: Folge einer primären, die Bronchialschleimhaut definitiv schädigenden Infektion, Folge einer Störung im Immunsystem, Folge einer anatomischen Fehlbildung, Folge einer allgemeinen Erkrankung usw. Neuere Verlaufsuntersuchungen sprechen aber dafür, daß eine chronische Entzündung der Bronchialschleimhaut auch dann persistieren kann, wenn durch geeignete therapeutische Maßnahmen Reinfektionen vermieden werden bzw. andere, die Entzündung unterhaltende Faktoren ausgeschaltet werden konnten [29]. Diese Verlaufsformen (autonome Erkrankung?) wären dann eindeutig abzugrenzen von chronischen Bronchitiden, bei denen die ätiologischen Faktoren nicht beeinflußt werden können (z. B. bei Bronchusfehlbildungen, Bronchiektasen, Mukoviszidose, Immunmangelkrankheiten).

6.1.3.4 Pathologie

Pathologisch-anatomische und pathologisch-histologische Befunde liegen für die komplizierte und chronische Bronchitis im Kindesalter nur vereinzelt aus Sektionsmaterial vor. Sie unterscheiden sich prinzipiell nicht von denen des Erwachsenenalters. Aufschlußreicher sind die endoskopisch gewonnenen makroskopischen Befunde und die histologischen Beschreibungen aus Biopsiematerial. Makroskopisch fällt die stellenweise verdickte, stellenweise wie atrophisch erscheinende Schleimhautoberfläche im einsehbaren Bereich der Bronchien auf, die insgesamt zu Kaliberunregelmäßigkeiten der internen Oberfläche der Atemwege führt. Granuläre Veränderungen der Schleimhautoberfläche werden durch ausgeprägte Rundzellinfiltrate verursacht. Im fortgeschrittenen Stadium der chronischen Entzündung führt der Wechsel zwischen Hypertrophie und Atrophie der Schleimhaut zu sog. längsgerichteten Straßenbildungen, die besonders charakteristisch an der dorsalen Seite der beiden Hauptbronchien zu erkennen sind. Im Gegensatz zur akuten Bronchitis fällt weniger eine diffuse Hyperämie der Schleimhaut auf als eher eine verstärkte Kapillarisierung (verstärkte Gefäßinjektion), die wieder im fortgeschrittenen Stadium eine netzartige Anordnung der Schleimhautgefäße erkennen läßt. Die Hypersekretion ist immer im einsehbaren Bereich nachweisbar, das Sekret ist dann aber weißlich-gelblich, von erhöhter Viskosität und kann in Form vom Schleimfäden quer durch das Bronchiallumen ausgespannt sein. Bei akuter entzündlicher Exazerbation kann die mukopurulente Hypersekretion ganz im Vordergrund stehen. Die Schleimhaut ist dann eher diffus gerötet und geschwollen. Pathologisch-anatomische Veränderungen des nicht einsehbaren Bronchialsystems lassen sich nur aus bronchologischen Untersuchungen ableiten. Sie zeigen bei komplizierter, rekurrierender Bronchitis und chronischer Bronchitis überhäufig Bronchusdeformationen, wie Kaliberunregelmäßigkeiten mit Stenosen und Dilatationen, Füllungsabbrüche durch Sekretverstopfungen, verminderte in- bzw. exspiratorische Kaliberschwankungen (Verlust der Wandelastizität) und schließlich Bronchiektasen. Thal berichtet über bronchologische Befunde bei 126 Kindern mit chronischer Bronchitis: Bei 75% von ihnen wurden diese Veränderungen der Bronchien im nichteinsehbaren Bereich nachgewiesen [30]. Die histologischen Befunde aus Biopsiematerial zeigen v. a. lymphozytäre, plasmazelluläre und granulozytäre Infiltrate.

6.1.3.5 Klinik

Das Leitsymptom der komplizierten und chronischen Bronchitis ist der Husten, dessen Intensität in Abhängigkeit vom Ausmaß der Entzündung sehr unterschiedlich sein kann. Der komplizierte Verlauf einer akuten Bronchitis kündigt sich immer dann an, wenn das Symptom Husten über die sonst übliche Zeit hinaus persistiert, wobei ein erneuter Fieberanstieg und eine zunehmende Hypersekretion, ggf. Leukozytose und Linksverschiebung, auf die bakterielle Superinfektion hinweisen. Allgemeine Krankheitssymptome, wie Abgeschlagenheit und Glieder- und Muskelschmerzen, sind im Gegensatz zur Initialphase der akuten Bronchitis weniger oder überhaupt nicht mehr nachzuweisen. Bei der chronischen Bronchitis kann der Husten nur noch zu bestimmten Tageszeiten auftreten, z. B. nachts oder morgens (mit vermehrter Sekretentleerung), während er tagsüber sistieren kann. Mitunter tritt er besonders nach körperlicher Belastung auf, durch die Sekret aus der Bronchialperipherie in zentrale Abschnitte transportiert werden kann. Der Nachweis des Leitsymptoms Hypersekretion kann schwierig sein. Kinder sind häufig nicht dazu zu bewegen, hochgehustetes Sekret zu expektorieren. Eher wird das Sekret verschluckt und evtl. später erbrochen. Neben dem Klangcharakter des Hustens weisen v. a. Rasselgeräusche (mittel- bis grobblasig) bei gründlicher physikalischer Untersuchung auf die vermehrte intrabronchiale Sekretbildung hin. Sie ist besonders intensiv bei akuter Exazerbation der Entzündung, z. B. bei erneuter Infektion der bereits vorgeschädigten Schleimhaut. Die Rasselgeräusche können diffus über allen, häufiger über den basalen Lungenabschnitten nachgewiesen werden. Ein konstanter, isolierter Befund spricht für eine lokale Schädigung (z. B. Bronchiektasen oder Bronchusstenosen).

6.1.3.6 Laborbefunde

Wie bei der akuten Bronchitis ist auch bei der komplizierten und chronischen Bronchitis die Blutkörperchensenkungsgeschwindigkeit bei aktueller bakterieller Superinfektion beschleunigt. Bei der chronischen Bronchitis braucht die Beschleunigung der Senkungsreaktion auch bei reichlich mukopurulentem Sekret nicht erheblich zu sein. Eine nahezu normale BSG schließt eine bakterielle Besiedelung der Schleimthaut nicht aus. Ähnlich unzuverlässig ist der zu erwartende Nachweis einer Granulozytose mit Linksverschiebung. Die Serumelektrophorese zeigt inkonstant eine Erhöhung der γ-Globulin-Fraktion, das Immunglobulin G kann als Ausdruck der persisterenden bakteriellen Infektion erhöht sein. Im übrigen hängen die Laborbefunde von der der komplizierten und chronischen Bronchitis zugrunde liegenden Erkrankung ab (Immundefekt, Fremdkörperaspiration, Fehlbildung, Mukoviszidose usw.). Das gilt auch für die *Thoraxröntgenbefunde*. Bei der komplizierten rekurrierenden und bei der chronischen Bronchitis ohne besondere Grunderkrankung kann das Röntgenbild der Lunge in Abhängigkeit vom Ausmaß der bereits eingetretenen Schädigung der Bronchien und des peribronchialen Lungenparenchyms unauffällig sein oder es fallen verstärkte Streifenzeichnungen, peribronchiale Infiltrationen und Zonen unterschiedlicher Belüftung auf. Der Hilusschatten kann verdickt erscheinen durch Schwellung regionaler Lymphknoten. Einen für die chronische Bronchitis typischen Thoraxröntgenbefund gibt es nicht. Auch bei völligem Normalbefund im posterior-anterioren und lateralen Strahlengang können bronchographisch doch schwere deformierende Veränderungen nachgewiesen werden. Zu Röntgenbefunden der Nasennebenhöhle wird auf 6.1.3.10 verwiesen.

Die wichtigsten *bronchologischen und bronchographischen* Befunde wurden bereits erwähnt (6.1.3.4). Sie sind wiederum abhängig von der zugrunde liegenden Erkrankung. Bei etwa 10% der Kinder mit persistierendem Husten läßt sich bronchoskopisch und bronchologisch kein pathologischer Befund ermitteln. Die Diagnose bleibt dann ausschließlich in den klinischen Symptomen begründet. Andererseits können bei einem Kind schwere chronische Schleimhautveränderungen mit Bronchuswanddeformationen bis hin zu Bronchiektasen vorliegen, ohne daß dieses Kind die typischen Zeichen einer chronischen Bronchitis mit produktivem Husten aufweisen muß. Vielmehr kann ein solches Kind durchaus nur an rekurrierenden Attacken einer komplizierten Bronchitis leiden. Die Dunkelziffer der chronischen Bronchitis wird im Kindesalter hoch eingeschätzt, wenn diese Diagnose allein aufgrund klinischer Symptome gestellt wird. Wie bereits erwähnt, ist auch ein fehlender Befund im Thoraxröntgenbild kein Grund, auf die bronchologische Diagnostik zu verzichten.

Die *mikrobielle Diagnostik* muß v. a. klären helfen, ob eine bakterielle Besiedelung der intrathorakalen Atemwege vorliegt (Abschn. 2.3.6). Eine sichere bakteriologische Diagnostik kann nur mit invasiven Methoden erreicht werden. Die Lungenpunktion kommt bei der chronischen Bronchitis nicht in Betracht, die Tracheapunktion nur ausnahmsweise. Meist wird die sichere bakteriologische Diagnostik im Kindesalter nur im Zusammenhang mit der endoskopischen Untersuchung erfolgen können. Ein Einschleppen von Keimen aus der Mundhöhle ist aber auch mit dieser Technik nicht immer ausgeschlossen. Bei rekurrierender komplizierter Bronchitis und bei chronischer Bronchitis werden folgende Keime am häufigsten gefunden: vergrünende Streptokokken, Neisserien, Haemophilus influenzae, Pneumokokken und Staphylokokken. Die pathogene Bedeutung besonders der vergrünenden Streptokokken und Neisserien ist unklar. Sie werden aber bei Kindern mit chronischer Bronchitis signifikant häufiger gefunden als bei Kindern, die aus anderen Gründen bronchoskopiert wurden (6.1.3.3.1).

Die Ergebnisse von *Lungenfunktionsuntersuchungen* sind wiederum abhängig von der Grundkrankheit und vom Ausmaß der Schädigung der Bronchien und des benachbarten Lungengewebes. Entsprechend vielfältig sind auch die Befunde. Ziemlich konstant wird eine Obstruktion im Bereich der kleinen Bronchien nachgewiesen (verminderte maximale Flußgeschwindigkeit bei niedrigen Lungenvolumina, „Trappedgas"-Bezirke und die Verminderung der dynamisch gemessenen Lungendehnbarkeit s. Abschn. 2.3.5). Diese Befunde weisen auf einen Elastizitätsverlust der Wand der kleinen Bronchien und auf Sekretverlegungen in der Bronchialperipherie hin. Die Messungen der Lungenvolumina geben meist Werte im Sollbereich. Nur bei fortgeschrittenen Veränderungen ist auch der arterielle pO_2 erniedrigt (intrapulmonale Shunts), der pCO_2 ist nur im Endstadium einer Erkrankung mit erheblicher Destruktion des Lungenparenchyms erhöht. Systematische Untersuchungen über die kardiorespiratorische Leistungsfähigkeit bei Kindern mit komplizierter rekurrierender Bronchitis liegen nicht vor. Zapletal et al. [34] haben mit subtilen Lungenfunktionsuntersuchungen zeigen können, daß Kinder, die überwiegend in Gebieten mit hoher Luftverschmutzung leben, schon sehr frühzeitig Läsionen im Bereich der kleineren Bronchien aufweisen.

Schließlich wird bei Kindern mit rekurrierender und chronischer Bronchitis häufig eine im Vergleich zu lungengesunden Kindern erniedrigte Histamin- bzw. Acetylcholinschwelle im inhalativen Provokationstest gefunden (Hyperirritabilität). Dieser Test ist bei ihnen seltener positiv als bei Kindern mit Asthma bronchiale (6.5). Da in diesen Studien zwischen obstruktiven und nichtobstruktiven Erkrankungen nicht immer klar unterschieden wurde, ist das Ergebnis dieser Provokationstestungen für die chronische Bronchitis unsicher.

Mit der kombinierten *Ventilations-Perfusions-Szintigraphie* lassen sich v. a. regionale Störungen der Lungenfunktion nicht nur statisch, sondern auch dynamisch erfassen (Abschn. 2.3.4). Die Szintigraphie deckt lokalisierte regionale Obstruktionen (Bronchusstenosen, Fremdkörper) oder Zonen verminderter Ventilation und Perfusion auf (Bronchiektasen) und trägt wesentlich zur Indikation für bronchologische Untersuchungen bei.

6.1.3.7 Diagnose und Differentialdiagnose

Aus der Definition der komplizierten rekurrierenden und der chronischen Bronchitis ergibt sich, daß die Diagnose dieser Erkrankung im wesentlichen aus der Klinik, v. a. aus der Verlaufsbeurteilung, gestellt wird. Untersuchungen von Szekely u. Farkas [29] haben aber gezeigt, daß mit nur klinischen Kriterien die Irrtumswahrscheinlichkeit recht groß ist, wenn sie mit bronchologischen Befunden verglichen werden. Das gilt besonders für die rekurrierende komplizierte Bronchitis, bei der endoskopisch nicht selten schwere, für die chronische Bronchitis typische Schleimhautbefunde im einsehbaren Bereich und ausgeprägte Deformationen der Bronchialperipherie gefunden werden können. Diese Diskrepanz zwischen Klinik und endoskopischem Befund führt bei einzelnen Kindern zu dem Eindruck, daß die klinischen Symptome des rekurrierenden Verlaufes einer dann meist komplizierten Bronchitis nur der Spitze eines Eisberges vergleichbar sind (im Sinne akuter Exazerbationen), dessen Basis einer subklinisch verlaufenden chronischen Bronchitis entspricht. Ohne endoskopische Befunde bleibt die Diagnose unbefriedigend. Da andererseits die Indikation zur invasiven Bronchoskopie nicht unkritisch ausgeweitet werden kann, wird folgende Indikationsstellung zur Diagnose der komplizierten rekurrierenden und der chronischen Bronchitis empfohlen: Liegt nach den klinischen Symptomen, die nicht nur allein aus den anamnestischen Angaben beurteilt, sondern durch eine genügend lange Verlaufsbeobachtung bestätigt werden sollten, eine chronische Bronchitis aufgrund der gegebenen Definitionen vor, ist die endoskopische Untersuchung immer anzustreben. Damit wird diese schwerwiegende Diagnose gesichert und werden gleichzeitig mögliche Gründe der chronischen Erkrankung nachgewiesen oder ausgeschlossen. Bei anamnestisch und durch den Verlauf gesicherter komplizierter rekurrierender Bronchitis, kann die Entscheidung zur Bronchoskopie und Bronchographie nicht nur damit begründet werden, diese Diagnose durch einen endoskopischen Befund abzusichern. Vielmehr ist diese Untersuchung abhängig von den klinischen Symptomen während einer Attacke (z. B. Ausmaß der Bronchosekretion) und von ihrer Häufigkeit pro Jahr. Die Indikation zur Endoskopie wird schließlich unterstützt durch Ergebnisse anderer Untersuchungen, die auf intrabronchiale-intrapulmonale Ursachen der kompliziert verlaufenden Erkrankung hinweisen und die wiederum nur bronchoskopisch und bronchographisch weiter endgültig geklärt werden können: Bronchusstenosen, Bronchuswandanomalien, Aufzweigungsanomalien, Fremdkörper usw. Bei Verdacht auf Bronchiektasen ist die bronchologische Diagnostik immer indiziert. Dieser Verdacht kann sich allein aus klinischen Symptomen ergeben, auch bei unauffälligem Thoraxröntgenbild. Ziel der differentialdiagnostischen Überlegungen ist es, die unterschiedlichen ätiologischen Faktoren zu klären (6.1.3.3). Die Mukoviszidose ist häufiger als ein schwerwiegender Immundefekt, die Schweißelektrolytbestimmung sollte im Verdachtsfall auch mehrfach wiederholt werden. Tuberkulöse Veränderungen sind trotz Rückganges der Tuberkulose immer noch im Kindesalter zu bedenken, der Tuberkulintest gehört zur ätiologischen Differentialdiagnose der rekurrierenden komplizierten und der chronischen Bronchitis. Der gastroösophageale Reflux kann noch im Schulalter vorliegen, v. a. aber bei obstruktiven Bronchialerkrankungen (6.3, 6.5). Im Säuglingsalter ist an diese Möglichkeit persistierender Schleimhautreizungen der intrathorakalen Atemwege immer zu denken. Das gilt im Kleinkindesalter besonders für die chronische Fremdkörperaspiration (6.6). Bronchopulmonale Fehlbildungen werden nicht selten erst im Schulalter klinisch manifest, v. a. zystische Fehlbildungen oder die verschiedenen Formen der Lungensequestrationen (Abschn. 3.3 und 3.4). Über 80% aller schwerwiegenden Immundefekte sind mit der quantitativen Bestimmungen der Immunglobuline dann ausgeschlossen, wenn die Ergebnisse im Normbereich gesunder Kinder liegen und wenn gleichzeitig die Gesamtzahl der Granulozyten unauffällig ist (Abschn. 2.3.8). Störungen der Granulozytenfunktionen sind weitgehend mit dem NBT-Test (Nitro-Blau-Tetrazolium-Test) erfaßt, mit der Bestimmung der CH-50 und der C3-Komponente werden die wichtigsten Funktionsstörungen des Komplementsystems nachgewiesen (Abschn. 2.3.8). Von den Proteinaseninhibitoren sollte v. a. das α-1-Antitrypsin im Serum untersucht werden (Abschn. 12.2). Die Untersuchung der Zilienfunktion kann aus Biopsiematerial der Nasenschleimhaut im Phasenkontrastmikroskop [31] erfolgen, elektronenmikroskopisch werden die besonders für das Kartagener-Syndrom charakteristischen Strukturanomalien der Zilien erkennbar [1]. Auf die Untersuchungen der Nasennebenhöhlen und der Adenoide wird in 6.1.3.10 hingewiesen.

Die große Zahl der ätiologischen Faktoren für komplizierte und rekurrierende Bronchitiden bzw. für die chronische Bronchitis im Kindesalter erfordert einen z. T. erheblichen diagnostischen Aufwand, der nicht selten ohne faßbaren Erfolg bleibt. Gilly et al. [13] haben in einer Zusammenstellung von 67 Kindern mit über Jahre persistierender chronischer Bronchitis versucht, die Ätiologie mit verschiedenen differentialdiagnostischen Untersuchungsprogrammen zu klären. Ausgeschlossen waren bereits Mukoviszidose, eine Allergie von Typ I und lokalisierte bronchopulmonale Fehlbildungen. Nur bei 23 der 67 Kinder konnte die Ätiologie geklärt werden: Bei 6 Kindern war die chronische Bronchitis Folge einer akuten Ateminsuffizienz in der Neonatalperiode, 3 Kinder litten an einem gastroösophagealen Reflux mit wiederholter Aspiration und bei 14 Kindern bestand ein Defekt im Immunsystem (4mal Ataxia teleangiectatica oder Louis-Barr-Syndrom, 7mal Hypogammaglobulinämie, 1mal isolierter IgA-Mangel, 2mal komplexe Immunstörung). Bei 44 Kindern konnte die Ätiologie nicht sicher geklärt werden. Bei einem großen Teil dieser Kinder wurde eine z. T. ausgeprägte Obstruktion peripherer Bronchien (lokalisiert oder generalisiert) nachgewiesen, ohne daß geklärt werden konnte, ob diese klinisch nicht feststellbare Obstruktion primär über Sekretstase und damit Begünstigung viraler und bakterieller Infektionen die chronische Bronchitis verursachte oder ob sie Folge der chronischen Entzündung war. Aus der Vorgeschichte einer größeren Zahl dieser Kinder entnehmen aber die Autoren, daß virale Infektionen besonders der kleinen Bronchien im frühesten Kindesalter, meist Säuglings- und Kleinstkindesalter, entscheidend für die Ätiologie sind.

6.1.3.8 Therapie

Sekretstase (verminderte mukoziliare Transportfunktion) und Infektion sind die wesentlichen pathogenetischen Faktoren, die eine komplizierte rekurrierende und chronische Bronchitis fördern. In 6.1.2.8 wurde bereits auf Medikamente hingewiesen, die die Sekretproduktion und die Sekretverflüssigung unterstützen. Für die Langzeitbehandlung kann auf die Inhalationstherapie nicht verzichtet werden. Die Effizienz dieser Behandlung ist aber von mehreren Voraussetzungen abhängig: von Geräteeigenschaften (z. B. Tröpfchenspektrum), von der Inhalationstechnik und von der begleitenden Physiotherapie (Abschn. 2.4). Über die Indikation zur antibiotischen Therapie sind die Vorstellungen sehr unterschiedlich. Die akute Exazerbation im Zusammenhang mit einem erneuten Atemwegsinfekt rechtfertigt die Gabe von Antibiotika auch dann, wenn keine sicheren Hinweise auf eine bakterielle Superinfektion vorliegen, wie erhöhte Körpertemperatur, beschleunigte BSG, Leukozytose und Linksverschiebung. Diese großzügige Einstellung basiert auf der Erfahrung, daß bei chronischen Bronchialerkrankungen immer mit einer gestörten mukoziliaren Clearance gerechnet werden muß und eine bakterielle Superinfektion bei jeder primär viralen Infektion schon innerhalb von 2 Tagen eintreten kann. Jede bakterielle Infektion führt selbst wieder zu Epithelschädigung. Dieser Circulus vitosus muß unbedingt durchbrochen werden. Die Antibiotikatherapie wird mindestens 10–14 Tage durchgeführt in Abhängigkeit von Symptomen wie produktiver Husten, Rasselgeräusche, Fieber, Sputumfarbe usw. Dietzsch [9] empfiehlt eine sog. „alternierende Dauertherapie" über Monate. Der Nutzen dieser Empfehlung ist umstritten, bei nachgewiesenen Bronchusdeformationen oder Bronchiektasen ist diese Therapie zumindest so lange sinnvoll, solange eine Hypersekretion besteht. Exakt geführte Therapiestudien liegen aber nicht vor. Die Auswahl der Antibiotika richtet sich nach der Häufigkeit der zu erwartenden Keime, der direkte Keimnachweis ist nur selten möglich. Primär empfohlene Antibiotika sind Cotrimoxazol, Cefadroxil, Dicloxacillin in Kombination mit Amoxycillin.

Sekretolytische und antibiotische Therapie sind nur dann sinnvoll, wenn durch krankengymnastische Maßnahmen die intrabronchiale Sekretstase verhindert wird. Ähnlich wie bei der Mukoviszidose sollten Kinder mit chronischer Bronchitis eine tägliche Vibrations- bzw. Klopfdrainage erhalten, Atemübungen unterstützen den mukoziliären Transport. Sportliche Aktivitäten sind sicher ähnlich wirksam. Die Effektivität dieser Maßnahmen ist langfristig schwer zu objektivieren.

Das gilt auch für die sog. Klimakuren, deren wesentliche Bedeutung darin liegt, daß einmal die Kinder dem Einfluß möglicher Noxen (Tabakrauch, Industrieabgase) entzogen werden und daß sie zum anderen eine regelmäßige Physiotherapie erhalten. Nach einem genügend langen Kuraufenthalt (Mindestzeit 6 Wochen) können die Ausgangsbedingungen für die weitere Behandlung zu Hause sehr viel günstiger sein. Jeder Kuraufenthalt erscheint aber sinnlos, wenn in der Zwischenzeit im häuslichen Milieu keine entsprechende Konsequenz gezogen wird, z. B. Einstellen des Rauchens.

Die Therapie mit γ-Globulin ist nur bei nachgewiesener Hypo- oder Agammaglobulinämie gerechtfertigt.

6.1.3.9 Prognose

Die Langzeitprognose der komplizierten Bronchitis und der chronischen Bronchitis ist unsicher. Sie ist abhängig von der jeweiligen Grundkrankheit und davon, wie gut es gelingt, diese Grundkrankheit zu beeinflussen. Langzeituntersuchungen sind nur sporadisch durchgeführt worden. Colley et al. [7] geben für einen Beobachtungszeitraum von 14 Jahren eine Remission der Symptome in 30% der Kinder an. Diese Zahl, die retrospektive Analyse der Anamnese erwachsener Patienten mit chronischer Bron-

chitis und die endoskopischen Verlaufsuntersuchungen lassen vermuten, daß ein großer Prozentsatz der chronischen Bronchusentzündungen auch dann weiter schwelt,
wenn die klinischen Symptome rückläufig sind. Die Gesamtprognose ist also zweifelhaft.

6.1.3.10 Sonderformen

Die Sinubronchitis. Diese Diagnose beruht auf der Vorstellung, daß eine chronische
Sinusitis durch absteigende Infektion eine chronische Bronchitis verursacht und unterhält. Im Zusammenhang mit rekurrierenden und chronischen Bronchitiden werden
häufig entzündliche Affektionen der Nasennebenhöhlen nachgewiesen. Mit nuklearmedizinischen Methoden konnte gezeigt werden, daß Sekrete sowohl aus den Nasennebenhöhlen in die intrathorakalen Atemwege gelangen können als auch umgekehrt [15]. Die kausale und zeitliche Verknüpfung von Sinusitis und Bronchitis, wie
sie dem Begriff Sinubronchitis zugrunde liegt, ist so nicht sicher zu beweisen. Diese
Diagnose sollte möglichst vermieden werden. Weingärtner u. Dietzsch [32] berichten,
daß bei 51,2% der Kinder, die bronchographisch die Befunde einer chronischen Bronchitis aufwiesen, gleichzeitig eine Sinusitis nachgewiesen werden konnte. Diese Zahlen
beweisen keine kausale Beziehung beider Erkrankungen, zumal nicht bekannt ist, wie
viele dieser Kinder eine eitrige Sinusitis aufwiesen und bei wie vielen von ihnen lediglich eine Schleimhautschwellung oder vermehrte Sekretion bestand. Die Schleimhäute
der extra- und intrathorakalen Atemwege bilden eine Funktionseinheit. So können
Störungen der lokalen Abwehr die Schleimhaut des gesamten Atemtraktes treffen
(z. B. bei sekretorischem IgA-Mangel, beim ziliaren Immotilitätssyndrom und bei der
Mukoviszidose). Andererseits bleibt die Therapie der chronischen Bronchitis unvollständig, wenn nicht auch die entzündlichen Affektionen der oberen Atemwege behandelt werden. Die behinderte Nasenatmung (z. B. durch große, obstruierende adenoide
Vegetationen), besonders nachts, begünstigt durch eine fortbestehende Schleimhaut-
reizung im Bereich der intrathorakalen Atemwege eine dort persistierende Entzündung. Dieser Einfluß ist wahrscheinlich sehr viel entscheidender als der von chronisch-
entzündlichen Veränderungen im Bereich der Nasennebenhöhlen. Andererseits sind
eitrige, d. h. bakterielle Infektionen dieser Höhlen immer eine Indikation zur Therapie, unabhängig von möglichen Wechselwirkungen zur komplizierten rekurrierenden
und v. a. chronischen Bronchitis (Abschn. 5.3). Über therapeutische Maßnahmen bei
Sinusitis s. Abschn. 5.3

Die deformierende Bronchitis. Diese Bezeichnung ist unglücklich, da damit ein spezieller Krankheitsverlauf mit bronchographisch nachweisbaren deformierenden Veränderungen der Bronchialwand angenommen wird. Vielmehr können langanhaltende
Schleimhautentzündungen besonders in der Bronchialperipherie zu Bronchusdeformationen führen, die als Vorstadium von Bronchiektasen anzusehen sind. Besser ist
es, von chronischer Bronchitis mit Bronchusdeformation zu sprechen. Diese Deformationen sind im Bronchogramm erkennbar als Konturunregelmäßigkeiten, Kalibersprünge, gewellte bis perlschnurartige Wandveränderungen und Füllungsabbrüche.
Die Bronchuswanddeformationen sind häufig in den Subsegmentbronchien der Unterlappen, weniger der Oberlappen, zu finden. Bronchuswanddeformationen können
bei geeigneter Therapie rückläufig sein, sie sind nicht mit Bronchiektasen zu verwechseln. Der Übergang in Bronchiektasen ist aber möglich. Sie sind Ausdruck einer

schweren, wenn auch reversiblen Schädigung der Bronchialwand mit Störung der lokalen Selbstreinigungsfunktion der Bronchien. Ihr Nachweis fordert eine langzeitige intensive Therapie (v. a. Physiotherapie) und Überwachung der Kinder (6.1.3.8).

Literatur

1. Afzelius BA (1979) The immotile-cilia syndrome and other ciliary diseases. Int Rev Exp Pathol 19:1
2. Alpers S (1972) Progress in asthma. South Austr Clin 6:110
3. Bienenstock J, Clancy RL, Perey DY (1976) Bronchus associated lymphoid tissue (BALT). Its relationship to mucosal ommunity. In: Kirkpatrich CH, Reynolds HY (eds) Immunologic and infections reactions in the lung, vol I, Dekker, New York Basel
4. Boule M, Gaultier C, Tournier G, Allaire Y, Firard F (1979) Lung function in children with recurrent bronchitis. Respiration 38:127
5. Colley JRT (1974) Respiratory symptoms in children and parental smoking and phlegm production. Br Med J 2:201
6. Colley JRT, Reid DD (1970) Urban and social origins of childhood bronchitis in England and Wales. Br Med J 2:213
7. Colley JRT, Douglas JW, Reid DD (1973) Respiratory disease in young adults. Influence of early childhood lower respiratory tract illness, social class, air pollution and smoking. Br Med J 3:195
8. Dietzsch H-J (1964) Zum Krankheitsbild der Bronchitis circumscripta non specifica im Kindesalter. Monatsschr Kinderheilkd 112:369
9. Dietzsch H-J (1974) Indikationen zur antibiotischen Langzeitbehandlung bei chronischer und rezidivierender Bronchitis. Kinderaerztl Prax 4:175
10. Dingle JH, Badger GF, Jordan WS (1964) Illness in the home. A study of 25 000 illnesses in a group of Cleveland families. Press of Western Reserve University, Cleveland
11. Douglas JWB, Waller RE (1966) Air pollution and respiratory infection in children. Brit J Prev Soc Med 20:1
12. Esterl D (1978) Bronchitis fibrinosa bei einem Kind. Z Erkr Atmungsorgane 150:98
13. Gilly R, Bellon G, Dutruge J, Langue J (1979) Bronchite chronique chez l'enfant. A propos de 67 observations. Pediatrie 34:540
14. Hardt H von der, Wenner J (1978) Schadstoffe in der Luft und Erkrankungen des Respirationstraktes im Kindesalter. Dtsch Med Wochenschr 103:1419
15. Hogg JC (1951) Discussion on the role of sinusitis in bronchiectasis. J Laryngol Otol 65:442
16. Kerrebijn KF, Hoogeveen-Schroot HCA, Wal MC van der (1977) Chronic nonspecific respiratory disease in children, a five year follow-up study. Acta Paediatr Scand [Suppl] 216
17. Knol K (1964) Bronchial hyperreactivity. Discussion by invitation. In: Orie NGM, Sluiter HJ (eds) Bronchitis Second International Symposium Royal Vangorcum, Assen
18. Knol K (1970) In: 3rd International symposium on asthma and chronic bronchitis in children and their prognosis into adult life. Respiration [Suppl] 27 pp 91
19. Kuschinsky G (1975) Arzneimittel gegen Husten. Dtsch Aerztebl 41:2833
20. Lawther PJ, Waller RE (1975) In: Birltrop D (ed) Paediatrics and the environment. Fellowship of Postgraduate Medicine, London, pp 5
21. MacIntosh K (1976) Bronchiolotis and asthma: possible common pathogenetic pathways. J Allergy Clin Immunol 57:595
22. Monto AS, Ullman BM (1974) The Tecumseh study of respiratory illness. JAMA 227:164
23. Peat JK, Woolcock AJ, Leeder SR, Blackburn CRB (1980) Asthma und bronchitis im Sydney schoolchildren. I. Prevalence during a six-year study. AJ Epidemiol 111:721
24. Pedersen H, Mygind N (1976) Absence of anoxemal arms in nasal mucosa cilia in Kartagener's syndrome. Nature 262:494
25. Rieger CHL, Nelson LA, Peri BA, Lustig JV Newcomb RW (1977) Transient hypogammaglobulinemia of infancy. J Pediatr 91:601
26. Rudnik J, Sawicki F, Klys J (1977) Epidemiological study on long-term effects on health of air pollution. Study in Poland. Dev Period Med [Suppl] 7 a
27. Sturgess JM (1979) Mucous secretions in the respiratory tract. Pediatr Clin North Am 26:481

28. Sturgess JM, Chao J, Wong J (1979) Cilia with defective radial spokes – a cause of human respiratory disease. N Engl J Med 300:53
29. Szekely E, Farkas E (1978) Pediatric bronchology. Akademiai Kiado, Budapest
30. Thal W (1972) Kinderbronchologie. Barth, Leipzig
31. Veerman AJP, Delden L van, Feenstra L (1980) The immotile cilia syndrome: Phase contrast light microscopy, scanning and transmission electron microscopy. Pediatrics 65:698
32. Weingärtner L, Dietzsch HJ (1975) Chronische Bronchitis im Kindesalter. Thieme, Leipzig
33. WHO (1974) Long-termprogramme in environmental pollution control in Europe. Chronic respiratory diseases in children in relation to air pollution. Regional Office for Europe Copenhagen
34. Zapletal A, Jech J, Paul T, Samanek M (1973) Pulmonary function studies in children living in an air-polluted area. Am Rev Respir Dis 107:400

6.2 Bronchiektasen

H. von der Hardt

6.2.1 Definition

Bronchiektasen wurden erstmals 1819 von Laennec beschrieben. Es sind irreversible Erweiterungen der Bronchien, entweder durch Zerstörung der bronchialen Wandstruktur oder infolge eines angeborenen Defektes der Bronchialwand. Bronchiektasen sind nicht zu verwechseln mit Bronchusdilatationen. Bronchusdilatationen sind reversible Bronchialerweiterungen, z. B. nach Fremdkörperaspiration. Sie werden auf reflektorisch bedingte Tonusänderungen der Bronchialwand zurückgeführt.

Unterschieden werden kongenitale und erworbene, zylindrische und sackförmige Bronchiektasen. Bei erworbenen Bronchiektasen sind nur z. T. die Ursachen bekannt (z. B. tuberkulöse, poststenotische Bronchiektasen). Sie werden als sekundäre Bronchiektasen mit bekannter Ursache bezeichnet; erworbene Bronchiektasen unklarer Ätiologie dagegen von der Mehrzahl der Autoren als primitive Bronchiektasen. Primitive Bronchiektasen sind häufiger zylindrisch als sackfömig. Sie sind meist in mehreren Segmenten lokalisiert.

6.2.2 Häufigkeit

Präzise Angaben zur Häufigkeit von Bronchiektasen im Kindesalter gibt es nicht: Zum einen ist der Nachweis von Bronchiektasen abhängig von der Qualität der bronchologischen Diagnostik, zum anderen ist die Definition nicht einheitlich. Bronchusdilatationen und noch reversible Bronchusdeformationen bei chronischer Bronchitis wurden z. T. mit Bronchiektasen verwechselt. Schließlich werden Häufigkeitsangaben vom Einzugsgebiet und der Spezialisierung der betreffenden Klinik beeinflußt. Brügger [1] berichtete 1962, daß von 23 733 Kindern, die in der Lungenfachklinik Wangen/Allgäu behandelt wurden, 403 (1,7%) Bronchiektasen hatten. Mit Rückgang der Tuberkulose und durch frühzeitige antibiotische Therapie bakterieller Pneumonien werden Bronchiektasen im Kindesalter heute weniger beobachtet. Folgende Zahlen zeigen aber, daß Bronchiektasen im Kindesalter nicht zu den seltenen Erkrankungen gehören: Szekely u. Farkas [8] stellten in der Zeit von 1963–1970 bei insgesamt 780 Kin-

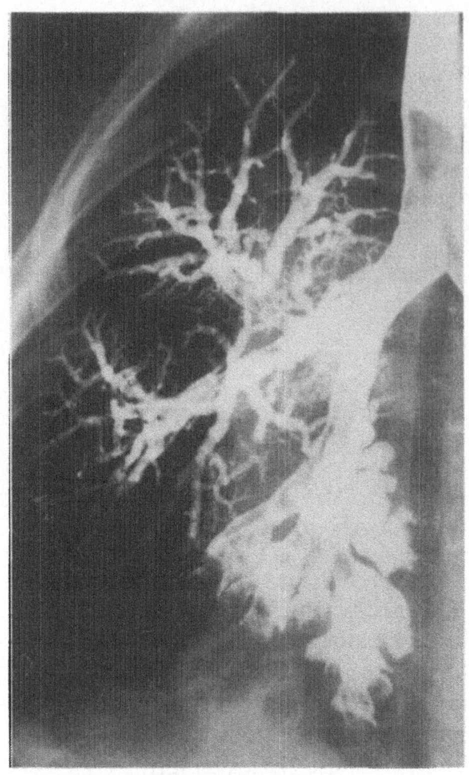

Abb. 1. Sackförmige Bronchiektasen im rechten Mittel- und Unterlappen. (Patient B. Ö., 4¾ Jahre)

dern Bronchiektasen fest. Thal [9] berichtet von 95 Kindern mit Bronchiektasen, die er in einem Zeitraum von 10 Jahren beobachtet hat (Bronchiektasen bei Mißbildungen, nach Fremdkörperaspiration und bei Mukoviszidose sind in dieser Zahl nicht enthalten). 46 dieser 95 Kinder waren jünger als 6 Jahre. 1979 und 1980 wurden an der Kinderklinik der Medizinischen Hochschule Hannover bei 153 Kindern bronchologische Untersuchungen durchgeführt, bei 18 Kindern konnten Bronchiektasen festgestellt werden (Abb. 1).

Unter Berücksichtigung unterschiedlicher Einzugsgebiete und unterschiedlicher Spezialisierungen der einzelnen Kliniken werden angeborene Bronchiektasen etwa in 7–11%, sekundäre Bronchiektasen mit bekannter Ursache bei 65–75% und sog. primitive Bronchiektasen bei 14–28% aller Kinder mit Bronchiektasen nachgewiesen. Werden posttuberkulöse Bronchiektasen nicht mitgerechnet, dann sind primitive Bronchiektasen am häufigsten.

6.2.3 Ätiologie und Pathogenese

Noch in den 30er Jahren wurde angenommen, daß 80% aller Bronchiektasen im Kindesalter angeboren sind. Nach heutigen Vorstellungen sind angeborene Formen selten (s. 6.2.2). Aus der Form der Bronchiektasen (zylindrisch oder sackförmig) kann nicht auf die Ätiologie geschlossen werden.

Die Ätiologie und Pathogenese der erworbenen Bronchiektasen ist nur teilweise aufgeklärt. *Infektionen* (viral oder bakteriell) sind ein entscheidender Faktor [4]. So führen experimentelle Stenosen großer Bronchien nur dann zu poststenotischen Bronchiektasen, wenn eine Infektion auftritt. Das gilt auch für die Entstehung von Bronchiektasen bei Mukoviszidose: Nicht die Sekretobstruktion allein verursacht die Bronchialaussackung, sondern die eitrige Infektion, die die Bronchialwand zerstört. Kinder mit schwerem Immundefekt entwickeln häufig Bronchiektasen. Auch hier ist die Infektion entscheidend. Beim Syndrom der immotilen Zilien (Kartagener-Syndrom) sind die Bronchiektasen nicht primär vorhanden. Sie entwickeln sich erst im Laufe der ersten Lebensjahre infolge wiederholter Infektionen bei verminderter mukoziliarer Clearance. Das gilt auch für die Bronchiektasen beim Williams-Campbell-Syndrom (Abschn. 3.3). Angeborene *Bronchuswandanomalien* können Ursache primitiver Bronchiektasen sein, auch wenn der primäre Defekt durch die fortgeschrittene eitrige Entzündung nicht mehr nachgewiesen werden kann. *Erworbene Bronchuswandläsionen* sind besonders bei Masern und Pertussis als Ursache von Bronchiektasen im Kindesalter angenommen worden. Diese Annahme ist nicht gesichert. Bronchiektasen nach Masern und Pertussis treten im Vergleich zur Häufigkeit dieser Erkrankungen selten auf. Dagegen werden v. a. virale Bronchopneumonien, besonders Adenovirusinfektionen, für die Entwicklung primitiver Bronchiektasen im Kindesalter angenommen. Aus der Vorgeschichte von Kindern mit primitiven Bronchiektasen konnte aber nicht abgeleitet werden, daß bei ihnen diese Erkrankungen besonders schwer verlaufen waren. Zusätzliche genetische Faktoren zur Entwicklung primitiver Bronchiektasen werden daher vermutet.

Bronchiektasen werden gehäuft bei Kindern mit Asthma bronchiale nachgewiesen, v. a. bei Kindern mit Intrinsic-Asthma (6.5). Die Ätiologie dieser Bronchiektasen ist ebenfalls unklar. Entscheidend für ihre Entstehung sind wieder intrabronchiale bakterielle Infektionen in Verbindung mit einer verminderten mukoziliaren Clearance. Ob die beim Asthma bronchiale häufig erhöhten endexspiratorischen Drücke in den terminalen Bronchien die Entwicklung von Bronchiektasen begünstigen, wird kontrovers diskutiert.

Nach chronischer Fremdkörperaspiration (6.6) werden irreversible Bronchuserweiterungen, zylindrische Bronchiektasen, beschrieben. Szekely u. Farkas [8] berichten über 35% Bronchiektasen nach chronischer Fremdkörperaspiration. Die Entwicklung dieser Komplikation ist weniger abhängig von der Gesamtdauer der Aspiration und vom Ausmaß der Bronchusobstruktion, als vielmehr von der Beschaffenheit des Fremdkörpers. Vegetabile Fremdkörper (besonders Gras- und Getreideähren bzw. -körner) führen eher zu Bronchiektasen als z. B. glatte Metallkörper, wie Kugeln.

In Tabelle 1 sind wichtige Ursachen für Bronchiektasen im Kindesalter zusammengefaßt.

6.2.4 Pathologie und Lokalisation

Pathologisch-anatomisch werden zylindrische und sackförmige Bronchiektasen unterschieden. Das benachbarte Lungengewebe kann lokal überbläht sein (besonders bei sekretbedingter partieller Obstruktion und Ventilmechanismus); in fortgeschrittenem Stadium ist es eher entzündlich infiltriert und schließlich fibrosiert, geschrumpft. Gan-

Tabelle 1. Einteilung und Ätiologie der Bronchiektasen im Kindesalter

Angeborene Bronchiektasen	Im Rahmen von Mißbildungssyndromen
Primitive Bronchiektasen	Die Ätiologie ist im Einzelfall nur zu vermuten (meist Infektionen), die Schädigung erfolgt im Säuglings- und Kleinkindesalter
Sekundäre Bronchiektasen	Bei angeborenen Erkrankungen der Bronchialwand – Bronchusstenosen und Bronchusmalazien – Mukoviszidose – Williams-Campbell-Syndrom – Kartagener-Syndrom Bei erworbenen Bronchusstenosen – Tuberkulose – Fremdkörperaspiration – Tumoren Bei erworbenen Bronchusmalazien[a] – Adenovirusinfektion (Bronchopneumonie) – Staphylokokkenpneumonie) – Masern, Pertussis, Aktinomykose Bei chronisch-obstruktiven Bronchialerkrankungen – Asthma bronchiale Bei persistierenden Atelektasen

[a] Der Begriff Malazie steht für übermäßige Instabilität der Bronchialwand, sei es durch angeborene Knorpeldefekte, durch entzündliche Zerstörung der Bronchialwand oder durch Drucknekrose von außen

ze Lungensegmente oder Lungenlappen können so, abhängig vom Ausmaß der Bronchiektasie, atelektatisch sein bzw. durch fibrotischen Umbau schrumpfen. Die Wand der Bronchiektasen zeigt histologisch die schwere Destruktion der originalen Strukturen. Das oberflächliche Epithel kann noch lange Zeit erhalten bleiben. Die Submukosa ist massiv entzündlich infiltriert. Das Knorpelskelett ist weitgehend zerstört. Elastische Fasern werden kaum noch nachgewiesen. Glatte Muskelfasern sind aufgelöst oder an Zahl stark vermindert. Die seromukösen Drüsen erscheinen zystisch aufgeweitet und sklerosiert. Von den Endaufzweigungen der Bronchialarterien geht eine auffallende peribronchiale Hypervaskularisation aus. Diese pathohistologischen Veränderungen sind irreversibel. Die Bezeichnung „reversible Bronchiektasen" ist falsch.

Bronchiektasen können in einem Segment bzw. Lappen der Lunge lokalisiert sein, der Befall mehrerer Lungenabschnitte ist möglich. Posttuberkulöse Bronchiektasen werden am häufigsten in beiden Oberlappen nachgewiesen. Sonst sind Bronchiektasen v. a. in den Unterlappen zu finden, links häufiger als rechts. $^3/_4$ aller Bronchiektasen sind einseitig [5]. Ein Fortschreiten von Bronchiektasen mit Befall weiterer Segmente oder Lappen wurde beschrieben (sog. progressive Bronchiektasen).

6.2.5 Klinik

Leitsymptom der Bronchiektasen*krankheit* ist der persistierende Husten. Er ist in Abhängigkeit vom Ausmaß der Entzündung trocken oder produktiv. Nicht selten werden die Kinder wegen komplizierter, rekurrierender oder chronischer Bronchitis vorgestellt. Der Verdacht auf Bronchiektasen wird erst aufgrund weiterer Untersuchungen gestellt. Die sog. „maulvolle Expektoration" ist im Kindesalter selten. Hämoptysen werden beobachtet. Verdächtig sind konstant über einem Lungenabschnitt nachweisbare grobblasige Rasselgeräusche. Diese klinischen Zeichen, die auf Bronchiektasen hinweisen, werden selten unmittelbar nach schweren bronchopulmonalen Erkrankungen beobachtet. Meist liegt ein symptomarmes Intervall von Wochen bis Jahren dazwischen.

Der klinische Zustand der Kinder ist in der Regel gut. Lediglich bei ausgeprägten Bronchiektasen mit putrider Sekretion können Gewichts- und Längenentwicklung verzögert sein. Trommelschlegelfinger entwickeln sich. Bei akuter entzündlicher Exazerbation werden Fieber und verminderte körperliche Leistungsfähigkeit beobachtet. Erst bei fortgeschrittener Destruktion des peribronchialen Gewebes mit fibrotischem Umbau können Belastungsdyspnoe und Zyanose auftreten. Fehlen akut-entzündliche Veränderungen im Bereich der Bronchiektasen und ist durch gute Physiotherapie jeglicher Sekretstau verhindert, sind Bronchiektasen symptomlos (sog. trockene Bronchiektasen). Von manchen Autoren wird zwischen Kindern mit symptomlosen Bronchiektasen (sog. Bronchiektasenträger) und Kindern mit klinischen Symptomen (Bronchiektasenkrankheit) unterschieden. Diese Beurteilung beeinflußt das therapeutische Vorgehen (6.2.8).

6.2.6 Laborbefunde

Die Veränderungen der Blutkörperchensenkungsgeschwindigkeit und des Blutbildes hängen vom Ausmaß der Erkrankung ab, v. a. vom Ausmaß der Entzündung. Bei persistierender bakterieller Infektion ist die γ-Globulin-Fraktion erhöht, quantitativ sind die Immunglobuline vermehrt, besonders IgG. Das *Thoraxröntgenbild* kann wenig ergiebig sein. Peribronchiale Verdichtungen weisen auf entzündliche Veränderungen in dem den Bronchiektasen benachbarten Parenchym hin. Bei Sekretobstruktion fallen persistierende Atelektasen auf, häufig parakardial rechts und links (Befall der Unterlappen). Schrumpfungen der Unterlappen werden als dreiecksförmige parakardiale Verdichtung sichtbar. Das Mediastinum kann zur erkrankten Seite verlagert sein. Manchmal sind die verdickten Bronchialwände als Ringschatten oder bei Längsschnitten als parallele Streifenbildungen zu erkennen. Fehlende pathologische Veränderungen im Thoraxröntgenbild schließen Bronchiektasen nicht aus [10]. Bei eindeutigen klinischen Symptomen bringt nur die bronchologische Untersuchung die endgültige Klärung.

Durch die *Bronchoskopie* wird das Ausmaß und die Lokalisation der intrabronchialen Hypersekretion und der entzündlichen Veränderungen im einsehbaren Bereich festgestellt. Sekret wird zur weiteren bakteriologischen Diagnostik entnommen. Mit der Bronchoskopie werden ätiologische Faktoren für die Entstehung von Bronchiektasen ausgeschlossen bzw. nachgewiesen: bronchiale Aufzweigungsanomalien, Bronchusstenosen, endobronchiale Tumoren, aspirierte Fremdkörper, bronchialer Befall bei Tuberkulose usw.

Die anschließende Bronchographie ist nur dann sinnvoll, wenn das Sekret gründlich abgesaugt werden konnte. Mitunter kann die Bronchographie erst nach wiederholter bronchialer Absaugung durchgeführt werden. Bei der Bronchographie dürfen nicht gleichzeitig beide Seiten aufgefüllt werden (einseitige Bronchographie, Abschn. 2.3.3). Die Interpretation des Bronchogramms erfordert besondere Erfahrung. Füllungsartefakte verleiten zu Fehlinterpretationen. Bronchusdilatationen werden mit zylindrischen Bronchiektasen verwechselt. Mitunter kann die Entscheidung nur durch eine Kontrollbronchographie nach 3–6 Monaten getroffen werden. Bronchusdilatationen, die länger als 6 Monate nachweisbar sind, sind irreversibel. Füllungsabbrüche im Bronchogramm werden durch intrabronchiale Hypersekretion verursacht. Bei zu starkem Füllungsdruck können zylindrische Bronchiektasen vorgetäuscht werden. Die Interpretation eines Bronchogramms ist nur dann vollständig, wenn eine genaue Segmentzuordnung der Bronchiektasen möglich ist (wichtig für Verlaufsuntersuchungen und für ein chirurgisches Vorgehen). Dazu werden Röntgenaufnahmen in unterschiedlichen Körperpositionen angefertigt (meist im posterior-anterioren, im lateralen und im halbschrägen Strahlengang). Spätaufnahmen (nach 8–24 h) informieren über die mukoziliare Clearance im befallenen Bronchialabschnitt. Sackförmige Bronchiektasen füllen sich manchmal erst Stunden nach Installation des Kontrastmittels vollständig auf. Das Kontrastmittel bleibt in diesen Aussackungen besonders lange liegen.

Werden im verdächtigen Lungenbezirk Bronchiektasen nachgewiesen, wird einige Tage später die kontralaterale Seite bronchographiert. Nur dann sind weitere therapeutische Entscheidungen zu treffen.

Die kombinierte *Ventilations-Perfusions-Szintigraphie* präzisiert die Indikation zur Bronchoskopie bzw. Bronchographie (Abschn. 2.3.4). Sie ist als nicht-invasive Methode auch bei Säuglingen und Kleinkindern durchführbar. Bei normalem Szintigramm sind bronchiektatische Veränderungen weitgehend ausgeschlossen [10]. Für Bronchiektasen verdächtige szintigraphische Befunde sind regionale Perfusionsausfälle, kombiniert meist mit Ventilationsausfällen, seltener mit sog. „air-Trapping" (Sekretobstruktionen).

Bakteriologische Untersuchungen sind Voraussetzung für eine gezielte antibiotische Therapie. Auf die Problematik von Sputumuntersuchungen wurde hingewiesen (Abschn. 2.3.6). Aus endoskopisch entnommenem Bronchialsekret werden v. a. folgende Erreger bei Kindern mit Bronchiektasen isoliert: Haemophilus influenzae, Neisserien, vergrünende Streptokokken, Staphylokokken oder Pneumokokken. Im Gegensatz zur Mukoviszidose werden bei Bronchiektasen im Kindesalter Pseudomonaskeime ausnahmsweise nachgewiesen. Die Bedeutung von Neisserien und vergrünenden Streptokokken ist unklar. Sie werden bei Kindern mit Bronchiektasen wesentlich häufiger gefunden als bei Kindern, die aus anderen Gründen bronchoskopiert wurden (z. B. bei Tuberkulose oder bei Bronchusanomalien). Die Meinung, daß diese Keime durch das Bronchoskop aus der Mundhöhle in die tiefen Atemwege verschleppt wurden, ist durch diese Vergleichsuntersuchungen zumindest teilweise widerlegt. Der häufige Nachweis von Haemophilus influenzae entspricht dem Befund bei chronischer Bronchitis der Erwachsenen.

Lungenfunktionsuntersuchungen spielen für die Diagnose von Bronchiektasen keine entscheidende Rolle. Vielmehr informieren sie über das Ausmaß der Funktionseinschränkung und dienen der Verlaufskontrolle. Bei gut durchgeführter Bronchialdrainage ist der Strömungswiderstand in den zentralen Atemwegen eher normal, wenn auch periphere Obstruktionen nahezu regelmäßig nachweisbar sind („Trapped-gas"-

Bezirke). Je ausgeprägter der Befund, um so eingeschränkter ist die Vitalkapazität. Die funktionelle Residualkapazität ist gleichzeitig meist vermehrt. Überwiegen Schrumpfungsprozesse, dann kann die Lungendehnbarkeit vermindert sein. Bei erheblicher intrabronchialer Hypersekretion ist der arterielle pO_2 erniedrigt. Blutgaswerte sind gute Kontrollparameter für die Qualität der Physiotherapie (Einfluß der Sekretobstruktion auf die regionale intrapulmonale Ventilations-Perfusions-Verteilung).

Weitere Laboratoriumsuntersuchungen helfen, die verschiedenen ätiologischen Faktoren herauszufinden, die zur Entwicklung von Bronchiektasen führen können: Tuberkulintest, Schweißtest, Untersuchungen der humoralen und zellulären Immunität sind bei nachgewiesenen Bronchiektasen zu veranlassen. In der Literatur wird wiederholt darauf hingewiesen, daß bei Bronchiektasen gehäuft eitrige Sinusitiden gefunden werden, und daß die erfolgreiche Behandlung von Bronchiektasen auch von der erfolgreichen Behandlung der Sinusitis abhängt (Abschn. 5.3).

6.2.7 Diagnose und Differentialdiagnose

Die Diagnose wird bei klinisch verdächtigen Symptomen aus der bronchologischen Untersuchung gestellt. Sind die bronchographischen Veränderungen sicher, sollte nach 6 Monaten eine Kontrollbronchographie durchgeführt werden. Die Differentialdiagnose betrifft v. a. die verschiedenen Ursachen, die zu Bronchiektasen führen können (Tabelle 1).

6.2.8 Therapie

Die konservative Therapie verfolgt 2 Ziele, nämlich die Behandlung der bakteriellen Infektion und der Sekretstase in den erweiterten Bronchusabschnitten. Eine Heilung ist dadurch nicht zu erreichen.

Die *antibiotische Therapie* sollte initial gezielt (nach Keimzüchtung und Antibiogramm) durchgeführt werden. Die Behandlungsdauer richtet sich nach den klinischen Symptomen: Husten, Sekretproduktion und Sekretbeschaffenheit. Die Blutkörperchensenkungsgeschwindigkeit, das Differentialblutbild und die Körpertemperatur geben nur begrenzt Auskunft darüber, ob die intra- und peribronchiale, eitrige Infektion beherrscht ist oder nicht. Meist wird die initiale antibiotische Therapie 6 (bis 12) Wochen dauern. Im weiteren Verlauf werden akute Exazerbationen nicht mehr als 3 (bis 6) Wochen antibiotisch behandelt werden müssen (sog. Intervalltherapie). Auch bei interkurrenten, sog. banalen Infekten ist es gerechtfertigt, Antibiotika einzusetzen (6.1.3.8). Die beeinträchtigte lokale Infektionsabwehr im Bereich der Bronchiektasen begünstigt eine frühzeitige bakterielle Superinfektion bei primär viralen Infektionen. Die Dauertherapie mit Antibiotika wird abgelehnt. Ebenso abgelehnt wird die Inhalation von Antibiotika. Liegt kein Antibiogramm vor, erfolgt die Auswahl der Antibiotika nach dem wahrscheinlichen Erregerspektrum (Abschn. 2.4). Antibiotika der 1. Wahl sind: Aminopenicilline (gegen Haemophilus wirksam), Cotrimoxazol und penicillinasefeste Penicilline. Bronchiektasen werden selten von Pilzen besiedelt. Eine antimykotische Therapie ist nicht notwendig. Der Nachweis von Pilzsporen im Speichel ist ohne Bedeutung.

Liegt kein Immundefekt vor, ist die Gabe von γ-Globulinen sinnlos. Die Sekretstase wird durch sekretolytische Maßnahmen und durch gezielte Drainage mit aktiver Expektoration beeinflußt. Das Behandlungsprogramm entspricht weitgehend dem bei chronischer Bronchitis und bei Mukoviszidose (6.1.3.8 und Abschn. 7): Inhalationen, Vibrationsklopfdrainage, Atemgymnastik. Das Programm muß kontinuierlich durchgeführt werden, um das Fortschreiten der Bronchiektasen zu verhindern. Langfristige Kuraufenthalte (nicht weniger als 12 Wochen) in warmem und trockenem Klima werden empfohlen.

Von einigen Autoren wird über wiederholte endobronchiale Absaugungen bei ausgeprägter Sekretion berichtet, evtl. kombiniert mit Spülungen. Diese eingreifende Therapie ist im Kindesalter nur ausnahmsweise gerechtfertigt (bei sehr zähem Sekret).

Die *chirurgische Therapie* ist nur bei lokalisierten Bronchiektasen möglich, sie ist die Therapie der Wahl bei ausgeprägten Bronchiektasen, die auf 1–2 Lappen begrenzt sind. Somit setzt die Resektion voraus, daß keine weiteren Bronchusdeformationen in anderen Lungenabschnitten vorliegen: nach Segment- bzw. Lappenresektion werden die Bronchien der benachbarten Lungenabschnitte gedehnt. Lag dort eine übersehene Vorschädigung der Bronchien vor, werden sich in diesen Bezirken erneut Bronchiektasen entwickeln. Die Frage aber, ob lokalisierte Bronchiektasen in jedem Fall entfernt werden sollen, wird kontrovers diskutiert. Gelingt es nicht mit konsequenter Therapie, die Infektion und Hypersekretion auf Dauer zu beherrschen, ist die chirurgische Behandlung notwendig. Bei symptomlosen einseitigen Bronchiektasen kann die Resektion unterbleiben. Sie wird trotzdem dann empfohlen, wenn der Befund ausgedehnt ist, wenn eine Langzeitbehandlung nicht durchführbar ist und wenn eine Einschränkung der Lungenfunktion insbesondere unter körperlicher Belastung nachgewiesen wird.

Nach Resektion des erkrankten Lungenbezirkes sind postoperativ engmaschige Kontrollen über mindestens 12–24 Monate notwendig, um die Entwicklung weiterer Bronchiektasen rechtzeitig erkennen zu können. 6–12 Monate nach Lappenresektion wird daher eine Kontrollbronchographie empfohlen (Beurteilung des Bronchusstumpfes und des übrigen Bronchialsystems nach Entfaltung der Restlunge).

Die Indikation zur chirurgischen Therapie ist begrenzt (s. o.). Kann bei klarer Indikation die Segment- bzw. Lappenresektion durchgeführt werden, sind die Kinder geheilt. Ihnen kann die lästige Langzeittherapie erspart werden.

6.2.9 Verlauf und Prognose

Unbehandelt schreitet die chronische Eiterung in den Bronchiektasen fort, erfaßt andere Lungenabschnitte und führt schließlich zu respiratorischer Insuffizienz und zum Cor pulmonale. Die Kinder wurden früher selten älter als 20–30 Jahre. Gefürchtet sind der metastatische Hirnabszeß und als Spätfolge die Amyloidose. Bei konsequenter antibiotischer Therapie und Physiotherapie ist die Langzeitprognose inzwischen sehr gut. Sie hängt von der möglichen Grundkrankheit (Mukoviszidose, Agammaglobulinämie) ab. Primitive zylindrische Bronchiektasen werden im jungen Erwachsenenalter häufig symptomlos (bei etwa 40% der Patienten), die belastende Langzeittherapie kann gelockert werden. Die Lebensweise muß allerdings angepaßt werden (kein Rauchen, staubarme Arbeitsplätze, keine Inhalation von Reizgasen usw.).

6.2.10 Das Kartagener-Syndrom

Die Kombination von Situs inversus viscerum, Sinusitis und Bronchiektasen wurde
von Kartagener 1933 zu einem Syndrom zusammengefaßt. Die Häufigkeit dieses Syndroms wird auf etwa 1 : 40 000 geschätzt. Das Syndrom wird familiär gehäuft beobachtet, ein autosomalrezessiver Erbgang wird vermutet [7]. Bei der angeborenen Dextrokardie liegt die Häufigkeit von Bronchiektasen bei 20%. Die Bronchiektasen sind
nicht, wie ursprünglich angenommen, angeboren, sondern sie entwickeln sich im Laufe der ersten Lebensjahre. Camner et al. [2] sowie Pedersen u. Mygind [6] konnten charakteristische Strukturanomalien der Zilien im Bereich der Nase, der Tuba Eustachii
und der Bronchien nachweisen (Fehlen der sog. „dynein-arms", Abb. 2) mit völliger
Unbeweglichkeit der Zilien. Das Syndrom wird heute auch als Syndrom der immotilen Zilien bezeichnet (6.2.11). Die Spermienmotilität ist in der Mehrzahl der männlichen Patienten ebenfalls gestört, diese Patienten sind infertil.

Die Diagnose ergibt sich aus der Kombination von Situs inversus, Sinusitis und dem
Nachweis der charakteristischen Strukturanomalien der Zilien noch vor der Entwicklung von Bronchiektasen. Die elektronenmikroskopischen Zilienuntersuchungen
können aus Biopsien der Nasenschleimhaut, der Bronchialschleimhaut, oder sehr viel
einfacher im Phasenkontrastmikroskop rasch durchgeführt werden, aus Material der
Nasenmuscheln, das mit einer Kurette einfach gewonnen wurde [11].

Die Therapie entspricht der bei chronischer Bronchitis oder bei Bronchiektasen: regelmäßige Physiotherapie, um die obligate Sekretstase zu beeinflussen, antibiotische
Therapie bei klinischen Zeichen der bronchopulmonalen Infektion (Intervalltherapie)
oder als Dauertherapie. Nasale Polypen sollten entfernt werden, während eine operative Behandlung der Sinusitis meist sinnlos ist. Durch die Zilienimmotilität im Bereich
der Tuba Eustachii werden häufig chronische Otitiden bei diesen Kindern beobachtet.
Bei konsequenter Therapie scheint die Langzeitprognose sehr viel günstiger zu sein als
z. B. bei der Mukoviszidose.

Zilienfunktionsstörungen mit unterschiedlichen Strukturanomalien wurden auch
bei Kindern mit chronischer Bronchitis, Sinusitis, rekurrierender Otitis gefunden ohne
gleichzeitigen Situs inversus [3].

6.2.11 Das Syndrom der immotilen Zilien

Neben den ziliären Strukturanomalien beim Kartagener-Syndrom wurden inzwischen
weitere Strukturanomalien aufgedeckt, die Ursache chronischer bronchopulmonaler
Erkrankungen sein können. Zum Teil resultiert aus diesen ultrastrukturellen Störungen nicht ausschließlich eine völlige Immotilität, sondern lediglich eine Dysfunktion.
Die bisher bekannten Strukturanomalien sind in Tabelle 2 zusammengefaßt. Da auch
die Schleimhäute des oberen Respirationstraktes (Nase, Nasennebenhöhlen, Mittelohr) mit Zilien besetzt sind, gehen strukturell bedingte Funktionsstörungen der Zilien
fast immer mit produktivem Husten, Sinusitis und Otitis einher, während nur in etwa
50% der betroffenen Kinder ein Situs inversus nachgewiesen wird. Bei klinischem Verdacht wird die Diagnose aus einer Bronchuswandbiopsie gestellt (elektronenoptische
Untersuchung der Zilienstruktur). Die Untersuchung von Zilien aus der Nasenschleimhaut (spezielle Nasenbürsten, nichtinvasive Technik) kann als Vorfelduntersu-
chung eingesetzt werden. Wird das gewonnene Flimmerepithel im Phasenkontrastmi-

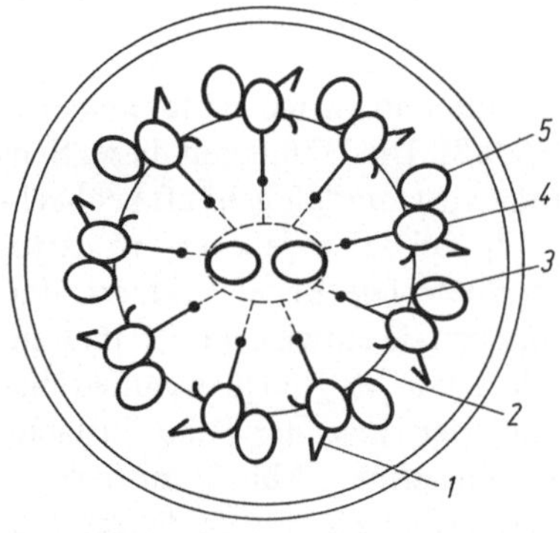

Abb. 2. Schema der Ultrastruktur einer Zilie. *1* Dynein-Arm, *2* Nexin-Brücke, *3* Radialstrahl, *4* A-Tubulus, *5* B-Tubulus. Beim Kartagener-Syndrom fehlen die Dynein-Arme

Tabelle 2. Einteilung der Strukturanomalien der Zilien beim Syndrom der immotilen Zilien

Störungen im Bereich der Dynein-Arme
 Defekte der äußeren Arme
 Defekte der inneren Arme
 komplette Defekte beider Arme
 partielle Defekte beider Arme

Störungen des Radialstrahls
 völliges Fehlen des Radialstrahls
 azentrische Verlagerung des Radialstrahls

Störungen der A- und B-Tubuli
 Transposition der Tubuli
 Fehlen der Verdoppelung einzelner Tubuli

kroskop angesehen, kann mit speziellen Zusatzeinrichtungen die Schlagfrequenz der Zilien registriert werden. Die normale Schlagfrequenz der Zilien in der Trachea beträgt 12 Schläge/s.

Sekundäre Störungen der Zilienstruktur bei Atemwegsinfektionen sind bekannt. Die Diagnose einer angeborenen Anomalie ist nur dann zulässig, wenn pro Biopsie ausreichend viele Zilien untersucht und der identische Defekt nachgewiesen werden konnten und wenn wenigstens 2 Biopsate aus unterschiedlichen Bronchialabschnitten vorliegen.

Die Prognose dieser Erkrankungen ist deutlich besser als die bei Mukoviszidose. Die Therapie (Langzeittherapie) hat zum Ziel, die mukoziliäre Reinigungsfunktion zu optimieren und chronische (bakterielle) Infektionen zu vermeiden (siehe Therapie der chronischen Bronchitis).

Literatur

1. Brügger H (1962) Klinik und Behandlung von Bronchiektasen bei Kindern. Tuberkulosearzt 16:223
2. Camner R, Mossberg B, Afzelius B (1975) Evidence for congenitally non-functioning cilia in the tracheobronchial tract in two subjects. Am Rev Respir Dis 112:807

3. Eliasson R, Mossberg B, Camner P (1977) The immotile cilia syndrome. A congenital ciliary abnormality as an etiologic factor in chronic airway infections and male sterility. N Engl J Med 297:1
4. Glauser EM, Cook CD, Harris GB (1966) Bronchiektasis: a review of 187 cases in children with follow-up pulmonary function studies in 58. Acta Paediatr Scand [Suppl] 165
5. Görgenyi-Göttche, O (1979) Die nichttuberkulösen Lungenkrankheiten im Kindesalter. Akademiai Kiadó, Budapest
6. Pedersen H, Mygind, N (1976) Absence of axonemal arms in nasal mucosa cilia in Kartageners syndrome. Nature 262:494
7. Rott HD (1979) Kartagener's syndrome and syndrome of immotile cilia. Hum Genet 46:249
8. Szekely E, Farkas E (1978) In: Pediatric bronchology. Akadémiai Kiadó, Budapest
9. Thal W (1972) In: Kinderbronchologie. Barth, Leipzig
10. Vandevivere J, Spehl M, Dab J, Baran D, Piepsz A (1980) Bronchiectasis in childhood. Comparison of chest roentgenograms, bronchography and lung szintigraphy. Pediatr Radiol 9:193
11. Veerman AJP, Delden L van, Feenstra L, Leene W (1980) The immotile cilia syndrome: phase contrast light microscopy, scanning and transmission electron microscopy. Pediatrics 65:698
12. Turner JAP, Corkey CWB, Lee JYC (1981) Clinical impressions of immotile cilia syndrome. Pediatrics 67:805

6.3 Die obstruktive Bronchitis

H. von der Hardt

6.3.1 Definition

Die obstruktive Bronchitis ist eine meist entzündliche Erkrankung der Bronchien mit unterschiedlich ausgeprägter Bronchusobstruktion durch Schleimhautschwellung, durch Kontraktion glatter Muskelzellen und/oder durch vermehrte Produktion eines meist hochviskösen Sekretes. Synonyma sind spastische, asthmatoide und asthmatiforme Bronchitis (englisch: wheezing bronchitis). Unabhängig von der Ätiologie sind die klinischen Symptome sehr ähnlich. Die Übergänge zum Asthma bronchiale des Kindesalters sind fließend (6.5). Die Erkrankung ist typisch für das Säuglings- und Kleinkindesalter, ebenso typisch ist der rekurrierende Verlauf. Die Bezeichnung „spastische Bronchitis" ist falsch: Der Bronchospasmus (Kontraktion glatter Muskelzellen) spielt in dieser Altersgruppe eine nur untergeordnete Rolle, Bronchospasmolytika sind nicht oder nur schwach wirksam. Die Bezeichnungen „asthmatoid" oder „asthmatiform" sind unnötig. Lassen sich bekannte ätiologische Gründe, wie Bronchusstenosen, Mukoviszidose, kongenitale Vitien mit vermehrtem Links-rechts-Shunt, nicht nachweisen, ist die obstruktive Bronchitis in dieser Altersgruppe vom Asthma bronchiale des Kleinkindesalters nicht zu unterscheiden. Phelan et al. [4] vertreten die Ansicht, daß die "wheezing bronchitis" des Kleinkindesalters lediglich die mildeste Ausprägungsform des Asthma bronchiale im Kindesalter darstellt. Sie führen u. a. Untersuchungen von Horn u. Gregg [3] an: Diese Autoren fanden, daß viele der Kinder, die an rekurrierender obstruktiver Bronchitis im Zusammenhang mit Virusinfektionen litten, überhäufig auch positive Typ-I-Reaktionen gegen die üblichen Pneumallergene aufwiesen. Schließlich manifestiert sich das Asthma bronchiale im Kindesalter überwiegend in den ersten 2–3 Lebensjahren, selten als primär allergisches Asthma, sondern meist in Zusammenhang mit viralen Atemwegsinfektionen. Treten die klinischen Symptome der Bronchusobstruktion erstmals auf, wird man ungern von einem Asthma im Kleinstkindesalter sprechen wollen, besonders wenn andere anamnestisch belastende Faktoren fehlen, wie z. B. allergische Erkrankungen in der Familie, begleitende Neurodermitis. Alternativ bietet sich die Bezeichnung „obstruktive Bronchitis" an. Bei rekurrierendem Verlauf ist die Diagnose Asthma bronchiale eher gerechtfertigt, rückblickend kann die erste Diagnose (obstruktive Bronchitis) dann korrigiert werden. (Zur Definition der Bronchiolitis s. 6.4.)

6.3.2 Häufigkeit und Altersverteilung

Die obstruktive Bronchitis ist eine der häufigsten Erkrankungen der Atemwege im Kindesalter. Exakte Angaben zur Häufigkeit können nicht gegeben werden, da die unterschiedlichen Definitionen keine einheitliche Statistik zulassen. Der bevorzugte Befall im Säuglings- und Kleinstkindesalter wird auf vorwiegend anatomische Besonderheiten in dieser Altersgruppe zurückgeführt [5]: Der Gesamtquerschnitt der peripheren Atemwege ist sehr viel enger als im Schulalter (Abschn. 2.1), die Kollapsneigung der kleineren Bronchien bei forcierter Exspiration ist in dieser Altersgruppe größer als im Schulalter (erhöhtes "closing volume", Abschn. 2.3.5). Begünstigend mag auch sein, daß in dieser Altersgruppe die aktive Expektoration nur mangelhaft möglich ist.

6.3.3 Ätiologie und Pathogenese

Die Ätiologie der obstruktiven Bronchitis weist viele Parallelen zur komplizierten und zur chronischen Bronchitis auf (6.1.3.3), bei vielen Kleinkindern bleibt sie aber unklar (Tabelle 1). Das gilt besonders für die große Gruppe von Säuglingen und Kleinkindern, bei denen die rekurrierende obstruktive Bronchitis als Asthma bronchiale des Kleinkindesalters eingestuft werden muß. Foucard et al. [2] konnten erhöhte Virustiter bei 69% aller Kleinkinder mit „asthmatoider Bronchitis" nachweisen.

Tabelle 1. Definition, Klinik, Differentialdiagnose und Ätiologie der obstruktiven Bronchitis

Definition	Akute Erkrankung der intrathorakalen Atemwege, vornehmlich im Säuglings- und Kleinkindesalter, meist im Zusammenhang mit einem Virusinfekt
Leitsymptome	Exspiratorische Dyspnoe, Husten (meist trocken), Giemen. Grobblasige Rasselgeräusche können gehört werden
Verlauf	10–14 Tage, Rezidive möglich (wenn mehr als 2–3 Rezidive: asthmatische Bronchitis im Rahmen eines Asthmasyndroms)
Differentialdiagnose und Ätiologie	Bronchiolitis (RS-Virusinfektion) Rezidivierende Aspiration von Nahrung (Schluckstörungen, Fisteln) Fremdkörperaspiration (Trachea, Bronchien, Ösophagus) Mukoviszidose Tracheastenose – Tracheomalazie Bronchusstenose – Bronchusmalazie[a] Tuberkulose Erstmanifestation des Asthma bronchiale

[a] Die Stenosen und Malazien (angeboren und erworben) sind detailliert in Kap. 3.3 aufgeschlüsselt

RS-Viren, Parainfluenzaviren von Typ 2 und Typ 3 und ECHO-Viren waren am häufigsten als Erreger anzunehmen. Bei einer kleineren Gruppe von Kindern dieser Altersgruppe werden *anatomische Ursachen* gefunden, die im Zusammenhang mit viralen Infektionen der Atemwege zu den klinischen Zeichen der Bronchusobstruktion führen. Besonders *Bronchusmalazie* und *Bronchusstenosen,* angeboren oder erworben, extramural, intramural oder intraluminär (Abschn. 3.3) begünstigen die Entwicklung einer obstruktiven Bronchitis. Das gilt v. a. für die rekurrierende obstruktive Bronchitis bei der relativ häufigen Stenose des linken Hauptbronchus [1].

Mit Rückgang der Tuberkulose im Kindesalter wird heute leicht übersehen, daß auch *tuberkulös bedingte Bronchusstenosen* (Kompression von außen durch große Lymphknoten, endobronchialer Befall) eine obstruktive Bronchitis verursachen können (Kap. 9). Mit Einschränkung gilt das auch für die rekurrierende obstruktive Bronchitis bei *angeborenen Herzfehlern* und bei *Gefäßanomalien,* wenn v. a. ein großer linker Vorhof, eine ektatische Pulmonalarterie oder ein atypisch verlaufendes Gefäß zur Obstruktion der Bronchien, meist wieder des linken Hauptbronchus, führen (Abschn. 3.6). Ist die dadurch bedingte Bronchuskompression ausgeprägt, wird auch im infektionsfreien Intervall ein meist exspiratorischer Stridor nachweisbar sein. Säuglinge und Kleinkinder mit kongenitalen Vitien, mit erhöhtem pulmonalem Durchfluß oder mit pulmonaler Stauung leiden überhäufig an rekurrierender obstruktiver Bronchitis.

Die pulmonale Manifestation der *Mukoviszidose* im Säuglings- und Kleinkindesalter äußert sich häufig als rekurrierende obstruktive Bronchitis (Kap. 7).

Dagegen ist die obstruktive Bronchitis selten Erstmanifestation des *α-1-Antitrypsin-Mangels* (Abschn. 12.2).

Die klinischen Symptome der rekurrierenden obstruktiven Bronchitis des Säuglings- und Kleinkindesalters werden auch bei *gastroösophagealem Reflux* mit wiederholter Aspiration beobachtet. Ein unerkannt gebliebener *Fremdkörper* kann in dieser Altersgruppe Grund der Bronchusobstruktion sein. Symptomfreie Intervalle schließen diese Möglichkeit nicht aus.

Zur *Bronchitis circumscripta* und *Bronchitis fibroplastica* s. 6.1.2.

6.3.4 Klinik

Die klinischen Symptome der obstruktiven Bronchitis unterscheiden sich nicht von denen des Asthma bronchiale. Der Thorax erscheint überbläht, die Zwerchfellgrenzen stehen tief. Das Exspirium ist erschwert und verlängert. Bei erheblicher Überblähung wird die Inspiration durch die Atemhilfsmuskulatur unterstützt. Die Atemfrequenz, die bei Jugendlichen und Erwachsenen mit akuten asthmatischen Beschwerden erniedrigt ist (verlängertes Exspirium), ist bei Säuglingen und Kleinkindern mit obstruktiver Bronchitis eher beschleunigt. Giemen und Brummen sind über allen Lungenabschnitten zu hören. Bei lokalisierter, einseitiger Bronchusstenose wird das Stenosegeräusch mitunter über der kranken Seite deutlicher gehört, bzw. das Atemgeräusch ist über dieser Seite abgeschwächt. Der Thorax kann einseitig überbläht erscheinen, die Atemexkursionen sind auf dieser Seite weniger deutlich. Auf diese diskreten Zeichen einseitiger Bronchusstenosen ist immer zu achten.

Häufig leiden die Kinder gleichzeitig an einem Virusinfekt: seröser Schnupfen und Husten, der meist trocken ist. Die Körpertemperatur kann initial erhöht sein, meist

ist sie aber normal. Im Gegensatz zum aktuen Asthmaanfall im Schulkindesalter entwickeln sich die klinischen Symptome der obstruktiven Bronchitis im Säuglingsalter eher langsam innerhalb von 12–24 h.

6.3.5 Laborbefunde

Für die obstruktive Bronchitis charakteristische Laboratoriumsbefunde gibt es nicht. Die BSG kann geringgradig beschleunigt sein, eine mäßige Leukozytose mit Lymphozytose wird mitunter festgestellt. Das Gesamt-IgE im Serum kann erhöht sein, besonders bei Säuglingen und Kleinkindern aus Familien, in denen allergische Erkrankungen gehäuft vorkommen. Leidet das Kind selbst zusätzlich an atopischen Erkrankungen, ist das Gesamt-IgE ebenfalls erhöht (6.5). Das Thoraxröntgenbild zeigt die Überblähung der Lunge: tiefstehende Zwerchfellgrenzen, horizontaler Verlauf, vermehrte Strahlentransparenz. Peribronchiale Infiltrationen sind bei der obstruktiven Bronchitis des Säuglings- und Kleinkindesalters relativ häufig zu sehen. Einseitig betonte Überblähungen weisen auf lokale Bronchusstenosen hin. Komplikationen wie Atelektasen oder interstitielles Emphysem mit Mediastinalemphysem sind nur radiologisch zu erfassen. Die Ventilations-Perfusions-Szintigraphie ist bei akuten Symptomen wenig informativ, sie ist v. a. im symptomfreien Intervall aus differentialdiagnostischen Überlegungen wichtig (Abschn. 2.3.4). Blutgasanalysen sind zur Überwachung des Kindes im akuten Stadium unerläßlich. Wie beim Asthmaanfall ist der arterielle pO_2 frühzeitig erniedrigt (intrapulmonale Ventilations-Perfusions-Verteilungsstörung), ebenso der pCO_2 (initiale Hyperventilation). Steigt der pCO_2 an, besteht die Gefahr der respiratorischen Globalinsuffizienz, eventuelle intensivmedizinische Maßnahmen müssen dann vorbereitet werden.

Der Wert virologischer Titerbestimmungen im Serum ist umstritten. Sie sind sinnvoll, wenn Titerbewegungen durch eine 10- bis 14 tägige Zweituntersuchung beobachtet werden. Die Kinder sind dann meist wieder gesund.

Lungenfunktionsuntersuchungen sind bei Säuglingen und, bei entsprechender Vorbereitung, auch bei Kleinkindern bis zum vollendeten 2. Lebensjahr mit Einschränkungen durchführbar (Abschn. 2.3.5). Das meist ganzkörperplethysmographisch gemessene Lungenvolumen ist erhöht (Überblähung), der Atemwegswiderstand erhöht oder im oberen Normbereich gelegen. Ist die mit dem Ösophaguskatheter gemessene Lungendehnbarkeit als dynamische Lungendehnbarkeit erniedrigt, kann das auf eine ausgeprägte Obstruktion der kleinen Bronchien hinweisen. Lediglich bei erheblicher Überblähung (funktionelle Residualkapazität über 70% der totalen Lungenkapazität) kann die Lungendehnbarkeit auch bei unauffälligem Querschnitt der peripheren Atemwege erniedrigt sein (alinearer Teil der Druck-Volumen-Relation der Lunge).

6.3.6 Diagnose und Differentialdiagnose

Die klinischen Symptome der obstruktiven Bronchitis des Säuglings- und Kleinkindesalters sind so charakteristisch, daß die Diagnose keine Schwierigkeiten bereitet. Leitsymptom ist die exspiratorische Dyspnoe, die sich fast ausnahmslos im Zusammenhang mit einem banalen Atemwegsinfekt entwickelt. Sehr viel schwieriger ist es, differentialdiagnostisch die der Erkrankung zugrunde liegenden unterschiedlichen ätiologischen Faktoren herauszufinden [6].

Tabelle 2. Beziehung zwischen obstruktiver Bronchitis, rezidivierender obstruktiver Bronchitis, Höhe der IgE-Werte im Serum, Virusserologie und Allergiebelastung bei einer Gruppe von Säuglingen und Kleinkindern. (Nach [2])

IgE-Werte:	Kinder mit erstmaliger obstruktiver Bronchitis		Kinder mit rezidivierender obstruktiver Bronchitis	
	> +2 SD	< +2 SD	> +2 SD	< +2 SD
Zahl der Kinder	11	33	10	18
Positive Virusserologie				
für alle untersuchten Viren	3	14	6	8
für RS-Viren	–	8	4	1
Familiäre Belastung bezüglich	5	12	4	4
Allergie (Eltern und/oder Geschwister)				
Eosinophile ≥ 400 mm^3	7	6	7	7
Andere Atopiesymptome	–	1	2	–
Erstmanifestation (Alter)	13,4	11,2	12,4	8,7
in Monaten ($\bar{x}$)				

Anamnestische Hinweise auf atopische Erkrankungen im Zusammenhang mit einem hohen IgE im Serum weisen bereits die erste akute Erkrankung als Frühmanifestation des Asthma bronchiale im Kindesalter aus (6.5). Sehr typisch ist für diese Interpretation, daß die Eltern dieser Kleinkinder angeben, die obstruktiven Symptome würden auch beim Toben und Laufen auftreten. Die für das Asthma bronchiale typische bronchiale Hyperirritabilität ist damit bereits im Kleinkindesalter nachzuweisen, unabhängig von der Entwicklung einer späteren Allergie. Andererseits berechtigt das erhöhte Serum-IgE bei sonst fehlenden, auf das Asthma bronchiale hinweisenden Angaben oder Symptomen noch nicht, die aktuelle Erkrankung als Erstmanifestation des Asthma bronchiale einzustufen ([2] Tabelle 2). Ergibt die Ventilations-Perfusions-Szintigraphie bei fehlenden oder nur geringen klinischen Symptomen eine diffuse, über allen Lungenabschnitten verteilte Ventilations-Perfusions-Inhomogenität, ist die Annahme eines Asthma bronchiale wahrscheinlich richtig, sofern mit der Schweiß-elektrolytbestimmung eine Mukoviszidose ausgeschlossen wurde und keine diffuse Bronchialknorpelanomalie vorliegt. Die Szintigraphie ist als nicht-invasive Technik besonders geeignet, auf Bronchusstenosen hinzuweisen (angeborene oder erworbene Formen). Diese werden durch eine bronchologische Untersuchung schließlich gesichert. Das gilt auch für bisher unerkannt gebliebene aspirierte Fremdkörper.

Die Bestimmung der Schweißelektrolyte ist bei obstruktiver Bronchitis im Säuglings- und Kleinkindesalter obligat, ebenso muß ein Tuberkulintest durchgeführt werden. Die immunologische Basisdiagnostik umfaßt die quantitative Bestimmung der Immunglobuline im Serum und die Bestimmung der Proteine der akuten Phase, besonders des α-1-Antitrypsins.

6.3.7 Therapie

Die Behandlung der obstruktiven Bronchitis ist während der akuten Erkrankung symptomatisch und entspricht der bei Bronchiolitis (6.4.8). Die Entscheidung zu einer längerfristigen Dauertherapie im symptomfreien Intervall hängt von der Häufigkeit der Erkrankung und vom Ergebnis der differentialdiagnostisch ermittelten auslösenden Faktoren ab. Bei Nachweis von Bronchusstenosen (angeboren oder erworben) sind im symptomfreien Intervall die Behandlungsmaßnahmen sinnvoll, die die mit Sicherheit anzunehmende verminderte muköziliare Clearance unterstützen (6.1.3.8). Hustensedativa sind problematisch. Sie begünstigen die Sekretstase. Antihistaminika erhöhen eher die Sekretviskosität und sollten vermieden werden. Peinlich ist darauf zu achten, daß im Wohnbereich dieser Kinder nicht geraucht und zumindest das Schlafzimmer der Kinder staubarm gehalten wird. Da die akute Erkrankung fast ausnahmslos durch Virusinfektionen ausgelöst wird, ist die primäre antibiotische Behandlung dieser Kinder nicht indiziert. Wurden allerdings ätiologische Faktoren nachgewiesen, die eine verminderte muköziliare Clearance annehmen lassen (z. B. bei Bronchusstenosen), ist diese restriktive Einstellung bei erneuter Erkrankung zu überprüfen (6.1.3.8).

6.3.8 Verlauf und Prognose

Der klinische Verlauf der Erkrankung wird von der Intensität der Bronchusobstruktion bestimmt. Eine schwere respiratorische Insuffizienz ist nur selten zu erwarten (6.4.9). Die Säuglinge und Kleinkinder erholen sich meist in wenigen Tagen. Symptome der Bronchusobstruktion können noch über 1–2 Wochen bestehen bleiben. Der akute Krankheitsverlauf kann durch sekretbedingte Atelektasen und durch Bronchopneumonien (meist bakterielle Superinfektionen) kompliziert sein. Der weitere Verlauf und die längerfristige Prognose werden von der Grundkrankheit bestimmt. Trat die obstruktive Bronchitis als Erstmanifestation eines Asthma bronchiale im Kindesalter auf, ist der rekurrierende Verlauf vorgegeben. 60–80% der Kleinkinder mit rekurrierender obstruktiver Bronchitis (Asthma bronchiale des Kleinkindesalters) haben nach dem 6. Lebensjahr keinerlei oder nur noch selten asthmatische Symptome. Ist die rekurrierende obstruktive Bronchitis Folge einer lokalisierten Bronchusstenose bzw. Bronchusmalazie, verschwinden die klinischen Symptome mit dem Älterwerden der Kinder, meist im 3.–4. Lebensjahr. Das gilt nicht unbedingt für hochgradige Stenosen bzw. für Stenosen infolge von Bronchuskompression von außen (z. B. bei nichtkorrigierbaren Gefäßanomalien). Die weitere Prognose ist dann gut, wenn es gelingt, durch eine intensive Sekretolyse, Physiotherapie und ggf. antibiotische Behandlung die Entwicklung poststenotischer Komplikationen, wie v. a. Bronchiektasen, zu vermeiden. Bronchologische Untersuchungen von Kleinkindern mit rekurrierender obstruktiver Bronchitis ergeben gehäuft Schleimhautbefunde wie bei chronischer Bronchitis. Die Prognose dieser chronischen Entzündung ist dann unsicher (6.1.3.9).

Häufig fragen Eltern, ob die Erstmanifestation der Erkrankung bereits ein Asthma im Kindesalter ankündigt. Die Untersuchungen von Foucard et al. [2] haben ergeben, daß die Bestimmung des Gesamt-IgE im Serum bei Kleinstkindern mit obstruktiver Bronchitis eine Aussage über die Häufigkeit von Asthma im späteren Kindesalter nur begrenzt zuläßt. Hohe Gesamt-IgE-Werte machen eine solche Entwicklung wahrscheinlich. Allerdings ist im Einzelfall eine prognostische Aussage nicht zulässig. Die Wertigkeit anderer belastender Faktoren, wie positive Familienanamnese oder gleichzeitig vorliegende andere atopische Erkrankungen wie Neurodermitis und Rhinitis allergica, überwiegen den prognostischen Aussagewert einer IgE-Bestimmung im Serum.

Literatur

1. Dietzsch, HJ (1964) Angeborene Fehlbildungen der Trachea und der Bronchien als Ursache chronisch-rezidivierende Lungenerkrankungen. Kinderaerztl. Prax 32:11
2. Foucard T, Berg T, Johansson SGO, Wahren B (1971) Virus serology and serum IgE levels in children with asthmatoid bronchitis. Acta Paediatr Scand 60:621
3. Horn MEC, Gregg J (1973) Role of viral infection and host factors in acute episodes of asthma and chronic bronchitis. Chest [Suppl] 63
4. Phelan PD, Landau LJ, Olinsky A (1982) Respiratory illness in children. Blackwell, Oxford
5. Simon G, Jordan WS (1967) Infections and allergic aspects of bronchiolitis. J Pediatr 70:533
6. Tabachnik E, Levison H (1981) Infantile bronchial asthma. J Allergy Clin Immunol 67:339

6.4 Die Bronchiolitis

H. von der Hardt

6.4.1 Definition

Mit Bronchiolitis wird eine entzündliche Erkrankung der überwiegend kleinen Bronchien vorwiegend im Säuglings- und Kleinkindesalter bezeichnet. Synonym wird von Bronchiolitis obliterans oder Kapillarbronchitis gesprochen. Die Erkrankung ist selten ausschließlich auf die Bronchialschleimhaut beschränkt, das benachbarte peribronchiale Gewebe ist miterkrankt: Bronchopneumopathie.

Leitsymptom ist die z. T. extreme Überblähung der Lunge durch Obstruktion vorwiegend der peripheren Atemwege. Nach den klinischen Symptomen ist eine scharfe Trennung zwischen Bronchiolitis, obstruktiver Bronchitis und Erstmanifestation des Asthma bronchiale nicht immer möglich (6.3 und 6.5).

6.4.2 Häufigkeit

Die Bronchiolitis ist sicher die häufigste akute und bedrohliche Erkrankung der intrathorakalen Atemwege im Säuglingsalter, wenn auch exakte Angaben über die Inzidenz im 1. Lebensjahr nicht vorliegen. Sie tritt sporadisch oder in lokalen Epidemien auf, bevorzugt in den Winter- und Frühjahrsmonaten. Übereinstimmend wird der Manifestationsgipfel in den ersten 6 Lebensmonaten gesehen, die Erkrankung wird aber noch bis Ende des 2. Lebensjahres beobachtet. (Über die sog. „adulte Form" der Bronchiolitis s. Abschn. 12.2). Die Erkrankung tritt bei männlichen Säuglingen etwas häufiger auf.

6.4.3 Ätiologie und Pathogenese

In 60–80% der erkrankten Säuglinge werden als Erreger der Bronchiolitis RS-Viren nachgewiesen [1]. Weniger häufig werden Parainfluenzaviren Typ III und Influenzaviren als Erreger gefunden. Eine primäre bakterielle Infektion liegt nur sehr selten vor (evtl. durch Haemophilus influenzae), chemische Noxen können beim Jugendlichen und Erwachsenen eine obliterierende Bronchitis auslösen (Abschn. 12.2). Einige retrospektive Studien ergaben eine Übereinstimmung von Bronchiolitis und späterem Asthma bronchiale in 25–32% der erkrankten Kinder [4, 11]. Diese Beziehung ließ einen gemeinsamen Pathomechanismus vermuten. Andererseits waren Serum-IgE-Werte bei Säuglingen und Kleinkindern, die an einer RS-Virus-induzierten Bronchiolitis während einer Epidemie erkrankten, nicht höher als bei gesunden Kontrollpersonen. Bei einer anderen Gruppe von Kindern mit sporadisch aufgetretener RS-Virus-induzierten Bronchiolitis waren dagegen die IgE-Werte im Serum im Mittel deutlich erhöht. In dieser Gruppe von Kindern konnten auch andere, auf atopische Erkrankungen hinweisende Belastungen häufiger gefunden werden wie: Neurodermitis, allergische Erkrankungen der Familienangehörigen [7]. So läßt sich vermuten, daß Kinder mit einer genetisch festgelegten höheren Wahrscheinlichkeit, an Asthma zu erkranken, auch eine höhere Empfänglichkeit für RS-Virus-Infektionen haben [5]. RS-Viren führen im Säuglingsalter nicht nur zur Bronchiolitis. Häufig verursachen sie auch eine Bronchopneumonie ohne Zeichen einer wesentlichen Bronchusobstruktion. Diese unterschiedlichen Verlaufsformen werden auf Wirtsfaktoren zurückgeführt, die nicht weiter bekannt sind.

6.4.4 Pathologie

Die Bezeichnung „Bronchiolitis" ist nicht korrekt, da pathologisch-anatomisch nicht nur die Bronchiolen, sondern auch die mehr zentral gelegenen Bronchusabschnitte erkrankt sind. Histologisch zeigt das Bronchialepithel Nekrosen und Proliferationen nebeneinander. Die Bronchialwand und das peribronchiale Gewebe sind ödematös geschwollen und durchsetzt mit Lymphozyten, Plasmazellen und Makrophagen. Polymorphkernige Granulozyten werden eher selten gefunden. Im Vordergrund steht eine massive Zelldesquamation in das Bronchiallumen. Diese und die erheblich entzündliche Schwellung der Bronchialwände führen zu einer teilweisen bis totalen Verlegung der Bronchiallumina mit poststenotischen Atelektasen wie auch emphysematösen Bezirken (Bronchiolitis obliterans).

6.4.5 Klinik

Die Erkrankung beginnt mit einem banalen Schnupfen. Stunden später entwickelt sich ein trockener Husten, innerhalb von 1–2 Tagen zeigt das Kind die typischen Befunde, wie sie bei der obstruktiven Bronchitis beschrieben wurden (6.3.4). Die Säuglinge machen einen kranken Eindruck. Sie sind unruhig, die Nahrungsaufnahme ist durch die Dyspnoe erheblich gestört, die Körpertemperatur ist in der Regel nur wenig erhöht. Der Auskultationsbefund kann zu einer falschen Einschätzung der Schwere der Erkrankung führen. Während bei mäßiger Überblähung der Lunge und damit noch regulärem Atemzugvolumen die Turbulenzen in den erkrankten Bronchien als Giemen gut zu hören sind, können bei extremer Überblähung und damit vermindertem Atemzugvolumen diese Geräusche fehlen. Das Atemgeräusch erscheint insgesamt nur leise. Dieser auch als „stille Obstruktion" bezeichnete Befund weist immer auf einen bedrohlichen Zustand der Kinder hin. Meist ist der arterielle pO_2 dann erniedrigt und der pCO_2 infolge alveolärer Hypoventilation erhöht. Inspiratorisch hörbare feinblasige Rasselgeräusche sind nicht unbedingt ein Zeichen alveolärer Infiltrationen, sondern können auch durch das Öffnen der verstopften kleinen Bronchien bedingt sein. Diese feinblasigen Rasselgeräusche verschwinden meist beim Schreien. Durch die tiefstehenden Zwerchfelle ist die Leber vergrößert unter dem Rippenbogen zu tasten. Nur in Ausnahmefällen entwickeln die Säuglinge eine so schwere respiratorische Insuffizienz, daß eine Beatmung notwendig wird.

6.4.6 Laborbefunde

Diese entsprechen den Befunden bei obstruktiver Bronchitis dieser Altersgruppe (6.3.5).

6.4.7 Diagnose und Differentialdiagnose

Die Diagnose ist bei den klinischen Symptomen ohne Schwierigkeiten zu stellen. Bei weniger schwerem klinischem Verlauf und bei älteren Säuglingen ist es schwierig zu entscheiden, ob die akute Erkrankung noch einer Bronchiolitis zuzuordnen ist, ob von obstruktiver Bronchitis mit ganz unterschiedlicher Ätiologie oder von der Erstmanifestation des Asthma bronchiale im Kindesalter gesprochen werden soll. Virustiterbestimmungen können dann hilfreich sein, v. a. wenn Titerbewegungen verfolgt werden. Auf die Differentialdiagnose der obstruktiven Bronchitis wurde in 6.3.6 eingegangen.

6.4.8 Therapie

Die Behandlung der Bronchiolitis ist symptomatisch. Besonders bei ausgeprägter Dyspnoe benötigen die Kinder Ruhe und müssen vor jeder unnötigen Blutentnahme geschützt werden. Selbst die orale Nahrungsaufnahme kann zu anstrengend sein. Die Kinder sind dann über eine Magensonde zu füttern. Reichliche Flüssigkeitszufuhr (parenteral) ist notwendig, die Atemluft sollte angefeuchtet werden (Vorsicht bei der Verwendung von Ultraschallverneblern). In Abhängigkeit vom Schweregrad der Erkrankung können zusätzliche Inhalationen mit physiologischer Kochsalzlösung hilfreich sein (Maskeninhalation), möglichst ohne Zusätze, die als unspezifischer Reiz Hustenattacken auslösen können.

Neben der Flüssigkeitszufuhr (Dehydratation) ist die Hypoxie auszugleichen. Die Sauerstoffzufuhr erfolgt am besten über eine Oxydomhaube (Trichter und Nasensonden sind bei jungen Säuglingen unzureichend). Meist genügt ein FiO_2 von 30–40%.

Nur bei sehr unruhigen Kindern ist die Sedierung mit Chloralhydrat notwendig (50 mg/kg KG). Meist werden die Kinder schon bei ausreichender Sauerstoffzufuhr ruhiger; Sauerstoff ist das beste Sedativum bei Kindern mit Bronchiolitis.

Sehr kontrovers wird die Gabe von Steroiden diskutiert. Meist ist ihre Anwendung unnötig, der günstige Effekt auf den Krankheitsverlauf konnte mit klinischen Studien nicht zweifelsfrei bewiesen werden [2, 3]. Allgemein wird empfohlen, Steroide in hoher Dosis (2–5 mg/kg KG und Dosis) nur bei sehr schwerem Krankheitsverlauf einzusetzen (bis zu 3 mal/24 h).

Therapeutische Studien mit β-2-Mimetika konten zeigen, daß sie bei Säuglingen mit Bronchiolitis keinen entscheidenden therapeutischen Einfluß haben. Der Atemwegswiderstand ändert sich nicht, die Lungenüberblähung geht nicht zurück [6, 8]. Diese

Studien gelten als Beweis für die Annahme, daß die Kontraktion glatter Muskelzellen keine Bedeutung in der Pathogenese der Erkrankung spielt. Ebenso unsicher ist auch die therapeutische Wirkung von Aminophyllin. Die routinemäßige Digitalisierung ist unnötig. Tachykardie und tiefstehende Leber sind bei der Bronchiolitis keine Zeichen einer Herzinsuffizienz. Nur bei sehr bedrohlichem Verlauf mit Zeichen eines Schocks und extremer Tachykardie (Herzfrequenz über 180–200/min) ist die Gabe von Digitalispräparaten indiziert. Eine antibiotische Therapie ist unnötig. Nur wenn Hinweise auf eine bakterielle Superinfektion vorliegen, ist die Gabe von Antibiotika indiziert.

Die Intubation und Beatmung bei respiratorischer Insuffizienz ist in Extremfällen notwendig.

6.4.9 Verlauf und Prognose

Die Mehrzahl der Säuglinge mit Bronchiolitis wird wahrscheinlich ambulant behandelt. Nur $^1/_4$–$^1/_5$ werden stationär eingewiesen. Die Mortalität liegt bei etwa 1%. Schon wenige Tage nach Beginn der klinischen Symptome tritt eine Besserung ein, nach 8–10 Tagen sind nahezu alle Säuglinge symptomfrei, Zweiterkrankungen sind möglich, meist sind es dann andere virale Erreger (z. B. Parainfluenza- oder Influenzaviren).

Bereits erwähnt wurde, daß noch Monate später Funktionsstörungen mit subtilen Lungenfunktionsuntersuchungen nachgewiesen werden können. So fanden Stokes et al. [10] bei 75% aller Kinder, die im jungen Säuglingsalter eine Bronchiolitis durchgemacht hatten, 12 Monate später Veränderungen der Lungenfunktion (insbesondere persistierende Überblähungen, erhöhte Atemwegswiderstände). Diese persistierenden Funktionsstörungen weisen auf strukturelle Schädigungen durch die primäre Viruserkrankung hin. Die Häufigkeit, mit der nach einer Bronchiolitis im Säuglingsalter später mit einem Asthma bronchiale gerechnet werden muß, wird unterschiedlich angegeben. Die Mehrzahl der Autoren sehen eine besondere Beziehung zwischen Bronchiolitis und Asthma dann, wenn die Bronchiolitis eher später im Säuglingsalter auftritt (jenseits des 6. Lebensmonats) und außerhalb einer typischen RS-Virus-Epidemie ([7, 9], 6.3;6).

6.4.10 Die adulte Form der Bronchiolitis (s. Abschn. 12.2)

Literatur

1. Chanock RM, Parrott RH (1965) Acute respiratory disease in infancy and childhood. Present understanding and prospects for prevention. Pediatrics 36:21
2. Dabbous JA, Tkachyk JS, Stamm SJ (1966) A double-blind study on the effects of corticosteroids in the treatment of bronchiolitis. Pediatrics 37:477
3. Dennis JL, Palmer WM, Cleveland RW (1960) Bronchiolitis in infants. JAMA 172:688
4. Eisen AH, Bacal HL (1963) Relationship of acute bronchiolitis to bronchial asthma. Pediatrics 3:859
5. McIntosh K (1976) Bronchiolitis and asthma possible common pathogenetic pathways. J Allergy Clin Immunol 57:595
6. Müller-Wening W, Ruland F, Wenner J, Hardt H von der (1978) Bronchospasmolytische Therapie bei Säuglingen mit obstruktiver Bronchitis. Monatschr Kinderheilkd. 126:667

7. Polmar SH, Robinson LD, Minnefor AB (1972) Immunglobulin E in bronchiolitis. Pediatrics 50:279
8. Rutter N, Milner AD, Hiller EJ (1975) Effect of bronchodilators on respiratory resistance in infants and young children with bronchiolitis and wheezy bronchitis. Arch Dis Child 50:719
9. Simon G, Jordan WS (1967) Infectious and allergic aspects of bronchiolitis. J Pediatr 70:533
10. Stokes GM, Milner AD, Hodges JGC, Roggins RC (1981) Lung function abnormalities after acute bronchiolitis. J Pediatr 98:871
11. Wittig HJ, Cranford NJ, Glaser J (1959) The relationship between bronchiolitis and childhood asthma: a follow-up study of 100 cases of bronchiolitis in infancy. J Allergy 30:19

6.5 Das Asthmasyndrom

H. von der Hardt und D. Hofmann[1]

6.5.1 Definition und Häufigkeit

Eine allgemein akzeptierte Definition des Krankheitsbildes, die alle Aspekte von Pathologie und Pathogenese umfaßt, gibt es nicht. Der Ausdruck kommt aus der griechischen Sprache ($\alpha\sigma\vartheta\mu\alpha$) und bedeutet „erschwertes Atmen". Die United States National Tuberculosis Association beschreibt 1967 die Erkrankung als „eine gesteigerte Reaktionsbereitschaft von Trachea und Bronchien auf verschiedene Reize, die sich in erschwertem Atmen aufgrund einer generalisierten Reaktion der Atemwege manifestiert".

Praktikabler ist die Beschreibung von Geubelle [13]. Danach ist Asthma „charakterisiert durch rezidivierende Anfälle von vorwiegend exspiratorischer Atemnot mit Thoraxerweiterung, begleitet von leicht feststellbaren Nebengeräuschen bei der Atmung".

Beide Beschreibungen nehmen nicht zu den verschiedenen Ursachen der Erkrankung Stellung. Aufgrund der Polyätiologie wird korrekt von einem Asthmasyndrom gesprochen.

Die Häufigkeit des Krankheitsbildes schwankt regional und ist abhängig von der jeweils benutzten Definition. 0,8–6,9% aller Schulkinder werden von verschiedenen Autoren als asthmakrank angegeben. In Deutschland wird die Häufigkeit auf 1–2% geschätzt. Damit ist das Asthmasyndrom die häufigste chronische Erkrankung des Kindesalters. Nach Untersuchungen von Morrison-Smith et al. [32] nimmt die Erkrankung zu. Vor der Pubertät sind die Knaben häufiger erkrankt als Mädchen (3:2), nach der Pubertät ist das Verhältnis 1:1.

6.5.2 Ätiologie und Pathogenese

Die Leitsymptome des Asthmasyndroms sind *exspiratorisches Giemen, exspiratorische Dyspnoe und Husten*. Diese Leitsymptome sind Folge der verengten Bronchien. Die Bronchusobstruktion ist auf einen „*Spasmus*" der Bronchialmuskulatur, auf eine *Dyskrinie* (vermehrte Produktion eines zähflüssigen Sekretes) und auf eine *ödematöse, hy-*

---

[1] Abschnitt 6.5.9 von G. Wolff

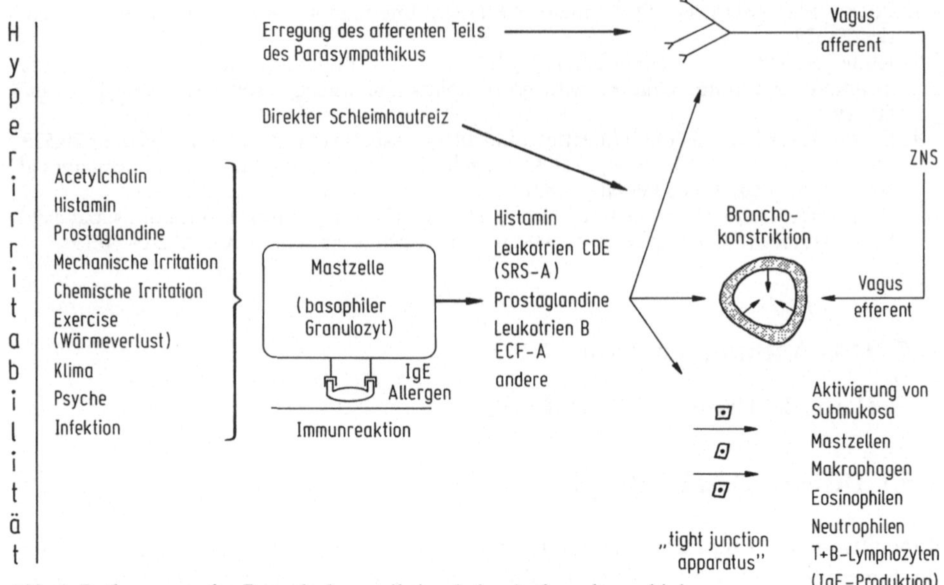

Abb. 1. Pathogenese der Bronchokonstriktion beim Asthma bronchiale

perämische Schwellung der Schleimhaut zurückzuführen. „Spasmus", Dyskrinie und Schwellung sind im Asthmaanfall unterschiedlich ausgeprägt (altersabhängige Unterschiede und Unterschiede in Abhängigkeit vom Reiz, der die Bronchusobstruktion auslöst).

Der Pathomechanismus, der schließlich zur Bronchusobstruktion führt, ist kompliziert und nur z. T. aufgeklärt. An ihm sind neben hochaktiven Mediatoren (z. B. Histamin) das parasympathische Nervensystem und gestörte Membraneigenschaften verschiedener Zellsysteme beteiligt (Abb. 1). Morphologische Anomalien der intrathorakalen Atemwege begünstigen asthmatische Symptome besonders im Kleinkindesalter.

Die gesteigerte Reaktionsbereitschaft von Trachea und Bronchien auf verschiedene Reize und die gesteigerte Stimulationsbereitschaft der Mastzellen sind grundlegende Phänomene asthmakranker Kinder, die offenbar genetisch fixiert sind ohne Zuordnung zu den bekannten Histokompatibilitätsantigenen (HLA-System, 6.5.3). Die primäre Ursache dieser gesteigerten Reaktionsbereitschaft ist unbekannt. Verschiedene Hypothesen wurden aufgestellt, die nur z. T. durch experimentelle und klinische Studien belegt wurden.

– partielle Blockade des adrenergen Systems [42],
– Adenylatzyklasemangel [41]
– gesteigerte Erregbarkeit des cholinergen Systems zentral und peripher [34].

Durch neuere Untersuchungen wurde wieder die Bedeutung der Neurotransmitter und der verschiedenen chemischen Mediatoren in den Vordergrund gestellt (so durch die Prostaglandin- und Leukotrienenforschung [22, 23]). Kürzlich wurde ein Typ von Nervenfasern im Bereich der Atemwege beschrieben, das sog. "*N*on *A*drenergic *In*hibitory *S*ystem" (NAIS), das eine bronchialerweiternde Wirkung hat. Auch eine Störung dieses Systems könnte als Grundursache des Asthmasyndroms eine Rolle spielen.

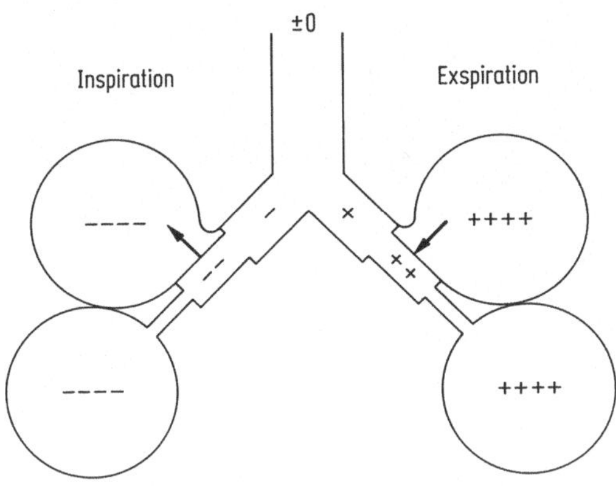

Abb. 2. Verhalten des transmuralen Druckgradienten im Bronchus bei forcierter In- oder Exspiration

Die beim Asthmasyndrom auftretenden Einengungen der Bronchien sind nicht homogen über die Lunge verteilt. So entstehen unterschiedlich gut belüftete Lungenareale; es bilden sich Bezirke aus, die aufgrund einer Bronchusobstruktion überbläht sind und nur mangelhaft ventiliert werden. Andere Lungenbezirke sind durch vollständige Bronchusokklusion atelektatisch. Es resultiert eine Hypoxie (*Ventilationsasynchronismus*), die der Organismus durch vertiefte Atmung und beschleunigte Atemfrequenz auszugleichen versucht. Die CO_2-Konzentration wird aufgrund der besseren Diffusionseigenschaften noch normal gehalten, bzw. ist als Folge der Ventilationssteigerung eher etwas erniedrigt. Erst im fortgeschrittenen Krankheitsstadium steigt auch der arterielle pCO_2 an. Schon eine diskrete Hyperkapnie ist ein empfindliches Alarmzeichen bei akuten asthmatischen Beschwerden. Die mehr oder weniger generalisierte Bronchusobstruktion verstärkt sich noch während der Exspiration: "Exspiratorischer Bronchialkollaps". Das Ausmaß der inspiratorisch-exspiratorischen Kaliberschwankung der intrathorakalen Atemwege ist abhängig vom transmuralen Druckgradienten, der während der aktiven Inspiration zur Bronchusdilatation führt, und der während der normalerweise passiven Exspirationsphase (elastische Retraktion der Lunge) eine Bronchusobstruktion verursacht (Abb. 2). Während aktiver Exspiration, die bei akuten asthmatischen Beschwerden häufig zu beobachten ist, verstärkt sich der transmurale Druckgradient, die Bronchusobstruktion nimmt während der Exspirationsphase noch weiter zu, die Exspiration wird ineffektiver, es entwickelt sich eine *Lungenüberblähung*. Durch diese zunehmende Lungenüberblähung verlagert sich die Atemmittellage mehr und mehr zur Inspirationsseite, so daß auch während der meist verkürzten Inspirationsphase eine erhöhte Atemarbeit geleistet werden muß, bei schwerer Obstruktion unter Einsatz der Atemhilfsmuskulatur. Hypoxie und gesteigerte Atemarbeit führen zu einer *metabolischen Acidose,* zu der sich im fortgeschrittenen Krankheitsstadium die *respiratorische Acidose* bei Hyperkapnie kombiniert. Diese Acidose wiederum (Abb. 3) führt zu einer zunehmenden Obstruktion kleiner Bronchien und peripherer Blutgefäße. Der gestörte Gasaustausch wird verstärkt.

Die verschiedenen Ursachen, die asthmatische Beschwerden auslösen, können in zwei wesentliche Gruppen geordnet werden: Ursachen, die eine immunologische Reaktion auslösen, und Ursachen, die primär nicht über immunologische Reaktionen wirksam werden, sog. unspezifische Reaktionen (s. Abb. 1).

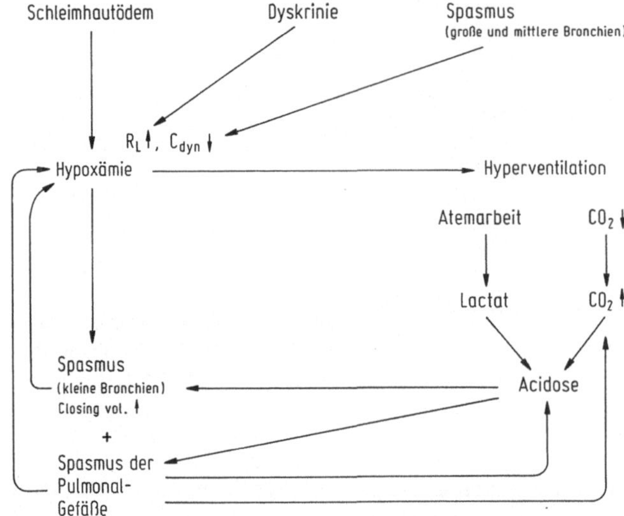

Abb. 3. Ablauf der schweren Asthmareaktion (Status asthmaticus) und Rückwirkung der Acidose auf den Reaktionsablauf

6.5.2.1 Die immunologische (allergische) Ursache

Diese Ursache asthmatischer Beschwerden ist im Kindesalter sehr bedeutend. So kann bei etwa ¾ aller Kinder mit Asthma eine Sensibilisierung gegenüber einem Inhalations- oder Nahrungsmittelallergen nachgewiesen werden. Es handelt sich um eine Typ-I-Reaktion nach Coombs und Gell, der spezifische Antikörper ist das spezifische IgE (Reagin), das in B-Lymphozyten z. B. in der Submukosa unter Einwirkung von Helfer- und Suppressor-T-Lymphozyten gebildet wird. Das spezifische IgE-Molekül ist über Rezeptoren an der Oberfläche von Mastzellen oder basophilen Granulozyten fixiert (sessiles, spezifisches IgE). Kommt es zu einem Kontakt des spezifischen, sessilen IgE-Moleküls mit dem dazugehörigen Antigen ("bridging" über 2 IgE-Moleküle), so werden die Membraneigenschaften der Zelle durch einen noch unbekannten Vorgang verändert, es kommt zum Kalziuminflux in die Zelle, der Zellstoffwechsel wird aktiviert (Abb. 4). In der so aktivierten Zelle werden verschiedene Mediatoren produziert, die gemeinsam mit bereits synthetisierten und gespeicherten Mediatoren aus der Zelle freigesetzt werden: *Degranulation der Mastzelle*. In Tabelle 1 sind die wichtigsten Mediatoren aufgeführt. Histamin ist als Mediator schon seit Jahrzehnten bekannt, von aktueller Bedeutung sind die Stoffwechselprodukte der Arachidonsäure (Abb. 5). Die Arachidonsäure selbst wird aus Membranphospholipiden unter Einwirkung der Phospholipase-A_2 gebildet. Je nach Abbauweg der Arachidonsäure (Zyklooxygenase-, Lipoxygenase-"pathway") entstehen verschiedene Prostaglandine bzw. Leukotriene, von denen Leukotrien C, D und E als "slow reacting substance of anaphylaxis" (SRS-A) zusammengefaßt werden. Die Leukotriene sind hochpotente Bronchospasmogene, während die Prostaglandine sowohl bronchokonstriktorisch (PG $F_{2\alpha}$) als auch bronchodilatatorisch (PG E_2) wirken können.

Die Produktion und Freisetzung der verschiedenen Mediatoren ist teilweise abhängig vom Gehalt an zyklischem Adenosinmonophosphat (c-AMP) und an zyklischem Guanosinmonophosphat (c-GMP). Die Konzentration dieser beiden Stoffe kann durch pharmakologische Substanzen beeinflußt werden. Die Stimulation des β-Re-

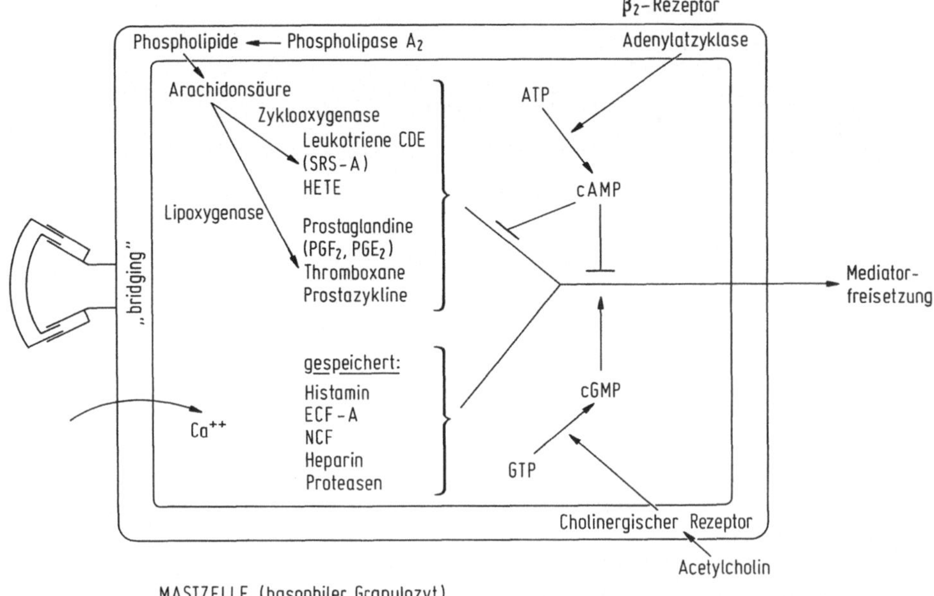

Abb. 4. Reaktionsablauf in der Mastzelle bei Antigen-Antikörper-(IgE-)Kontakt mit Mediatorfreisetzung

Tabelle 1. Mediatoren der allergischen Reaktion. *ECF* eosinophil chemotactic factor, *NCF* neutrophil chemotactic factor, *PAF* platelet activating factor, *SRS* slow reacting substance

Mediatoren	Funktion
Gespeichert	
Histamin	Kontraktion der glatten Muskelzelle im Bronchus
	Gesteigerte Gefäßpermeabilität
	Vermehrte Sekretproduktion
	Prostaglandinsynthese
ECF-A	Chemotaxis von Eosinophilen
NCF-A	Chemotaxis von Neutrophilen
Heparin	Antikoagulation, Komplementinhibition
Neu generiert	
PAF	Thrombozyten-Aggregation
Leukotrien $C_4 + D_4 + E_4 = SRS$	Kontraktion der glatten Muskelzelle im Bronchus, besonders peripher
	Gesteigerte Gefäßpermeabilität
ECF + Leukotrien B_4	Chemotaxis von Granulozyten (Neutrophile und Eosinophile)
Prostaglandine $PGF_{2\alpha}$	Kontraktion der glatten Muskelzelle im Bronchus
PGE_2	Dilatation der glatten Muskelzelle im Bronchus

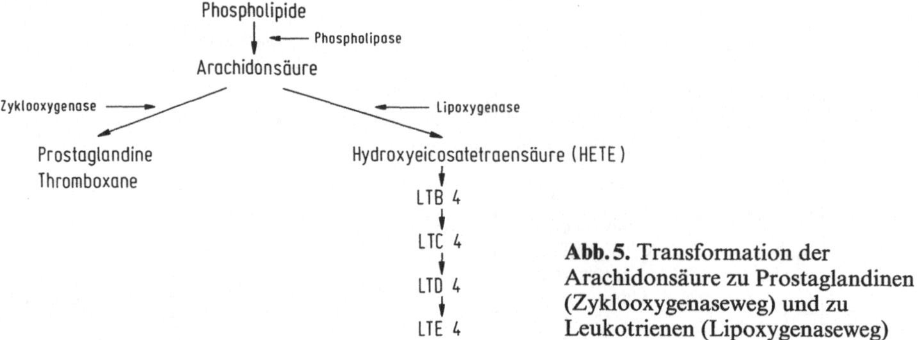

Abb. 5. Transformation der Arachidonsäure zu Prostaglandinen (Zyklooxygenaseweg) und zu Leukotrienen (Lipoxygenaseweg)

zeptors aktiviert die Adenylatzyklase, der intrazelluläre Gehalt an zyklischem AMP steigt an, die Produktion und Freisetzung von Mediatorsubstanzen wird behindert. Einige Beobachtungen sprechen dafür, daß Histamin sekundär ebenfalls zur zyklischen AMP-Erhöhung führen kann (H_2-Rezeptor) und damit seiner weiteren Freisetzung entgegenwirkt.

Die Rolle, die eosinophile Granulozyten bei der allergischen Reaktion spielen, ist nur teilweise geklärt. Der aus Mastzellen freigesetzte "eosinophil-chemotactic factor of anaphylaxis" (ECF-A) führt zu einer Migration von Eosinophilen in die entzündlichen Gewerbsabschnitte. Einige ihrer Enzyme, wie die Histaminase, die Arylsulphatase und die Phospholipase D, inaktivieren Histamin und verschiedene Leukotriene und steuern so der allergischen Entzündung entgegen. Leukotrien B_4 ist ein starker chemotaktischer Faktor für Eosinophile. Schließlich beeinflussen auch neutrophile Granulozyten die allergische Entzündungsreaktion. Neugenerierte Mediatoren, wie der "lipid eosinophil chemotactic factor", die "slow reacting substance" und der thrombozytenaggregierende Faktor, werden auch in neutrophilen Granulozyten gebildet.

Allergische Reaktionen, die die klinischen Symptome eines IgE-vermittelten Asthma bronchiale zeigen, können auch über IgG-Moleküle (IgG 4) ausgelöst werden. Die Bedeutung dieser Reaktionsform für das Asthma im Kindesalter ist aber nicht genau bekannt.

Das IgE-vermittelte, allergische Asthma bronchiale wird auch als *„extrinsic" Asthma* bezeichnet. Es läßt sich bei etwa ¾ aller Kinder mit asthmatischen Beschwerden nachweisen, wenn auch nur bei ca. ¼ aller asthmakranken Kindern allergische Typ-I-Reaktionen ausschließlich für die Beschwerden verantwortlich zu sein scheinen (reines „extrinsic" Asthma, z. B. bei Pollenallergie).

6.5.2.2 Hyperirritabilität der Bronchialschleimhaut

Zahlreiche Reize, die primär keine immunologische Reaktion auslösen, können zu einer generalisierten Bronchusobstruktion führen: *Hyperirritabilität der Bronchialschleimhaut*. Diese Hyperirritabilität ist im Gegensatz zur Allergie bei nahezu allen Kindern mit Asthma bronchiale nachzuweisen, auch bei den Kindern, bei denen ein Allergennachweis nicht gelingt: *„intrinsic" Asthma*. Die Hyperirritabilität kann allerdings diskret sein, so daß sie nur durch Spezialuntersuchungen aufgedeckt wird (Abschn. 2.3.5). In Tabelle 2 sind die wichtigsten Reize aufgeführt, die über primär

Table 2. Einige wichtige, nichtimmunologische Trigger, die im Kindesalter asthmatische Reaktionen provozieren können

Infektion	– viral – bakteriell	„Infektasthma"
Körperliche Belastung		"exercise induced asthma"
Irritation in der Einatmungsluft	– Zigarettenrauch – Staub – Kälte – trockene Luft – SO_2 und andere Abgase	"irritant asthma"
Emotionale Stimuli		"psychogenic asthma"

nicht immunologische Reaktionen zu asthmatischen Beschwerden führen können. Infektionen der Atemwege sind besonders bedeutsam, v. a. im Kleinkindesalter. Auch diese Reaktionen könnten durchaus mediatorvermittelt sein, so über neutrophile Granulozyten, die ihrerseits in der Lage sind, Leukotrien C_4 und D_4 zu synthetisieren. Einige Untersuchungen sprechen dafür, daß nicht-allergene Reize Mastzellen, die auf der Oberfläche der Bronchialschleimhaut liegen, aktivieren und daß deren Stoffwechselprodukte die Permeabilität der Schleimhaut erheblich steigern (Öffnung des "tight epithelial junction apparatus"). Die Reizstoffe können nun tiefer in die Schleimhautschichten eindringen und verschiedene Entzündungsreaktionen provozieren, bzw. sie können der Penetration von Allergenen den Weg bahnen (Abb. 6).

6.5.2.3 Vagovagale Reflexbronchokonstriktion

Schließlich können nichtallergene Reize auch direkt afferente Anteile des Parasympathikus stimulieren und über den Vagus eine Bronchusobstruktion provozieren: *Vagovagale Reflexbronchokonstriktion* [35, 47]. Die Bronchialschleimhaut enthält dicht unter der Oberfläche nahe den "tight junctions" marklose Nervenendigungen, die z. T. als sensorische Reizrezeptoren angesehen werden ("irritant receptors", Abb. 6). Öffnen

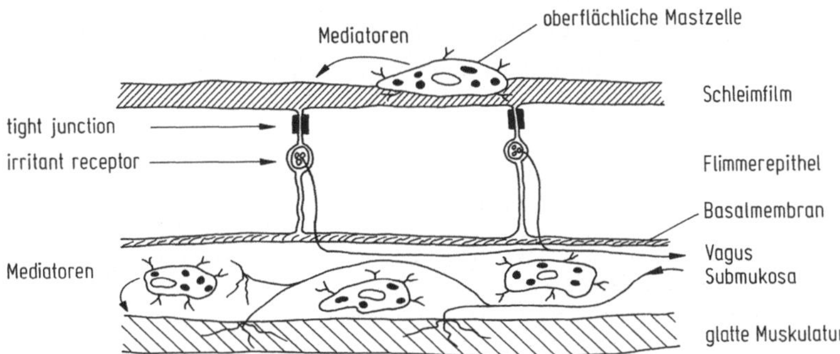

Abb. 6. Grobschematische Darstellung der Bronchialwand. Die Bronchusobstruktion kann verursacht werden durch direkte Reizung des „irritant receptor" oder indirekt über Mediatoren aus oberflächlichen Mastzellen; durch Mediatoren aus Mastzellen der Submukosa; durch zentrale vagale Impulse; durch Kombination der verschiedenen Stimulationsmöglichkeiten

sich die "tight junctions" z. B. bei akuten Entzündungen, können die Reizstoffe unmittelbar in die Schleimhaut eindringen und die Rezeptoren stimulieren. Für diese Hypothese spricht die Beobachtung, daß die Histamin- (oder Acetylcholin-)Reizschwelle eines asthmakranken Kindes während eines akuten viralen Atemwegsinfektes deutlich erniedrigt ist.

6.5.2.4 Morphologische Anomalien

Diese haben zweifellos beim Asthmasyndrom des Kindes eine große Bedeutung. Es handelt sich v. a. um Bronchusstenosen und Bronchiektasen, die bei fortgeschrittenem Krankheitsverlauf (chronisches Asthma) nachgewiesen werden können. Durch sie wird der Sekretstau begünstigt (verminderte mukoziliare Clearance), damit wird die Entzündung und die Empfänglichkeit für Reize unterhalten. Im Kleinkindesalter sind Bronchusstenosen nicht nur Folge, sondern auch Ursache asthmatischer Beschwerden. Mit dem Älterwerden dieser Kinder geht die funktionelle Bedeutung der Bronchusstenosen zurück, häufig bessern sich auch die asthmatischen Symptome (Abschn. 3.3 und 6.3).

6.5.3 Genetik

Das Asthma bronchiale wird in einigen Familien gehäuft beobachtet, ohne daß bisher ein eindeutiger Erbgang nachgewiesen werden konnte. Bei eineiigen Zwillingen tritt die Erkrankung etwas häufiger auf als bei zweieiigen Zwillingen, doch waren die Unterschiede nicht ausgeprägt [7]. Eine multifaktorielle Vererbung wurde angenommen, d. h. Erbfaktoren könnten verschiedene, das Auftreten der Erkrankung begünstigende Faktoren beeinflussen, wie die Penetration von Allergenen durch die Schleimhautbarriere, die Stimulation der Antikörperbildung, die Produktion der verschiedenen Mediatoren und deren pharmakologische Wirkung am Erfolgsorgan. Die Erbfaktoren werden somit ganz wesentlich von externen Einflüssen überlagert. Das mag erklären, warum die Unterschiede in der Häufigkeit einer positiven Familienanamnese für asthmakranke Kinder (ca. 20%) und für gesunde Kinder (ca. 10%) nicht sehr groß sind. Werden die Familienanamnesen aber weiter aufgeschlüsselt, ändern sich die Prozentangaben besonders dann, wenn insgesamt das Risiko einer allergischen Erkrankung abgeschätzt werden soll. Kinder, deren beide Elternteile selbst an einer allergischen Erkrankung leiden, haben ein deutlich höheres Risiko (30–40%), eine Allergie zu entwickeln als Kinder, in deren Verwandtschaft keine allergischen Erkrankungen beobachtet wurden (5–8%, Tabelle 3 [25]).

Tabelle 3. Das prozentuale Risiko für ein Kind, eine allergische Erkrankung zu bekommen, in Abhängigkeit von belastenden Faktoren in der Familie oder in der Verwandschaft. (Modifiziert nach [25])

Allergie – Belastung in der Vorgeschichte	Risiko (in %)
Bei beiden Eltern	30–40
Bei einem Elternteil	20–30
Bei einem Verwandten 2. Grades	10–15
Keine Allergien bekannt	5– 8
Keine Allergien bekannt, aber ein Geschwisterkind mit Allergie	20–25

Etwas präziser sind die genetischen Kontrollen des IgE-Spiegels im Serum bekannt. Zwillingsuntersuchungen ergaben, daß die Höhe des Serum-IgE-Spiegels einmal genetisch festgelegt ist, und zum anderen, daß die Produktionsbereitschaft von spezifischem IgE nach Antigenkontakt von einem "immune response gen" (Ir-Gen) gesteuert wird, das autosomal dominant vererbt wird und einem Haupthistokompatibilitätslocus zugeordnet zu sein scheint.

Inzwischen liegen auch Vermutungen über einen möglichen Erbgang der für asthmakranke Kinder typischen bronchialen Hyperirritabilität vor. So konnten König u. Godfrey [21] zeigen, daß diese Hyperirritabilität bei Verwandten asthmakranker Kinder nicht nur nachweisbar war, wenn diese selbst in ihrer Vorgeschichte an Asthma gelitten hatten, sondern in gleicher Größenordnung (ca. 35%) auch bei den Verwandten, die klinisch gesund waren. Geschwister asthmakranker Kinder, die selbst klinisch gesund sind, zeigen in einem höheren Prozentsatz eine bronchiale Reizüberempfindlichkeit. Die Beziehung zwischen Asthma bronchiale und anderen allergischen Erkrankungen ist überdurchschnittlich häufig und läßt eine gemeinsame ererbte Disposition annehmen (Atopiebegriff).

6.5.4 Klinik

Die klinischen Erscheinungsformen des Asthmasyndroms im Kindesalter sind vielfältig und altersabhängig. Es fällt schwer, eine einheitliche Beschreibung zu geben.

6.5.4.1 Der Asthmaanfall

Charakteristisch ist der Asthmaanfall. Er beginnt plötzlich ohne wesentliche Vorsymptome, erreicht in kurzer Zeit einen Höhepunkt und klingt innerhalb von 24 h (bis 48 h) wieder ab. Das Exspirium ist erheblich verlängert und erfolgt meist aktiv unter Einsatz der Exspirationsmuskulatur und des Zwerchfells. Während der Exspiration sind typische Geräuschphänomene zu hören, die als Giemen, Pfeifen oder Brummen beschrieben werden und mit bloßem Ohr wahrgenommen werden können. Ein trockener, quälender Husten belastet die dyspnoischen Kinder sehr. Mitunter husten und würgen sie ein weißliches, zähes Sekret aus, das reichlich eosinophile Granulozyten und Charcot-Leyden-Kristalle sowie Curschmann-Spiralen enthalten kann. Das Sekret kann auch gelblich sein oder bei bakterieller Infektion eine grau-grüne Verfärbung annehmen.

Charakteristisch für den akuten Anfall ist die Lungenüberblähung, die sich aufgrund des exspiratorischen Bronchialkollaps bei bereits engen Atemwegen in kurzer Zeit entwickeln kann. Der Thoraxdurchmesser ist erheblich vergrößert (Abb. 7 u. 8), die Rippen verlaufen horizontal, das Zwerchfell steht tief, die Lungengrenzen sind wenig atemverschieblich, der Klopfschall ist hypersonor. Bei extremer Überblähung gelingt es dem Kind nur noch, mit der Atemhilfsmuskulatur ein ausreichendes, schließlich nur noch teilweise ausreichendes Atemzugvolumen aufzubringen. Das Kind sitzt jetzt aufrecht im Bett mit nach vorn gebeugtem Oberkörper. Durch Abstützen der Arme fixiert es den Schultergürtel, um den Ansatz der Atemhilfsmuskeln zu stabilisieren. Einer kurzen, schnappartigen Inspiration folgt dann die aktive, erschwerte und verlängerte Exspiration. Während der kurzen Inspiration sind ebenfalls Stridorgeräusche zu hören, die durch auftretende Turbulenzen bei hoher intrabronchialer Strömungs-

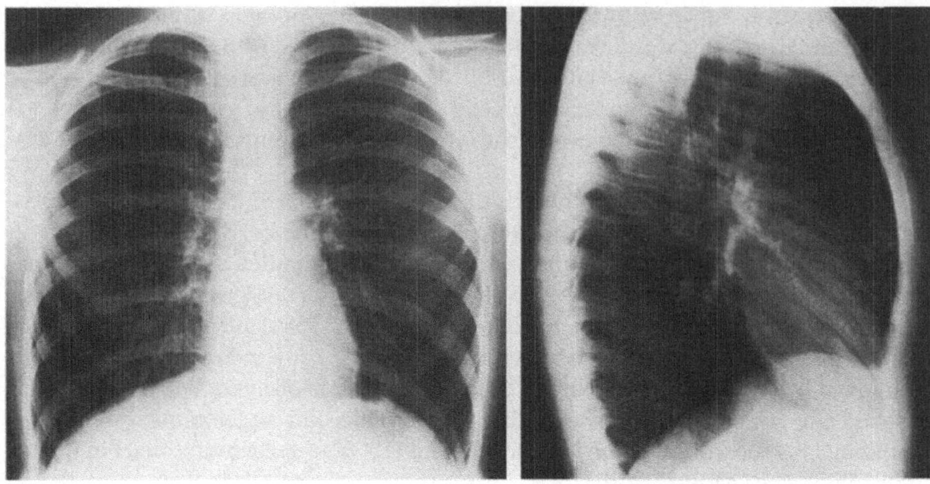

Abb. 7   **Abb. 8**

Abb. 7 und 8. Thoraxüberblähung bei einem 7 Jahre alten Mädchen mit schwerem Asthma bronchiale. a.-p. Strahlengang (**Abb. 7**) und seitlicher Strahlengang (**Abb. 8**)

geschwindigkeit zu erklären sind. Im akuten Asthmaanfall sind die Kinder sehr ängstlich und unruhig (Erstickungsangst). Diese Angst verstärkt wiederum die Atemnot. Sie ist auf die Hypoxie zurückzuführen, die an der Lippenzyanose gut zu erkennen ist.

Die im Asthmaanfall enorm gesteigerte exspiratorische und schließlich auch inspiratorische Atemarbeit erhöht den Sauerstoffverbrauch wesentlich. Dem erhöhten Sauerstoffverbrauch steht aber eine mangelnde Sauerstoffversorgung durch inadäquat ventilierte Lungenareale gegenüber (intrapulmonaler Rechts-links-Shunt in Lungenbezirken, deren zuführende kleinere Bronchien partiell oder total obstruiert sind). Es entwickelt sich eine metabolische Acidose, während die respiratorische Acidose erst später auftritt und die zunehmende Erschöpfung des Kindes anzeigt (s. Abb. 3). Das notwendige Atemminutenvolumen kann nicht mehr aufgebracht werden. Die Blutgasveränderungen im Asthmaanfall sind in Abb. 9 dargestellt.

Nicht selten kündigt sich das Ende eines Asthmaanfalls durch plötzliches Erbrechen von reichlich zähem, weißlichem Sekret an, das während der akuten Phase von den Kindern zwar abgehustet, aber heruntergeschluckt wurde. Noch Stunden nach einem schweren Anfall klagen die Kinder über Oberbauchschmerzen, sie sinken erschöpft zurück und versuchen zu schlafen. Die akute Überblähung bleibt noch Stunden bis Tage bestehen, exspiratorische Geräusche, wie Giemen und Pfeifen, können noch lange danach gehört werden. Während der Beginn des Anfalls meist akut ist, ist sein Ende eher über Stunden abklingend, eine vorübergehende Zunahme der obstruktiven Symptome kann durchaus erwartet werden und rechtfertigt die konsequente Überwachung und Nachbehandlung dieser Kinder für wenigstens 48 h.

Der akute Asthmaanfall tritt typisch nach Allergenkontakt beim sensibilisierten Kind auf, nicht selten im Zusammenhang mit akuter allergischer Rhinitis und Konjunktivitis. Er tritt auch in Zusammenhang mit Infektionen des Respirationstraktes auf (meist Virusinfekte) oder nach starker körperlicher Belastung. Akute asthmati-

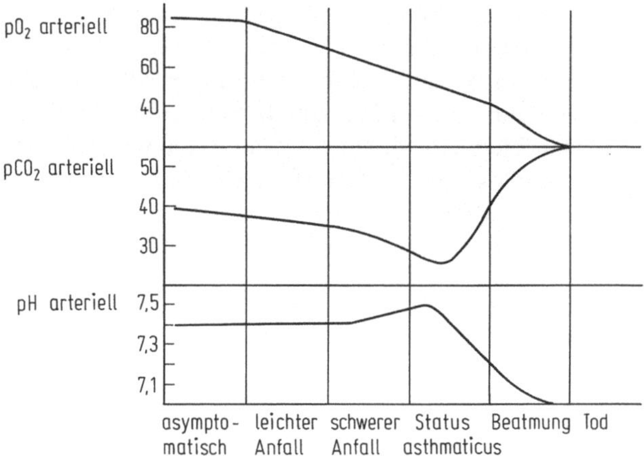

Abb. 9. Verlauf der arteriellen Blutgase und des pH-Wertes in den verschiedenen Stadien des Asthma bronchiale. Der Wiederanstieg des arteriellen pCO_2 ist ein Alarmsignal, bei Werten über 50 Torr ist die Intensivtherapie u. U. mit Beatmung notwendig

sche Symptome werden ebenfalls durch besondere emotional-belastende Situationen ausgelöst. Schwere Asthmaanfälle werden weniger im Säuglings- und Kleinkindesalter beobachtet, sie sind eher typisch für die Kindergarten- und Schulzeit. Über Sonderformen und Komplikationen s. 6.5.4.3.

6.5.4.2 Die asthmatische Bronchitis

Im Gegensatz zum akuten und bedrohlichen Asthmaanfall entwickeln sich die klinischen Symptome bei der asthmatischen Bronchitis mehr schleichend, in der Regel im Zusammenhang mit einem Infekt der Atemwege. Die klinischen Symptome und die Differentialdiagnose werden ausführlich in 6.3 beschrieben. Im Rahmen einer asthmatischen Bronchitis können akute und schwere Asthmaanfälle auftreten. Im Säuglings- und Kleinkindesalter ist die asthmatische Bronchitis die typische Manifestationsform des Asthma bronchiale.

Viele Kinder weisen wiederholt asthmatische Symptome auf, die weder als akute Anfälle noch im Zusammenhang mit Infektionen als asthmatische Bronchitis beschrieben werden können. Diese häufig eher diskreten Symptome der Bronchusobstruktion zeigen sich z. B. in morgendlichem trockenem Hustenreiz, in Kurzatmigkeit bei körperlicher Belastung oder lediglich in einer unbestimmbaren körperlichen Leistungseinschränkung. Bei der klinischen Untersuchung werden diskrete Zeichen der Bronchusobstruktion festgestellt: Überblähung der Lunge, endexspiratorisches Giemen, vereinzelt grobblasige Rasselgeräusche. Für diese häufig wenig ausgeprägten klinischen Symptome gibt es keinen verbindlichen Begriff. Manche Autoren sprechen von *asthmatischen Episoden* und trennen diese von *asthmatischen Attacken* ab. Die körperliche Beeinträchtigung während dieser asthmatischen Episoden wird von den betroffenen Kindern und deren Eltern sehr unterschiedlich empfunden bzw. bewertet. Der Krankheitswert dieser Symptome ist dadurch schwierig zu beurteilen, ebenso, welche therapeutische Maßnahme notwendig ist, ob und wie intensiv die Therapie sein muß. Werden diese Symptome über Monate in wechselnder Ausprägung festgestellt, dann wird von Dauerasthma gesprochen. Asthmaanfälle oder asthmatische Bronchitis mit akuten Symptomen können sich diesen asthmatischen Episoden aufpfropfen.

Diskrete, über längere Zeit bestehende asthmatische Symptome können sowohl durch ständigen Allergenkontakt unterhalten werden, so z. B. bei Hausstaubmilben- oder Schimmelpilzpneumallergie, sie können Ausdruck einer schweren allgemeinen Reizüberempfindlichkeit der Bronchien sein und werden dann besonders bei den Kindern beobachtet, die in staubigem oder feuchtem Milieu wohnen, besonders wenn in ihrer Umgebung geraucht wird. Bronchologische Untersuchungen zeigen bei diesen Kindern nicht selten schwere Bronchusdeformationen bis hin zu Bronchiektasen. Die Übergänge zur chronischen obstruktiven Bronchitis des Erwachsenen sind fließend.

6.5.4.3 Besondere Verlaufsformen und Komplikationen

6.5.4.3.1 Das saisonale Asthma

Bei einem Teil der Kinder mit Asthma bronchiale treten die Symptome nur in ganz bestimmten Jahreszeiten auf, in der Regel in den sog. Blühmonaten von März bis August. Bei präziser Anamnese und Verlaufsbeobachtung (regionale Blühkalender beachten) kann das verantwortliche Allergen schon ohne spezielle allergologische Diagnostik erkannt werden. Die asthmatischen Symptome treten eher als akute Asthmaanfälle in Erscheinung, häufig im Zusammenhang mit anderen allergischen Reaktionen (Rhinitis allergica, Conjunctivitis allergica, akute Urtikaria). Die Häufigsten Allergene sind Pollen von Birke und Haselstrauch sowie von Gräsern und Getreiden. Saisonale asthmatische Symptome sind im Kleinkindesalter eher ungewöhnlich.

6.5.4.3.2 Das Dauerasthma, das chronische Asthma

Bei den Kindern mit Dauerasthma oder chronischem Asthma treten die ersten Symptome meist schon im Säuglings- bzw. Kleinkindesalter auf. Häufig haben die Kinder ein ausgeprägtes Ekzem, das mit zunehmendem Alter an klinischer Bedeutung abnimmt. Die Mehrzahl der Kinder mit chronischem Asthma sind also Atopiker, ihr Asthma gehört zum extrinsischen Typ auch dann, wenn in den ersten Lebensjahren die klinischen Symptome vornehmlich im Zusammenhang mit Virusinfektionen beobachtet werden. Die asthmatischen Symptome sind bei diesen Kindern mehr oder weniger permanent, wiederholt treten schwere Asthmaanfälle auf, eine Langzeitbehandlung ist erforderlich und nicht selten wenig erfolgreich. Viele Ärzte werden von den Eltern konsultiert, verschiedene meist widersprüchliche, oft fragwürdige Therapieprogramme werden versucht. Die chronische Obstruktion führt frühzeitig zu einer charakteristischen Thoraxdeformierung: Die obere Thoraxapertur ist angehoben, die Rippen verlaufen horizontaler, die unteren, seitlichen Thoraxabschnitte erscheinen eingezogen, sog. Thorax piriformis (Abb. 10). Häufig bildet sich eine Kielbrust aus.

Auch die körperliche Entwicklung dieser Kinder ist beeinträchtigt. Sie sind eher untergewichtig, z. T. auch zu klein, die Pubertätsentwicklung setzt später ein.

Im fortgeschrittenen Stadium bilden sich schwere Bronchusdeformationen und Bronchiektasen aus. Die bakterielle Besiedlung der chronisch entzündeten Bronchien mit verminderter mukoziliärer Clearance ist kaum zu beeinflussen, die chronische Entzündung schreitet weiter fort.

Manche dieser Kinder werden mit der dauernden Beeinträchtigung ausgesprochen gut fertig, sie dissimulieren die Symptome und entziehen sich der konsequenten The-

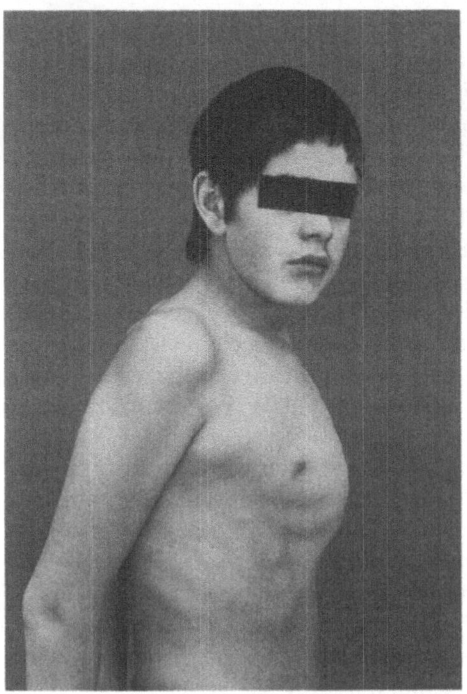

Abb. 10. Thoraxdeformation bei einem 14jährigen Jungen mit chronischem Asthma

rapie. Andere führen eher ein Schattendasein, leben zurückgezogen, umgeben und behütet von überbesorgten Eltern, häufig vorgestellt bei verschiedenen Ärzten und oft in stationärer Behandlung bzw. über lange Zeit in Kurorte geschickt, getrennt von ihren Familien.

6.5.4.3.3 Das nächtliche Asthma

Bei manchen Kindern werden asthmatische Beschwerden nur oder überwiegend nachts oder in den frühen Morgenstunden beobachtet. Das Leitsymptom ist ein trockener, anfallsartiger Husten, der in akute Atemnot übergeht. Am Tage können diese Kinder weitgehend beschwerdefrei sein. Die Ätiologie der nächtlichen Symptome ist sehr unterschiedlich. Bei einigen Kindern lassen sich erhebliche Schleimhautsensibilisierungen gegen Hausstaub bzw. Hausstaubmilbe nachweisen, bei anderen treten die nächtlichen Symptome nur in den feuchten Übergangsmonaten auf, wenn der Ausstoß an Schimmelpilzsporen besonders intensiv ist. Andere Kinder schließlich atmen nachts permanent durch den geöffneten Mund. Die dadurch bedingte Reizung des Larynx und der Trachea führt zu Hustenattacken, die ihrerseits Asthmaanfälle provozieren. Bei einem Teil der Kinder könnte der zirkadiane Rhythmus des Atemwegswiderstandes besonders ausgeprägt sein. Die höchsten Strömungswiderstandswerte werden auch bei gesunden Kindern in den frühen Morgenstunden zwischen 3 und 7 Uhr gemessen, sie spiegeln die zirkadianen Schwankungen des Plasmakortisols und der Katecholamine wider [3, 10]. Auch emotionale Faktoren (Träume) werden in Zusammenhang mit diesen nächtlichen Symptomen diskutiert.

6.5.4.3.4 Das Belastungsasthma

Bei über 60–80% aller Kinder mit Asthma bronchiale führt körperliche Belastung zu asthmatischen Symptomen. Der stärkste Stimulus ist freies Laufen, während Radfahren und Schwimmen seltener Symptome provoziert. Husten und Lachen können ebenfalls in asthmatische Symptome übergehen. Das Belastungsasthma wird als Ausdruck der allgemeinen bronchialen Reizüberempfindlichkeit angesehen, wenn auch die Ätiologie und Pathogenese nicht gänzlich aufgeklärt ist. So diskutieren Ben-Dov et al. [4] unterschiedliche Rezeptoren für das durch Kältereiz provozierte Asthma und das Belastungsasthma zumindest bei einem Teil der Kinder. Das gilt auch für die Hyperpnoe bei körperlicher Belastung bzw. für die Änderungen des pCO_2. Deal et al. [9] konnten zeigen, daß der Wärmeverlust in Trachea und Bronchien unter Laufbelastung für die nachfolgende Obstruktion verantwortlich ist. Umwelteinflüsse (Temperatur, Feuchtigkeit) während der Laufbelastung sind also bedeutungsvoll für die Provokation einer Bronchusobstruktion.

Die Inzidenz und Intensität asthmatischer Symptome nach Laufbelastung variiert bei Kindern sehr mit dem klinischen Zustand. Kinder mit schwerem chronischem Asthma oder Kinder mit akuten asthmatischen Symptomen haben häufiger und ausgeprägter Bronchusobstruktionen nach Laufbelastung als Kinder mit milden Asthmaformen oder als Kinder in gutem klinischem Zustand.

Bei einer kleinen Zahl von Schulkindern, meist Jugendlichen, treten asthmatische Symptome nahezu ausschließlich nach körperlicher Belastung auf. Nur bei diesen Kindern sollte vom eigentlichen Belastungsasthma gesprochen werden.

6.5.4.3.5 Das Analgetikaasthma

Verschiedene Medikamente führen bei bestimmten Personen zu akuten Asthmaanfällen. Im Kindesalter ist das Analgetika-(Aspirin-)Asthma sehr selten, es wird eher bei Jugendlichen beobachtet. Typisch ist der Nachweis von z. T. erheblichen Nasenpolypen. Ein Teil der Patienten reagiert auf das Medikament gleichzeitig mit einer Urtikaria. Die Diagnose wird bei Verdacht durch einen Provokationstest gesichert, der nur unter stationären Bedingungen durchgeführt werden darf: Inhalation von Lysinsalicylsäure, keine orale Provokation.

Die Pathogenese dieser Reaktionsform ist unklar. Wahrscheinlich handelt es sich weniger um eine IgE-vermittelte Reaktion als eher um einen Eingriff der Substanz in die Prostaglandinsynthese. In Tabelle 4 sind die wichtigsten Medikamente aufgeführt, die zu asthmatischen Symptomen bei diesen Patienten führen könnnen. Alternative Schmerzmittel sind Tilidin, Pentazocin und Opiate.

Tabelle 4. Auswahl einiger Präparate (Handelsnamen), die in der Pädiatrie Anwendung finden und akute asthmatische Beschwerden provozieren können

Amuno	Feprona	Proxen
Anaflon u. a. (Kombination!)	Novalgin	Pyramidon u. a. (Kombination!)
Aspirin u. a. (Kombination!)	Parkemed	Tanderil
Butazolidin	Prolixan	Voltaren

Achtung: Einige der Präparate sind in zahlreichen Kombinationspräparaten enthalten

6.5.4.3.6 Der Status asthmaticus

Er ist definiert als schwerer akuter Asthmaanfall, der nicht oder nur unzureichend auf β-2-Mimetika anspricht und mindestens 12 h andauert. Andere Autoren sprechen erst dann vom Status asthmaticus, wenn die Symptome über 24 h unbeeinflußt bestehen bleiben. Der Status asthmaticus ist immer eine lebensbedrohliche Situation und erfordert eine intensivmedizinische Behandlung (6.5.7.2). Die Prognose ist durch die moderne Intensivtherapie wesentlich günstiger als früher, Todesfälle sind die Ausnahme. Einige Kinder mit ganzjährigem Asthma bronchiale haben wiederholt lebensbedrohliche Asthmaanfälle, ohne daß diese individuelle Häufung erklärt werden kann. Schwere Asthmaanfälle treten besonders im Alter zwischen 4 und 10 Jahren auf.

6.5.4.3.7 Pneumothorax, Pneumomediastinum, Totalatelektase

Bei ca. 1–2% der Kinder mit Asthma bronchiale tritt im Laufe der Erkrankung ein Pneumothorax auf oder kommt es zu einem Pneumomediastinum, das Anschluß an die Halsweichteile gewinnt und als Hautemphysem tastbar ist. Die Komplikationen werden besonders bei akuten Anfällen beobachtet. Der Pneumothorax kann als Folge der notwendigen Intensivtherapie (hohe Beatmungsdrucke bei extrem überblähter Lunge) zu einer lebensbedrohlichen Situation führen (meist Spannungspneumothorax). Die sofortige Drainage ist unumgänglich. Leitsymptome des Pneumomediastinums sind akuter retrosternaler Schmerz und Einflußstauung.

Lokalisierte Atelektasen durch intrabronchiale Sekretobstruktionen sind häufige Befunde bei Kindern mit Asthma bronchiale, während die Totalatelektase eines Lungenlappens oder eines gesamten Lungenflügels selten ist. Wir haben die Totalatelektase bei 2 Kindern zu einem Zeitpunkt beobachtet, zu dem es den Kindern klinisch recht gut ging. Bei ausgedehnter Atelektase imponiert eine plötzlich auftretende Kurzatmigkeit ohne wesentliche exspiratorische Dyspnoe. Einseitig verkürzter Klopfschall bei Kindern, die sonst eher einen hypersonoren Klopfschall aufweisen, muß zur weiteren Diagnostik (Thoraxröntgen) führen. Die bronchoskopische Absaugung des Sekretpfropfes, evtl. mit Spülung, ist bei Kindern mit Asthma bronchiale gefährlich, da unter dieser Therapie bei allgemeiner Reizüberempfindlichkeit der Bronchialschleimhaut eine schwere generalisierte Obstruktion auftreten kann. Initial ist bei diesen Kindern eine konservative Therapie (über 2–3 Tage) zu empfehlen mit β-2-Mimetika und Physiotherapie.

6.5.4.3.8 Die akute hypoxische Krise

Bei älteren Kindern und Jugendlichen berichten Eltern, daß ihre Kinder manchmal leichte asthmatische Symptome haben, im Zusammenhang mit diesen diskreten Befunden allerdings eine deutliche Lippenzyanose aufweisen. Nicht selten wird dieser Zustand in den frühen Morgenstunden beobachtet, die Kinder sind schlecht ansprechbar und desorientiert. Einzelne Kinder werden bewußtlos aufgefunden, Krampfäquivalente mit spontaner Blasen- und Mastdarmentleerung werden festgestellt. Nach Mund-zu-Mund-Beatmung bessert sich dieser höchst bedrohliche Zustand rasch, bzw. nach Insufflation von Sauerstoff durch den hinzugezogenen Notarzt. In Verkennung der Situation wird ein epileptischer Anfall diagnostiziert. Bei der Auskultation beider Lungen wird ein leises Atemgeräusch gehört, endexspiratorisch evtl. diskret Giemen und Brummen, der Thorax ist in Inspirationsstellung fixiert. Dieser akute Zustand kann zum plötzlichen Tod des Jugendlichen führen und wird auch als *maligne Asthmakrise* bezeichnet. Die Mehrzahl aller Todesfälle bei Kindern mit Asthma bronchiale tritt im Rahmen dieser meist unerwarteten Krise auf und nicht im Status asthmaticus. Wie häufig diese Krise ist, ist unbekannt. Eltern und behandelnder Arzt werden von diesem Zustand überrascht, da keine akuten Symptome die Krise ankündigen. Wurden die betroffenen Kinder Tage zuvor vom behandelnden Arzt untersucht, hat er in der Regel keine nennenswerten Obstruktionen feststellen können. Dieser günstige Eindruck ist trügerisch: Die kleinsten Bronchien sind meist erheblich verengt, während die mehr zentralen Atemwege ausreichend weit sind. Die fehlenden klinischen Symptome täuschen über die schwere periphere Obstruktion hinweg, die auch als *stille Obstruktion* bezeichnet wird. Sie führt zu ausgeprägter intrapulmonaler Ventilations-Perfusions-Verteilungsstörung mit arterieller Hypoxie. Regelmäßig durchgeführte arterielle pO_2-Messungen bei diesen Kindern bestätigen das. Aus meist unbekannten Gründen pfropft sich auf diese nicht sichtbare Hypoxie mehr oder weniger plötzlich eine zusätzliche periphere Bronchusobstruktion auf. Die Ventilations-Perfusions-Inhomogenität verstärkt sich, die Hypoxie nimmt rasch zu bis zum Bewußtseinsverlust des Kindes.

Kinder und Jugendliche, die im Verlauf der Erkrankung die akute Asthmakrise erlitten haben, müssen in der Folgezeit sorgfältig überwacht werden. Der Auskultationsbefund allein genügt nicht, um das Risiko zu beurteilen. Besonders geeignet sind zur Überwachung regelmäßige Messungen der "Trapped-gas"-Bezirke (Abschn. 2.3.5) und des arteriellen pO_2. Mit einer konsequenten Langzeittherapie sollte erreicht werden, daß die "Trapped-gas"-Bezirke konstant nicht über 25% der funktionellen Residualkapazität liegen und der arterielle pO_2 normal ist. Kinder mit malignen Asthmakrisen gehören meist zu den Kindern mit chronischem Asthma. Eine Langzeittherapie mit Kortikosteroiden ist häufig notwendig. Gonda et al. [15] konnten zeigen, daß bei einigen Kindern mit Trapped-gas-Bezirken und niedrigem arteriellem pO_2 nach Inhalation von β-Mimetika der pO_2 noch weiter absinkt: Die regionale Durchblutung der schlecht belüfteten Lungenbezirke wird verbessert ohne eine entsprechende Verbesserung der Lungenbelüftung, da die lokale Hypersekretion mehr für die Minderbelüftung verantwortlich ist als der Bronchospasmus. Diese Annahme wird durch Obduktionsbefunde bestätigt: Die Lunge ist extrem überbläht bei exzessiver Obstruktion der peripheren Bronchien, v. a. durch zähes Sekret.

Der plötzliche und unerwartete Tod asthmakranker Kinder stellt eine besondere Herausforderung für die in der Langzeitbetreuung asthmakranker Kinder engagierten Ärzte dar.

6.5.4.4 Schweregradeinteilung

Für die Langzeitbehandlung asthmakranker Kinder und für die Prognose ist es entscheidend wichtig, daß sich der verantwortliche Arzt frühzeitig über den Schweregrad der Erkrankung klar wird. Bis heute gibt es keine voll befriedigenden Einteilungskriterien, da die Erkrankung in den verschiedenen Abschnitten des Kindesalters unterschiedlich verläuft, die Intensität der Symptome intraindividuell sehr wechseln kann und alle Einteilungsvorschläge auf anamnestischen Angaben beruhen, die subjektiv sind. Objektive Kriterien zur Beurteilung des Schweregrades, z. B. die Ergebnisse der Lungenfunktionsmessungen, sind wenig aussagekräftig. So konnten Murray et al. [33] zwar eine gute Korrelation zwischen Schweregrad (Asthma-Score) und Histaminreiz-

Tabelle 5. Einteilung des Schweregrades des Asthma bronchiale nach der Häufigkeit der Beschwerden. Schweregrad des Asthma bronchiale

Gruppe		Asthma	MDE
I	< 5 Anfälle/Jahr	Leicht	< 50%
II	10–12 Anfälle/Jahr (monatlich)	Mittelschwer	50– 70%
III	Wöchentliche Anfälle, wiederholter Status asthmaticus	Schwer	70–100% Hilflosigkeit
IV	Permanente Ruhedyspnoe (fast tgl. Anfälle), maligne Asthmakrise	Sehr schwer	100% Pflege- bedürftigkeit Hilflosigkeit

schwelle ermitteln, doch ist die Streuung um die Regressionsgerade so groß, daß für das einzelne Kind aus einer inhalativen Histaminbelastung keine für die Schweregradbeurteilung verbindlichen Schlüsse gezogen werden können.

Einfach und praktikabel, allerdings auch recht grob, ist die Schweregradbeurteilung modifiziert nach Kraepelien et al. [24] und nach Geubelle [13]. Bewertet wird die Zahl der Asthmaanfälle pro Jahr vor Beginn einer kontinuierlichen Therapie. Der Asthmaanfall ist definiert als ein Zustand von Atemnot in Ruhe für eine Dauer von mindestens 4–6 h, gefolgt von einem klinisch symptomfreien Intervall. Diskrete Symptome bei körperlicher Belastung werden also auch dann nicht berücksichtigt, wenn diese Symptome das Kind in seiner Aktivität einschränken und behandelt werden sollten. Zusätzlich bewertet wird das Dauerasthma: Asthmatische Symptome in Ruhe permanent über mindestens 6 Wochen. Die Bewertung der Krankheitsdauer (vom Alter zu Beginn der Krankheit bis zum Zeitpunkt der Beurteilung), der Erstmanifestation (vor dem vollendeten 1. Lebensjahr, zwischen dem 2. und vollendetem 5. Lebensjahr, vom 6. Lebensjahr an) oder der Ätiologie der Erkrankung ("extrinsic-intrinsic"-Asthma) wird in dieser Schweregradeinteilung nicht berücksichtigt, insofern ist sie nicht schematisch zu handhaben. Die verschiedenen Schweregrade sind in Tabelle 5 aufgeführt. Aufgrund dieser Einteilung wird empfohlen, die verminderte Erwerbsfähigkeit (MDE) nach dem Bundessozialhilfegesetz vorzuschlagen (Tabelle 5 [29]).

6.5.5 Diagnostik

6.5.5.1 Anamnese

Die Diagnostik beim Asthmasyndrom des Kindes beginnt mit der gründlichen Anamnese. Dabei ist sorgfältig nach atopischen Krankheitsbildern (Asthma, Heuschnupfen, atopische Dermatitis, Migräne und Urtikaria) in der Familie zu fahnden, aber auch eine besondere Neigung zu obstruktiver Bronchitis oder zu Infekten bei Geschwistern oder Eltern ist zu erfragen. Das soziale Umfeld muß genau bekannt sein, so der Beruf des Vaters (als Quelle von Allergenbelastungen) und die Berufstätigkeit der Mutter, Rauchgewohnheiten in der Familie, Zahl der Geschwister. Der Untersucher sollte ferner wissen, ob das erkrankte Kind allein im Zimmer schläft, wie die Wohnung und speziell das Bett des Kindes beschaffen ist (s. Abschn. 6.5.7.4.1):

– Teppichböden: moderne Hartfilzbeläge enthalten oft Ziegenhaare (starkes Allergen);

- Matratze: Roßhaarmatratze und Matratzen mit Kapokfüllung sind ungeeignet, da allergenhaltig. Ferner geben sie einen guten Nährboden für die Hausstaubmilbe. Geeignet sind Schaumstoffmatratzen;
- Kopfkissen und Oberbett: Geeignet sind nur Kunststoffüllungen. Federbetten entwickeln viel Staub, dagegen ist die eigentliche Federnallergie auch bei häufig positivem Hauttest selten. Schlafen zwei Kinder im Zimmer, ist auch das Bett des gesunden Kindes entsprechend zu richten;
- Spieltiere im Bett: Möglichst keine Plüschtiere im Bett, besonders auf Spieltiere mit echtem Fell ist zu achten;
- Feuchtigkeit im Zimmer: Besonders nach Schimmel- oder Stockflecken unter Wandbehängen und hinter Schränken ist zu fragen;
- Blumentöpfe im Schlafzimmer sind ungeeignet, guter Nährboden für Schimmelpilze;
- Haustiere in der Wohnung oder im unmittelbaren Wohnbereich: Haustiere sind in Wohnungen asthmakranker Kinder nicht geeignet. Das Argument, daß das Kind auf das Tier nicht reagiert, ist nicht immer stichhaltig. Nachfolgende Sensibilisierungen sind zudem möglich. Ein negativer Hauttest schließt eine Pneumallergie auf das Haustier nicht aus (Allergenunterschiede der Testlösungen);
- Die Leistungen in der Schule, sportliche Betätigung, Freizeitgestaltung sind zu ermitteln.

Bei den Fragen nach vorherigen Erkrankungen in der eigenen Anamnese des Patienten ist besonders nach Otitis media, Kruppsyndrom, aber auch nach Operationen, wie Adenotomie und Tonsillektomie, zu fragen. Atmet das Kind im Schlaf permanent durch den offenen Mund?

Eine weitere Fragengruppe befaßt sich mit dem Auftreten der Beschwerden: in welcher Jahreszeit, zu welcher Tageszeit, an welchen Orten, wie häufig, wie lange andauernd, gibt es Auslöser, wo geht es besser? Alle diese Fragen müssen exakt geklärt werden. Selbstverständlich ist schließlich der Beginn der Erkrankung und die Häufigkeit der asthmatischen Krisen festzulegen. Das ist für die Schweregradbeurteilung der Erkrankung wichtig. Ferner muß bekannt sein, ob und welche konsequente Therapie bereits durchgeführt wurde, welche Medikamente Erfolg brachten und welche nicht. Das gilt auch für Kurverschickungen.

Zur Vereinfachung der Anamneseerhebung sind Fragebogen weit verbreitet, die den Vorteil haben, daß kein Fragengebiet vergessen wird. Sie befreien aber nicht von der Notwendigkeit, alle Teile im einzelnen genau durchzusprechen.

6.5.5.2 Untersuchung des Patienten

Nach der Anamneseerhebung folgt die körperliche Untersuchung, bei der v. a. die oberen Atemwege genau inspiziert werden. Eine verlegte Nasenatmung, eine Schwellung und livide Verfärbung der Nasenschleimhäute weisen auf eine möglicherweise bestehende allergische Ursache der Beschwerden hin. Große Nasenpolypen werden bei Jugendlichen im Zusammenhang mit dem Aspirinasthma gesehen. Auffälligkeiten im Bereich der Bindehäute des Auges, ekzemartige Veränderungen der Haut (im Bereich der Ellenbeugen und Kniekehlen, ebenso im Gesicht – atopische Dermatitis, Neurodermitis) und Thoraxdeformierungen im Sinne des Thorax piriformis sind für die Diagnosestellung, für die Klassifikation und Schweregradbeurteilung der Erkrankung wichtige Befunde.

Vergrößerte Lymphknoten, geschwollene und zerklüftete Gaumentonsillen sowie vergrößerte Rachenmandeln müssen registriert werden. Eine sorgfältige Perkussion erlaubt, bei tiefstehenden Zwerchfellgrenzen und bei hypersonorem Klopfschall eine Überblähung als Zeichen der exspiratorischen Dyspnoe zu diagnostizieren. Die Auskultation hat selbstverständlich größte Bedeutung, wenngleich auch Zeichen von Komplikationen wie feuchte, klingende Rasselgeräusche oft unter lautem Giemen verschwinden. Auf eine sorgfältige Untersuchung der übrigen Organe, insbesondere des Herzens, sei hingewiesen.

6.5.5.3 Labordiagnostik

Bei typischer Anamnese von rezidivierenden Asthmaanfällen sind Laboratoriumsuntersuchungen meist unnötig. Anamnese und klinischer Befund sichern in den meisten Fällen die Diagnose. Trotzdem ist es sinnvoll, bei einer ersten Vorstellung des Patienten einige wenige technische Untersuchungen zu veranlassen, nicht nur um die Differentialdiagnose zu klären, sondern auch um die für den einzelnen Patienten wesentlichen ätiologischen Faktoren für den weiteren Therapieplan besser gewichten zu können. Schließlich können bei akuten Beschwerden Laboratoriumswerte klären helfen, welcher Anlaß für die Symptome verantwortlich ist. Die Labordiagnostik soll daher gegliedert werden in Basisdiagnostik, Lungenfunktionsprüfungen und ätiologische Diagnostik.

6.5.5.3.1 Basisdiagnostik

Dazu gehört die BSG, die Zählung der Gesamtleukozytenzahl und die Zelldifferenzierung. Die Zahl der Eosinophilen sollte in Absolutwerten angegeben werden. Mit der quantitativen Bestimmung der Immunglobuline wird besonders im Säuglingsalter eine meist transitorische Hypogammaglobulinämie quantifiziert, insbesondere ist der selektive IgA-Mangel zu erkennen. Er ist nur dann von klinischer Bedeutung, wenn auch das sekretorische IgA fehlt (Abschn. 2.3.8). Ist das Gesamt-IgE deutlich erhöht, ist eine allergische Disposition anzunehmen, ohne daß dieses Ergebnis gleich eine weitere allergologische Diagnostik rechtfertigt. Bei 20% der Kinder mit allergischem Asthma ist das Gesamt-IgE nicht erhöht. Bei der Interpretation der Werte für die verschiedenen Immunglobuline sind die altersabhängigen Normwerte zu beachten (Abschn. 2.3.8). Ein α-1-Antitrypsin-Mangel führt im Kindesalter zwar selten zu einer obstruktiven Lungenerkrankung (Abschn. 12.2), sollte aber besonders bei Kindern mit chronischem Asthma und erheblicher Lungenüberblähung ausgeschlossen werden. Die Schweißelektrolytbestimmung gehört zur Basisdiagnostik. Nicht selten manifestiert sich die Mukoviszidose als obstruktive Lungenerkrankung. Schließlich wird ein Tuberkulintest durchgeführt, dessen Bewertung von der Impfanamnese und von Ergebnissen früher durchgeführter Tuberkulinproben abhängt. Große hiläre und parabronchiale tuberkulöse Lymphknoten können zur Bronchusobstruktion und zu asthmatischen Symptomen führen.

Die Indikation zu Röntgenaufnahmen ist streng zu stellen. Die Zahl von Röntgenaufnahmen steigt bei chronisch kranken Kindern schnell. Die Thoraxröntgenaufnahme in 2 Ebenen gehört aber zur Basisuntersuchung, nicht nur um das Ausmaß der Überblähung zu dokumentieren, sondern auch um intrathorakale Anomalien zu erkennen, die evtl. Ursache der asthmatischen Symptome sind (z. B. parabronchiale Zysten mit Bronchuskompression) oder um für die weitere Therapie relevante Folgezustände der chronischen Erkrankung festzustellen, wie persistierende Atelektasen (z. B. des Mittellappens), Hinweise auf Bronchiektasen. Bei akuter Verschlechterung des Patienten werden durch Thoraxröntgenaufnahmen Komplikationen entdeckt oder bestätigt, wie pneumonische Infiltrate, Atelektasen, akute Überblähungszonen, Pneumothorax und Pneumomediastinum. Nicht jede akute Verschlechterung rechtfertigt aber diese Diagnostik, sie hängt sehr vom klinischen und physikalischen Untersuchungsbefund ab.

Sehr zurückhaltend sollte die Indikation zu Röntgenaufnahmen der Nasennebenhöhlen gestellt werden. Polsterbildungen der Schleimhäute sind bei asthmakranken Kindern häufig und sind Ausdruck der allgemeinen Reizüberempfindlichkeit der Schleimhäute des Respirationstraktes. Ergibt der klinische Befund Hinweise auf eine eitrige Sinusitis, werden diese durch Spiegelbildungen oder homogene, d. h. totale Eintrübungen der betroffenen Nasennebenhöhlen auf Röntgenaufnahmen weiter erhärtet. Seitliche Röntgenaufnahmen des Nasen-Rachen-Raumes zum Nachweis großer Adenoide sind nur in besonderen Ausnahmen gerechtfertigt (z. B. bei Kleinkindern, die sich gegen eine posteriore Rhinoskopie durch einen erfahrenen HNO-Arzt wehren).

6.5.5.3.2 Lungenfunktionsprüfungen

Bei *akuten asthmatischen* Beschwerden sind Lungenfunktionsprüfungen unnötig, die klinische Untersuchung und der Auskultationsbefund sind ausreichend. Auch die Wirkung einer bronchospasmolytischen Therapie kann mit diesen Maßnahmen festgestellt werden. In Abb. 11 sind die Änderungen verschiedener Lungenfunktionsparameter vor, während und nach einem Asthmaanfall wiedergegeben. Große Bedeutung haben Lungenfunktionsprüfungen im *klinisch symptomfreien Intervall.* Mit ihnen sollen v. a. bleibende Funktionsstörungen dokumentiert werden, an denen sich dann die Indikation und Art der Langzeittherapie orientiert. Lungenfunktionsprüfungen dienen v. a. der Langzeitüberwachung asthmakranker Kinder. Im klinisch symptomfreien Intervall ist der Strömungswiderstand in den zentralen Atemwegen meist normal oder der Meßwert liegt bei gleichzeitiger Überblähung im unteren Normbereich gesunder Kinder. Besondere Bedeutung haben daher die Funktionsprüfungen, die im symptomfreien Intervall nicht nur die Lungenüberblähung dokumentieren (RV, FRK, TLK, RV/TLK, FRK/TLK), sondern die über das Ausmaß peripherer Bronchusobstruktionen informieren, die mit der Auskultation meist nicht zu erkennen sind (stille Obstruktion). Verschiedene Funktionsparameter sind dafür geeignet, keiner erfaßt 100%ig die periphere Funktionsstörung. Die Sensibilität der verschiedenen Methoden variiert von Labor zu Labor und hängt von der Kooperationsbereitschaft der Kinder ab. Folgende Funktionsprüfungen sind geeignet, über eine periphere Bronchusobstruktion zu informieren: maximale Flußgeschwindigkeiten während forcierter Exspiration im unteren Drittel der Vitalkapazität ($\dot{V}_{max}25\%$ VK); dynamische Lungendehnbarkeit, insbesondere die Abhängigkeit des Meßwertes von der Atemfrequenz und das Verhältnis von dynamisch gemessener zu statisch gemessener Lungendehnbarkeit (C_1dyn, ΔC_1dyn bei 20–40–60 Atemzügen/min; C_1dyn/C_1stat), Trappedgas-Bezirke, d. h. das Verhältnis von ganzkörperplethysmographisch gemessener funktioneller Residualkapazität zum Meßwert, der mit der Heliumverdünnungsmethode ermittelt wurde (FRK_{box}-FRK_{He} in Prozent FRK_{box}). Über weitere Einzelheiten s. Abschn. 2.3.5. Logvinoff et al. [28] fanden eine gute Korrelation zwischen dem Aus-

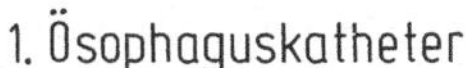

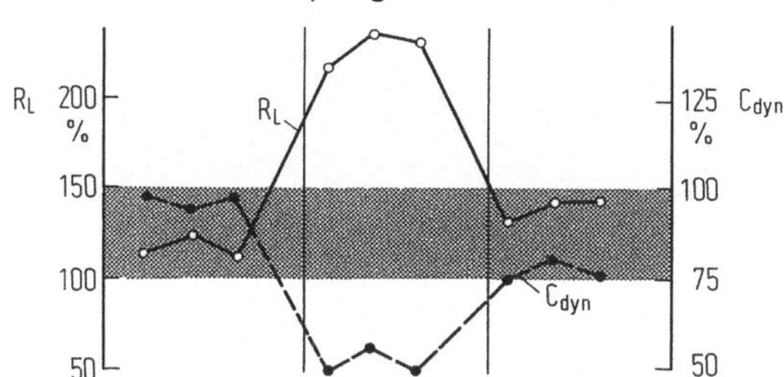

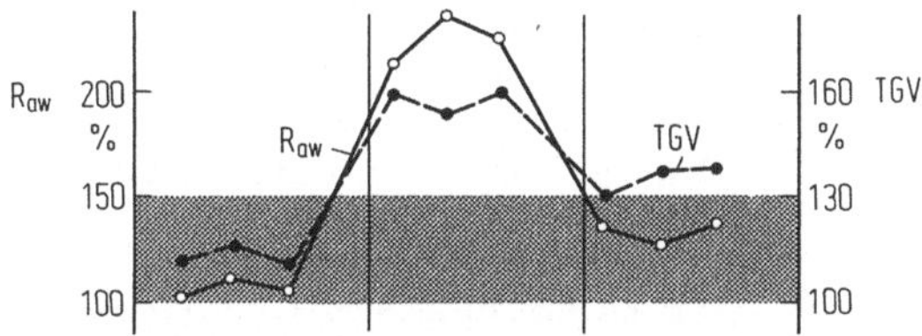

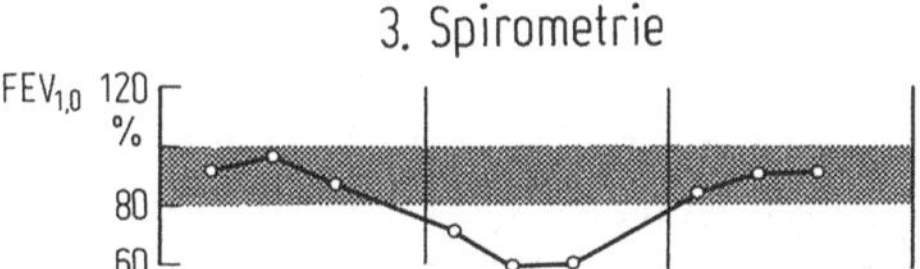

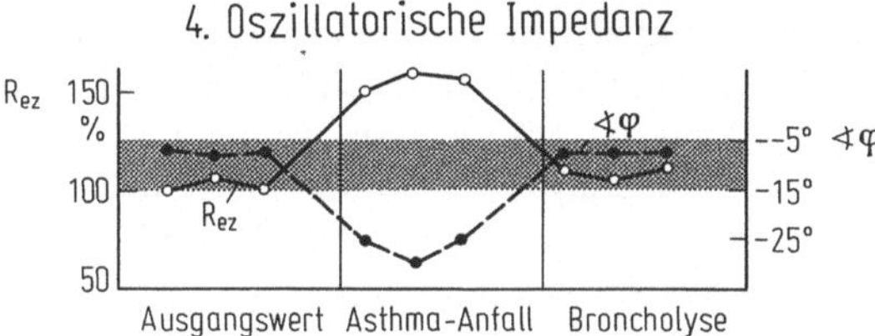

Abb. 11. Schematische Darstellung verschiedener Lungenfunktionsparameter vor, während und nach einem Asthmaanfall, der spontan aufgetreten sein kann oder durch Allergen- bzw. Histamin- oder Acetylcholinprovokation ausgelöst ist. Alle Meßwerte sind in Prozent der Altersnorm angegeben

maß der Trapped-gas-Bezirke und dem Grad der arteriellen Hypoxie, wenn auch die Streuung um die Regressionsgrade groß war.

Asthmakranke Kinder, die im klinisch symptomfreien Intervall eine permanente Lungenüberblähung zeigen (FRK > 140% des Sollwertes, FRK/TLK > 0,56) und deren Trapped-gas-Bezirke permanent über 30% FRK_{box} liegen, bedürfen einer besonders sorgfältigen Überwachung. Bei dieser Gruppe von Kindern besteht die Gefahr unerwarteter hypoxischer Krisen (6.5.4.3.7).

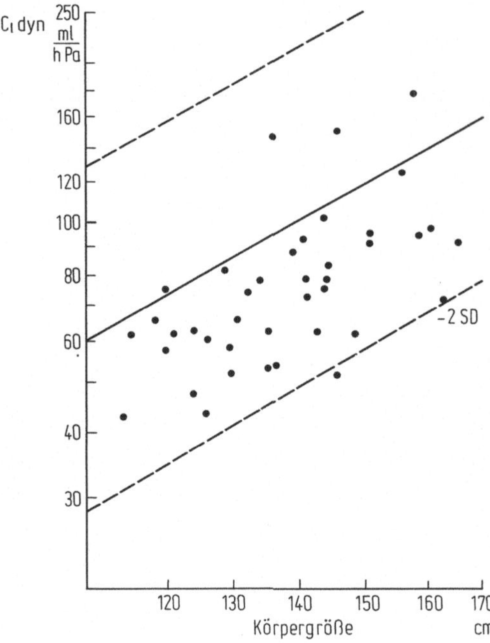

Abb. 12. Dynamische Lungendehnbarkeit (C_1dyn) bei einer Gruppe symptomfreier asthmakranker Kinder während eines Aufenthaltes an der Nordsee. Alle Einzelwerte im Sollbereich gesunder Kinder, aber fast ausnahmslos im unteren Bereich: Hinweis auf eine persistierende Obstruktion im Bereich der kleinen Bronchien. (Aus: [18])

Auch in klimatisch günstigen Bedingungen können asthmakranke Kinder bei klinischem Wohlbefinden eine permanente Funktionsstörung aufweisen (Abb. 12).

Bei der Interpretation verschiedener Lungenfunktionsprüfungen ist zu berücksichtigen: die Altersabhängigkeit nahezu aller Meßwerte, die Variation der Meßwerte von Labor zu Labor und der relativ große Streubereich für diese Werte bei gesunden Kindern (Abschn. 2.3.5). Die intraindividuelle Variation der Meßwerte kann erheblich sein, abhängig nicht nur vom aktuellen Krankheitszustand, sondern auch und wesentlich von der Kooperationsbereitschaft der Kinder. Mit wenigen Ausnahmen sind Lungenfunktionsuntersuchungen bei Kleinkindern mit Asthma bronchiale nicht möglich oder zumindest nicht für die Routine eingeführt. Bei Schulkindern mit Asthma bronchiale sind diejenigen Prüfmethoden wenig geeignet, deren Durchführung entweder eine besondere Mitarbeit des Kindes erfordern (dadurch Manipulation der Meßwerte möglich), oder die negative Rückwirkungen auf das Bronchialsystem haben (Provokation einer Bronchusobstruktion). Forcierte Exspirationsmanöver (Peak Flow, FEV_1) sind im Kindesalter wenig brauchbare Funktionsproben, auch wenn die entsprechenden Apparate billig und einfach zu handhaben sind. Diese Ansicht wird in der Literatur allerdings kontrovers diskutiert. Immerhin schreiben Orehek et al. [37], daß bei 15–20% der asthmakranken Personen durch forcierte Exspirationsmanöver selbst eine Bronchusobstruktion ausgelöst bzw. verstärkt wird.

Blutgasanalysen haben bei asthmakranken Kindern 2 wichtige Indikationen: 1. Im akuten Asthmaanfall hängt die Entscheidung zur Intensivtherapie wesentlich vom Verlauf des arteriell gemessenen pCO_2-Wertes ab. Steigt der Wert kontinuierlich an, besteht die Gefahr der respiratorischen Insuffizienz. Bei pCO_2-Werten über 50 Torr ist die Verlegung auf eine Intensivstation sinnvoll, bei Werten über 60 Torr ist meist die Intubation und Beatmung notwendig. 2. Im symptomfreien Intervall bei permanenter Überblähung kann aus dem arteriellen pO_2 auf die periphere Bronchusobstruktion zurückgeschlossen werden (intrapulmonaler Shunt bei Ventilations-Perfusions-Inhomogenität). Kinder mit pO_2-Werten von unter 75 Torr müssen besonders gut überwacht werden, eine Änderung der Therapie ist notwendig. Es besteht die Gefahr hypoxischer Krisen [49].

Lungenfunktionsuntersuchungen werden bei Kindern mit Asthma bronchiale ferner in der *ätiologischen Diagnostik* eingesetzt. Das gilt besonders für inhalative Provokationstestungen mit verdächtigen Allergenen [16]. Die angewendeten Methoden variieren von Labor zu Labor, Vorschläge zur Standardisierung dieser Prüfmethoden werden erarbeitet. Zur Beurteilung und Bewertung inhalativer Allergenbelastungen s. 6.5.5.3.3.

Provokationstestungen zum Nachweis einer bronchialen Reizüberempfindlichkeit sind bei den Kindern von Bedeutung, bei denen die Diagnose Asthma unklar bleibt: anfallartige Hustenattacken, nächtliche Atemnot, untypische Atembehinderungen nach körperlicher Belastung. Für diese Provokationsproben wird die Inhalation von Histamin, Acetylcholin oder Metacholin empfohlen [6, 48], ebenso inhalative Kälteprovokationen [9], um bei Kindern mit unklaren Symptomen die für das Asthma charakteristische Hyperirritabilität nachzuweisen. Etwa 80–90% der Kinder mit Asthma bronchiale weisen eine bronchiale Hyperirritabilität auf, die eindeutig von der Reaktionsbereitschaft gesunder Kinder zu unterscheiden ist. Bei 10–20% der Kinder sind die Ergebnisse allerdings überlappend. Kinder mit chronischer Bronchitis zeigen ebenfalls häufiger eine Hyperirritabilität. Noch 14–28 Tage nach durchgemachter Virusinfektion des Respirationstraktes ist auch bei Kindern ohne Asthma die bronchiale Reizschwelle erniedrigt. Die Interpretation dieser Provokationstestungen muß individuell sehr kritisch erfolgen. Das gilt auch für provozierte Bronchusobstruktionen nach Laufbelastung. Laufbelastungstests sind weniger sensibel als Provokationen mit Histamin oder Acetylcholin [30].

Pharmakologische Studien zum Nachweis der bronchodilatatorischen Wirkung von Medikamenten sind nur sinnvoll, wenn durch möglichst objektive Funktionsprüfungen der erwartete therapeutische Effekt zweifelsfrei dokumentiert werden kann. Auf die Indikation dieser Lungenfunktionsuntersuchungen bei asthmakranken Kindern soll hier nicht weiter eingegangen werden, sie gehört nicht zur Basis- bzw. Verlaufsdiagnostik.

6.5.5.3.3 Ätiologische Diagnostik

Gemeint sind die Untersuchungen, die helfen sollen, die für das Kind relevanten ätiologischen Faktoren herauszufinden. Sie bestimmen die weitere Therapie. Welche Faktoren relevant sind, ist im Einzelfall schwer zu entscheiden. So ist für die Gruppe asthmakranker Kinder typisch, daß häufig Typ-I-Reaktionen nachgewiesen werden können; ob im Einzelfall das eine oder andere Allergen für den Krankheitsverlauf allerdings von Bedeutung ist, muß häufig offen bleiben. Auf die Indikation der einzelnen diagnostischen Maßnahmen soll ausführlich eingegangen werden. Sie richtet sich auch nach der *Schwere der Erkrankung.*

Bei einer großen Zahl von Kindern mit leichtem Asthma bronchiale (Schweregrade I und II) genügt eine sporadische symptomatische (selten kontinuierliche) Therapie mit Medikamenten ohne wesentliche Nebenwirkungen, um den Krankheitsverlauf gut zu kontrollieren und ein normales Leben zu ermöglichen. Eine differenzierte ätiologische Diagnostik ist bei diesen Kindern nicht indiziert, da nicht erwartet werden kann, daß die sich daraus ergebenden therapeutischen Konsequenzen den Krankheitsverlauf noch günstiger beeinflussen werden. Das gilt besonders für die allergologische Diagnostik, die bei leichtgradigem Asthma mit wenigen Ausnahmen abzulehnen ist. Auf keinen Fall darf die Erwartungshaltung der Eltern die Indikation zum Hauttest bestimmen. Die wenigen Ausnahmen gelten für das streng saisonale Asthma mit 1–2 starken Anfällen, z. B. zur Zeit der Roggenblüte oder bei Tierhaarsensibilisierungen, wenn das Tier (meist Pferd) nicht abgeschafft werden kann. Allerdings ist bei diesen Ausnahmen die Anamnese meist so eindeutig, daß eine „breite allergologische Diagnostik" nicht gerechtfertigt ist. Sie quält die Kinder, kostet Geld und bleibt ohne Konsequenz.

Die allergologische Diagnostik. Sie umfaßt Hauttests, Serumuntersuchungen (RAST) und inhalative Provokationstestungen. Bei Kindern wird in der Regel mit dem **Prick-Test** begonnen. Hierbei wird ein Tropfen einer wäßrigen Allergenlösung auf die Haut aufgebracht und in diesem Tropfen die Haut mit einer feinen Nadel punktiert und leicht angehoben (modifizierter Prick-Test). Nach 15–20 min kann das Resultat abgelesen und mit der Größe einer Histaminreaktion verglichen werden. Relevant sind Reaktionen, die die Größe der Histaminreaktion erreichen oder übertreffen. Bei Testergebnissen, die schwächer als die Stärke der Histaminreaktion sind, sind bei gegebenem anamnestischem Verdacht weiterführende Untersuchungen (RAST, Organprovokation) erforderlich.

Im Prick-Test werden die wäßrigen Lösungen verschiedener Pollen benutzt, wobei die aggressivste Gruppe die Gramineen sind (Graspollen, Getreidepollen). Bei den Getreidearten ist zu beachten, daß nur Roggen windbestäubende Pflanzen sind, nur Roggenpollen sind für die Diagnostik und Therapie relevant. Des weiteren sind von Bedeutung die Pollen verschiedener Bäume, wobei Erle und Haselnuß bereits im Februar und März Beschwerden auslösen können, die Birke hat ihren Höhepunkt im April/Mai, an die sich die Gramineen anschließen. Von den übrigen Bäumen ist je nach Region die Ulme, die Weide und die Platane zu erwähnen, Buche und Eiche spielen aufgrund ihrer geringen Pollenproduktion nur eine untergeordnete Rolle. Bei den Unkräutern sind Beifuß und Wegerich wichtig, Nessel und Löwenzahn sind von minderer Bedeutung.

Nicht-Pollen-Allergene, wie Tierhaare, Schimmelpilze, Hausstaub und Hausstaubmilbe, können ebenfalls im Prick-Test geprüft werden, doch ist die Übereinstimmung der Prick-Test-Ergebnisse mit den Ergebnissen des inhalativen Provokationstests schlechter, verglichen zu den Ergebnissen des Intrakutantests. Diese Allergene sollten daher intrakutan getestet werden, im Prick-Test sind die Reaktionen häufig falsch-positiv. Dagegen ist für Pollenallergene der Prick-Test ausreichend, bei eindeutiger Anamnese und evtl. Verlaufsbeobachtung erübrigt sich meist der inhalative Provokationstest.

Beim **Intrakutantest** wird von der zu testenden wäßrigen Allergenlösung 0,03–0,05 ml streng intrakutan injiziert, zum Vergleich sollte die allergenfreie Verdünnerlösung („Null"-Lösung) und Histamin (1 000 γ/ml) mitgetestet werden. Nach 20 min wird die Reaktion abgelesen. Verschiedene Bewertungskriterien wurden vorgeschlagen, sinnvoll ist die Bewertung der Reaktionspapel, während das Erythem auch unspezifisch sein kann. Die Histaminreaktion sollte bei normaler Hautreagibilität zu einem Papeldurchmesser (gemessen wird der größte Durchmesser) von 10 mm führen. Danach sind Allergenreaktionen dann eindeutig positiv, wenn deren Papeldurchmesser den der Histaminpapel mindestens erreicht. Pseudopodienbildungen werden extra vermerkt und bedeuten immer eine eindeutig positive Reaktion. Bei einem Durchmesser von 5–9 mm ist die Reaktion schwach positiv. Es empfiehlt sich, im Intrakutantest folgende Allergene zu testen: Hausstaub, Hausstaubmilbe, Schimmelpilze. Bei Verwendung von Schimmelpilzmischungen sind bei positiver Reaktion die Einzelallergene nachzutesten. Die häufigsten Schimmelpilzallergene sind Alternaria, Cladosporium, Penicillium, Mucor, Aspergillus. Testungen mit Tierhaaren hängen sehr vom Wohnmilieu des Kindes ab (Haustiere?) bzw. von Kontaktmöglichkeiten (z. B. Nachbarschaft). Bei Tierhaaren gibt es innerhalb einer Spezies z. T. erhebliche Differenzen in den Allergeneigenschaften (v. a. gilt das für den Hund), u. U. muß erst aus dem Fell der im Hause lebenden Tiere eine Testlösung hergestellt werden. Besonders aggressive Tierhaarallergene sind die von Pferd, Katze und Meerschweinchen. Nahrungsmittelallergene sollten im Hauttest nicht geprüft werden. Positive Reaktionen haben kaum praktische Bedeutung, negative Reaktionen schließen eine Nahrungsmittelallergie nicht aus. Der beste Test ist hier die Beobachtung der Eltern und der betroffenen Kinder. Wichtige Nahrungsmittelallergene, die Asthmaanfälle provozieren können, sind Fischeiweiß (z. T. schon Fischgeruch), verschiedene Nußsorten, Erdbeeren und Zitrusfrüchte. Die Bedeutung von Kuhmilch und Hühnereiweiß für die Ätiologie asthmatischer Symptome ist umstritten. Diese Nahrungsmittel haben eine größere Beziehung zum endogenen Ekzem [44].

Bei Insektengiftallergien mit asthmatischen Symptomen wird eine Intrakutantestung vorgenommen.

Die Hauttests werden bei Kindern an der Beugeseite der Unterarme durchgeführt (Mindestabstand zwischen 2 Teststellen 5 cm). Die Interpretation der Testreaktion bei Säuglingen und Kleinkindern ist sehr problematisch (häufig sog. unspezifische Reaktionen). Hauttestungen sollten nicht vor dem vollendeten 5. Lebensjahr durchgeführt werden. Vorher werden aus den Testergebnissen kaum spezifische therapeutische Konsequenzen gezogen. Das Argument, schon im Kleinkindesalter bei positiven Reaktionen eine entsprechende Allergensanierung im Wohnbereich des Kindes durchführen zu können, ist nicht überzeugend. Bei Kleinkindern mit Asthma bronchiale sollten diese Maßnahmen in jedem Fall durchgesetzt werden, und sei es nur, um einer späteren Sensibilisierung vorzubeugen. Die Hyposensibilisierungsbehandlung ist vor dem vollendeten 5. Lebensjahr problematisch.

Wird ein Hauttest durchgeführt, sollten 48 h vorher alle Salben, die Steroide oder Antihistaminika enthalten, abgesetzt werden. Eine systemische Therapie mit Kortikosteroiden, Theophyllin und β-2-Mimetika beeinflußt das Hauttestergebnis nicht, evtl. aber eine Therapie mit Antihistaminika. Hauttestungen sind nur in intakter Haut sinnvoll.

Das Ergebnis der verschiedenen Hauttests hängt von der Qualität der verwendeten Allergenlösungen ab (Reinheitsgrad, auf Verfallsdatum achten). Alle Allergenlösungen enthalten unterschiedlich hohe Verunreinigungen, die ihrerseits eine Histaminfreisetzung provozieren können. Darüber hinaus sind die handelsüblichen Allergenlösungen bezüglich ihrer allergenen Potenz schwer zu standardisieren. Die auf den Proben angegebenen Einheiten (Gewicht/Volumen oder PNU, *Protein-Nitrogen-Unit*) sagen wenig über die allergene Potenz der Charge, die für ein und dasselbe Allergen von Präparation zu Präparation erheblich variieren kann [1].

Der Radio-Allergo-Sorbent-Test (RAST). Mit diesem Test werden im Serum des sensibilisierten Patienten spezifische Antikörper vom IgE-Typ nachgewiesen. Verwendet werden handelsübliche radioaktiv markierte Antigene oder enzymmarkierte Antigene (EMIT). Das Testergebnis wird in RAST-Klassen angegeben, RAST-Klasse 4 bedeutet einen hohen Sensibilisierungsgrad, RAST-Klasse 1 schwache Sensibilisierung. Der Test ist für das Kind einfach (Entnahme von 5 ml Blut), allerdings ist das Verfahren teuer. Inzwischen wird eine große Zahl von markierten Antigenen für diesen Test angeboten. Im Einzelfall gibt auch der RAST keine Sicherheit über die klinische Relevanz der damit nachgewiesenen Sensibilisierung. Mit dem RAST wird das zirkulierende spezifische IgE gemessen; unklar bleibt, wie hoch der Anteil der IgE-Moleküle ist, der an der Mastzelloberfläche der Bronchialschleimhaut fixiert ist. Nur dieses sessile IgE ist für die bronchiale Reaktion von Bedeutung. Für Pollenallergiker zeigt eine RAST-Klasse 4 für ein bestimmtes Allergen mit hoher Wahrscheinlichkeit (über 80%) die Sensibilisierung der Schleimhaut an, bei entsprechender Anamnese ist die Übereinstimmung nahezu 100%. Allerdings kann in dieser Situation auf die RAST-Untersuchung auch verzichtet werden. Bei eher perinnealen Allergenen wie Hausstaubmilbe und Schimmelpilzen wird die Bedeutung hoher RAST-Klassen kontrovers diskutiert; bezogen auf das Ergebnis bronchialer Provokationstestungen ist in diesen Fällen der RAST dem Intrakutantest nicht überlegen. RAST-Untersuchungen sind v. a. bei Kindern mit ausgeprägter atopischer Dermatitis sinnvoll, bei denen Hauttestungen nicht durchgeführt werden können. RAST-Untersuchungen bei Säuglingen und Kleinkindern befriedigen v. a. die Neugierde von Untersuchern und Eltern, da sich spezifische therapeutische Konsequenzen daraus nicht ergeben sollten (6.5.7.3.1).

Bewährt haben sich die RAST-Untersuchungen bei Insektengiftallergien, insbesondere um die Hyposensibilisierung zu beurteilen (die Insektengiftallergene gehören zu den wenigen Allergenen, deren Reinheitsgrad hervorragend ist [43]).

Die inhalative Allergenbelastung. Nicht immer ist es möglich, durch präzise Anamnese und Hauttest ein Allergen als sicher krankheitsauslösend zu erkennen. In diesen Fällen werden weiterführende Untersuchungen durch inhalative Allergenbelastungen erforderlich. Hierbei wird versucht, das Krankheitsbild unter kontrollierten Laboratoriumsbedingungen durch Inhalation eines definierten Allergens zu reproduzieren und somit den Beweis für die krankheitsauslösende Wirkung des Allergens anzutreten. Bei Kindern ist die Übereinstimmung zwischen den Testergebnissen des inhalativen Provokationstests auf der einen und den Ergebnissen des Hauttests oder dem RAST auf der anderen Seite nicht gut. Nur $^1/_3$ aller positiven Hauttestbefunde sind bei einer inhalativen Allergenbelastung von einer Sofortreaktion im Bronchialbaum gefolgt [17]. Diese Diskrepanz wird dadurch erklärt, daß der Gehalt an spezifischem IgE auf der Mastzelloberfläche in der Bronchialschleimhaut und in der Haut unterschiedlich sein kann. Die erhebliche Diskrepanz der Reaktionsergebnisse ist von Allergen zu Allergen unterschiedlich, sie hängt ebenso von der Stärke der Hautreaktion bzw. von der RAST-Klasse ab. Bei besonders aggressiven Allergenen, wie Gras- und Roggenpollen, Pollen von Birke und Haselstrauch oder bei manchen Tierhaarallergenen, steigt die

Übereinstimmung der verschiedenen Testreaktionen dann auf weit über 80%, wenn der Hauttest stark positiv ist oder eine RAST-Klasse 4 vorliegt. In diesen Fällen ist besonders bei positiver Anamnese und Bestätigung durch die Verlaufsbeobachtung eine inhalative Belastung unnötig. Dagegen ist für die diversen Schimmelpilzallergene sowie für Hausstaub- und Hausstaubmilbenallergen zumindest vor Beginn einer Hyposensibilisierungsbehandlung auch dann die inhalative Belastung zu fordern, wenn die Hautreaktion stark positiv war oder eine hohe RAST-Klasse nachgewiesen wurde. Das Bettfedernallergen sollte immer inhalativ geprüft werden, wenn eine Hyposensibilisierung erwogen wird, da bei häufig positivem Hauttest selten positive Provokationen beobachtet werden. Für die Durchführung inhalativer Allergenbelastungen ergeben sich somit eindeutige Indikationen:

1. Im Hauttest (und/oder RAST) Mehrfachallergie: Nachweis des bronchial relevanten Allergens
2. Bei extrinsischem Asthma und offensichtlicher Diskrepanz zwischen Anamnese und Hauttest (und/oder RAST)
3. Bei Verdacht auf perenniale Allergie gegen Hausstaub, Hausstaubmilbe und Schimmelpilze
4. Im Ausnahmefall, um eine Expositionsprophylaxe durchsetzen zu können (besonders bei Tierhaarallergie)

Die Indikation zur inhalativen Provokation hängt davon ab, ob eine Hyposensibilisierung notwendig ist; diese ist nur bei schwerem Asthma berechtigt.

Für die Pädiatrie ist besonders wichtig, daß inhalative Allergenbelastungen mit einer Methode durchgeführt werden, die eine Kontrolle der Lungenfunktion (Veränderung des Strömungswiderstandes) Atemzug pro Atemzug ermöglicht. Hierfür ist eine modifizierte Ganzkörperplethysmographie [19], die Ösophaguskathetermethode [17], die Kapnographie und u. U. die Verschlußdruckmethode [20] geeignet. Das Risiko der inhalativen Allergenbelastung ist unter diesen Bedingungen für die Kinder gering. Sorgfältig durchgeführt, unter Verwendung der oben angegebenen anspruchsvollen Untersuchungstechniken, werden schwere Asthmaanfälle in höchstens 0,1% aller inhalativen Allergenbelastungen beobachtet. Sie lassen sich immer gut beherrschen. Trotzdem ist die Untersuchung an klinische Einrichtungen gebunden, wenn auch die Mehrzahl der Tests ambulant durchgeführt werden kann. Folgende Kontraindikationen müssen beachtet werden:

1. Patienten mit klinischen Beschwerden
2. Patienten ohne klinische Beschwerden aber mit gestörter Lungenfunktion ($R_{aw} \geq$ 160% Sollwert; $FRK_{box} \geq$ 160% Sollwert; "trapped gas" $\geq 30\%$ FRK_{box})
3. Patienten mit extrinsischem saisonalem Asthma, bei denen Anamnese und Hauttest (und/oder RAST) übereinstimmen (evtl. Verlaufsbeobachtung).

Das Ergebnis inhalativer Allergenbelastungen hängt von zahlreichen Bedingungen ab, die die Interpretation erschweren:

1. Von der Allergen-Deposition, die wiederum abhängig ist von verwendeten Verneblern und von der Atemtiefe des Probanden.
2. Vom klinischen Zustand des Kindes: Inhalative Allergenbelastungen sollten nur im symptomfreien Intervall durchgeführt werden. Der letzte Asthmaanfall muß wenigstens 14 Tage zurückliegen, und am Tag der Untersuchung sollten keine Zeichen der Bronchusobstruktion hörbar sein.

3. Von der vorausgegangenen Therapie: Folgende Medikamente sind vor inhalativen Allergenbelastungen abzusetzen: β-2-Mimetika (24 h vor Testbeginn), Theophyllin (24 h vor Testbeginn), DNCG (48 h vor Testbeginn). Bei systemischer Steroidtherapie kann diese fortgesetzt werden, wenn die Tagesdosis unter 7,5 mg Prednisolon liegt. Eine inhalative Therapie mit Steroiden muß 24 h vor dem Test beendet werden.

4. Vom Ausgangswert der Meßparameter, angegeben in prozentualer Abweichung vom individuellen Sollwert.

5. Von den laboreigenen Beurteilungskriterien. Es hat sich allgemein durchgesetzt, daß ein Anstieg des Atemwegswiderstandes um mindestens 50% des Ausgangswertes erreicht werden sollte, um von einer positiven Provokationstestung zu sprechen. Einzelne Kinder reagieren überwiegend in den peripheren Bronchien, der Atemwegswiderstand ändert sich bei diesen Kindern wenig trotz subjektiv empfundener Atemnot. Beurteilungskriterien der peripheren Obstruktion sind daher mit heranzuziehen, z. B. Anstieg der FRK um mehr als 30% des Ausgangswertes oder Abfall der $C_l$dyn um mehr als 40% des Ausgangswertes. Bei Verwendung des Ganzkörperplethysmographen eignet sich als Meßwert auch die spezifische Resistance (SR_{aw}), die Änderungen des Atemwegswiderstandes und der funktionellen Residualkapazität widerspiegelt. Ein Anstieg von SR_{aw} über den vom Alter des Kindes unabhängigen Wert von 13 cm $H_2O\cdot s$ zeigt immer eine provozierte Bronchusobstruktion an [26].

6. Von den verwendeten Allergenlösungen und von den Testkonzentrationen (bzw. Allergenmengen). In der Regel wird die inhalative Testung mit der 100fachen Verdünnung der im Hauttest verwendeten Allergenkonzentration begonnen. Die Konzentration der vernebelten Allergenlösung wird dann stufenweise gesteigert bis zur Originallösung. Damit können Schwellenwertbestimmungen durchgeführt werden, die Rückschlüsse auf den Sensibilisierungsgrad zulassen. Aus ethischen Gründen liegen aber keine Messungen darüber vor, wie gut reproduzierbar inhalative Provokationstestungen bei Kindern sind. Damit wird der Nutzen dieser Schwellenwertbestimmungen relativiert.

Unklar ist, inwieweit inhalative Allergenbelastungen native Bedingungen simulieren können. Native Pollen dringen aufgrund ihrer Größe (z. B. Durchmesser von Graspollen ca. 25 µ) meist nicht so tief in die Atemwege ein wie vernebelte Allergenlösungen; ferner stellen die Allergenlösungen in gewissem Sinn Kunstprodukte dar, deren Reinheitsgehalt schwierig zu beurteilen ist. Das gilt v. a. wieder für die Standardisierung der Allergenextrakte.

Pro Tag wird nur ein Allergen inhalativ getestet. Spätreaktionen (nach 6–8 h) werden in Abhängigkeit von der Methodik unterschiedlich häufig gefunden, besonders nach Inhalation von Hausstaub- und Hausstaubmilbenallergen.

Trotz aller Vorbehalte gelten inhalative Provokationstests immer noch als die Allergentests mit der besten Korrelation zu klinischen Symptomen.

Die szintigraphische und bronchologische Diagnostik. Mit beiden Untersuchungsmethoden soll geklärt werden, ob andere Ursachen asthmatischer Symptome, wie Bronchusmalformationen, intra- und extrabronchiale Stenosen und unerkannt gebliebene intrabronchiale Fremdkörper, vorliegen könnten. Sie sind eher Methoden zur Differentialdiagnose des Asthma bronchiale im Kindesalter. Bei chronischem Asthma bronchiale, besonders beim intrinsischen Asthma, können schwere Bronchusdeformationen, Bronchiektasen oder chronische Atelektasen mit Schrumpfung des Parenchyms den weiteren Krankheitsverlauf erheblich belasten. Das Ausmaß dieser Störungen sollte dann bekannt sein, um eventuelle therapeutische Entscheidungen treffen zu können, insbesondere die Indikation zur Resektion von Bronchiektasen. Bronchologische Untersuchungen bei Kindern mit Asthma bronchiale haben ein höheres Risiko, immer besteht die Gefahr einer erheblichen generalisierten Bronchusobstruktion während oder nach dem Eingriff. Die Indikation zu dieser Untersuchung muß sehr streng gestellt werden, der zu erwartende therapeutische Nutzen ist sorgfältig abzuwägen.

6.5.6 Differentialdiagnose

Die Differentialdiagnose berücksichtigt die Erkrankungen, bei denen die exspiratorische Dyspnoe Folge lokalisierter Bronchusstenosen ist. Es handelt sich hierbei um die angeborenen und erworbenen Bronchusstenosen, die in Abschn. 3.3 ausführlich beschrieben wurden. Die exspiratorische Dyspnoe kann durchaus wechselnd sein und asthmatische Episoden vortäuschen, besonders dann, wenn im Rahmen von Entzündungen eine Schleimhautschwellung oder Hypersekretion die präformierte Stenose weiter verengt. Mitunter werden bei diesen Kindern obstruktive Symptome auch über den Lungenabschnitten gehört, die weit ab von der Bronchusstenose gelegen sind, z. B. kontralateral. Reflektorische Phänomene werden dafür verantwortlich gemacht. Das gilt auch für die akute Fremdkörperaspiration (6.6), die klinisch nicht selten eine generalisierte Bronchusobstruktion vermuten läßt. Thoraxröntgenbild, Szintigraphie und schließlich Bronchoskopie bzw. Bronchographie führen zum Nachweis der Stenose.

Schon im Abschnitt „Basisdiagnostik" (6.5.5.3.1) wurde darauf hingewiesen, daß beim α-1-Antitrypsin-Mangel, bei der Mukoviszidose und bei der Bronchiallymphknotentuberkulose asthmatische Symptome auftreten können. Auf die schwierige Differentialdiagnose Bronchiolitis, obstruktive Bronchitis und Erstmanifestation des Asthma bronchiale im Säuglings- und Kleinkindesalter wurde in 6.3 und 6.4 eingegangen. Kardiale Ursachen eines Asthmasyndroms sind im Kindesalter selten und treten bei Fehlbildungen des Herzens und der intrathorakalen Gefäße auf (Abschn. 3.6) sowie bei kardial bedingter Lungenstauung. In Tabelle 6 ist die Differentialdiagnose des Asthma bronchiale übersichtlich zusammengefaßt.

Noch immer ist es sinnvoll, differentialdiagnostisch ein intrinsisches, ein extrinsisches und ein gemischtes Asthmasyndrom zu unterscheiden (6.5.2).

Beim *extrinsischen Asthma* geht in aller Regel bereits aus der Anamnese ein deutlicher Bezug zu Inhalationsallergenen hervor (z. B. Pollenasthma). Diese Regel ist jedoch nicht immer gültig, insbesondere Schimmelpilze und Hausstaub bzw. Hausstaubmilbe können von zentraler Bedeutung sein, sind aber aus der Anamnese schwer zu ermitteln (keine typische Anamnese). Die Beschwerden schließen sich in aller Regel unmittelbar an die Inhalation des Allergens an, sie können aber auch als verspätete Sofortreaktion (duale Reaktion) bis zu 16 h nach Allergeninhalation in Erscheinung treten. Es ist wahrscheinlich, daß auch diese Reaktionen auf eine Typ-I-Allergie zurückgeführt werden können. Ein großer Teil der Kinder mit reinem extrinsischem Asthma leidet ebenfalls an einer unspezifischen Reizüberempfindlichkeit (positiver Histamin-

Tabelle 6. Differentialdiagnose des Asthma bronchiale im Kindesalter

1. Anatomische Veränderungen im Bereich der Bronchien
   a) Bronchialanomalien
      - Verzweigungsanomalien
      - Knorpelhypoplasien, -anomalien (lokal oder diffus)
      - Tracheo-, bronchoösophageale Fisteln
      - Bronchialwandzysten
   b) Bronchialkompression
      - Gefäßanomalien
      - Herzfehler (angeboren oder erworben)
      - Intrathorakale Tumoren und Lymphknotenvergrößerungen
   c) Bronchiektasen (angeboten oder erworben)

2. Chronische entzündliche Bronchialerkrankungen
   Chronische hypertrophische Bronchitis
   Mukoviszidose
   α-1-Antitrypsin-Mangel

3. Akute entzündliche Bronchialerkrankungen
   Bronchiolitis
   Obstruktive Bronchitis[a]
   Bronchitis circumscripta
   Bronchitis fibrinosa plastica

5. Fremdkörperaspiration

---

[a] Es muß offenbleiben, ob es die obstruktive Bronchitis im Kindesalter als eigene Erkrankung gibt. Meist liegt entweder eine Bronchiolitis oder eine asthmatische Bronchitis als Verlaufsform des Asthma bronchiale vor. Der Begriff „spastische" Bronchitis wurde bewußt vermieden

test). Klinisch steht die Reizüberempfindlichkeit meist nicht im Vordergrund. Die Diagnose extrinsisches Asthma als „rein allergisches" Asthma hängt auch davon ab, wie intensiv nach nicht allergenen Reizen gefragt bzw. gesucht wurde, die unabhängig vom Allergenkontakt Beschwerden auslösen. Die Häufigkeit des extrinsischen Asthmas wird auf 10% aller Kinder mit Asthma bronchiale geschätzt.

Beim *intrinsischen Asthma* führen Inhalationsallergene nicht zur Bronchusobstruktion. Die Hyperirritabilität ist dagegen gut nachweisbar, im Acetylcholin- und Histaminprovokationstest führen in der Regel bereits niedrige Konzentrationen der Lösungen zu positiven Reaktionen. Auch durch körperliche Belastung läßt sich bei 70% dieser Kinder eine Verengung der Bronchien nachweisen. Eltern und Kinder geben in der Anamnese an, daß asthmatische Symptome v. a. im Zusammenhang mit Infektionen im Bereich der Atemwege ausgelöst werden. Häufiger expektorieren diese Kinder während der Erkrankungsphase grün-grau verfärbtes Sputum. Mit aggressiver Therapie, die nur in extremen Ausnahmefällen erlaubt ist, gelingt es bei diesen Kindern, mit einer Bronchiallavage relativ derbe Pfröpfe aus der Bronchiallichtung auszuwaschen.

Bei Kindern mit intrinsischem Asthma verläuft die Erkrankung häufig chronisch, die Behandlung ist schwierig und oft unbefriedigend, die Prognose eher zweifelhaft. Die Diagnose intrinsisches Asthma ist eine Ausschlußdiagnose. Die Häufigkeit dieses

Tabelle 7. Charakteristische Daten zur Differenzierung von extrinsischem und intrinsischem Asthma. Diese grobschematische Einteilung erlaubt nicht in jedem Einzelfall eine präzise Zuordnung. Die Diskrepanz zwischen positivem Hauttest und negativem Provokationstest ist besonders typisch für das gemischte extrinsische Asthma

	Extrinsisches Asthma		Intrinsisches Asthma
	Reine Form	Gemischte Form	
Familienanamnese bezüglich allergischer Erkrankungen	+	(+)	(+) bis −
Andere allergische Erkrankungen in der eigenen Anamnese	(+)	+ bis (+)	−
Ätiologie			
− Allergenkontakt	+	+	−
− Infektion	− bis (+)	+	+
Klinischer Verlauf			
Rekurrierend mit symptomfreiem Intervall	+	+	(+)
Eher chronischer Verlauf	−	(+)	+
Kurzzeitige Attacken	+	+	(+)
Episoden über Tage	(+)	+	+
Dauerasthma	−	(+)	+
Symptome und Diagnostik			
Sekret eher zäh-weißlich	+	+	−
Eher putride	−	(+)	+
BKS-Beschleunigung	−	− bis (+)	(+)
Temperaturerhöhung	−	(+)	(+)
Leukozytose	−	(+)	(+) bis +
Bluteosinophilie	+	+ bis (+)	+ bis (+)
Thoraxröntgen			
− Akute Überblähung	+	+	+
− Chronische Veränderung	−	(+)	+
Allergologische Diagnostik			
Hautteste	+	+ bis −	−
Gesamt-IgE	+	+ bis (+)	(+) bis −
Spezifisches IgE	+	+ bis (+)	(+) bis −
Inhalativer Provokationstest	+	+ bis −	−
Therapie			
Reaktion auf β-2-Mimetika	+	+ bis (+)	(+) bis −

+ eindeutig vorhanden, vorherrschend, positiv; (+) wechselnd vorhanden, wechselnd positiv; − fehlt meist, negativ

Krankheitsbildes am Gesamtanteil der Kinder mit Asthma bronchiale wird auf 30% geschätzt. Bronchialanomalien kommen hierbei gehäuft vor.

Das gemischte Asthmasyndrom ("mixed extrinsic" Asthma) ist im Kindesalter die häufigste Form der Erkrankung. Hier sind Inhalationsallergene als Auslöser nachweisbar, interkurrente Infekte sind jedoch in aller Regel ebenso häufig. Der Anteil dieser Kinder am Gesamtkrankheitsbild kann auf 60% geschätzt werden.

In Tabelle 7 sind die für die verschiedenen Asthmaformen charakteristischen Laborbefunde zusammengefaßt.

6.5.7 Therapie und Verlauf

In der Therapie des Asthma bronchiale muß zunächst zwischen einer Behandlung akuter Beschwerden und einer Langzeittherapie unterschieden werden. Ziel der Akuttherapie ist es, die asthmatischen Beschwerden schnell und nachhaltig zu beeinflussen. Mit der Langzeittherapie sollen Asthmaanfälle verhindert werden, so daß das Kind ein möglichst unbeschwertes Leben führen kann.

6.5.7.1 Die Behandlung akuter asthmatischer Beschwerden – Pharmakotherapie

Die pathologischen Veränderungen (Bronchospasmus, Schleimhautödem, Dyskrinie), die beim Asthmaanfall vorliegen, sind durch die medikamentöse Therapie unterschiedlich gut zu beeinflussen. Die pharmakologischen Grundlagen dieser Therapie sollen kurz erörtert werden:

Beeinflussung der Kontraktion glatter Muskelzellen. Die Kontraktion glatter Muskelzellen ist Folge eines intrazellulären Anstiegs der Kalziumionen (Kalziuminflux). Die Hemmwirkung von Troponin wird abgebaut, Actin und Myosin wirken zusammen und führen zur Kontraktion der Myofibrillen. Umgekehrt folgt die Erschlaffung der Muskelzellen einem Absinken des freien intrazellulären Kalziums, das unter Einwirkung von zyklischem Adenosinmonophosphat (c-AMP) aus den Myofibrillen in die Mikrosomen abströmt (Kalziumpumpe). c-AMP, durch die Adenylatzyklase aus Adenosintriphosphat gebildet, reguliert besonders die Dilatation der Muskelzellen. Ahlquist [2] stellte bereits 1948 ein Konzept der α- und β-Stimulation am Bronchialbaum auf, wobei durch α-Rezeptoren-Stimulation (Noradrenalin) eine Kontraktion des Bronchialmuskels, durch β-Stimulation dagegen eine Erschlaffung erreicht werden kann. Später konnten β-1- und β-2-Stimulationen unterschieden werden, wobei die β-1-Stimulation (Adrenalin, Isoproterenol) v.a. an den Rezeptoren des Herzens und des Fettgewebes erfolgt, die β-2-Stimulation (Fenoterol, Terbutalin, Salbutamol) dagegen an der Lunge. Als Rezeptor der β-2-Stimulation konnte die Adenylatzyklase ermittelt werden, welche über Proteine der Zellwand mit den Katecholaminen reagiert. Es kann als gesichert gelten, daß die Steroide einen Einfluß auf die β-2-Rezeptoren haben, indem sie den Rezeptor für Katecholamine empfindlicher machen. Zusätzlich stimulieren Steroide die Adenylatzyklase, nachweisbar als Anstieg des c-AMP, wobei in hohen Dosen allerdings auch der Abbau von c-AMP zu 5'-AMP durch die Phosphordiesterasen gehemmt wird. Da dieser Effekt relativ schnell eintritt, liegt hier die wesentliche Bedeutung der Steroide in der Behandlung des Status asthmaticus. Die bekannten „antiphlogistischen Wirkungen" der Steroide sind wahrscheinlich auf eine Herabsetzung des Stoffwechsels von Granulozyten und Lymphozyten zurückzuführen.

Der Abbau des c-AMP zu unwirksamen 5'-AMP erfolgt durch die Nukleotidphosphodiesterasen. Dieser Abbau, der wiederum eine Muskelkontraktion zur Folge hat, kann durch die Hemmung der Phosphodiesterasen durch Theophyllinpräparate und Steroide behindert werden. Es ist wahrscheinlich, daß dieses nicht der zentrale Angriffspunkt der Theophyllinpräparate ist. Diese haben als Adenosinantagonisten einen weiteren Angriffspunkt: Sie blockieren Adenosintriphosphat als Transmittersubstanz der nervalen Erregung in den synaptischen Vesikeln. Gleichzeitig setzen sie den Tonus der Atemmuskulatur (Zwerchfelltonus) herauf und verbessern so die Atemeffizienz.

Beeinflussung der Mastzelle. Ein weiterer Angriffspunkt der medikamentösen Therapie ist die Mastzelle, von der die pathogenetisch wirkenden Mediatoren sezerniert werden. Die Ausscheidung der Mediatoren durch die Mastzelle kann durch eine β-2-Mimetika bedingte Erhöhung des c-AMP in der Zelle (Abb. 4) behindert werden, wodurch im Anfall die „vis a tergo" vermindert wird. Die Kortikosteroide bewirken in der Mastzelle die Produktion eines Proteins (Makrokortin), welches die Phospholipase A_2 in der Zellwand an der Produktion von Arachidonsäure und deren Derivaten hindert, die selbst wiederum potente Mediatoren der asthmatischen Reaktion sind (Abb. 4 u. 5).

Große Bedeutung haben Mastzellstabilisatoren, v.a. Dinatriumcromoglykat (DNCG). Die Wirkungsweise dieser Substanz ist nicht voll aufgeklärt. Manche Befunde sprechen dafür, daß DNCG die Zellmembran der Mastzelle „stabilisiert", d.h. die Degranulation dieser Zelle verhindert.

Beeinflussung der Reflexbronchokonstriktion. Durch Parasympathikolytika kann der Reflex-bronchospasmus, der über die "irritant receptors" und den Vagus verläuft, wirksam unterdrückt werden. Andererseits vermindern sie das c-GMP und beeinflussen damit den Stoffwechsel der Mastzelle. In der klinischen Anwendung haben Atropinabkömmlinge beim Asthma des Kindes-alters eher enttäuscht (unzureichende Dosierung?).

Beeinflussung der Hypersekretion und Dyskrinie. Gesichert ist, daß β-Mimetika und Theophyl-linpräparate die Flimmertätigkeit des Ziliarapparates des Bronchialepithels stimulieren, also die mukoziliare Clearance verbessern. Schleim wird somit schneller in die zentralen Atemwege trans-portiert, wo er abgehustet werden kann, der Dyskrinie wird entgegengewirkt. Auch ist wahr-scheinlich, daß die Viskosität des Schleims günstig beeinflußt wird. Antihistaminika bewirken eine Zunahme der Schleimviskosität, ebenso Parasympathikolytika (Atropin). Zusätzlich ist immer eine Sekretolyse anzustreben, die nur schwer zu erreichen ist. Bronchosekretolytika mit gesicherter Wirkung gibt es nicht, wahrscheinlich ist eine Rehydratation ausreichend. Die Inhalation von wäßrigen Lösungen (möglichst nur isotonische Kochsalzlösung, andere Lösungen reizen die Bronchialschleimhaut) beeinflußt ebenfalls die Konsistenz des intrabronchialen Sekretes, allerdings dringt der Nebel bei akuten Beschwerden nur schlecht in die verengten und verstopften Bronchien ein.

Beeinflussung der Entzündung. Für diese Maßnahme stehen keine rasch wirkenden Mittel zur Verfügung. Der antiphlogistische Effekt von Steroiden wird viel zitiert, kann aber nur schwer objektiviert werden. Eine entsprechende Wirkung kann nach i.v.-Applikation nicht vor Ablauf von 2 h erwartet werden. Auch die antibiotische Therapie bei bakterieller Infektion beeinflußt die entzündliche Schwellung nicht prompt.

6.5.7.1.1 β-Mimetika

Die Bronchodilatatoren der ersten Wahl im Kindesalter sind die β-2-Mimetika. Sie lie-gen in verschiedenen Applikationsformen vor (oral, zur Inhalation, parenteral und rektal). Für die Therapie des Asthma bronchiale kommen grundsätzlich nur die selek-tiven β-2-Mimetika in Betracht (Tabelle 8). Von den Mischpräparaten kann nur die Kombination von Fenoterol und Ipratropiumbromid empfohlen werden, da durch ei-nen Synergismus die Dosis der einzelnen Komponenten bei befriedigender Effizienz der Therapie reduziert werden konnte. Die Anwendung der β-2-Mimetika als Aerosol, entweder in Form des Dosieraerosols oder mit einem Inhalationsgerät, ist zur Besei-tigung asthmatischer Beschwerden wirksamer als die orale oder rektale Anwendung. Auch sind die erforderlichen Dosen bei Inhalation der Substanzen niedriger, der Wir-kungseintritt ist schneller. Allerdings ist die Wirkungsdauer nach Inhalation etwas kürzer (ca. 4 h) als nach oraler Gabe (ca. 6 h).

Die Anwendung von Dosieraerosolen setzt eine richtige Inhalationstechnik voraus, die von Kleinkindern nicht erlernt und von größeren Kindern häufig mißachtet wird.

Tabelle 8. Die β-2-Sympathikomimetika. Clenbuterol steht nur für die orale Applikation zur Verfügung. Die unterschiedlichen Dosisempfehlungen für die einzelnen Präparate sind den Packungsbeilagen zu entnehmen

1969	Salbutamol	Sultanol
1970	Terbutalin	Bricanyl
1971	Fenoterol	Berotec
1976	Reproterol	Bronchospasmin
1977	Clenbuterol	Spiropent
1977	Hexoprenalin	Etoscol
1980	Ipratropiumbromid + Fenoterol	Berodual

Daher ist es sinnvoller, im Kindesalter die Inhalation von β-2-Mimetika-Lösungen mit einem Vernebler zu verordnen (bei Kleinkindern mit Maske, bei älteren Kindern möglichst mit Mundstück). Dabei sollten keine Ultraschallvernebler verwendet werden, da diese Geräte teuer und störanfällig sind und der feine Nebel als unspezifischer Reiz eine Widerstandserhöhung in den Bronchien provozieren kann. Bewährt haben sich einfache Kompressionsvernebler (z. B. von Pari oder Heyer). Der Vorteil dieser Inhalationstherapie liegt darin, daß die Substanzen besser eindringen als mit Hilfe eines Dosieraerosols bei schlechter Technik und daß die für viele Kinder langweilige Inhalation mit einem Verneblergerät vor Medikamentenmißbrauch schützt. Der entscheidende Nachteil ist, daß das Inhalationsgerät nicht überall hin mitgenommen werden kann, z. B. in die Schule. Wenn auch die mißbräuchliche Anwendung von Dosieraerosolen selektiver β-2-Mimetika nicht mehr so bedrohlich ist, erreicht doch bei manchen Jugendlichen die tägliche Anwendung kritische Werte (20mal/24 h). Manche Kinder werden zu Unrecht angeschuldigt, einen Mißbrauch zu treiben, da sie zu häufig einen Spray anfordern. Dazu muß man wissen, daß die Spraydosen oft nicht dicht sind und daß sich der Öffnungsmechanismus in den engen Hosentaschen spontan betätigt. Die Sorge vor dem Treibgas im Dosieraerosol (Fluocarbone) ist unbegründet.

Die Nachteile der Dosieraerosole werden weitgehend aufgehoben durch die Inhalation von β-2-Mimetika in Pulverform (Pulverkapseln). Die Inhalationstechnik ist leichter zu erlernen, allerdings muß geprüft werden, ob die Kapsel auch „leer geatmet" wurde.

Die orale Applikation von β-2-Mimetika ist bei etwas längerer Wirkdauer günstiger, wenn in erster Linie die mukoziliare Clearance verbessert werden soll. Die Dosis-Wirkungs-Beziehungen für Kinder sind noch nicht geklärt. Auch ergibt sich bei einigen Kindern die Notwendigkeit, außerhalb der Behandlung von akuten asthmatischen Beschwerden eine Basistherapie mit β-2-Mimetika durchzuführen. Um eine Abhängigkeit vom Dosieraerosol zu vermeiden, sollte zumindest bei einigen Kindern diese Langzeittherapie oral erfolgen.

Die Nebenwirkungen der β-Mimetika können nicht vernachlässigt werden, sind aber nicht bedrohlich. Neben dem Muskeltremor, v. a. an den Händen, kommt es bei weniger als $^1/_5$ der Kinder zu einer allgemeinen motorischen Unruhe, auch zu Schlafstörungen. Die Dosisempfehlungen für einzelne Präparate sind den Tabellen 9 und 10 zu entnehmen.

6.5.7.1.2 Theophyllinpräparate

Theophyllin hat eine große Bedeutung in der Therapie des Asthmaanfalls. Das zentrale Problem der Theophyllinbehandlung ist die Notwendigkeit, Serumspiegel zwischen 8 und 20 mg/l möglichst konstant einzustellen, was bisher nur mit der intravenösen Applikation optimal gelang. Bei oraler Gabe wäßriger Lösungen kann sehr schnell ein wirksamer Spiegel erreicht werden, nach 4 h etwa sinkt dieser Spiegel unter den therapeutischen Bereich von 8 mg/l ab. Für die Behandlung akuter asthmatischer Beschwerden sind daher oral einzunehmende wäßrige Lösungen ähnlich effektiv wie Injektionsformen.

Zur Langzeittherapie mit oralen Theophyllinpräparaten liegen Retardformen vor, die bei 2maliger Gabe (morgens und abends) bei der Mehrzahl der Kinder recht konstante Serumspiegel garantieren. Die Dosierung dieser Medikamente hängt nicht nur

Tabelle 9. Auswahl einiger wichtiger Medikamente für die Therapie akuter asthmatischer Symptome

	β-2-Mimetika
Inhalation	1–2 Tropfen pro Lebensjahr (bis maximal 8 Tropfen) der 0,5%igen Salbutamollösung in 1–2 ml 0,9%iger NaCl-Lösung (Düsenvernebler); 4- bis 6mal pro 24 h; oder 1 Dosierspray eines Dosieraerosols (Salbutamol, Fenoterol, Terbutalin, Reproterol) 6- bis 8mal pro 24 h
Oral	0,1–0,2 mg/kg KG Salbutamoltabletten oder Terbutalinelixier pro Tag, auf 3–4 Einzeldosen verteilt
Injektion	0,005–0,01 mg/kg KG Terbutalin s.c.; 4- bis 6mal pro 24 h
	Xanthinderivate
Injektion	16–20 mg/kg KG Aminophyllin i.v. pro Tag, in 4 Einzeldosen oder $^1/_3$ der Dosis initial, Rest in Dauertropfinfusion über 24 h
Oral	Tagesdosis 16–20 mg/kg KG; möglichst Retardpräparate; Serumspiegelkontrolle notwendig
	Steroide
Injektion	Im Anfall 2–8 mg/kg KG Prednison pro Dosis, u.U. 4mal in 24 h
Oral	1–2 mg/kg KG Prednison pro Tag, rasche Reduktion der Dosis, bei Langzeittherapie individuelle Dosis ermitteln
Inhalation	Beclometason-dipropionat-Dosieraerosol, 3- bis 4mal 1–2 Dosierspray pro 24 h
	Sekretolytika
	Neben reichlich Flüssigkeitszufuhr (2000–3000 ml pro m² Körperoberfläche in 24 h)
Injektion	0,5–1 mg/kg Bromhexin i.v. pro 24 h in 2–3 Einzeldosen
Oral	0,01–0,05 mg/kg KG Kalium jodatum pro 24 h in 4 Einzeldosen

von der individuellen Pharmakokinetik ab (je jünger die Kinder, um so größer die Theophyllinclearance), sondern auch von der Bioverfügbarkeit der verschiedenen Präparate, die in Abhängigkeit von der Galenik sehr unterschiedlich sein kann. Bewährt haben sich Pulmi-Dur und Phyllotemp retard. Beim Phyllotemp retard sind die Dosisangaben auf das reine Theophillin zu beziehen, das zu 80% in der Tablette enthalten ist. Bei Anwendung dieser Medikamente sind nach 3 vollen Behandlungstagen Serumspiegelkontrollen notwendig ("drug monitoring" [46]). Soll der maximale Serumwert gemessen werden, ist die Blutentnahme 2–3 h nach Tabletteneinnahme vorzunehmen, soll der tiefste Wert erfaßt werden, dann ist die Blutentnahme unmittelbar vor der nächsten Einnahme durchzuführen (z. B. vor der Abenddosis). Nach Erhalt der Werte ist meist noch eine Dosiskorrektur notwendig. Ergibt die folgende Kontrolle einen ausreichenden Serumspiegel, kann diese Dosis auch über Monate beibehalten werden. Allerdings beeinflussen verschiedene Umstände den Theophyllinbedarf: So ist während akuter Infekte die Theophyllinclearance bei vielen Kindern gesteigert. Im Kindesalter liegt der tägliche Bedarf an Theophyllin bei etwa 15–20 mg/kg KG. Kinder, die unter einer oralen Langzeittherapie mit Theophyllin stehen, können im akuten Anfall trotzdem ohne Gefahr Theophyllin i.v. erhalten, allerdings sollte die zusätzliche Dosis halbiert werden. Serumspiegelkontrollen sind danach zu veranlassen. Das "drug monitoring" für Theophyllin erscheint kompliziert, ist aber relativ einfach zu realisieren. Der Nutzen dieser Therapie wiegt die Mühen bei weitem auf. Ernsthafte Nebenwirkungen der Theophyllinpräparate hängen von der Höhe des Serum-Theophyllin-Spiegels ab. Bei Werten über 30 mg/l kommt es zum Auftreten von Unruhe, Schlafstörungen und vermehrter Reizbarkeit. Magen- und Darmbeschwerden, wie Übelkeit oder Erbrechen, sind zu beobachten. Bei erheblicher Überdosis können zerebrale Krampfanfälle auftreten.

6.5.7.1.3 Parasympathikolytika

Die antiasthmatische Wirksamkeit von Atropin ist bereits seit langer Zeit bekannt, allerdings hatte die parenterale Applikation erhebliche Nebenwirkungen, wie Tachykardie, Trockenheit im Mundbereich und Eindickung des Bronchialsekretes. Inhaliert war die bronchodilatatorische Wirkung von Atropin deutlich geringer, allerdings auch die Nebenwirkungen. Ipratropiumbromid hat stärkere Bronchodilatatorische Eigenschaften bei deutlich verminderten Nebenwirkungen und bei großer therapeutischer Breite. Für die Behandlung von asthmatischen Beschwerden hat die Kombination mit einem β-2-Mimetikum eine große Bedeutung gewonnen, da ein synergistischer Effekt erlaubt, mit bedeutend geringeren Mengen des β-Mimetikums auszukommen. Insbesondere bei nächtlichen Asthmakrisen und zur Prophylaxe des Anstrengungsasthmas kann das Ipratropiumbromid eingesetzt werden. Seine bronchodilatatorische Wirkung bei der Behandlung des akuten Asthmaanfalls ist allerdings geringer als die der β-2-Mimetika.

6.5.7.1.4 Kortikosteroide

Die Einführung der Kortikosteroide hat sicherlich auch im Kindesalter die Behandlung des Asthma bronchiale wesentlich verbessert. Prinzipiell bestehen für die Steroide zwei Indikationen:
1. Zur Therapie der akuten asthmatischen Dyspnoe, die sich unter β-2-Mimetika und Theophyllinpräparaten nicht bessert, und
2. in der Langzeittherapie.

Die Kortikosteroide stehen in allen Applikationsformen zur Verfügung (Dosieraerosol, oral, parenteral und rektal). Für die Behandlung des akuten Anfalls kommt nur die parenterale oder die orale Applikationsform in Frage, die rektale Applikation ist nur ausnahmsweise sinnvoll. Ausgedehnte Untersuchungen haben in der antiasthmatischen Wirksamkeit der verschiedenen zur Verfügung stehenden Präparate keine Vorteile erkennen lassen. Aus diesem Grunde empfehlen wir unverändert die Gabe eines Prednisonpräparates, initial in einer Dosierung von 2 mg/kg KG. Diese Dosis kann im Status asthmaticus erheblich erhöht werden (bis zu 8–10 mg/kg KG), bei leichteren Anfällen kommt man auch mit niedrigeren Dosen oft überraschend gut zum Therapieziel. Wegen der großen Bedeutung der Kortikosteroide in der Langzeitbehandlung sind dort weitere Einzelheiten und Nebenwirkungen angeführt (6.5.7.4).

6.5.7.1.5 Dinatriumcromoglycat (DNCG)

Diese Substanz ist seit Jahren in die Therapie des Asthma bronchiale mit gutem Erfolg eingeführt, obwohl die Wirkungsweise nicht endgültig geklärt ist. Bei regelmäßiger Anwendung (nur Inhalation) werden Mastzellen vor der Degranulation geschützt (sog. Mastzellstabilisator). Nebenwirkungen sind auch bei jahrelanger Anwendung nicht bekannt geworden. Das Medikament wird als Dosieraerosol, als Inhalationslösung und zur Pulverinhalation angeboten. Die Pulverinhalation ist für das Kindesalter nicht gut geeignet, da das Pulver Hustenattacken auslösen kann. Die Inhalation der Lösung mit einem Kompressionsvernebler kann auch im Kleinkindesalter durchgeführt werden (möglichst 4mal/Tag je 2 ml der 1%igen Lösung, oft genügt auch die Inhalation 3mal/Tag). Der Vorteil der Lösung ist, daß gleichzeitig β-2-Mimetika-Tropfen zugegeben werden können (geprüft für Salbutamol 0,5%ige Lösung). Vom Dosieraerosol werden pro Inhalation meist 2 Spraystöße hintereinander benötigt. DNCG ist nicht für die Behandlung akuter asthmatischer Beschwerden geeignet. Es wird für die Langzeittherapie benötigt. Aufgrund der vermuteten Wirkung sollte es v.a. beim allergeninduzierten Asthma angewendet werden (z.B. 14 Tage vor Beginn der Blühperiode, dann über die gesamte Blühzeit), doch werden auch bei Kindern mit gemischtem Asthma, sogar mit reinem intrinsischem Asthma gute Erfolge mitgeteilt. Diese Beobachtung verwundert nicht, da auch nichtallergene Stimuli zur Mastzelldegranulation führen können. Dazu paßt auch die Beobachtung, daß bei einzelnen Kindern durch Inhalation von DNCG nach körperlicher Belastung keine oder nur geringe asthmatische Symptome auftreten [40]. Es wird geschätzt, daß diese harmlose Substanz bei über 60% aller asthmakranken Kinder gut wirksam ist.

6.5.7.1.6 Antihistaminika

Weder bei der Behandlung akuter asthmatischer Symptome noch zur Langzeittherapie haben Antihistaminika bisher entscheidende Bedeutung gewonnen. Lediglich Ketotifen scheint in oraler Form für die Langzeittherapie einen Nutzen zu bringen, der von manchen Autoren mit dem einer Langzeittherapie mit DNCG verglichen wird. Die Ergebnisse sind im Kindesalter widersprüchlich.

6.5.7.1.7 Sekretolytika

Die Expektoration des zähflüssigen Sekretes stellt beim Asthma bronchiale ein immer wieder definiertes, bisher aber nur sehr unvollständig erreichtes Ziel dar. Bei Kindern ist insbesondere eine optimale Rehydrierung wichtig, da die Tachypnoe im Rahmen eines Asthmaanfalles zu vermehrtem Flüssigkeitsverlust führt, welcher bei den geringen Flüssigkeitsreserven im Kindesalter leicht zu zusätzlicher Sekreteindickung führt. Bei akuten Beschwerden sollte die Flüssigkeitszufuhr so hoch sein, daß das spezifische Gewicht des Urins unter 1010 liegt.

Der Wirkungsmechanismus der verschiedenen Sekretolytika ist noch nicht vollständig geklärt. Die mukoziliare Clearance mit nuklearmedizinischen Methoden ist eine brauchbare Technik, um die Wirkung von Sekretolytika und Sekretomotorika zu objektivieren. Die Meßmethode ist im Kindesalter noch nicht etabliert. Aus klinischen Beobachtungen sind Inhalationen mit isotonischer Kochsalzlösung sehr wirksam. Sie sollten in aller Regel zur Verbesserung der mukoziliaren Clearance mit einem β-2-Mimetikum kombiniert inhaliert werden.

Bei Anwendung der Inhalationstherapie sind bei Kindern mit Asthma bronchiale einige Aspekte zu berücksichtigen:

- Ultraschallvernebler sollen nicht benutzt werden, da der dichte feine Nebel als unspezifischer Reiz Husten und asthmatische Beschwerden auslösen kann.
- Zur Inhalation sollten keine Lösungen verwendet werden, die zu einer Reizung der Schleimhäute führen, wie destilliertes Wasser, Lösungen, die Mukolytika enthalten, oder Bromhexin, ätherische Öle usw. Es genügt die Inhalation lediglich von isotonischer Kochsalzlösung.
- Die Inhalation ist wirksamer mit Mundstück als mit Gesichtsmaske.

Von den zahlreichen Präparaten, denen eine sekretolytische Wirkung zugeschrieben wird, sind nur wenige indiziert. Kalium jodatum stellt noch immer ein zuverlässig wirkendes Sekretolytikum dar. Die Dosierung liegt bei 50–100 mg/kg KG und Tag. Kalium jodatum kann ohne Gefährdung über 10 Tage eingenommen werden, bei längerfristiger Gabe wird die Intervalltherapie empfohlen: Medikamenteneinnahme an 4 aufeinanderfolgenden Tagen, dann 3 Tage Pause usw. Im jungen Säuglingsalter führt Kalium jodatum rasch zur Hypothyreose. Das Medikament sollte erst nach dem 6.–8. Lebensmonat verordnet werden. Bei Jodallergie ist das Medikament abzusetzen. Kalium jodatum wird am besten vertragen, wenn es in wenig Milch aufgelöst wird (bitterer Geschmack).

Statt Kalium jodatum kann alternativ Ambroxol verordnet werden, wenn auch die sekretolytische Wirkung dieser Substanz in vivo schwer zu objektivieren ist.

Oral aufgenommene Mukolytika (N-Azetylcystein) werden zu über 90% über die Galle wieder ausgeschieden. Ihre bronchosekretolytische Wirksamkeit ist trotz zahlreicher klinischer Studien zweifelhaft.

6.5.7.2 Die Therapie akuter asthmatischer Beschwerden (Tabelle 9)

Die asthmatische Krise wird v. a. medikamentös behandelt. Zunächst muß Klarheit über den Zustand des Patienten gewonnen werden: Handelt es sich um eine leichte oder schwere asthmatische Reaktion oder um einen Status asthmaticus? Diese Frage kann aus der Reaktion auf einen Behandlungsversuch mit β-2-Mimetika beantwortet werden. Bessern sich die Dyspnoezeichen prompt auf eine Inhalation eines β-2-Mimetikums, ist die weitere Prognose gut. Bessern sich die Symptome nicht, ist die stationäre Behandlung zwingend notwendig, möglichst mit Intensivüberwachung.

Meist genügen zur Inhalation 2 Spraystöße aus einem Dosieraerosol (Inhalationstechnik beachten), besser geeignet ist im akuten Anfall die Inhalation einer Lösung eines β-2-Mimetikums, vernebelt mit einem einfachen Kompressionsvernebler (z. B. 0,5–1 ml Salbutamol 0,5% auf 2 ml isotonische NaCl-Lösung, intial 10 tiefe Atemzüge, u. U. Wiederholung nach 10 min).

Die weitere Inhalation des β-2-Mimetikums kann, abhängig von den Symptomen nach 30 min, besser nach 2–3 h, wiederholt werden. Stets sollte bedacht werden, daß im Stadium akuter Symptome die Inhalation insuffizient ist, d. h. weniger Wirksubstanz in die Atemwege eindringen kann. Aus Angst vor Nebenwirkungen werden im Anfall β-2-Mimetika meist zu niedrig dosiert. Haben sich die akuten Beschwerden deutlich gebessert, sollten β-2-Mimetika noch in den folgenden 48 h 4- bis 6mal täglich angewendet werden, auch dann, wenn keine klinischen Symptome mehr feststellbar sind.

Wirken β-2-Mimetika bei akuten Beschwerden nicht ausreichend, wird die Behandlung mit der Gabe von Theophyllin kombiniert, entweder als Bolusinjektion von 6 mg/kg KG Theophyllin langsam (!) i.v. (bei Patienten unter Langzeittherapie mit Theophyllinretardpräparaten nur 3 mg/kg KG Theophyllin), oder oral in wäßriger Form (ebenfalls 6 mg/kg KG, ausreichende Blutspiegel werden mit wäßrigen Präparationen 5–10 min nach Aufahme erreicht). Die Entscheidung, ob die Theophyllintherapie für nur 24–48 h oder für mehrere Tage fortgesetzt werden soll, hängt von der weiteren Entwicklung der klinischen Symptome ab.

Auf die Sekretolyse ist bei akuten Beschwerden besonders zu achten. Die Anwendung von Kortikosteroiden im akuten Asthmaanfall hängt von der Erfahrung des Therapeuten ab und davon, wie gut der Patient auf β-2-Mimetika und Theophyllin anspricht. Die Gabe von Kortikosteroiden ist immer dann indiziert, wenn der Anfall schwer ist bei unzureichender Wirkung der genannten Präparate. Die einmalige Gabe von 2–5 mg Prednison/kg KG möglichst i.v. ist meist ausreichend, sie kann evtl. alle 6 h wiederholt werden. Auch bei dieser Dosierung kann die Therapie noch nach 3–5 Tagen abrupt beendet werden, ein „Ausschleichen" ist nicht notwendig. Bei oraler Applikation sollte Prednison bei akuten Beschwerden alle 6–8 h gegeben werden.

Eine Sedierung ist im akuten Asthmaanfall nicht ungefährlich (evtl. zunehmende Hyperkapnie durch Dämpfung des Atemzentrums). Ist eine gute Überwachung des Patienten gewährleistet, eignet sich zur Sedierung am besten Chloralhydrat (60–80 mg/kg KG/Dosis).

6.5.7.3 Die Therapie des Status asthmaticus (Tabelle 10):

Ist im akuten Asthmaanfall der therapeutische Effekt inhalierter β-2-Mimetika, evtl. kombiniert mit Theophyllin und Steroiden, nicht in kurzer Zeit überzeugend, liegt ein schwerer Asthmaanfall vor, evtl. mit Übergang in einen Status asthmaticus (Definition s. 6.5.4.3.5). Das akut gefährdete Kind muß intensiv überwacht werden, um rechtzeitig die Entscheidung zur Intensivtherapie treffen zu können. Zweifellos beinhaltet die Therapie des Status eine gewisse Polipragmasie, sie ist aber erforderlich, um die Letalität der Erkrankung weiterhin zu senken. Durch die verbesserte Intensivmedizin (insbesondere bessere Beatmungstechniken) wurden darin erhebliche Fortschritte erzielt. Bei der Versorgung eines Patienten im Status asthmaticus stellt sich immer wieder die kritische Frage, wann der Patient einer intensiv-medizinischen Behandlung unterzogen werden muß. Diese Entscheidung darf auf keinen Fall vom Hörbefund über die Lunge abhängig gemacht werden, da sich das Giemen und Pfeifen aufgrund eines schlechter werdenden Atemstroms in der Lungenperipherie, abschwächen kann und so eine scheinbare Besserung des Hörbefundes entsteht.

Indikationen zur Beatmung im schweren Asthmaanfall sind schwer präzise anzugeben, die aufgeführten Kriterien können nicht als allgemeingültige Kriterien angesehen werden, siw sind als Richtlinie zu verstehen:

1. Extreme Überblähung mit klinischen Zeichen der Erschöpfung; das Atemgeräusch wird leiser, Giemen und Brummen sind nur noch spärlich zu hören
2. Bewußtseinstrübung – Verwirrtheitszustände
3. Sichtbare Zyanose auch bei Zufuhr von 100% Sauerstoff
4. Wiederanstieg des arteriellen pCO_2 (über 55–60 Torr), somit respiratorische Acidose kombiniert mit metabolischer Acidose bei Hypoxämie (pO_2 unter 50–40 Torr)

Tabelle 10. Reihenfolge der Maßnahmen beim schweren Asthmaanfall (bzw. Status asthmaticus)

1. Dauertropf	– In der ersten Stunde 15–20 ml/kg KG halbisotone Lösung; anschließend 70–100 ml/kg KG pro 24 h (oder 1500–2500 ml/m^2) 5%ige Glukose in drittelisotoner Elektrolytlösung
2. Theophyllin	– Initial 6 mg/kg KG langsam (10 min) i.v.; anschließend alle 4–6 h 4–6 mg/kg KG Theophyllin i.v. (Bolustherapie) oder 1–1,2 mg/kg KG, h im Dauertropf
3. Prednison	– Initial bis zu 10 mg/kg KG i.v.; anschließend 2 mg/kg KG i.v. alle 4–6 h
4. β-2-Mimetika	– Initial Inhalation von Salbutamol, 1 ml 0,5%ige Lösung auf 1 ml 0,9%ige NaCl, bis zu 10 Atemzügen (Pulskontrolle, wenn über 180/min, Vorsicht), nach 10 min Wiederholung möglich, oder Inhalation von 2 Spraystößen eines Dosieraerosols, Wiederholung nach 10 min möglich
	– Anschließend alle 4–6 h Inhalation von jeweils 1–2 Spraystößen eines Dosieraerosols oder Salbutamollösung 0,5% (1–2 Tropfen pro Lebensjahr bis maximal 8 Tropfen, in 2 ml 0,9%iger NaCl-Lösung)
	– Alternativ: Terbutalin s.c. 0,005–0,01 mg/kg KG alle 6 h
5. Natriumbikarbonat	– Initial i.v. zum Ausgleich von 50% des Basendefizits
	– Anschließend nach fortlaufender Kontrolle des pH-Wertes und des Basendefizits
6. Begleitende Maßnahmen	– Monitorüberwachung. Intubationsbesteck bereitlegen. Thoraxröntgen veranlassen
	– Befeuchtung der Atemluft (kein Ultraschallvernebler!)
	– O_2-Insufflation bei sichtbarer Zyanose (30–40%; Nasenbrille, Nasensonde, Gesichtsmaske, Oxydomhaube; ungeeignet sind Trichter), Sauerstoff anfeuchten
	– Frühzeitige Blutgasanalyse (möglichst arteriell) zur Abschätzung des Risikos – s. S. 307
	– Zur Sekretolyse neben Dauertropf und Atemluftbefeuchtung 2–3 ml Bromhexin i.v. oder 0,1–0,5 g Kalium jodid oral
	– Sedierung bei erheblicher Unruhe (Vorsicht, Blutgaskontrollen): Chloralhydrat 50–80 mg/kg KG pro Dosis; Diazepam 0,1–0,2 mg/kg KG i.m. bzw. langsam i.v.; Phenobarbital 5–10 mg/kg KG i.m. oder langsam i.v.
	– Antibiotika bei Verdacht auf bakterielle Infektion

Die Indikation zur Intubation wird häufig aus der arteriellen Blutgasanalyse abgeleitet. Sie ist im schweren Asthmaanfall zur Überwachung des Patienten unerläßlich, doch kann aus der Blutgasanalyse keine allgemeingültige Indikation zur Beatmung abgeleitet werden. Bei pCO_2-Werten über 60 Torr gibt es kaum Zweifel an der Indikation. Die Intubation darf nur in Narkose bei Relaxation vorgenommen werden, wobei sowohl Halothan als auch Ketanest hervorragende bronchospasmolytische Wirkungen haben.

6.5.7.4 Die Langzeitbehandlung

Asthma ist eine chronische Erkrankung, asthmakranke Kinder brauchen eine kontinuierliche Betreuung und ggf. Behandlung. Es ist falsch, nur akute asthmatische Be-

schwerden zu therapieren. Wie bei vielen chronischen Erkrankungen besteht aber
auch die Gefahr, daß die Überwachung und Behandlung der Kinder übertrieben wird.
Schließlich ist die Familie in diese Therapie mit einzubeziehen. Das Ziel sollte sein, den
erkrankten Kindern ein möglichst normales Leben zu ermöglichen, integriert in die
Familie und in die Gruppe gleichaltriger Kinder (Kindergarten und Schule). Daher
sollte das Kind auch am Ort seiner Erkrankung behandelt werden, langfristige Verschickungen müssen besonderen Indikationen vorbehalten bleiben.

Mit der Langzeittherapie soll chronischen Veränderungen vorgebeugt werden, um
zusätzliche Belastungen im Erwachsenenalter zu vermeiden. Jede medikamentöse
Langzeittherapie muß sich auch daran orientieren, ob die Nebenwirkungen der Medikamente nicht gravierender für das einzelne Kind sind als deren zu erwartender Nutzen.

Es hat sich bewährt, die Indikation zur Langzeittherapie und ihre Intensität an den
Schweregraden der Erkrankung auszurichten (6.5.4.4), ohne daß dieses Vorgehen
schematisch erfolgen darf. Schließlich muß die Langzeittherapie auch die verschiedenen ätiologischen Faktoren berücksichtigen. Ob allerdings mit einer konsequenten
Langzeittherapie die Gesamtprognose beeinflußt werden kann, ist noch offen.

6.5.7.4.1 Immunologische (allergologische) Therapie

Die wichtigste Maßnahme ist die *Expositionsprophylaxe*. Sie sollte sich auf alle Allergene beziehen, deren Aktualität nachgewiesen ist oder auch nur vermutet werden
kann. Hierbei ist bei Kindern an eine Expositionsprophylaxe gegenüber Haustieren zu denken. Als Faustregel gilt, daß in Haushalten von Kindern mit Asthmasyndrom grundsätzlich keine fell- oder federntragenden Haustiere gehalten werden dürfen. Dies gilt auch, wenn eine aktuelle Sensibilisierung eines Kindes noch nicht nachgewiesen werden kann, denn es besteht ständig die Gefahr, daß bei einem Patienten
sich schleichend und unbemerkt eine Allergisierung ausbildet und das Krankheitsbild
verschlimmert. Auf die „Sanierung" des Schlafraumes eines Kindes ist besonders zu
achten (6.5.5.1).

Maßnahmen zur „Staub- und Allergensanierung" im Schlafzimmer und ggf. im
Wohnbereich des Kindes:
1. Staubfänger (Bettvorleger usw.) entfernen
2. Gardinen und Vorhänge aus waschbarem Material regelmäßig waschen
3. Matratze, Kopfkissen und Oberbett aus Kunststoff (keine Roßhaarfüllungen, keine Federn)
4. Keine Schafwolle- oder Kamelhaardecken
5. Alle Betten im Schlafzimmer des Kindes „sanieren"
6. Keine Teppichböden
7. Säubern durch feuchtes Wischen, häufiges Staubsaugen; Bettenmachen und Säubern in Anwesenheit des Patienten vermeiden
8. Keine Haustiere
9. Kein Tabakrauch

Es ist durchaus möglich, durch eine kindgerechte Ausstattung den Eindruck eines
„Schlaflabors" zu vermeiden. Bereits aus der früheren Literatur geht hervor, daß
durch derartige Maßnahmen das Krankheitsbild deutlich verbessert werden kann, besonders werden nächtliche Beschwerden gut beeinflußt.

Eine Expositionsprophylaxe gegenüber Pollen ist ebenfalls möglich. Zahlreiche Getreidearten haben nur eine sehr begrenzte Flugweite ihrer Pollen (Selbstbestäuber),

hier kann man durch Planung von Spaziergängen oder des Schulweges durchaus die Einwirkung der Pollen vermindern. Auch die Urlaubsgestaltung vermag die Schwere des saisonalen Asthmasyndroms zu beeinflussen, Gebiete mit hohem Pollenkontakt (Urlaub auf dem Bauernhof) sind zu vermeiden.

Die *Hyposensibilisierungsbehandlung* ist nur dann indiziert, wenn ein durch Expositionsprophylaxe nicht vermeidbares Allergen als krankheitsauslösend nachgewiesen wurde. Die Entscheidung zur Hyposensibilisierung hängt auch von der Schwere der Erkrankung ab. Erkrankt ein Kind in der Blühperiode 1- bis 2mal an asthmatischen Symptomen (meist im Zusammenhang mit einer allergischen Rhinitis und Konjunktivitis), ist eine kurzzeitige medikamentöse Therapie für das Kind sehr viel einfacher als die langfristige Hyposensibilisierung. Das gilt besonders dann, wenn durch regelmäßige Inhalationen von DNCG in der entsprechenden Saison keine wesentlichen Krankheitssymptome mehr auftreten. Nicht jede nachgewiesene Allergie rechtfertigt also die Hyposensibilisierung, das gilt besonders für perenniale Allergien. Mit der Hyposensibilisierungsbehandlung soll erreicht werden, daß ein Kontakt mit dem Allergen zu keiner asthmastischen Reaktion führt. Diese Therapie ist lediglich bei der Typ-I-Allergie indiziert. Voraussetzung einer Hyposensibilisierung ist der exakte Nachweis der Sensibilisierung (6.5.5.3.3).

Für die *Pollenallergie* genügt meist der Hauttest (oder RAST) in Verbindung mit der Anamnese (regionale Blühkalender beachten). Es hat sich sehr bewährt, bei positivem Hauttest eine sorgfältige Verlaufsbeobachtung anzuschließen. Nicht selten weisen allergiekranke Kinder zahlreiche positive Pollenreaktionen auf und es fällt den Eltern schwer, retrospektiv die Sensibilisierung ihres Kindes auf das eine oder andere Pollenallergen zu bestätigen. Hier hilft die Verlaufsbeobachtung. Die Präzision im Nachweis einer Pollenallergie ist darum so wichtig, weil für eine sinnvolle Hyposensibilisierung nicht mehr als 3 Einzelallergene gleichzeitig verwendet werden sollen (Graspollen können als Mischung wie ein Allergen angesehen werden, da eine große Allergenverwandtschaft besteht).

Besteht der Verdacht auf eine *Schimmelpilz-, Hausstaub- oder Hausstaubmilbenallergie,* soll vor Beginn der Hyposensibilisierung der inhalative Provokationstest durchgeführt werden. Da der Behandlungserfolg mit diesen Allergenen weniger gut dokumentiert ist, hängt die Entscheidung zur Hyposensibilisierung sehr von der medikamentösen Therapie ab. Bessern sich z. B. die klinischen Symptome wesentlich unter einer Dauertherapie mit DNCG, besteht keine Indikation zur Hyposensibilisierung. Das häufig verwendete Argument, eine unbehandelte Allergie bahne weitere Sensibilisierungen, ist unbewiesen.

Bei vermuteter *Tierhaarallergie* ist die Hyposensibilisierung fast immer die falsche therapeutische Entscheidung. Sie wird nur dann durchgeführt, wenn der Tierkontakt wirklich nicht vermieden werden kann und wenn eine Basistherapie versagt.

Die Hyposensibilisierung wird als *Injektionstherapie* durchgeführt (s.c. an der Rückseite des Oberarmes). Verwendet werden Semidepotpräparate. Sie sind wäßrigen Lösungen nicht unterlegen, die Kinder brauchen nicht so oft gespritzt zu werden. Für Pollenallergene werden inzwischen auch Depotpräparate angeboten, die nur 3mal präsaisonal injiziert werden müssen. Der therapeutische Effekt ist im Kindesalter noch nicht ausreichend dokumentiert.

Pro Injektionslösung werden nicht mehr als 3 Einzelallergene gemischt. Pollenallergene und perennale Allergene sollten getrennt voneinander injiziert werden, d. h. in der Praxis, daß eine zweiseitige Hyposensibilisierung an beiden Oberarmen erfolgen muß. Die Behandlung mit Pollenallergenen wird in den Monaten Oktober bis Februar (März), also präsaisonal, durchgeführt. Sie wird während der Blühperiode unterbrochen oder mit niedriger Dosis fortgeführt. Perenniale Allergene werden über das ganze Jahr gespritzt. Pro Injektion wird die Konzentration nach vorgegebenem Injektionsschema (Packungszettel beachten) wöchentlich gesteigert bis zu der Stufe, die vom Kinde noch vertragen wird (verstärkte lokale Reaktion). Diese Stufe wird als Endstufe angesehen, sie wird zur Auffrischung alle 4–6 Wochen über mindestens 3 Jahre (oder weitere 2 Jahre nach deutlicher Besserung der Symptome) fortlaufend injiziert. Nach saisonaler Unterbrechung beträgt bei Wiederaufnahme der Hyposensibilisierung die initiale Konzentrationsstufe $^1/_5$–$^1/_{10}$ der Stufe, mit der vor der Saison die Therapie beendet wurde. Die Dosis wird dann wöchentlich wieder auf die individuelle Enddosis gesteigert. Während der Steigerungsphase wird bei verstärkter Nebenreaktion in der folgenden Woche die Dosis um 1–2 Stufen reduziert und anschließend erneut gesteigert. Der Behandlungserfolg ist um so günstiger, je höher die erreichte Endstufe ist.

Die Hyposensibilisierung ist eine gefährliche Therapie, wenn auch bei Beachtung aller Risiken ernsthafte Nebenwirkungen äußerst selten sind: die Injektion darf nur von einem Arzt vorgenommen werden; vor Injektion muß gesichert sein, daß kein Blutgefäß eröffnet wurde (genügend großkalibrige Nadeln verwenden, da sonst keine Aspiration möglich ist); die Kinder müssen vor der Injektion untersucht werden, bei asthmatischen Beschwerden ist die Therapie auszusetzen; nach der Injektion sind die Kinder noch 30 min zu überwachen; alle Medikamente zur Behandlung akuter anaphylaktischer Reaktionen müssen vorbereitet zur Verfügung stehen (sog. Schockapotheke).

Harmlose Nebenwirkungen sind Schwellung des Armes noch Stunden nach Injektion bzw. derbe subkutane Knötchen, die über Wochen oder Monate zu palpieren sind.

Die *orale Hyposensibilisierung* hat im Kindesalter großen Zuspruch gefunden, besonders gerne wird sie im Kleinkindesalter durchgeführt. Ihr Erfolg ist umstritten. Nachuntersuchungen haben ergeben, daß die orale Hyposensibilisierung mit Pollenallergenen etwas schwächer wirksam ist als die Injektionstherapie, für perenniale Allergien sind die Ergebnisse enttäuschend [39, 45]. Die Voraussetzungen zur oralen Hyposensibilisierung sind ebenso konsequent einzuhalten wie für die Injektionstherapie, eine Sensibilisierung über die Lymphozyten der Darmmukosa ist möglich. Ob die Therapie insgesamt so harmlos ist, wie das in der Literatur dargestellt wurde, ist unentschieden.

Zur *Hyposensibilisierung mit Insektengiftallergenen* (Biene, Wespe) wird auf die spezielle Literatur verwiesen [43]. Sie wird als Injektionstherapie durchgeführt und unter stationären Bedingungen eingeleitet. Diese Behandlung ist nur dann gerechtfertigt, wenn aus der Anamnese zweifelsfrei berichtet wird, daß nach Insektenstich nicht nur lokale, sondern auch allgemeine Reaktionen aufgetreten sind. Von allen Hyposensibilisierungsprogrammen scheint die Behandlung der Insektenstichallergie besonders erfolgreich zu sein.

Der Wirkungsmechanismus einer Hyposensibilisierung ist noch unklar. Gesichert ist, daß die jeweiligen subkutanen Injektionen mit steigenden Dosen zur Bildung von „blockierenden Antikörpern" vom IgG-Typ führen. Anaphylaktische Reaktionen werden nach Allergenkontakt vermieden. Diese Beobachtungen wurden besonders bei Bienengiftallergikern nach Hyposensibilisierung zuverlässig gemacht. Andererseits ist der Erfolg der Therapie nicht mit der Höhe des IgG-Antikörpers im Blut korreliert. Offensichtlich kommt es unter der Hyposensibilisierungsinjektion zu Änderungen zellulärer Reaktionen, die einen wesentlichen Einfluß auf den Therapieeffekt haben. So ist ein Absinken des spezifischen IgE-Antikörpers nach längerer Behandlungszeit nachzuweisen, die Histaminfreisetzung aus basophilen Granulozyten ist vermindert. Auch diese meßbaren Veränderungen sind nicht mit dem Therapieergebnis absolut in Übereinstimmung zu bringen. Die Hyposensibilisierung bedeutet offenbar einen komplizierten Eingriff in den Immunmechanismus, durch den sich in geeigneten Fällen das Krankheitsbild verbessert. Dabei ist ganz unklar, wie lange die Therapie fortgeführt werden muß, ob nach Ende der Therapie später mit einer erneuten allergischen Reaktion auf das bekannte Allergen gerechnet werden muß und welche objektiven Erfolgskriterien zur Beurteilung der Therapie geeignet sind (Hauttests, inhalative Provokationstestungen, RAST-Klassen, IgG-Titer?). Der klinische Erfolg einer spezifischen Hyposensibilisierungsbehandlung ist schwer zu beurteilen; oft wird der vermeintliche Therapieerfolg überlagert von der begleitenden medikamentösen Behandlung und vom spontanen Wechsel der Symptome über die Jahre. Der Placeboeffekt (Injektionen inerter Lösungen) liegt schon bei ca. 30%. Viele der vorgelegten Studien, auch Doppelblindstudien, zeigen statistische Mängel. Bei korrekt durchgeführter Hyposensibilisierung kann aber bei der Pollenallergie mit einem Therapieerfolg in 70–80% der erkrankten Kinder gerechnet werden. Therapieerfolg bedeutet nicht Heilung, sondern in vielen Fällen deutliche Verminderung der Symptome. Bei intensivem Allergenkontakt kann der relative Schutz durchbrochen werden. Die Expositionsprophylaxe ist also fortzusetzen.

6.5.7.2.2 *Medikamentöse Langzeittherapie*

Die medikamentöse Langzeitbehandlung spielt in der Therapie asthmakranker Kinder eine große Rolle. Sie ist immer indiziert, wenn ein mittelschweres bis schweres Asthmasyndrom (evtl. bei Schweregrad II, immer beim Schweregrad III und IV) diagnostiziert wird und wenn die Asthmaanfälle nicht ausschließlich saisonal (Pollen) vorkommen. Im letzten Fall wird sie nach Beendigung der entsprechenden Belastungsperiode ausgesetzt. Die Langzeittherapie hat die Aufgabe, das Auftreten von Asthmaanfällen zu verhindern bzw. die Symptome deutlich abzuschwächen.

Medikamentöse Langzeittherapie bei Asthma bronchiale, Schweregrad I:
- Keine Dauertherapie
- Bei akuten Beschwerden β-2-Mimetika für mehrere Tage (Dosieraerosol) oder Inhalation von Lösungen bis zu 6mal in 24 h; pro Inhalation bei Schulkindern 1–2 Spraystöße, bei Kleinkindern 1–2 Tropfen (pro Lebensjahr) bis maximal 8 Tropfen der Inhalationslösung)
- Wenn Symptome ausschließlich in der Blühperiode: evtl. in der Zeit Prophylaxe mit DNCG (3- bis 4mal/Tag)

Medikamentöse Langzeittherapie bei Asthma bronchiale, Schweregrad II:
- Dauertherapie mit täglichen Inhalationen von 0,9%iger NaCl-Lösung (3- bis 4mal/ Tag jeweils 2–3 ml); bei Beschwerden Zusatz von β-2-Mimetika (s. Schweregrad I)
- Wenn hoher täglicher Verbrauch von β-2-Mimetika und/oder dringender Verdacht auf Pneumallergie mit permanentem Allergenkontakt: initial bereits Dauertherapie mit DNCG (Lösung oder Dosieraerosol), 3- bis 4mal/Tag); bei Beschwerden Zusatz von β-2-Mimetika für wenige Tage
- Wenn weiterhin hoher täglicher Verbrauch an β-2-Mimetika oder wenn regelmäßige Inhalation von DNCG nicht durchsetzbar: Theophyllin in Retardform (20 mg/ kg KG/Tag in 2 Dosen)

unabhängig vom Schweregrad: Bei pathologischer Sekretion zusätzlich Sekretolyse: Kaliumjodit, 50–100 mg/kg KG/Tag in 3 Dosen für maximal 10 Tage bzw. Intervalltherapie (4 Tage Kaliumjodit, 3 Tage Pause usw.)

Medikamentöse Langzeittherapie bei Asthma bronchiale, Schweregrad III:
- Basistherapie mit täglicher Inhalation von 0,9%iger NaCl (bzw. von DNCG) unter Zusatz von β-2-Mimetika, kombiniert mit Theophyllindauertherapie (Serumspiegelkontrolle)
- Beclomethasondipropionat als Dosieraerosol (3- bis 4mal/Tag nach der Inhalation, s.o.); initial pro Inhalation 2 Spraystöße, nach 4 Wochen pro Inhalation 1 Spraystoß. Eine Dauertherapie sollte nicht angestrebt werden, Auslaßversuch nach 6–8 Wochen (abhängig von der Lungenfunktion – "trapped gas"-Bezirke!)
- Konsequente Physiotherapie: Vibrations-, Klopfdrainage; Atemübungen
- Meist ist eine Sekretolyse über Wochen notwendig (Intervalltherapie mit Kaliumjodit für 6 Wochen oder mit Ambroxol)
- Ergibt die allergologische Diagnostik (einschl. Inhalationstest) eine perenniale Allergie, ist Hyposensibilisierung zu erwägen

Medikamentöse Langzeittherapie bei Asthma bronchiale, Schweregrad IV:
Therapie wie für Schwergrad III, allerdings
- Inhalation von Beclomethasondipropionat als Dauertherapie über 12 Monate planen
- Bei bleibender Obstruktion (besonders peripherer Obstruktion) systemische Steroidtherapie (Inhalation *nicht* beenden)
  Behandlungsversuch für 3 Monate: initial 2 mg/kg KG Prednison/Tag, nach 14 Tagen 1 mg/kg KG, nach 14 Tagen 0,5 mg/kg KG, dann weitere Reduktion auf 5–10 mg Prednison Gesamtdosis morgens;
  wenn nach Absetzen dieser Therapie wieder Dauersymptome: langfristig (über mehrere Monate) systemisch Steroide, wobei die tägliche Dosis möglichst 10 mg Prednison nicht überschreiten sollte
  Bei systemischer Steroidtherapie ist eine sorgfältige und regelmäßige ärztliche Kontrolle des Kindes notwendig, besonders bei Infektionen.

Im Schweregrad II genügt bei vielen Kindern die regelmäßige Inhalation von isotonischer Kochsalzlösung. Bei Bedarf wird ein β-2-Mimetikum zugesetzt (z.B. 1–2 Tropfen der 0,5%igen Salbutamollösung pro Lebensjahr und Dosis, maximal 8 Tropfen, 4- bis 6mal/24 h). Stellt sich im weiteren Verlauf heraus, daß der Verbrauch an β-2-Mimetika mehr oder weniger täglich notwendig ist oder daß nach wie vor akute asthmatische Symptome in der bisherigen Frequenz auftreten, wird auf eine regelmäßige Inhalation von DNCG umgestellt (initial 4mal/Tag, später evtl. 3mal/Tag 2 ml der 1%igen Lösung oder jeweils 2 Spraystöße). Auch diese Therapie wird nach Bedarf *mit β-2-Mimetika* kombiniert. Die Behandlung mit DNCG sollte beim Schweregrad III und IV, bzw. bei dringendem Verdacht auf permanenten Allergenkontakt, sofort begonnen werden. Werden auch unter dieser Therapie noch häufig β-2-Mimetika benötigt oder ist die regelmäßige Inhalationstherapie nicht durchzusetzen, wird die Behandlung entweder kombiniert mit oder umgestellt auf Theophyllinretardpräparate (über Dosis und "drug monitoring" s. 6.5.7.1.2). Ist auch diese Therapie nicht voll befriedigend bzw. zeigen Lungenfunktion und Blutgasanalysen ausgeprägte periphere Obstruktionen mit Hypoxie, ist die Indikation zur Steroidbehandlung gegeben. Sie sollte besonders beim Schweregrad IV frühzeitig erwogen werden. In der Regel genügt die

Inhalation von Beclomethasondiproprionat (initial 4mal täglich je 2 Spraystöße aus dem Dosieraerosol, später 4mal 1 Spraystoß bzw. 3mal 1 Spraystoß; eine Pulverinhalation und eine Inhalationslösung wird eingeführt). Beclomethasondiproprionat wirkt ausgesprochen topisch, die Substanz wird nach Schleimhautpassage sehr schnell abgebaut und hat keine systemischen Nebenwirkungen. Mit einem Soor der Mundhöhle und einer gelegentlichen Laryngitis muß gerechnet werden. Die Inhalationstherapie mit Beclomethason wird meist mit der Inhalation von β-2-Mimetika und von DNCG kombiniert. Erst sollte z. B. die DNCG-Lösung unter Zusatz von β-2-Mimetika inhaliert werden, 5–10 min später dann Beclomethason. Die Behandlungsdauer mit Beclomethason muß individuell entschieden werden, ein Auslaßversuch kann nach 3–6 Monaten unternommen werden. Auch nach einer Therapie über 1–2 Jahre werden keine ernsthaften Nebenwirkungen berichtet.

Führt auch diese Therapiekombination nicht zu befriedigendem Behandlungserfolg, ist die systemische Steroidbehandlung meist nicht zu umgehen. Die Entscheidung dazu fällt immer schwer, ist aber bei ca. 10% der Kinder mit mittelschwerem und schwerem Asthma nicht zu umgehen. Die Therapie sollte initial hoch genug sein, 2 mg/kg KG Prednison pro Tag über 3–4 Wochen, dann 1–0,5 mg/kg KG pro Tag über weitere 3–4 Wochen, danach Reduktion der Dosis auf möglichst unter 10 mg Prednison, einmal morgens gegeben. Diese niedrige Dosis ist in der Regel über Monate beizubehalten, bei akuter Exazerbation der Symptome muß die Tagesdosis kurzfristig erhöht werden. Die Kinder entwickeln vorübergehend einen M. Cushing. Die alternierende Therapie hat sich in der Behandlung des Asthma bronchiale nicht bewährt. Die Entscheidung zur systemischen Steroidtherapie setzt eine besondere Kooperationsbereitschaft der Familien voraus, da die Kinder gut überwacht werden müssen (Infektionsgefährdung). Die begleitende Therapie wird beibehalten. Die Langzeittherapie mit Steroiden ist besonders bei den Kindern notwendig, die in ihrer Anamnese gehäuft hypoxische Krisen aufweisen.

Die Therapiedauer hängt wieder vom individuellen Verlauf ab, von der Kontrolle der Lungenfunktion. In der Regel muß die Behandlung mit niedriger Dosis über 6 Monate erfolgen, meist wird die Therapie aus Angst zu früh beendet.

Die 4 erwähnten Medikamentengruppen (β-2-Mimetika, DNCG, Theophyllinpräparate und Steroide) sind meist ausreichend, um das Asthma im Kindesalter zu behandeln. Die zusätzliche Anwendung von Atropinabkömmlingen und von Ketotifen ist individuell zu entscheiden und hängt sehr von der persönlichen Erfahrung des Therapeuten mit den jeweiligen Medikamenten ab.

Diese geschilderte medikamentöse Therapie, die in unterschiedlicher Weise kombiniert werden muß, wird sowohl durch sekretolytische Maßnahmen als auch durch eine antibiotische Therapie dann ergänzt, wenn als Ursache akuter Symptome bakterielle Infektionen angenommen werden müssen. Besonders bei schwerem, chronischem Asthma mit Verdacht auf oder mit nachgewiesenen Bronchusdeformationen bzw. Bronchiektasen kann eine antibiotische Therapie über Wochen bis Monate notwendig sein (6.1 und 6.2).

6.5.7.2.3 Sonstige Therapie

Physiotherapeutische Maßnahmen haben eine wesentliche Bedeutung in der Behandlung des Asthma bronchiale. Sowohl bei akuten asthmatischen Beschwerden als auch für die Langzeittherapie kann auf Inhalationen und Krankengymnastik (Atemgymnastik) kaum verzichtet werden. Besonders bei schweren Verlaufsformen der Erkrankung ist es erforderlich, daß die Eltern der Kinder diese Behandlung erlernen, um sie täglich, evtl. mehrmals täglich, durchzuführen. Das gilt besonders für die Drainagentherapie.

Auch die Klimatherapie hat beim Asthma bronchiale ihre Berechtigung. Insbesondere in der Rehabilitation des Kindes mit Asthma kann die Einwirkung bestimmter Klimareize (Seeklima) genutzt werden, um die Erfolge der Langzeittherapie zu stabilisieren. Häufig kann man einen anfänglichen Therapieerfolg, z. B. bei Hausstaubmilbenallergikern, nur erreichen, wenn der Patient zu Behandlungsbeginn eine längere Therapiephase im Hochgebirge, möglichst oberhalb von 1 500 m, absolviert. Derartige Therapiemöglichkeiten sind selbstverständlich in erster Linie bei den Patienten mit schwerem Asthma bronchiale anzuwenden. Während der Rehabilitationszeit können die Möglichkeiten der Physiotherapie optimal genutzt werden. Klimatherapiezeiten unter 6 Wochen Dauer sind sinnlos, deutlich längere Behandlungsperioden sind anzustreben. Der behandelnde Arzt steht vor der schwierigen Frage, welcher Behandlungsort für das eine und das andere Kind angezeigt ist. Nicht selten verbinden die Eltern mit dieser Anfrage auch die Frage nach ihrer individuellen Urlaubsplanung. In der Regel fühlen sich Pollenallergiker besonders im Seeklima wohl, bei Hausstaubmilbenallergie ist der Aufenthalt im Hochgebirge besser (s. oben). Bei erheblicher bronchialer Hyperirritabilität scheint ein mildes, warmes Klima günstiger zu sein (z. B. Mittelgebirge oder südländische Küstengebiete). Einzelne Kinder mit chronischem Asthma müssen in entsprechenden Internaten untergebracht werden, um v. a. einen geregelten Schulbesuch zu ermöglichen. Diese Entscheidung muß jedoch immer die Ausnahme bleiben. Das Behandlungsziel ist immer noch, Kinder mit Asthma in ihrer eigenen Familie aufwachsen zu lassen.

Das Asthma bronchiale ist eine chronische Erkrankung. Die Bestimmungen des Bundessozialhilfegesetzes sind auch bei dieser Krankheit anzuwenden, das gilt besonders für die Eingliederungshilfen und die Hilfen zur Pflege der Kinder. So kann z. B. der belastende Schulweg durch Transport in einem Kraftwagen erleichtert werden, ggf. ist Unterstützung durch Privatunterricht bzw. Unterbringung in einem Schulinternat in Anlehnung an geeignete Kinderkrankenhäuser möglich. Auch hönnen Hilfen zur Beschaffung und Veränderung der Wohnung bei bestimmten Allergien eingesetzt werden. Die örtlichen Gesundheitsämter bzw. Versorgungsämter geben weitere Auskünfte.

Häufig erwarten und erhoffen Eltern asthmakranker Kinder endgültige Heilung durch dieses oder jenes Behandlungsprogramm. Die Erwartung wird nicht selten gestützt von Personen, die mit speziellen, oft obskuren Therapieverfahren Heilung versprechen. Das Ziel aller therapeutischen Bemühungen kann nur sein, möglichst geringe Symptome mit Maßnahmen zu erreichen, die selbst möglichst geringe Nebenwirkungen haben. Für viele Kinder bedeuten geringe Symptome weitgehende Beschwerdefreiheit über Monate und Jahre, andere Kinder müssen zufrieden sein, wenn es erreicht wurde, daß im Krankheitsverlauf aus einem Asthma des Schweregrades IV ein Asthma des Schweregrades II wurde. Bei Nebenwirkungen der Therapie ist nicht nur an die Folgen der Medikamente zu denken, sondern auch an die psychischen Rückwirkungen verschiedener therapeutischer Maßnahmen auf das Kind selbst und auf die Familie, in der es lebt. Bei manchen Kindern bedeutet die Langzeittherapie eine erhebliche psychische Belastung, andererseits können wochen- und monatelange Kurverschickungen die weitere Entwicklung des Kindes im Familien- und Klassenverband sehr nachteilig beeinflussen. Viele Kinder mit Asthma haben bewußt oder unbewußt Angst, Erstickungsangst, und die Eltern teilen diese Ängste. Die medikamentöse Therapie akuter Symptome und die Langzeittherapie sind vergeblich, wenn der für die Betreuung des Kindes zuständige Arzt nicht bereit ist, sich persönlich zu engagieren. Dieses Engagement ist notwendig, um nicht nur akute Symptome zu kupieren, sondern um das gesamte Spannungsfeld, das sich oft um diese Erkrankung aufbaut, durch Vertrauen zu beeinflussen. Er wird dann erfahren, daß einzelne, meist chronisch asthmakranke Kinder und ihre Familien zusätzliche psychologische Hilfen brauchen, die er mit Fachkenntnis vermitteln sollte. Zu begrüßen ist der Zusammenschluß von Eltern allergiekranker Kinder. In diesen Kontaktgruppen erhalten die Eltern Gelegenheit, ihre Erfahrungen auszutauschen und sich einander zu öffnen.

6.5.8 Prognose

Die Prognose des Asthma bronchiale im Kindesalter gilt i. allg. als gut; es wird angenommen, daß sich das Krankheitsbild in der Pubertät verliert. In der Literatur schwanken die Angaben je nach Definition zwischen 46 und 94% aller Erkrankungen. Blair [5] gibt an, daß etwa 50% der Kinder mit Asthma, die in der Zeit zwischen 1948 und 1952 untersucht wurden, 20 Jahre später symptomfrei waren. Die Prognose scheint für die Kinder ungünstiger zu sein, bei denen die klinischen Symptome vor dem 2. Lebensjahr begannen. Belastende Faktoren sind ferner Familienanamnese, der frühzeitige Kontakt mit Kuhmilch und andere Zeichen der Atopie wie Ekzem. Die Spätprognose ist noch unklar, d. h. wie viele dieser Patienten im höheren Alter wieder asthmatische Symptome bekommen können. Die von Laien häufig geäußerte Meinung, daß bei einer großen Zahl von asthmakranken Kindern mit einem Verschwinden der Symptome um die Pubertät gerechnet werden kann, entbehrt also jeder Grundlage. Ob mit der genannten Langzeittherapie diese insgesamt eher düstere Prognose des Asthma bronchiale im Kindesalter wesentlich beeinflußt werden kann, wird sich in den folgenden 10–20 Jahren zeigen. Gegenwärtig sind die therapeutischen Bemühungen darauf gerichtet, irreversible Veränderungen, wie Bronchusdeformationen oder Thoraxdeformationen, vermeiden zu helfen. Zur Verlaufsbeurteilung und möglicherweise zur späteren Prognose sind kontinuierliche Kontrollen der Lungenfunktion bedeutungsvoll. Eine permanente Hypoxie und schwer zu beeinflussende periphere Bronchusobstruktionen (andauernde Erniedrigung der dynamischen Lungendehnbarkeit oder permanenter Nachweis von Trapped-gas-Bezirken über 30% von FRK) deuten auf eine schlechte Prognose hin. Eine gute Prognose haben dagegen reversible Bronchialveränderungen, die im Intervall zwischen den Krankheitskrisen in eine völlige Normalisierung der Lungenfunktion einmünden.

Die Letalität der Erkrankung liegt bei 2 auf 100 000 Patienten, wobei die maligne Asthmakrise eine zunehmende Bedeutung bekommt. Phealan et al. [38] rechnen bei der kleinen Gruppe der chronisch kranken Asthmatiker mit einer Mortalität von 1%.

Literatur

1. Aas K (1975) Clinical and experimental aspects of standardization and purification of allergen. Int Arch Allergy Appl Immunol 49:44
2. Ahlquist RP (1948) Study of adrenotropic receptors. Am J Physiol 153:586
3. Barnes P, Fitzgerald G, Brown M, Dollery C (1980) Nocturnal asthma and changes in circulating epinephrine, histamine and cortisol. N Engl J Med 303:263
4. Ben-Dov J, Bar-Yishay E, Godfrey S (1982) Refractory period after exercise-induced asthma unexplained by respiratory heat loss. Am Rev Respir Dis 125:530
5. Blair H (1979) The wheezy child. JR Soc Med 72:42
6. Boushey HA, Holtzman MJ, Sheller JR, Nadel JA (1980) Bronchial hyperreactivity. Am Rev Respir Dis 121:389
7. Cox DW, Talamo RC (1979) Genetic aspects of pediatric lung disease. Pediatr Clin North Am 26:467
8. Criep LH (1976) Allergy and clinical immunology. Grune & Stratton, New York San Francisco London
9. Deal EC, McFadden McFadden ER, Ingram RH (1979) Role of Respiratory heat exchange in production of exercise-induced Asthma. J Appl Physiol 46:467
10. Gaultier C, Reinberg A, Girard F (1977) Circadian rhythm in lung resistance and dynamic lung compliance of healthy children: effects of two bronchodilatators. Respir Physiol 31:169
11. Gerbeaux J, Couvreur J, Tournier G (1979) Pathologie respiratoire de l'enfant. Flammarion, Paris
12. Gershwin ME (1981) Bronchial asthma. Grune & Stratton, New York London Toronto
13. Geubelle F (1968) Contribution à l'ètude fonctionnelle du poumon de l'enfant sain et de l'enfant asthmatique. Dùcùlot, Gembloux
14. Goetzl EJ, Derian C, Valone FH (1980) The extracellular and intracellular roles of hydroxy-eicosatetraenic acids in the modulation of polymorphonuclear leucocyte and macrophage function. Ires 28:105
15. Gonda S, Logvinoff MM, Geubelle F (1979) Effects of on-phenylorciprenaline on total and regional lung function in asthmatic children. Acta Paediatr Belg 32:95
16. Hardt H von der (1979) Der inhalative Provokationstest im Kindesalter. Allergologie 2:13
17. Hardt H von der, Meiser W (1975) Allergentestungen beim kindlichen Asthma bronchiale. Monatsschr Kinderheilkd 123:577
18. Hardt H von der, Menger W (1980) Spirometrische und atemmechanische Untersuchungen bei asthmakranken Kindern während eines Aufenthaltes an der Nordsee. Monatsschr Kinderheilkd 128:766
19. Hardt H von der, Miels M, Geubelle F (1977) Bronchial inhalation challenge by plethysmography in asthmatic children. Respiration 34:9
20. Klein G, Urbanek R, Köhler D, Matthys H (1983) Inhalative bronchiale Provokationstests bei Kindern: Vergleichende Messungen der Oszillation-, Verschlußdruck- und plethysmographischen Resistance. Klin Paediatr 195:33
21. König R, Godfrey S (1973) Prevalence of exercise-induced bronchial lability in families of children with asthma. Arch Dis Child 48:513
22. König W, Pfeiffer Ph, Bohn A (1982) Mediatoren der allergischen Reaktion. Immun Infekt 10:35
23. König W, Theobald K, Peiffer Ph, Szperalski B, Bohn A (1983) Biochemische Aspekte der Pathogenese des Asthmasyndroms. Monatsschr Kinderheilkd 131:118
24. Kraepelien S, Engström I, Karlberg P (1958) Respiratory studies in children. II. Lung volumes in symptom free asthmatic children, 6–14 years of age. Acta Paediatr Scand 47:339
25. Kuzemko JA (1980) Asthma in children. Pitman, Bath
26. Leben M, Hardt H von der (1983) Airway resistance, airway conductance, specific airway resistance and specific airway conductance in children. Pediatr Res 17:508
27. Lichtenstein LM, Austen KF (1977) Asthma. Academic Press, New York San Francisco London
28. Logvinoff MM, Mossay C, Geubelle F (1976) Oxygen tension in arterialized cutaneous blood and lung function in asthmatic children. Acta Paediatr Belg 29:239

29. Maier E, Menger W, Wenner J (1975) Zur Beurteilung und Begutachtung des kindlichen Asthmas. Oeff Gesundheitswes 37:243
30. Mellis CM, Kattan M, Keens TG, Levison H (1978) Comparative study of histamine and exercise challenges in asthmatic children. Am Rev Respir Dis 117:911
31. Middleton EC, Reed CE, Ellis EF (1978) Allergy. Mosby, Saint Louis
32. Morrison-Smith J, Harding LK, Cumming G (1971) The changing prevalence of asthma in school children. Clin Allergy 1:57
33. Murray AB, Ferguson AC, Morrison B (1981) Airway responsiveness to histamine as a test for overall severity of asthma in children. J Allergy Clin Immunol 68:119
34. Nadel JA (1968) Mechanism of airways response to inhaled substances. Arch Environ Health 16:171
35. Nadel JA (1977) Autonomic control of airway smooth muscle and airway secretions. Am Rev Respir Dis 116:117
36. Nolte D (1980) Asthma. Urban & Schwarzenberg, München Wien Baltimore
37. Orehek J, Gayrard P, Grimand C, Charpin J (1975) Effect of maximal respiratory manouvers on bronchial sensitivity of asthmatic patients as compared to normal people. Br Med J 1:123
38. Phelan D, Landau LJ, Olinsky A (1982) Respiratory illness in children. Blackwell, Oxford London Edinburgh Melbourne
39. Rebien W, Wahn U, Puttonen E, Maasch HJ (1980) Vergleichende Studie zur immunologischen und klinischen Wirksamkeit der oralen und subkutanen Hyposensibilisierung. Allergologie 3:101
40. Shephard RJ (1981) Exercise-induced bronchospasm – pathophysiology and treatment. Can J Appl Spor Sci 6:101
41. Sutherland EW, Robinson GA (1966) The role of cyclic 3,5-AMP in response to catecholamines and other hormones. Pharmacol Rev 18:145
42. Szentivanyi A (1968) The beta-adrenergic therapy of atopic abnormality in bronchial asthma. J Allergy 42:203
43. Urbanek R (1980) Insektenstich-Allergie. Diagnostische und therapeutische Möglichkeiten. Monatsschr Kinderheilkd 128:16
44. Urbanek R (1983) Gastrointestinale Allergie. Monatsschr Kinderheilkd 131:134
45. Urbanek R, Gehl R (1982) Wirksamkeit oraler Hyposensibilisierung bei Hausstaubmilbenallergie. Monatsschr Kinderheilkd 130:150
46. Wemhöhner S, Oellerich M, Sybrecht G (1981) Optimierung der Therapie mit Theophyllin-Präparaten bei obstruktiver Ventilationsstörung. Anwendung von Theophyllin-retard-Präparaten in der Dauertherapie bei Nichtrauchern mit und ohne Herzinsuffizienz. Prax Klin Pneumol 35:42
47. Widdicombe JG (1979) The parasympathic nervous system in airways disease. Scand J Respir Dis [Suppl.] 103:38
48. Woenne R, Kattan M, Orange RP, Levison H (1978) Bronchial hyperreactivity to histamine and methacholine in asthmatic children after inhalation of SCH 1 000 and chlorpheniramine maleate. J Allergy Clin Immunol 62:119
49. Wolf B, Gaultier C, Lopez C, Boule M, Girard F (to be published) Hypoxemia in attack free asthmatic children: relationship with lung volumes and lung mechanics. Bull Europ Physiopathol Respir

6.5.9 Psychologische Aspekte beim Asthma bronchiale

G. Wolff

Das Asthma bronchiale stellt die häufigste chronische Lungenerkrankung und zugleich die häufigste chronische Erkrankung im Kindesalter überhaupt dar. Besonders bei solchen Patienten, die nur unzureichend auf medizinische Maßnahmen ansprechen, oder bei Kindern, die einen von der Medikation unabhängig erscheinenden

Wechsel von Krankheitsepisoden und beschwerdefreien Intervallen zeigen, stellt sich die Frage, in welchem Umfang und mit welchen Erfolgsaussichten psychologische Behandlungsmaßnahmen zusätzlich herangezogen werden können. Nach der vorliegenden Literatur sind sehr verschiedene Psychotherapieverfahren beim Asthma angewandt worden, v. a. psychoanalytische Psychotherapie, Gruppentherapie, autogenes Training und in neuerer Zeit auch Familientherapie und Verhaltenstherapie. Vergleichende Effektivitätsuntersuchungen der verschiedenen Therapieverfahren liegen noch nicht vor. Daß über so verschiedene Therapieverfahren Behandlungserfolge erzielt wurden, spricht einerseits für eine Heterogenität der Gruppe asthmaerkrankter Kinder [21, 23], und andererseits für vergleichbare Auswirkungen auf den Patienten, etwa in dem Sinne, daß die kindlichen Patienten bzw. ihre Eltern im Rahmen der Behandlung Entlastung von Spannungen, Ängsten und Konflikten erfahren. Ein primär und ausschließlich seelisch bedingtes Asthma wird auch von den meisten psychologischen Untersuchern für wenig wahrscheinlich gehalten.

Asthmaanfälle geschehen jedoch häufig in Situationen, die für den betroffenen Patienten emotional bedeutsam sind, z. B. Trennung von Zuhause, mit Angst erwartete Klassenarbeiten, Spannungen in der Familie. Solche Situationen oder Einzelfaktoren dieser Situation können zu Auslösern für Asthmaanfälle werden. Je nachdem, welche Bedeutung Krankheit in der Familie hat, und je nach der individuellen Familienbiographie und -konstellation bekommt somit der Asthmaanfall bzw. die Asthmakrankheit eine subjektive, emotionale Bewertung. Diese Bewertung der Krankheit kann sich dann mehr oder weniger verstärkend oder abschwächend auf folgende Asthmaanfälle auswirken. Die subjektive Krankheitsbewertung und deren Auswirkung auf den Krankheitsverlauf sind Ansatzpunkte psychologischer Theoriebildungen und Therapieverfahren.

In dem vorliegenden Beitrag sollen zunächst die wichtigsten psychologischen Therapieverfahren und experimentellen Befunde dargestellt und anschließend Schlußfolgerungen für eine Indikationsstellung zu psychotherapeutischer Behandlung aufgezeigt werden.

6.5.9.1 Psychoanalytische Psychotherapie

Gemäß ihrem historisch-biographischen, individuumzentrierten Erklärungsmodell versuchen psychoanalytisch orientierte Autoren die Asthmaerkrankung als körperlichen Ausdruck frühkindlicher Beziehungs- und Entwicklungsstörungen zu verstehen. Neben konstitutionellen und exogenen anfallsauslösenden Faktoren wie Infekten und Allergenen werden insbesondere der kindlichen Asthmapersönlichkeit sowie der neurotischen Mutter-Kind-Beziehung eine wesentliche pathogenetische Rolle zugeschrieben. Im Verhalten der Kinder dominieren nach den Befunden psychoanalytischer Autoren [4, 20] Wut- und Aggressionsverdrängung sowie Ambivalenz im Kontaktverhalten – schwankend zwischen Selbstbehauptungsimpulsen und symbiotisch-anklammerndem Verhalten. Darüber hinaus werden überempfindlich-egozentrisches Sozialverhalten sowie eine Neigung zu Ehrgeiz und überhöhtem Leistungsanspruch beschrieben [4, 6, 10, 23]. Diese Verhaltensweisen werden als Folge einer unvollständigen seelischen Entwicklung im Verlauf des 2. und 3. Lebensjahres gesehen, der sog. analen Phase, in der bei normaler Entwicklung ein adäquates Umgehen mit Selbstbehauptungs- und Verselbständigunsantrieben im sozialen Feld gelernt wird. Wesentliche Ursache für diese Entwicklungsstörung liegt nach Auffassung psychoanalytischer Autoren bei der Mutter, deren Einstellung zum Kind durch Ambivalenz gekennzeichnet sei. Anlehnungsbedürfnisse des Kindes seien von der ambivalent empfindenden Mutter abgewehrt worden, die Patienten stünden jetzt in dem Konflikt zwischen dem Wunsch, sich anzuvertrauen und der Angst davor [6]. Entsprechend deutete Alexander [1] den Asthmaanfall als „unterdrückten Schrei nach der Mutter". Die mehr oder weniger offene Ablehnung der Mutter sei begleitet von kompensatorisch überbesorgter und infantil-ängstlicher Haltung dem Kind gegenüber, die eine Verselbständigung verhindere. Während die Mütter ihre Kinder häufig ablehnten, wenn diese mit gesunder Aggressivität und Selbstbehauptung reagierten, bekämen die Kinder ein besonderes Maß an Zuwendung und versorgender Aufmerksamkeit, wenn sie krank und damit hilflos seien [20]. Entsprechend komplementäres Verhalten könne bei den Kindern beobachtet werden. Die Kinder zeigten gehemmte Aggressivität, und jeder neue Asthmaanfall gäbe ihnen die Möglichkeit, sich der Mutter gegenüber als hilfsbedürftig zu erweisen. Dadurch werde die Mutter wieder in ihrer Beschützerrolle, die das Kind abhängig halte, verstärkt. Robbins [19] stellt in einer zusammenfassenden Literaturübersicht fest, daß die Bedeutung des mütterlichen Einflusses beim Asthma insgesamt groß sei, bei anderen Gruppen psychosomatisch erkrankter Kinder allerdings nicht in dem Maße untersucht worden sei. Bei vielen psychoanalytisch orientierten Untersuchungen fehlten aus naheliegenden Gründen Kontrollgruppenvergleiche. Eine spezifische Mutter-Kind-Beziehung lasse sich aufgrund bisheriger Befunde nicht für *alle* Patienten feststellen. Die Vorstellung, die Asthmaerkrankung sei generell als eine *spezifische* psychosomatische Reaktion eines bestimmten Persönlichkeits- oder Familientypus zu interpretieren, wurde mittlerweile fallengelassen [21, 23]. Verschiedene Autoren nehmen an, daß die geschilderten überprotektiv-ängstlichen Reaktionen und Ambivalenzgefühle der Mütter zumindest bei einigen Patienten auch Folge der chronischen Asthmaerkrankung sein könnten.

Aber ungeachtet der genannten methodischen Vorbehalte haben die psychoanalytisch orientierten Untersuchungen wichtige Erkenntnisse darüber ergeben, welchen subjektiven Stellenwert die Asthmaerkrankung für Kind und Familie erlangen und welche Funktionen Asthmaanfälle im Familiengeschehen bekommen können. Aus diesen Erkenntnissen wurden einerseits Ansatzpunkte für psychoanalytische Behandlungen abgeleitet, zum anderen haben diese Erkenntnisse auch Hypothesen für neuere Familien- und Verhaltenstherapieansätze geliefert. Wesentliche Ansatzpunkte der psychoanalytischen Behandlung sind die Bearbeitung und Klärung der meist unbewußten ambivalenten Einstellung der Mütter sowie die Förderung einer gesunden Verselbständigung der Kinder. Diese Prozesse der Einstellungsänderung bei der Mutter sowie der nachholenden Verselbständigung und Ablösung des Kindes bei gleichzeitiger Symptombesserung sind in therapeutischen Einzelfallberichten ausführlich beschrieben worden [3, 20, 24].

6.5.9.2 Familientherapie

Verschiedene Autoren haben schon frühzeitig darauf hingewiesen, daß die kindlichen Asthmaanfälle auch im Zusammenhang mit den emotionalen Beziehungen in der ganzen Familie gesehen werden müssen [4, 14, 18]. In neuerer Zeit sind – dieser Sichtweise entsprechend – einige familientherapeutische Arbeiten publiziert worden [8, 9, 11, 12]. Diese familientherapeutischen Ansätze sind bisher nur an wenigen Patienten mit medizinisch nur schwer beeinflußbarem Asthma angewandt worden. Das Asthma wird auch von den genannten Autoren zwar als eine primär organisch verursachte, psychosomatische Erkrankung angesehen, deren Chronifizierung jedoch durch ungelöste Konflikte in der Gesamtfamilie unterhalten wird. Liebman et al. [9] heben hervor, daß die Familien ihrer 7 Asthmapatienten (ähnlich wie die Familien von Kindern mit anderen psychosomatischen Erkrankungen) durch emotionale Verstrickung, Überfürsorglichkeit, Starrheit und mangelnde Konfliktverarbeitung gekennzeichnet seien. In seinen Familien habe der kindliche Asthmapatient die (unbewußte und zum Schutz der Familienstruktur zudiktierte) Aufgabe, durch die Asthmaanfälle von einem Zutagetreten bzw. einer Bearbeitung der Familienkonflikte abzulenken. In ihrem therapeutischen Vorgehen konzentrieren sich die Autoren in den wöchentlichen Familiensitzungen zunächst auf eine Symptombesserung, zu der, in einer Reihe konkreter Schritte, auch verhaltenstherapeutische Maßnahmen eingesetzt werden. So wird beispielsweise versucht, übermäßige Angstreaktionen der Mutter auf einen Asthmaanfall des Kindes durch Information, Beruhigung und Entspannung der Mutter abzubauen. Oder es wird mit der Familie eingeübt, wie sie dem asthmakranken Kind verstärkt dann Aufmerksamkeit geben kann, wenn es gerade keine Asthmaanfälle hat. Über solche therapeutischen Interventionen kann erreicht werden, daß die mit dem Asthmaanfall verbundenen Ängste (bei der Mutter bzw. dem Kind) nicht mehr so häufig zum dominierenden Anlaß für Zuwendungen zwischen Kind und Eltern werden. In einem zweiten Behandlungsschritt wird dann geklärt, in welchen familiären Konfliktsituationen bevorzugt Asthmaanfälle des Kindes auftreten. In einem dritten Schritt schließlich werden dann mit der ganzen Familie neue Konfliktlösungsmöglichkeiten erarbeitet. Neraal [11] und Haland-Wirth u. Wirth [8] liefern Fallberichte familientherapeutischer Arbeit, wobei insbesondere die letztere Arbeit sehr ausführlich ist und durch kritische Diskussionsbeiträge von vier Familientherapeuten ergänzt wird.

Trotz der in den zitierten familientherapeutischen Arbeiten berichteten Abnahme der Anfallshäufigkeiten lassen sich gegenwärtig aufgrund der geringen Patientenzahlen noch keine endgültigen Aussagen zur Therapieeffizienz dieser neuen Behandlungsmethoden machen.

6.5.9.3 Experimentelle Studien

Während die psychoanalytisch orientierten Untersuchungen die Zusammenhänge zwischen Asthmaerkrankung und subjektivem Erleben im wesentlichen nach Analogieschlußverfahren aus Erkenntnissen individueller Therapieverläufe ableiteten, konnten in einer Reihe experimenteller Studien Beobachtungen berichtet werden, die Hinweise darauf erbrachten, wie – über Lernschritte – die Beziehungen zwischen dem Asthmaanfall und subjektivem Erleben zustande kommen. Philipp [13] konnte in Suggestionsexperimenten nachweisen, daß Patienten auf Inhalate, die zu einer Bronchusobstruktion führen, wesentlich weniger reagierten, wenn diese von ihnen als normale Atemluft interpretiert wurden, während sie mit entsprechender Suggestion beim Inhalieren neutraler Substanzen asthmatische Beschwerden bekamen. MacKenzie (1886, zit. nach Bräutigam u. Christian [6]), konnte mit Hilfe einer künstlichen Rose Asthmaanfälle bei Blütenstauballergikern hervorrufen. Dekker u. Groen [7] wiesen ebenfalls nach, daß Asthmaanfälle auch durch zuvor neutrale Reize ausgelöst werden können: die asthmatische Reaktion, im Experiment primär durch inhalierte Allergene provoziert, trat schließlich auch auf, wenn die Patienten nur das Mundstück, das jetzt nicht mehr mit dem allergengefüllten Behälter verbunden war, in den Mund nahmen.

Den Umfang der möglichen Generalisierung von Anfallsauslösern beschreiben Bräutigam u. Christian [6] anhand einer Untersuchung von Wolff (1968, zit. nach Bräutigam u. Christian [6]). Wolff untersuchte bei chronischen Asthmatikern die Reaktion der Bronchialschleimhaut (Durchblutung, Turgor, Sekretion, Bronchialweite, Eosinophilie) auf eine Reihe von Reizen. „Ob die Kranken nun mit ihren spezifischen Inhalationsallergenen in Berührung kamen, ob sie unspezifischen Reizgasen, ob sie Schmerzen ausgesetzt oder in einem *Gespräch* mit ihrer *inneren Situation* konfrontiert wurden – immer fand sich die gleiche allergische Reaktion der Atemwege. Also auch ohne Anwesenheit von Allergenen kann es schließlich zur asthmatischen Reaktion kommen. Kämmerer spricht von dem *Spezifitätsverlust* bei allergischen Reaktionen. Dieses Phänomen der Bahnung von einer monovalenten zu einer polyvalenten Allergie wurde durchweg beobachtet und beschrieben. Bei einem solchen Wandel ist die Tendenz zu einer sozusagen innerlichen bzw. vorstellungshaften Ersatzbildung und *Stellvertretung* des Allergens im Ganzen unverkennbar" (zitiert nach [6], S. 156).

Solche hier nur exemplarisch wiedergegebenen Beispiele für Generalisierungen von Anfallsauslösern wurden von verhaltenstherapeutisch orientierten Autoren unter dem Gesichtspunkt von Lerngesetzmäßigkeiten analysiert. Nach Basler et al. [2] werden beim Asthma v. a. die Lernprozesse der klassischen Konditionierung und Prozesse der operanten Konditionierung wirksam. Beide Lernprozesse können beim einzelnen Patienten auch kombiniert auftreten. Bei der klassischen Konditionierung wird ein ursprünglich nicht anfallsauslösender Reiz durch zufälliges Zusammentreffen mit einem Asthmaanfall zu einem anfallsauslösenden, sog. konditionierten Reiz. Bei der operanten Konditionierung lernt beispielsweise ein Kind mit starken Abhängigkeitsbedürfnissen, daß durch einen Asthmaanfall die Zuwendung der Mutter erreichbar wird, und reagiert nun in erneuter Verlassenheitssituation mit größerer Wahrscheinlichkeit mit einem weiteren Anfall. Neben den genannten Lernprozessen können sowohl das Modellernen als auch – wie die oben zitierte Untersuchung von Philipp [13] zeigt – kognitive Lernprozesse die Wahrscheinlichkeit für das Auftreten von Asthmaanfällen erhöhen.

6.5.9.4 Verhaltenstherapie

Auf der Basis dieser theoretischen Überlegungen wurden in neuerer Zeit eine Reihe von verhaltenstherapeutischen Behandlungsstudien durchgeführt, die hier aus Platzgründen nicht im Detail wiedergegeben werden können. Die Studien wurden von Basler et al. [2] und von Steinhausen [22] zusammenfassend und kritisch dargestellt. In diesen Studien kamen in unterschiedlichen Kombinationen Methoden der verbalen oder der instrumentellen (EMG) Entspannung, der systematischen, emotionalen Desensibilisierung, der Suggestion und des Selbstsicherheitstrainings zur Anwendung. Ziel dieser übenden Verfahren ist es, daß die Patienten weniger als bisher auf solche Reize, die anfallsauslösend wirkten, mit Verspannung, Angst bzw. Erwartungsangst reagieren. Über operante Verfahren mit und ohne Biofeedback wurde versucht, konditionierte Reaktionen (z. B. übermäßige und damit anfallsverstärkende Angstreaktionen der Mutter) abzubauen.

Basler et al. [2] und Steinhausen [22] kommen zu dem Schluß, daß systematische Entspannungsübungen in Kombination mit EMG-Feedback bei solchen Patienten zu Therapieerfolgen führen, bei denen emotionale Reize und Belastungssituationen an der Auslösung von Asthmaanfällen beteiligt sind. Steroidabhängige Patienten oder

solche mit allergischen Reaktionen seien mit den genannten Methoden weniger gut zu
behandeln. Die überwiegend an kleinen Patientenstichproben erprobten operanten
Behandlungsverfahren ließen gegenwärtig eine Beurteilung längerfristiger Behandlungserfolge noch nicht zu.

6.5.9.5 Studien zur psychologischen Differenzierung
von Patienten mit Asthma bronchiale

In der zitierten psychoanalytischen und familientherapeutischen Literatur wurden ex-
plizite Differenzierungen von Subgruppen der Asthmapopulation bisher nicht vorgenommen. Erst in den verhaltenstherapeutischen Studien zeigten sich erste Differenzierungsansätze in bezug auf die Anwendung bestimmter therapeutischer Verfahren. Ab-
schließend sollen hier noch zwei Differenzierungsansätze zitiert werden, die Kriterien
für die Entscheidung liefern könnten, ob und ggf. welche psychotherapeutischen Verfahren bei welchen Patienten Aussicht auf Erfolg haben.

Purcell [15] und Purcell et al. [16, 17] wiesen in Gruppenuntersuchungen nach, daß
Asthmapatienten mit rascher und anhaltender Symptomremission nach der Krankenhausaufnahme ein höheres Maß an seelischer und familiärer Konflikthaftigkeit aufwiesen als Asthmapatienten mit Steroidabhängigkeit. Bei der ersten Gruppe waren
auch akute emotionale Belastungen häufiger als Anfallsauslöser zu identifizieren als
bei der zweiten Gruppe.

Block et al. [5] konnten zeigen, daß Asthmapatientengruppen, die sich nach der Höhe ihres allergischen Potentials (bestimmt nach: 1. Allergiebelastung der Familie,
2. Prozentzahl der Eosinophilen im Blut, 3. Ergebnis des Intrakutantests, 4. Gesamtzahl allergischer Manifestationen beim Kind und 5. Leichtigkeit des Nachweises spezifischer Allergene beim Kind) unterschieden, auch in psychologischer Hinsicht bedeutsame Unterschiede aufwiesen, obwohl beide Gruppen hinsichtlich der Schwere
der Asthmaerkrankung vergleichbar waren. Patienten mit hohem allergischem Potential waren psychisch unauffälliger als Patienten mit niedrigem allergischem Potential.
Letztere wiesen in signifikant höherem Maße all die psychischen Merkmale auf, die
von psychoanalytischen Autoren als typisch für Asthmapatienten und ihre Familien
beschrieben wurden (s. oben).

6.5.9.6 Schlußfolgerungen für eine Indikationsstellung
zu psychotherapeutischer Behandlung

Während eine rein psychisch bedingte Ätiologie des Asthmas als sehr unwahrscheinlich angesehen wird, muß man aufgrund der vorliegenden Befunde davon ausgehen,
daß es verschiedene Ätiologien des Asthma bronchiale gibt, bei denen konstitutionel-
le, infektiöse, allergische und emotionale Faktoren in unterschiedlicher Kombination
und Gewichtung zum Tragen kommen. Weder eine spezifische Psychodynamik noch
typische Persönlichkeits- oder Familienkonstellationen konnten gesichert werden.
Stattdessen sprechen die vorliegenden Befunde neben einer allergologischen auch für
eine psychologische Heterogenität der Asthmapopulation. Die psychologische Differenzierung verschiedener Asthmasubgruppen befindet sich insbesondere im Hinblick
auf differentielle Psychotherapiezuweisungen noch in den Anfängen.

Auf der Basis der verfügbaren Befunde können rasche Symptombesserung nach
Krankenhausaufnahme, niedriges allergisches Potential sowie eine auf medizinische

Behandlungsmaßnahmen nicht ansprechende Symptomatik als Hinweis dafür gewertet werden, daß bei den betreffenden Patienten bzw. ihren Familien psychische Konflikte die Erkrankung unterhalten. In solchen Fällen sind Psychotherapieverfahren indiziert, die, wie z. B. Psychoanalyse, Gesprächspsychotherapie oder Familientherapie, konfliktbearbeitend orientiert sind. Bei Patienten, deren Anfälle überwiegend auf emotionale Auslöser, wie Angst-, Wut-, Erregungs- oder Überforderungssituationen, zurückführbar sind, können wirkungsvoll verhaltenstherapeutische Maßnahmen eingesetzt werden. Letztere Verfahren scheinen bei steroidabhängigen Patienten und solchen mit hohem allergischem Potential weniger effizient zu sein. Im Einzelfall erfordert der Krankheitszustand des Patienten eine Kombination der genannten speziellen Psychotherapieverfahren mit symptomatischer medizinischer Behandlung. Daneben weisen psychologisch orientierte Autoren [4, 23] auch auf die Wirksamkeit übender Verfahren hin, wie autogenes Training, Atemschulung und Schwimmunterricht.

Literatur

1. Alexander F (1951) Psychosomatische Medizin. De Gruyter, Berlin
2. Basler H-D, Otte H, Schneller T, Schwoon D (1979) Verhaltenstherapie bei psychosomatischen Erkrankungen. Kohlhammer, Stuttgart Berlin Köln Mainz
3. Berger M (1977) Psychosomatik im Kindesalter. In: Bock HE, Gerok W, Hartmann F (Hrsg) Klinik der Gegenwart, Bd XI. Urban & Schwarzenberg, München Wien Baltimore S 553
4. Biermann G (1969) Psychosomatik des Asthma bronchiale im Kindes- und Jugendalter. Prax Kinderpsychol Kinderpsychiatr 17:33–49
5. Block J, Jennings PH, Harvey E, Simpson E (1964) Interaction between allergic potential and psychopathology in childhood asthma. Psychosom Med 16:307
6. Bräutigam W, Christian P (1981) Psychosomatische Medizin, 3. Aufl. Thieme, Stuttgart New York
7. Dekker E, Groen J (1956) Reproducible psychogenic attacks of asthma. J Psychosom Res 1:58
8. Haland-Wirth I-M, Wirth H-J (1981) Über die familientherapeutische Behandlung eines 13jährigen asthmakranken Jungen und seiner Familie. Familiendynamik 6:275
9. Liebman R, Minuchin S, Baker L (1974) The use of structural family therapy in the treatment of intractable asthma. J. Psychiatry 131:535
10. Morris RP (1958) Effect of the mother on goalsetting behaviour of the asthmatic child. University of Boston Press, Boston
11. Neraal A (1980) Das Asthma bronchiale aus familiendynamischer Sicht, dargestellt an einem exemplarischen Fall. Monatsschr Kinderheilkd 128:476
12. Overbeck A, Overbeck G (1978) Asthma bronchiale und Familiendynamik. Psyche 10:929
13. Philipp RJ (1970) An experimental investigation of suggestion and relaxation in asthmatics. Queens University Press, Kingston/Ontario
14. Pinkerton P (1967) Correlating physiologic with psychodynamic data in the study and management of childhood asthma. J Psychosom Res 11:11
15. Purcell K (1963) Distinctions between subgroups of asthmatic children. Children's perceptions of events associated with asthma. Pediatrics 31:486
16. Purcell K, Metz JR (1962) Distinction between subgroups of asthmatic children: some parent attitude variables related to age of onset of asthma. J Psychosom Res 6:251
17. Purcell K, Bernstein L, Bukantz SC (1961) A preliminary comparison of rapidly remitting and persistently „steroid-dependent" asthmatic children. Psychosom Med 23:305
18. Rees L (1963) The significance of parental attitudes in childhood asthma. J Psychosom Res 7:181
19. Robbins PR (1969) Personality and psychosomatic illness: a selective review of research. Genet Psychol Monogr 80:51

20. Sperling M (1969) Psychotherapeutische Aspekte des kindlichen Bronchialasthmas. In: Biermann G (Hrsg) Handbuch der Kinderpsychotherapie, Bd II. Reinhardt, München Basel, S. 886
21. Steinhausen H-C (1977) Psychosomatische Theorienbildung des Asthma bronchiale. Monatsschr Kinderheilkd 125:129
22. Steinhausen H-C (1981) Verhaltenstherapie und Familientherapie beim Asthma bronchiale. In: Steinhausen H-C (Hrsg) Psychosomatische Störungen und Krankheiten bei Kindern und Jugendlichen. Kohlhammer, Stuttgart Berlin Köln, Mainz S 130
23. Strunk P (1971) Asthma bronchiale. In: Harbauer H, Lempp R, Nissen G, Strunk P (Hrsg) Lehrbuch der speziellen Kinder- und Jugendpsychiatrie. Springer, Berlin Heidelberg New York, S 103
24. Züblin W (1961) Psychotherapie eines asthmatischen Knaben. Acta Psychosom 5 (Geigy, Basel)

6.6 Fremdkörperaspiration

H. von der Hardt

6.6.1 Definition

Unter Fremdkörperaspiration wird jedes Eindringen von Fremdkörpern durch den Larynx in Trachea und Bronchien verstanden. Feste Fremdkörper gelangen in Abhängigkeit von ihrer Größe und Form meist bis höchstens in die Segmentbronchien, bei Aspiration von Flüssigkeiten (flüssiger Nahrung) können auch feinere Bronchialaufzweigungen erreicht werden. Manche Autoren sprechen von Inhalation von Flüssigkeiten und Fremdkörpern statt von Aspiration. Über die Inhalation von toxischen Gasen s. Abschn. 15.1 und 15.2. In den folgenden Abschnitten wird nur über die Aspiration fester Fremdkörper berichtet. Zur Aspiration von Flüssigkeiten (Nahrung, Magensaft, Mekonium, Süß- und Meerwasser) s. Abschn. 15.2.

6.6.2 Häufigkeit

Eine prozentuale Angabe über die Häufigkeit von Fremdkörperaspirationen im Kindesalter, bezogen auf die Gesamtpopulation, existiert nicht. Feste Gegenstände werden schon vom älteren Säugling in den Mund gesteckt und können in die Atemwege gelangen, das Altersmaximum aber liegt im 2. und 3. Lebensjahr, wenn auch noch jenseits des 3. Lebensjahres bis in das Erwachsenenalter hinein Fremdkörperaspirationen vorkommen [1].

6.6.3 Ätiologie, Pathophysiologie

Feste Fremdkörper werden bei ganz unterschiedlichen Anlässen aspiriert. Ältere Säuglinge und Kleinkinder stecken alle ihnen zugänglichen kleineren und größeren Gegenstände in den Mund, die, sofern sie nur klein genug sind, in den Pharynx und von dort in Larynx und Trachea gelangen können. Dabei spielen Schreckreaktionen eine nicht unerhebliche Rolle: Statt zu schlucken, fängt das Kind an zu schreien, und schon beim ersten tiefen Atemzug dringt der Fremdkörper in den Larynx ein. Mitunter werden diese Schreckreaktionen auch von mitspielenden Kindern aus ganz anderen Gründen provoziert, oder es stürzen ältere Begleitpersonen auf das Kind zu, in der guten Absicht, daß es den in den Mund genommenen Fremdkörper sofort wieder ausspucken solle. Die Beschaffenheit aspirierter Fremdkörper ist vielfältig. Unterschieden werden metallische Gegenstände, Gegenstände aus Kunststoff und Gummi und v. a. vegetabile Fremdkörper. Diese sind häufig quellfähig und führen dadurch intrabronchial zu einer weiteren Verfestigung ihres Sitzes im Lumen oder verursachen rasch einen totalen Bronchusverschluß. Erdnüsse werden wohl am häufigsten aspiriert [2]. Ihre glatte Oberfläche erschwert die Extraktion. Sie zerbröckeln leicht. Ätherische Öle unter der Haut der ungeschälten Erdnuß verursachen generalisierte Bronchusobstruktionen.

Feste Fremdkörper führen immer zu einer Stenose der Atemwege dort, wo der Fremdkörper hängenbleibt. Durch Reizung der Hustenrezeptoren wird ein anfallsartiger Husten provoziert, der zu einer weiteren Verlagerung des Fremdkörpers führen kann, mitunter wird der Fremdkörper plötzlich wieder ausgehustet. Bei hochsitzenden Fremdkörpern im Bereich des Larynx und des extrathorakalen Teils der Trachea dominiert ein inspiratorischer Stridor; ist die Stenose ausgeprägt, ist auch ein exspiratorischer Stridor zu hören. Liegt der Fremdkörper im unteren Tracheadrittel oder in den Bronchien, überwiegt der exspiratorische Stridor. Führt der Fremdkörper nur zu einem partiellen Verschluß des betreffenden Bronchus, entwickelt sich eine poststenotische Überblähung infolge eines Ventilmechanismus (akutes obstruktives Emphysem). Führt dagegen der Fremdkörper sofort zum vollständigen Verschluß des Bronchiallumens oder tritt durch entzündliche Schleimhautschwellung im Bereich des Fremdkörpers dieser Verschluß allmählich ein, bildet sich eine poststenotische Resorptionsatelektase aus. Kleinere feste Fremdkörper brauchen weder zu einem Stridor noch zu Überblähungen und Atelektasen führen. Sie bleiben häufig unerkannt, z. B. wenn die akuten Symptome fehlgedeutet oder von keiner Begleitperson beobachtet werden. Um diesen Fremdkörper entwickelt sich dann eine entzündliche Schleimhautschwellung, die histologisch als granulomatöse Entzündung imponiert (Fremdkörpergranulom), und die ihrerseits zu einer partiellen oder totalen Obstruktion des befallenen Bronchus führen kann. Eitrige Bronchopneumonien sind für diesen Verlauf typisch.

6.6.4 Klinik und Verlauf

Die klinischen Symptome aspirierter fester Fremdkörper variieren erheblich in Abhängigkeit von der Größe, Form und Beschaffenheit [6]. Die Initialsymptome sind meist sehr dramatisch: anfallsartiger Husten, evtl. Zyanose und Erstickungsangst, je nach Lokalisation inspiratorischer oder mehr exspiratorischer Stridor. Bei großen, den Larynx oder die Trachea vollständig obstruierenden Fremdkörpern kann der Tod unmittelbar nach Aspiration eintreten, oder eine vorübergehende schwere Hypoxie führt zu irreversiblen zerebralen Schädigungen. Andererseits können gerade größere und deshalb hochsitzende Fremdkörper durch die Hustenanfälle wieder ausgehustet werden. Ein verbleibender Stridor weist dann auf die entzündliche Reizung und Schwellung der Schleimhautabschnitte hin, in denen sich der Fremdkörper verfangen hatte.

Dieser Phase akuter Symptome kann ein symptomarmes oder symptomfreies Intervall folgen, das unterschiedlich lange dauern kann und nicht selten Anlaß ist, die Fremdkörperaspiration zu übersehen (chronische Fremdkörperaspiration). Die weitere Entwicklung der klinischen Symptome hängt vom endgültigen Sitz des Fremdkörpers ab.

6.6.4.1 Laryngeale Fremdkörper

Sie führen nicht selten reflektorisch oder durch mehr oder weniger vollständige Obstruktion des Kehlkopfeinganges kurzfristig zum Erstickungstod, wobei Verkantungen der Fremdkörper im Kehlkopf das spontane Aushusten verhindern können. Kleinere, v. a. spitze Gegenstände (Gräten, Nadeln) führen zwar nicht unmittelbar zur lebensbedrohlichen Dyspnoe, aber schon in wenigen Stunden kann durch ödematöse Schwellung des Gewebes die irreversible respiratorische Insuffizienz eintreten. Papierschnitzel und ähnliche Materialien (z. B. Klebeband) imitieren, wenn sie im Kehlkopf hängenbleiben, eher die Symptome einer stenosierenden Laryngitis.

6.6.4.2 Tracheale Fremdkörper

Haben Fremdkörper erst einmal die Stimmritze passiert, bleiben sie nur selten in der Trachea hängen, sondern dringen in einen der beiden Hauptbronchien ein. Aspirierte Stecknadeln verhaken sich gerne während des Hustenstoßes in der Trachealwand, runde Fremdkörper mit glatter Oberfläche können im Trachealrohr durch den Husten gegen die Stimmritze geschleudert werden und fallen dann wieder in die untere Abschnitte zurück (sog. Floppgeräusch). Die klinischen Symptome variieren erheblich, persistierender Husten und Stridor können im Vordergrund stehen, mitunter fehlen jegliche Zeichen eines aspirierten Fremdkörpers.

6.6.4.3 Bronchiale Fremdkörper

Am häufigsten sind aspirierte Fremdkörper in den Haupt-, Segment- und Subsegmentbronchien zu finden. Es herrschen die Symptome einer Bronchitis bzw. obstruktiven Bronchitis vor. Die Initialsymptome sind meist weniger dramatisch als bei laryngealer oder trachealer Position des Fremdkörpers. Von der Lokalisation her werden Fremdkörper am häufigsten in den rechten Hauptbronchus aspiriert, der im Querschnitt größer ist als der linke und mit der Trachea einen kleineren Winkel bildet. Entwickelt sich ein Ventilmechanismus, sind die Atemexkursionen der betroffenen Seite vermindert, das Zwerchfell steht tief, Herz und Mediastinum sind zur anderen Seite hin verlagert. Der Klopfschall ist hypersonor, das Atemgeräusch ist leise. Seltener bildet sich frühzeitig eine größere Atelektase aus: Die Atemexkursionen der erkrankten Seite sind ebenfalls vermindert, das Zwerchfell steht jetzt hoch, die Mittelstrukturen können zur erkrankten Seite verlagert sein, der Klopfschall ist gedämpft und das Atemgeräusch ist leise bis aufgehoben. Eventuell weist bei der Auskultation ein einseitiges Giemen auf den Fremdkörper hin.

Der weitere Verlauf hängt vom Zeitpunkt der Diagnosestellung ab. Kann der Fremdkörper innerhalb weniger Stunden nach Aspiration entfernt werden, sind Komplikationen nicht zu erwarten, sofern keine intrabronchialen Verletzungen eingetreten sind. Bleibt dagegen ein aspirierter Fremdkörper zunächst unbemerkt, kann bereits innerhalb von 24–48 h Fieber als Ausdruck einer eitrigen Entzündung des betroffenen

Lungenabschnittes auftreten: eitrige Bronchitis, eitrige Bronchopneumonie, Lungenabszeß.

Pneumothorax und Pneumomediastinum sind als akute Komplikation bei Fremdkörperaspiration beschrieben worden: penetrierende Bronchuswandverletzung oder
Perforation einer regionalen Überblähungszone.

6.6.4.4 Chronische Fremdkörperaspiration

Von chronischer Fremdkörperaspiration wird dann gesprochen, wenn die Fremdkörperextraktion nicht innerhalb der ersten Tage durchgeführt wird und Folgeerkran-
kungen eintreten, wie Infektionen oder Granulombildung. In der Regel führen v. a.
glatte metallische Fremdkörper erst nach 2–4 Wochen zu Sekundärschäden im betroffenen Bronchusabschnitt, vegetabile Fremdkörper und Plastik- oder Gummiteile können schon in wenigen Tagen zu schweren lokalen Destruktionen Anlaß geben. Wie
häufig Fremdkörperaspirationen primär übersehen werden, wird ganz unterschiedlich
angegeben, bei bronchialer Position des Fremdkörpers in etwa 20–30% der Fälle [2].
Die eitrige Sekundärinfektion kann zu schweren Destruktionen des befallenen Bronchusabschnittes führen, bis hin zur Abszedierung oder zur Ausbildung von Bronchiektasen. Andererseits kann diese Entzündung unter antibiotischer Therapie folgenlos ausheilen, der Fremdkörper bleibt dann unerkannt (Abb. 1). Schließlich kann das
sich um den Fremdkörper ausbildende Granulom tumorartig den Bronchus partiell
oder total obstruieren und damit selbst zu regionaler Überblähung oder Atelektase
führen. Folgende Leitsymptome weisen auf eine chronische Fremdkörperaspiration
hin:

- Persistierender Husten mit und ohne vermehrte Sekretproduktion, charakteristisch
  können Blutbeimengungen im Auswurf sein
- Anhaltender exspiratorischer Stridor mit Giemen, wie bei obstruktiver Bronchitis
  und Asthma im Kindesalter (6.4 und 6.5)
- Rekurrierende oder auch chronische Bronchopneumonien, besonders in ein und
  demselben Lungenabschnitt.

6.6.5 Diagnose

Bei Verdacht auf eine Fremdkörperaspiration ist die radiologische Diagnostik unerläßlich. Metallische Fremdkörper werden sofort erkannt. Besonders bei laryngealer
und trachealer Position ist die seitliche Aufnahme erforderlich, um auszuschließen,
daß der Fremdkörper im Ösophagus liegt. Bei nicht strahlendichten Fremdkörpern
sind Überblähungszonen und Atelektasen die typischen Veränderungen im Thoraxröntgenbild. Sie können kleinere Lungenareale (Segmente und Subsegmente) oder eine gesamte Lunge betreffen. Bei Ventilstenose mit Lungenüberblähung ist in Inspirationsstellung das Mediastinum zur gesunden Seite hin verlagert. Diese Lageänderung
nimmt in Exspirationsstellung noch zu, da die Luft aus der überblähten Lunge nicht
entweichen kann. Dieses Holzknecht-Jacobson-Zeichen ist typisch für einen intrabronchialen Fremdkörper. Fehlende röntgenologische Veränderungen schließen eine
Fremdkörperaspiration allerdings nicht aus. Bei chronischer Fremdkörperaspiration
werden im Thoraxröntgenbild v. a. persistierende Infiltrationen und Atelektasen gefunden, die in ihrem Ausmaß vom Grad der bakteriellen Infektion abhängig sind.

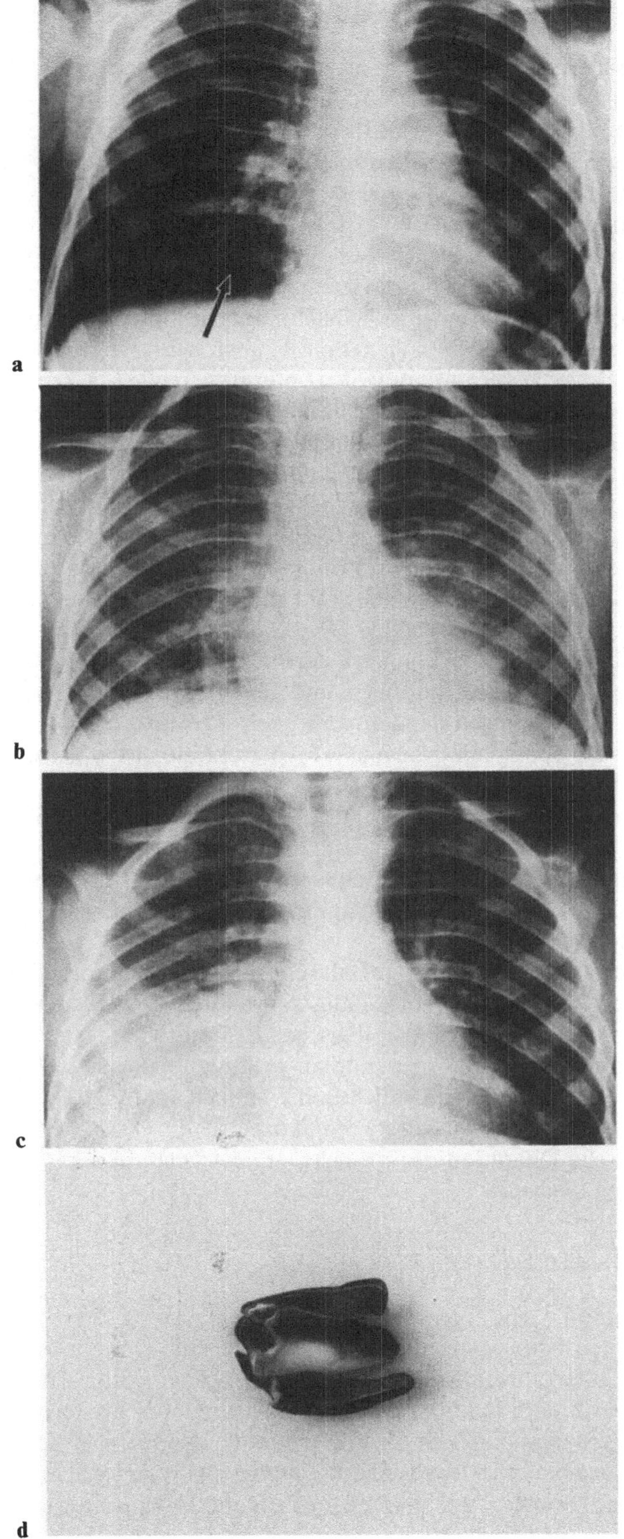

Abb. 1a–d. Chronische Fremdkörperaspiration bei einem 1¾ Jahre alten Kleinkind. **a** Thoraxröntgenaufnahme wahrscheinlich kurz nach dem Aspirationsereignis: regionale Überblähung *(Pfeil)*; **b** technisch mangelhafte Thoraxaufnahme 28 Tage später bei persistierendem Husten; Fehlinterpretation, kein pathologischer Befund; **c** ausgedehnte Pneumonie im rechten Unterlappen (weitere 38 Tager später); **d** Extraktion des Fremdkörpers (Sonnenblumenkern) mindestens 4 Monate nach Aspiration

Die kombinierte Ventilations-Perfusions-Szintigraphie erhärtet den Verdacht einer Fremdkörperaspiration [3]: Meist wird eine regionale Minderdurchblutung bei verzögerter Äquilibrationsphase des inhalierten Gases in dieser Region gefunden. Diese nichtinvasive Untersuchungstechnik ist besonders dann indiziert, wenn keine Veränderungen im Thoraxröntgenbild zu erkennen sind und aufgrund der klinischen Symptome eine v. a. chronische Fremdkörperaspiration vorliegen könnte.

Die Diagnose wird schließlich bronchologisch gesichert und damit auch gleichzeitig die Therapie begonnen. Akute Fremdkörperaspirationen sind immer eine Notfallsituation, selbst wenn die aktuellen Symptome nicht bedrohlich sind. Die Untersuchung wird in Vollnarkose vorgenommen, die Kurzzeitrelaxation ist auch bei laryngealem und hochsitzendem trachealem Fremdkörper zu empfehlen (intermittierende Maskenbeatmung), bei bronchialer Position ist die Relaxationsnarkose unerläßlich. Die Racheninspektion (Laryngoskopie) muß sehr sorgfältig durchgeführt werden, um nicht kleine, spitze Gegenstände (Nadeln, Grätenstückchen, Knochensplitter) zu übersehen. Sugblottisch gelegene, kleine Fremdkörper werden nicht erkannt, wenn mit dem Beatmungsbronchoskop ohne genaue Inspektion dieser Region „erst einmal rasch intubiert wird". Die weitere Intubation von Trachea und Hauptbronchien darf nur unter guten Sichtverhältnissen erfolgen, damit nicht unbemerkt ein Fremdkörper weiter in die Peripherie geschoben wird (Perforationsgefahr). Wird die Sicht durch Sekret verlegt, wird dieses vorsichtig abgesaugt. Dabei können kleinere Fremdkörperpartikel schon mitentfernt werden (abgesaugtes Sekret auffangen und sieben). Meist verhaken sich die Fremdkörper in den Aufzweigungen der Lappen- oder Segmentbronchien. Die unmittelbare Umgebung ist akut entzündet, die lokale Hypersekretion ist typisch. In Abhängigkeit von der Beschaffenheit eines Fremdkörpers können auch mehrere kleinere Stückchen in unterschiedlichen Bronchusabschnitten liegen (besonders Nußteile, Brotkrumen). Eine vollständige Inspektion aller Segmentostien beider Seiten ist notwendig. Kleine Partikel können im nicht mehr einsehbaren Bereich der Bronchien liegen. Im Verdachtsfall sind diese Segmente zu spülen, das abgesaugte Spülwasser muß wieder sorgfältig gesiebt werden.

Tumorartige Granulationsgewebe weisen immer auf eine chronische Fremdkörperaspiration hin. Mitunter ist der Fremdkörper vollständig von diesem Gewebe umschlossen, die Diagnose ergibt sich dann erst im histologischen Befund.

Noch nach wenigen Tagen können Fremdkörper spontan wieder ausgehustet werden. Bei der Bronchoskopie ist der zugehörige Bronchus entzündlich verändert, ein örtlicher Schleimhautdefekt weist auf den Sitz des Fremdkörpers hin. Charakteristisch ist ferner die poststenotische Dilatation des Bronchus. Diese Dilatation kann einige Tage bis Wochen bestehen bleiben.

6.6.6 Differentialdiagnose (Tabelle 1)

Die akuten anfallsartigen Symptome sind in der Mehrzahl der Fälle so charakteristisch, daß differentialdignostische Überlegungen kaum notwendig sind. Das gilt besonders bei laryngealer und trachealer Position des Fremdkörpers. Bei der akuten Epiglottitis wird der Hustenreiz eher unterdrückt, typisch für akute subglottische stenosierende Laryngotracheitis ist der langsame Beginn der Symptome, besonders im Zusammenhang mit einem vorausgehenden Luftwegsinfekt. Klingen die Symptome des sog. Pseudokrupp nicht innerhalb von 48–72 h ab, muß eine Fremdkörperaspiration

Tabelle 1. Differentialdiagnose der akuten und der chronischen
Fremdkörperaspiration

Akute Fremdkörperaspiration

Akute stenosierende Laryngotracheitis („Pseudokrupp")
Epiglottitis
Allergisches Ödem im Larynx
Retropharyngealabszeß
Akute Bronchitis
Asthmaanfall
Pertussis

Chronische Fremdkörperaspiration

Chronische Bronchitis („persistierender Husten")
Angeborene und erworbene Bronchusstenosen
Asthma bronchiale
Atelektatische Pneumonie
Abszedierende Pneumonie
Regionales Emphysem
Endobronchiale Tuberkulose

---

ausgeschlossen werden. Bei akuten ödematösen Schwellungen im Pharynx und Larynx, wie nach Insektenstich, nach Genuß bestimmter Nahrungsmittel (Schokolade,
Nüsse, Erdbeeren, Fisch usw.), beim hereditären angioneurotischen Ödem (Quincke)
oder beim Retropharyngealabszeß tritt meist kein anfallsartiger Husten auf. Die sorgfältige Anamnese gibt die entscheidenden Informationen zur Differentialdiagnose.

Bei bronchialer Position des Fremdkörpers kann die Differentialdiagnose dann
schwierig sein, wenn die Aspiration schon einige Tage zurückliegt. Bei obstruktiven
Bronchitiden und Asthma bronchiale im Kindesalter weist der plötzliche Beginn der
Erkrankung (besonders im Kleinkindesalter) ohne vorherige Krankheitszeichen und
bei fehlender familiärer Belastung eher auf eine Fremdkörperaspiration hin. Beginnt
die obstruktive Bronchitis nicht nur plötzlich, sondern auch ohne Zeichen eines Luft-
wegsinfektes, ist die Aspiration wahrscheinlich. Auch bei chronischer Bronchitis ist an
den intrabronchialen Fremdkörper zu denken. Bei fehlendem Thoraxröngtenbefund
gibt die nuklearmedizinische Diagnostik weitere Hinweise, erst die Bronchoskopie
klärt den Verdacht. Persistierende Lungeninfiltrate, rekurrierende Bronchopneumonien eines begrenzten Lungenabschnittes sowie regionale Überblähungszonen werden
bei angeborenen bronchopulmonalen Fehlbildungen, bei intra- und extrabronchialen
Tumoren und bei Bronchuskompressionen unterschiedlicher Ätiologie gefunden. Perforationen tuberkulöser Lymphknoten in das Bronchiallumen können die Symptome
einer Fremdkörperaspiration imitieren. Diese Komplikation, die inzwischen sehr selten geworden ist, tritt besonders bei der Primärtuberkulose im Säuglings- und Kleinkindesalter auf.

Die Vielzahl der Differentialdiagnosen und die oft uncharakteristischen klinischen
Symptome und Befunde, besonders bei chronischer Fremdkörperaspiration, machen
es verständlich, daß Szekely u. Farkas [5] schreiben; "Foreign body aspiration is
taken into account, as a rule in every chronic nonspecific lung disease of childhood".

Fremdkörper im Ösophagus können ähnlich akute klinische Symptome verursachen und zu einer akuten Dyspnoe besonders dann führen, wenn sie aufgrund ihrer Größe die benachbarte Trachea einengen. Meist erkennt man diese voluminösen Fremdkörper durch eine Röntgenaufnahme der Halsweichteile im posterior-anterioren und im seitlichen Strahlengang. Leitsymptom ist die Dysphagie und die Hypersalivation.

6.6.7 Therapie

Aspirierte Fremdkörper müssen so schnell wie möglich entfernt werden. In der überwiegenden Mehrzahl der Fälle gelingt das schon bei der ersten endoskopischen Untersuchung. Besteht gleichzeitig eine eitrige Bronchopneumonie, sollte die antibiotische Therapie vorausgehen, sofern der klinische Zustand das erlaubt. Nie darf die Extraktion erzwungen werden. Verkeilte Fremdkörper oder peripher gelegene Gegenstände, die nicht unter Sicht gefaßt werden können, müssen chirurgisch entfernt werden: Lobektomie, Segmentresektion, evtl. nur Bronchotomie. Die Extraktion bei chronischer Fremdkörperaspiration kann sehr schwierig sein; dies hängt ab von den lokalen Schädigungen, wie Ulzerationen, poststenotische eitrige Entzündungen oder Fremdkörpergranulom. Eventuell gelingt die Extraktion erst, wenn nach Diagnosestellung über mehrere Tage antibakteriell und antiinflammatorisch behandelt wurde (z. B. auch Behandlung mit Steroidpräparaten) oder wenn während der ersten Bronchoskopie das Granulom so weit abgetragen werden konnte, daß nachfolgend bei einer zweiten Untersuchung der Fremdkörper besser gefaßt werden kann (v. a., wenn inzwischen durch die oben genannte Therapie die lokalen Schwellungen zurückgegangen sind). Mitunter muß nach Extraktion bei einer weiteren Bronchoskopie restliches granulomatöses Gewebe abgetragen werden.

Nach erfolgreicher Extraktion wird sorgfältig das gesamte Bronchialsystem untersucht und, wenn nötig, gründlich gereinigt.

Die Nachbehandlung hängt ab von der Zeit, die zwischen Aspiration und Extraktion liegt, von der Art des Fremdkörpers und den durch ihn verursachten Sekundärveränderungen. Kann der Fremdkörper innerhalb von 24–48 h ohne Komplikationen entfernt werden, ist eine spezielle Nachbehandlung nicht notwendig. Meist genügt noch für 1–3 Tage eine physikalische Therapie mit Inhalationen und Abklopfdrainage. Bei vegetabilen Fremdkörpern, besonders Brotkrumen, Getreideähren, aufgebissenen Sonnenblumenkernen, die zusätzlich aufgrund ihrer Oberflächenbeschaffenheit die Schleimhaut leicht lädieren können, ist eine sofortige antibiotische Therapie für 8–10 Tage indiziert (z. B. Cotrimoxazol oder Cefaclor). Die antibiotische Therapie ist immer bei chronischer Fremdkörperaspiration indiziert, wobei möglichst gezielt nach Antibiogramm aus dem endoskopisch abgesaugten Material behandelt werden sollte. Die Dauer dieser Behandlung ist umstritten und wird von den lokalen Veränderungen abhängig sein (Bronchopneumonie, Atelektase usw.). Auch nach erfolgreicher bronchologischer Extraktion eines chronisch aspirierten Fremdkörpers ist die mukoziliare Selbstreinigung im befallenen Bronchusabschnitt stark behindert, mitunter irreparabel geschädigt. Die zu erwartende Sekretstase in diesem Bezirk rechtfertigt auch eine längerfristige antibiotische Behandlung, z. B. über 3–6 Wochen, wobei diese Indikation wiederum abhängig ist von lokalen wie auch allgemeinen Entzündungszeichen. Bei chronischer Fremdkörperaspiration ist die physikalische Therapie nach Extraktion notwendig, meist über Monate. Die weiteren Entscheidungen hängen dann von den Kontrolluntersuchungen ab (s. 6.6.8).

Bei suppurativen Lungenerkrankungen durch aspirierte Fremdkörper können Problemkeime, wie Anaerobier oder Aktinomyzeten, erhebliche diagnostische und therapeutische Probleme machen. Diese mögliche Mischinfektion rechtfertigt bei eitrigen Komplikationen frühzeitig den Einsatz von Antibiotika mit breitem Wirkungsspektrum. Diese komplizierten bakteriologischen Verläufe werden besonders nach Aspiration von Brotkrumen, Grashalmen, Getreideähren und angekauten Kernen beobachtet.

Die wirkungsvollste Therapie ist natürlich die Prophylaxe. Für Säuglinge und Kleinkinder sollten keine Gegenstände erreichbar sein, die aspiriert werden können, auch dann nicht, wenn sie beaufsichtigt zu sein scheinen. Das gilt besonders für Erdnüsse. Die aufklärende Information von Eltern, aber auch Pflegepersonal in Krankenhäusern und Kinderkrippen, muß immer wiederholt werden.

6.6.8 Komplikationen und Prognose

Die akuten Komplikationen wurden in 6.6.4 beschrieben. Hier soll auf die Spätfolgen einer Fremdkörperaspiration eingegangen werden, auf die Entwicklung von Bronchusstenosen und Bronchiektasen. Bei akutem Verlauf und rascher komplikationsloser Extraktion sind bleibende Schäden in der Regel nicht zu erwarten. Die Frage, ob in diesen Fällen 1–2 Wochen später noch eine Röntgenkontrolle des Thorax durchgeführt werden muß, wird kontrovers diskutiert. Sicher ist diese Entscheidung abhängig vom aktuellen Ereignis, davon, ob akute Komplikationen auftraten und/oder ob weiterhin klinische Symptome vorliegen (z. B. Husten). Eventuell gibt die nuklearmedizinische Untersuchung bessere Informationen (regionale Funktionsuntersuchung). Bei chronischer Fremdkörperaspiration ist auch nach erfolgreicher Entfernung des Fremdkörpers die Überwachung des Kindes weiterhin notwendig. Bei Fremdkörpern, die länger als 2–4 Wochen im Bronchuslumen lagen, ist so gut wie in jedem Fall mit destruierenden bronchopulmonalen Veränderungen zu rechnen [4]. Bestehen keinerlei klinische Symptome, wird 6–8 Wochen nach der Extraktion eine Ventilations-Perfusions-Szintigraphie durchgeführt und bei fehlenden pathologischen Befunden evtl. 1 Jahr später wiederholt. Ergibt diese erste Kontrollszintigraphie aber Hinweise auf eine Bronchusstenose oder Bronchiektasie, wird eine Bronchoskopie und Bronchographie empfohlen, auch bei fehlendem Röntgenbefund und fehlenden klinischen Symptomen. Eventuell können bei dieser Nachuntersuchung noch Granulationen oder Sekretpfröpfe entfernt werden. Das Ausmaß der Schädigung wird damit objektiviert, die weitere Überwachung des Kindes in einer Spezialambulanz vorgesehen. Werden bereits bronchiektatische Veränderungen festgestellt, ist eine Restitution nicht mehr zu erwarten; in Abhängigkeit vom weiteren klinischen Verlauf kann eine spätere Resektion der betroffenen Lungenabschnitte notwendig sein (6.2). Bronchusdilatationen dürfen nicht mit zylindrischen Bronchiektasen verwechselt werden. Sie bilden sich meist zurück, wenn rezidivierende bakterielle Infektionen in diesem Lungenabschnitt vermieden werden können. Das gilt auch für den Nachweis narbiger Stenosen, die in Abhängigkeit vom Ausmaß mit dem Älterwerden des Kindes ihre funktionelle Bedeutung verlieren können. Bei 17 Kindern mit chronischer Fremdkörperaspiration, die von Szekely u. Farkas [5] nachbronchographiert wurden, zeigten 9 Kinder Bronchiektasen. Das veranschaulicht, wie sehr bei begründetem Verdacht auf Fremdkörperaspiration unverzüglich die notwendige Diagnostik und Therapie durchgeführt werden soll, um bleibende Spätschäden zu verhindern.

Literatur

1. Aytac A, Yurdakul Y, Ikizler C, Olga R, Aylam A (1977) Inhalation of foreign bodies in children. Report of 500 cases. J Thorac Cardiovasc Surg 74:145
2. Kim JG, Brummitt WM, Humphry A (1973) Foreign body in the airway: a review of 202 cases. Laryngoscope 83:347
3. Leonidas JC, Stober JL, Rodauskyi AZ, Abramson AL (1973) Radio nuclide lung scanning in the diagnosis of endobronchial foreign bodies in children. J Pediatr 83:628
4. Strome M (1977) Tracheobronchial foreign bodies: an updated approach. Ann Otol Rhinol Laryngol 86:649
5. Szekely E, Farkas E (1978) In: Pediatric bronchiology. Akadémiai Kiadó, Budapest, p 352
6. Thal W (1972) Kinderbronchologie. Barth, Leipzig

7 Mukoviszidose (zystische Fibrose)

U. Stephan und H. G. Wiesemann

7.1 Definition

Die Mukoviszidose oder zystische Fibrose (CF) ist eine erbliche Erkrankung, die sich an exokrinen Drüsen manifestiert und eine abnorme Zusammensetzung des Sekrets zur Folge hat. Von besonderer Bedeutung ist dabei die vermehrte Sekretviskosität, die zu einer Verlegung der sekretabführenden Wege in Drüsen bzw. drüsentragenden Organen führt.

Der eigentliche Defekt ist unbekannt.

7.2 Genetik

Die Erkrankung wird autosomal-rezessiv vererbt, d.h. daß die Eltern phänotypisch gesunde, heterozygote Merkmalträger sind. Die Inzidenz in der weißen Rasse liegt in Mitteleuropa und in den USA bei einem Erkrankungsfall auf 2000 Neugeborene. Das bedeutet eine Heterozygotenhäufigkeit von ca. 5%. Aus dieser Zahl ist zu errechnen, daß in der BRD etwa jede 400. Ehe eine Ehe zwischen heterozygoten Merkmalsträgern ist, aus der kranke Kinder hervorgehen können. In den anderen Rassen ist die Häufigkeit deutlich geringer. Sie beträgt bei Schwarzen in den USA 1:17000, in der gelben Rasse etwa 1:90000. In umschriebenen Regionen kann sie noch höher als in der weißen europäischen und amerikanischen Bevölkerung liegen; so wird aus Südwestafrika bei Nachkommen der Buren eine Inzidenz von 1:620 mitgeteilt [21].

7.3 Pathoanatomie

Bei der Mukoviszidose zeigen Organe, die muköse oder seromuköse Drüsen tragen, im Laufe des Lebens progrediente morphologische Veränderungen; diese Veränderungen führen zu Funktionsstörungen des Gesamtorgans, die das klinische Symptombild charakterisieren.

7.3.1 Lunge

Bei der Geburt ist die Lunge morphologisch normal. Meist wird in den ersten Lebenswochen bereits eine Hypertrophie der submukösen Drüsen und eine Hyperplasie der

Becherzellen sowie eine Erweiterung der alveolentragenden Räume sichtbar. Frühzeitig sind Zeichen der Infektion und Hypersekretion zu erkennen. Die entzündlichen Veränderungen greifen im weiteren Verlauf auf die gesamte Bronchialwand über, worauf das entstehen von Bronchiektasen resultiert. Die Retention von viskösem Schleim und entzündlichem Sekret führt zu disseminierten Obstruktionen der Bronchien. In den den obstruierten oder obturierten Bronchien nachgeschalteten Parenchymteilen treten emphysematische Erweiterungen bzw. Atelektasen und Fibrosen auf [14, 20].

7.3.2 Pankreas

Das Pankreas ist bei der Geburt ebenfalls morphologisch normal. In den ersten Lebenswochen werden zunächst im Lumen der Acini und der Schaltstücke Ausfällungen sichtbar, die offenbar zu einem Sekretstau und nachfolgend zu einer Atrophie der Drüsenepithelien und des umgebenden Parenchyms führen. Die Sekretretention hat im weiteren Verlauf die Bildung von großen Zysten mit fibrotischem Umbau des Gesamtorgans zur Folge – Veränderungen, die dem Krankheitsbild den Namen gaben.

7.3.3 Andere Organe

Die abnorme Sekretzusammensetzung führt zu einer Störung der Nasennebenhöhlendrainage mit Sekretretention bei fast allen Patienten; etwa jeder 5. Patient hat zudem Schleimhautpolypen der Nasennebenhöhlen oder des Nasenganges. Die Viskosität des Zervikalschleims ist erhöht; die zyklusbedingten Viskositätsschwankungen lassen sich nicht nachweisen. Bei männlichen Patienten besteht fast immer eine Atrophie und Fibrose der Nebenhoden und der Samenbläschen, durch die sich die Infertilität der männlichen Patienten erklärt. In der Leber kann die Obstruktion der kleinen Gallenwege zu einer biliären Zirrhose führen; fast alle Patienten haben eine Leberzellverfettung. Die Schweißdrüsen sind anatomisch normal.

7.4 Pathophysiologie

7.4.1 Lunge

Die pathologischen Veränderungen der Lunge führen zunächst zu einer Ventilationsverteilungsstörung. Sie manifestiert sich zuerst in einem Abfall des arteriellen pO_2. Durch Zunahme der obstruktiven Veränderungen in den kleinen Bronchien, bedingt durch Hypersekretion und Mukosaverdickung sowie durch Verminderung der mechanischen Stabilität der Bronchialwand, kommt es bei fortschreitender Erkrankung zu einer Verminderung der maximalen exspiratorischen Flußrate. Obstruktion und Parenchymverlust durch Fibrose führen im mittelschweren Stadium der Erkrankung zu einer Einschränkung der Vitalkapazität. Im mittleren und fortgeschrittenen Stadium ist der Atemwegswiderstand bei Ruheatmung bei vielen Patienten mäßiggradig erhöht. Die chronische Hypoxie führt zu einer Rechtsherzhypertrophie [3, 5, 8, 20].

7.4.2 Pankreas

Die exokrine Pankreasfunktion ist in 85% der Fälle bereits im Neugeborenenalter beeinträchtigt; dies zeigt sich v. a. in einer Störung der Fettverdauung; die Verminderung der eiweißspaltenden Fermente ist klinisch weniger relevant. Zu einer Beeinträchtigung der endokrinen Funktion kommt es erst in einem fortgeschrittenen Stadium der Erkrankung bei fibrotischem Umbau des Gesamtorgans.

7.4.3 Schweißdrüsen

Der Natrium-, Chlorid- und Kaliumgehalt des Schweißes ist erhöht, weil die Rückresorption der genannten Elektrolyte bei der Passage durch die Ausführungsgänge der Schweißdrüse gestört ist.

7.5 Ätiologie

Der Sitz der Erkrankung sind die exokrinen Drüsen des Körpers. Der Mechanismus, der letztendlich dazu führt, daß die verschiedenen Sekrete abnorm zusammengesetzt sind, ist unbekannt. Es wurde eine große Zahl von Partialstörungen des Sekretionsvorganges beschrieben; ein gemeinsamer Nenner für die Störung konnte bisher nicht formuliert werden. Untersuchungen zur Pathogenese der Mukoviszidose gingen von verschiedenen Ansätzen aus:

7.5.1 Untersuchung von humoralen Faktoren

Serum, Speichel und Schweiß von CF-Patienten enthalten eine Substanz, die an der Funktion der exokrinen Drüsen Gesunder Veränderungen verursacht, die denen bei zystischer Fibrose gleichen. An der Kaninchentrachea führt Kontakt mit Plasma von CF-Patienten zu Ziliendyskinesie und vermehrter Schleimproduktion. Dieser ziliotoxische Faktor läßt sich auch im Überstand von CF-Zellkulturen nachweisen. Die Zilienmotilität und Zilienstruktur an sich ist bei CF-Patienten normal [20]. Einbringen von Schweiß von CF-Patienten in die Schweißausführungsgänge von Gesunden führt zu einer Hemmung der Natriumreabsorption.

7.5.2 Untersuchung der physikochemischen Eigenschaften der Sekrete

Es wurde festgestellt, daß der Gehalt der verschiedenen Sekrete an Wasser, Salzen und Eiweiß abnorm ist; einen Beitrag zur Klärung der Pathogenese konnten diese Untersuchungen nicht liefern.

7.5.3 Untersuchungen an Zellkulturen

Untersuchungen an Zellkulturen, die auf den Nachweis von abnormen Zellbestandteilen, Zellwandbestandteilen oder abnormen Membranleistungen abzielten, erbrachten keine einheitlichen Ergebnisse.

7.5.4 Untersuchungen des autonomen Nervensystems

Vermutungen, daß die abnorme Sekretzusammensetzung durch eine Fehlfunktion des autonomen Nervensystems bedingt sein könnte, haben sich nicht bestätigt (Literatur bei [19]).

7.6 Klinik

Beim Säugling sind die Leitsymptome der zystischen Fibrose chronischer Husten, chronischer Durchfall und Gedeihstörung. Der Husten tritt oft anfallsweise, meist nachts auf und ist insofern keuchhustenähnlich. Die Stühle sind voluminös, von breiiger Konsistenz und fettglänzend.

Das klinische Bild wird im weiteren Leben im wesentlichen vom Ausmaß der Lungenveränderungen bestimmt. Durch Obstruktion der kleinen Bronchien kommt es zu einer zunehmenden Lungenüberblähung mit hypersonorem Klopfschall, Faßthorax und BWS-Kyphose. Bei der Auskultation findet man ein leises Atemgeräusch und mittel- und grobblasige Rasselgeräusche wechselnden Ausmaßes. Vor allem bei entzündlichen Exazerbationen wird vermehrt eitriges Sputum expektoriert. Zeichen der respiratorischen Insuffizienz sind Zyanose, Uhrglasnägel, Trommelschlegelfinger und Belastungsdyspnoe. Im fortgeschrittenen Stadium der Erkrankung besteht in einem hohen Prozentsatz ein Cor pulmonale; dieses ist eng korreliert mit dem Ausmaß der Hypoxie und geht mit dem Grad der Lungenfunktionseinschränkung parallel [22, 15, 16].

In den meisten Fällen ist das exokrine Pankreas funktionslos. Die Folge ist eine Störung der Eiweiß- und v. a. der Fettverdauung mit Fett- und Eiweißverlust im Stuhl. Die Funktion des Inselzellapparates – erkennbar an einem abnormen Glukosetoleranztest – ist in 30% der Fälle gestört. Ein manifester Diabetes mellitus besteht in 1– 2% aller Mukoviszidosepatienten und in 13% der über 25jährigen.

Bei den über 20jährigen sieht man in 10% eine biliäre Zirrhose als Folge der Sekretobstruktion in den kleinen Gallenwegen. In Einzelfällen, bei minimaler Lungenbeteiligung, kann die biliäre Zirrhose das führende Symptom sein. Die Zirrhose kann zu Synthesestörungen der Leber mit Koagulopathie sowie portaler Hypertension und Ösophagus- sowie Fundusvarizen führen. Eine klinisch relevante Leberbeteiligung besteht in 2% der CF-Patienten [12].

In Abhängigkeit von der Schwere der Maldigestion sowie der Hypoxie besteht eine Dystrophie mit Verminderung des Unterhautfettgewebes, geringem Muskelansatz und vorgewölbtem Abdomen. Die Pubertät tritt v. a. bei ausgeprägter Dystrophie verzögert ein. Der Grad der Dystrophie hat einen wesentlichen Einfluß auf die Gesamtprognose [11]. Von Shwachman [17] wurde ein Schema zur Bewertung der klinischen Symptome ausgearbeitet (Tabelle 1). Es bietet eine Hilfe bei der aktuellen Zustandsbeurteilung sowie bei der Dokumentation des Verlaufs und der Abschätzung der Prognose.

Beispiel

12 Jahre altes Mädchen; nach eigenen Angaben normale körperliche Leistungsfähigkeit; nimmt regelmäßig am Schulsport teil. Morgens und nach körperlicher Anstrengung produktiver Husten. Normale Stuhlbeschaffenheit.

Tabelle 1. Shwachman-Score. Das Schema beurteilt Allgemeinzustand, klinischen Befund, Ernährungszustand und Ausmaß der radiologisch nachweisbaren Lungenveränderungen. Die Schwere der Veränderungen wird mit Punkten angegeben, wobei jede Kategorie maximal 25 Punkte haben kann. Die Gesamtbeurteilung ergibt sich aus der Gesamtsumme

Punkte	Allgemeinbefinden	Klinischer Befund	Ernährung	Thoraxröntgenbefunde
25	Normale Aktivität, regelmäßiger Schulbesuch	Normal, kein Husten, normale Atemfrequenz, normaler Auskultationsbefund	Gewicht und Länge über der 25. Percentile, geformte Stühle, gute körperliche Konstitution	Normales Lungenbild
20	Verminderte Ausdauer, ermüdet am Abend, regelmäßiger Schulbesuch	Ruhepuls und Atemfrequenz normal, gelegentlich Husten oder Räuspern, keine Trommelschlegelfinger, normaler Auskultationsbefund, minimales Emphysem	Gewicht und Länge zwischen der 15. und 25. Percentile, Stuhlbeschaffenheit meist normal, ausreichende Muskelmasse und -tonus	Geringfügige Betonung der bronchovaskulären Zeichnung; angedeutetes Emphysem
15	Ermüdet bei Alltagsbelastung, ausreichender Schulbesuch	Gelegentlicher morgendlicher Husten, Atemfrequenz leicht erhöht, leichtes Emphysem, verschärftes Atemgeräusch, vereinzelt Rasseln, Uhrglasnägel	Gewicht und Länge zwischen der 3. und 15. Percentile, voluminöse Stühle von verminderter Konsistenz, geringfügige Vorwölbung des Abdomens, schlechter Muskeltonus mit reduzierter Muskelmasse	Leichtes Emphysem, kleinfleckige Atelektasen, deutliche bronchovaskuläre Zeichnung
10	Hauslehrer, Dyspnoe nach kurzer Laufstrecke, muß sich häufig ausruhen	Häufiger, meist produktiver Husten, mäßiges Emphysem, Thoraxdeformierung, Rasselgeräusch, deutliche Trommelschlegelfinger	Gewicht und Länge unterhalb der 3. Percentile, voluminöse, fetthaltige Stühle von verminderter Konsistenz, reduzierte Muskelmasse, Muskelschwäche, mäßige abdominelle Vorwölbung	Deutliches Emphysem, ausgeprägte, kleinfleckige Atelektasen und bronchopneumonische Infiltrate, geringe Bronchiektasenbildung
5	Orthopnoe, nur noch minimale körperliche Belastbarkeit	Schwere Hustenattacken, Tachypnoe und Tachykardie, ausgeprägter Auskultationsbefund, Zeichen des Rechtsherzversagens, ausgeprägte Trommelschlegelfinger	Ausgeprägte Dystrophie, erheblich vorgewölbtes Abdomen, Rektumprolaps, häufige Entleerung von massigen, fetthaltigen Stühlen	Ausgeprägte Veränderungen mit ausgedehnten bronchopulmonalen Infiltraten, lobäre Atelektasen, Bronchiektasen

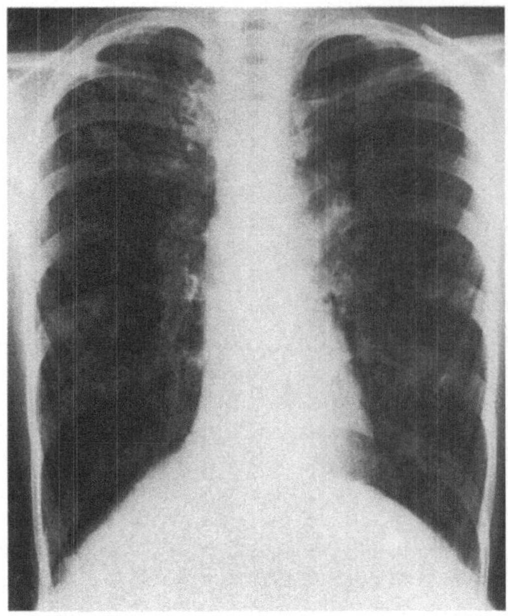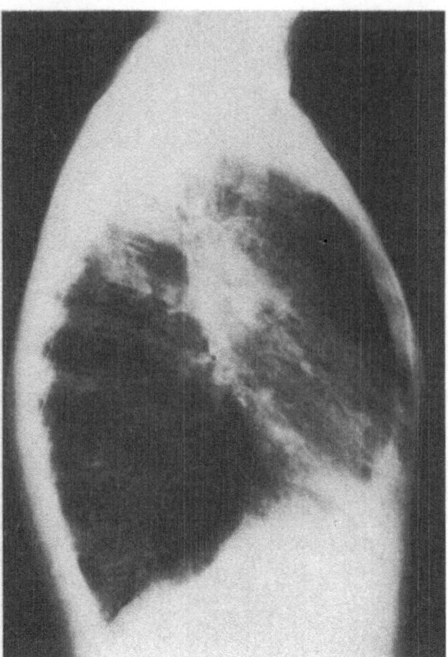

Abb. 1. 15 jähriges Mädchen mit CF, Thoraxaufnahme in zwei Ebenen; tiefer Thorax, Kyphose der Brustwirbelsäule. Ausgeprägte Lungenüberblähung beiderseits mit steil verlaufenden Zwerchfellkuppen. Diffus vermehrte Lungenzeichnung, streifig-fleckige Verdichtungen vorwiegend im rechten Oberlappen. Schmale Herzfigur

Untersuchungsbefunde

Klinisch:	Gewicht: 3. Percentile, Länge 50. Percentile; Pubertätsmerkmale entsprechend Tanner I; über der Lunge vereinzelt feuchte Rasselgeräusche, hypersonorer Klopfschall; keine Uhrglasnägel; Leber weich, nicht vergrößert.
Labor:	BSG normal; Transaminasen normal.
Lungenfunktion:	Vitalkapazität 69% der Norm, Einsekundenkapazität 47% der Norm, Atemwegswiderstand 150% der Norm und thorakales Gasvolumen 208% der Norm.
Ergometrie: ·	Maximalleistung bei progressiver Belastung 67% der Norm, relativ hoher Puls bezogen auf die Belastungsstufe, überproportionaler Anstieg der Ventilation.
Röntgen:	Erhebliche Überblähung der Lunge; verstärkte Bronchialzeichnung; keine peripheren Verdichtungen (s. Abb. 1).

Das Kind ist mit einem Shwachman-Score von 84 in einem guten Zustand; der Zustand liegt deutlich über dem des Altersdurchschnitts.

7.7 Komplikationen

7.7.1 Hämoptysen

Viele Patienten berichten über Blutauflagerungen auf dem Sputum. Die Häufigkeit und Intensität nimmt mit der Schwere des Lungenbefalls zu. Meist treten Hämoptysen im Gefolge einer akuten bakteriellen Exazerbation der CF auf. Eine besondere Behandlung dieser Art von Hämoptysen ist – abgesehen von einer Intensivierung der antibiotischen Therapie – nicht erforderlich. Bei massiven Hämoptysen mit Expektoration von mehr als 15 ml Blut ist eine stationäre Behandlung angezeigt. Eine lokale Blutstillung mittels Bronchoskopie oder Embolisierung von zuführenden Bronchialarterien wird empfohlen [6].

7.7.2 Pneumothorax

Der Pneumothorax ist eine Komplikation, die v. a. bei Adoleszenten und Erwachsenen mit einer Häufigkeit von 10–20% auftritt. Meist beginnt er plötzlich mit Schmerzen, Dyspnoe und vermehrter Zyanose, gelegentlich allmählich, wobei er zu einer langsamen Verschlechterung der Lungenfunktion führt. Ursachen sind: Platzen von Emphysemblasen, die meist in den Lungenspitzen liegen, und bronchiale Fisteln nach pleuranahen Abszessen. Therapeutisch kommen zunächst eine Saugdrainage oder operativer Verschluß der bronchialen Fistel in Frage; bei Rezidiven ist manchmal eine Pleurektomie oder Resektion von Lungenteilen, die Emphysemblasen tragen, erforderlich. Verödung der Pleura durch Instillation von NaOH oder Quinacrine haben sich wegen erheblicher Nebenwirkungen, Nadelpunktionen wegen unzureichender Wirkung nicht bewährt.

7.7.3 Atelektasen

Verschluß eines Segment- oder Lappenbronchus führt zur Segment- bzw. Lobäratelektase. Die akuten klinischen Symptome sind meist minimal. Atelektasen treten meist im Säuglings- und im Kleinkindesalter auf und gelten als schlechtes prognostisches Zeichen im Hinblick auf den Gesamtverlauf. Die wichtigste therapeutische Maßnahme ist eine Intensivierung der Physiotherapie. Bronchoskopisches Absaugen kann versucht werden; leider gelingt die bleibende Wiederbelüftung nach Sekretabsaugung nur selten. Atelektasen treten besonders bei akuter Dehydratation, wie sie im Rahmen einer Gastroenteritis im Säuglingsalter entstehen kann, auf.

7.7.4 Pneumallergien

Verschiedene Untersucher fanden bei Patienten mit CF gehäuft Manifestationen einer Pneumallergie mit chronischer Rhinitis und Asthma bei im Hauttest nachgewiesener Sensibilisierung gegen allgemeine Pneumallergene. Als Ursache für das gehäufte Auftreten wird eine erleichterte Sensibilisierung in Folge der chronischen Läsionen der Bronchialmukosa einerseits und eine genetische fixierte Kombination von Atopie und CF andererseits diskutiert. Bei nachgewiesener Pneumallergie ist eine entsprechende zusätzliche Therapie erforderlich.

7.7.5 Salzverlust und Exsikkose

Bei Aufenthalt in heißer Umgebung kann es v. a. bei Säuglingen und Kleinkindern durch Salzverlust im Schweiß zu einer erheblichen Hyposaliämie und Exsikkose kommen. Vor allem in der heißen Jahreszeit ist daher eine zusätzliche Flüssigkeits- und Kochsalzzufuhr erforderlich.

7.7.6 Mekoniumileus

In etwa 8–10% aller Patienten findet sich bereits im Neugeborenenalter eine akut lebensbedrohliche Komplikation: der Mekoniumileus. Dabei kommt es zu einer Unwegsamkeit, meist des Dünndarms, durch pechartig zähes Mekonium. In einem Teil der Fälle kann es bereits intrauterin zu einer Darmperforation und einer konsekutiven sterilen Peritonitis kommen. Klinische Hinweise auf das Bestehen eines Mekoniumileus sind: fehlender Mekoniumabgang, Blähung des Abdomens, v.a. im Oberbauchbereich. Bei der Röntgenuntersuchung sieht man stark geblähte Dünndarmschlingen, teilweise mit Spiegelbildung. Der untere Dünndarm sowie der Dickdarm können luftleer sein. Die sterile Mekoniumperitonitis kann zu ausgeprägten feinen Verkalkungen im Abdominalbereich führen. Wird ein Kontrasteinlauf vorgenommen, stellt sich das leere Kolon als dünner Strang (Mikrokolon) dar. Mit Hilfe dieses diagnostischen Kontrasteinlaufes läßt sich bei einem Teil der Fälle bereits ein therapeutischer Erfolg erzielen: bei Benutzung von Gastrografin (76%) kommt es durch die Hyperosmolarität des Kontrastmittels zu einem massiven Wassereinstrom in den Darm, der manchmal zu einer Verdünnung des Mekoniums und zu einer Lösung des Ileus führt.

7.7.7 Rektumprolaps

Dies ist eine typische Komplikation des Kleinkindesalters; man findet sie in 20–30% der Erkrankten ohne ausreichende Therapie. Durch optimale Pankreasenzymsubstitution und eine angepaßte Diät läßt sich diese Komplikation vermeiden.

7.7.8 Mekoniumileusäquivalent

In jedem Lebensalter können, bedingt durch Eindickung des Darminhalts, Symptome der Darmunwegsamkeit wie Schmerzen, Koliken bis zum Vollbild des obstruktiven Ileus auftreten. In neueren Publikationen wird der Begriff „Syndrom der distalen Darmobstruktion" favorisiert, wobei dem im Hinblick auf das Mekoniumileusäquivalent erweiterten klinischen Bild eine Häufigkeit von 10% – bezogen auf alle Patienten mit CF – zugesprochen wird. Als auslösende Faktoren gelten v.a. abrupte Veränderungen der Pankreasenzymsubstitution sowie bronchopulmonale Infekte [12].

7.8 Laborbefunde

Das entscheidende Kriterium für die Diagnose der Mukoviszidose ist der Nachweis einer erhöhten Kochsalzkonzentration im Schweiß. Die Schweißproduktion wird stimuliert durch die Pilocarpiniontophorese an der Innenseite des Unterarms. Der Schweiß kann in einem Mulläppchen oder einer Plastikschale aufgefangen werden. Bei sorgfältiger Durchführung reicht die Bestimmung von Natrium oder Chlorid aus. Chloridwerte von mehr als 70 mval/l beweisen das Vorliegen einer Mukoviszidose. Leitfähigkeitsmessung des Schweißes ist wegen der Ungenauigkeit der Methode obsolet [18]. Bei Ödemen kann die Kochsalzkonzentration erniedrigt sein; die Kochsalzkonzentration kann bei verschiedenen Krankheiten erhöht sein (Tabelle 2 [22]).

Tabelle 2. Zusammenstellung von Erkrankungen, bei denen die NaCl-Konzentration im Schweiß abnorm hoch sein kann. (Nach Wood et al. [22])

Unbehandelte Nebennierenrindeninsuffizienz
Ektodermale Dysplasie
Hereditärer nephrogener Diabetes insipidus
Glukose-6-Phosphatase-Mangel
Pupillotonie, Hyporeflexie und segmentale Hyperhidrosis mit autonomer Dysfunktion
Hypothyreoidismus
Mukopolysaccharidosen
Unterernährung
Fucosidose

Die Beeinträchtigung der Lungenfunktion läßt sich durch verschiedene Methoden nachweisen. Die sensibelste Methode ist die Bestimmung des arteriellen Sauerstoffpartialdrucks. Die Spirometrie erlaubt eine ausreichende Dokumentation der Lungenfunktionseinschränkung. Vitalkapazität, Einsekundenkapazität und mittelexspiratorischer Fluß gehen mit dem Fortschreiten der Lungenerkrankung parallel; der mittelexspiratorische Fluß hat sich als geeigneter Parameter für die Verlaufsbeurteilung erwiesen. Atemwegswiderstand, Lungendehnbarkeit und Stickstoffauswaschkinetik sind Partialfunktionen, die im Verlauf der Erkrankung eine progrediente Beeinträchtigung erfahren. Die Messung dieser Funktionen hat sich in der Routinepraxis nicht bewährt, da die Meßergebnisse in kurzen Zeiträumen starken Schwankungen unterworfen sind, und da die Durchführung der Messung sehr aufwendig ist [3, 5].

Bakteriologische Sputumuntersuchungen sollten am gewaschenen Sputum durchgeführt werden. Bei Kleinkindern ist normalerweise nur ein Rachenabstrich nach einem Hustenstoß ("cough swab") möglich. Für die Interpretation der Ergebnisse gilt immer der Vorbehalt, daß das expektorierte Sputum nicht unbedingt die Bakterienbesiedlung in den intrathorakalen Atemwegen repräsentieren muß. Fast immer lassen sich schon zu einem frühen Zeitpunkt der Erkrankung pathogene Keime nachweisen. Es sind dies in absteigender Häufigkeit Staphylococcus aureus haemolyticus, E. coli, Klebsiellen und Haemophilus influenzae. Im Laufe der Erkrankung kommt es fast gesetzmäßig zu einer Besiedlung des Bronchialsystems mit Pseudomonas aeruginosa, und zwar überwiegend mit der mukoid wachsenden Form. Es kommt bei Patienten mit Mukoviszidose zu einer Selektion dieser Form, die sonst weniger als 1% des Spektrums der menschenpathogenen Pseudomonasformen ausmacht. In späteren Erkrankungsphasen sind häufig Besiedlungen des Bronchialsystems mit Pilzen, meist Aspergillus fumigatus, nachweisbar; dies ist in der Regel ohne klinische Bedeutung. Der γ-Globulin-Spiegel im Serum ist meist erhöht; er ist um so höher, je schwerer das Krankheitsstadium nach klinischen Kriterien ist. Der erhöhte Spiegel wird den chronischen Luftwegsinfektionen zugeschrieben.

Die Untersuchung hepatozellulärer Enzyme, der alkalischen Phosphatase, des Serumalbumingehalts, der Gerinnungsfaktoren und des Glukosespiegels in Serum und Urin sollte in regelmäßigen Abständen, wobei sich die Häufigkeit nach dem Stadium der Erkankung richten sollte, durchgeführt werden, um Komplikationen von seiten der Intestinalorgane rechtzeitig zu erfassen. Sonographische Untersuchungen lassen Strukturveränderungen der Leber frühzeitig erkennen.

7.9 Röntgenbefunde

Die Röntgenbefunde variieren außerordentlich stark, entsprechend der Schwere des klinischen Krankheitsbildes. Sie können in frühen Phasen der Erkrankung fehlen. Später finden sich zunächst Zeichen einer Bronchitis und Peribronchitis, darüber hinaus mehr und mehr fleckige Verschattungen in der Peripherie im Sinne von bronchopneumonischen Infiltrationen. Hinzu kommt eine allgemeine, aber auch regionale Überblähung, so daß das Bild einer Wabenlunge entstehen kann. Bronchiektasen treten im Laufe der Erkrankung hinzu. Von den Komplikationen, die auf dem Röntgenbild erkannt werden, seien Atelektase und Spontanpneumothorax genannt. Bei der radiologischen Untersuchung der Nasennebenhöhlen sieht man praktisch immer eine totale Verschattung der paranasalen Sinus. Chrispin u. Norman [1] haben ein Bewertungsschema der Röntgenveränderungen der Lunge angegeben.

7.10 Screening

Seit mehreren Jahren ist eine Screeningmethode bekannt, mit der man durch Nachweis einer erhöhten Albuminkonzentration im Mekonium (BM-Test Mekonium) die Verdachtsdiagnose einer Mukoviszidose schon vor dem Auftreten klinischer Symptome, d. h. am ersten oder zweiten Lebenstag, stellen kann. Beim BM-Test Mekonium wird eine kleine Mekoniumprobe auf einen Teststreifen aufgebracht und in ein Reagenzglas mit Wasser gestellt. Durch aufsteigende Chromatographie kommt es zu einer tiefblauen Verfärbung, wenn der Albumingehalt höher als 20 mg/g Trockensubstanz Mekonium ist. Der Vorteil dieser Methode ist der niedrige Preis und die Praktikabilität. Ihr Nachteil liegt in der Tatsache, daß nur bei etwa 80% aller Patienten eine erhöhte Albuminkonzentration im Mekonium nachweisbar ist, zum anderen darin, daß es, vorwiegend durch Ablesefehler bei unerfahrenen Schwestern, zu falsch-positiven Resultaten kommt. Es ist zu hoffen, daß mit einem neu entwickelten Test, der auf dem Nachweis von Trypsin im Serum beruht, die Ergebnisse von Screeninguntersuchungen verbessert werden können (IRT = immunreaktives Trypsin). Bei Säuglingen mit CF ist in den ersten Lebenswochen der Trypsinspiegel im Serum erhöht. Man nimmt an, daß Mikroläsionen im Bereich der Drüsenepithelien den Durchtritt von Trypsin in das Interstitium erlauben. Bei fortschreitender Schädigung ist die Trypsinsynthese insgesamt vermindert, so daß der Trypsinspiegel im Serum wieder abfällt. Der Vorteil dieses Tests ist, daß er an einem auf Filterpapier getrockneten Blutstropfen durchgeführt werden kann, was eine organisatorische Durchführung parallel zum Guthrie-Test ermöglicht [4].

7.11 Differentialdiagnose

Bei Verdacht auf Mukoviszidose ist die Diagnose durch einen Schweißtest leicht zu sichern. Wenn der Schweißtest eine Mukoviszidose ausschließt, müssen verschiedene Krankheiten differentialdiagnostisch in Erwägung gezogen werden (Tabelle 3).

Tabelle 3. Differentialdiagnose der pulmonalen Symptomatik

Rezidivierende bronchopulmonale Infektionen
– durch Alter oder Exposition bedingte Häufung viraler Infekte der intrathorakalen Atemwege
– allgemeiner oder partieller Antikörpermangel
– primäre Ziliendyskinesie
Asthma
Chronische Bronchitis
Verschiedenes (Fremdkörperaspiration, Bronchiektasen, α-1-Antitrypsin-Mangel, bronchopulmonale Mißbildungen)

Diese Krankheiten können durch genaue Anamnese, Röntgenuntersuchung der Thoraxorgane, Bronchoskopie und Bronchographie, entsprechende serologische Untersuchungen oder Untersuchung der Zilienmotilität am Nasenschleimhautpräparat sowie durch elektronenoptische Untersuchung der Zilien nachgewiesen werden. Die chronische Bronchitis und die abnorme Häufung von viralen Infektionen der intrathorakalen Atemwege können nur nach Ausschluß der oben genannten Erkrankungen diagnostiziert werden.

Bei gering ausgeprägter pulmonaler Symptomatik kann jede der genannten Komplikationen (7.7) zu differentialdiagnostischen Erwägungen Anlaß geben. Die wichtigsten Krankheiten, die in der Differentialdiagnose der intestinalen Symptome in Frage kommen, sind die Zöliakie und das Shwachman-Syndrom. Die Zöliakie kann durch Dünndarmbiopsie in Verbindung mit probatorischer Behandlung nachgewiesen werden. Das Shwachman-Syndrom ist durch die Symptome der primären Pankreasinsuffizienz, Minderwuchs und Granulozytopenie charakterisiert.

7.12 Therapie

Es gibt keine Möglichkeit, den ursächlichen Defekt bei der Mukoviszidose zu beeinflussen. Die therapeutischen Bemühungen müssen sich darauf beschränken, das Ausmaß der Organschädigung zu begrenzen und akute Verschlechterungen bzw. Komplikationen zu behandeln. Es gibt verschiedene therapeutische, genauer gesagt prophylaktische Prinzipien; da eine klinische Evaluierung der einzelnen Prinzipien mit strengen statistischen Methoden bisher zu keinen eindeutigen Ergebnissen geführt hat, bleibt das therapeutische Konzept von der persönlichen Erfahrung des einzelnen Arztes geprägt.

Entsprechend unseren pathophysiologischen Kenntnissen muß es das Hauptziel der Behandlung sein, die Ansammlung zähen Sekrets in den Atemwegen, bzw. in den Intestinalorganen, zu verhindern oder rückgängig zu machen. Folgende Therapieformen sind z. Z. gebräuchlich:

7.12.1 Gabe von oralen Mukolytika

Es ist eine größere Zahl von mukolytisch wirksamen Substanzen im Handel. Diese Medikamente sollen zu einer Verflüssigung der zähen Sekrete führen. Ob die klinisch

nachweisbare Verminderung der Viskosität Folge des Aufbrechens von Disulfidbrükken in den Glukoproteiden ist oder aber durch eine vermehrte Sekretion des wäßrigen
Anteils des Bronchialsekrets bewirkt wird, ist bisher unklar. Die größten Erfahrungen
mit der oralen Mukolyse liegen mit N-acetylcystein vor. Die Dosierung der oralen Medikation liegt je nach Alter zwischen 3×50 und 3×200 mg/Tag.

7.12.2 Inhalationstherapie

Diese Behandlungsart ist weit verbreitet. In der Regel werden mukolytisch wirksame
Substanzen wie N-acetylcystein in 10%iger Lösung benutzt. Das Problem bei dieser
Behandlungsart ist ganz allgemein, daß nur ein geringer Teil des Aerosols tatsächlich
in die Peripherie des Bronchialbaumes gelangt, während die weitaus überwiegende
Menge bereits oberhalb des Kehlkopfes niedergeschlagen wird. Wenn eine Inhalationstherapie durchgeführt wird, sollte auf jeden Fall unter Benutzung einer Nasenklemme über einen Mundtubus inhaliert werden. Bei Maskeninhalation ist der Verlust
des Aerosols im Nasen-Rachen-Raum zu groß. Ein weiteres Problem stellt die Notwendigkeit regelmäßiger Desinfektion der Inhalationsgeräte dar. Da die Patienten in
der Regel 2- bis 3mal täglich inhalieren, müssen sie unbedingt ein eigenes Inhalationsgerät zu Hause haben. Die Teile des Gerätes, die mit dem Aerosol in Kontakt kommen, sollten täglich mechanisch gereinigt werden und desinfiziert werden. Dazu eignen sich verschiedene der handelsüblichen Desinfektionsmittel.

Selbst bei Beachtung dieser Vorsichtsmaßnahmen stellt die Inhalationstherapie eine
Belastung für den Patienten dar, da sie zeitlich und finanziell aufwendig ist. Nach unseren eigenen Untersuchungen ist ihr Ergebnis nicht besser als das einer Behandlung
mit oralen Mukolytika.

Die vor einigen Jahren weit verbreitete nächtliche Behandlung mit Ultraschallvernebler im Nebelzelt ist inzwischen weitgehend verlassen worden.

7.12.3 Physiotherapie

Thoraxperkussion und -vibration führen zu einer Mobilisierung des Bronchialschleims; entscheidend ist, daß der Schleim aus den kleinen Bronchien in die mittleren
und großen Bronchien transportiert wird, wo er erst durch Husten vollends herausgebracht werden kann. Die Perkussion wird in der Regel manuell durchgeführt; für
Schulkinder und Adoleszenten stehen Perkussionsgeräte zur Verfügung, die es den Patienten ermöglichen, selbst diese Therapie durchzuführen. Die Sekretexpektoration
wird durch Drainagelagerungen unterstützt; der Patient nimmt dabei unterschiedliche
Körperpositionen ein, so daß das Sekret aus den verschiedenen Lobärbronchien der
Schwerkraft folgend abfließen kann. Viele Patienten geben an, daß sie nach erheblicher körperlicher Betätigung, wie Laufen und Fahrrad fahren, mindestens ebensogut
und ebensoviel wie nach Abklopfen expektorieren. Es scheint demnach so, als ob regelmäßige sportliche Betätigung die Physiotherapie im oben erwähnten Sinne ersetzen
kann. Eine weitere Alternative stellt die forcierte Exspiration dar. Dabei atmet der Patient aus mittlerer Atemlage maximal aus; eigentliche Hustenstöße sollten nicht ausgeführt werden. Die beiden letzteren Methoden können v. a. älteren Schulkindern und

Adoleszenten angeboten werden, die die meist von der Mutter täglich 1- bis 3 mal durchzuführende Physiotherapie aus psychischen Gründen ablehnen. Mit der Physiotherapie sollte bei Diagnosestellung auch bei symptomarmen Patienten begonnen werden. Bei geeigneten Patienten über 8 Jahren hat sich auch die autogene Drainage bewährt.

Bei akut auftretender vermehrter Sekretion bei bronchialen Infektionen kann in Einzelfällen eine Bronchialspülung in Erwägung gezogen werden; für regelmäßige, wiederholte Anwendung eignet sich diese Methode nicht.

7.12.4 Antibiotikatherapie

Die antibiotische Behandlung ist ein wesentliches Element des Therapiekonzepts. Es gibt Behandlungszentren, in denen die Patienten von der Diagnosestellung an kontinuierlich mit einem staphylokokkenwirksamen Antibiotikum behandelt werden. Die meisten Zentren lehnen eine primäre Dauertherapie aus allgemeinen Überlegungen heraus ab. Sie fürchten eine Resistenzbildung mit unerwünschter Keimselektion. Statt dessen befürworten sie eine intermittierende antibiotische Therapie bei Zeichen eines akuten Infekts der oberen oder unteren Atemwege sowie bei Verschlechterung des Allgemeinbefindens. Geeignete Antibiotika für die ambulante Behandlung sind Flucloxacillin, Cephalosporine und Cotrimoxazol, bei Kindern über 10 Jahren Tetraycyline. Bei Abwägung des Risikos kann Chloramphenicol, das sich wegen seiner guten Diffusion empfiehlt, gegeben werden. Da den Staphylokokken eine Rolle als Wegbereiter anderer Keime zugesprochen wird, sollten diese Keime immer bei der Auswahl des Antibiotikums berücksichtigt werden. In jedem Fall sollte eine bakteriologische Untersuchung des Sputums angestrebt werden. Pseudomonas aeruginosa ist im fortgeschrittenen Stadium der Erkrankung praktisch immer nachweisbar, so daß es im Einzelfall schwer ist, eine akute Verschlechterung mit dem bloßen Nachweis dieses Keims in Verbindung zu bringen. Es hat sich gezeigt, daß die Patienten, v. a. bei Verschlechterung des Allgemeinzustandes, von einer intravenösen Behandlung mit pseudomonaswirksamen Antibiotika profitieren. In besonderen Fällen kann eine ambulante Behandlung mit Hilfe eines verschließbaren Infusionssystems erfolgen, so daß den Patienten vielfache Venenpunktionen erspart bleiben können. Meist kann man eine Verbesserung des Allgemeinzustandes unter dieser Behandlung erleben. Pseudomonaswirksame Antibiotika sind Azlocillin, Mezlocillin, Carbenicillin, Gentamycin, Cephsoludin, Zeftazidim und Fosfomycin. Acylureidopenicilline sollten immer zusammen mit Gentamycin verabfolgt werden, um Resistenzbildungen zu verhindern. Eine Eradikation der Pseudomonaskeime ist leider nicht zu erwarten [9, 13]. Rhinochirurgische Eingriffe zur Behandlung der chronischen Schleimretention in den paranasalen Sinus haben so gut wie nie einen bleibenden Erfolg; Nasenpolypen sollten, wenn sie die Atmung behindern, chirurgisch angegangen werden.

7.12.5 β-Adrenergika

β-Adrenergika verbessern die mukoziliare Clearance; sie werden daher von einigen Zentren in der Dauertherapie, entweder als Inhalation oder oral, appliziert. Ein Nachweis der klinischen Wirksamkeit dieser Therapie ist bisher nicht erbracht.

7.12.6 Pankreasenzymsubstitution

Zur Behandlung des Maldigestionssyndroms ist eine lebenslange Substitution mit Pankreasenzymen erforderlich. Durch ihre Einnahme in hoher Dosierung läßt sich die Stuhlfettausscheidung vermindern. Das Präparat sollte während der Mahlzeit eingenommen werden. Die Dosierung richtet sich nach der Stuhlkonsistenz; wegen der individuell sehr unterschiedlichen Pankreasrestfunktion kann man ein allgemeingültiges Dosierungsschema nicht angeben. Bei zu hoher Dosierung kann es zu Obstipation und Bauchschmerzen kommen.

7.12.7 Diät und Vitaminsubstitution

Das Ziel der Diätbehandlung ist eine normale Gewichtszunahme. Fett sollte teilweise in Form von mittelfettigen Triglyzeriden zugeführt werden; MCT-Fett wird z. T. unhydrolysiert von der Darmmukosa aufgenommen; ein weiterer Vorteil ist, daß es durch die zugeführten Pankreasenzyme leichter aufschließbar ist [7]. Bei fettreichen Stühlen sollte man eher die Pankreasenzymmenge erhöhen, als die Fettzufuhr zu reduzieren. Wegen des meist vorhandenen Stickstoffverlustes im Stuhl ist auf eine eiweißreiche Diät zu achten. Durch Gabe von einem Gemisch aus Eiweißhydrolysaten, MCT-Fetten und Oligosacchariden (z. B. Meritene MCT) kann die Eiweiß- bzw. Kalorienzufuhr verbessert werden.

Wenngleich in der Regel Vitaminmangelzustände klinisch nicht manifest werden, ist die regelmäßige Beigabe der fettlöslichen Vitamine A, K und D sowie die von Vitamin E in einer Dosierung von 1 mg/kg/Tag zu empfehlen.

7.13 Psychosoziale Probleme

Die Patienten mit CF unterliegen besonderen psychischen Belastungen. Oft erzählen auch kleinere Kinder, daß sie von Gleichaltrigen wegen ihres Hustens und der Expektoration sowie wegen Furcht vor Ansteckung gemieden werden. Adoleszenten beklagen die dauernde Abhängigkeit von der Therapie, insbesondere der Klopfdrainage. Sie wird sowohl in Hinblick auf das Selbstwertgefühl als auch auf die praktische Lebensführung als einengend empfunden. Die in vielen Fällen verzögert ablaufende sexuelle Reifung führt zur Verunsicherung, die die Patienten nur selten von sich aus artikulieren. Dies führt in manchen Fällen dazu, daß Patienten in der Pubertät versuchen, ihre Krankheit zu ignorieren und jegliche Therapie ablehnen. Corboz et al. [2] fanden, daß von 33 Patienten zwischen 7 und 17 Jahren 13 schwerwiegende psychoreaktive Störungen zeigten. Hinzu kommt die Sorge um die Zukunft in Kenntnis der allgemeinen Prognose der Erkrankung.

Nach den z. Z. gültigen Anhaltspunkten für die ärztliche Begutachtung Behinderter nach dem Schwerbehindertengesetz (Auflage 1977, S. 75) gilt für die CF mit pulmonalen und/oder intestinalen Symptomen geringen Grades eine MdE von 50–60%, bei mittleren Graden mit peribronchialen Infiltrationen und beginnenden Bronchiektasen eine solche von 70–80% und bei einer schwergradigen CF ein solche von 90 bis 100%. Bis zum 16. Lebensjahr ist immer eine ständige Hilflosigkeit anzunehmen. Danach bedarf diese einer individuellen Prüfung.

Die Berufswahl stellt v. a. bei bereits eingetretener Einschränkung der körperlichen Leistungsfähigkeit ein Problem dar; es ist selbstverständlich, daß von Berufen, die eine körperliche Belastung mit sich bringen, abzuraten ist. Für die Berufswahl und die Vermittlung von Ausbildungs- und Arbeitsstellen stehen spezielle Berufsberater zur Verfügung.

In vielen Ländern existieren Elternorganisationen, die eine Hilfestellung v. a. in praktischen sozialen Problemen anbieten[1].

7.14 Verlauf und Prognose

Der Verlauf und die Prognose der Erkrankung haben sich seit ihrer Erstbeschreibung durch Fanconi vor 45 Jahren ganz entscheidend gebessert. Unter einer früh einsetzenden, intensiven, lebenslang durchzuführenden Therapie sind sowohl die gastrointesti-

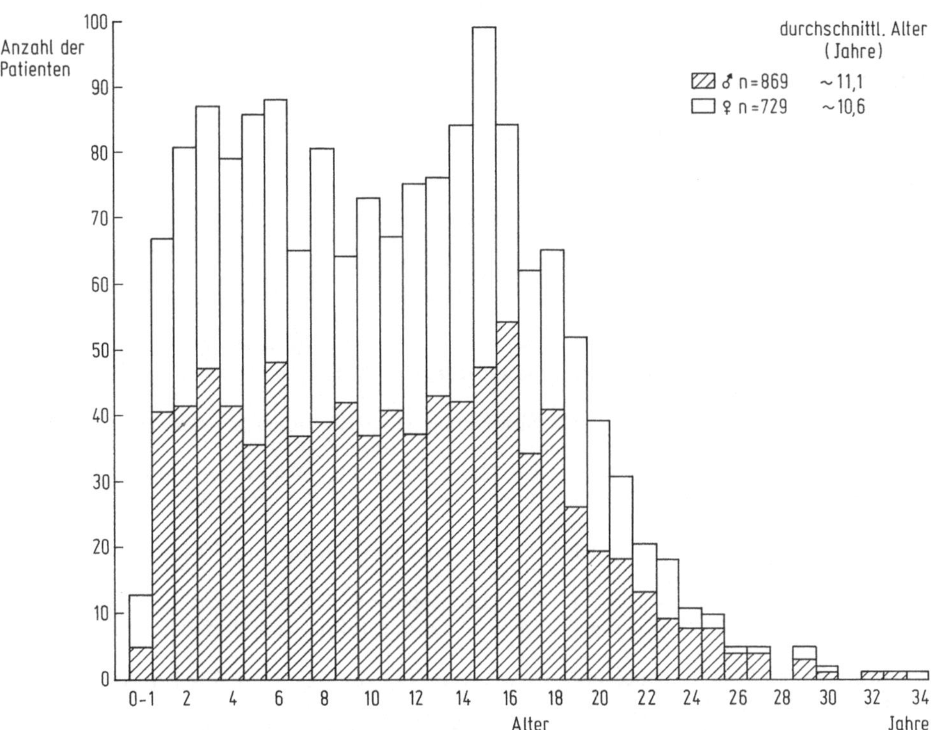

Abb. 2. Altersverteilung der Patienten mit CF in der Bundesrepublik Deutschland 1983 (Posselt)

---

1 Die Adresse der entsprechenden deutschen Vereinigung ist: Deutsche Gesellschaft zur Bekämpfung der Mukoviszidose e.V., Geschäftsführer Herr W. Hützler, Postfach 1810, 8500 Nürnberg

nalen Komplikationen als auch besonders die lebensbedrohlichen, akuten Verschlechterungen der Lungenfunktion seltener geworden und viel später im Leben des einzelnen Patienten aufgetreten. Durch diese Veränderung hat sich andererseits auch eine völlige Umschichtung in der gesamten Mukoviszidoseambulanz ergeben. Während vor etwa 15 bis 20 Jahren das Gros der Kinder im Kleinkindes- und jungem Schulalter war, kommen heute mehr und mehr Jugendliche und junge Erwachsene in die Sprechstunde. Sie haben völlig andere Probleme. Diese sind in erster Linie charakterisiert durch häufige psychosoziale Schwierigkeiten in der Adoleszenz, die bis zur zeitweiligen völligen Ablehnung jeglicher Therapie gehen können. Eingliederungsschwierigkeiten bei der Suche nach einem Beruf können hinzukommen. Wir können heute aufgrund der großen Überlebensstatistiken besonders aus den USA und Kanada davon ausgehen, daß etwa 60% der jetzt geborenen Kinder bei richtiger Anwendung der therapeutischen Möglichkeiten das Erwachsenenalter erreichen. Das ist ein enormer Fortschritt gegenüber der Vergangenheit. Kollberg [10] hat in jüngster Zeit für Schweden Daten über die kumulative Überlebensrate veröffentlicht; sie liegt für Schweden derzeit bei 20 Jahren. Am 1. 7. 1983 waren 17% aller Patienten, die in der BRD in Spezialambulanzen behandelt werden, 18 Jahre oder älter [12a] (Abb. 2).

Literatur

1. Chrispin AR, Norman AP (1974) The systematic evaluation of the chest radiograph in cystic fibrosis. Pediatr Radiol 2:101–106
2. Corboz R, Schenker R, Bachmann P (1980) Psychologie, Psychopathologie und soziale Probleme bei Kindern mit Cystischer Fibrose. Helv Paediatr Acta 35:447–488
3. Corey M, Levison H, Crozier D (1976) Five-to-seven-year course of pulmonary function in cystic fibrosis. Am Rev Respir Dis 114:1085–1092
4. Crossley J, Elliot RB, Smith P (1979) Dried-Blood spot testing for cystic fibrosis in the newborn. Lancet I:472–474
5. Featherby EA, Weng TR, Crozier DN, Duic A, Reilly BJ, Levison H (1970) Dynamic and static lung volumes, blood gas tensions and diffusing capacity in patients with cystic fibrosis. Am Rev Respir Dis 102:737–749
6. Fellows KE, Khaw KT, Schuster S, Shwachman H (1979) Bronchial artery embolization in cystic fibrosis; technique and long-term results. J Pediatr 95:959–963
7. Forstner G, Gall G, Corey M, Durie P, Hill R, Gaskin K (1980) Digestion and absorption of nutrients in cystic fibrosis. Perspectives in cystic fibrosis. Proc of the 8th Int. CF Congress, Toronto 137–148. Edited by Sturges JM
8. Godfrey S, Mearns MB, Howlett G (1978) Serial lung function studies in cystic fibrosis in the first five years of live. Arch Dis Child 53:83–85
9. Hoiby N, Hellisen A, Moller NE (1981) Development of pseudomonas aeruginosa strains resistant to carbenicillin, azlocillin, piperacillin and tobramycin during chemotherapy in cystic patients. Monogr Paediatr 14:103–107
10. Kollberg H (1982) Incidence and survival curves of cystic fibrosis in Sweden. Acta Paediatr Scand 71:197–202
11. Kraemer R, Rüdeberg A, Hadorn B, Rossi E (1978) Relative underweight in cystic fibrosis and its prognostic value. Acta Paediatr Scand 67:33–37
12. Park RW, Grand RJ (1981) Gastrointestinal manifestations of cystic fibrosis: a Review. Gastroenterology 81:1143–1161
12a. Posselt HG: Vortrag auf der Ambulanzleitertagung Titisee am 29. 10. 1983
13. Reynolds HY, Fick RB (1980) Pseudomonas aeruginosa pulmonary infection. In Sabath LD (ed) Pseudomonas aeruginosa, the organism, diseases its causes and their treatment. Huber, Bern

14. Röttger P (1976) Pathologische Anatomie. In: Forell MM (Hrsg) Pankreas. Springer, Berlin Heidelberg New York (Handbuch der inneren Medizien Bd III/6, S 891)
15. Sant'Agnese P di, Davies B (1976) Research in cystic fibrosis. Engl J Med 295:481, 534, 597
16. Sant'Agnese P di, Davis PB (1979) Cystic fibrosis in adults. Am J Med 66:121–132
17. Shwachman H, Kulczycki LL (1958) Long-term study of one hundred five patients with cystic fibrosis. J Dis Child 96:6–15
18. Shwachman H, Mahmoodian A, Neff RK (1981) The sweat test: sodium and chloride values. J Pediatr 98:576–578
19. Stephan U, Götz M, Stephan K, Bender S (1981) Cystic fibrosis. Ergeb Inn Med Kinderheilkd 44:73–174
20. Sturgess JM (1981) Mucus secretion and clearance in the pathogenesis of cystic fibrosis. Monogr Paediatr 14:60–74
21. Super M (1975) Cystic fibrosis in the South West African. S Afr Med J 49:818–820
22. Wood RE, Boat TF, Doershuk CF (1976) Cystic fibrosis. Am Rev Respir Dis 113:833–878

8 Pneumonien

8.1 Allgemeine Vorbemerkungen

A. Fenner und H. von der Hardt

8.1.1 Definition und Häufigkeit

Pneumonien sind entzündliche Erkrankungen der intrathorakalen Atemwege unter Einbeziehung des Lungenparenchyms. Ihre Häufigkeit ist unbekannt, da nur das Thoraxröntgenbild eine zuverlässige Diagnose erlaubt; sicher ist jedoch, daß im Kindesalter von allen inneren Organen die Lunge am häufigsten entzündlich erkrankt. Das hängt mit der unmittelbaren Wechselwirkung zusammen, die durch den fortlaufenden Gasaustausch zwischen Lunge und Umgebungsluft besteht. Umgekehrt stellt der Respirationstrakt einen wichtigen „Filter" dar, der das weitere Eindringen von Krankheitserregern in andere Bereiche des Organismus durch seinen anatomischen Aufbau und seine besonderen funktionellen Gegebenheiten (Schleimproduktion, Hustenreflex, Zilienbewegung, lokale Immunität) verhindert.

Die Einteilung der Pneumonien ist nach morphologischen oder ätiologischen Kriterien möglich. Die morphologische Klassifikation stützt sich auf Sektions- und/oder Röntgenbefunde, die ätiologische Einteilung basiert auf dem Erregernachweis. Beide Einteilungsprinzipien sind für den Kliniker unbefriedigend: pathologisch-anatomische bzw. histologische Befunde liegen selten vor, das Röntgenbild kann bei verschiedenen Erregern identisch sein oder sogar bei gleichem Erreger eine Altersgängigkeit zeigen, der Erregernachweis gelingt selten. Wegen der Therapie muß jedoch für den Kliniker die Frage nach der Ätiologie vordringlich sein. Deshalb wird die Systematik nach ätiologischen Kriterien diesem Kapitel zugrunde gelegt.

8.1.2 Ätiologie und Pathogenese

Meist ist eine Pneumonie als schwerster Grad einer entzündlichen Atemwegsinfektion zu betrachten; Symptome der „Erkältung" (Abschn. 5.1) gehen voraus. Die Pneumonie entsteht durch Ausbreitung des Entzündungsprozesses über die anatomisch vorgegebenen Bahnen (Nasopharynx, Larynx, Trachea, Bronchialbaum). Es können jedoch Entzündungserreger auf anderem Wege in die Lunge gelangen: hämatogen, z. B. ausgehend von einer entfernt im Organismus angesiedelten eitrigen Entzündung (Staphylokokkenpneumonie bei Osteomyelitis); lymphogen (bekannt v. a. von der Tuberkulose, Kap. 9). Schließlich muß auch an die Entzündungsausbreitung „per continuitatem" gedacht werden, wenn angeborene oder durch Verletzungen entstandene anatomische Anomalien (Fisteln) vorliegen.

Neben den direkt erregerbedingten Pneumonien (primäre Pneumonien) gibt es entzündliche Erkrankungen des Lungenparenchyms, die nicht durch Erreger verursacht sind: rheumatische Pneumonie (Abschn. 10.4), allergische Pneumonie (Abschn. 10.1), Pneumonien im Rahmen von Systemkrankheiten [Speicherkrankheiten (Abschn. 11.1), generalisierte Vaskulitis (Abschn. 10.4) u. a.]. Von ihnen soll in diesem Kapitel nicht die Rede sein. Pfropft sich eine erregerbedingte Entzündung auf eine Vorschädigung der Lunge auf (nach Magensaftaspiration, bei malignen Parenchymerkrankungen u. a.), so spricht man von einer sekundären Pneumonie.

Unter bestimmten Voraussetzungen wird die Entstehung erregerbedingter Pneumonien begünstig:

1. Bei Patienten mit angeborenen oder erworbenen Immunopathien
2. Unter künstlicher Beatmung
3. Bei anhaltender Gabe erhöhter O_2-Konzentrationen in der Atemluft
4. Bei neuromuskulären Erkrankungen, die mit Hypoventilation einhergehen
5. Bei bestimmten chronischen Krankheiten und/oder Konstitutionsanomalien, z. B. Mukoviszidose, angeborene und erworbene Herzfehler, Down-Syndrom, Lippen-Kiefer-Gaumen-Spalten, Rachitis, Pierre-Robin-Syndrom, ektodermale Dysplasie, kongenitale Dysautonomie u. v. a.
6. Bei chronischen oder rekurrierenden Erkrankungen der extrathorakalen Atemwege
7. Bei Bestehen morphologischer Besonderheiten: Bronchiektasen, Sequestrationen, Blutgefäßfehlbildungen, tracheoösophageale Fistel, Bronchusstenosen usw.
8. Bei Bestehen chronischer Krankheiten der Lungen selbst: Asthma bronchiale, Lungenfibrose u. a.
9. Bei medikamentöser Einflußnahme auf a) Sekretdynamik, b) Atemregulation, c) Hustenreflex: nach Narkosen, nach langfristiger Einnahme hustendämpfender Medikamente (kodeinhaltige Präparate), nach Schädigung des Zilienapparates durch toxische Noxen (z. B. Nikotin)
10. Bei Aspiration durch mangelhafte Koordination des Schluckaktes (z. B. bei Zerebralparese), bei Erbrechen oder Aspiration von Fremdkörpern (Erdnuß, Kohlenwasserstoffe, Ertrinkungsunfall)
11. Nach systemischen viralen Erkrankungen (Masern, Varizellen)

Jahreszeitliche Häufigkeitsschwankungen entsprechen denen der „Erkältung" (Abschn. 5.1). Dies trifft insbesondere für die virusbedingten Pneumonien zu. Dabei sind endemische bzw. epidemische Häufungen bekannt für RS-Virusinfektionen, für Influenza- und Mykoplasmapneumonien. Primär bakterielle Pneumonien durch Staphylokokken, Pneumokokken usw. treten meist nur sporadisch auf.

8.1.3 Pathologie und Röntgenbefunde

Pathologisch anatomisch sind Pneumonien entzündliche Erkrankungen der terminalen Funktionseinheit, des Acinus, charakterisiert durch eine weniger oder stärker ausgeprägte intraalveoläre entzündliche Reaktion: Fibrinöses Exsudat, mit Erythrozyten und reichlich neutrophilen Granulozyten durchsetzt. Das Lungeninterstitium zeigt dagegen nur wenig entzündliche Reaktionen, im Vordergrund steht eine Hyperämie und ein interstitielles Ödem. Die zuführenden Bronchien und Bronchiolen sind nur geringgradig verändert.

Sind die Alveolen eines Segmentes oder Lungenlappens gleichmäßig erkrankt, liegt eine Segment- oder Lobärpneumonie vor. Im Thoraxröntgenbild stellt sich das betroffene Areal als scharf begrenzte, homogene Verdichtungszone dar (Abb. 1a, b). Bei Bronchopneumonien sind die histologischen Befunde dagegen viel bunter: Entzündliche Infiltration der Wand eines kleineren Bronchus oder Bronchiolus mit neutrophilen Granulo-

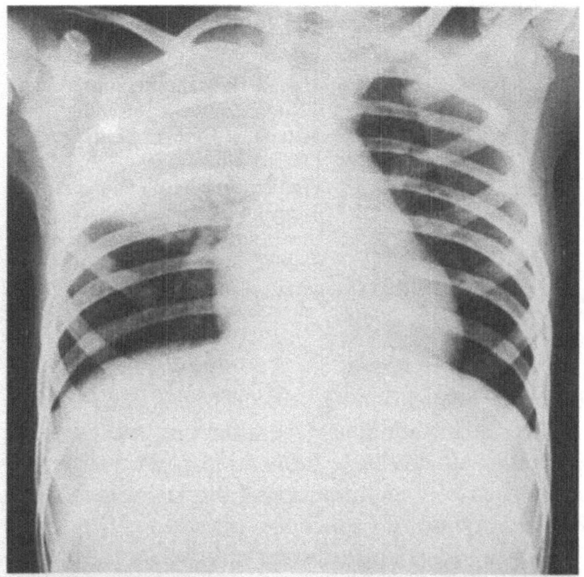

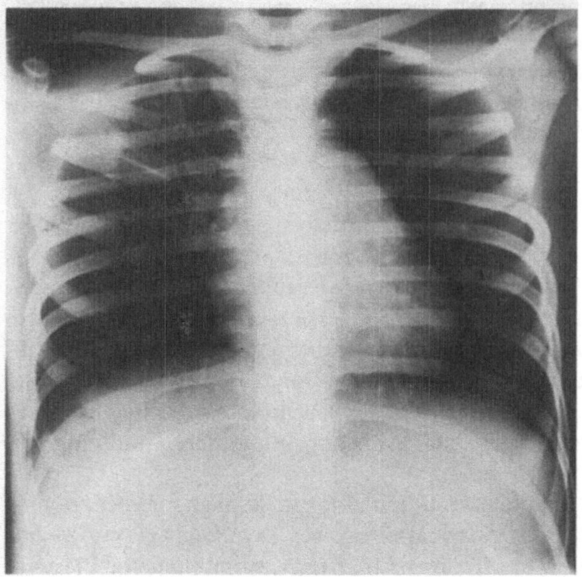

Abb. 1 a, b. Lobärpneumonie (pneumokokkenbedingt) bei 6 jährigem Jungen, Lokalisation im rechten Oberlappen. **a** Bei Aufnahme in die Klinik; **b** 9 Tage nach Behandlungsbeginn. Die initial sichtbare homogene Verschattung des rechten Oberlappens ist auf der Kontrollaufnahme nur noch angedeutet zu sehen. Der den Oberlappen nach unten begrenzende Interlobärspalt zeigt die Mitreaktion der viszeralen Pleura noch deutlich

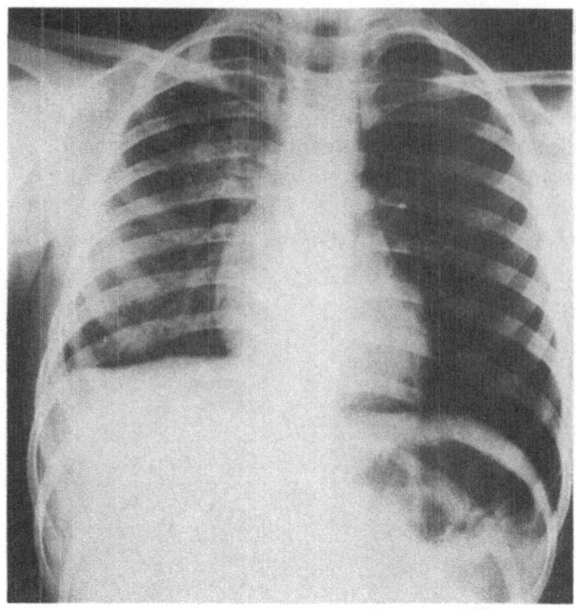

Abb. 2. Bronchopneumonie der rechten Lunge. Vom Hilus ausgehend sind streifenförmige, z. T. konfluierende Verdichtungsherde in allen Lungenpartien zu beobachten. Der Interlobärspalt am unteren Pol des Oberlappens ist als gerade Linie zu erkennen.

zyten und/oder Rundzellen. Die Mukosa ist ödematös aufgeschwollen, z. T. ist das Bronchialepithel in das Lumen abgeschilfert, die intraluminäre Ansammlung von Entzündungszellen und von Sekret ist üblich. Die entzündliche Infiltration greift auf die gesamte Bronchialwand über und breitet sich von dort zentrifugal auf das benachbarte Parenchym aus. Im Thoraxröntgenbild imponieren Bronchopneumonien als fleckförmige Infiltrationen, die in der Regel segment- oder lappenförmig begrenzt sind (Abb. 2). Werden auf der Röntgenaufnahme nur zarte Verdichtungen um die entsprechenden Bronchien vorgefunden, spricht man von Peribronchitis; bei ausgeprägter und konfluierender peribronchialer Entzündung kann ein Segment oder Lungenlappen so vollständig befallen sein, daß der Prozeß sich als Pseudolobärpneumonie „darstellt". Im Thoraxröntgenbild ist die Differentialdiagnose zwischen Pseudolobärpneumonie und Lobärpneumonie durch die nicht so scharfe Begrenzung und die randständigen „Satelliteninfiltrationen" für den Erfahrenen in der Regel möglich.

Bronchopneumonien sind die häufigsten Pneumonieformen im Kindesalter. Sie entwickeln sich aus eitrigen Bronchitiden und sind eine charakteristische Folgeerscheinung nach Aspiration von Flüssigkeit und festen Fremdkörpern. Bei hämatogener Absiedelung von Erregern in der Lunge entwickeln sich um die entsprechenden kleinen Gefäße entzündliche Reaktionen, die sich rasch ausbreiten und sowohl das Interstitium als auch den Alveolarraum befallen. Diese Herdpneumonien stellen sich im Thoraxröntgenbild als mittel- bis großfleckige Infiltrationen in verschiedenen Lungenarealen dar. Eine exakte Differenzierung zur Bronchopneumonie ist radiologisch nicht immer möglich.

Interstitielle Pneumonien sind histologisch durch eine entzündliche Reaktion vorwiegend im Bereich des Lungeninterstitiums charakterisiert. Der Nachweis von mehrkernigen Riesenzellen weist auf die Virusätiologie hin, eine Ansammlung von Plasma-

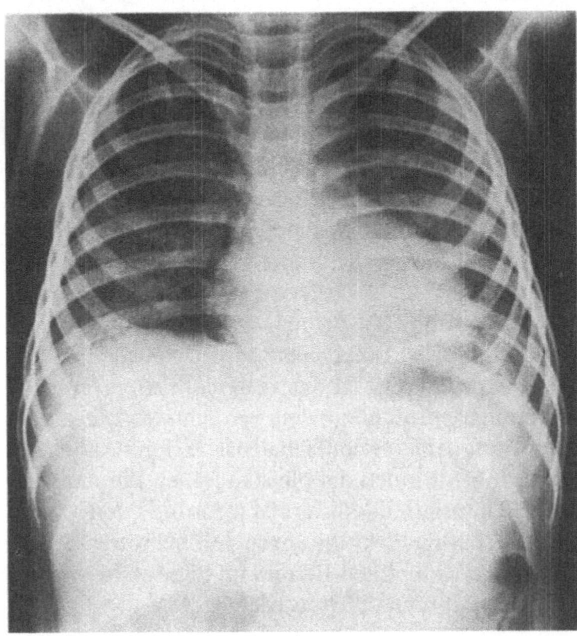

Abb. 3. Interstitielle Pneumonie (Pneumocystis carinii) bei $3^8/_{12}$ jährigem Mädchen mit Nephrose. Beide Lungen zeigen eine inhomogene milchglasartige Eintrübung, der Herzrand ist unscharf abgrenzbar. Die Zwerchfellkuppen stehen hoch. Auf der rechten Seite ist ein Interlobärstreifen sichtbar.

zellen und eosinophilen Granulozyten legt eine allergische Reaktion nahe, die Zunahme von kollagenen Fasern kündigt den Übergang in eine Lungenfibrose an. Im Thoraxröntgenbild zeigen interstitielle Pneumonien mehr eine verstärkte retikuläre Zeichnung, fleckige Infiltrationen sind nur diskret nachzuweisen (Abb. 3). Bei einer Reihe sog. interstitieller Pneumonien steht eine intraalveoläre Zelldesquamation (meist von Pneumozyten Typ 1 und Lymphozyten) ganz im Vordergrund der entzündlichen Reaktionen. Diese werden als „Pneumonitis" oder Alveolitis bezeichnet. Typisch ist dieser Befund bei allergischen Erkrankungen des Lungenparenchyms (Kap. 10).

8.1.4 Altersspezifität

Die Kenntnis der morphologischen Besonderheiten kindlicher Pneumonien ist u. a. deshalb von Interesse, da bestimmte Lokalisations- und/oder Verteilungstypen eine gewisse Altersgängigkeit zeigen können. Die interstitielle Pneumonie wird überwiegend im Neugeborenen- und jungen Säuglingsalter angetroffen, außerdem bei älteren Kindern mit Immunopathien; die klassische, meist bakteriell bedingte Lobärpneumonie wird fast nur bei Kindern jenseits des Kleinkindesalters beobachtet; die Bronchopneumonie als bei weitem häufigste Pneumonieform kommt in jeder Altersgruppe vor. Bei älteren Säuglingen und Kleinkindern mit pneumonischen Symptomen ist immer zunächst von einer Bronchopneumonie auszugehen. Der Begriff „Übergangspneumonie", früher für die zwischen der Lobär- und der Bronchopneumonie stehenden Formen gebraucht, ist in der klinischen Pädiatrie entbehrlich. Als röntgenologische Sonderformen erwähnenswert dagegen sind die zentrale Pneumonie sowie die pseudolobäre (pseudofokale) Pneumonie (s. oben).

8.1.5 Klinische Gesichtspunkte

Die allgemeine Symptomatologie (Tabelle 1) ist bestimmt von leichten bis zu schwersten Allgemeinerscheinungen, Fieber, fahles, blasses Hautkolorit mit und ohne Zyanose, Bewußtseinsbeeinträchtigung sowie Erscheinungen von seiten des Atemapparates: Tachydyspnoe, Nasenflügeln, Einziehungen, Husten, Schnupfen usw. Wegen des initial oft eindrucksvollen Allgemeinbildes sind nicht selten Erkrankungen anderer Organsysteme anfängliche Fehldiagnosen: Meningitis, Appendizitis. Der physikalische Befund (Perkussion und Auskultation) kann sehr unterschiedlich sein und auch innerhalb desselben Patienten von Stunde zu Stunde variieren; außerdem korreliert er durchaus nicht immer mit dem Röntgenbefund. Bei Bronchopneumonien hört man meist grob- bis mittelblasige Rasselgeräusche, bei Lobärpneumonien stehen feinblasige, klingende Rasselgeräusche im Vordergrund. Oft ist das vesikuläre Atemgeräusch wegen der guten Fortleitung des Strömungsgeräusches in dem verdichteten Lungengewebe durch das Bronchialatmen verdrängt. Der Klopfschall ist verkürzt. Vielfach können jedoch auch bei ausgedehnten Infiltrationen die physikalischen Befunde diskret sein, insbesondere wenn der Prozeß hilusnah lokalisiert ist (zentrale Pneumonie). Deshalb sollte im Zweifelsfall bei fieberhaften Erkrankungen mit schweren Allgemeinerscheinungen auch bei fehlendem physikalischen Befund im Kindesalter immer eine Thoraxröntgenaufnahme in 2 Ebenen durchgeführt werden.

Tabelle 1. Die wichtigsten klinischen Symptome und Befunde der einzelnen Pneumonieformen

Klinische Zeichen	Bronchopneumonie	Segment- und/oder Lobärpneumonie	Interstitielle Formen der Pneumonie
Schnupfen	Fakultativ	Fakultativ	Fakultativ
Husten	Initial trocken, meist aber produktiv	Meist im Beginn stakkatoartig	Evtl. trockene, kurze, abgehackte Hustenattacken („Hüsteln")
Atemnot (Dyspnoe)	Fakultativ	Meist vorhanden	Vorhanden
Erhöhung der Atemfrequenz (Tachypnoe)	Gering	Ausgeprägt	Sehr stark
Inspirium ——— Exspirium	Je nach Schweregrad, oft beide Phasen verkürzt	Inspirium verkürzt Exspirium normal	Inspirium verkürzt Exspirium oft verlängert
Fieber	Fakultativ	Meist vorhanden	Fakultativ
Zyanose	Je nach Schweregrad	Häufig	Meist
Perkussionsbefund	Meist ohne pathologischen Befund	Verkürzung über betroffenen Partien	Meist ohne pathologischen Befund
Auskultationsbefund	Oft mittel- bis grobblasige Rasselgeräusche, seltener Bronchialatmen	Knisterrasseln im Beginn. Feinblasige, klingende Rasselgeräusche, vesikuläres Atemgeräusch abgeschwächt, oft Bronchialatmen	Stark vermindertes Atemgeräusch, besonders im Exspirium; feinblasige, ohrferne Rasselgeräusche, vereinzelt Giemen

8.1.6 Therapie

Die spezifische Therapie richtet sich nach dem vorliegenden Erreger, soweit dieser bekannt ist. Einzelheiten werden in den Spezialkapiteln besprochen.

Von praktischer Bedeutung ist die Frage, wann eine virale, wann eine bakterielle Pneumonie angenommen werden muß, damit die Frage nach der Indikation der antibakteriellen Therapie frühzeitig entschieden werden kann. Da in diesem Stadium der genaue Erreger fast nie bekannt ist, wird bei Verdacht auf bakterielle Pneumonie mit einem Antibiotikum der ersten Wahl behandelt.

Bei Pneumonien in der Neugeborenenperiode ist immer von einer bakteriellen Infektion meist mit Problemkeimen auszugehen, die Behandlung muß daher ein breites Wirkungsspektrum haben (Tabelle 2). Mit Einschränkungen gilt das auch für junge Säuglinge bis zum Ende des 2. Lebensmonats, besonders wenn die Pneumonie im Krankenhaus erworben wurde, des weiteren für Kinder mit gestörter Immunabwehr und bei schweren Aspirationspneumonien. Gleichzeitig muß bei diesen Patienten auch immer an die Möglichkeit einer Funguspneumonie gedacht werden (8.4).

Tabelle 2. Initialsymptome bei 329 Kindern mit Staphylokokkenpneumonie. (Nach Rebhan u. Edwards 1960)

	(in %)
Fieber	96
Husten	65
Dyspnoe	62
„Erkältung"	44
Anorexie	42
Anstoßende Atmung	35
Irritabilität	33
Erbrechen	24

Schwierig ist oft die Entscheidung nach der Applikationsart der antibiotischen Therapie: Ist die orale Applikation ausreichend oder sollte parenteral behandelt werden? In der Regel wird man sich bei sehr jungen Säuglingen und Neugeborenen und bei sehr schweren klinischen Krankheitsbildern eher für die parenterale Therapie entscheiden. Auch die Frage, ob eine stationäre Behandlung erforderlich ist, ist nicht immer leicht zu entscheiden. Sicher gehören alle Säuglinge im ersten Trimenon in stationäre Behandlung, bei älteren Säuglingen und Kindern hängt die Entscheidung von der Schwere des Krankheitsbildes sowie von den häuslichen Behandlungs- und Überwachungsmöglichkeiten ab.

Neben der antimikrobiellen Therapie werden zahlreiche unspezifische und/oder symptomatische Therapieempfehlungen bei Pneumonien im Kindesalter angegeben, deren Indikation und Effizienz z. T. widersprüchlich diskutiert wird. Ein Teil dieser Maßnahmen richtet sich ganz individuell nach dem klinischen Zustand des Kindes.

Schwerkranke Kinder werden von sich aus Bettruhe einhalten, aber nicht jedes Kind mit „Lungenentzündung" gehört ins Bett. Zeigt das Kind Nasenflügeln und eine

Tachydyspnoe, dann ist auch bei noch fehlender Zyanose eine erhebliche Beeinträchtigung der Respirationsfläche anzunehmen: Diese Kinder benötigen viel Ruhe und müssen vor unnötigen ärztlichen und pflegerischen Maßnahmen bewahrt werden (z. B. möglichst wenig Blutentnahmen). Die Tachypnoe kann durch Sauerstoffinsufflation beeinflußt werden (FiO_2 von 30–40%, Nasensonde oder Oxydomhaube, *keine* Trichterduschen!). Dabei muß der Sauerstoff ausreichend befeuchtet werden.

Ein schmerzhafter trockener Reizhusten sollte zu Beginn gedämpft werden (Paracodin), besonders wenn eine Begleitpleuritis beim Hustenanfall zu starken Schmerzen führt. In jedem Falle ist anzustreben, den trockenen Reizhusten sobald wie möglich durch Gabe von Sekretolytika zu einem „produktiven Husten" (Expektoration) zu aktivieren, wobei nach Abklingen der schweren initialen Allgemeinerscheinungen zusätzlich die Vibrationsklopfmassagen mit Lagerungsdrainagen zur Vermeidung der intrabronchialen Sekretstase wichtig sind.

Wegen der bei Fieber und Tachypnoe gesteigerten Respiratio insensibilis und wegen des oft mit dem Husten einhergehenden Begleiterbrechens muß auf ausreichende Flüssigkeitszufuhr geachtet werden.

Brustwickel und Einreibungen vermitteln dem erkrankten Kind die liebevolle Zuwendung der Umgebung, ihr Nutzen im Sinne des Heilungsprozesses ist nicht belegt.

8.1.7 Verlauf und Prognose

Verlauf und Prognose kindlicher Pneumonien sind abhängig 1. von der Ätiologie, 2. vom Alter des Kindes, 3. vom allgemeinen Gesundheitszustand des Kindes, 4. vom Zeitpunkt des Behandlungsbeginns, 5. von den Komplikationen. Pneumonien im Neugeborenenalter haben immer noch eine hohe Mortalität, sie entspricht der der Neugeborenensepsis. Im übrigen ist, wie in vielen anderen Gebieten der Medizin, durch die Möglichkeit der Behandlung mit chemotherapeutischen Substanzen für den gesamten Bereich der pneumonischen Erkrankungen eine tiefgreifende Besserung der Prognose erreicht worden. Die früher gefürchteten bakteriellen Pneumonien sind der Therapie zugänglich, ebenso einige der fungusbedingten Formen. Die insgesamt nicht so stürmisch verlaufenden Viruspneumonien haben an Bedeutung und Häufigkeit relativ zugenommen. Tritt im Verlauf von Viruserkrankungen im Kindesalter eine zweite akute Phase auf, die durch den Virusinfekt nicht erklärbar ist, muß an die Möglichkeit einer bakteriellen Superinfektion gedacht werden. Klinisch ist diese Komplikation bei erneutem Fieberanstieg oder bei persistierendem Fieber über 3–4 Tage anzunehmen. Im übrigen werden die akuten und die Spätkomplikationen, die den Verlauf der Erkrankung beeinflussen können und die Prognose bestimmen, bei den einzelnen Pneumonieformen besprochen.

8.2 Viruspneumonien

A. Fenner und C. H. L. Rieger

8.2.1 Unklassifizierte Viruspneumonien

8.2.1.1 Definition

Als unklassifizierte Viruspneumonien sind solche Viruspneumonien zusammengefaßt, die nicht im Rahmen systemischer Viruskrankheiten (Masern, Varizellen, Röteln usw.) auftreten.

8.2.1.2 Ätiologie und Pathogenese

Die Zahl der Viren, die für die Atemorgane pathogen sein können, ist groß. In der Regel werden dabei überwiegend die extrathorakalen Atemwege befallen, jedoch sind in etwa 30% aller Atemwegsinfekte auch die intrathorakalen Atemwege miterkrankt.

Als Erreger von Infekten der intrathorakalen Atemwege und des Lungenparenchyms kommen in Betracht: "Respiratory-syncytial"-Viren (RS-Viren), Parainfluenzaviren, Influenzaviren und Adenoviren. Rhinoviren und Coxsackie-Viren befallen meist nur die extrathorakalen Atemwege. Eintrittspforte sind fast immer die extrathorakalen Atemwege (Tröpfcheninfektion). Inwieweit die intrathorakalen Atemwege und das Lungenparenchym erkranken, hängt vom Alter des Patienten, von der Resistenzlage und von eventuellen Vorschädigungen der Atemwege ab.

8.2.1.3 Pathologie

Morphologisch zeichnet sich die Viruspneumonie durch peribronchiale Infiltrationen mit mononukleären Zellen aus. Im übrigen variiert der histologische Befund je nach Virusart und Ausdehnung des Prozesses: So findet sich bei Befall mit RS-Viren eine charakteristische synzytiale Gewebeformation des interstitiellen Lungengewebes mit gelegentlichen Riesenzellen, die auch in der Zellkultur reproduziert werden kann und diesem Virusstamm ihren Namen gegeben hat. Außerdem besteht bei Befall mit RS-Viren im jungen Säuglingsalter meist eine ausgedehnte nekrotisierende Bronchiolitis, die klinisch im Vordergrund stehen kann (Abschn. 6.4). Für Influenzaviren ist die hämorrhagische Bronchopneumonie charakteristisch.

8.2.1.4 Klinik

Die klinischen Befunde variieren von Epidemie zu Epidemie, sind jedoch innerhalb derselben Epidemie, abgesehen von gewissen altersspezifischen Varianten, relativ gleichförmig.

Das Fieber steigt innerhalb weniger Stunden häufig bis über 40 °C an, wobei an körperlichen Befunden im wesentlichen die Zeichen der Infektion der extrathorakalen Atemwege und der Ohren festzustellen sind: Die Trommelfelle sind leicht injiziert, der Rachen ist etwas vermehrt gerötet und um die Nasenlöcher finden sich weiße Krusten (eingetrocknetes klares Exsudat). Die Kinder husten meist. Die Temperatur kann stark schwanken, eine tageszeitliche Gesetzmäßigkeit und/oder eine Kontinua werden nicht beobachtet. In den fieberfreien Zeiten sind Kleinkinder oft unauffällig.

Die meisten Virusinfekte dauern 3–6 Tage, danach bessert sich der Allgemeinzustand rasch, die Temperatur normalisiert sich. Eine Viruspneumonie muß immer dann angenommen werden, wenn zu den Zeichen der Bronchitis eine Tachydyspnoe hinzukommt: Die Atemfrequenz ist in Ruhe beschleunigt, bei Säuglingen und Kleinkindern können juguläre oder interkostale Einziehungen beobachtet werden, während der Inspiration fällt mitunter eine flüchtige Anteflektion des Kopfes auf; charakteristisch ist das Nasenflügeln (inspiratorische Weitstellung der Nasenöffnungen). Bisweilen wird auch eine diskrete Zyanose der Lippen beobachtet. Bei ausgedehntem einseitigen Befall ist die Atemexkursion der erkrankten Seite vermindert. Endexspiratorisches Stöhnen bzw. eine inspiratorische Pause weisen auf eine Pleurabeteiligung hin, die bei Viruspneumonien besonders bei Vorschul- und Schulkindern häufig nachzuweisen ist. Klopfschalldämpfung, abgeschwächtes Atemgeräusch und klingende fein- bis mittelgradige Rasselgeräusche weisen auf die Pneumonie hin, sind aber bei Säuglingen und Kleinkindern und bei vielherdigen Bronchopneumonien häufig nicht in typischer Weise nachzuweisen. Daher gibt die genaue Beobachtung des Kindes oft bessere Hinweise auf eine Mitbeteiligung des Lungenparenchyms.

Im jungen Säuglingsalter (insbesondere im 1. Trimenon) kommt es bei Befall mit RS-Viren eher zur Entwicklung einer Bronchiolitis (Abschn. 6.4). Jedoch sind auch in diesem Alter typische Bronchopneumonien durch RS-Viren beobachtet worden.

Parainfluenzaviren, seltener RS-Viren und Adenoviren, verursachen im Kleinkindesalter das sog. Kruppsyndrom, im Schulalter eher eine Laryngotracheobronchitis (Abschn. 5.5). Kombinationen von Krupp und Pneumonie sind selten.

8.2.1.5 Laborbefunde

Die BSG ist nicht oder nur geringgradig beschleunigt, das Blutbild zeigt initial eine meist nicht ausgeprägte Leukozytose mit Lymphozytose. Die gezielte virologische Diagnostik ist für die aktuelle Erkrankung wenig sinnvoll, da sich aus ihr keine speziellen therapeutischen Maßnahmen ergeben. Sollte sie aus epidemiologischen Gründen erwünscht sein, sind Rachenspülwasser, Stuhl und Urin für den direkten Virusnachweis an entsprechende Speziallaboratorien einzuschicken; darüber hinaus kommen serologische Methoden (Abschn. 2.3.7) in Frage. Entscheidend für die Diagnose einer Pneumonie ist das Thoraxröntgenbild. Es gibt keinen für Viruspneumonien charakteristischen Röntgenbefund: Peribronchitis, Bronchopneumonie, Herdpneumonie, in seltenen Fällen sind auch Segment- oder Lobärpneumonie möglich, mitunter stehen interstitielle Veränderungen im Vordergrund (s. Abschn. 8.1.3).

8.2.1.6 Diagnose und Differentialdiagnose

Die Diagnose einer Viruspneumonie kann nur aus der Gesamtschau der klinischen und technischen Befunde gestellt werden. Wegen des uncharakteristischen Bildes ist die Differentialdiagnose groß: Bei hohem Fieber ist insbesondere an andere infektiöse Erkrankungen zu denken, wie Masern im Prodromalstadium, Meningitis, akuter Harnwegsinfekt, Otitis media. Wenn das Kind während der fieberfreien Phasen nicht schwerkrank und abgeschlagen wirkt, ist eine schwere bakterielle Allgemeininfektion unwahrscheinlich.

8.2.1.7 Therapie

Bei primärer und ausschließlicher Viruspneumonie gibt es keine kausale Therapie. Virostatika sind für einzelne schwere Virusinfektionen entwickelt worden (z. B. bei Herpesenzephalitis), sind aber zur Behandlung einer Viruspneumonie selten indiziert.

Bei hohem Fieber (Temperaturen über 39,5 °C) sind fiebersenkende Maßnahmen sinnvoll (Parazetamol). Wird eine Hypoxie festgestellt (arterieller oder transkutaner pO_2 unter 75 gmm/Hg), ist die Sauerstoffanreicherung in der Atemluft gerechtfertigt (FiO_2 zwischen 30 und 40%). Am besten geschieht dies mit Hilfe einer Oxydomhaube.

Nur ausnahmsweise führt eine Viruspneumonie zur respiratorischen Insuffizienz (Anstieg des pCO_2), die dann eine künstliche Beatmung erforderlich macht (pCO_2 über 65–70 mm/Hg).

Bei initial trockenem und sehr quälendem Hustenreiz kann ein Hustensedativum gegeben werden (Paracodin), das jedoch nur in den Nachtstunden indiziert ist; wichtig ist die frühzeitige Gabe von Sekretolytika (Kaliumjodid 50–100 mg/kg KG; Befeuchtung der Inspirationsluft, evtl. Inhalationen mit isotonischer Kochsalzlösung). Diese Maßnahmen sind besonders dann geeignet, wenn die pneumonische Komponente der Virusinfektion im Vordergrund steht. Die gefürchtete Sekretstase (Gefahr der bakteriellen Superinfektion) kann zusätzlich durch eine Vibrationsklopfmassage mit Lagerungsdrainage bekämpft werden. Bei schwerkranken Kindern sollten jedoch solche zusätzlichen körperlichen Belastungen nur mit Vorsicht angewandt werden (über weitere allgemeine Hinweise s. Abschn. 8.1.5).

Sofern aufgrund des Blutbildes, einer normalen Senkung sowie des Röntgenbildes die Diagnose der viralen Pneumonie gestellt wird, sind Antibiotika primär nicht indiziert. Bei Unklarheit über die Virusätiologie sollte eine antibiotische Therapie durchgeführt werden. Ebenso ist bei erneutem Fieberanstieg nach vorübergehender Besserung eine bakterielle Superinfektion anzunehmen.

8.2.1.8 Verlauf

Im Regelfall ist mit einem leichten Verlauf zu rechnen: Die Temperatur normalisiert sich nach wenigen Tagen, der anfangs trockene Husten wird produktiv, er kann bis zu einigen Wochen bestehen bleiben, ohne jedoch das Allgemeinbefinden des Patienten zu beeinträchtigen.

8.2.1.9 Prognose und Komplikationen

Die Prognose ist bei unkompliziertem Verlauf gut.

Die gefürchtetste Komplikation ist die bakterielle Superinfektion, die insbesondere bei Sekretstase und bei Patienten mit chronischen Grundleiden beobachtet wird. Deshalb ist jeder erneute Fieberanstieg nach primärer Entfieberung auf eine bakterielle Komplikation verdächtig.

Gelegentlich geht die Symptomatologie eines Virusinfektes auf ein anderes Organsystem über: Am häufigsten treten Gastroenteritiden auf, selten Enzephalitiden oder Myokarditiden.

Die Miterkrankung der Pleura ist selten (Abschn. 13.1), sie wird gelegentlich bei Coxsackie-Pneumonien beobachtet (Bornholm-Krankheit mit Pleurodynie). Sie manifestiert sich durch atemsynchrone Schmerzen; nennenswerte Ergußbildungen kommen nur ausnahmsweise vor.

Bei sehr ausgeprägtem lokalisierten Befall können Atelektasen persistieren, die über Schrumpfungsprozesse zu Bronchiektasen führen. Ein im Thoraxröntgenbild nachgewiesener ausgedehnter pneumonischer Herd sollte deshalb mit einer Zweitaufnahme in 8–14 Tagen kontrolliert werden, damit die völlige Ausheilung dokumentiert ist. Auch bleibende Schäden des Lungenparenchyms werden in Form von „primitiven Bronchiektasen" und/oder eines Lungenemphysems (einseitig helle Lunge, Abschn. 12.2) gelegentlich gesehen. Diese Spätfolgen werden besonders nach Adenoviruspneumonien beobachtet.

Die idiopathische Lungenfibrose wird auf zurückliegende, meist unerkannt gebliebene, mehr interstitielle Viruspneumonien zurückgeführt (Abschn. 10.3). Es ist daher verständlich, daß die Einführung einer aktiven Immunisierung gegen einige Virusstämme bereits im Säuglingsalter von einigen Autoren mit Nachdruck betrieben wird. Eine klinische Anwendung der Impfstoffe (besonders gegen RS-Viren) ist bisher für das Säuglingsalter nicht aktuell, die Impfung gegen Influenzaviren sollte besonders bei gefährdeten Kindern (z. B. mit Mukoviszidose) im Kleinkindesalter durchgeführt werden.

8.2.2 Masernpneumonie

8.2.2.1 Definition

Eine im Verlaufe der Masernerkrankung durch das Masernvirus selbst hervorgerufene Pneumonie ist eine Masernpneumonie. Sie ist im Kindesalter selten. Die bei Masern häufig zu beobachtende Bronchopneumonie ist dagegen Folge einer bakteriellen Superinfektion.

8.2.2.2 Ätiologie und Pathogenese

Die Masern sind eine der klassischen exanthematischen Kinderkrankheiten. Durch den Einsatz der Lebendmasernimpfung ist diese Erkrankung während der letzten 10 Jahre in der westlichen Welt zurückgegangen. In der Dritten Welt sind die Masern nach wie vor häufig und mit einer hohen Morbidität und Mortalität belastet.

Der Erreger der Masern, das Masernvirus, hat eine hohe Kontagiositätsrate. Außer der klassischen Masernkrankheit ruft es als neurotropes Virus in seltenen Fällen die subakute sklerosierende Panenzephalitis (SSPE) hervor, die als Zweiterkrankung nach einem meist Jahre andauernden Latenzstadium auftreten kann.

Die Frage nach der Häufigkeit einer Masernpneumonie ist schwer zu beantworten: Katarrhalische Erscheinungen, insbesondere auch trockener Reizhusten, sind Teil der Symptomatologie bei Masern. Die systematische Erhebung von Thoraxröntgenbefunden masernkranker Kinder zeigt in einem hohen Prozentsatz kleine bronchopneumonische Herde. Viel häufiger als die eigentliche Masernpneumonie wird eine bakterielle Bronchopneumonie als Komplikation der Masern beobachtet. Diese tritt in der Regel in einem späteren Krankheitsstadium auf und wird überwiegend durch Pneumokokken, Streptokokken oder Staphylokokken hervorgerufen.

8.2.2.3 Pathologie

Masernviren führen zu einer lymphozytären und hämorrhagischen Entzündung der Schleimhaut von Trachea und Bronchien und des Lungeninterstitiums. Die eigentliche Masernpneumonie ist also eine mehr interstitielle Pneumonie. Charakteristisch ist der Nachweis von mehrkernigen Riesenzellen in den Alveolarsepten. Intraalveoläre Blutungen und ausgedehnte Nekrosen des Epithels, besonders im Bereich der kleinen Bronchien und Bronchiolen, können nachgewiesen werden. Mitunter wird die Wandstruktur dieser peripheren Bronchialabschnitte völlig zerstört und ist Ursache einer persistierenden bronchiolären Obstruktion (nekrotisierende Bronchitis-Bronchiolitis bei Masern). Die regionalen hilären Lymphknoten sind bei einzelnen Kindern stark vergrößert und können zu Bronchusstenosen führen.

Diese pathologisch-anatomischen und -histologischen Befunde sind bei sonst klinisch gesunden Kindern zwar unterschiedlich stark ausgeprägt, meist aber sind sie nicht sehr ausgedehnt und bedeuten keine besondere Gefährdung der Patienten.

Bei Kindern mit gestörter Immunregulation (angeboren oder auch erworben, z. B. durch zytostatische Therapie) kann die interstitielle Masernpneumonie diffus in der Lunge verteilt nachgewiesen werden, wobei Riesenzellen ganz im Vordergrund des histologischen Befundes stehen: Hecht-Riesenzellpneumonie. Die Riesenzellen enthalten intranukleäre und intrazytoplasmatische Einschlußkörperchen (Eosinophil- und feulgen-negativ). Dieses Bild scheint in der Humanpathologie spezifisch für das Masernvirus zu sein, wohingegen im Tierexperiment ähnliche Bilder durch Infektionen mit Kaninchenstaupe- und Rinderpestvirus hervorgerufen werden konnten, die jedoch für den Menschen nicht pathogen sind. Gelegentlich traten auch bei anderen Viruspneumonien oder bei chemisch-toxisch bedingten Pneumonien Riesenzellen in der menschlichen Lunge auf, dann aber immer ohne oder lediglich mit intrazytoplasmatischen Einschlußkörperchen. Aus diesem Grunde wird die typische Riesenzellpneumonie als Sonderform der Masernpneumonie angesehen [4].

8.2.2.4 Klinik

Die klinischen Symptome der Masernpneumonie sind uncharakteristisch und entsprechen denen anderer Viruspneumonien. Zur Unterscheidung von der Bronchopneumonie bei Masern treten die klinischen Symptome der Masernpneumonie schon kurz vor oder mit dem Exanthemausbruch in Erscheinung. Ein Krupphusten („Masernkrupp") kann gleichzeitig bestehen. Dagegen zeigen die Kinder mit Riesenzellpneumonie schwere Allgemeinsymptome mit Tachydyspnoe, Zyanose und Husten. Bei einem Teil dieser Kinder tritt der Tod schon innerhalb weniger Stunden bis Tage nach Auftreten katarrhalischer Symptome, u. U. vor Ende des Prodromalstadiums, ein (perakute Verlaufsform), während bei anderen Kindern mit Riesenzellpneumonie die Symptome schleichend zunehmen und erst nach Wochen zum Tode führen.

8.2.2.5 Laborbefunde

Während des Prodromalstadiums und zu Beginn des Exanthemstadiums findet sich eine Leukopenie. Die BSG ist normal. Bei Auftreten einer bakteriellen Pneumonie oder anderer bakterieller Komplikationen kommt es in der Regel zu einem raschen Anstieg der Leukozyten sowie der Senkung. Das Röntgenbild des Thorax sichert die Diagnose der Pneumonie und zeigt deren Ausmaß.

8.2.2.6 Diagnose und Differentialdiagnose

Im wesentlichen muß zwischen den 3 besprochenen Formen, der primären Masernpneumonie, der bakteriellen Superinfektion und der Hecht-Riesenzellpneumonie unterschieden werden. In der klinischen Situation ist diese Unterscheidung in der Regel nicht sicher möglich.

8.2.2.7 Therapie

Durch die generell empfohlene aktive Masernschutzimpfung ab dem 15. Lebensmonat ist die Zahl der Masernpneumoniefälle erheblich zurückgegangen. Diese Impfung sollte auch bei Patienten mit Agammaglobulinämie oder Hypogammaglobulinämie durchgeführt werden, da selbst bei fehlender oder mangelhafter Antikörperproduktion eine zelluläre Immunität induziert wird. Bei Patienten mit kombiniertem oder zellulärem Immunmangel ist die Impfung in der Regel kontraindiziert.

Da die Unterscheidung einer primären Masern- von einer sekundären bakteriellen Pneumonie in der akuten klinischen Situation so gut wie nie möglich ist, sind Antibiotika bei Auftreten von pneumonischen Symptomen indiziert: Wegen des genannten Keimspektrums sollten z. B. Chloxacillin und Ampicillin verabreicht werden. Die Gabe von γ-Globulin-Präparaten ist eine prophylaktische Maßnahme und spielt deshalb in der Behandlung der Masernpneumonie keine Rolle.

8.2.2.8 Verlauf

In 8.2.2.4 wurden bereits zwei Verlaufsformen der Riesenzellpneumonie erwähnt. Neben dieser schwersten Pneumonieart, die mit einer ungünstigen Prognose belastet ist, ist der Verlauf bei der echten Masernpneumonie meist unproblematisch: Zunahme der katarrhalischen Symptome bis zu starkem Husten und Dyspnoe, nach etwa 5–6 Tagen geht die Atemnot zurück und der Husten wird produktiv.

Ein evtl. auftretendes Kruppsyndrom verläuft meist mild, kann jedoch auch lebensbedrohlich werden; in jedem Falle ist es zeitlich meist limitiert (1–3 Tage).

8.2.2.9 Prognose

Die Prognose ist abhängig von 1. der Art der Pneumonie, 2. dem Alter und der allgemeinen Konstitution des Patienten.

Während bei echter Riesenzellpneumonie die Prognose ungünstig ist, ist die Masernpneumonie eine schwerwiegende, doch in der Regel ohne spezifische Therapie spontan heilende Komplikation. Bei einzelnen Kindern entwickelt sich später eine Lungenfibrose. Prognostisch am günstigsten sind Bronchopneumonien infolge bakterieller Superinfektion zu beurteilen.

Die nekrotisierende Bronchitis-Bronchiolitis bei Masern kann zur Entwicklung einer schwer zu therapierenden obstruktiven Lungenerkrankung führen, mitunter entwickelt sich ein diffuses oder regional begrenztes bronchioläres Emphysem (Abschn. 12.2). Diese schwerwiegende Komplikation wird möglicherweise durch eine Zweiterkrankung mit Adenoviren verursacht, die noch während der akuten Maserninfektion auftreten kann.

8.2.3 Varizellenpneumonie

8.2.3.1 Definition

Die Varizellenpneumonie ist eine im Verlaufe einer Windpockenerkrankung auftretende, meist akut verlaufende Pneumonie, die durch das Varizellenvirus selbst hervorgerufen wird. Im Kindesalter ist sie selten (0,1% der erkrankten Kinder). Bei Erwachsenen ist sie eine relativ häufig zu beobachtende Komplikation. Ihre Inzidenz wird je nach untersuchtem Kollektiv mit 16–33% angegeben.

8.2.3.2 Ätiologie und Pathogenese

Im Säuglings- und Kindesalter gibt es zwei Gruppen, die ein erhöhtes Risiko für die Entwicklung einer Varizellenpneumonie bzw. für die Entstehung einer dissiminierten viszeralen Beteiligung aufweisen: Neugeborene, deren Mütter innerhalb der letzten 5 Tage vor der Geburt das Varizellenexanthem entwickeln, haben selbst ein etwa 20%iges Risiko zu erkranken. Die Mortalität dieser Säuglinge liegt bei 35%, die durch das Virus hervorgerufene Pneumonie ist eine der wesentlichen Todesursachen [6].

Die zweite Risikogruppe bilden Kinder, die wegen onkologischer, aber auch anderer Erkrankungen mit Steroiden oder zytostatischen Medikamenten behandelt werden. Eine Lungenbeteiligung kann bei solchen Patienten entweder im Rahmen einer fulminant sich entwickelnden Varizellenerkrankung entstehen, oder aber die Konsequenz einer zunächst harmlos erscheinenden, dann aber protrahiert über Wochen verlaufenden Erkrankung bilden. Ein besonders hohes Risiko für eine viszerale Beteiligung zeigen Kinder, deren absolute Lymphozytenwerte unter $500/mm^3$ betragen [3].

8.2.3.3 Pathologie

In den Lungen von an Varizellenpneumonie erkrankten Patienten findet sich vermehrt eiweißreiche Ödemflüssigkeit in den Alveolen, so daß ein ähnliches Bild wie bei hyalinen Membranen entstehen kann. Makroskopisch sind disseminierte Knötchen zu sehen, in deren Innern sich Nekrosen finden. Diese Knötchen sind über beide Lungenfelder verteilt, auch die Pleura kann befallen sein. Im Heilungsstadium kann es zu Verkalkungen dieser Herde kommen, so daß in der Röntgendiagnostik die Differentialdiganose gegenüber der Tuberkulose schwierig sein kann.

8.2.3.4 Klinik

Die pulmonalen Symptome laufen mit denjenigen der Varizellenerkrankung parallel: am 2.–5. Tag kommt es zum Auftreten von zunehmendem Husten, Dyspnoe und Zyanose. Innerhalb weniger Tage können die Symptome zum Tode führen. Verläuft die Erkrankung nicht so schwer, ist mit einem Rückgang der pulmonalen Symptomatologie nach 5–7 Tagen zu rechnen. Neben den allgemeinen pulmonalen Symptomen werden Schmerzen im Bereich der Brust und leichte Hämoptysen beschrieben. Die physikalischen Befunde sind in der Regel nicht so ausgeprägt, wie man bei dem Schweregrad der Erkrankung vermuten müßte: Giemen und trockene Rasselgeräusche können hörbar sein, bei Konfluieren der Herde auch vermindertes Atemgeräusch und verkürzter Klopfschall. Gelegentlich sind auch die Zeichen eines Pleuraexsudates vorhanden.

8.2.3.5 Laborbefunde

Blutbild und BSG zeigen keine typischen Veränderungen. Im Thoraxröntgenbild sind ausgedehnte, im Beginn kleinfleckige, später konfluierende Herde von manchmal miliarem Charakter zu sehen, dazu ein verminderter Luftgehalt und vermehrte Streifenzeichnung als Ausdruck der Mitbeteiligung des Bronchialbaumes. Manchmal erinnert das Röntgenbild eher an ein interstitielles Lungenödem. Die Hiluslymphknoten sind kaum vergrößert. Bei Pleuramitbeteiligung können die Zeichen des Pleuraexsudates vorhanden sein, jedoch ist der Erguß in der Regel nicht ausgedehnt.

Der direkte Virusnachweis durch Züchtung in Gewebekulturen ist möglich, jedoch selten indiziert. Serologische Untersuchungen haben ebenfalls kaum Bedeutung.

8.2.3.6 Diagnose und Differentialdiagnose

Wegen des Varizellenexanthems und bei anamnestisch gesichertem Kontakt bereitet die Diagnose keine Schwierigkeiten. Der Zeitpunkt des Auftretens der pulmonalen Symptome läßt die Differenzierung einer primär varizellenbedingten gegenüber einer sekundären bakteriell bedingten Pneumonie zu, da die letztere meist erst auftritt, wenn die Varizellenerkrankung ihren Höhepunkt bereits überschritten hat. Ist das Exanthem nicht ganz typisch, kann die Abgrenzung gegenüber echten Pocken schwierig sein. Bei Kindern kommt außerdem der Strophulus in Betracht. Im späteren Krankheitsstadium oder auch katamnestisch kann röntgenologisch die Abgrenzung gegenüber einer durchgemachten Miliartuberkulose schwierig sein, wenn miliar verteilte Varizellenknötchen in den Lungen zur Verkalkung geführt haben. Hier hilft die hiläre Lymphdrüsenvergrößerung bei Tuberkulose sowie die weitere Tuberkulosediagnostik (Hauttestung, Erregernachweis; Kap. 9).

8.2.3.7 Prävention und Therapie

Eine aktive Schutzimpfung gegen Varizellen befindet sich z. Z. in der Erprobung, steht aber noch nicht zur Verfügung. Bei Risikopatienten ist die Gabe von Varizellenzosterhyperimmunserum indiziert, wenn der Patient Windpocken noch nicht gehabt hat oder die Anamnese unbekannt ist. Die Gabe sollte innerhalb der ersten 24 h erfolgen, auf jeden Fall innerhalb der ersten 72 h nach Exposition. Die Dosierung beträgt 0,2–0,4 ml/kg KG, die Applikation ist intramuskulär. Die Wirksamkeit des Varizellenzosterhyperimmunserums bei manifester Erkrankung ist unbewiesen.

Bei schweren Verlaufsformen der Varizellenpneumonie ist die frühzeitige Gabe von Sauerstoff wichtig, da oft erhebliche Diffusionsstörungen bestehen. Bei Eintreten einer CO_2-Retention sollte frühzeitig eine künstliche Beatmung begonnen werden. Wegen der ernsthaft postulierten Assoziation zwischen Salizylaten und Reye-Syndrom sollte bei Windpockenerkrankungen Aspirin nicht als Antiphlogistikum gewählt werden. Der Einsatz von Steroiden in therapeutischen Dosen ist umstritten. Während einige Autoren eine signifikante Besserung nach dem Einsatz von Kortison berichteten, wird dieser Zusammenhang von anderen bezweifelt und gleichzeitig auf das Risiko der bakteriellen Superinfektion hingewiesen. Wegen dieses Risikos und im Hinblick auf die immunsuppressive Wirkung des Kortisons erscheint eine Kortisontherapie derzeit nicht geraten. Bei Patienten, die aus anderen Gründen hochdosiert mit Kortison behandelt werden, sollte eine Reduktion bis auf Dosen erfolgen, die in etwa der körpereigenen Kortisonproduktion unter Streßbedingungen, d. h. etwa dem 3fachen der Erhaltungsdosis, entspricht. Antibiotika beeinflussen den Verlauf der Varizellenpneumonie nicht. Wegen der Schwierigkeit der Unterscheidung zwischen reiner Viruspneumonie und bakterieller Superinfektion, insbesondere bei dem gefährdeten Patientenkollektiv, sollte jedoch in jedem Falle eine antibiotische Therapie durchgeführt werden. Sie muß bei Neugeborenen das gesamte Spektrum der Neugeborenensepsis erfassen, bei älteren Kindern zumindest Staphylokokken, Pneumokokken, Haemophilus influenzae und Streptokokken.

Für die spezifische virostatische Therapie steht Cytosinarabinosid als Viderabin zur Verfügung. Es wird bei schweren Verläufen als Dauerinfusion über mehrere Tage in einer Dosis von 15 mg/kg KG/Tag verabreicht. Acycloguanosin (Acyclovir) ist derzeit noch in klinischer Erprobung.

8.2.3.8 Verlauf

Bei Herpes-, Zytomegalie- und Zosterinfektionen stellen Pneumonien immer eine schwere Komplikation dar. Insofern ist in diesen Fällen mit einem schweren Verlauf, oft mit rascher Progredienz bis zum Exitus letalis innerhalb weniger Tage, zu rechnen. Bei der infektiösen Mononukleose zeigt eine Beteiligung der Lunge nicht notwendigerweise einen schweren Verlauf an. Sie kann jedoch Teil einer schweren, gelegentlich über viele Monate gehenden Epstein-Barr-Virusinfektion sein.

8.2.3.9 Prognose, Komplikationen

Die Prognose der echten Varizellenpneumonie ist mit Vorsicht zu stellen, die Mortalitätsrate wird mit 20% angegeben. Kommt es innerhalb der ersten 3–4 Tage zum Stillstand der Progredienz, kann in der Regel mit einer raschen und vollständigen Heilung gerechnet werden.

8.2.4 Pneumonien bei anderen systemischen Viruserkrankungen: Herpes simplex, Zytomegalie, Zoster, infektiöse Mononukleose

8.2.4.1 Definition

Bei den hier zu erörternden Pneumonien handelt es sich um Erkrankungen der intrathorakalen Atemorgane, die im Verlaufe der genannten Viruskrankheiten auftreten. Wie in den vergangenen Abschnitten sollen Superinfektionen nicht abgehandelt werden.

8.2.4.2 Ätiologie und Pathogenese

Tritt bei den in Frage stehenden Erkrankungen eine virusbedingte Beteiligung der intrathorakalen Atemorgane auf, so muß, ausgenommen bei der infektiösen Mononukleose, eine generalisierte Viruserkrankung Voraussetzung sein: Im Falle von Zytomegalie- und Herpes-simplex-Infektion trifft dies praktisch nur für 2 Patientengruppen zu: 1. für Neugeborene, 2. für Patienten mit Immunopathien. Der Zoster kann als „Zoster generalisatus" in seltenen Fällen auch ohne bestehende Grundkrankheit auftreten, er ist als Zweitmanifestation des Zostervirus anzusehen und wird daher nur bei Patienten beobachtet, die schon an Varizellen erkrankt waren. Bei der infektiösen Mononukleose kann eine Pneumonie durch Ausbreitung des infektiösen Prozesses von den extrathorakalen Atemwegen aus entstehen. Warum manche Patienten im Verlauf einer infektiösen Mononukleose schwere Komplikationen, wie Pneumonie, periphere Neuropathien, Neutropenie und Thrombopenie, entwickeln, ist nicht gesichert. In einem Falle wurde eine defekte „Natural-killer"-Aktivität der Lymphozyten beschrieben.

Insgesamt sind virusbedingte Pneumonien bei den genannten Erkrankungen selten.

8.2.4.3 Pathologie

Bei Herpes simplex, Zoster und Zytomegalie werden überwiegend interstitielle Pneumonien beobachtet, bei der infektiösen Mononukleose v. a. eine Bronchopneumonie.

8.2.4.4 Klinik

In der Regel stehen Symptome von seiten anderer Organsysteme im Vordergrund, so
daß die Symptomatologie der Atemwegsbeteiligung zunächst übersehen werden kann:
Bei Herpes simplex und Zoster dominieren die Befunde der Haut und des Zentralnervensystems, bei der Zytomegalie diejenigen von seiten der Leber und des ZNS, bei der
infektiösen Mononukleose spielt sich das Krankheitsgeschehen insbesondere in den
extrathorakalen Atemwegen und den dazugehörigen Lymphknoten ab. Wie auch bei
der Varizellenpneumonie, ist eine Virusätiologie bei Auftreten respiratorischer Symptome immer dann anzunehmen, wenn die Mitbeteiligung der intrathorakalen Atemwege in einem frühen Stadium des Krankheitsablaufes beobachtet wird.

Die klinischen Befunde entsprechen denen anderer Pneumonien: Tachydyspnoe bei
im Neugeborenenalter oft sehr flacher Atmung und starker Beeinträchtigung des Allgemeinzustandes. Fieber ist meist nicht sehr ausgeprägt.

8.2.4.5 Laborbefunde

BSG und Blutbild zeigen die Veränderungen der jeweiligen Grundkrankheit, wichtig
ist das Thoraxröntgenbild, welches Lokalisation, Ausmaß und Art des pneumonischen Prozesses deutlich macht. Die oft klinisch nicht ganz leicht zu diagnostizierende
infektiöse Mononukleose wird durch die Pfeiffer-Zellen im Differentialblutbild bzw.
durch serologische Untersuchungen (Mononukleoseschnelltest; Paul-Bunnell-Test)
erkennbar.

8.2.4.6 Diagnose und Differentialdiagnose

Da Erscheinungen an anderen Organsystemen oft im Vordergrund stehen, ist eine genaue Beobachtung im Verlauf der Viruserkrankung erforderlich: Insbesondere dann,
wenn eine plötzliche Verschlechterung des Allgemeinzustandes auftritt, sollte an die
Möglichkeit der Pneumonie gedacht werden.

Schwierig ist, wie schon bei der Masern- und Varizellenpneumonie beschrieben, die
Abgrenzung der virusbedingten gegenüber einer komplizierenden, meist bakteriell bedingten sekundären Pneumonie. Der Zeitpunkt des Auftretens sowie die Laboratoriumsbefunde helfen hier oft weiter. Da Pneumonien im Verlauf dieser Erkrankungen
überwiegend dann auftreten, wenn ohnehin eine Generalisierungstendenz besteht,
muß auch die Beteiligung anderer Organsysteme mit in Betracht gezogen werden: Respiratorische Symptome können auch kardial bedingt sein (Virusmyokarditis); gelegentlich auch zentral (Virusenzephalitis).

8.2.4.7 Therapie

Für die Behandlung bei Herpes simplex und Zoster s. 8.2.3.7. Bei Zytomegalie im Neugeborenenalter sind früher Steroide (2 mg/kg KG/Tag) empfohlen worden, ihre Wirkung ist jedoch nicht gesichert. Weder für die Zytomegalie noch für die infektiöse Mononukleose existiert derzeit eine anerkannte virostatische Therapie. Ampicilline sind
bei Zytomegalie und Mononukleose zu vermeiden, da schwere Hautreaktionen beobachtet worden sind.

8.2.4.8 Verlauf

Eine virusbedingte Pneumonie bei den in Frage stehenden Viruskrankheiten muß als
schwere Komplikation angesehen werden. Insofern ist in diesen Fällen mit einem

schweren Verlauf, oft mit rascher Progredienz bis zum Exitus letalis innerhalb weniger Tage, zu rechnen.

8.2.4.9 Prognose, Komplikationen

Die Prognose ist abhängig von der Grundkrankheit bzw. von dem Grad des Befalls der übrigen Organe. Insgesamt stellt die virusbedingte Pneumonie bei den genannten Erkrankungen eine sehr ernste Komplikation dar und ist mit einer hohen Mortalitätsrate belastet.

Literatur

1. Adams JM, Imagawa DT, Zike K (1961) Epidemic bronchiolitis and pneumonitis related to respiratory syncytial virus. JAMA 176:1037
2. Cheeseman SH, Hirsch MS, Keller EW, Kein DE (1977) Fatal neonatal pneumonia caused by Echovirus Type 9. Am J Dis Child 131:1169
3. Feldman S, Hughes WT, Daniel CB (1975) Varicella in children with cancer: 77 cases. Pediatrics 56:388
4. Fohlmeister I, Schaefer H-E, Rieger M, Galanski M (1979). Masern-Riesenzellpneumonie. Med Welt 30:307
5. Glezen WP, Denny FW (1973) Epidemiology of acute lower respiratory disease in children. N Engl J Med 288:498
6. Meyers JD (1974) Congenital varicella in term infants: risk reconsidered. J Infect Dis 129:215

8.3 Bakterielle Pneumonien

C. H. L. Rieger und A. Fenner

8.3.1 Pneumokokkenpneumonie

8.3.1.1 Definition

Die Pneumokokkenpneumonie ist eine meist akut verlaufende Entzündung des Lungenparenchyms und der intrathorakalen Atemwege. Klassische Manifestationsform ist die Lobär- oder Segmentpneumonie (s. Abb. 1, Abschn. 8.2). Sie kann jedoch auch als Bronchopneumonie auftreten, insbesondere im jüngeren Säuglingsalter.

8.3.1.2 Ätiologie und Pathogenese

Pneumokokken (Streptococcus pneumoniae) sind grampositive Diplokokken, die das charakteristische Phänomen der „Quellung" zeigen, wenn sie mit spezifischen Antiseren behandelt werden. Insgesamt gibt es etwa 80 Typen, wobei die Typen 1–8 v. a. als Erreger der Lobärpneumonie des Erwachsenen gefunden werden [1]. Bei Kindern sind überwiegend die Typen 1, 6, 14 und 19 identifiziert worden [5].

Eine Bakteriämie wird bei 30% aller Patienten gefunden. Die Häufigkeit des Pneumokokkus als Erreger einer Pneumonie im Kindesalter beträgt 20–25% [12, 14]. Bei diagnostischen Lungenpunktionen, die bei Säuglingen und Kindern mit Pneumonie vorgenommen wurden, fanden sich Pneumokokken in 15% der Fälle [6].

Ebenso wie die Pneumokokkenperitonitis, die Meningitis, Osteomyelitis oder Periorbitalphlegmone kann auch die Pneumokokkenpneumonie nach einer Bakteriämie, also hämatogen, entstehen. Als der häufigere pathogenetische Mechanismus wird jedoch eine Aspiration der Erreger aus dem oberen Respirationstrakt angenommen. Nach derzeitigem Verständnis hängt die Entwicklung einer Pneumonie als Folge einer Aspiration von einer Reihe von Faktoren ab. So wirken vorausgegangene Virusinfekte im Bereich der Trachea und Bronchien begünstigend durch eine Verminderung der mukoziliaren Reinigungsmechanismen im Bereich der Schleimhäute. Die Virulenz des jeweiligen Pneumokokkenstammes ist ein zweiter wichtiger Faktor. Die große Anfälligkeit von Patienten mit Agammaglobulinämie, Patienten mit Sichelzellanämie sowie Patienten mit einem kongenitalen oder sekundär erworbenen Mangel an Komplement C_3 zeigen, daß die Opsonisierung der Erreger ein wichtiger Abwehrmechanismus des Körpers ist. Die Opsonisierung kann entweder durch Antikörper gegen Kapselantigene erfolgen oder durch Aktivierung des alternativen Komplementweges. Andere Mechanismen, die auch bei Gesunden zu einer vorübergehenden Resistenzschwächung führen können, wie z. B. eine zeitweilige Erniedrigung von Faktor B des Properdinsystems, werden angenommen.

8.3.1.3 Pathologie

Etwa 90–95% aller Lobärpneumonien werden durch Pneumokokken hervorgerufen. Die typischen pathologischen Veränderungen können jedoch auch durch Klebsiellen, Staphylokokken, Streptokokken, Haemophilus influenzae und sogar durch einige der gramnegativen Organismen, wie Pyozyaneus oder Proteus produziert werden.

Die Pneumokokkenpneumonie stellt im wesentlichen eine eitrige fibrinöse Entzündung von Lungensegmenten oder ganzen Lappen dar, deren Entwicklung sich in 4 Stadien vollzieht: in dem Stadium der Kongestion, den Stadien der roten Hepatisation und der grauen Hepatisation sowie dem Stadium der Resolution. Die moderne antibiotische Therapie verhindert in der Regel die Entwicklung dieser Stadien, so daß dieser Verlauf mit den früher so häufig gesehenen Komplikationen selten geworden ist. Typisch für das erste Stadium ist die Erweiterung der Blutgefäße mit Ausschwitzung eines serösen Exsudates in die Alveolarräume, in denen sich eine proteinreiche Flüssigkeit mit einzelnen neutrophilen Granulozyten und zahlreichen Bakterien findet. Im zweiten Stadium sammeln sich neutrophile Granulozyten sowie Fibrinmassen in den Alveolen an. Die rote Farbe wird durch ausgetretene Erythrozyten bewirkt. Das nächste Stadium ist durch einen zunehmenden Untergang der Leukozyten sowie der Erythrozyten charakterisiert. Das äußere Bild der grauen Hepatisation entsteht durch ein Exsudat, welches im wesentlichen degenerierte Leukozyten, Fibrin und Erythrozyten enthält. Im Stadium der Resolution kommt es zu einem enzymatischen Abbau und einer Verflüssigung des intraalveolären Exsudates, welches in der Folge resorbiert oder abgehustet wird.

8.3.1.4 Klinik

Häufig beginnt die Erkrankung mit den Zeichen eines Atemwegsinfektes. Nach wenigen Tagen wirken die Kinder plötzlich schwer krank: Hohes Fieber, Kopfschmerzen, Erbrechen, Durchfall, gelegentlich Fieberkrämpfe, Delirium sind die Initialsymptome; es folgen Unruhe und Kurzatmigkeit, die Atmung wird keuchend, oft besteht eine periorale und periphere Zyanose. Husten kann initial häufig fehlen, stellt sich aber im

Laufe der Erkrankung regelmäßig ein. Die beschriebenen Symptome kennzeichnen die schwere Verlaufsform der Pneumonie, sind jedoch keineswegs obligat. Fieber und Tachypnoe können u. U. die einzigen Zeichen sein, die das Vorhandensein einer Pneumonie vermuten lassen. Ältere Kinder klagen häufig über Brust- und Bauchschmerzen auf der betroffenen Seite. Nicht selten besteht Meningismus, insbesondere wenn ein Oberlappen befallen ist.

Bei der Untersuchung sind Auskultation und Perkussion oft weniger ergiebig als die Inspektion: Insbesondere im Falle einer Lobärpneumonie sind die Thoraxexkursionen auf der betroffenen Seite deutlich vermindert und hinken zeitlich nach. Die Perkussion kann zumal am ersten Tag vollständig negativ sein oder einen verkürzten Klopfschall ergeben. Auskultatorisch können sich ein vermindertes Atemgeräusch und seltener auch feinblasige Rasselgeräusche finden. Diese Zeichen werden bei kleinen Kindern jedoch häufig vermißt. Insbesondere der Befund einer Dämpfung weist eher auf einen Pleuraerguß oder ein Empyem hin, als daß er typisch für ein Infiltrat wäre. Bei älteren Kindern läßt sich eine Dämpfung in der Regel vom zweiten Tag an nachweisen, wobei meistens die Prüfung der Schalleitung durch die Bronchophonie eine Unterscheidung zwischen Infiltrat und Erguß ermöglicht. Die Durchführung des Stimmfremitus als Mittel zur Prüfung der Schalleitung tiefer Frequenzen ist bei Kindern selten erfolgreich. Im Anfangsstadium der Pneumokokkenpneumonie findet sich häufig eine meteoristische Blähung des Abdomens, die auf einen pneumoniebedingten paralytischen Subileus hindeutet.

Im Verlauf der Pneumonie ändern sich die Untersuchungsbefunde. Mit stärker werdender Konsolidierung werden Dämpfung, Schalleitung und tubuläre Atemgeräusche deutlicher und die feinblasigen Rasselgeräusche treten zurück. Im Stadium der Resolution verschwinden diese Zeichen allmählich und feuchte Rasselgeräusche werden wieder hörbar. In dieser Phase wird der zunächst unproduktive Husten locker und produktiv. Dabei werden große Mengen meist blutig tingierten Sputums ausgehustet. Ein sympathischer Pleuraerguß findet sich häufig. Bei älteren Kindern ist er oft schon durch die Untersuchung zu vermuten: Dämpfung, abgeschwächte Bronchophonie und häufig tubuläre Atemgeräusche am Rande des Ergusses, gelegentlich ein Nachhinken der Atmung auf der betroffenen Seite. Zum Ausschluß eines Empyems sollten diese Ergüsse diagnostisch punktiert werden. Eine Notwendigkeit zur Drainage besteht nur in seltenen Fällen, in denen die Flüssigkeitsansammlung so groß geworden ist, daß die Lungenexpansion beeinträchtigt ist.

8.3.1.5 Labor- und Röntgenbefunde

Im Blutbild findet sich eine ausgeprägte Leukozytose (18 000–40 000 mm^3) mit Linksverschiebung. Die BSG ist stark beschleunigt, im roten Blutbild zeigt sich gelegentlich eine leichte Anämie. Der Erregernachweis sollte aus dem Blut versucht werden, da in 30% der Fälle eine Bakteriämie nachweisbar ist. Bei älteren Kindern kann die Isolierung der Erreger aus dem Sputum oder aus der Pleuraflüssigkeit versucht werden. Der Nachweis von Pneumokokken im Rachenabstrich kann nicht als beweisend angesehen werden. Mimica et al. [8] fanden in ihrer Serie von 543 lungenpunktierten Patienten nur in 10–20% der Fälle eine Identität zwischen den aus dem Lungenpunktat und den aus dem oberen Respirationstrakt gezüchteten Keimen.

Die Thoraxröntgenaufnahme ergibt eine Segment- oder Lobärpneumonie, seltener eine Bronchopneumonie. Oft findet sich eine Diskrepanz zwischen den Befunden der körperlichen Untersuchung und dem Röntgenbild. Vor allem bei Erkrankungsbeginn läßt sich häufig röntgenologisch ein Infiltrat nachweisen, das klinisch nicht vermutet wurde. Wichtig ist der Nachweis einer vollständigen Normalisierung des Röntgenbildes etwa 3–4 Wochen nach der akuten Erkrankung. Die Persistenz eines Röntgenbefundes stellt eine Indikation dar zum Ausschluß prädisponierender Faktoren, wie z. B. Fremdkörper, Bronchiektasen oder eines Immunmangels.

8.3.1.6 Differentialdiagnose

Zu Beginn der Erkrankung oder bei negativem Ausfall der bakteriologischen Diagnostik ist eine sichere Abgrenzung der Pneumokokkenpneumonie gegen Lungenentzündungen anderer Genese nicht möglich. Staphylokokken, Streptokokken, Haemophilus influenzae, aber auch Viren, Mykoplasmen und Mycobacterium tuberculosis sind wichtige differentialdiagnostisch zu erwägende Pneumonieerreger. Die allergische Alveolitis, Fremdkörper, Atelektasen, Sequester, sekundäre bakterielle Pneumonien bei endobronchialer Tuberkulose oder akute Exazerbation, z. B. bei Mukoviszidose oder Bronchiektasen anderer Genese, können ähnliche klinische und röntgenologische Bilder hervorrufen. Bei Meningismus kann eine Meningitis nur durch die Lumbalpunktion ausgeschlossen werden. Bei einer abdominellen Symptomatik können der Ausschluß einer Appendizitis oder eines Leberabszesses schwierig sein.

8.3.1.7 Therapie

Therapie der Wahl ist bei Säuglingen und Kleinkindern die parenterale Gabe von Penicillin G in einer Dosierung von etwa 50000 Einheiten/kg KG/Tag für eine Dauer von etwa 10 Tagen. Die Beschränkung auf Penicillin G in dieser Altersgruppe ist jedoch erst möglich, wenn der Erregernachweis gelungen ist. Zu Beginn der Erkrankung oder bei fehlendem Erregernachweis muß die Behandlung die Möglichkeit anderer Pneumonieerreger mitberücksichtigen: In der Neugeborenperiode das gesamte Spektrum der grampositiven und gramnegativen Keime, die bei der Neugeborenensepsis eine Rolle spielen (s. dort); in der Altersgruppe jenseits des Neugeborenenalters bis zum vollendeten 2. Lebensjahr neben Pneumokokken auch Haemophilus influenzae und Staphylokokken; in der Altersgruppe 2–6 Jahre sind neben den Pneumokokken auch Haemophilus-influenzae-Keime zu berücksichtigen. Bei Schulkindern ist die primäre Gabe von Penicillin indiziert, wobei die Applikation oral erfolgen kann. Bei schwerkranken Kindern oder bei gastrointestinalen Begleitsymptomen sollte jedoch auch hier mit einer parenteralen Applikation begonnen werden.

Wegen der Notwendigkeit der parenteralen Therapie sowie der größeren Häufigkeit von Komplikationen sollten Säuglinge und Kleinkinder mit Pneumokokkenpneumonie im Krankenhaus behandelt werden. Größere Kinder können bei unkompliziertem Verlauf und, wenn die Einnahme des Antibiotikums gewährleistet erscheint, zu Hause behandelt werden. Bettruhe muß eingehalten werden, solange die Kinder hoch fiebern, das Haus sollte so lange nicht verlassen werden, wie die antibiotische Behandlung erforderlich ist. Als zusätzliche Maßnahme kommt die Anwendung von Antipyretika wie Acetylsalicylsäure oder Paracetamol bei Temperaturen über 39,5 °C in Frage. In schweren Fällen ist die Gabe von Sauerstoff indiziert. Bei Allergie gegen Penicillin oder gastrointestinaler Unverträglichkeit ist das Medikament der zweiten Wahl das Erythromycin, welches in einer Dosierung von 35–50 mg/kg KG/Tag gegeben wird. Cephalosporine sind ebenfalls wirksam gegen Pneumokokken. Die Möglichkeit einer Kreuzallergie mit Penicillin muß vor ihrem Einsatz jedoch bedacht werden.

8.3.1.8 Verlauf

Unbehandelt verläuft die Pneumokokkenpneumonie als schweres septisches Krankheitsbild mit Zunahme sowohl der Allgemeinerscheinungen wie der pulmonalen Symptomatologie für die Zeit von 7–10 Tagen; danach tritt die kritische oder „lytische" Wende ein. Bei adäquater Behandlung wird ein solcher Verlauf heute nicht mehr beobachtet. Vielmehr tritt schon 12–24 h nach Beginn der antibiotischen Therapie die Entfieberung und die klinische Besserung ein, der Husten nimmt dann oft zu, ändert jedoch seinen Charakter zu einem feuchten, produktiven Husten, durch den das infektiöse Material aus der Lunge eliminiert wird. Die Zeit bis zum vollständigen Abklingen der pulmonalen Symptome beträgt bei unkompliziertem Verlauf 2–3 Wochen.

8.3.1.9 Komplikationen

Gleichzeitig bestehende Pneumokokkeninfektionen, z. B. im Bereich der Nebenhöhlen oder der Ohren, sind nicht selten, stellen jedoch keine eigentliche Komplikation dar. Die häufigste auch heute noch auftretende Komplikation ist das Pleuraempyem. Dies resultiert meist aus einer zu spät behandelten Pneumonie bei Säuglingen oder Kleinkindern. Die Disseminierung der Pneumokokken über den Blutweg zu den Herzklappen, dem Perikard, dem Peritoneum, dem Gehirn, den Nieren, der Milz oder den Gelenken ist im Zeitalter der Antibiotika extrem selten geworden. Persistierendes oder wieder auftretendes Fieber sollte jedoch an die Möglichkeit solcher Komplikationen denken lassen, bzw. nach prädisponierenden Grundkrankheiten, wie Nephrose, Leukose oder hämolytischen Anämien, suchen lassen.

8.3.1.10 Prognose

In unkomplizierten Fällen, in denen die Behandlung rechtzeitig begonnen wird, ist mit einer völligen restitutio ad integrum zu rechnen. Bei Auftreten eines meta- oder postpneumonischen Empyems besteht die Möglichkeit der Pleuraschwartenbildung.

8.3.2 Streptokokkenpneumonie

8.3.2.1 Definition

Die Streptokokkenpneumonie ist eine relativ seltene Form der Lungenentzündung, die überwiegend im Rahmen anderer Streptokokkenerkrankungen (Angina, Scharlach) oder auch als Komplikation bei Viruskrankheiten (Influenza, Masern, Röteln, Windpocken) auftritt.

8.3.2.2 Ätiologie und Pathogenese

Mit dem allgemeinen Rückgang der Streptokokkeninfektionen seit Beginn der Chemotherapieära haben auch die Streptokokkenpneumonien erheblich abgenommen. Ziegler [14] fand im Sektionsmaterial von an Lobärpneumonien verstorbenen Erwachsenen und Kindern ein Wachstum von Streptokokken in 7% der Fälle. Schreiner u. Digranes [12] konnten aus Trachealaspiraten von 323 an akuter Pneumonie erkrankten Patienten in Norwegen in 3,8% der Fälle Streptococcus viridans züchten. Es ist daher wahrscheinlich, daß sowohl β-hämolysierende Streptokokken der Gruppe A als auch der Streptococcus viridans als Pneumonieerreger in Frage kommen.

Eine Bakteriämie soll bei etwa 10% der Patienten nachweisbar sein.

8.3.2.3 Pathologie

Die Erreger dringen in der Regel durch die extrathorakalen Atemwege in den intrathorakalen Respirationstrakt ein. Es kommt zu nekrotischen Umwandlungen der Mukosa im Bronchialbaum mit Bildung von Ulzera, die Bronchiolenschleimhaut ist verdickt und mit Exsudat gefüllt, auch interstitielle hämorrhagische Veränderungen können auftreten. Das Exsudat ist fibrinarm, was auf die Produktion von Streptokinase zurückzuführen ist. Außerdem produziert der Organismus Desoxyribonucleasen, die eine weitere Verflüssigung des Exsudates hervorrufen. Die Streptokokkenpneumonie neigt zur Ausbreitung über beide Lungen im Sinne einer Bronchopneumonie (Abb. 2, 8.1), Lymphbahnen und Lymphknoten werden in den Prozeß einbezogen.

8.3.2.4 Klinik

Der Krankheitsverlauf ist variabel. In manchen Fällen ist der Beginn plötzlich und akut mit Schüttelfrost, pleuritischen Schmerzen, oft wiederum entwickelt sich die Krankheit schleichend als Komplikation eines bereits bestehenden Krankheitsgeschehens mit langsamem Temperaturanstieg und zunehmendem Husten. Mit einem Pleuraempyem ist in ca. 20–30% der Fälle zu rechnen.

Der Verlauf hängt davon ab, wie frühzeitig eine antibiotische Therapie einsetzt: Gerade weil die Streptokokkenpneumonie oft als sekundäres Phänomen bei viralen Grundkrankheiten beobachtet wird, ist eine rechtzeitige Therapie schwierig, sofern nicht bereits prophylaktisch ein Antibiotikum eingesetzt wurde. Unbehandelt kann die Streptokokkenpneumonie ähnlich verlaufen wie die Mykoplasma- (8.3.7) oder die Staphylokokkenpneumonie (8.3.3).

Selbst Pneumatozelenbildung ist beobachtet worden (Abb. 1c).

8.3.2.5 Labor- und Röntgenbefunde

Röntgenologisch sieht man Veränderungen im Sinne einer Bronchopneumonie (Abb. 2, 8.1), die meist über beide Lungen verteilt ist. Es besteht eine ausgeprägte Hiluslymphknotenvergrößerung. Ein Pleuraerguß kann schon im Beginn der Krankheit nachweisbar sein, Pneumatozelen sind erst im späteren Stadium zu finden. Das weiße Blutbild zeigt die typischen Veränderungen der bakteriellen Infektion mit Leukozytose und Linksverschiebung, oft ein wichtiges Hinweiszeichen, wenn die Streptokokkenpneumonie als Komplikation einer Viruserkrankung auftritt. Der Erregernachweis sollte aus dem Blut und – falls vorhanden – aus der Empyemflüssigkeit versucht werden, Nasen-Rachen-Abstriche sind nicht immer zuverlässig, da β-hämolysierende Streptokokken ohnehin oft im Rachen nachweisbar sind. Ein signifikanter Anstieg des Antistreptolysintiters kann die Diagnose im Nachhinein bestätigen.

8.3.2.6 Diagnose und Differentialdiagnose

Viruspneumonien, Mykoplasmapneumonien, Staphylokokkenpneumonien sind differentialdiagnostisch zu erwägen. Insbesondere dann, wenn pneumonische Symptome im Verlaufe einer anderen Grundkrankheit auftreten, sollte ein Erregernachweis auf jeden Fall versucht werden, notfalls mittels Lungenbiopsie.

8.3.2.7 Therapie

Das Mittel der Wahl ist Penicillin G, die Therapie ist analog zu derjenigen bei Pneumokokkenpneumonie (s. 8.3.1.8).

8.3.2.8 Verlauf

Bei sofort einsetzender adäquater Antibiotikatherapie ist ein komplikationsloser Verlauf zu erwarten: rasche Entfieberung, Besserung des Allgemeinbefindens, Lösung des Hustens innerhalb weniger Tage. Wird die Streptokokkenpneumonie als bakterielle Komplikation einer Viruserkrankung nicht rechtzeitig erkannt, ist mit Empyem und Pneumatozelenbildung zu rechnen, in 10% der Fälle mit einem septischen Verlauf, bei dem auch andere Komplikationen von Streptokokkenerkrankungen (Gelenkaffektionen, Herz- und Nierenbeteiligung) auftreten können. Schwartenbildung nach Pleuraempyem ist selten wegen der Streptokinaseproduktion der Streptokokken, die der Verschwartung entgegenwirkt.

8.3.2.9 Komplikationen

Wie bereits bei 8.3.2.8 angedeutet, sind bei unbehandeltem Verlauf Zeichen von Streptokokkenerkrankungen an anderen Organen zu erwarten, wenn eine Begleitbakteriämie auftritt: rheumatisches Fieber, Scharlach, Glomerulonephritis usw.

8.3.2.10 Prognose

Die Prognose ist entscheidend vom frühzeitigen Einsetzen der chemotherapeutischen Behandlung abhängig. Unter der Voraussetzung, daß rechtzeitig antibiotisch behandelt wird, ist die Prognose gut.

8.3.3 Staphylokokkenpneumonie

8.3.3.1 Definition

Die Staphylokokkenpneumonie ist eine durch Staphylococcus aureus hervorgerufene Pneumonie, die wie Staphylokokkeninfektionen anderer Organe durch akute septische Allgemeinerscheinungen und Neigung zur lokalen Abszeßbildung gekennzeichnet ist.

8.3.3.2 Ätiologie und Pathogenese

Charakteristisch ist der bevorzugte Befall sehr junger Kinder und Säuglinge; in einer großen Serie aus dem Jahre 1960 waren 60–70% der Patienten mit Staphylokokkenpneumonie Säuglinge unter 1 Jahr [11]. Allerdings ist der Anteil älterer Kinder in der Chemotherapieära angestiegen. In den Wintermonaten wird eine Häufung beobachtet, insbesondere dann, wenn Virusinfektionen epidemisch auftreten. Knaben leiden häufiger als Mädchen an dieser Krankheit, das Verhältnis ist 2:1.

Die pathogenen Keime sind koagulasepositive hämolysierende Staphylokokken, von denen eine große Zahl verschiedener Phagentypen bekannt ist. Für den Kliniker ist neben der Bestimmung des Phagentyps die Testung der Sensibilität gegenüber Chemotherapeutika von Interesse, die ebenfalls einen gewissen, wenn auch eingeschränkten Identifikationswert besitzt. Die Produktion von Penicillinase hat die Staphylokokken in die Lage versetzt, resistente Stämme zu erzeugen, was früher besonders bei im Krankenhaus erworbenen Infektionen, heute allgemein gilt.

Fertigt man Abstriche von den Schleimhäuten junger Säuglinge an, so findet man bereits bei Neugeborenen in ca. 90% eine Besiedlung mit Staphylococcus aureus. Im Laufe der ersten 2 Lebensjahre nimmt die Besiedelungsrate auf 20% ab, danach steigt sie wieder um etwa 30–50% an. In der überwiegenden Mehrzahl sind diese Kinder ohne Krankheitssymptome, und es ist nicht vorherzusehen, bei welchen Patienten die Erreger fakultativ pathogen werden. Interessant ist in diesem Zusammenhang die von Rebhan u. Edwards [11] mit 6% angegebene Häufigkeit des gleichzeitigen oder in nahem zeitlichem Zusammenhang stehenden Auftretens von Masern mit Staphylokokkenpneumonien. Der Mechanismus dieser Interaktion ist noch nicht eindeutig geklärt.

8.3.3.3 Pathologie

Für das Zustandekommen von Staphylokokkenpneumonien gibt es zwei Möglichkeiten: die bronchogene Infektion und die hämatogene Infektion. Bei der bronchogenen Infektion gelangen die Erreger über die extrathorakalen Atemwege in den intrathorakalen Respirationstrakt, wo zunächst eine entzündliche Reaktion der Bronchus- bzw. Bronchiolenwand hervorgerufen wird. Eiterbildung und Schwellung der Wand führen zu einer Verlegung des Lumens, so daß eine Mikroatelektase distal von dem entzündlichen Herd entsteht. Nach Ausbreitung der Entzündung wird das Lungenparenchym einbezogen, es entsteht eine Einschmelzung des Gewebes mit nachfolgender Abszeßbildung, u. U. durch weitere Zerstörung der Bronchuswand eine Fistelbildug vom Bronchus zur Abszeßhöhle, wodurch der Eiter drainiert wird und Luft in die Abszeßhöhle eindringen kann.

Die Entstehung einer hämatogenen Staphylokokkenpneumonie setzt eine Staphylokokkeninfektion an anderer Stelle voraus, bei Säuglingen ist v. a. die Staphylodermie als Ausgangsherd zu betrachten. Von dort wird nach venöser Drainage ein septischer Embolus in die Lungenstrombahn gebracht, der dann zum Ausgangsherd einer Staphylokokkenpneumonie werden kann. Der Anschluß ans Bronchialsystem erfolgt durch Arrosion einer benachbarten Bronchuswand, so daß die weitere Verbreitung in die übrigen Lungenpartien bronchogen erfolgen kann.

Neben der Abszeßbildung ist die Formation von Pneumatozelen (Abb. 16) charakteristisch für die Staphylokokkenpneumonie. Hierbei handelt es sich um dünnwandige, unter Spannung stehende Luftansammlungen im Lungeninterstitium, die nach Ruptur der Alveolenwand entstehen. Sie entstehen somit nicht, wie Abszesse, durch Gewebeeinschmelzung, sondern durch Verdrängung. Die Pneumatozelen können Flüssigkeitsspiegel aufweisen und erstaunliche Ausmaße annehmen (z. B. Apfelgröße), verursachen jedoch selten schwere respiratorische Symptome.

Häufig findet sich eine Begleitpleuritis (Abb. 1). Pyothorax, Pneumothorax oder Pyopneumothorax setzen einen Durchbruch des eigentlichen Infektionsherdes in die Pleurahöhle voraus. Nach einer Beobachtung von Ceruti et al. [2] war bei über 90% eine Pleurabeteiligung zu beobachten: Pyopneumothorax bei 31%, Pneumothorax bei 9%. Außerdem fanden sich Pneumatozelen bei 14%, Abszeßbildung bei 17% und Mediastinalverschiebung bei 38% der Fälle.

8.3.3.4 Klinik

In der Mehrzahl der Fälle beginnt die Staphylokokkenpneumonie mit sehr akuten Symptomen, doch kann der Beginn auch schleichend sein, insbesondere bei Frühgeborenen. Tabelle 2 (s. Abschn. 8.1.6) zeigt die Initialsymptome in ihrer prozentualen Verteilung in der Aufstellung von Rebhan u. Edwards [11] bei 329 Fällen.

Im Falle des akuten Beginns stehen die Allgemeinerscheinungen ganz im Vordergrund: hohe, septische Temperaturen, trockener Husten, anstoßende Atmung mit Dyspnoe bei Belastung und Tachypnoe auch in Ruhe, Erbrechen, Meteorismus u. a.

Auskultations- und Perkussionsbefund sind unterschiedlich je nach Größe und Lokalisation des Krankheitsprozesses: Alle Übergänge vom völlig negativen Befund bis zu zahlreichen Rasselgeräuschen und ausgeprägter Klopfschallverkürzung oder auch -verlängerung (Pneumothorax!) sind möglich.

Bei frühzeitig einsetzender und adäquater antibiotischer Therapie ist i. allg. mit einem langsamen Rückgang der Symptome zu rechnen, wobei jedoch oft 1–2 Wochen bis zur völligen Entfieberung vergehen. Bei ausgeprägter Pleurabeteiligung stehen die respiratorischen Symptome (Dyspnoe, Zyanose) im Vordergrund. Gelegentlich werden Fälle beobachtet, die ohne ersichtliche Ursache nach Beginn der Therapie plötzlich in einen schweren Kreislaufkollaps geraten und ad exitum kommen. Vielleicht führt bei diesen Fällen eine massive Toxinausschwemmung aus dem infektiösen Herd in den Kreislauf zum Tode.

Bei plötzlicher Verschlechterung kann jedoch auch ein Spannungspneumothorax aufgetreten sein, der zum sofortigen therapeutischen Eingreifen zwingt.

Ist der Prozeß über beide Lungen verteilt, muß mit einer Rechtsherzinsuffizienz durch Erhöhung des Lungengefäßwiderstandes gerechnet werden. Diese manifestiert sich durch Tachykardie, verminderte Harnexkretion, Leberschwellung, evtl. Aszites.

Nach 1–2 Wochen intensiver Therapie sind die Patienten meist beschwerdefrei. Im Kontrast dazu stehen die röntgenologischen Veränderungen, die sich oft erst nach Monaten völlig zurückbilden. Wenngleich die therapeutische Führung des Patienten überwiegend vom klinischen Bild abhängig gemacht werden sollte, muß mit der Möglichkeit des plötzlichen Auftretens eines Spannungspneumothorax gerechnet werden, solange pathologische Luftansammlungen in der Lunge nachweisbar sind.

Staphylokokkenpneumonien können auch als unkomplizierte Bronchopneumonien ohne Abszeß- und/oder Pneumatozelenbildung und ohne septische Allgemeinerscheinungen verlaufen. Diese Formen werden z. B. bei Patienten mit Mukoviszidose, Immunopathien oder Leukosen beobachtet.

8.3.3.5 Labor- und Röntgenbefunde

Bei der beschriebenen septischen Verlaufsform bestehen die typischen Zeichen des akuten Infektgeschehens auch in den Laborwerten: Das Blutbild zeigt eine ausgeprägte Leukozytose mit starker Linksverschiebung und toxischer Granulation, im roten Blutbild leichte bis mäßige Anämie, die BSG ist stark beschleunigt, in der Elekrophorese findet sich eine Vermehrung der γ-Globuline. Die BSG ist v. a. in der Verlaufskontrolle von großem Wert.

Die eindeutige Diagnose ist aus dem Röntgenbild (Abb. 1) dann zu vermuten, wenn schon zu Beginn pathologische Luftansammlungen bzw. Flüssigkeitsspiegel vorliegen (Abszeß, Pneumatozele); den Beweis ermöglicht die Züchtung des Erregers aus Pleurapunktat, Lungenaspirat oder Blut. Mimica et al. [8] berichten über die bakteriologischen Ergebnisse von Lungenaspiraten an 543 Kindern, von denen 505 unter 2 Jahre alt waren. Bei der großen Gruppe dieser jungen Kinder war Staphylococcus aureus der häufigste Keim, bei Kindern über 2 Jahren stand der Pneumokokkus an erster Stelle. Eine positive Blutkultur war in einer anderen Serie bei 41% der Patienten beobachtet worden. Das Thoraxröntgenbild (Abb. 1) kann dann als typisch bezeichnet werden, wenn pathologische Luftansammlungen in Form der Abszeß- oder Pneumatozelenbildung nachweisbar werden. Vorher besteht oft ein rascher Wechsel zwischen schleieriger Eintrübung eines oder beider Lungenfelder, Ausprägung eines großen in-

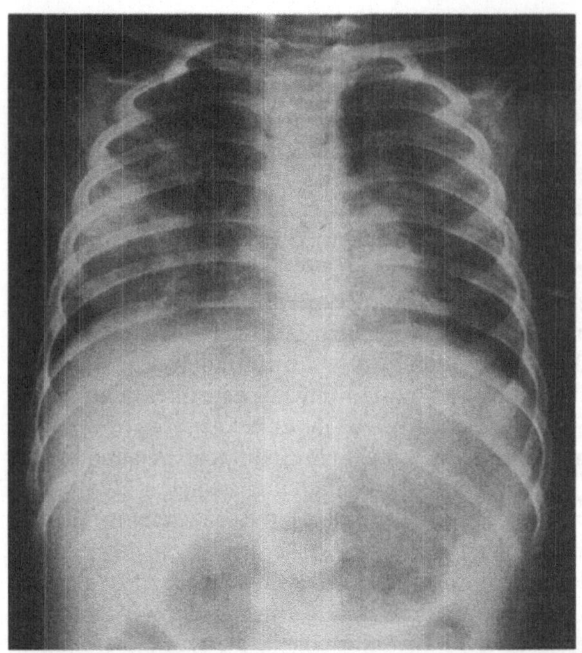
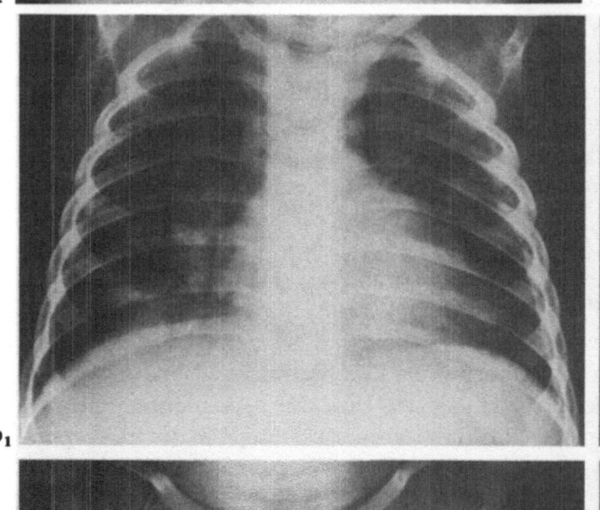
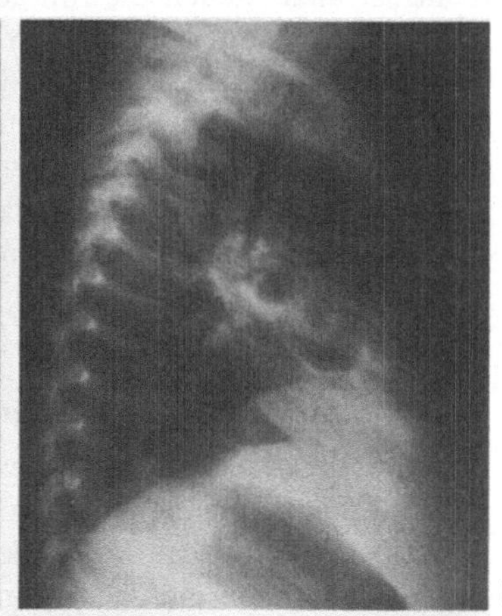
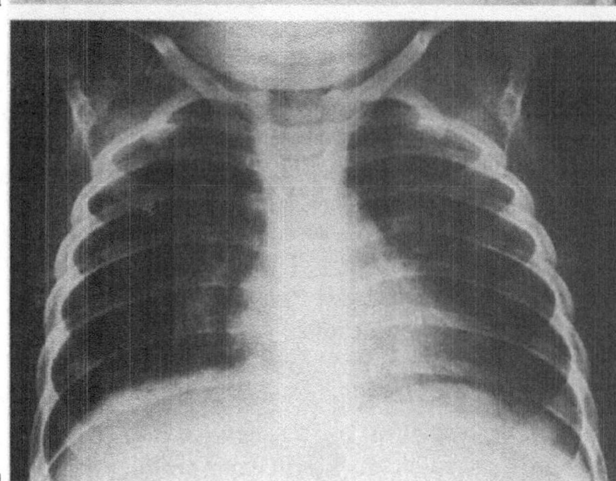
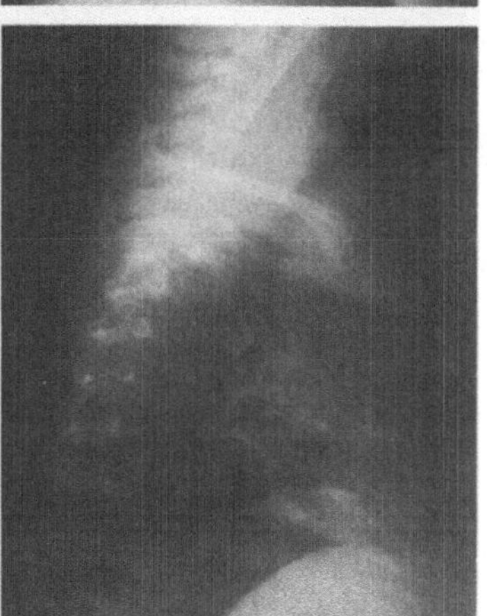

Abb. 1a–e. Staphylokokkenpneumonie bei $1^3/_{12}$ Jahre altem Jungen, Verlauf über 5 Wochen. **a** Diffuse pneumonische Eintrübung in beiden Lungen mit Hauptlokalisation im rechten Mittel- und Unterfeld. Im rechten Unterlappenbereich peripher rundlich-ovale Luftansammlungen, die an Abszeßbildungen denken lassen. Deutlicher Seitenwandbegleitstreifen als Ausdruck von Pleuraergüssen beiderseits. **b₁** 1 Woche nach Behandlungsbeginn: Deutlicher Rückgang der pneumonischen Eintrübungen. Die Lufthöhlenbildungen im Bereiche des rechten Unterfeldes treten jetzt deutlicher hervor, besonders gut sichtbar auf **b₂**. Seitenwandbegleitstreifen noch beiderseits vorhanden. **c₁**, **c₂** 1 weitere Woche später sind beide Lungen wieder überwiegend belüftet, die Seitenwandbegleitstreifen haben

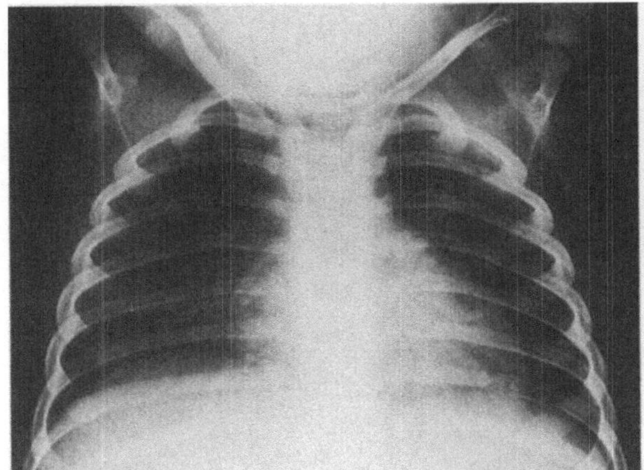

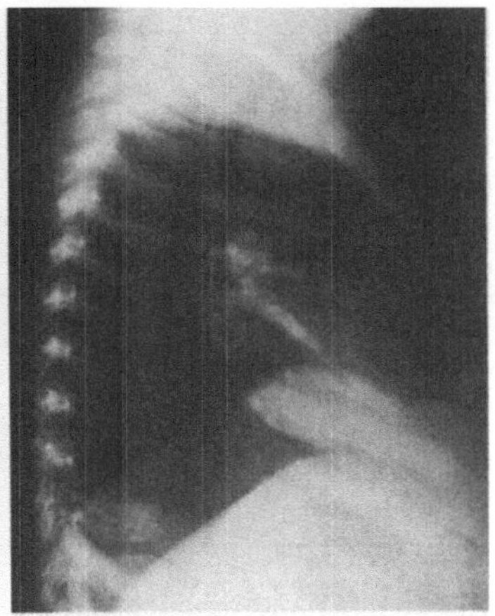

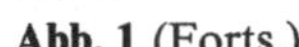

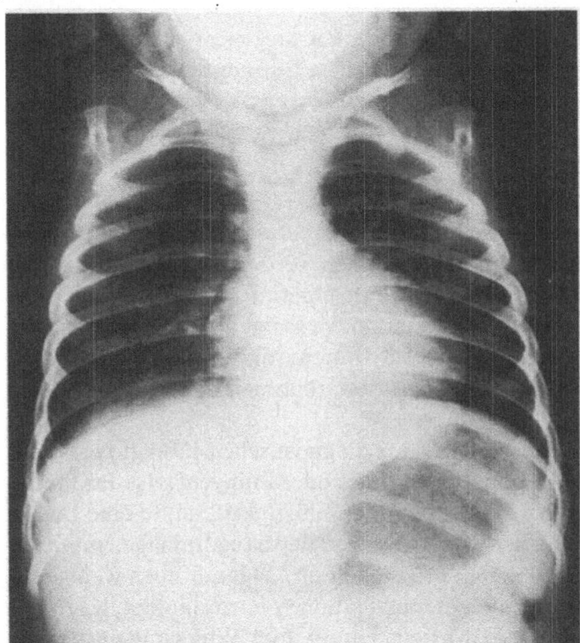

Abb. 1 (Forts.)

sich weiter zurückgebildet. Pathologische Luftansammlungen sind deutlicher und größer geworden, hier handelt es sich mit Sicherheit um Pneumatozelen. d_1, d_2 1 Monat nach Behandlungsbeginn sind nur noch kleine, fast miliar aussehende Infiltrationsherde im Bereich der rechten Lunge sichtbar. Der Seitenwandbegleitstreifen auf der rechten Seite ist sehr schmal geworden, auf der linken Seite unverändert, hier könnte der Beginn einer Schwartenbildung vorliegen. Auf der seitlichen Aufnahme (d_2) ist im Bereich des Mittellappens noch eine Plattenatelektase erkennbar. Eine große und mehrere kleine pathologische Luftansammlungen sind ebenfalls noch immer auszumachen. e 5 Wochen nach Behandlungsbeginn Restbefund: Noch immer besteht eine Zeichnungsvermehrung des Bronchialbaumes auf der rechten Seite, auch im linken oberen Hilusanteil. Die Seitenwandbegleitstreifen sind auf beiden Seiten immer noch nachweisbar, besonders deutlich auf der linken Seite

filtrativen Prozesses mit und ohne Pleurareaktion, gelegentlich auch einfache Atelektasen. Tabelle 1 zeigt die charakteristischen Röntgenbefunde zum Zeitpunkt des Krankheitsbeginns bei 329 Fällen von Staphylokokkenpneumonie [11].

8.3.3.6 Diagnose und Differentialdiagnose

Diagnostische Schwierigkeiten ergeben sich kaum, wenn die typischen Veränderungen des Röntgenbildes vorliegen. Oft stellt sich jedoch die Frage, ob eine Staphylokokkenpneumonie als Krankheitsbild sui generis oder als Komplikation einer Grundkrankheit anzusehen ist (Tuberkulose, Mukoviszidose, Bronchiektasen). Bei primär gesun-

Tabelle 1. Röntgenologische Zeichen im Beginn einer Staphylokokkenpneumonie. (Nach Rebhan u. Edwards 1960)

	(in %)
Infiltration	83,2
Pleuraerguß	55
Pneumothorax	21
Atelektase	15,2
Abszeß	7
Pneumatozele	6,2

den Patienten ist deshalb besondere Sorgfalt auf die Abklärung eventueller Vorkrankheiten zu verwenden. Besteht im Blutbild eine ausgeprägte Eosinophilie, muß auch an die Staphylokokkensuperinfektion eines Askarisbefalles (Löffler-Infiltrat) gedacht werden.

8.3.3.7 Therapie

Sobald die Diagnose feststeht, muß eine hochdosierte parenterale Behandlung mit einem staphylokokkenwirksamen Antibiotikum begonnen werden. Die Wahl des Antibiotikums richtet sich nach dem Antibiogramm, vor Bekanntwerden desselben wird ein in der jeweiligen Klinik bewährtes staphylokokkenwirksames Antibiotikum (z. B. Oxacillin) benutzt. Bei Rückgang der klinischen Symptomatik und Entfieberung ist nach etwa 1 Woche der Übergang auf ein orales Antibiotikum mit hoher enteraler Resorptionsrate gerechtfertigt.

Ein zweites therapeutisches Prinzip, zugleich eine diagnostische Maßnahme, ist die Punktion der Pleurahöhle bei Bestehen eines Exsudates oder Empyems. Ist das Punktat eitrig oder zeigt sich ein schnelles Nachlaufen der Flüssigkeit, sollte eine kontinuierliche Saugdrainage angelegt werden. Das Absetzen der Saugdrainage empfiehlt sich dann, wenn die Menge der produzierten Flüssigkeit pro 24 h nur noch wenige ml beträgt. Die Spülung des Pleuraraumes oder die Instillation von Antibiotika, Kortikosteroiden, Enzymen oder desinfizierenden Mitteln sind in ihrer Wirksamkeit nie eindeutig nachgewiesen worden und haben sich daher nicht durchgesetzt. Dagegen hat sich gezeigt, daß bei ungenügender Drainage, z. B. infolge gekammerter Ergüsse bzw. eines sehr hochviskösen Exsudates, die frühe Dekortikation (s. Abschn. 13.1) zu einer schnellen Entfieberung und klinischen Besserung führt.

Das Auftreten eines Spannungspneumothorax ist eine Indikation zur sofortigen Intervention: Zunächst muß durch Einführung einer Nadel in den Pleuraraum eine Druckentlastung herbeigeführt werden, anschließend ist das Anlegen einer Saugdrainage angezeigt, um ein Rezidiv zu verhindern. Die Physiotherapie als wichtige Rehabilitationsmaßnahme zur Heilung eines Restprozesses, zur Wiederentfaltung atelektatischer Bezirke und zur Rückbildung der nicht selten im Verlaufe der Krankheit auftretenden Skoliose der Brustwirbelsäule sind besonders zu erwähnen. Die Normalisierung der BSG dient als Parameter für den Beginn der Rehabilitierungsmaßnahmen.

Begleiterscheinungen werden nach ihren Ursachen behandelt: Besondere Erwähnung verdient die Digitalistherapie bei manifester Herzinsuffizienz.

8.3.3.8 Verlauf

Wie schon erwähnt, ist bei adäquater Therapie mit einem langsamen Rückgang der septischen Allgemeinerscheinungen über einen Zeitraum von 1–2 Wochen zu rechnen. Die respiratorischen Symptome, insbesondere der Husten, können lange anhalten. Bei Spontandrainage eines Abszesses durch einen Bronchus werden größere Mengen von Eiter abgehustet. Die oft langanhaltende Immobilisation des Patienten in Kombination mit der Schonatmung der befallenen Lunge, insbesondere auch bei liegender Pleuradrainage, kann zu einer Atrophie der Atemmuskulatur auf der betroffenen Seite und zur nach der betroffenen Seite konvex verlaufenden Skoliose führen. Es ist deshalb nach Abklingen der akuten Phase für den weiteren Verlauf besonders wichtig, eine gezielte Physiotherapie vorzunehmen.

8.3.3.9 Komplikationen

Die im Verlauf der Krankheit auftretenden typischen Komplikationen (Bildung von Abszessen, Pneumatozelen, Empyemen, Pneumothorax) wurden bereits diskutiert. Als Langzeitkomplikation ist besonders die Ausbildung von Pleuraschwarten wichtig, die u. U. eine chirurgische Spätbehandlung notwendig machen. In der Lunge selbst ist die Bildung von Bronchiektasen möglich, die ihrerseits später die Besiedelung mit Krankheitskeimen begünstigen und damit ein chronisches Lungenleiden in Gang setzen können. Bei ausgeprägten, jedoch lokal begrenzten Bronchiektasen sollte die chirurgische Entfernung des betroffenen Lungenabschnittes erwogen werden.

Als Komplikationen außerhalb des Respirationstraktes kommen Metastasierungen von Stapyhlokokkenherden in andere Organe vor, insbesondere in das Endokard und das Gehirn.

8.3.3.10 Prognose

Die Letalität der Staphylokokkenpneumonie wird unterschiedlich angegeben (bis zu 40%), wobei offensichtlich die entscheidende Frage diejenige nach dem Prozentsatz sehr junger Säuglinge am jeweiligen Krankengut ist: In der Serie von Rebhan u. Edwards waren 83% aller Todesfälle bei Säuglingen unter 1 Jahr beobachtet worden. Bei rechtzeitig einsetzender und adäquater antibiotischer Therapie ist in der Regel mit einem langsamen Rückgang der Symptome zu rechnen, wobei oft bis zu 2 Wochen vorübergehen, ehe der Patient völlig entfiebert ist. Die Langzeitprognose der überlebenden Kinder wird übereinstimmend als gut bis sehr gut bezeichnet. Wichtiges Ziel ist die Verhinderung von Pleuraschwarten und Bronchiektasen.

8.3.4 Klebsiellenpneumonie („Friedländer Pneumonie")

8.3.4.1 Definition

Die Klebsiellenpneumonie ist eine meist akut verlaufende Lungenentzündung, die früher überwiegend bei Erwachsenen, insbesondere bei Diabetikern im höheren Lebensalter, beobachtet wurde. In den letzten Jahren tritt sie mit zunehmender Häufigkeit in pädiatrischen Intensivpflegestationen auf.

8.3.4.2 Ätiologie und Pathogenese

Erreger der „Klebsiella-aerobacter-Gruppe" treten überall da gehäuft auf, wo mit feuchten Apparaturen zur Therapie von Atemwegserkrankungen (Inhalations-, Narkose-, Beatmungsgeräten usw.) gearbeitet wird. So ist die Sepsis mit Keimen dieser Gruppe in der pädiatrischen Intensivmedizin, v. a. bei Frühgeborenen, heute keine Seltenheit mehr. Im Rahmen einer solchen Allgemeininfektion kann auch die Lunge befallen werden. Es ist davon auszugehen, daß der früher mit 3% angegebene Anteil der Klebsiellenpneumonie an der Gesamtzahl aller bakteriellen Pneumonien für das Kindesalter heute höher anzusetzen ist. Bei der Gruppe der Klebsiella-aerobacter-Bakterien handelt-es sich um gramnegative Stäbchen, deren Polysaccharidzusammensetzung eine Differenzierung in mehr als 70 Typen erlaubt. Die Keime sind nicht notwendigerweise pathogen, da sie auch als normale Bewohner des respiratorischen und gastrointestinalen Traktes von Mensch und Tier angetroffen werden. Als typische Hospitalkeime zeigen sie ein schwer voraussehbares Resistenzverhalten gegenüber Antibiotika, deshalb ist bei jedem Verdacht auf eine Infektion mit Keimen dieser Gruppe unbedingt ein Antibiogramm zu erstellen.

8.3.4.3 Pathologie

Der Erreger gelangt über die extrathorakalen Atemwege oder hämatogen in die Lunge. Gerade bei jungen Frühgeborenen sind beide Wege möglich: Bei beatmeten Kindern werden die Keime ggf. direkt vom Beatmungsgerät mit der Einatmungsluft in den Respirationstrakt gebracht, ebenso ist über die Nabelschnurgefäße eine Einschleppung möglich. Das klinische Bild entspricht dem einer Bronchopneumonie, allenfalls ist die Produktion von großen Mengen zähflüssigen, oft grün gefärbten Schleimes auffällig. Zystische Lungenveränderungen, die bei Erwachsenen beoachtet wurden, sind in der pädiatrischen Altersgruppe ungewöhnlich. Auch Bakteriämie, Pleuraexsudate und nachfolgende Schwartenbildung können vorkommen, bilden jedoch eher die Ausnahme.

8.3.4.4 Klinik

Bei älteren Kindern wird ein relativ akuter Beginn beobachtet, der klinisch nicht unterscheidbar ist von anderen bakteriell bedingten Bronchopneumonien. Schwierig ist die Erkennung dagegen bei der Gruppe intensivmedizinisch betreuter Patienten, bei denen der Verlauf schleichend sein kann: vorher stabile Beatmungsparameter werden schwieriger zu kontrollieren, es treten subfebrile Temperaturen auf, beim Absaugen wird mehr Schleim gewonnen als vorher, oft fallen die Patienten durch eine grau-blasse Hautfarbe auf.

8.3.4.5 Labor- und Röntgenbefunde

Die Diagnose einer Klebsiellenpneumonie wird vermutet, wenn grüner, zähflüssiger Schleim auftritt. Sie kann jedoch nur durch den direkten Erregernachweis in dem aus der Trachea abgesaugten Material sowie im Blut bestätigt werden. Röntgenologisch finden sich die Zeichen einer Bronchopneumonie (s. Abb. 2, Abschn. 8.1), Zystenbildungen kommen vor, sind jedoch selten.

8.3.4.6 Diagnose und Differentialdiagnose

Bei älteren Kindern, bei denen die pulmonalen Symptome im Vordergrund stehen, ergibt sich die Schwierigkeit der Abgrenzung gegenüber virusbedingten bzw. anderen bakteriell bedingten Bronchopneumonien. Eine eindeutige Differenzierung ermöglicht nur die bakteriologische Diagnostik.

Bei jungen Säuglingen, insbesondere Frühgeborenen auf Intensivstationen, ist die Abgrenzung gegenüber der Sepsis, der Meningitis und, sofern ein Röntgenbild den pathologischen Lungenbefund zeigt, gegenüber anderen bakteriell bedingten Pneumonieformen schwierig.

8.3.4.7 Therapie

Die antibiotische Behandlung richtet sich nach dem Ergebnis des Antibiogramms. Bevor dieses vorliegt, sollte ein Breitbandantibiotikum in hoher Dosierung verabreicht werden, dessen Spektrum im gramnegativen Bereich besonders günstig ist: Carbenicillin und Gentamicin sind derzeit die Mittel der Wahl.

Im übrigen gelten die Behandlungsprinzipien wie bei anderen bakteriell bedingten Pneumonien. Insbesondere ist bei der Klebsiellenpneumonie jedoch auf gewissenhaftes Absaugen des Schleimes zu achten.

8.3.4.8 Verlauf

Unbehandelt verläuft die Klebsiellenpneumonie als zwar schleichend beginnende, dann jedoch in ein akutes Stadium übergehende Bronchopneumonie mit Fieber, Tachypnoe und Husten. Bei beatmeten Frühgeborenen ist die Verschlechterung der Blutgaswerte charakteristisch, die zur Erhöhung der Beatmungsparameter (Druck, Frequenz) sowie der inspiratorischen Sauerstoffkonzentration zwingt. Unter adäquater antibiotischer Behandlung ist die Erkrankung gut beherrschbar.

8.3.4.9 Komplikationen

Selten entstehen zystische Neubildungen in der Lunge, ähnlich wie bei Staphylokokkenpneumonien. Auch pleuritische Beteiligung ist beobachtet worden. Bei Frühgeborenen ist die von der Lunge ausgehende hämatogene Aussaat gefürchtet, die zur Sepsis und Meningitis führen kann.

8.3.4.10 Prognose

Die Prognose ist von 2 Faktoren abhängig:
1. von der Grundkrankheit,
2. vom Zeitpunkt des Einsetzens der adäquaten antibiotischen Therapie.

Besteht keine schwere Grundkrankheit und wird rechtzeitig antibiotisch behandelt, so ist die Prognose gut.

8.3.5 Haemophilus-influenzae-Pneumonie

8.3.5.1 Definition

Die Haemophilus-influenzae-Pneumonie ist eine akute Lungenentzündung, die sowohl als Lobär- (Abb. 1, Abschn. 8.1) wie auch als Bronchopneumonie (Abb. 2, Abschn. 8.1) in Erscheinung tritt und in ihrer Verlaufsform der Pneumokokkenpneumonie ähnelt [4]. Sie tritt charakteristischerweise als Begleiterscheinung oder Komplikation bei Patienten mit Grippe auf.

8.3.5.2 Ätiologie und Pathogenese

Offensichtlich gibt es eine synergistische Wirkung zwischen bestimmten respiratorischen Viren (insbesondere Influenzaviren) und dem Haemophilus influenzae, die das gehäufte Auftreten von Haemophilus-influenzae-Pneumonien in Grippezeiten bedingt. Insbesondere Säuglinge werden von diesem Synchronismus betroffen.

Haemophilus-influenzae-Bakterien werden häufig im Rachenabstrich gesunder Personen gezüchtet, jedoch handelt es sich dabei in der Regel um kapsellose Stämme. Invasiv sind dagegen ausschließlich solche Bakterien, die von einer Kapsel umgeben sind. Insbesondere der Typ B ist als Erreger von Haemophilus-influenzae-Pneumonien zu nennen.

8.3.5.3 Pathologie

Charakteristisch für durch Haemophilus influenzae infiziertes Gewebe ist die Tendenz zur Ödembildung, die bei Lokalisation auf der Epiglottis die gefürchtete Epiglottitis, in den feinen Aufzweigungen des Bronchialbaumes dagegen eine akute Bronchiolitis, insbesondere bei jungen Säuglingen, hervorruft. Die Lungen von an Haemophilus-influenzae-Pneumonie verstorbenen Kindern zeigen konsolidierte Erkrankungsherde mit polymorphonukleärer Leukozyteninfiltration, Destruktion des bronchialen und bronchiolären Epithels, interstitieller Pneumonie und hämorrhagischem Ödem. Die Infektion kann sich sowohl als fokale (Segment- oder Lobärpneumonie) wie auch als vielherdige (Bronchopneumonie) Entzündung manifestieren.

8.3.5.4 Klinik

Die klinischen Zeichen ähneln denen der Pneumokokkenpneumonie, doch ist der Beginn meist nicht so akut. An die Möglichkeit einer Lungenentzündung durch Haemophilusinfluenzae sollte besonders in Grippeepidemiezeiten gedacht werden. Bei Kleinkindern kann eine Epiglottitis, bei Säuglingen eine Bronchiolitis der Pneumonie vorausgehen oder mit dieser parallel laufen. Bei Erwachsenen gilt die Produktion eines „apfelgrünen Sputums" als typisch, bei Kindern ist dieses Zeichen unzuverlässig. Charakteristisch ist oft ein pertussisähnlicher, über längere Zeit anhaltender Husten.

8.3.5.5 Labor- und Röntgenbefunde

Im weißen Blutbild sieht man eine Leukozytose mit Neutrophilie. Das Röntgenbild zeigt je nach Ausbreitung fokale oder vielherdige bronchopneumonische Infiltrationen, zu Beginn besteht manchmal eine schleierige, evtl. feinfleckige Art der Veränderungen. Die Züchtung von Haemophilus-influenzae-Bakterien im Nasen-Rachen-Abstrich ist nur dann einigermaßen beweisend für die Diagnose, wenn der Erreger in Reinkultur gezüchtet werden kann. Eine positive Blut- oder Pleurapunktatkultur ist eindeutig im Sinne der Diagnose.

8.3.5.6 Diagnose und Differentialdiagnose

Die Differentialdiagnose schließt alle bakteriellen, insbesondere aber auch virusbedingte Pneumonieformen ein, wie sie in Grippeepidemien auch primär auftreten können.

8.3.5.7 Therapie

Die Wahl des Antibiotikums sollte sich auch hier nach dem Antibiogramm richten. Da jedoch die Resistenzentwicklung bei diesem Keim nicht so ausgeprägt ist wie bei anderen gramnegativen Keimen, ist eine Initialbehandlung mit Ampicillin, Cephalosporinen oder evtl. auch Chloramphenicol zu empfehlen. Die Therapie der erwähnten lebensbedrohlichen Komplikationen wird in den entsprechenden Kapiteln abgehandelt (Abschn. 5.5 und 6.3).

8.3.5.8 Verlauf

Bei gleichzeitigem Bestehen einer Epiglottitis oder Bronchiolitis kann das klinische Bild sich innerhalb weniger Stunden zu einer lebensbedrohlichen Situation entwikkeln. Im übrigen ähnelt der Verlauf den durch andere bakterielle Erreger hervorgerufenen Bronchopneumonien. Eine Besonderheit ist lediglich der langanhaltende, oft unproduktive Husten, wie er auch bei Virusinfektionen beobachtet wird.

8.3.5.9 Komplikationen

Bronchiolitis und Epiglottitis wurden schon erwähnt. Beide Komplikationen zeigen eine gewisse Altersgängigkeit: Die Bronchiolitis ist überwiegend eine Komplikation des jungen Säuglingsalters, die Epiglottitis tritt v. a. im Kleinkindalter auf. Pleuraexsudate werden relativ häufig, Pneumatozelen und Abszesse selten beobachtet. Bei Bakteriämie können septische Metastasen zur Arthritis mit nachfolgender Pyarthrose führen.

8.3.5.10 Prognose

Die Prognose ist abhängig von den Komplikationen. Die durch Haemophilus influenzae hervorgerufene Pneumonie ist i. allg. antibiotisch gut beherrschbar.

8.3.6 Pseudomonas-aeruginosa-Pneumonie

8.3.6.1 Definition

Die Pseudomonas-aeruginosa-Pneumonie ist eine akute Erkrankung der intrathorakalen Atemwege, die selten bei primär gesunden Patienten auftritt.

8.3.6.2 Ätiologie und Pathogenese

Pseudomonas aeruginosa (Ps. aerug.) ist ein gramnegativer Keim, der bei primär gesunden Individuen in der Regel keine pathogene Bedeutung hat. In der pädiatrischen Altersgruppe sind v. a. 2 Populationen durch diesen Keim gefährdet.
1. Kinder mit Mukoviszidose,
2. Beatmungspatienten, insbesondere Frühgeborene.

Es ist nicht klar, wie weit dem sehr häufig bei Mukoviszidosepatienten aus dem Nasen-Rachen-Raum gezüchteten Ps. aerug. eine pathologische Bedeutung zukommt: Wahrscheinlich ist das überwiegend in den späten Stadien der Fall, in denen auch v. a. kapsel- und schleimbildende Stämme angetroffen werden. In den frühen Stadien der Krankheit dagegen hängt die häufige Besiedlung des Respirationstraktes mit Ps. aerug. vermutlich überwiegend damit zusammen, daß diese Patienten ständig mit feuchten Geräten behandelt werden: Vernebler, Überdruckgeräte usw. Ähnlich wie bereits in 8.3.4 für Klebsiella aerobacter diskutiert, findet auch der Ps. aerug. sein Umweltmilieu da, wo ständig mit Feuchtigkeit gearbeitet wird ("water bug"). Dieser letzte Grund ist auch für die häufige Besiedelung beatmeter Neugeborener mit Ps. aerug. verantwortlich. Es handelt sich daher bei diesem Keim um einen typischen Hospitalproblemkeim.

8.3.6.3 Pathologie

Es ist anzunehmen, daß der Keim in der Regel vom Beatmungsgerät in die Atemwege hineingepumpt wird, gelegentlich kann er auch schon vor der Geburt durch Aspiration in die Lungen gelangen, wenn das Fruchtwasser mit Ps. aerug. infiziert ist. Das pathologische Substrat ist demjenigen der Klebsiellenpneumonie (s. 8.3.4) sehr ähnlich.

8.3.6.4 Klinik

Der Allgemeinzustand der Patienten wird in der Regel so stark von der Grundkrankheit bestimmt, daß die sich entwickelnde Pneumonie mit Ps. aerug. erst spät entdeckt wird, da sie keine dramatischen Symptome hervorruft. Auch hier sind die Parallelen zur Klebsiellenpneumonie deutlich. Auch das charakteristische grün-eitrige Sputum, das beim Absaugen der beatmeten Patienten gewonnen wird, ist dem Auswurfmaterial bei Klebsiellenpneumonie ähnlich.

8.3.6.5 Labor- und Röntgenbefunde

Bei Verdacht auf das Vorliegen einer Ps.-aerug.-Pneumonie muß unter allen Umständen versucht werden, den Keimnachweis im Bronchialsekret unterhalb des Nasopharynx zu führen: durch Absaugen von Bronchialsekret durch den Beatmungstubus, notfalls durch Lungenpunktion. Alle anderen diagnostischen Tests sind in ihrer Aussage unspezifisch: Im Thoraxröntgenbild sieht man eine Bronchopneumonie (Abb. 2, Abschn. 8.1) mit wechselnder Lokalisation („Pneumonia migrans"), das weiße Blutbild zeigt meist nur mäßige Veränderungen im Sinne einer bakteriellen Infektion. Die Erstellung eines Antibiogramms ist unerläßlich, da dieser Keim sich durch sehr wechselnde und i. allg. ausgedehnte Resistenz besonders auszeichnet.

8.3.6.6 Diagnose und Differentialdiagnose

Bei Mukoviszidosepatienten ist besonders die Abgrenzung gegenüber der durch Staphylococcus aureus hervorgerufenen Pneumonie wichtig, bei Beatmungspatienten und Frühgeborenen gegenüber der Klebsiellenpneumonie. Besteht eine Allgemeininfektion mit Ps. aerug., sind u. U. Hauterscheinungen in Form von kleinen Abszessen oder schmierig belegten Ulzera sichtbar. Im übrigen entspricht die Differentialdiagnose derjenigen der Klebsiellenpneumonie (8.3.4.6).

8.3.6.7 Therapie

Die Therapie besteht in dem Einsatz eines geeigneten Antibiotikums, das nach dem Antibiogramm gewählt werden sollte. Sobald der Verdacht auf eine durch Ps. aerug. bedingte Pneumonie besteht, muß ein Breitbandantibiotikum mit weitem gramnegativem Spektrum (Gentamicin, Carbenicillin, Ureidopenicilline oder Cephalosporine) eingesetzt werden. Die unterstützende Therapie, v. a. auch die Verhütung von Atelektasen, wird in der Regel bei bestehender Grundkrankheit ohnehin durchgeführt.

8.3.6.8 Verlauf

Da die Ps.-aerug.-Pneumonie sich meist auf eine vorbestehende Krankheit aufpfropft, ist ihr Beginn in der Regel schwer zu erkennen: Das Auftreten von Kurzatmigkeit und Husten sowie intermittierendem Fieber, oftmals auch Allgemeinerscheinungen wie blaß-graue Hautfarbe und Akrozyanose, lassen die Erkrankung der intrathorakalen

Atemwege vermuten. Bleibt die Pneumonie unbehandelt, entwickelt sich der Prozeß zunehmend über beide Lungen mit langsamer Zunahme der pulmonalen Symptome.

8.3.6.9 Komplikationen

Bei dem meist schleichenden Verlauf sind Pleurabeteiligung und Höhlenbildungen in der Lunge ungewöhnlich. Zu fürchten ist, besonders im Neugeborenenalter, das Eindringen des Erregers in die Blutbahn mit nachfolgender Sepsis, die zur Hautbeteiligung und zur Meningitis führen kann.

8.3.6.10 Prognose

Die Entwicklung einer Ps.-aerug.-Pneumonie ist ein ungünstiges prognostisches Zeichen. Man muß in dieser Situation immer davon ausgehen, daß die Grundkrankheit kaum beherrschbar ist – die Prognose ist also entscheidend von der Grundkrankheit abhängig.

8.3.7 Mykoplasmapneumonie

8.3.7.1 Definition

Die Mykoplasmapneumonie (auch „primär atypische Pneumonie", „Eaton-agent-Pneumonie", „PPLO-Pneumonie") ist eine durch Mycoplasma pneumoniae hervorgerufene Lungenentzündung, die typischerweise im Schul- und jungen Erwachsenenalter auftritt und oft in kleinen Epidemien verläuft.

8.3.7.2 Ätiologie und Pathogenese

Mycoplasma pneumoniae wurde 1944 erstmalig von Eaton isoliert, daher auch heute noch vielfach die Bezeichnung "Eaton's agent". Zunächst hielt man die Erreger für Viren; seit 1962 steht jedoch fest, daß es sich um sehr kleine Bakterien handelt, nachdem die Züchtung in einem zellfreien Medium gelungen war. Seitdem wurde die Bezeichnung PPLO ("pleuro-pneumonia-like-organism") eingeführt. Für die Züchtung sind Spezialnährböden erforderlich, so daß Mycoplasma pneumoniae bei der üblichen routinemäßig durchgeführten bakteriologischen Diagnostik nicht erfaßt wird.

Die Erkrankung wird durch Tröpfcheninfektion weitergegeben, so daß gelegentlich ganze Wohn- bzw. Stubengemeinschaften (beim Militär) befallen werden. Am häufigsten befällt die Erkrankung Patienten zwischen 10 und 25 Jahren, selten Kinder unter 5 Jahren. Es wird angenommen, daß etwa 10–20% der wegen Pneumonie hospitalisierten Kinder und bis zu 30% der wegen Pneumonie ins Krankenhaus aufgenommenen Erwachsenen an einer Mykoplasmapneumonie leiden.

8.3.7.3 Pathologie

1–2, manchmal auch bis zu 5 Wochen nach Ansteckung kommt es zur entzündlichen Veränderung an der Tracheal- und Bronchialschleimhaut. Auch die Bronchiolenwände schwellen durch Ödembildung und Infiltration mit Monozyten und Plasmazellen an. Emphysem- oder Atelektasenbildung wird häufig distal von den befallenen Bronchiolen beobachtet. Der Prozeß breitet sich als Bronchopneumonie über beide Lungen aus, kann jedoch auch segmental oder lobär bleiben.

8.3.7.4 Klinik

Die Mykoplasmenpneumonie wird häufig als Grippe verkannt, da zumal am Anfang Allgemeinsymptome im Vordergrund stehen: Fieber, Myalgien, Kopfschmerzen und Abgeschlagenheit. Erst danach beginnen die respiratorischen Symptome, von denen insbesondere der trockene Stakkatohusten charakteristisch ist. Häufig besteht gleichzeitig eine Pharyngitis und Tracheobronchitis, selten eine Otitis media. Die körperliche Untersuchung bringt oft nur diskrete Befunde. Mittelblasige Rasselgeräusche, exspiratorisches Giemen und Klopfschallverkürzung sind die häufigsten Befunde.

8.3.7.5 Labor- und Röntgenbefunde

Im Röntgenbild lassen sich verschiedene Formen abgrenzen:
1. Formen mit disseminierten, nicht homogenen, streifig-fleckigen Infiltraten bei ausgeprägter Hiluslymphknotenvergrößerung,
2. Formen mit homogenen, großflächigen, milchglasartigen Infiltraten und
3. schließlich solche mit perihilär gelegenen perivaskulären und peribronchialen Infiltraten mit Hiluslymphknotenvergrößerung.

Insbesondere die unter 2. beschriebene Form, die in der Serie von Müller-Wening et al. [9] bei 29% gefunden wurde, hat der Krankheit den Namen „atypische Pneumonie" eingetragen.

Die BSG ist stark beschleunigt, das Blutbild in der Regel nicht verändert. Bei etwa 60% der Patienten entwickelt sich im Verlauf der Krankheit ein signifikanter Anstieg der Kälteagglutinine, ein zwar unspezifischer, aber diagnostisch verwertbarer Test. Serologisch läßt sich außerdem eine Komplementbildungsreaktion bestimmen, die zumindest eine retrospektive Diagnose erlaubt.

8.3.7.6 Diagnose und Differentialdiagnose

Differentialdiagnostisch kommen v. a. Viruspneumonien mit ähnlichen röntgenologischen Manifestationen in Betracht: Pneumonien bedingt durch Adeno-, Influenza-, Parainfluenza- und RS-Viren sowie durch die Erreger der Ornithose-Psittakose und des Q-Fiebers. Bei Vorhandensein des in 10–20% der Fälle bei Kindern beobachteten morbilliformen Exanthems kann auch die Diagnose „Masern" gestellt werden.

8.3.7.7 Therapie

Tetrazykline und Erythromycin sind die Antibiotika der Wahl. Wegen der bekannten Nebenwirkungen von Tetrazyklinen sollte dem Erythromycin in der pädiatrischen Altersgruppe der Vorzug gegeben werden.

8.3.7.8 Verlauf

Der Verlauf ist gekennzeichnet durch eine erste Phase, in der die Allgemeinerscheinungen vorherrschen (Dauer: ca. 1 Woche), danach folgt die lange „respiratorische Phase", deren Leitsymptom ein trockener Stakkatohusten ist. In diesem Stadium ist das Krankheitsgefühl nur noch geringgradig ausgeprägt, doch können die respiratorischen Symptome Wochen, manchmal Monate anhalten.

Die Behandlung mit Antibiotika führt zwar bei Vergleich von behandelten und unbehandelten Kollektiven zu einem rascheren Rückgang der Krankheitssymptome, doch ist die Besserung durchaus nicht immer eindrucksvoll zu bemerken.

Dies gilt noch mehr für die röntgenologischen Veränderungen, die oft trotz adäquater Therapie zunehmen und sehr lange bestehen bleiben.

8.3.7.9 Komplikationen

Eine Pleurabeteiligung ist selten und, wenn vorhanden, meist geringfügig. Das morbilliforme Exanthem wurde schon erwähnt, außerdem sind Herzbeteiligungen in Form einer Myokarditis und/oder Perikarditis beschrieben worden; auch entzündliche Veränderungen des Zentralnervensystems mit wechselnden Ausfallserscheinungen im motorischen wie sensiblen System (DD: Poliomyelitis!) sowie zentrale Meningoenzephalitiden kommen gelegentlich vor. Schließlich sind pluriorifizielle Exantheme im Sinne eines Stevens-Johnson-Syndroms beobachtet worden. In ihrem Verlauf sind jedoch diese Komplikationen alle gutartig und vollständig reversibel gewesen.

8.3.7.10 Prognose

Die Prognose ist gut. Selbst ohne Therapie ist nach längerem Verlauf mit einer vollständigen Restitutio ad integrum zu rechnen.

8.3.8 Pertussispneumonie

8.3.8.1 Definition

Tritt im Verlaufe eines Keuchhustens eine Pneumonie auf, so spricht man von Pertussispneumonie; dabei ist es für die Diagnosestellung irrelevant, durch welchen Erreger die Pneumonie hervorgerufen wird.

8.3.8.2 Ätiologie und Pathogenese

Im Verlauf eines Keuchhustens kann es auf verschiedene Weise zur Ausbildung einer Pneumonie kommen:
1. Der Erreger der Pertussis (Bordetella pertussis) kann eine Pneumonie hervorrufen.
2. Eine sekundäre Infektion durch einen anderen bakteriellen Erreger (z. B. Staphylococcus aureus oder Pseudomonas aeruginosa) kann ursächlich für die Entwicklung einer Pneumonie verantwortlich sein.

Insgesamt ist in etwa 10% aller Pertussisfälle mit der Entwicklung einer Pneumonie zu rechnen. Bei Kindern unter 1 Jahr tritt diese Komplikation deutlich häufiger auf.

8.3.8.3 Pathologie

Die Entzündung der Schleimhäute von Trachea und Bronchien und der dicke, sehr zähe Schleim können in den peripheren Bronchien zu Obstruktionen, lokaler Überblähung und/oder einer Atelektase führen. Solche Bezirke sind geeignet für sekundäre Keiminvasionen.

Wird die Pneumonie durch Bordetella pertussis selbst hervorgerufen, hat sie oft den Charakter einer interstitiellen Pneumonie, insbesondere bei Säuglingen. Sekundärinfektionen rufen häufiger eine Bronchopneumonie oder eine Herdpneumonie hervor.

Enthält der Auswurf eines Keuchhustenkindes neben dem charakteristischen glasig-zähen Schleim auch eitrige Elemente, ist eine sekundäre Infektion sehr wahrscheinlich.

8.3.8.4 Klinik

Die Pertussispneumonie tritt in der Regel während des paroxysmalen Stadiums der Erkrankung auf. Charakteristisch ist der Wiederanstieg der Temperatur, verbunden mit dem allgemeinen Krankheitsgefühl, das bei Pertussiskindern während des Tages sonst oft völlig fehlt. In schweren Fällen kommt es zu einem rapiden Anstieg der Atemfrequenz bis zur Dyspnoe und Zyanose. Neben den typischen paroxysmalen Keuchhustenattacken und auch vermischt mit diesen, entwickelt sich ein pneumonischer Husten von mehr produktivem Charakter.

8.3.8.5 Labor- und Röntgenbefunde

Die Diagnose des Pertussis ist in der Regel vom Zeitpunkt des Auftretens pneumonischer Symptome auf klinischer und/oder labortechnischer Grundlage bereits gesichert. Ist dies nicht der Fall, so hilft das weiße Blutbild mit der typischen Leukozytose auf der Basis einer absoluten Lymphozytose (*absolute* Lymphozytenzahl über 12 000/ mm^3) sowie der Erregernachweis durch Züchtung auf der Hustenplatte und/oder Nachweis von fluoreszierenden Antikörpern im Nasen-Rachen-Abstrich zur Sicherung der Diagnose der Grundkrankheit. Die BSG ist dabei normal. Bei Auftreten einer Pertussispneumonie können die Veränderungen des weißen Blutbildes das Ausmaß einer leukämoiden Reaktion (Leukozyten über 50 000/mm^3) annehmen, und die BSG zeigt eine deutliche Beschleunigung.

Die Sicherung der Diagnose der Pneumonie erfolgt durch das Röntgenbild: Zeichen der Bronchopneumonie oder der interstitiellen Pneumonie, oft verbunden mit einer deutlichen Hilusreaktion, werden gefunden, oft auch abwechselnd emphysematöse und atelektatische Bezirke. Eine Segmentatelektase in einem der Unterlappen oder im rechten Mittellappen kann zu diesem Zeitpunkt bereits vorhanden sein, ist jedoch typischer als Spätkomplikation.

Immer sollte man bei einem solchen Röntgenbild auch nach Zeichen der Tuberkulose Ausschau halten, weil gelegentlich eine vorher nicht manifeste Tuberkulose durch eine Pertussis aktiviert werden kann. Für die weitere Sicherung der Diagnose des Pertussis stehen serologische Methoden zur Verfügung.

8.3.8.6 Diagnose und Differentialdiagnose

Ist die Diagnose Pertussis gesichert, so ergeben sich bei Auftreten pneumonischer Symptome keine differentialdiagnostischen Schwierigkeiten.

Die Pertussis selbst kann jedoch diagnostische Schwierigkeiten bereiten, besonders wenn sie im 1. Lebensjahr auftritt, da die so typischen Blutbildveränderungen dann oft noch fehlen. Eine Bronchiolitis beim jüngeren Säugling, eine obstruktive Bronchitis beim älteren Säugling, aspirierte Fremdkörper und auch die Mukoviszidose können einen pertussisähnlichen Husten hervorrufen. Die Parapertussis ist in der Regel im Verlauf milder, jedoch läßt sich die sichere Diagnose nur durch die Erregerzüchtung stellen. Bei Atemwegsinfekten, die durch Haemophilus influenzae hervorgerufen werden, besteht meist eine Heiserkeit, die bei Pertussis fehlt. Adenoviruspneumonien können auch ähnliche Symptome hervorrufen. Besteht eine starke Lymphknotenvergrößerung in den Lungen (z. B. durch Tuberkulose), kann der durch Lymphknoten ausgelöste mechanische Reiz auf die Bronchien ebenfalls zu „spastischem" Husten führen.

8.3.8.7 Therapie

Bei ausreichender Behandlung der Pertussis mit Erythromycin oder Tetrazyklinen ist es unwahrscheinlich, daß eine komplizierende Pertussispneumonie durch Bordetella pertussis hervorgerufen wird. In diesem Fall muß an eine sekundäre Infektion gedacht und ein Breitbandantibiotikum verabreicht werden, dessen Spektrum problematische Hospitalkeime mit einschließt: Zephalosporine, bei jungen Säuglingen z. B. kombiniert mit Refobacin. Bei jungen Säuglingen, insbesondere bei lang andauernden Apnoeanfällen, kann eine apparative Beatmung notwendig werden. Darüber hinaus sind die allgemeinen Behandlungsprinzipien der Pneumonie zu beachten. Die früher empfohlene Höhenluftbehandlung durch intermittierende Kurzflüge (oder Aufenthalt in einer Unterdruckkammer) sowie die täglichen 20 minütigen Aufenthalte im feuchten, kühlen Milieu (Tropfsteinhöhlen, Bierkeller) haben wohl überwiegend eine psychologische Wirkung, insbesondere bei lang anhaltendem Husten nach Ablauf der akuten Krankheitsphase („Erinnerungshusten"). Ihre organische Wirksamkeit ist unbewiesen.

8.3.8.8 Verlauf

Die Pertussispneumonie verläuft akut mit zunehmender Symptomatik, wenn sie unbehandelt bleibt. Wird sie rechtzeitig erkannt und behandelt und verläuft die Grundkrankheit nicht zu schwer, so ist sie durch antibiotische Behandlung gut zu beherrschen.

8.3.8.9 Komplikationen

Neben der Pertussispneumonie kann es bei Emphysem- und Atelektasebildungen zur Ruptur von Alveolen oder Einrissen in kleinen Bronchien kommen mit der Folge eines Pneumothorax oder Pneumomediastinums. Diese Komplikationen treten meist plötzlich im Rahmen eines Hustenanfalls durch den hohen intrapleuralen Druck auf.

Die Segment- oder Lappenatelektase als Spätkomplikation ist heute selten geworden. Sie kann, wenn sie über Monate bestehen bleibt, zur Bildung von Bronchiektasen führen.

8.3.8.10 Prognose

Die Entwicklung einer Pertussispneumonie ist als solche ein ungünstiges prognostisches Zeichen im Verlauf einer Pertussis. Entwickelt sie sich bei einem Patienten, der durch die Pertussis selbst bereits stark geschwächt und mitgenommen ist, so kann sie den letalen Ausgang herbeiführen. In der Regel jedoch ist bei rechtzeitiger Erkennung die gezielte antibiotische Behandlung von Erfolg, so daß mit einer vollständigen Restitutio ad integrum gerechnet werden kann.

8.3.9 Seltene bakterielle Pneumonien

8.3.9.1 Listeria monocytogenes

Dieser Erreger, ein kleiner, grampositiver pleomorpher Bazillus, hat bei Mensch und Tier eine besondere Affinität zu Schwangeren, die selbst nur meist uncharakteristische und wenig ausgeprägte Krankheitserscheinungen haben. Bei Übertritt in den fetalen Organismus entwickelt sich in der überwiegenden Zahl der Fälle eine Meningitis, jedoch sind auch Verlaufsformen mit Hepatitis und miliarer Granulomatose bekannt geworden, an denen die Lungen erheblich beteiligt waren. Die Ausdehnung des Krankheitsprozesses bei Feten ist abhängig vom Zeitpunkt der Infektion: Früher infizierte Feten haben ausgedehntere Erkrankungen und werden häufig tot geboren.

Der Verdacht einer Listeriose sollte bei allen Neugeborenen geäußert werden, die Zeichen der Pneumonie, Sepsis oder Meningitis aufweisen. Die Organismen können aus Blut, Liquor, Mekonium, Magensaft oder auch aus den Lochien isoliert werden. Wichtig und oft hilfreich ist die Gram-Färbung des Mekoniums.

Vor Bekanntwerden des Antibiogramms kann die Behandlung entweder mit Ampicillin oder mit einer Kombination eines Aminoglykosids mit Ampicillin begonnen werden.

8.3.9.2 Pasteurella tularensis

Infektionen mit diesem gramnegativen, kokkoiden Bazillus kommen hauptsächlich durch direkten oder indirekten (über Flöhe, Holzböcke, Mücken) Kontakt mit infizierten Wildtieren (Hase, Fuchs, Wasserratte, Eichhörnchen usw.) zustande. Für die Tularämie sind 6 Verlaufsformen beschrieben worden, deren Manifestationsort überwiegend die Schleimhäute des Körpers sind. Eine dieser 6 Formen ist die sog. „pulmonale Verlaufsform", die durch die Symptomatologie einer Bronchopneumonie mit ausgeprägten allgemeinen Erscheinungen (hohes Fieber, Kopfschmerzen, Gliederschmerzen, starkes Krankheitsgefühl) gekennzeichnet ist.

Bei entsprechender Anamnese sollte eine gezielte Diagnostik durchgeführt werden: Direkter Erregernachweis aus der affizierten Schleimhaut und/oder serologische Untersuchungen (Komplementbindungstest, Hämagglutinationshemmungstest) zu Beginn der Erkrankung und nach 3 Wochen zum Nachweis eines Titeranstieges.

Die Behandlung erfolgt mit Streptomycin (20–40 mg/kg KG/Tag) oder Chloramphenicol (50–100 mg/kg KG/Tag) für eine Zeit von 7–10 Tagen [7].

8.3.9.3 Salmonellen

Bei Salmonellosen treten respiratorische Symptome als Begleiterscheinung der Grundkrankheit auf, stehen jedoch meist nicht im Vordergrund der Symptomatologie. Beim klassischen Typhus abdominalis werden bronchitische Symptome in bis zu 30% der Fälle während des Initialstadiums beschrieben, jedoch ist die weitere Ausdehnung bis zur Bronchopneumonie selten. Die häufigste Salmonellose in unserem Land wird durch Salmonella typhimurium hervorgerufen, wobei kaum jemals pulmonale Symptome auftreten.

Vereinzelt ist eine Salmonelleneinwanderung in die Lunge von einer Salmonellenosteomyelitis der Rippen oder des Sternums aus beschrieben worden: Es kommt zum Durchbruch zunächst in die Pleurahöhle und von dort evtl. in die Lunge. Fisteln, Pneumothorax und Abszeßbildungen sind mögliche Folgen.

Das Mittel der Wahl bei Salmonella typhi ist das Chloramphenicol in einer Dosierung von 50–100 mg/kg KG/Tag, die Behandlung sollte für einen Zeitraum von mindestens 2 Wochen andauern. Bei den übrigen Salmonellosen sind Ampicillin und Trimethoprim ebenfalls ausreichend wirksam.

8.3.9.4 Escherichia coli

Mit diesem gramnegativen Erreger ist bei der Pneumonie nur im Rahmen einer Escherichia-coli-Sepsis zu rechnen. Bei einigen chronisch kranken Patienten kann Escherichia coli im Terminalstadium als sekundärer Keim in die Lunge einwandern.

Die Therapie richtet sich nach der Grundkrankheit, die Prognose ist immer ernst, da die Escherichia-coli-Invasion nur bei Schwerkranken vorkommt.

8.3.9.5 Pittsburgh Pneumonia Agent (PPA) und Legionella pneumophila

Diese beiden Keime, die 1977 bzw. 1979 erstmalig als Verursacher von Pneumonien beschrieben wurden, sind in ihrer Bedeutung für die pädiatrische Altersgruppe derzeitig noch unsicher. Die bisherigen Erkenntnisse deuten darauf hin, daß Legionellen im Kindesalter eine äußerst geringe Pathogenität besitzen. Bei Erwachsenen werden Pneumonieformen hervorgerufen, die mit starken Allgemeinerscheinungen einhergehen und protrahiert verlaufen. Eine Epidemie mit Legionella pneumophila, die anläßlich eines Kongresses zum Ausbruch kam, forderte sogar eine relativ hohe Zahl von Todesopfern [3].

Von den bei dieser Erkrankung eingesetzten Antibiotika scheinen Tetrazykline und Erythromycin am besten zu wirken.

8.3.9.6 Pneumonia alba

Die konnatale Lues führt selten auch zu einer Pneumonie, besonders bei früher transplazentarer Übertragung, d. h. etwa im 5. Schwangerschaftsmonat. Die Veränderungen des Lungengewebes sind schwerwiegend und führen oft zum Tod.

Der Begriff „Pneumonia alba" stammt von Virchow: bei der Sektion imponiert die insgesamt konsistenzvermehrte Lunge durch multiple weiße Herde, die auf einer Ausfüllung der Alveolarlichtung mit desquamierten und verfetteten Alveolarepithelien, kombiniert mit einem leukozytären Exsudat, beruhen („weiße Hepatisation").

Neugeborene mit einer Pneumonia alba weisen meist eine große Zahl weiterer Symptome der angeborenen Lues auf, so daß diagnostisch in der Regel keine Probleme bestehen.

Therapeutisch ist Penicillin G wirksam.

8.3.9.7 Streptokokken-B-Pneumonie

Neben den β-hämolysierenden Streptokokken der Gruppe A (8.3.2) kann eine schwere Pneumonie auch durch B-Streptokokken hervorgerufen werden, allerdings ausschließlich in der Neugeborenenperiode. Beim Durchtritt durch den Geburtskanal kommt es zu Infektion durch bei 5–30% aller schwangeren Frauen nachweisbare vaginale Streptokokken B, wobei insbesondere Kinder nach vorzeitigem Blasensprung und mit Amnioninfektionssyndrom betroffen sind. Sehr selten wird die Infektion unmittelbar postpartal erworben.

Die Streptokokken-B-Infektion hat 2 Manifestationsformen:
1. die Frühform
2. die Spätform.

Bei der Frühform entsteht innerhalb weniger Stunden nach der Geburt ein schweres allgemeines Krankheitsbild, das durch Atemnot und Zeichen des Schocks gekennzeichnet ist. Sowohl die Symptomatologie als auch das röntgenologische Erscheinungsbild sind dem Atemnotsyndrom so ähnlich, daß eine Unterscheidung in diesem Alter nicht möglich ist. Aus diesem Grunde ist man dazu übergegangen, bis zur Klärung der Diagnose allen reifen Neugeborenen mit frühmanifester Atemnot Penicillin zu geben (s. auch Kap. 16).

Die Spätform, die erst jenseits des ersten Lebenstages manifestiert wird, zeigt v. a. meningitische Symptome. Bei beiden Formen handelt es sich um Septikämien, wobei die genannten Organe lediglich den Hauptmanifestationsort darstellen.

Im Verdachtsfall sollte gleich nach Geburt durch Abstriche aus Gehörgang und Gram-Färbung des Magensaftes nach grampositiven Kokken gesucht werden. Eine Neutropenie ist ebenfalls ein Hinweiszeichen, eine Thrombozytopenie stellt sich in der Regel später ein.

Wegen der sehr schlechten Prognose insbesondere der Frühform ist die Therapie mit Penicillin G bei jedem reifen Neugeborenen mit früheinsetzender Atemnot gerechtfertigt. Erweist sich am zweiten Lebenstag die Diagnose als irrig, kann das Antibiotikum unverzüglich abgesetzt werden.

Literatur

1. Calder MS, McHardy VU, Schonell ME (1970) Importance of pneumococcal typing in pneumonia. Lancet I:5–7
2. Ceruti E, Contreras J, Neira M (1971) Staphylococcal pneumonia in childhood. Am J Dis Child 122:386–392
3. Fraser DW, Tsai TR, Orenstein W et al. (1977), Legionnaires' Disease. Description of an epidemic of pneumonia. N Engl J Med 297:1189–1197
4. Ginsburg CM, Howard JB, Nelson JD (1979) Report of 65 cases of haemophilus influenzae B pneumonia. Pediatrics 64:283–286
5. Kendig EL, Chernick V (ed) (1983) Disorders of the respiratory tract in children, 4th edn. Saunders C, Philadelphia Toronto London
6. Klein JO (1969) Diagnostic lung puncture in the pneumonias of infants and children. Pediatrics 44:486–492
7. Martone WJ, Marshall LW, Kaufmann AF, Hobbs JH, Levy ME (1979) Tularemia pneumonia in Washington, DC JAMA 242:2315–2317
8. Mimica I, Donoso E, Howard JE, Ledermann GW (1971) Lung puncture in the etiological diagnosis of pneumonia. Am J Dis Child 122:278–282
9. Müller-Wening W, Bernsau I, Hamann J, Hardt H von der, Wenner J, Willers H (1977) Klinische und röntgenologische Beobachtungen an Kindern während einer Mycoplasma-pneumoniae-Epidemie 1974–1975. Monatsschr Kinderheilkd 125:634–639
10. Ravitch MM, Fein R (1961) The changing pattern of pneumonia and empyema in infants and children. JAMA 175:1039–1044
11. Rebhan AW, Edwards HE (1960) Staphylococcal pneumonia, review of 329 cases. Can Med Assoc J 82:513
12. Schreiner A, Digranes A (1980) Pneumococcal infection of the lung. Lancet I:546
13. Swartz MN (1976) Another new pneumonia (Editorial). N Engl J Med 301:995–996
14. Ziegler HK (1979) Lobärpneumonie. Mod Klin 74:1537–1540

8.4 Pneumonien unterschiedlicher Ätiologie

A. Fenner und C. H. L. Rieger

8.4.1 Funguspneumonien

8.4.1.1 Definition

Funguspneumonien sind Lungenentzündungen, die durch Pilze hervorgerufen werden.

8.4.1.2 Ätiologie und Pathogenese

Die beiden häufigsten Erregerspezies von Funguspneumonien in Mittel- und Westeuropa sind:
a) Candida albicans (seltener andere Candidaarten)
b) Aspergillus, meist Aspergillus fumigatus

Funguspneumonien kommen bei primär gesunden Kindern selten vor. Sie finden sich in der Mehrzahl als „opportunistische Erkrankungen" bei Kindern mit malignen Grunderkrankungen (Leukosen, Lymphome), zellulären Immunmangelerkrankungen bzw. bei Patienten, die langfristig mit Steroiden oder anderen immunsuppressiven Medikamenten behandelt werden, schließlich aber auch bei Patienten unter langdauernder Antibiotikatherapie sowie bei Frühgeborenen [1]. Treffen eine maligne Erkrankung und ein Diabetes mellitus bei einem Patienten zusammen, ist die Gefahr einer systemischen Mykose besonders groß. Auch Patienten, die wegen langdauernder parenteraler Ernährung oder Therapie Venenkatheter liegen haben, sind in erhöhtem Maße gefährdet. Die Pilzpneumonie ist häufig Ausdruck einer systemischen Mykose, die sich ebenso in anderen Organen (z. B. Gehirn) manifestieren kann. Während die Candidamykose in jedem Lebensalter angetroffen wird, ist die Aspergillose im Säuglingsalter selten.

8.4.1.3 Pathologie

Der häufigste Infektionsweg bei Früh- und Neugeborenen ist die Kontamination des Nasen-Rachen-Raumes mit Candida albicans aus der mütterlichen Scheide beim Durchtritt durch den Geburtskanal. Bei gesunden Kindern führt dies zu einer Kolonisierung der oralen Schleimhaut und des gesamten Gastrointestinaltraktes. Bei einer Invasion der Mukosa, die beim Neugeborenen häufig geschieht, kommt es zum Soor. Wenn der Soorpilz mit den Fäzes ausgeschieden wird, entsteht nicht selten eine fungusbedingte Windeldermatitis. Liegen die Voraussetzungen für eine systemische Candidiasis vor (s. oben), so ist hämatogen oder über eine Aspiration die Infektion des Respirationstraktes und anderer Organe möglich. Der Aspergillus befällt die Lunge in 3 verschiedenen Formen:

8.4.1.3.1 Allergische Bronchopneumonie

Die Krankheitserscheinungen sind bei dieser Form durch eine allergische Reaktion des Organismus auf Antigene des Aspergillus bedingt. Der Pilz vermehrt sich hierbei im Sputum, dringt jedoch nicht in das Lungengewebe ein. Die chronische Entzündung und die Muskelspasmen im Bereich des Bronchialbaumes sowie die meist peribronchialen Infiltrate im Bereich des Lungenparenchyms können zu Bronchiektasen und im späteren Verlauf der Erkrankung zu Schrumpfungen des Lungengewebes führen. Diese Erkrankung kommt vorwiegend bei Erwachsenen vor und ist nicht als Manifestation einer Abwehrschwäche zu werten.

8.4.1.3.2 Aspergillom

Diese Form entsteht besonders leicht dann, wenn neben einer verminderten Resistenz eine anatomische Anomalie vorhanden ist, wie z. B. eine tuberkulöse Kaverne oder eine Abszeßhöhle im Gefolge einer Staphylokokkenpneumonie. Durch Akkumulation nekrotischen Gewebes aus der Höhlenwand, vermischt mit Myzel, entsteht ein kugeliges Gebilde, das frei in der präformierten Höhle liegt.

8.4.1.3.3 Invasive Infektion

Diese Form entwickelt sich typischerweise bei schwer immunsupprimierten Patienten. Pathologisch-histologisch finden sich noduläre Konsolidierungen, Abszesse und Einbrüche in Blutgefäße mit daraus resultierenden Thrombosierungen und Infarzierungen. Invasive Aspergillosen enden in der Regel tödlich.

8.4.1.4 Klinik

Charakteristisch für alle Formen systemischer Mykosen ist der schleichende Beginn. Bei gefährdeten Patienten muß deshalb besonders auf leichte bis mittelgradige Temperatursteigerungen, Symptome wie Husten und leichte Erhöhung der Atemfrequenz sowie auf eine schleichende Verschlechterung des Allgemeinzustandes geachtet werden.

8.4.1.5 Laborbefunde

Da auch die gesunde Schleimhaut häufig mit Pilzen besiedelt ist, hilft der Nachweis, z. B. im Rachen in der Diagnostik mykotischer Pneumonien oder Allgemeininfektionen kaum. Ein entscheidender Hinweis kann die Isolierung von Pilzen aus der Blutkultur sein.

Bei Verdacht auf das Vorliegen einer allergischen bronchopulmonalen Aspergillose ist der Nachweis einer Typ-I-Reaktion im Hauttest möglich. Typ-III-Reaktionen (Arthus-Reaktionen), die nach 6–12 h ihr Maximum erreichen, bzw. der serologische Nachweis von IgG-Antikörpern, finden sich beim Aspergillom, jedoch nur selten bei den schwer supprimierten Patienten mit der invasiven Form der Aspergillose.

Röntgenologisch sieht man im Falle des intrakavitären Aspergilloms einen strahlendichten Rundschatten mit einem sichelförmigen, strahlendurchlässigen Rand darüber, der den Rest der präformierten Kaverne oder der Abszeßhöhle repräsentiert. Die Beteiligung des Pleuraraumes ist möglich. Bei Patienten mit malignen Erkrankungen ist jedoch oft schwer zu differenzieren, ob ein Pleuraexsudat fungus- oder karzinombedingt ist.

Alle anderen Formen mykotischer Pneumonien zeigen unspezifische Veränderungen im Röntgenbild. Besonders Säuglinge mit angeborenen Immunmangelerkrankungen des thymusabhängigen Systems, z. B. der Thymusaplasie oder dem kombinierten Immunmangel, aber auch ältere Kinder unter zytostatischer Therapie haben häufig sehr diskrete Röntgenveränderungen. Dies ist eine Folge der mangelhaften Fähigkeit zur Entzündungsreaktion in der Lunge und steht in keinem Verhältnis zur Schwere des Pilzbefalls.

8.4.1.6 Diagnose und Differentialdiagnose

Bakteriell bedingte Pneumonien sind zu erwägen, scheiden jedoch oft wegen der Vorgeschichte (langfristige antibiotische Therapie) weitgehend aus. Viruspneumonien sind wegen ihres chronischen Verlaufs bei Patienten mit Immunmangelerkrankungen oft nicht abgrenzbar. Bei intrakavitärem Aspergillom besteht die Differentialdiagnose gegenüber anderen schattengebenden kavernösen Umbildungen: Tuberkulom, parasitäre Erkrankungen, Sequestration.

Wegen dieser Schwierigkeiten, der dringenden Notwendigkeit einer korrekten Diagnose und wegen der häufig bestehenden differentialdiagnostischen Möglichkeit einer malignen Lungenerkrankung wird die Lungenpunktion oder die offene Lungenbiopsie sehr oft die einzige Möglichkeit bleiben, um die Diagnose zu sichern. Auch bei schwerkranken Patienten ist dieses Vorgehen besser als ein tage- und wochenlanges Abwarten in der Hoffnung, ex iuvantibus eine Diagnose zu stellen.

8.4.1.7 Therapie

Die Kolonisierung der Mundschleimhaut oder des Gastrointestinaltraktes mit Pilzen ist keine Indikation für eine antimykotische Therapie. Nur bei manifestem Soor ist eine Behandlung indiziert. Hier sollte zunächst ein Versuch mit Nystatin oder Gentianaviolett (1%ig) durchgeführt werden. Diese Medikamente sind nicht resorbierbar und daher wirkungslos in der Behandlung der Pilzpneumonie bzw. allgemein in der Therapie systematischer Mykosen. Für die letzteren ist das Amphotericin B durch weniger toxische Substanzen ergänzt worden: Flucytosin (Ancotil) kann oral in Form von Tabletten zu 500 mg oder intravenös verabreicht werden. Dieses Medikament wird zu 90% über die Niere ausgeschieden. Bei eingeschränkter Nierenfunktion muß die Dosis entsprechend angepaßt werden. Eine Resistenzbildung während der Behandlung entwickelt sich nicht selten. Mikonazol (Daktar) ist für die systemische Behandlung nur als intravenöse Applikationsform verfügbar. Ketokonazol (Nizoral) steht nur als orale Applikationsform zur Verfügung, wird jedoch sehr gut resorbiert. Ketokonazol hat sich in der Behandlung der mukokutanen Candidiasis sowie schwerer Soorinfektionen im Bereich des Mundes und des Gastrointestinaltraktes sehr gut bewährt. Eine günstige Wirkung auf mykotische Pneumonien bzw. Allgemeininfektionen ist anzunehmen, bisher jedoch noch nicht einwandfrei belegt worden.

Besteht ein solitärer Herd in der Lunge, wie z. B. beim intrakavitären Aspergillom, der zudem keinen Anschluß an das Bronchialsystem hat, so ist nach erfolglosem Versuch einer medikamentösen Behandlung die Resektion dieses Lungenabschnittes durch den Chirurgen zu erwägen.

8.4.1.8 Verlauf, Prognose, Komplikationen

Verlauf und Prognose systemischer Mykosen hängen von der Grundkrankheit und von dem Zeitpunkt der Diagnose ab. Bei frühzeitiger Diagnosestellung und gezielter Therapie ist die Prognose der Pneumonie an sich günstig.

Die Gefahr jeder pulmonalen Pilzinfektion liegt in der Möglichkeit der weiteren Ausbreitung auf hämatogenem Wege. Gefährdet sind insbesondere das Perikard und das Gehirn. Auch diese Komplikationen sind oft schwierig zu erkennen, da sie sich nur schleichend einstellen.

8.4.2 Eosinophile Pneumopathie

8.4.2.1 Definition

Die eosinophile Pneumopathie (Synonyme: Löffler-Syndrom; Hypereosinophiliesyndrom; Löfflers eosinophiles Infiltrat) ist eine brochopneumonische Erkrankung in Kombination mit einer Eosinophilie, deren Ätiologie vielfältig sein kann (s. unten). Die Erkrankung wird betrachtet als allergische oder toxische Reaktion der Lunge auf verschiedenartige Noxen, wie Parasiten oder Medikamente. Selten ist sie eine Begleiterscheinung bei Kollagenosen.

8.4.2.2 Ätiologie und Pathogenese

Ätiologisch sind folgende Faktoren zu unterscheiden:
1. toxische oder allergische Erkrankungen im engeren Sinne (Nitrofurantoin, PAS, Penicillin, Imipramin u. a.);
2. parasitäre Erkrankungen (Ascaris lumbricoides, Toxocara canis, Trichinose, Filariainfektionen, Amöbiasis u. a.);
3. Panarteriitis nodosa;
4. tropische Eosinophilie (Weingarten-Syndrom), möglicherweise auch der Gruppe 2 zugehörig, obwohl in diesen Fällen der Nachweis einer parasitären Erkrankung nicht erbracht werden kann.

Die Epidemiologie ist regional unterschiedlich: In Gegenden mit starker Durchseuchung der pädiatrischen Altersgruppe mit Parasiten (tropische Gegenden) ist die parasitär bedingte eosinophile Pneumopathie an erster Stelle zu nennen, in den zivilisierten Ländern der gemäßigten Klimazonen stellen die toxoallergischen Erkrankungen die wichtigste Gruppe dar. Die eosinophile Pneumopathie bei Panarteriitis nodosa ist im Kindesalter äußerst selten.

8.4.2.3 Pathologie

Im Falle der toxisch-allergischen Ätiologie treten – auch ohne vorherige Exposition – wenige Tage nach Beginn einer Therapie mit den in Frage kommenden Medikamenten (s. oben) pulmonale Symptome auf: Husten, Kurzatmigkeit, gelegentlich exspiratorische Dyspnoe.

Demgegenüber ist bei der parasitären Ursache der direkte Befall der Lunge mit Parasiten Voraussetzung: Im Falle von Ascaris lumbricoides durchbohren die im Darm ausgeschlüpften Askariden die Darmwand, um über die Lymphwege zunächst in die Leber, von dort ins rechte Herz und über den pulmonalen Kreislauf in die Lunge zu gelangen. Sie befinden sich zunächst im Larvenstadium und wandern im Respirationstrakt aufwärts bis zum Larynx, von wo aus sie durch Verschlucken wiederum in den Magen-Darm-Trakt gelangen. Während dieser zweiten Darmbesiedelung wachsen sie zu reifen Askariswürmern heran. Möglich ist auch der Aufstieg über den Gallengang in die Leber und von dort in die Pleurahöhle.

Bei Toxocara canis ist der Hund der natürliche Wirt. Die mit dem Schmutz in den menschlichen Magen-Darm-Trakt gelangenden Eier entwickeln sich zu Larven, diese penetrieren wiederum die Darmwand und gelangen von hier aus mit dem Blut in verschiedene Organe. In der Regel setzt im Endorgan eine so heftige granulomatöse Reaktion ein, daß die weitere Ausbreitung der Parasiten durch Einkapselung der Larven gestoppt wird.

8.4.2.4 Klinik

Während bei der toxisch-allergisch bedingten Form die Symptome meist nicht zu übersehen sind (s. oben), ist bei den parasitär bedingten Formen der schleichende Verlauf charakteristisch. Oft wird die Aufmerksamkeit des Arztes erst durch das massive Erbrechen von Askariswürmern auf die Möglichkeit der pulmonalen Beteiligung gelenkt. Bei Toxocara canis steht häufig die Hepatomegalie ganz im Vordergrund der Befunde. Für diesen letzteren Parasiten ist eine klinische Stadieneinteilung vorgenommen worden: In einem mehrere Wochen andauernden Stadium I herrschen mäßiges Fieber, ausgeprägte Eosinophilie und bronchitische, pneumonische und asthmatische Symptome vor. Ein Stadium II, das etwa 1 Monat dauert, wird überwiegend von der Hepatomegalie, den pulmonalen Symptomen, einer Hyperglobulinämie und intermittierendem hohem Fieber beherrscht. Im Stadium III schließlich kommt es zur Rekonvaleszenz, die bis zur völligen Ausheilung einen Zeitraum von 1–2 Jahren in Anspruch nehmen kann.

8.4.2.5 Laborbefunde

Die wichtigsten diagnostischen Säulen sind das Thoraxröntgenbild und die ausgeprägte Eosinophilie. Im Thoraxbild sind meistens die Zeichen einer ausgedehnten Bronchopneumonie (Abb. 2, Abschn. 8.1) mit vielen kleinen, aber weniger konfluierenden Infiltrationsherden zu sehen. Die Eosinophilie beträgt zwischen 10 und 50% relativ, bei Toxocarainfestation auch bis zu 90%; absolut liegt sie zwischen 50 000 und 100 000/mm^3 („eosinophiles Leukämoid"). Bei allergisch bedingter eosinophiler Pneumopathie hilft die Medikamentenanamnese diagnostisch weiter, bei Verdacht auf Parasiten die parasitologischen Serienuntersuchungen. In unklaren Fällen sollte eine Lungenbiopsie vorgenommen werden.

8.4.2.6 Diagnose und Differentialdiagnose

Die Differentialdiagnose befaßt sich in der Hauptsache mit der Frage nach der unterschiedlichen Ätiologie; gelegentlich lassen Röntgenbild und Verlauf an eine Tuberkulose denken. Dies muß dann durch Tuberkulintestung und direkten Nachweis von Tuberkelbazillen bestätigt oder ausgeschlossen werden.

8.4.2.7 Therapie

Die Therapie richtet sich nach der Ätiologie: Im Falle der toxisch-allergischen Form ist das schädigende Agens unverzüglich abzusetzen, bei parasitären Formen müssen Wurmkuren durchgeführt werden. Bei sehr heftigen pulmonalen Reaktionen sind Kortikosteroide vorübergehend anzuwenden, jedoch sollte in diesen Fällen eine Tuberkulose sicher ausgeschlossen sein.

Den parasitären Formen ist am besten durch Präventivmaßnahmen auf breiter Ebene zu begegnen.

8.4.2.8 Verlauf

Der Verlauf ist je nach Ätiologie unterschiedlich. Die verschiedenen Stadien bei Toxocara canis wurden bereits in Abschn. 8.4.2.4 erwähnt. Bei der toxisch-allergischen Form ist nach Absetzen des die Reaktion hervorrufenden Medikamentes mit einem raschen Rückgang der Symptome zu rechnen.

8.4.2.9 Prognose, Komplikationen

Die Prognose ist abhängig von der Ätiologie und vom jeweiligen Krankheitsstadium, in dem die Behandlung einsetzt.

Parasitäre Erkrankungen können vielfältige Komplikationen hervorrufen: Einwanderung der Larven in die verschiedensten Organe des Körpers (Leber, Gehirn, Skelettmuskulatur usw.), die Symptome können entsprechend von diesen Organen ausgehen. Bei sehr massivem Wurmbefall kann es auch einmal durch Blockade des Darmes zur Ileussymptomatik kommen. Auch eine parasitär bedingte Peritonitis nach Durchwanderung der Darmwand ist beschrieben worden.

8.4.3 Psittakose und Ornithose

8.4.3.1 Definition

Die Psittakose und die Ornithose sind eine unter grippeähnlichen Erscheinungen verlaufende Pneumonie, die durch Chlamydia psittaci hervorgerufen werden. Es handelt sich um dieselbe Krankheit: Man spricht von Psittakose, wenn Psittaziden (Papageienarten) das Erregerreservoir darstellen, von Ornithose, wenn andere Vogelarten als Infektionsquelle anzuschuldigen sind [5].

8.4.3.2 Ätiologie und Pathogenese

Der Erreger (Chlamydia psittaci) gelangt in der Regel durch Kontakt mit Vögeln in den menschlichen Organismus. Eine Übertragung von Mensch zu Mensch ist möglich, aber ungewöhnlich. Der Erreger hält sich insbesondere in den Exkrementen infizierter Vögel auf und kann selbst in trockenem Staub monatelang überdauern. Im allgemeinen gelangt er durch Inhalation in den menschlichen Respirationstrakt. Befallen werden überwiegend Vogelzüchter und Personen, die beruflich mit Vögeln oder deren Produkten (Federn) befaßt sind.

8.4.3.3 Pathologie

Die Entzündungsreaktionen bei der Psittakose betreffen v. a. das interstitielle Gewebe sowie die Alveolarsepten. Diese Entzündungsherde sind unregelmäßig fokal über die Lunge verteilt, wobei die Pleuraflächen in der Regel nicht betroffen sind. Gelegentlich findet sich auch eine Entzündung im Bereich der Bronchien und Bronchiolen mit Hyperämie, Ödem und schleimig-eitrigem Sekret. Ob diese Befunde eine Folge der Infektion mit dem eigentlichen Erreger oder eine Superinfektion darstellen, ist jedoch umstritten. In schweren Fällen kann es zu einer Nekrose von Alveolarsepten, zu Abszeßbildungen und Blutungen ins Gewebe kommen.

8.4.3.4 Klinik

Nach einer variablen Inkubationszeit von wenigen Tagen bis zu 2 Wochen manifestiert sich die Erkrankung in der Regel abrupt durch Fieber, Muskel- und Gliederschmerzen sowie Photophobie. Gelegentlich ist ein diskretes Exanthem zu beobachten, das den Roseolen bei Typhus abdominalis ähnlich sieht. Husten setzt meist etwas später ein, er kann sogar völlig fehlen. Bei Kindern können Delirium und zerebrale Krämpfe vorkommen. Unbehandelt persistiert das Fieber während der 1. Krankheitswoche, um in der 2. und 3. Krankheitswoche langsam wieder zurückzugehen.

Bei der körperlichen Untersuchung sind nur spärliche Befunde zu erheben. Insbesondere die auskultatorische und perkutorische Untersuchung der Lunge ist wenig ergiebig, was oft im Gegensatz steht zu den ausgeprägten röntgenologischen Zeichen.

8.4.3.5 Laborbefunde

Weder Blutbild noch BSG zeigen typische Veränderungen. Sowohl eine leichte Leukopenie mit Neutropenie und Linksverschiebung als auch eine leichte Leukozytose oder ein vollständig normales Bild werden beobachtet. Die BSG ist häufig normal, kann aber auch anfangs leicht beschleunigt sein, um in der 2. Krankheitswoche zur Norm zurückzukehren. Spezifische diagnostische Zeichen ergeben sich bei den serologischen Untersuchungen: Die Komplementbindungsreaktion oder der Agglutinationstiter sollten im Akutstadium und 1–2 Wochen später geprüft werden. Ein 4facher Titeranstieg wird als diagnostisch angesehen. Daneben kann der Erreger während der akuten Phase aus dem Blut isoliert und auf Gewebekulturen gezüchtet werden.

Das Röntgenbild zeigt eine diffuse Bronchopneumonie (Abb. 2, Abschn. 8.1) ohne die Zeichen der interstitiellen Pneumonie.

8.4.3.6 Diagnose und Differentialdiagnose

Wegen der oft gering ausgeprägten pulmonalen Symptome werden viele Fälle von Psittakose und Ornithose als Grippe diagnostiziert. Das relativ lange anhaltende Fieber läßt an den Typhus abdominalis denken. Darüber hinaus, insbesondere nach Vorliegen eines Röntgenbildes, müssen alle Formen der Bronchopneumonie in Betracht gezogen werden.

8.4.3.7 Therapie

Von den chemotherapeutischen Substanzen sind Tetrazykline (ca. 50 mg/kg KG/Tag) am wirksamsten.

8.4.3.8 Verlauf (s. Abschn. 8.4.3.4)

8.4.3.9 Prognose, Komplikationen

Die Prognose ist i. allg. gut. Myokarditis, Perikarditis, Thrombophlebitis, Hepatitis, Thyreoiditis und Komplikationen von seiten des zentralen Nervensystems sind seltene Verlaufsformen.

8.4.4 Chlamydia-trachomatis-Pneumonien

8.4.4.1 Definition

Chlamydia-trachomatis-Pneumonien sind interstitielle Pneumonien, die durch Chlamydia trachomatis hervorgerufen werden.

8.4.4.2 Ätiologie und Pathogenese

Eindeutige Fälle von Chlamydienpneumonien sind bisher nur im ersten Lebenshalbjahr berichtet worden. Dabei ist davon auszugehen, daß die Kinder sich während der Geburt infizieren, wenn der Genitaltrakt der Mutter mit Chlamydia trachomatis besiedelt ist [3].

Es ist anzunehmen, daß etwa 4–13% aller schwangeren Frauen Chlamydien im Genitaltrakt haben. Seit langem ist bekannt, daß unter der Geburt eine Infektion des Auges stattfinden kann, wodurch bei Neugeborenen eine Einschlußkörperchenkonjunktivitis entsteht, die meist gegen Ende der ersten Lebenswoche manifest wird. Daß auch Pneumonien durch Chlamydien bei Neugeborenen hervorgerufen werden können, ist erst seit 1973 beschrieben worden.

Aus prospektiven Studien ergibt sich eine Häufigkeit an Chlamydienkonjunktivitis von 14:1000 Lebendgeborenen, diejenige der Chlamydienpneumonie dürfte etwa 8:1000 Lebendgeborenen betragen [10]

Uneinigkeit herrscht darüber, ob der Chlamydienpneumonie immer eine Entzündung des Auges vorausgehen muß; es spricht wohl mehr dafür, daß es auch zu einer primären Besiedlung des Respirationstraktes mit Chlamydien kommen kann [9].

8.4.4.3 Pathologie

Über Todesfälle ist in der Literatur bisher nicht berichtet worden. Deshalb kann nur aus Röntgenbildern geschlossen werden, daß es sich bei der Chlamydienpneumonie um eine interstitielle Pneumonie handelt. Die Bildung von Einschlußkörperchen, wie sie auch am Auge typisch ist, ist auch in der Lunge zu postulieren.

8.4.4.4 Klinik

Von allen in der Literatur beschriebenen Fällen ist nur ein einziger so bedrohlich gewesen, daß eine künstliche Beatmung von 5 Tagen Dauer erforderlich wurde [8]. Übereinstimmend wird sonst der klinisch milde Verlauf betont, die Symptome sind v.a. Tachypnoe und ein Stakkatohusten bei nur geringgradiger Beeinträchtigung des Allgemeinzustandes. Fieber besteht meist nicht. Charakteristischerweise entwickeln sich die Symptome ab dem Ende der 1. Lebenswoche.

8.4.4.5 Laborbefunde

Die Diagnose wird gestützt durch den direkten Erregernachweis im Sputum bzw. Trachealsekret, wobei eine gleichzeitig bestehende Konjunktivitis als zusätzlicher Hinweis gelten kann. Serologische Methoden sind erst im Verlauf zu verwerten, da sehr viele Kinder maternale Antikörper haben. Charakteristisch ist eine ausgeprägte Eosinophilie im weißen Differentialblutbild. Die Röntgenaufnahme zeigt, entsprechend dem oft milden klinischen Verlauf, wenig ausgeprägte Veränderungen, wie sie bei interstitieller Pneumonie (Abb. 3, Abschn. 8.1) beobachtet werden.

Im mütterlichen Scheidenabstrich sollte die Kultur auf Chlamydien ebenfalls positiv sein.

8.4.4.6 Diagnose und Differentialdiagnose

Differentialdiagnostisch kommen andere Formen der interstitiellen Pneumonie in Betracht. Dabei ist hinzuzufügen, daß die meisten Formen der interstitiellen Säuglingspneumonie mit einer starken Beeinträchtigung des Allgemeinbefindens einhergehen, so daß ein milder Verlauf eher für eine Chlamydienpneumonie spricht.

8.4.4.7 Therapie

Antibiotisch sind Sulfonamide und Tetrazykline wirksam. Es hat sich jedoch bei vielen, erst retrospektiv diagnostizierten Fällen gezeigt, daß auf eine antimikrobielle Therapie auch völlig verzichtet werden kann.

8.4.4.8 Verlauf

Der Verlauf wird übereinstimmend als milde angegeben, selbst wenn keine spezifischen therapeutischen Maßnahmen getroffen werden.

8.4.4.9 Prognose, Komplikationen

Die Prognose ist gut. Mit Ausnahme der schon erwähnten schweren Verlaufsform sind bisher komplizierte Fälle nicht beschrieben worden.

8.4.5 Q-Fieber

8.4.5.1 Definition

Das Q-Fieber ist eine durch Coxiella burneti (Rickettsia burneti) hervorgerufene infektiöse Erkrankung, bei der unterschiedliche Manifestationsarten zu unterschiedlichen Verlaufsformen führen können. Im Zusammenhang mit den Erkrankungen der Atemwege soll ausschließlich von der „pulmonalen Verlaufsform" die Rede sein.

8.4.5.2 Ätiologie und Pathogenese

Infektiöses Material findet sich v. a. in den Exkrementen und Sekreten infizierter Tiere (Schafe, Kühe und wilde Tiere), die Erreger können im Staub monatelang überleben. Bei der pulmonalen Verlaufsform geraten sie meist durch Inhalation in den menschlichen Organismus. Endemien werden insbesondere in ländlichen Gegenden, bei Schlachthauspersonal und in der wolleverarbeitenden Industrie beobachtet. Die Ansteckung von Mensch zu Mensch ist selten, daher werden auch Kinder nur im Ausnahmefall betroffen.

8.4.5.3 Pathologie

Neben einer interstitiellen Pneumonie kann auch ein leichter Pleuraerguß entstehen.

8.4.5.4 Klinik

Die Erkrankung beginnt mit grippeartigen Symptomen ohne wesentlichen Katarrh, wobei starke Kopfschmerzen und hohes Fieber (Kontinua 38–40 °C) im Vordergrund stehen. Ein schleimiges, manchmal blutgefärbtes Sputum gibt den Hinweis auf die Beteiligung der Atemwege, ebenso ein oft vorhandener Brustschmerz und ein atemabhängiges Gürtelgefühl am Rippenrand. Die Lymphknoten im Zervikalbereich sind geschwollen, eine vergrößerte und druckschmerzhafte Milz ist oft vorhanden. Die physikalischen Zeichen über der Lunge sind wenig ergiebig, evtl. zeigen sich feinblasige Rasselgeräusche [2].

8.4.5.5 Laborbefunde

Im Röntgenbild sind ausgeprägte Veränderungen in Gestalt von hilusnahen Verschattungen sichtbar, zuweilen auch ein Begleiterguß.

Im frühen Krankheitsstadium ist die Isolierung der Coxiella burneti aus Blut, Urin oder Sputum prinzipiell möglich. Meistens wird die Diagnose erst im Verlauf der Erkrankung aus der Komplementbindungsreaktion gestellt, die mit einem Titer von 1:10 als positiv gilt. Dies um so mehr, da der Antikörpertiter nach durchgemachter Erkrankung im Laufe eines Jahres wieder abfällt. Im Gegensatz zu anderen Rickettsiosen ist die Weil-Felix-Reaktion beim Q-Fieber nicht positiv. Andere Labortests (BSG, Blutbild usw.) zeigen unspezifische Veränderungen.

8.4.5.6 Diagnose und Differentialdiagnose

Ist die pulmonale Verlaufsform mit einer kutanen Form kombiniert, so ist die Diagnose in der Regel nicht schwierig. Bei der isolierten pulmonalen Form kommen andere Viruserkrankungen sowie andere Formen der interstitiellen Pneumonie differentialdiagnostisch in Betracht. Wegen der starken Reaktion der Lymphgewebe muß auch an die infektiöse Mononukleose gedacht werden.

8.4.5.7 Therapie

Chemotherapeutisch haben sich Tetrazykline (50 mg/kg KG/Tag) bewährt.

8.4.5.8 Verlauf

Die Kontinua (s. oben) besteht gelegentlich für 1–2 Wochen und geht dann erst langsam zurück. Mit der Besserung des Allgemeinzustandes verschwinden auch die pulmonalen Symptome, jedoch kann die Rekonvaleszenz einige Zeit in Anspruch nehmen.

8.4.5.9 Prognose, Komplikationen

Die Prognose ist günstig – man rechnet auch ohne Therapie mit vollständiger Heilung. Bei Erwachsenen sind gelegentlich reversible Myokardschäden beschrieben worden, die sich meist ohne Beschwerden im EKG manifestieren.

8.4.6 Pneumocystis-carinii-Pneumonie (interstitielle plasmazelluläre Pneumonie)

8.4.6.1 Definition

Die Pneumozystispneumonie ist eine durch Pneumocystis carinii hervorgerufene interstitielle Pneumonie, die bis vor etwa 20 Jahren überwiegend in Frühgeborenenstationen sporadisch oder in Epidemien beobachtet wurde. Heutzutage werden fast ausschließlich Kinder jenseits des Neugeborenenalters befallen, die an einer Immunopathie leiden [6].

8.4.6.2 Äthiologie und Pathogenese

Der Erreger dieser Erkrankung (Pneumocystis carinii) ist nur histologisch nachweisbar. Alle Versuche, eine Übertragung auf Tiere oder ein Überleben in Kulturmedien oder Hühnerembryonen zu erreichen, sind bislang gescheitert. Aus diesem Grunde ist auch die Zuordnung schwierig: Einige Autoren rechnen ihn den Protozoen, andere den Pilzen zu. Im typischen histologischen Bild findet sich eine 7–10 µ große Zyste; sie besteht aus 8 Einzelkörperchen von je 1–2 µ Durchmesser, die von einer schleimartigen Kapsel umgeben sind.

Das epidemische Auftreten auf Frühgeborenenstationen in früheren Zeiten läßt den Schluß auf eine Übertragung von Mensch zu Mensch zu [11]. Heute werden fast nur sporadische Fälle bei Patienten mit Immunopathien in stark reduziertem Allgemeinzustand beobachtet. Das Verschwinden dieser Erkrankung aus den Frühgeborenenstationen ist ungeklärt.

Im Falle der Erkrankung zeigt die Lunge das ausgedehnte Bild einer interstitiellen Pneumonie. Der histologische Befund des Erregers sowie die Gegenwart von zahlreichen Plasmazellen (ausgenommen Fälle bei B-Zell-Differenzierungsdefekten) im histologischen Präparat sichern die Diagnose.

8.4.6.3 Pathologie (s. Abschn. 8.4.6.2)

8.4.6.4 Klinik

Pulmonale Symptome entwickeln sich schleichend. Im Vordergrund steht die zunehmende Tachypnoe, die im späteren Stadium in eine Tachydyspnoe übergeht. Fieber ist nur geringgradig vorhanden. Mit der Entwicklung der Tachypnoe geht eine schleichende Beeinträchtigung des Allgemeinbefindens einher, was bei imunologisch erkrankten Kindern oft nur schwer bemerkt wird, da sie sich ohnehin in einem schlechten AZ befinden. Die Zyanose ist ein Spätzeichen und tritt erst dann auf, wenn die Tachydyspnoe nicht mehr zu übersehen ist.

8.4.6.5 Laborbefunde

Im Röntgenbild ist meist auch schon in frühen Stadien ein sehr viel eindrucksvollerer Befund zu beobachten, als man von der Klinik erwarten würde: Eine ausgedehnte, mehr in den Ober- als in den Unterfeldern lokalisierte interstitielle Pneumonie, die zunächst als feinretikuläre Zeichnung mit kleinen Fleckschatten, später durch eine milchglasartige homogene Trübung imponiert (Abb. 3, Abschn. 8.1).

Im Blutbild besteht oft eine absolute Eosinophilie. Die Sicherung der Diagnose erfolgt durch die histologische Untersuchung von bei der Lungenpunktion gewonnenem Material. Bei Erwachsenen – und zunehmend auch bei älteren Kindern – kann auch histologisches Material bronchoskopisch mittels "brushing technique" gewonnen werden [7].

8.4.6.6 Diagnose und Differentialdiagnose

Vom Röntgenbild her kommen differentialdiagnostisch alle anderen Formen der interstitiellen Pneumonie in Frage. Nach histologischer Untersuchung ist die Diagnose in der Regel eindeutig.

8.4.6.7 Therapie

Sulfamethoxazol (100 mg/kg KG/Tag) oder Trimethoprim (100 mg/kg KG/Tag) über einen Zeitraum von 2 Wochen verabreicht, haben sich bewährt. Bei Patienten mit kongenitalen zellulären Immundefekten ist die therapeutische Wirkung nicht so sicher wie bei immunsupprimierten Patienten. Die Prophylaxe ist jedoch auch hier effektiv und sollte deshalb durchgeführt werden [4].

8.4.6.8 Verlauf

Unbehandelt führt die Pneumozystispneumonie oft zum Tode innerhalb von 2–3 Wochen. Daran ist nicht nur die Erkrankung selber Schuld, sondern im gleichen Maße der primär reduzierte Allgemeinzustand der Patienten, die von dieser Pneumonieform befallen werden.

8.4.6.9 Prognose, Komplikationen

Unbehandelt beträgt die Mortalität der Pneumozystispneumonie 20–30%. Durch die genannten Chemotherapeutika ist die Prognose der Erkrankung bedeutend günstiger geworden, bestimmend für das Schicksal der Patienten ist die primäre Krankheit (Immunopathie).

Durch die Möglichkeit der Identifizierung von Pneumocystis-carinii-Antigenen mit Hilfe immunoelektrophoretischer Techniken sind bei prospektiven Studien auch Pneumocystis-carinii-Antigene bei primär gesunden Säuglingen gefunden worden. Die Bedeutung dieser Befunde ist noch umstritten.

Als Komplikation muß v. a. der Pneumothorax erwähnt werden, der als Folge der Gewinnung von histologischem Material in bis zu 20% der Fälle beobachtet wird. Die früher häufig aufgetretenen nephro- sowie hepatotoxischen Reaktionen nach Pentamedin sind heute nicht mehr zu befürchten, da das Pentamedin in der Therapie entbehrlich ist.

8.4.7 Hypostatische Pneumonie

8.4.7.1 Definition

Eine hypostatische Pneumonie ist eine meist lokalisierte, durch sekundäre Erregerinvasion hervorgerufene Bronchopneumonie, die in chronisch unterventilierten Abschnitten der Lunge bei Sekretstau entsteht.

8.4.7.2 Ätiologie und Pathogenese

Das typische Beispiel der hypostatischen Pneumonie ist die postoperative Pneumonie nach chirurgischen Eingriffen: Die starken, durch den Eingriff hervorgerufenen Schmerzen zwingen den Patienten in eine konstante Schonhaltung, die zu einer ungleichen Belüftung der Lunge führt. Darüber hinaus wagt der Patient aus Angst vor den Schmerzen nicht zu husten, wodurch ein Sekretstau in den minderbelüfteten Lungenpartien entsteht. Es entwickeln sich somit, insbesondere in den abhängigen Lungenpartien, sekretgefüllte Bronchialäste, deren Versorgungsgebiet schnell atelektatisch wird. Diese Bezirke werden rasch mit Keimen besiedelt.

8.4.7.3 Pathologie

Die Entwicklung und Ausdehnung des Krankheitsprozesses in der Lunge hängt von der Art des Erregers ab, diese wiederum von dem Keimmilieu, in dem der Patient sich befindet: Auf Intensivstationen gelangen bevorzugt gramnegative Keime in den Respirationstrakt, auf anderen Krankenhausstationen wird insbesondere mit Staphylokokken zu rechnen sein. Im häuslichen Milieu ist mit einer größeren Zahl weniger virulenter Bakterien zu rechnen.

8.4.7.4 Klinik

Charakteristisch ist der Fieberanstieg mit Verschlechterung des Allgemeinbefindes 2–14 Tage nach einem chirurgischen Eingriff.

8.4.7.5 Laborbefunde

Das Thoraxröntgenbild sowie die Entzündungszeichen in den Labortests (Leukozytose, beschleunigte BSG) erlauben eine rasche Diagnosestellung.

Die Gewinnung von Lungenpunktionsmaterial zur direkten bakteriologischen Untersuchung ist nur in Ausnahmefällen erforderlich.

8.4.7.6 Diagnose und Differentialdiganose

Bei einem postoperativen Fieberanstieg muß in erster Linie an eine Infektion des Operationsgebietes gedacht werden, in zweiter Linie kommt, insbesondere bei Kindern, bei denen Thrombophlebitiden noch keine wichtige Rolle spielen, die Pneumonie in Betracht.

Tritt eine hypostatische Pneumonie im Kindesalter (insbesondere bei Säuglingen) ohne chirurgische Vorerkrankung auf, muß an eine Minderbelüftung aus anderer Ursache gedacht werden (angeborene Muskelkrankheit, Intoxikation).

8.4.7.7 Therapie

Wichtig ist die Pneumonieprophylaxe bei operierten Patienten: Lagewechsel, Physiotherapie, Absaugen, Auffordern und Mithelfen beim Abhusten sind die wichtigsten Maßnahmen. Das früher vielfach angewandte „Pusterohr" zur Hyperventilationserzeugung durch Rückatmung von CO_2-haltiger Ausatmungsluft nach Vergrößerung des Atemtotraumes wird in manchen chirurgischen Kliniken heute immer noch mit Erfolg benutzt.

Bei Manifestwerden einer Pneumonie ist neben den genannten Maßnahmen die antibiotische Therapie indiziert.

8.4.7.8 Verlauf

Der Verlauf hängt von der Art des Erregers sowie dem Allgemeinzustand des Patienten ab. In der Regel ist die hypostatische Pneumonie im Kindesalter bei weitem nicht so gefürchtet wie bei erwachsenen älteren Patienten.

8.4.7.9 Prognose, Komplikationen

Die Prognose im Kindesalter ist gut, soweit nicht ein extrem reduzierter Allgemeinzustand des Patienten vorliegt. Bei spät einsetzender Behandlung können die Erreger die für sie typischen Komplikationen hervorrufen wie Pleuraempyem, Abszesse usw. (s. Abschn. 8.2).

Literatur

1. Berkel I, Say B, Tinaztepe B (1963) Pulmonary aspergillosis in a child with leukemia. Report of a case and a brief review of the pediatric literature. N Engl J Med 269:893–896
2. Doerr HW, Amelung E, Schmitz H, Haas R (1974) Q-Fieber-Endemie in Südbaden. Dtsch Med Wochenschr 99:556–558
3. Hammerschlag MR (1981) Chlamydial pneumonia not for babies only? Editorial. JAMA 245:1346–1347
4. Hughes WT, Kuhn S, Chaudhary S, Feldman S, Verzosa M, Aur RJA, Pratt C, George SL (1977) Successful chemoprophylaxis for pneumocystis carinii pneumonitis. N Engl J Med 297:1419–1426

5. Krauss H, Weber A (1976) Aktuelle Zoonosen in der Praxis. 3. Erkrankungen durch Chlamydien, Rickettsien und Pilze. Paediat Prax 17:717–723
6. Meyers JD, Pifer LL, Sale GE, Thomas ED (1979) The value of pneumocystis carinii antibody and antigen detection for diagnosis of pneumoystis carinii pneumonia after marrow transplantation. Am Rev Respir Dis 120:1283–1287
7. Prat JJ, Besson-Leaud M, Lavaud J, Cloup M, Nezelof C (1980) Diagnosis of pneumocystis carinii pneumonia using an endobronchial brushing technique. A report on twenty-one cases in immuno-compromised children. Eur J Pediatr 133:41–45
8. Sagy M, Barzilay Z, Yahav J, Ginsberg R, Sompolinsky D (1980) Severe neonatal chlamydial pneumonitis. Am J Dis Child 134:89–91
9. Schachter J, Lum L, Gooding CA, Ostler B (1975) Pneumonitis following inclusion blenorrhea. J Pediatr 87:779–780
10. Schachter J, Holt J, Goodner E, Grossman M, Sweet R, Mills J (1979) Prospective study of chlamydial infections in neonates. Lancet II:377–380
11. Stagno S, Pifer LL, Hughes WT, Brasfiel DM, Tiller RE (1980) Pneumocystis carinii pneumonitis in young immunocompetent infants. Pediatrics 66:56–62

9 Tuberkulose – Sarkoidose – Mykobakteriosen

P. Ch. Schmid

9.1 Definition und Pathologie der Tuberkulose

Die Tuberkulose (Tbc) ist eine vorwiegend chronisch verlaufende Infektionskrankheit, die in vielgestaltigen Formen auftreten kann. Sie wird hervorgerufen durch den von Robert Koch im Jahre 1882 entdeckten „Tuberkelbazillus", der heute als Mycobacterium tuberculosis mit seinen 2 Typen, Typus humanus und bovinus, klassifiziert wird. Koch rechnete den von ihm entdeckten Erreger wegen seiner stäbchenförmigen Gestalt zu der Gruppe der Bazillen, obwohl er als sporenloser Mikroorganismus nicht dazu gehört. Die Bezeichnung „Tuberkelbakterium" wird heute häufiger gebraucht. Korrekter ist die Bezeichnung „Tuberkulosebakterium" (TbB). In angelsächsischen und romanischen Ländern wird zu Ehren seines Entdeckers vom „Bazillus Koch" gesprochen.

Ein weiterer Typ menschlicher Tbc wird gelegentlich von Geflügel auf den Menschen übertragen. Er unterscheidet sich von den Mykobakterien der Säugetiere durch spezifisch biologische Eigenschaften und läßt sich deshalb als eigener Stamm aviärer Mykobakterien (Mycobacterium avium) differenzieren und identifizieren.

Das durch das Mycobacterium tuberculosis hervorgerufene Krankheitsbild ist histopathologisch gekennzeichnet durch entzündliche Infiltration mit Knötchenbildung (Tuberkel mit Epitheloidzellen und Langhans-Riesenzellen), Verkäsung, Fibrose und Verkalkung. Bevorzugt werden die Atmungsorgane befallen, jedoch kann sich die Tbc auch in allen anderen Organen, z. B. im Magen-Darm-Kanal, im Urogenitalsystem, in Knochen und Gelenken, im Nervensystem, in der Haut und im lymphatischen System manifestieren.

9.2 Ätiologie der Tuberkulose

Der Mensch ist sowohl für Infektionen mit dem Typus humanus als auch bovinus empfänglich. Beide Typen sind für ihn in gleichem Maße pathogen. Es gibt allerdings bei beiden Typen Stämme mit verschiedener Virulenz. Außer dem Mycobacterium tuberculosis rufen beim Menschen auch einige atypische Mykobakterien das charakteristische Krankheitsbild einer Tbc hervor.

So fand man [31] einerseits, daß apathogene säurefeste, nicht photochromogene Mykobakterien eine positive Tuberkulinreaktion ohne klinische Zeichen einer Tbc veranlassen können, und andererseits, daß durch atypische Mykobakterien Krankheitsbilder hervorgerufen werden können, die sich klinisch von einer Tbc nicht unterscheiden. Solche Erkrankungen werden durch Kulturverfahren mit Keim-Resistenzbestimmung gegen Chemotherapeutika in zunehmender Zahl gefunden. Das klinisch einheitliche Krankheitsbild der Tbc kann also sowohl durch typische Tuberkulosebakterien (Typus humanus und bovinus), als auch durch „atypische" Mykobakterien hervorgerufen werden, wobei es sich bei letzteren ebenfalls um echte Mykobakterien handelt. „Atypisch" ist nur, daß sie tbc-ähnliche Erkrankungen hervorrufen können, ohne TbB zu sein. Allen atypischen Mykobakterien ist gemeinsam, daß sie für Meerschweinchen nicht pathogen sind. Sie können daher im Meerschweinchenversuch nicht nachgewiesen werden. Da sie mikroskopisch wie TbB aussehen, und beim Menschen tbc-ähnliche Gewebsveränderungen verursachen, ist ihr Nachweis nur durch kulturelle Methoden möglich.

9.2.1 Ererbte natürliche Resistenz – genetische Faktoren

Während zwar alle Menschen für TbB empfänglich sind – „allgemeine Empfänglichkeit" aller Menschen –, erkrankt nur ein kleiner Teil der Infizierten an einer manifesten Tbc. Für Säuglinge bedeutet jede tuberkulöse Infektion eine ernste Gefährdung. Gefährdet sind auch Adoleszenten und alte Menschen. Es kommt also zur allgemeinen Empfänglichkeit eine „individuelle Anfälligkeit" hinzu, die bis zur „Hinfälligkeit" sehr verschieden sein kann.

Die für Tbc Anfälligen zeigen eine *typische Altersverteilung*: Auf eine hohe Sterblichkeit im Säuglingsalter folgt ein Abfall im Schulalter, dann erneuter Anstieg mit Gipfel bei den 20jährigen und dann ein allmählicher Abfall in den höheren Altersstufen. Bei nachlassender Seuche lagern sich die Sterblichkeitskurven der nacheinander geborenen gleichen Altersgruppen parallel untereinander, nur mit immer flacher werdendem Niveau. Jede gleichzeitig zum Leben und zum Kampf gegen die Tbc antretende Menschengruppe enthält demnach eine von vornherein bestimmte Anzahl Anfälliger, die nach einer Infektion im Lauf ihres Lebens mit einer typischen Altersverteilung erkranken [7]. Aus der gleichmäßig verteilten Abnahme der Zahl der Anfälligen in den einzelnen Altersgruppen ist zu schließen, daß nicht allein deren geringer gewordene Hinfälligkeit, sondern daß die rückläufige *Zahl* der Anfälligen eine wesentliche Ursache des Rückganges der Seuche ist.

Daß die natürliche Widerstandskraft *erbbedingt* ist, ist sowohl durch Zwillingsbeobachtungen, als auch durch zahlreiche Tierexperimente bewiesen. Bei großer Infektionsdichte mit früh einsetzender Durchseuchung stirbt ein großer Teil der *erblich Widerstandslosen*, bevor sie das fortpflanzungsfähige Alter erreichen. Es wird dann in den folgenden Generationen eine widerstandsfähigere Bevölkerung heranwachsen, nicht weil der einzelne durch Überstehen der Infektion widerstandsfähiger geworden ist, sondern weil die Gesamtbevölkerung die Widerstandslosen allmählich verloren hat. Eine Bevölkerungsgruppe oder Rasse ist deshalb nicht von vornherein ausgezeichnet durch hohe oder geringe Widerstandskraft gegen die Tbc, sondern sie hat im Kampf gegen die Tbc infolge natürlicher Auslese die Widerstandslosen ausgerottet, während die Widerstandsfähigen am Leben geblieben sind. So ist z. B. das jüdische Volk im Laufe seiner Geschichte durch harte Auslese gegen Tbc widerstandsfähig geworden, im Gegensatz zu den Indianern, Eskimos oder Kareliern, die zwar gesunde Naturvölker, aber gegen Tbc widerstandslos sind, da sie sich nie mit ihr auseinandersetzen mußten. Die Tbc ist somit eine ausgesprochene *Auslesekrankheit*. Der säkulare Verlauf der Tbc-Sterblichkeitskurve ist ein guter Maßstab für die Einschätzung der Bedeutung des *genetischen Faktors* – der *ererbten Disposition* nach Robert Koch – in der komplexen Ätiologie der Tbc [22].

9.2.2 Erworbene natürliche Resistenz – Umweltfaktoren

Der erworbenen Resistenz (erworbene Disposition nach Robert Koch), die durch den Einfluß der Umwelt geprägt wird, kommt in der Ätiologie der Tbc ebenso eine große Bedeutung zu. Sie läßt sich von der *ererbten Resistenz* (ererbten Disposition) deutlich trennen. Dieser Einfluß ist daran erkennbar, daß allein durch Änderung der Umweltverhältnisse, z. B. durch eine Kur, viele Tbc-Kranke früher geheilt werden konnten, aber eben nie alle. Der Anteil der Heilbaren war in den verschiedenen Stadien der Epidemie verschieden groß. Günstige Umweltverhältnisse, die die natürliche Widerstandskraft verbessern, spielen bei den ganz Widerstandslosen keine große Rolle. In den akuten Stadien der Epidemie erkrankten viele Menschen, kurz nachdem sie tbc-exponiert waren – trotz optimaler Verhältnisse – und sie erlagen trotz bester Behandlung innerhalb weniger Monate einer galoppierenden Schwindsucht. Dies war unterschiedslos in allen sozialen Schichten, bei Arm und Reich, zu beobachten.

Ebenso – nur umgekehrt – blieben die Hochresistenten trotz schlechter Umweltverhältnisse, wie Hunger, Not, Elend und höchster physischer und psychischer Beanspruchung, ihr Leben lang gesund. Aber bei den Wenigresistenten, die zwischen den Widerstandslosen und den Hochresistenten liegen, wirken sich Umwelteinflüsse deutlicher aus und führen bei entsprechender Belastung zur Krankheit. Bei abklingender Seuche treten bei ihnen Umwelteinflüsse immer deutlicher in Erscheinung. So ist die Tbc heute bei den Wohlhabenden viel seltener geworden als bei den Armen [55].

9.2.3 Immunität und Allergie (Hyperergie)

Wenn der Organismus eine Erstinfektion mit TbB übersteht, erwirbt er eine gewisse relative spezifische Immunität. Er kann die Infektion besser lokalisieren, die Vermehrung der TbB hemmen und sie vernichten, sowie ihre Ausbreitung und Streuung vermindern oder verhindern. Dabei scheinen mononukleäre Zellen (Phagozyten) eine wichtige Funktion auszuüben, indem sie die intrazelluläre Vermehrung der Bakterien hemmen und sie vernichten. Diese „zelluläre Immunität" erwerben die mononukleären Zellen im Verlauf der Erstinfektion. Dabei wird der Organismus überempfindlich gegen TbB. Es entsteht die Tbc-Allergie. Man erkennt sie an der Entwicklung einer positiven Tuberkulinreaktion.

Die Tuberkulinempfindlichkeit kann durch ganze intakte TbB induziert werden oder durch deren Bestandteile, durch Tuberkuloproteine in Verbindung mit einem chloroformlöslichen Wachs der Bakterienhülle, nicht aber durch Tuberkuloproteine allein. *Allergie* (Hyperergie) und *Immunität* scheinen verschiedene Wirkungen der gleichen zellulären Reaktion zu sein. Jedoch ist nicht klar, welche Faktoren bestimmen, ob und wann die Allergie (Hyperergie) die Immunitätsmechanismen fördert oder hemmt (Abb. 1).

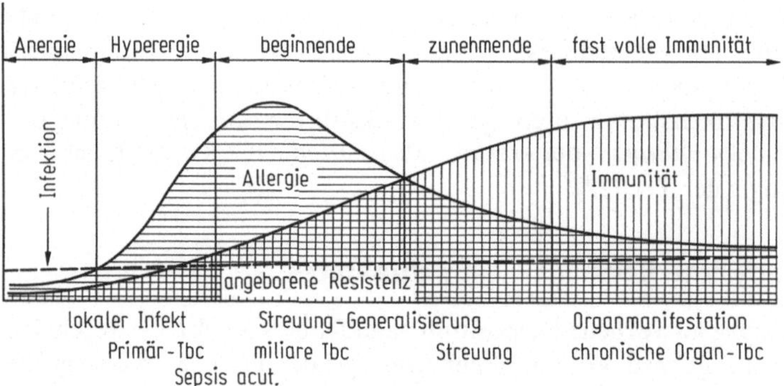

Abb. 1. Allergie und Immunität beim Tuberkuloseablauf. (Aus: P. Ch. Schmid [49])

Das *Schicksal* eines Infizierten ist in erster Linie abhängig von der Massivität der Infektion und von der Höhe der allgemeinen natürlichen Resistenz. Diese wiederum steht in enger Beziehung zum Alter, in dem die Erstansteckung stattfindet. Gerade im frühen Kindesalter stehen Faktoren im Vordergrund, welche die natürliche Resistenz ungünstig beeinflussen können (Ernährung, interkurrente Infekte). Für Säuglinge ist jede tuberkulöse Infektion wegen der noch geringen Resistenz eine ernste Gefährdung.

Seit Jahrzehnten wird von seiten der Kinderärzte immer wieder auf die Besonderheiten der Tbc im Kindesalter hingewiesen. Fehldeutungen stammen hauptsächlich aus der irrtümlichen Übertragung von Erfahrungen aus der Erwachsenenphthisiologie auf das Kindesalter. Die Sonderstellung der Tbc im Kindesalter mit noch geringer altersbedingter natürlicher Resistenz und noch mangelhafter Immunitätsbildung beruht darauf, daß in diesem Alter alle Manifestationen der Erkrankung unmittelbare kausale Folgen des Primärinfektes sind und zu diesem in zeitlicher Abhängigkeit stehen. Dabei stehen die beteiligten Lymphknoten ganz im Mittelpunkt der Erkrankung.

9.2.4 Immunität, Hyperergie und Pathogenese

Die Sonderstellung, welche die Tbc unter den Infektionskrankheiten einnimmt, basiert auf ihren immunologischen Eigenarten. Die Mykobakterien sind ursprünglich reine Parasiten, die durch die Tätigkeit der Phagozyten zur lokalen Nekrobiose im Wirtsgewebe führen, ohne daß der infizierte Organismus zunächst „krank" ist.

Schon wenige Stunden nach der Infektion werden TbB durch Lymphe und Blut verschleppt. Diese Tatsache muß gegenüber der Lehre von der „hämatogenen Streuung" beim Einbruch eines Tuberkels in die Blutbahn immer wieder hervorgehoben werden. Nachuntersuchungen v. a. von Ström [64] und Spiess [61] mit radioaktivmarkierten BCG-Bakterien zeigten, daß diese innerhalb von 2 h über den Körper verteilt sind, gleichgültig, ob sie intrakutan, subkutan oder intratracheal appliziert werden. Diese TbB werden in einer quantitativ gesetzmäßig abgestuften Reihe in den retikulären und lymphatischen Organen gespeichert. Paradoxerweise scheint der dem Schutz des Organismus dienende Vorgang der Phagozytose durch Speicherung, Verschleppung und

Freigabe der TbB in anderen Körperregionen ebenso zur Verbreitung der Bakterien beizutragen, wie die direkte Einschwemmung in Blut- und Lymphbahnen. Diese diskrete Bakterieneinschwemmung in die Blutbahn führt in der Regel zu keiner Herdsetzung, weil die in kleiner Zahl anfallenden TbB phagozytiert, in den retikuloendothelialen Organen (Ufergewebe der Strombahn, Lymphknoten, Knochenmark, Leber, Milz, Leptomeninx, Pleura, Peritoneum u. a.) gespeichert und abgebaut werden [37].

Mit dem Bakterienabbau in den mesenchymalen Organen setzen die für die Tbc spezifischen Prozesse ein. Der TbB-Leib zerfällt in seine 3 Fraktionen: Lipoide, Kohlenhydrate und Eiweiß. Die freigewordenen Tuberkuloproteine werden jetzt als „Feind" erkannt und wirken damit für den Wirtsorganismus als Toxine. Die bisher unbemerkt abgelaufene Infektion führt plötzlich zu einer Auseinandersetzung zwischen Erreger und Makroorganismus. Neben klinisch und prognostisch leichteren Symptomen, wie Exanthemen, Erythema nodosum, Beeinträchtigung des Allgemeinbefindens mit Fieber, Mattigkeit und Appetitlosigkeit, können unvermittelt aus relativer Gesundheit heraus Frühgeneralisationen mit Miliar-Tbc, Meningitis tuberculosa, Pleuritis usw. auftreten als Ausdrucksform der einsetzenden organismischen allergischen (hyperergischen) Reaktion [37].

Hier zeigt sich in klassischer Form das Doppelgesicht des biologischen Phänomens „Allergie". Auf der einen Seite bringt die Allergie durch Mobilisierung der mesenchymalen Zellderivate die phagozytären Schutzmaßnahmen auf organismischer Breite in volle Aktion, d. h. es werden schneller, mehr und wirksamere Zellen zur Bakterienvernichtung mobilisiert. Auf der anderen Seite reagiert aber das dadurch vermehrt frei werdende Bakterieneiweiß (Tuberkulotoxin) als Antigen mit den bei der Tbc zellulär gebundenen Antikörpern [37].

Die Begegnung der Tuberkuloproteine mit den Phagozyten im Phagozytensaum des Tuberkels führt zur *Zytolyse*, welche beim Auftreten der Hyperergie Ausmaße annehmen kann, wie es im späteren Verlauf der Tbc nicht wieder erreicht wird. Je massiver dieser erste allergische Vorgang der Zytolyse ist, um so ausgedehnter sind die *Nekrosen* und davon abhängig die Schwere der klinischen Erscheinungen während der Initialphase (Initialfieber, Allgemeinsymptome, hohe BKS).

Mit dem Vollzug der *Sensibilisierung* ist das Mycobacterium tuberculosis aus der Rolle eines Gewebsparasiten in die eines Krankheitserregers übergegangen. Dies ist die *Ursache* des plötzlichen *Charakterwandels* der Infektion [37].

Da das Tuberkulin mit der Zytolyse unwirksam wird, vermag der Körper seinen zellulären Schutzwall immer wieder neu zu formieren, worauf der schichtförmige Aufbau des Tuberkels zurückzuführen ist. Aus dem Massenuntergang von Zellen an der Zytolysezone im Zentrum des Tuberkels entsteht die morphologisch spezifische Nekrose. Durch weitere komplexe Vorgänge entsteht der verkäste Tuberkel und bei größerer Ausdehnung durch die aus den untergegangenen Zellen freiwerdenden Elektrolyte – von der Peripherie des Herdes her – die *Verkalkung* (Abb. 2). Im Zentrum des Herdes selbst besteht einerseits ein für die zellulär gebundenen Schutzmaßnahmen (Phagozytose) unangreifbares Bakterienreservoir, welches andererseits durch die Proteine der absterbenden TbB die Allergie unterhält. Daraus ergibt sich eine immunologisch fast *paradoxe Situation*: Der Herd, welcher die Allergie als wirksamsten spezifischen Schutzmechanismus gegen die Tbc unterhält, kommt selbst nicht in den Genuß dieses Schutzes, da die Antikörper zellständig gebunden sind. Sie können daher nur in den lebenden Zellen um den Herd herum wirksam werden, nicht dagegen innerhalb der

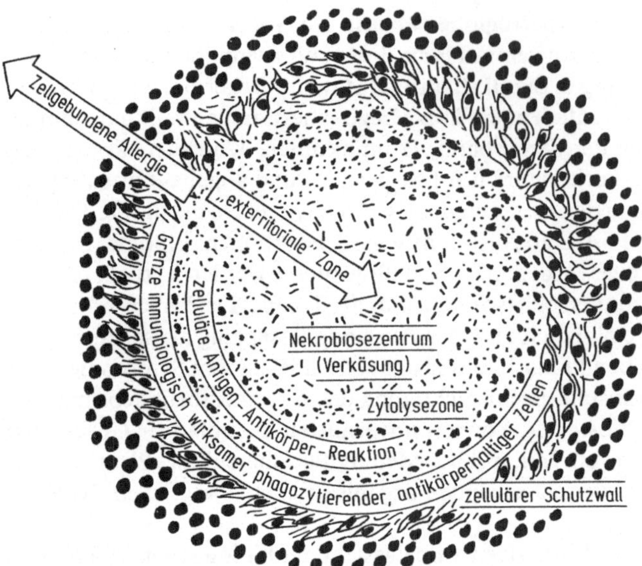

Abb. 2. Immunologie des tuberkulösen Nekrobioseherdes (schematische Darstellung). Durch die Zellständigkeit der Antikörper liegt das nekrobiotische (verkäste) Zentrum immunologisch „exterritorial". Wegen des Fehlens der Zellen können hier spezifische Antikörper nicht wirksam werden. Das von den TbB im Zentrum gebildete Tuberkulin führt zur Zellzytolyse an der Berührungszone mit dem zellulären „Schutzwall". Das außerhalb der immunologischen Abwehrvorgänge stehende Herzzentrum unterhält die jahre- bis jahrzehntelange Sensibilisierung des Körpers. (Nach F. Schmid [37])

spezifischen Nekrose. Der tuberkulöse Herd nimmt also im sensibilisierten Organismus eine „exterritoriale" Sonderstellung ein, da sowohl die unspezifischen (natürliche Resistenz) als auch die spezifischen Schutzvorrichtungen (Allergie) an lebende Gewebsverbände gebunden sind [37].

Die *Heilung* des einmal entstandenden Tbc-Herdes bleibt den organisatorischen (reaktiv-produktiven) Potenzen des Mesenchyms überlassen und dauert – in Abhängigkeit von der Herdgröße – evtl. Jahre. Gerade aber dieses Bestehen tuberkulöser Herde mit vermehrungsfähigen Bakterien ist Voraussetzung für die Fortdauer der Allergie, welche dem Organismus außerhalb der Herde einen relativen Schutz bietet. In diesen Gegebenheiten dürften auch die Voraussetzungen für das Wechselverhältnis von Primärherd und Streuherden (Metastasen) sowie für das Ausschließungsverhältnis zwischen Organ-Tbc und Generalisierungen zu suchen sein [37].

In diesem Zusammenhang muß man auch die möglichen Auswirkungen einer intensiven und bakteriziden Chemotherapie sehen, die in gewissen Situationen, bei vermehrtem Freiwerden von Tuberkulotoxinen, mehr schaden als nützen kann (in Analogie zur Herxheimer-Reaktion bei der Syphilis (vgl. 9.8.2.1).

Es kann problematisch werden, wenn Erfahrungen aus der Erwachsenenmedizin auf das Kindesalter übertragen werden. Bei der chronischen Organ-Tbc des Erwachsenen besteht vielfach die Möglichkeit, tuberkulöse nekrotische Herde innerhalb kanalikulärer Organe (Lunge, Niere) nach außen abzustoßen. Außerdem besteht in diesen Stadien nur noch eine geringe Allergie bei gleichzeitig hoher Immunität, so daß eine intensive bakterizide Chemotherapie eine Reinigung der Herde bewirken kann, ohne dem Organismus zu schaden.

9.3 Epidemiologie der Tuberkulose

Die Tbc-Situation des Kindes ist abhängig von der Exposition, also vom Durchseu-chungsgrad der Bevölkerung und der allgemeinen Hygiene, dem Lebensstandard und der Wirksamkeit prophylaktischer und therapeutischer Maßnahmen. Jede Änderung einer dieser Komponenten kann die Tbc-Situation des Kindes in positivem oder nega-tivem Sinn maßgeblich beeinflussen.

Über den *Durchseuchungsgrad* der *Rinder* liegen exakte Angaben vor. In Bayern be-trug die Zahl der tbc-freien Rinderbestände im Jahre 1954 nur 10%, im Jahre 1970 über 98%. Eine Ausmerzung der tuberkulösen Rinder in diesem Ausmaß konnte nicht ohne Einfluß auf die spezifische Infektion der Kinder bleiben.

Der *Expositionsgrad gegenüber infektiösen Erwachsenen* ist schwerer zu beurteilen. Der Durchseuchungsgrad der Bevölkerung ist in den letzten 20 Jahren zweifellos stark zurückgegangen. Wir haben aber in der BRD immer noch (1981) einen statistisch er-faßten *Bestand* von 47 000 Personen mit einer *aktiven,* und ca. 9 000 mit einer *anstek-kungsfähigen Tbc.* Etwa 35% unserer Bevölkerung sind tbc-infiziert. Sie sind ge-sunde *Keimträger*, d. h. sie reagieren auf Tuberkulin positiv, ohne daß ein klinischer Befund nachweisbar ist. Bei etwa 5% dieser gesunden Infizierten kommt es später zu einer Erkrankung (klinisch *manifeste Tbc*). Rund 2 Millionen Menschen unserer Be-völkerung sind „*gesunde Befundträger*". Bei ihnen sind Residuen einer Tbc (vernarbte oder verkalkte Primärherde und Lymphknoten, Infiltratreste, indurierte Streuherde oder vernarbte Spätherde) nachweisbar. Diese gesunden Befundträger sind 10 mal mehr gefährdet, später ein Rezidiv zu bekommen, als ein Nur-Infizierter [27].

Man unterscheidet also in einer Bevölkerung:
1. Nicht-Infizierte = Tuberkulinnegative;
2. Infizierte = Tuberkulinpositive: a) Nur-Reagenten und b) gesunde Befundträger.
3. Kranke mit einer aktiven Tbc.

Neuerkrankt sind im Jahre 1971 ca. 45 000, 1981 nur noch 23 000 Personen. Etwa 30% davon sind ansteckend. In der BRD starben 1971 noch 4 400, 1981 nur noch 1 800 Menschen an Tbc. Abnehmende Expositionsmöglichkeit bedeutet für Kinder, daß die *Erstansteckung* immer seltener in den ersten 5 Lebensjahren erfolgt, in einem Alter mit geringer Resistenz und gehäuft auftretenden interkurrenten Infekten. Das Ergeb-nis ist ein starker Rückgang der Tbc-Morbidität im Kindesalter und eine Verschie-bung der Erstinfektion ins spätere Alter.

9.4 Pathogenese der Tuberkulose

Der frühere Begriff „Tbc im Kindesalter" oder „kindlicher Typ der Tbc" wird besser zusammengefaßt als „primäre tuberkulöse Infektion" und „Primär-Tbc mit deren un-mittelbaren Folgen". Die wichtigsten *Infektionsquellen* und *Infektionswege* sind:
1. Der *Mensch*:
   a) mit einer ansteckungsfähigen (offenen) Lungen-Tbc:
   Aerogene Infektion – Inhalations-Tbc;
   b) mit bakterienhaltigen Ausscheidungen:
   Schmutz- und Schmierinfektion – Inokulations-Tbc.

2. Das *Tier*:

  a) Rinder; rohe Milch von tbc-kranken Kühen;

  b) Hühner und andere Haustiere: Alimentäre Infektion – Fütterungs-Tbc.

Eine direkte *diaplazentare Übertragung* einer Tbc von der Mutter auf den Fetus kommt äußerst selten vor (*konnatale* oder *übertragene* Tbc). Unter über 120 000 Tbc-Fällen bei Kindern in 37 Jahren (Wangen i. A., Bonn, München und Gaissach) wurde von mir nur ein Fall beobachtet. Die *Inkubationszeit,* d. h. die Zeit zwischen Infektion und veränderter Gewebereaktion – nachweisbar durch die Tuberkulin-konversion –, beträgt 3–10 Wochen.

9.4.1 Primärtuberkulose (Primärstadium nach Ranke)

An der Eintrittsstelle der TbB in den Körper entsteht ein *Primärherd* (Ghon-Herd). Von hier aus erkranken über eine Lymphangitis die regionären Lymphknoten. Primärherd und regionale Lymphknoten bilden zusammen einen *Primärkomplex* [34]. Dieser liegt in den meisten Fällen in der Lunge, seltener in anderen Organen, z. B. im Verdauungstrakt, in der Haut oder Schleimhaut (Mittelohr, Konjunktiva, Nase) oder in der Plazenta.

9.4.1.1 Unkomplizierte Primärtuberkulose (Abb. 3)

Der Primärherd ist gewöhnlich nicht größer als 1–3 mm im Durchmesser und deshalb im Röntgenbild oft nicht zu sehen. Auf der Höhe der Tuberkulinallergie kann er jedoch durch eine perifokale Entzündung deutlich sichtbar werden. Nach einigen Monaten wird der Herd allmählich kleiner; er induriert und lagert manchmal Kalk ein.

9.4.1.2 Komplizierte Primärtuberkulose (Abb. 4)

Die erkrankten Lymphknoten zeigen weniger Tendenz zur Rückbildung als der Primärherd. Sie neigen eher zur Verkäsung. Bei starker Anschwellung verursachen sie eine *Bronchialkompression* mit *Stenose* und *Atelektase.* Bei Miterkrankung der Bronchialwand kommt es zur *Bronchialobstruktion* mit Atelektase und Pneumonie. Einbruch eines verkästen und erweichten Lymphknotens in das Bronchialsystem führt zu *Aspirationsinfiltraten* und zu *primärer bronchogener Streuung.*

Komplikationen im Verlauf einer Primär-Tbc sind also nicht nur durch ein Fortschreiten des spezifischen Prozesses bedingt, sondern können auch Folgen mechanischer Faktoren sein.

Der tuberkulöse Prozeß kann sich auch lymphogen und hämatogen auf andere Lymphknoten des Körpers ausbreiten. Seltener zeigt der Primärherd bei Kindern ein lokales Fortschreiten, indem er verkäst, erweicht, Anschluß an einen Bronchus bekommt, ausgehustet wird und so eine *Kaverne* (Primärherdkaverne) bildet, die mit Ausscheidung von TbB verbunden ist (primäre progressive Lungen-Tbc, Primärherdphthise).

9.4.2 Postprimäre Streuphase

Diese wird nach Ranke auch als *Sekundärstadium* bezeichnet (Abb. 5 u. 6). Sie ist eine Frühkomplikation. Dieser Phase liegt eine hohe Tuberkulinallergie bei noch geringer Immunität zugrunde (Abb. 5).

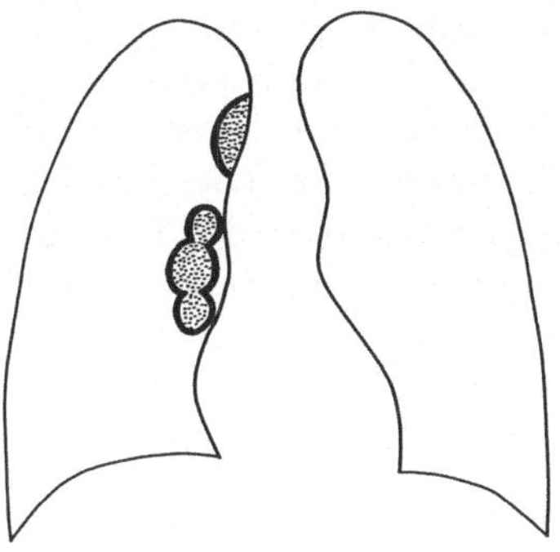
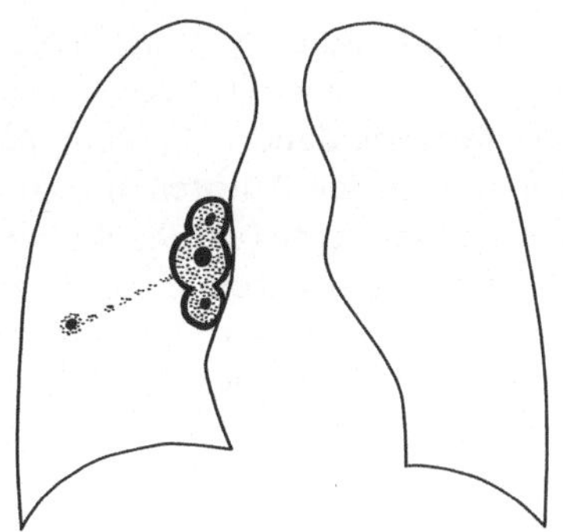

Abb. 3. Primär-Tbc (Primärstadium): unkomplizierte Form [49]

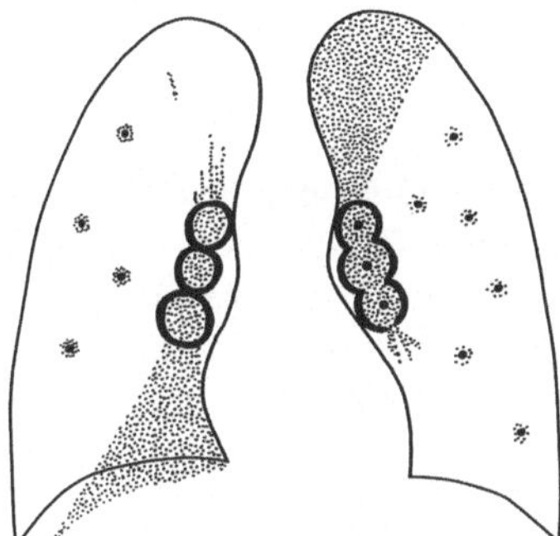
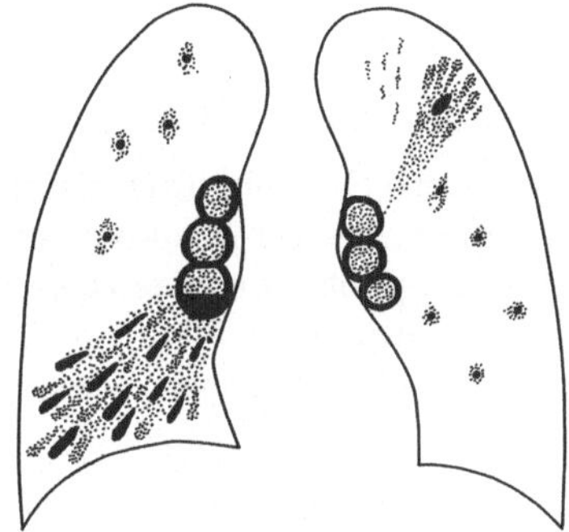

Abb. 4. Primär-Tbc (Primärstadium): komplizierte Form [49]

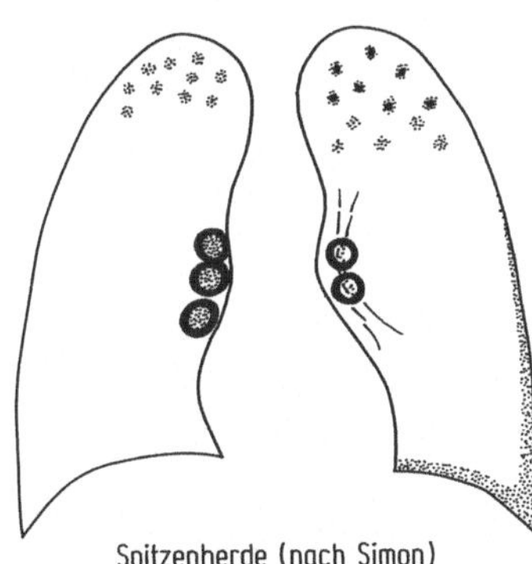
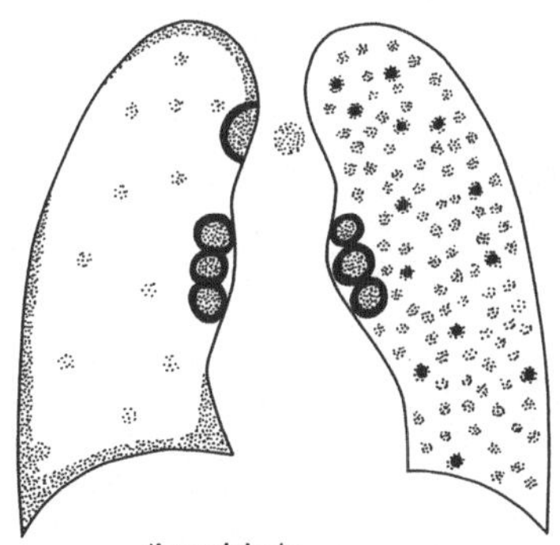

Abb. 5. Postprimäre Streuphase (Sekundärstadium): Aussaat über den Lungenkreislauf [49]

Mit einem gewissen Grad einer *Bakteriämie*, die vom Primärkomplex ausgeht, ist bei jeder Primär-Tbc zu rechnen [10]. Sie kann schon während der Inkubationszeit einsetzen und einige Wochen dauern: Okkulte hämatogene Streuung während der Primärphase, daher von einigen Autoren als „subprimär" bezeichnet [2]. Diese verläuft meist ohne klinische Symptome (vgl. 9.2.4). Die meisten im Blut strömenden TbB werden vernichtet; einige können sich jedoch irgendwo im Gewebe festsetzen und dort neue Herde bilden. Jeder *Streuherd* kann zum Ausgangspunkt einer neuen Streuung werden. Solche Mikroherde können sich unmittelbar weiter ausdehnen und verkäsen. Sie können aber auch längere Zeit ruhig liegen bleiben und erst später aktiv werden, und sie können jederzeit zur Ruhe kommen und ausheilen.

Als Folge einer hämatogenen Streuung über den Lungenkreislauf entstehen je nach Intensität und Reaktionsweise des Organismus in der Lunge: a) vereinzelte, b) disseminierte oder c) miliare Streuherde. Bei massiver hämatogener Aussaat spricht man von einer *Miliar-Tbc* der Lungen (Abb. 5). Bei all diesen Streuformen der Lunge kann durch Übergreifen pleuranaher Lungenherde gleichzeitig auch eine Pleuritis exsudativa entstehen.

9.4.2.1 Postprimäre generalisierte Tuberkulose (Abb. 6)

Erfolgt eine hämatogene Streuung (meist subprimär) über den großen Körperkreislauf, können bei hyperergischer Reaktion praktisch in allen Organen des Körpers Herde entstehen. Man spricht von einer *Generalisierung* der Tbc. Die einzelnen Herde sind als „*postprimär* auftretende *Metastasen*" des Primärkomplexes keine harmlose Erscheinung. Je nach Reaktion der einzelnen Organe treten in verschiedenen Organen

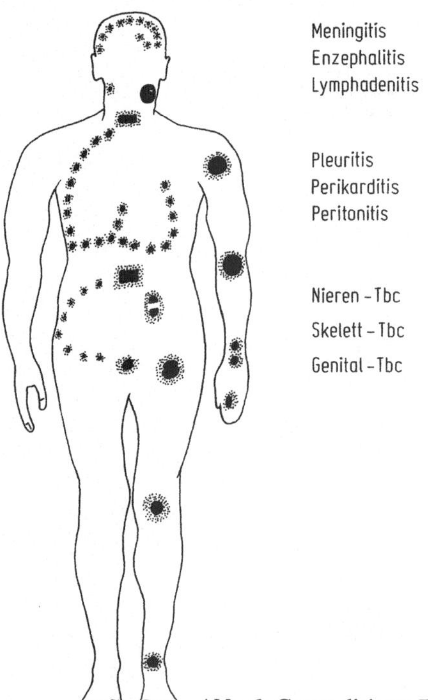

Abb. 6. Generalisierte Tbc: Aussaat über den großen Körperkreislauf [49]

des Körpers zahlreiche hirsekorngroße Tuberkel auf (Milia: Hirsekörner). So entsteht beispielsweise eine **Meningitis tuberculosa**, eine **Meningoencephalitis tuberculosa**, eine **Pleuritis tuberculosa**, eine **Nieren-** oder **Knochen-Tbc**; tuberkulöse Herde können sich auch in Milz, Leber, Lymphknoten, Chorioidea usw. bilden. Tritt die Generalisierung bei noch geringer oder fehlender Immunität während der hochallergischen Phase auf, so spricht man von *Frühgeneralisation*; diese kann – besonders bei Säuglingen – zu einer akuten tuberkulösen Sepsis (Sepsis tuberculosa acutissima) führen (s. Abb. 1). Eine später auftretende hämatogene Streuung aus einem älteren reaktivierten Primärkomplex oder plötzlich reaktivierte, bisher okkult gebliebene subprimäre Streuherde, werden demgegenüber als *Spätgeneralisation* bezeichnet.

9.4.3 Chronische Organtuberkulose (Abb. 7 u. 8)

Es wird auch von *Reaktivierungs-Tbc* gesprochen. Von Ranke wurde sie als Tertiärstadium bezeichnet. Sie ist eine *Spätkomplikation*.

Sie kann durch eine endogene Reinfektion oder exogene Superinfektion bedingt sein und wird meist erst nach der Pubertät beobachtet. Die endogene Reinfektion entsteht durch Reaktivierung älterer Streuherde, meist in der Lungenspitze; sie ist also eine Spätkomplikation einer früher durchgemachten hämatogenen Streuung. Im Röntgenbild können solche hämatogenen Spitzenherde (*Simon*-Spitzenherde, s. Abb. 5), nur unter bestimmten Bedingungen nachgewiesen werden. Spitzenherde unterhalb der röntgenographischen Sichtbarkeitsgrenze (okkulte Herde) kommen sicher viel häufiger vor. Aus jedem Streuherd kann sich bei verminderter Abwehr des Körpers oder eines Organs (z. B. Lunge, Knochen, Nieren usw.) eine *chronische Organ-Tbc* entwickeln (Organphthise). Tritt eine solche *Reaktivierungs-Tbc* der Lunge während oder nach der Pubertät auf, kann man im Thoraxröntgenbild in den oberen Lungenpartien (infraklavikulär) manchmal weiche Herdschatten erkennen (Rundherde nach Assmann oder Frühinfiltrate nach Simon und Redeker [angef. bei 2])

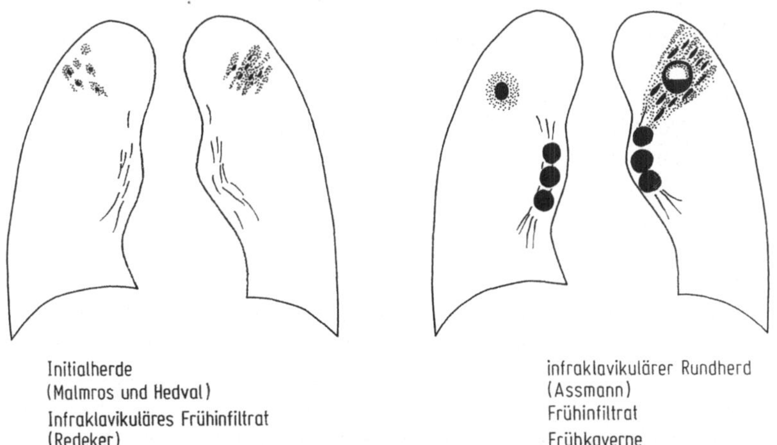

Abb. 7. Chronische Tbc (Tertiärstadium). Reinfektions- oder Superinfektionstuberkulose: Frühform [49]

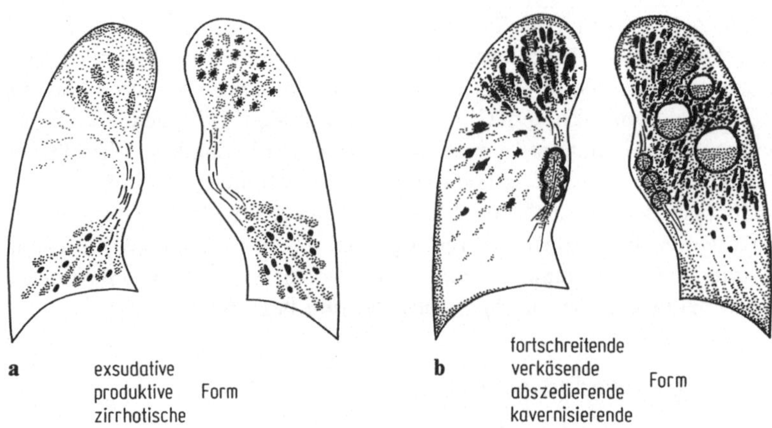

Abb. 8 a, b. Chronisch fortschreitende Tbc (Phthise): Spätform [49]

(s. Abb. 7). Aus solchen Initialherden der Phthise kann in rascher Folge ein sog. Frühinfiltrat entstehen, das zur Erweichung, Abszedierung und Kavernisierung neigt
(Frühkaverne, Pubertätsphthise; Abb. 7). Im späteren Alter kann sich bei geringer Allergie und nicht mehr ausreichender Immunität (z. B. nach konsumierenden Erkrankungen, nach körperlichen und psychischen Traumen, nach einer Schwangerschaft
oder nach schweren Infektionskrankheiten) aus älteren Spitzenherden eine *chronische
Organphthise* entwickeln. Reaktivierte Herde werden durch *exsudative* und *produktive
Entzündung* allmählich größer und breiten sich von der Spitze über die mittleren bis
zu den unteren Lungenpartien aus (apikokaudales Fortschreiten).

Während periodischer *Rückbildungs-* und *Stabilisierungsphasen* können durch *Induration* auch *zirrhotische Herde* entstehen. Bei älteren, wiederholt rezidivierten oder reaktivierten Erkrankungen können dann alle 3 Strukturformen nebeneinander beobachtet werden (Abb. 8 a).

Durch allmähliches Fortschreiten des spezifischen Prozesses kommt es schließlich
zur Verkäsung und Abszedierung (Erweichung durch Nekrose). Nach Einbruch in das
Bronchialsystem wird verkästes Gewebe ausgehustet, wobei einzelne oder mehrere
Kavernen entstehen (offene kavernöse Lungen-Tbc, Phthise, Abb. 8 b).

In ganz seltenen Fällen kann sich eine *Organphthise* auch schon aus einem Primärherd entwickeln (Primärherdphthise). Es kann aber auch in jedem Stadium der spezifische Prozeß zum Stillstand kommen. Exsudative Herde können sich vollständig,
produktive unter Induration zurückbilden (Indurationsherde und Indurationsfelder).
Verkäste Herde können eintrocknen und Kalk einlagern.

Die gleichen Verlaufsformen einer Reaktivierungs-Tbc können sich nach einer exogenen Superinfektion entwickeln. Eine solche ist jedoch viel seltener als eine endogene
Reinfektion (Verhältnis etwa 10:2). Für eine exogene Superinfektion spricht eine frische Infiltrierung in einem bisher nicht befallenen Lungenabschnitt, besonders im infraklavikulären Oberfeld oder medialen Unterfeld, rechts häufiger als links. Da es sich
dabei meist um eine massive Superinfektion handelt, ist die Infektionsquelle fast immer bekannt oder nachweisbar.

Für eine endogene Reinfektion spricht eine frische Infiltrierung um einen alten Herd (sekundäre Perifokalinfiltrierung).

9.4.4 Entscheidende Faktoren beim Tuberkuloseverlauf

Der Verlauf einer tuberkulösen Infektion oder Erkrankung wird von verschiedenen endogenen und exogenen Faktoren beeinflußt.

Die wichtigsten und oft entscheidenden Faktoren für den Tbc-Ablauf sind:

1. Die angeborene, natürliche unspezifische Resistenz (erbliche Anlagen und Disposition, Artresistenz, Organdisposition)
2. Die erworbene spezifische Immunität
3. Massivität und Intensität der Infektion (Infektionsdosis und wiederholte Exposition, besonders bei fließender intrafamiliärer Infektionsquelle)
4. Virulenz der Erreger
5. Altersdisposition (Säuglingsalter, Pubertät, Senium)
6. Die individuelle Reaktionslage (Neigung zu hyperergischer Reaktion, z. B. Rotblonde)
7. Schrittmacherkrankheiten (Masern, Keuchhusten, Grippe, Stoffwechselstörungen, konsumierende Krankheiten, Strahlenschäden, lokale Gewebsschädigungen)
8. Mangelernährung, schwere körperliche Arbeit, Auszehrung
9. Schlechte soziale und hygienische Verhältnisse
10. Psychische Faktoren

9.5 Klinik der pulmonalen Tuberkulose (Inhalationstuberkulose)

Die Erstinfektion erfolgt aerogen durch Übertragung von TbB eines Offentuberkulösen auf einen Noch-nicht-Infizierten. Früher ereignete sich dies meistens im Kindesalter, heute zunehmend im Jugend- und Erwachsenenalter. Der Infizierte reagiert nach einer Inkubationszeit von im Mittel 6 Wochen auf Tuberkulin positiv.

9.5.1 Primärtuberkulose (Primärstadium)

9.5.1.1 Unkomplizierte Form (Tuberkulöser Primärherd in der Lunge und Erkrankung der regionären Lymphknoten am Hilus: Primärkomplex)

Symptome: Meist Fehlen jeglicher subjektiver und objektiver Erscheinungen; anfangs evtl. subfebrile Temperaturen (Initialfieber von etwa 2–3 Wochen Dauer), Müdigkeit, Appetitlosigkeit; kaum Husten, bei Säuglingen oft Diarrhö; bei älteren Kindern gelegentlich Gelenkschmerzen (rheumatoide Arthritis), Erythema nodosum, Conjunctivitis phlyctaenulosa als Ausdruck hoher Tbc-Allergie. Auskultation und Perkussion o. B.; nur selten beschleunigte BKS und Leukozytose.

Röntgenbefund (s. Abb. 3): Anfangs mehr oder weniger deutlich erkennbarer Primärherd (PH); Schwellung der Lymphknoten am Hilus: tumorige Bronchiallymphknoten-Tbc, meist einseitig; bei Infiltrierung um den PH (Primärinfiltrierung) und um die Hiluslymphknoten entsteht eine hantelförmige Verschattung (bipolares Stadium).

9.5.1.2 Komplizierte Form (Folgen des fortschreitenden Verkäsungsprozesses in den Hiluslymphknoten)

9.5.1.2.1 Der Verschluß eines Bronchus

Der Verschluß eines Bronchus durch Kompression angeschwollener Lymphknoten am Hilus führt zunächst bei unvollständigem Verschluß (Stenose) durch Ventilbildung zur Überblähung, bei vollständigem Verschluß zu Atelektase eines Lungenlappens oder Segments.

Symptome: Dyspnoe, anfallsweiser bitonaler oder pertussiformer Husten (erhöhte Temperaturen: Retentionspneumonie).

Röntgenbefund (Abb. 4): Homogene, scharf begrenzte Verschattung eines Lappens oder Segments, tumoriger Hilus; Verziehung des Herzens nach der kranken Seite bei Inspiration (Holzknecht-Jacobson-Phänomen), Zwerchfellhochstand auf der kranken Seite, Verkleinerung des atelektatischen Bezirkes mit konkaver Begrenzung.

9.5.1.2.2 Lymphknoteneinbruch

Bei Lymphknoteneinbruch entleert ein verkäster Lymphknoten seinen verflüssigten Inhalt in das Bronchialsystem. Es entstehen Aspirationsinfiltrate und bronchogene Streuherde; bei vollständiger Verstopfung eines Bronchus durch verkästen Lymphknoteninhalt entsteht eine Obturationsatelektase.

Symptome: Erhöhte Temperaturen, beschleunigte BKS; leichte bis schwere Dyspnoe und Zyanose; bitonaler asthmatoider Husten. Der Lymphknoteneinbruch kann aber auch völlig symptomlos verlaufen.

Röntgenbefund (Abb. 4): a) Aspirationsinfiltrat: Dichte fleckige Verschattung eines Lappens oder Segments. b) Obturationsatelektase: Dichte homogene Verschattung mit scharfer Lappengrenze; tumorige bronchiale, paratracheale oder paraortale Lymphknoten; gröbere zerstreut liegende Schattenfleckchen in beiden Lungen (bronchogene Streuherde). Primärinfiltrierung, Atelektase und Aspirationsinfiltrate treten oft kombiniert auf (früher als „Epituberkulose" bezeichnet).

9.5.1.3 Primäre progressive Lungentuberkulose (käsige Pneumonie = Primärherdphthise)

Progrediente Form der Primär-Tbc bei geringer Widerstandskraft, besonders bei Säuglingen und bei Erstinfektion in der Pubertät. Sie kommt heute kaum noch vor.

Symptome: Husten, Fieber, Dyspnoe, schwere Beeinträchtigung des Allgemeinbefindens, Dystrophie.

Röntgenbefund: Dichtfleckige Verschattung eines Lappens oder einer ganzen Lunge, Kavernennachweis. Im Magenspülwasser massenhaft TbB nachweisbar.

9.5.2 Postprimäre Streuphase (Sekundärstadium)

Bei postprimärer Streuung in den kleinen Kreislauf hängen die klinischen Symptome vom Ausbreitungsgrad ab (9.4.2). Gefürchtet ist die *Miliar-Tbc.*

Symptome: Plötzlicher oder schleichender Beginn, Müdigkeit, Appetitlosigkeit, Lippenzyanose, Dyspnoe, beschleunigte BKS.

Röntgenbefund (s. Abb. 5): Zahlreiche diffuse fein- bis grobkörnige, gleichmäßig verteilte Schattenfleckchen in beiden Lungen („Schneegestöber").

Die *postprimäre Streuung* in den großen Kreislauf kann zur Tbc der verschiedenen Organe führen (s. Abb. 6). Von diesen Organ-Tbc sollen im folgenden der Befall des Gehirns, der Hirnhäute und der Pleura kurz besprochen werden. Die übrigen Organe erkranken im Kindesalter seltener. Die Tbc der Knochen und Gelenke ist in den letzten Jahren immer seltener geworden. Wir haben in den letzten 4 Jahren keine mehr beobachtet. Eine Urogenital-Tbc sowie eine Leber- und Milz-Tbc kam bei Kindern in unserem Krankengut seit mehreren Jahren nicht mehr vor.

9.5.2.1 Meningitis und Meningoencephalitis tuberculosa

Früher war die Meningitis tuberculosa klinisch als Einzelerkrankung bekannt. Da sie rasch zum Tode führte, traten enzephalitische Herde kaum in Erscheinung. In den Jahren 1960–1975 haben wir sie bei tbc-kranken Kleinkindern noch in rund 4% der Fälle, 1976–1980 in etwa 1%, und 1981 und 1982 nicht mehr beobachtet.

Symptome: Beginn allmählich oder akut mit subfebrilen bis febrilen Temperaturen, psychischen Veränderungen, Appetitlosigkeit, erhöhtem Schlafbedürfnis, Kopfschmerzen und Erbrechen; Tuberkulide der Haut. Im weiteren Verlauf entwickeln sich die typischen meningitischen Zeichen: Berührungsempfindlichkeit, Hyperreflexie, starker Dermographismus, unruhiger Schlaf mit schrillem Aufschreien; Apathie, Somnolenz; tonisch-klonische Krämpfe. In der Endphase: Hyporeflexie, unruhige Fingerbewegungen (sog. „Flockenlesen"), Milztumor, Hirndrucksymptome, Stauungspapille, Pulsverlangsamung, Hirnnervenlähmung mit Strabismus, Pthose, Anisokorie, Pupillenstarre, Fazialislähmung. Tiefe Bewußtlosigkeit, unregelmäßige Atmung, Hyperpyrexie, starke Pulsbeschleunigung. Früher trat der Tod meist nach etwa 3 Wochen ein.

Nachweis: Frühzeitige Lumbalpunktion (Pleozytose des Liquors mäßigen Grades, vorwiegend Lymphozyten, Eiweiß positiv, Zucker vermindert, Spinnwebgerinnsel mit TbB-Nachweis); positive Tuberkulinprobe, aber gelegentlich negative Anergie.

Prognose: a) Bei frühzeitiger Diagnosestellung und optimaler Behandlung gut; Ausheilung ohne Restschäden möglich; b) bei späterer Diagnosestellung schlecht; wenn es zur Abheilung kommt, dann mit schweren körperlichen und geistigen Restschäden.

9.5.2.2 Pleuritis exsudativa

Sie wird im Säuglingsalter nicht, im Kleinkindesalter selten, im Schulalter dagegen verhältnismäßig häufig beobachtet (rund 4% aller Tbc-Erkrankungen im Kindesalter). Sie tritt meist zwischen dem 3. und 7. Monat nach der Erstinfektion auf der Seite des Primärherdes auf. Sie ist fast immer ein Zeichen einer hämatogenen Streung auf der Höhe der hyperergischen Reaktion.

Klinische Symptome: Fieber, erhöhte Blutsenkung, manchmal Reizhusten und Schmerzen in der kranken Brustseite.

Befunde im Thoraxröntgenbild: Homogene Verschattung zunächst des lateralen Unterfeldes (lat. Recessus), homogener Seitenwandbegleitstreifen und homogene Verschattung des Spitzengebietes; bei Zunahme des Exsudates: Homogene, dichte Verschattung der ganzen Thoraxseite mit Verdrängung der Mediastinalorgane. Rückbildung des Exsudates erfolgt meist spontan nach 3–4 Wochen. Punktionen sollen möglichst nur zur Diagnosestellung vorgenommen werden. Bei häufigeren Entlastungspunktionen besteht Gefahr der Sekundärinfektion mit verzögerter Rückbildung.

Das *Exsudat* ist meist klar, gelblich gefärbt und eiweißreich; spezifisches Gewicht über 1 018. Es enthält einige hundert Zellen pro mm^3, vorwiegend Lymphozyten. TbB findet man darin nur in etwa 20% der Fälle.

Exsudat, das nicht mit anderen Bakterien verunreinigt ist, kann direkt für die *Kultur* verwendet werden.

Ein Teil des für die Kultur präparierten Materials kann jungen Meerschweinchen subkutan injiziert werden. 3–4 Wochen danach wird bei diesen Tieren ein Tuberkulinhauttest durchgeführt. Nach 6 Wochen erfolgt eine bioptische Untersuchung zum Nachweis einer Tbc. In erfahrenen Händen sind Kulturversuche ebenso zuverlässig wie *Tierversuche*. Beide Verfahren gleichzeitig durchgeführt, ergeben die beste Ausbeute positiver Resultate. Isoniazidresistente TbB sind für Meerschweinchen nicht pathogen, wachsen aber auf künstlichen Nährmedien und können für den Menschen pathogen sein.

Prognose: Im Kindesalter günstig, besonders unter tuberkulostatischer Behandlung. Vom Pubertätsalter an kann sich unter dem Exsudat eine Phthise entwickeln. Die Entstehung einer Pleuritis infolge Durchwanderung oder Durchbruches eines Primärherdes oder eines verkästen intrathorakalen Lymphknotens in den Pleuraraum ist selten.

9.5.3 Chronische Tuberkulose

Die chronisch-fortschreitende Organ-Tbc, früher Phthise genannt, tritt meist erst im Erwachsenenalter auf. Sie entwickelt sich in der Lunge in verschiedenen Etappen (9.4.3), die klinisch in folgenden Bildern in Erscheinung treten:
a) als *reaktivierte Streuherde* in der Lungenspitze, sog. Simon-Spitzenherde;
b) als *kleinere Infiltrate* meist in den apikalen Lungenpartien aus reaktivierten Streuherden (sog. Initialherde nach Malmros und Hedval [nach 2]), als infraklavikuläre Frühinfiltrate nach Simon und Redeker (1930) oder als infraklavikuläre Rundherde aus Streuherden oder nach Superinfektion (sog. Assmann-Rundherde);
c) als *exsudative* und *produktive Herde* mit apikokaudalem Fortschreiten;
d) als *verkäsende* und *einschmelzende Infiltrate* mit *Kavernenbildung*, als fortschreitende kavernöse Lungen-Tbc;
e) gewinnt in diesem Stadium der pulmonale Herd Anschluß an einen Bronchus, befinden sich meist TbB im Sputum: *Offene ansteckungsfähige Lungen-Tbc. Damit ist der Zyklus des Infektionsablaufes* geschlossen (Abb. 8).

Symptome der pulmonalen Organ-Tbc: Anfangs unspezifische grippale Erscheinungen, Fieber, Husten, später Nachtschweiß, Appetitlosigkeit, Abgeschlagenheit, Abmagerung, zunehmender Auswurf, Hämoptoe. Nachweis von TbB im Sputum. In jeder einzelnen Phase des pulmonalen Befalls kann es zur Rückbildung, Stabilisierung und Inaktivierung des Prozesses kommen (9.4.3).

9.6 Fütterungstuberkulose

Die Infektion erfolgt alimentär durch Übertragung vom Rind über bakterienhaltige Kuhmilch und deren Produkte auf den Menschen. So entsteht 1. eine *primäre Halslymphknoten-Tbc* und 2. eine *primäre Mesenteriallymphknoten-Tbc*. 3. Eine ulzerierende *Darm-Tbc* wird im Kindesalter kaum beobachtet. Alle Organe können infolge Bakterienaussaat befallen werden. So entstehen eine Knochen- und Gelenktuberkulose, Urogenital-Tbc, Haut-Tbc usw. Diese extrapulmonalen hämatogenen Organ-Tbc werden hier nicht näher beschrieben, da sie in andere Fachgebiete gehören.

9.7 Diagnose und Differentialdiagnose

Der Erhebung einer gezielten *Anamnese* kommt besondere Bedeutung zu, da sie Rückschlüsse auf Infektionsquellen, auf Verbreitung der Krankheit, auf den Termin der Infektion und auf die bereits erfolgte Weiterverbreitung der Krankheit ermöglicht.

Als *Infektionsweg* steht die Tröpfcheninfektion durch Lungenkranke an erster Stelle. Andere Infektionsmöglichkeiten, wie durch Urin bei Nieren-Tbc, bei Haut- und Lymphknoten-Tbc, oder durch Schmierinfektion bei Darm-Tbc sowie durch die bovine Fütterungs-Tbc, sind äußerst selten geworden. Jedoch scheinen TbB im Straßenstaub, in öffentlichen Gebäuden und Verkehrsmitteln, wenn auch in geringer Zahl, aber doch weit verbreitet vorzukommen [10].

Die angegebenen Beschwerden sind von der Art und Ausdehnung einer tuberkulösen Erkrankung abhängig (Tabelle 1). Bei frischen Infektionen besteht lediglich eine Verschlechterung des Allgemeinbefindens. Bei Schulkindern wird oft über Konzentrationsschwäche, bei Jugendlichen über Antriebsschwäche und über Nachtschweiß geklagt. Dieser ist aber keine spezifische Begleiterscheinung einer Tbc. Das sog. *Initialfieber* ist nicht selten. Gelenkbeschwerden, gastrointestinale Erscheinungen, Gewichtsabnahme, Herz- und Kreislaufstörungen sind bei einer Primär-Tbc und bei frischen Schüben öfters zu beobachten. Ein sichtbares Zeichen kann das *Erythema nodosum* sein, das in allen Altersklassen bei Erstinfektionen vorkommt. Sein Auftreten sollte Anlaß zu einer Tuberkulinkontrolle und bei deren positivem Ergebnis zu einer Röntgenuntersuchung geben. Eine *Conjunctivitis phlyctaenulosa* kann Begleiterscheinung einer tuberkulösen Infektion sein.

Sowohl das Erythema nodosum als auch die Conjunctivitis phlyctaenulosa werden als prätuberkulöse allergische Erscheinungen aufgefaßt, kommen aber auch bei anderen bakteriellen Infektionen vor.

Tabelle 1. Verlauf der Tuberkulose – Merkmale und Maßnahmen

Nomenklatur	Merkmale	Maßnahmen
I. Nichtinfiziert	Tuberkulinnegativ	Bei Exposition oder Gefährdung Chemoprophylaxe
II. Tbc-Infektion = Primärinfektion	Tuberkulinkonversion ohne Symptome; noch keine Krankheit (überwiegende Mehrzahl aller Erstinfektionen)	Präventive Chemotherapie
III. Primär-Tbc – unkompliziert – = Initial-Tbc	Tuberkulintest meist stark positiv, Primärherd, Primärkomplex	Ambulante Chemotherapie (meist Monotherapie) als Generalisierungsprophylaxe
IV. Primär-Tbc – kompliziert –	Lymphknotenkomplikationen, subprimäre bronchogene Herdbildungen	Stationäre Behandlung mit kombinierter Chemotherapie; anschließend ambulante Reaktivierungsprophylaxe
V. Postprimäre Streuung Hämatogene Herdbildungen – Generalisierung – Frühkomplikation	Meningitis-Tbc, Miliar-Tbc, Serositis.Tbc, Pulmonale und extrapulmonale hämatogene Herdbildungen	Stationäre Behandlung mit kombinierter Chemotherapie; anschließend ambulante Reaktivierungsprophylaxe
IV. Chronische Tbc – Reaktivierungs-Tbc – Spätkomplikation	Chronische Organ-Tbc Intra- und extrapulmonal Lungen-Tbc vom Erwachsenentyp – ansteckungsfähige Tbc	Stationäre Behandlung mit kombinierter Chemotherapie, Dreierkombination, dann Zweierkombination; anschließend ambulante Reaktivierungsprophylaxe

Der Beginn der Erkrankung ist meist schleichend. Die Zeit von der Infektion bis zum Auftreten der ersten klinischen Symptome kann länger als ein halbes Jahr dauern, mitunter ein Jahr und noch länger.

Schmerzen in der Brust können bei in Pleuranähe gelegenen Herden vorkommen. *Husten* stellt sich ein, wenn die Bronchien durch Übergreifen eines Entzündungsprozesses der Lunge, durch Reizung oder Sekretentleerung, oder durch Kompression vergrößerter Lymphknoten in Mitleidenschaft gezogen werden. Bei massiver Kompression eines Hauptbronchus oder bei massivem Lymphknoteneinbruch in einen Hauptbronchus kann sich der Husten zu *Dyspnoe* und *Stridor* steigern und lebensbedrohliche Ausmaße annehmen.

Durchsetzung des *Sputums* mit *Blut* ist bei jeder Bronchitis und bei anderen Erkrankungen des kardiopulmonalen Systems ebenso häufig wie bei einer Tbc. Nicht jede Blutung beruht auf einer Tbc; ihr Anteil wird auf etwa 50% geschätzt. Sie kommt auch bei gutartigen und bösartigen Tumoren, bei Bronchitiden aller Art, bei Bronchiektasen, Anomalien der Gefäße und Erkrankungen des Herzens vor. Eine massive *Hämoptoe* weist auf ausgedehnte destruktive Prozesse hin.

Selbst schwere Tbc-Formen sind oft symptomarm. Man denkt nicht an ihr Bestehen und übersieht sie oft, bis sie sich zu einem progredienten und die Umgebung gefährdenden Stadium entwickelt haben.

Die *physikalischen Befunde* hängen von der Ausdehnung der Lungenveränderungen ab. Kleine Prozesse geben meist keinen auskultatorischen und perkutorischen Befund. Das Allgemeinbefinden kann jedoch schon bei einer röntgenologisch symptomlosen Infektion erheblich gestört sein. Mit zunehmender Ausdehnung der Lungenerkrankung werden perkutorische und auskultatorische Befunde deutlicher. Eindrucksvoller sind diese bei Bronchiektasen, sowohl spezifischer als auch unspezifischer Genese, und bei nicht tuberkulösen Lungenerkrankungen, bei Pneumonien aller Art, was differentialdiagnostisch von großer Bedeutung ist.

9.7.1 Tuberkulindiagnostik

Der *Tuberkulintest* hat seit der Entdeckung des Tuberkulins durch Koch (1890) und seit seiner ersten diagnostischen Anwendung durch den Pädiater v. Pirquet (1907) [angef. bei 65] v. a. in der Kinderheilkunde einen wichtigen Platz eingenommen. Er ist heute zum Nachweis einer tuberkulösen Infektion oder Erkrankung die wichtigste diagnostische Maßnahme. Seine Bedeutung nimmt mit dem Rückgang der Zahl tuberkulinpositiver Kinder noch zu. Durch die zeitliche Verschiebung der tuberkulösen Erstinfektion vom Kindes- in das Erwachsenenalter wird der Tuberkulintest in Zukunft auch für das Erwachsenenalter unentbehrlich sein. Er erreicht wie kaum ein anderer biologischer Test eine Sicherheit von etwa 98% [48].

9.7.1.1 Definition des Tuberkulins

Tuberkulin ist ein vom Mycobacterium tuberculosis produzierter und ausgeschiedener Eiweißstoff von Allergencharakter. Das von Koch 1890 hergestellte Tuberkulin wird Alttuberkulin (AT) genannt im Gegensatz zu dem später hergestellten Neutuberkulin, das jedoch nicht in allgemeinen Gebrauch kam.

Das AT wird aus TbB-Kulturen gewonnen, die 6–8 Wochen auf einer 5%igen Glycerinpeptonbouillon gewachsen sind. Die Kulturen werden mitsamt der Kulturflüssigkeit im Wasserbad auf $^1/_{10}$ des Volumens eingedampft. Zur Entfernung der abgetöteten TbB wird das Konzentrat durch Ton und Kieselgur filtriert. Das so gewonnene Tuberkulin enthält etwa 50% Glycerin und ist dadurch konserviert. Es gibt heute viele Modifikationen zur Herstellung von Tuberkulin. Sie alle werden mit dem „Standardtuberkulin" des Staatlichen Serologischen Instituts in Kopenhagen verglichen und standardisiert.

Um Fehlbeurteilungen zu vermeiden, zu denen es wegen der unspezifischen Reaktionen auf artfremde Proteine kommen kann, werden heute fast nur noch gereinigte Tuberkuline verwendet: In den USA seit 1935 PPD (purified protein derivate), bei uns „GT" Hoechst (GT: gereinigtes Tuberkulin) und RT 23 (Kopenhagen).

Das gereinigte Tuberkulin wird aus TbB-Kulturen gewonnen, die auf einem synthetischen proteinfreien Nährboden gewachsen sind. Die Tuberkuloproteine sind außerdem so präpariert, daß sie ihre nichtspezifischen anaphylaktischen Eigenschaften verloren haben. Ob die Verwendung von gereinigtem Tuberkulin wirklich einen praktischen Vorteil bringt, ist noch nicht sicher geklärt [24, 26]. Nach 72 h sind pseudopositive AT-Reaktionen bis auf wenige Ausnahmen abgeklungen. Für die Praxis ist aber wichtig, daß AT-Lösungen wesentlich stabiler und daher länger haltbar sind als solche mit gereinigtem Tuberkulin.

9.7.1.2 Tuberkuline (Sensitine) atypischer Mykobakterien

Bei der menschlichen Tbc kann sich nicht nur gegen das Mycobacterium tuberculosis, sondern auch gegen einige andere Mykobakterien und deren „Tuberkuline" eine Allergie entwickeln. Es handelt sich dabei um eine *Kreuzallergie*, die aber auf ein homologes Antigen stärker ausfällt, als auf ein heterogenes. So reagiert beispielsweise ein mit Battey-Bakterien infizierter Mensch auch auf humanes Tuberkulin. Die Reaktion fällt aber mit PPD-S schwächer aus als mit PPD-B (Battey-Antigen). Umgekehrt fällt bei tbc-infizierten Menschen der Tuberkulintest mit PPD-S stärker aus als mit PPD-B. Nur durch eine systematische Prüfung mit Tuberkulin und anderen Mykobakterienantigenen (Sensitinen) wird man in manchen Fällen in der Lage sein, eine positive Tuberkulinreaktion zu differenzieren.

Kreuzreaktionen werden auch zu einigen Escherichia-coli-Antigenen beobachtet, allerdings führen nur hohe PPD-Dosen zu einer positiven Reaktion.

9.7.1.3 Wirkung des Tuberkulins

Bei der Anwendung des Tuberkulins (AT) lassen sich zwei verschiedene Reaktionsarten im menschlichen Organismus unterscheiden: 1. Überempfindlichkeitsreaktionen vom *anaphylaktischen Typ* (als Ausdruck einer unspezifischen allergischen humoralen Reaktion auf artfremdes Eiweiß). 2. Überempfindlichkeitsreaktionen vom *verzögerten Tuberkulintyp* (als Ausdruck einer spezifischen allergischen zellgebundenen Reaktion auf Tuberkulin bei Tbc-Infizierten).

Während bei der anaphylaktischen Gruppe die Reaktion im überempfindlichen Organismus sofort nach Einverleibung der artfremden Proteine entsteht, tritt bei dem mit TbB infizierten Organismus nach Einverleibung des Tuberkulins eine Reaktion erst später auf. Hier erreichen sowohl Lokal-, wie Allgemein- und Herdreaktionen ihren Höhepunkt erst nach 24–72 h, so daß dieser zeitliche Unterschied eine klinische Trennung der beiden Reaktionsformen ermöglicht. Darum soll eine Tuberkulinprobe erst nach 72 h beurteilt werden, nämlich dann, wenn die unspezifischen Reaktionen abgeklungen sind.

Das *Prinzip des Tuberkulintests* beruht auf dem sog. Kochschen Grundversuch, nach dem ein mit TbB infizierter Organismus auf erneute Zufuhr von TbB oder von Tuberkulin anders reagiert als ein nichtinfizierter. Für den mit Tbc noch nicht infizierten Organismus ist Tuberkulin völlig indifferent. Für einen infizierten Organismus dagegen ist es in der üblichen Dosis ein starkes Antigen, auf das dieser mit einer lokalen Rötung und Schwellung reagiert (Tuberkulinallergie). So läßt sich in der ärztlichen Praxis mit Hilfe des Tuberkulintests auf einfache Weise feststellen, ob ein Patient mit TbB infiziert ist oder nicht. Bei *Nicht-Infizierten* treten nach perkutaner oder intrakutaner Applikation von Tuberkulin keine spezifischen Reaktionen auf. Gelegentliche unspezifische Reaktionen, d. h. entzündliche Rötung ohne Infiltration, bilden sich nach 48 h zurück. Bei *Tbc-Infizierten* tritt etwa ab 6. Woche nach der Infektion an der Applikationsstelle des Tuberkulins eine spezifische Entzündung auf, d. h. eine Rötung mit Infiltration, die nach 72 h ihr Maximum erreicht und mehrere Tage lang erkennbar bleibt. Bei stärkerer Reaktion kann die Infiltration sogar in eine Nekrose übergehen. Neben dieser *Lokalwirkung* des Tuberkulins kann es auch zu einer *Allgemeinwirkung* mit Fieber und starkem Krankheitsgefühl kommen. Am gefährlichsten sind Herdreaktionen durch die Aktivierung von tuberkulösen Herden im Körper. Deshalb ist es notwendig, daß bei Verdacht auf einen aktiven Herd zunächst mit entsprechend niedrigen Dosen getestet wird.

Der Tuberkulintest dient a) dem Nachweis oder dem Ausschluß einer tuberkulösen Infektion oder Erkrankung; b) der Auffindung Frischinfizierter und deren Infektionsquellen und gleichzeitig zur Feststellung der tuberkulösen Durchseuchung einer Bevölkerungsgruppe.

Eine *positive Tuberkulinreaktion* zeigt an, daß der Körper mit TbB infiziert ist. Eine tuberkulöse Erkrankung braucht nicht vorzuliegen. Die Reaktionsstärke ist auch abhängig von konstitutionellen Faktoren. Sie kann nichts Sicheres über die Aktivität eines Herdes aussagen. Bei aktiven Herden fallen die Reaktionen jedoch im allgemeinen stärker aus als bei inaktiven Herden. Nach BCG-Impfung zeigt sich meist nur eine schwache Reaktion. Bei starker Reaktion besteht Verdacht auf eine virulente *Superinfektion,* d. h. es könnte auf die künstliche Infektion mit dem BCG eine virulente exogene Infektion stattgefunden haben.

Eine *negative Tuberkulinreaktion* besagt i. allg., daß der Organismus mit großer Wahrscheinlichkeit noch nicht tbc-infiziert ist. Nur in 5 Ausnahmen kann bei infizierten oder erkrankten Personen die Tuberkulinreaktion negativ ausfallen:

1. Während der Inkubationszeit bis zur Ausbildung des spezifischen Gewebes: präallergische Phase;
2. nach schweren Infektionskrankheiten (Masern, Keuchhusten, Grippe) durch vorübergehende Aufhebung oder Abschwächung der Tuberkulinempfindlichkeit (etwa 2–3 Wochen): anergische Phase;
3. bei schweren tuberkulösen Prozessen (Miliar-Tbc, Meningitis tuberculosa, fortschreitende Phthise) infolge erschöpfter Abwehrreaktion: negative Anergie;
4. beim Boeck-Sarkoid: positive Anergie;
5. bei Ausheilung des Primärkomplexes und nach jahrelang zurückliegender BCG-Impfung durch allmähliches Nachlassen der Tuberkulinempfindlichkeit: biologische Ausheilung.

9.7.1.4 Die wichtigsten Testmethoden

1. Kutantest (nach v. Pirquet und Petruschky)
2. Perkutantest (Einreibung nach Moro)
3. Pflasterprobe (Epikutantest)
4. Intrakutantest (nach *Mendel-Mantoux*)
5. Stempeltest (Multipunkturmethode)

1. Der **Kutantest** nach Pirquet (Skarifizierung der Haut mit Bohrer) und nach Petruschky (Ritzen der Haut mit Injektionskanüle, Impffeder oder Impfmesserchen und Beschickung mit AT) wird praktisch bei uns kaum noch angewandt und hat nur noch historisches Interesse.

2. Der **Perkutantest** nach Moro ist die einfachste und billigste Methode. Bei exakter Ausführung reicht er beim Klein- und Schulkind i. allg. aus. Mit der verstärkten Tuberkulinsalbe „S", die 10 mal stärker ist (1 g Salbe enthält 2 Mill. IE gereinigtes Tuberkulin) als die Hamburger-forte-Salbe (1 g Salbe: 200 000 IE) und eine wesentlich bessere Hautaffinität besitzt, spielt der Zeitaufwand durch die Einreibungsprozedur keine Rolle. *Dosierung:* Beim Kleinkind 2 mm, beim Schulkind 4 mm langes Salbenstück aus der Tube mit 10 maliger Kreisbewegung in Fünfmarkstückgröße kräftig in die mit Äther oder Benzin (nicht mit Alkohol) entfettete Brusthaut einreiben. Sie ist in der Pädiatrie, vor allem für Säuglinge und Kleinkinder, eine beliebte Testmethode und wird sich bei ihren großen Vorteilen nicht so schnell verdrängen lassen.

3. Die **Pflasterprobe** (Epikutantest) wurde von Moro zunächst versuchsweise eingeführt, später mit verbessertem Pflaster von Holm und Vollmer (Patch-Test) neu eingeführt und neuerdings mit der verstärkten Tuberkulinsalbe „S" und als Freka-Test wesentlich verbessert. *Freka-Test-TB*, diagnostisches Tuberkulinpflaster, enthält je Test 20 000 IE gereinigtes Tuberkulin und entspricht in Stärke und Wirkung der verstärkten Tuberkulinsalbe „S". Mit 1 g verstärkter Tuberkulinsalbe „S" (2 Mill. IE) machen wir durchschnittlich 100 Tuberkulintests, d. h. pro Test werden 20 000 IE verwendet.

Zu beachten ist, daß das Pflaster nach 48 h abgenommen und frühestens nach weiteren 48 h die Reaktion beurteilt wird.

4. Der **Intrakutantest** nach Mendel und Mantoux gilt als die exakteste und zuverlässigste Testmethode, da nur bei ihr eine genau gewählte Tuberkulindosis in die Haut eingebracht werden kann. Diese Methode hat sich beim Kind jedoch praktisch nur für den klinischen Gebrauch durchgesetzt. In der Praxis werden häufig unspezifische Reaktionen fälschlich als positiv gewertet (falsch-positive Reaktion).

Früher wurde mit AT in Verdünnungen 1:10 000, 1:1 000 1:100 und 1:10 getestet. Besonders bei den höheren Konzentrationen treten dabei oft unspezifische Reaktionen auf. Deshalb wird heute praktisch nur noch gereinigtes Tuberkulin („GT" Hoechst) in den Konzentrationen 1, 10, 100 (und 1 000) IE oder RT 23 (Staatl. Seruminstitut Kopenhagen) mit 2 IE verwendet. Das gereinigte Tuberkulin ist in Trockenampullen der Stärke (Testdosis) 1, 10, 100 und 1 000 abgefüllt. Lösungsflüssigkeit ist in weiteren Ampullen beigepackt. Die Trockensubstanz wird in 1,0 ml Flüssigkeit vor Gebrauch aufgelöst. Die Trockenampullen sind bei Zimmertemperatur 5 Jahre haltbar.

Tuberkulinlösungen mit einer Verdünnung von weniger als 10 IE pro Testdosis müssen vor Anwendung jeweils frisch angesetzt werden. Höhere Tuberkulinkonzentrationen können bis zu einer Dauer von 8 Tagen bei Kühlschranktemperatur (+4–6 °C) wirksam erhalten werden. 1 Tuberkulineinheit (IE) ist in 0,1 ml der Stärke 1 enthalten. GT der Stärke 1 ist vergleichbar mit AT 1:10 000.

RT 23 (Staatl. Serologisches Institut in Kopenhagen) wird in Verdünnungsflüssigkeit Tween 80 aufgelöst. Es ist das internationale Standardtuberkulin der WHO.

5. Von den **Stempeltests** hat sich der *Tine-Test* (Rosenthal) mit 5 IE AT, neuerdings mit PPD, sehr gut bewährt. Auf dem gleichen Prinzip beruht der *Tubergentest* mit 10 IE gereinigtem Tuberkulin. Das Tuberkulin, das in getrocknetem Zustand an 4 Stacheln des Einmaltestkörpers haftet, wird in die angespannte Haut der Innenseite des Unterarms (intradermal) eingedrückt. Der Stempeltest eignet sich für die ambulante Praxis und für Reihentestungen. Falsch-negative Ergebnisse kommen vor bei Nichtbeachtung des Verfalldatums! Tine-Test-Stempel mit AT haben nach unseren Erfahrungen eine Haltbarkeit von etwa 2 Jahren, Tine-Test-Stempel mit PPD und der Tubergentest mit gereinigtem Tuberkulin eine Haltbarkeit von nur 12 Monaten [48] (nach Angaben des Herstellers von 3 Jahren!).

Die Vorteile des Stempeltests (Tine-Test)

1. Die Standardisierung ist konstant in allen Ländern.
2. Es braucht keine Verdünnung hergestellt zu werden.
3. Einheitliche Ausstattung der festgelegten Dosierung mit AT oder mit gereinigtem Tuberkulin (PPD).

4. Die Empfindlichkeit ist mit der des Mantoux-Tests mit 5 IE vergleichbar.
5. Er ist jederzeit zum sofortigen Gebrauch verfügbar. Spritze, Nadel und Sterilisation sind nicht notwendig.
6. Die einzelnen Stempel werden steril geliefert und bleiben steril. Jeder Stempel wird nur einmal verwendet, dadurch Vermeidung von Kreuzinfektionen.
7. Die Vierfachpunktur vermindert die Fehlerquote.
8. Der Test ist leicht auszuführen und zu beurteilen, auch vom ärztlichen Hilfspersonal.
9. Der Test ist praktisch schmerzlos und wird von Kindern bereitwillig akzeptiert.

9.7.1.5 Sicherheit der einzelnen Testmethoden

Der *Aussagewert* und die *Sicherheit* der einzelnen Testmethoden ist bei den Tuberkulin-(tbn)-Positiven und den Tuberkulin-(Tbn)-Negativen verschieden groß. Während die Tbn-Positiven durch manche Testart mit einer Sicherheit von nahezu 100% erfaßt werden können, treten mit demselben Test bei den Tbn-Negativen oft unspezifische Reaktionen auf, die zu Fehlbeurteilungen Anlaß geben. Insgesamt werden bei Tuberkulintestungen etwa doppelt so viele Fehlbeurteilungen bei den Tbn-Negativen (falsch-positive Ergebnisse) wie bei den tbn-Positiven (falsch-negative Ergebnisse) erzielt. Bei den tbn-Negativen wird mit den Intrakutanproben, besonders bei hoher Konzentration, die höchste Fehlerquote beobachtet [49].

Bei der Durchtestung von über 19 000 tbn-positiven und tbn-negativen Klein- und Schulkindern erzielten wir die sichersten Testergebnisse mit dem Tine-Test, der Moro-Einreibung mit der verstärkten Tuberkulinsalbe „S" und in letzter Zeit mit dem Freka-Test. Die Sicherheit jeder dieser 3 Testmethoden liegt zwischen 96 und 98% [55].

Um die höchstmögliche Sicherheit in der Beurteilung zu erreichen, wenden wir bei jedem Kind gleichzeitig 2 dieser 3 Tests an:
– bei Kleinkindern die Moro-Einreibung mit der verstärkten Tuberkulinsalbe „S" und den Freka-Test,
– bei Schulkindern den Tine-Test (früher mit AT, jetzt mit PPD) und den Freka-Test.
Die Sicherheit liegt bei diesem kombinierten Vorgehen bei 99%.

Die Beurteilung der einzelnen Tests soll nicht vor dem 4. Tag erfolgen, da unspezifische Reaktionen erst am 3. oder 4. Tag abklingen. Wenn diese Forderung mehr beachtet würde, hätten wir wesentlich weniger Fehleinweisungen zu beklagen (jährlich etwa 8%!).

9.7.1.6 Testschema für die klinische Durchtestung

Bei Verdacht einer tuberkulösen Erkrankung muß man zum Nachweis oder Ausschluß der Spezifität die Testung mit niedrigen Tuberkulindosen beginnen, da zunächst mit einer hohen Tuberkulinempfindlichkeit zu rechnen ist. Eine zu hohe Tuberkulindosis kann starke Lokal- und Allgemeinreaktionen sowie gefährliche Herdreaktionen auslösen. Erst wenn auf eine niedrige Dosis keine Reaktion erfolgt, soll stufenweise mit höheren Dosen weitergetestet werden.

Wir beginnen beim Kind mit der Moro-Einreibung und Pflasterprobe meist gleichzeitig, und zwar mit der verstärkten Tuberkulinsalbe „S" oder dem Freka-Test. Damit werden 96–98% aller an einer aktiven Tbc erkrankten Kinder erfaßt. Die negativ gebliebenen Kinder werden mit dem Tine-Test weitergeprüft. Fällt auch dieser Test negativ aus, so wird intrakutan mit 100 IE weitergetestet. Bei wiederum negativem Ausfall kann auf weitere Testung verzichtet werden, da mit 1 000 IE praktisch keine zusätzlichen positiven Ergebnisse mehr erzielt werden. Es treten bei dieser Konzentration dagegen häufig unspezifische Reaktionen auf, die die Beurteilung nur erschweren. Bei Jugendlichen und Erwachsenen mit derber Haut und geringer Reagibilität ist die Perkutan- und Epikutanprobe zu schwach und deshalb nicht geeignet. Wir beginnen bei ihnen zweckmäßig gleich mit dem Tine-Test oder entsprechend mit 5 IE intrakutan und testen weiter mit 100 (selten mit 1 000 IE). Zum *sicheren Ausschluß* einer tuberkulösen Erkrankung oder Infektion, z. B. vor einer BCG-Impfung, empfiehlt sich die oben beschriebene stufenweise Durchtestung. Nach 8–14 tägiger Pause wird die letzte Intrakutanprobe zur Sicherheit wiederholt. Erst dann darf die BCG-Impfung durchgeführt werden. Sowohl für den Nachweis als auch zum sicheren Ausschluß einer tuberkulösen Erkrankung muß also in jedem Fall stufenweise vorgegangen werden. Diese ansteigenden Durchtestungen sind i. allg. der klinischen Untersuchung vorbehalten.

9.7.1.7 Tuberkulintest als Suchtest (Monotest)

Die Auffindung Infizierter ist ein vorwiegend epidemiologisches Problem und dient sowohl der Suche nach Infektionsquellen als auch der Feststellung der tuberkulösen Durchseuchung einer Bevölkerungsgruppe. Hierzu ist eine Methode erforderlich, bei welcher mit einem einzigen Test (Monotest) die Infizierten sowohl bei Routineuntersuchungen in Ambulanz und Fürsorge als auch bei Reihenuntersuchungen in Schulen, bei Musterungen usw. schnell und sicher zu erfassen sind. Eine positive Reaktion gibt weder Aufschluß über den Zeitpunkt der stattgehabten Infektion, noch besagt sie, ob eine aktive oder inaktive Tbc vorliegt. Bei regelmäßig wiederholter jährlicher Testung zeigt der Umschlag einer vorher negativen Reaktion an, daß eine frische Infektion (Konversion) vorliegt, die nicht länger als 1 Jahr zurückliegen kann. Ein so entdeckter Frischinfizierter kann durch eine wirksame präventive Chemotherapie rechtzeitig vor einer Erkrankung geschützt und damit auch vor einer späteren Organ-Tbc bewahrt werden. Außerdem kann in seiner Umgebung die Kontaktperson gesucht und als Infektionsquelle aufgedeckt werden. Der dazu notwendige Test muß möglichst einfach sein und soll trotzdem große Sicherheit bieten. Er darf außerdem nicht schmerzhaft und nicht teuer sein. Hierzu eignet sich für Kleinkinder die Moro-Einreibung oder Pflasterprobe mit der verstärkten Tuberkulinsalbe „S“, für Schulkinder der Freka-Test oder der Tine-Test. Von Spiess [63] wird als Monotest bei Kindern und Jugendlichen auch die Intrakutanprobe nach Mendel-Mantoux mit 5 IE GT empfohlen. Sie entspricht dem WHO-Standardtest mit 2 IE RT 23 (Tuberkulin in Pufferlösung).

9.7.1.8 Der Stempeltest im Vergleich zu den anderen Testmethoden

Bei Kindern von 3–12 Jahren kann der Stempeltest den üblichen Doppeltest mit zunächst perkutaner oder epikutaner Probe (mit verstärkter Tuberkulinsalbe „S“) und anschließender intrakutaner Injektion von 5 oder 10 IE ersetzen. Fällt der Stempeltest negativ aus, so ist bei Routineuntersuchungen eine Weitertestung nicht erforderlich. Bei Kleinkindern zeigt die Perkutanprobe mit der verstärkten Tuberkulinsalbe „S“ die besten Resultate (keine unspezifischen Pflasterreaktionen!). Die Haut ist in diesem Alter noch sehr zart und dünn, so daß die Salbe tief eindringt. Beim Stempeltest kann das Tuberkulin leicht bis in die Unterhaut gelangen, so daß es zu starken Reaktionen kommt [58].

Für die ärztliche Praxis und die Reihenuntersuchungen von gesunden Erwachsenen ist der Stempeltest als Suchtest (Monotest) sehr gut geeignet und ein voller Ersatz für den Intrakutantest. Der PPD-Tine-Test und Tubergentest haben gegenüber dem AT-Tine-Test den Vorteil größerer Spezifität. Sie sind aber in ihrer Wirkung etwas schwächer, so daß mehr falsch-negative Ergebnisse erzielt werden als mit dem AT-Tine-Test. Dieser Unterschied läßt sich bei zunehmendem Alter immer deutlicher feststellen [49]. Auch ist zu beachten, daß gereinigtes Tuberkulin weniger stabil ist als Alttuberkulin.

9.7.2 Bakterielle Diagnostik

Bei jedem Kind mit einer aktiven tuberkulösen Erkrankung ist regelmäßig nach TbB zu suchen. Dies geschieht meist aus dem Auswurf, doch kommen auch Kehlkopf- oder Rachenabstriche in Frage, ferner Magenspülwasseruntersuchungen, v.a. bei Kleinkindern.

TbB werden bei Primär-Tbc relativ häufig ausgeschieden, durchschnittlich bei etwa 20%. Bei den postprimären Tbc richtet sich die Zahl der Bakterienausscheidungen nach der Form der Tbc. Bestehen Lymphknotenfisteln, so ist fast immer mit einem positiven Bakterienbefund zu rechnen. Jedoch können auch unauffällige Röntgenbefunde mit Bakterienausscheidung einhergehen.

Vor der Chemotherapieära war jedes Kind bis zum 4. Lebensjahr, das eine intrathorakale Lymphknoten-Tbc mit oder ohne Parenchymbeteiligung aufwies, als infektiös anzusehen [29]. Heute sind sie es nur noch selten. Trotzdem müssen alle Kinder mit intrathorakalen Prozessen und mit Miliar-Tbc als infektiös angesehen werden, bis das Gegenteil bewiesen ist (3mal negativer Bakterienbefund).

Die Ausscheidungsquote bei den späteren Tbc-Formen ist in den letzten Jahren geringer geworden. Frische, unbehandelte Prozesse zeigen größere Ausscheidungsmengen als ältere. Chemotherapeutisch behandelte Patienten sind häufiger bakteriennegativ. Die Materialien werden im Ausstrichpräparat nach entsprechender Färbung mikroskopisch untersucht. Bei Bedarf sind sie auch mit Kultur und Tierversuch zur Typenbestimmung zu untersuchen. Auch kann eine frühe Resistenzprüfung für die Behandlung sehr wichtig sein.

Die Diagnose einer „offenen" Tbc beruht auf dem effektiven Nachweis der Erreger. Der Nachweis säurefester Stäbchen im Ausstrichpräparat allein besagt nicht unbedingt, daß es sich um TbB handelt. Es kommen im Bronchialsekret, z. B. bei Bronchiektasen, auch säurefeste Saprophyten vor, die aber meist keine positive Tuberkulinreaktion auslösen.

Das Kulturverfahren spielt bei der Nachuntersuchung tuberkulöser Patienten eine besondere Rolle. Positive Ergebnisse sind allerdings nur dann zu erwarten, wenn der Patient nicht unter Chemotherapie steht. Wenn unter langdauernder Chemotherapie TbB nachgewiesen werden, liegt Verdacht auf Resistenzbildung vor.

Nach E. Schröder [Zit. nach 23] kommt das Kulturverfahren in Frage.
a) wenn klinische Anzeichen noch für eine aktive spezifische Erkrankung sprechen;
b) wenn röntgenologisch, besonders auf Schichtaufnahmen, Verdacht auf Einschmelzung besteht;
c) sichtbare Höhlenbildungen in der Lunge sollten nur dann als spezifisch angesehen werden, wenn (durch Kultur) TbB nachgewiesen worden sind;

d) alle Ausscheidungen, die erfahrungsgemäß arm an TbB sind, sollten ausschließlich
   – im Notfall wiederholt – auf Kulturen untersucht werden;
e) aus epidemiologischen Gründen sollte bei besonders Gefährdeten eine Tbc grundsätzlich nur dann als nichtansteckungsfähig anerkannt werden, wenn die Kulturen
   auf TbB negativ sind, dies besonders bei Personen, die durch ihren Beruf in engem
   Kontakt mit Kindern stehen.

Exsudate und Punktate aus Körper- oder Gelenkhöhlen, aus Lymphknoten und
Hautabszessen machen bakteriologische Kontrollen erforderlich. Nicht selten sind bei
Tbc-Kranken positive Bakteriennachweise bei chronischen Mittelohreiterungen zu
finden. Untersuchungen des Ausstrichs, Kulturen und Tierversuche sind zu empfehlen. Das gilt auch für die Kontrolle von Gewebematerial bei Probeexzisionen, operativen Eingriffen, extrapulmonalen Primärerkrankungen, tuberkulösen Absiedlungen
oder entsprechenden differentialdiagnostischen Erwägungen. Jede erstmals positive
Bakterienkultur sollte auf ihre Resistenz gegen die gebräuchlichen Tuberkulostatika
ausgestest werden. Unter der Behandlung empfehlen sich weitere Resistenzkontrollen,
um eine Änderung der Resistenzlage der Bakterien feststellen zu können [58].

9.7.3 Röntgenologische Diagnostik

Bei Kindern muß der Röntgenuntersuchung eine Tuberkulinprüfung vorangehen,
u. U. auch eine intrakutane Testung. Bei positiver Tuberkulinreaktion ist eine Röntgenaufnahme angezeigt, auch wenn sonst keine klinischen Symptome bestehen. Frisch
tbn-positiv gewordene Kinder können eine „aktive Tbc" haben, auch wenn das Röntgenbild nichts Krankhaftes zeigt [23].

Der Fortschritt der Röntgentechnik in den letzten Jahren brachte auch der Lungen-
diagnostik manche Vorteile. Die Grundlage der Untersuchung bildet die Röntgenaufnahme im anterior-posterioren (a.-p.) Durchmesser. Sie gestattet die Lokalisation des
Prozesses und ihre Unterscheidung von Veränderungen innerhalb des Ober-, Mittel-
und Unterfeldes. Zur räumlichen Lokalisation in den einzelnen Lungenlappen, ob
dorsal oder ventral gelegen, sind seitliche Aufnahmen erforderlich. Manchmal ist eine
Röntgendurchleuchtung zur genauen räumlichen Lokalisation oder zur Beurteilung
der Verschieblichkeit eines Prozesses während der Atemphase und seiner Abhängigkeit von der Atmung nicht zu umgehen. Die erhebliche Strahlenbelastung brachte diese Methode alter Art in Mißkredit. Aber die Einführung der Bildwandlerkontrolle mit
dem Bildverstärker und der Röntgenfernsehkette (Monitor) haben hier eine grundlegende Wandlung geschaffen. Diese Bildverstärkung geht mit einer geringen Abnahme
der Zeichenschärfe, verglichen mit der Durchleuchtung konventioneller Art, einher.
Sie läßt eine exakte Erkennung der Konturierung verschiedener Details nicht zu. Der
verkalkte Primärkomplex z. B. kann, wenn er nicht ziemlich massiv ist, mit anderen
fleckigen Gebilden weicherer Kontur verwechselt werden. Die scharfe Kontur der
Kalkeinlagerung in den Lungen und in den Lymphknoten ist verwischt. Dies trifft
auch für die Gefäße zu, die besonders im Kindesalter durch den geringeren Tiefen-
durchmesser der Lunge und die dadurch bedingte geringere Streustrahlung stets
schärfer konturiert erscheinen als beim Erwachsenen. Dies erklärt das häufige Verwechseln von Gefäßschatten des Hilus mit Kalkeinlagerungen in den Lymphknoten.
Solche Fehldiagnosen stammen meist von Diagnostikern, die an die unschärfere

Zeichnung solcher Gebilde von Röntgenbildern Erwachsener gewöhnt sind. Während beim Erwachsenen die fortgeleitete Pulsation des Herzens an den Gefäßen im Hilusbereich in Erscheinung tritt, ist beim Kind die Pulsation der Gefäße selbst und ihre Verbreiterung mit der Pulswelle nur bei der Durchleuchtung erkennbar.

Ein großer Vorteil der Bildwandlerkontrolle ist die Darstellbarkeit von Einzelheiten auch innerhalb dichter Verschattungen, ohne die Strahlenbelastung erheblich zu verstärken. So können Prozesse innerhalb der Lunge, die durch das Mediastinum, das Herz und die Wirbelsäule überlagert werden, bei der Bildwandlerkontrolle dargestellt und beurteilt werden. Voraussetzung zur Ausnützung solcher Möglichkeiten ist eine entsprechende Variation der Strahlenhärte, der Strahlenintensität und damit der Helligkeit und des Kontrastes. Nur bei der Durchleuchtung kann man sich durch Drehen des Patienten in die gewünschte Richtung eine guten Überblick über die Topographie pathologischer Veränderungen verschaffen. Bei Verwendung eines Bildverstärkers stehen somit Vorteile, wie geringere Strahlenbelastung, einer schlechteren Detailerkennung gegenüber. Sie führte wieder zu einer erheblichen Aufwertung der Bedeutung einer Durchleuchtung.

Zur Röntgendiagnostik von Säuglingen und Kleinkindern sind die aufwendigsten Röntgeneinrichtungen erforderlich. Nur kurze Expositionszeiten bis etwa 1/25 s ergeben verwertbare Säuglings- und Kleinkinderaufnahmen, da bei längerer Belichtungszeit die Aufnahmen verwaschen werden. Kinder in diesem Alter können die Atmung nicht willkürlich steuern. Wenn die Möglichkeit zu solch kurzen Expositionszeiten nicht gegeben ist, wird man Röntgenaufnahmen, die im Exspirium oder gar im Schreien gemacht worden sind, wiederholen müssen. Solche nicht verwertbaren Bilder sind oft Anlaß zu Fehldiagnosen. Mit jeder Wiederholung steigt jedoch die Strahlenbelastung.

Nicht nur unterschiedliche Atmung erschwert die Auswertung einer Aufnahme bei Kindern, auch die Zwerchfellhälften können sich bei Kleinkindern unterschiedlich bewegen, ohne daß ein pathologischer Befund zugrunde liegen muß. Erst bei der Durchleuchtung kann die Funktion beider Zwerchfellhälften beurteilt werden.

Aufnahmen in Exspiration oder gar bei Preßatmung führen zu vermehrter Lungenzeichnung und zu einer Verbreiterung des oberen Mediastinums, was oft zu Fehldiagnosen führt. Eine Pleuritis mediastinalis superior [42], vorgetäuschte Vergrößerung mediastinaler, paratrachealer oder paraortaler Lymphknoten oder Thymusvergrößerung verdanken diesen Veränderungen ihre Diagnose.

Die Aufnahme muß in absoluter Ruhe des Kindes durchgeführt werden. Nervosität des Personals überträgt sich auf den kleinen Patienten. Deshalb ist es oft von ausschlaggebender Bedeutung, daß die gewohnte Pflege- und Vertrauensperson, am besten die Mutter, dabei bleibt.

Die Technik der Röntgenaufnahmen bei größeren Kindern und Jugendlichen ist wesentlich einfacher.

Immer ist auf ausreichende Abdeckung benachbarter Körperteile zu achten, um unnötige Strahlenbelastung zu vermeiden. Durch Verwendung von Belichtungsautomaten wird die Aufnahmetechnik wesentlich erleichtert.

Schichtaufnahmen sind zur feineren Diagnostik mancher Lungenprozesse, v. a. bei Verdacht auf Einschmelzung mit Höhlenbildung, bei Verdacht auf cystische Gebilde, Wabenlunge oder Bronchiektasen, unentbehrlich.

Die Indikation zur *Bronchographie* ist durch zunehmende *bronchoskopische Technik* eingeengt worden. Bronchialerkrankungen, die direkt durch das Bronchoskop sichtbar sind, bedürfen keiner bronchographischen Abklärung. Eine Indikation zur Bronchographie bilden peripher gelegene Prozesse, die mit dem Bronchoskop nicht erreichbar sind, also im Bereich der distalen Segmente, der Subsegmente und im Bereich des Lungenmantels, die auch durch das Schichtverfahren nicht erfaßt werden können.

9.7.4 Differentialdiagnose der Lungentuberkulose

Die Tbc ist immer noch die häufigste Infektionskrankheit. Trotzdem wird zu wenig an sie gedacht. Sie verläuft unter vielgestaltigen Formen und Bildern und kann vielen anderen Erkrankungen täuschend ähnlich sein. Umgekehrt gibt es viele Erkrankungen, die unter tbc-ähnlichen Bildern verlaufen. Deshalb erscheint es angebracht, die vielen differentialdiagnostischen Möglichkeiten unter den häufigsten Bildern gesondert darzustellen.

Eine differentialdiagnostische Aufgliederung von Krankheitsbildern, die Ähnlichkeit mit den verschiedenen Stadien der primären und postprimären Lungen-Tbc haben können, soll hier auf die röntgenologischen Erscheinungsformen beschränkt werden.

9.7.4.1 Differentialdiagnose des Primärherdes

Die röntgenologische Darstellbarkeits- und Sichtbarkeitsgrenze eines intrapulmonalen Herdes beträgt im Bereich der Lungenperipherie 3–4 mm, im Lungenzentrum 4 mm im Durchmesser. So entgeht ein großer Teil primärer und sekundärer tuberkulöser Herde, aber auch Lungenherde anderer Genese, dem röntgenologischen Nachweis.

Bilder, die einem Primärherd ähnlich sein können

● Bronchopneumonische Herde (meist multipel, Hilusreaktion geringer, Hyperämie stärker, negative Tuberkulinreaktion)

● Eosinophile Lungeninfiltrate (meist wesentlich größer; Nachweis einer Askaridiasis: Infiltrate verschwinden nach Wurmkur)

● Andere parasitäre Lungenerkrankungen: Bilharziose, Amöben-, Echinokokken- und Paragonimusinfektionen mit eosinophilen Infiltraten. Echinokokken können die Form kleiner Rundherde haben [58]

● Lungengumma bei Syphilis (sehr selten; meist auch Gumma anderer Lokalisation; positive WaR)

● Kleine benigne Tumoren sowie beginnende maligne Neubildungen und deren Metastasen (negative Tuberkulinreaktion, bronchoskopische, zytologische, histologische, bronchographische, hämatologische und serologische Untersuchungen)

● Hamartome (einzeln und multipel)

● Teratome (ausgehustete Haare)

● Veränderungen im Bereich der Thoraxwand, die in die Lunge hinein projiziert werden, wie stark pigmentierte Mamillen, knotige Verdickungen innerhalb der Mamma, Hautfibrome, Exostosen und ältere Frakturen der Rippen mit Kallusbildung. (Zur leichteren Lokalisation Röntgendurchleuchtung oder Röntgenaufnahmen in 2 Ebenen).

9.7.4.2 Differentialdiagnose der Hilustuberkulose

Die Hiluslymphknoten, Sammelbecken aller Lymphbahnen der Lungen, geben oft Anlaß zu differentialdiagnostischen Erwägungen. Schon die Abgrenzung des normalen vom krankhaften Hilus fällt oft schwer. Röntgenaufnahmen in 2 Ebenen, zusätzlich Durchleuchtung, Ziel- und Schichtaufnahmen können weiterführen.

Der Hilus des Kindes ist gedrungener, kugeliger und kontrastreicher als der sich mehr fingerförmig auflösende Erwachsenenhilus. Normale orthograd getroffene Gefäßschatten im Hilus führen oft zur Fehldiagnose *verkalkter Lymphknoten*. Auflösung bei Drehung vor dem Bildschirm und Nachweis kleiner Ringschatten des neben dem Gefäß verlaufenden Bronchus gleicher Kalibergröße sichern die Diagnose *Gefäßschatten*.

- Thymushyperplasie in den ersten Lebensjahren und Thymuspersistens des Kleinkindes: Der Thymus liegt ventral vor dem Hilus und hinter dem Sternum. Charakteristisch ist der pelerinenförmige Schatten rechts über dem Hilus.
- Infekthilus bei Bronchitis, Sinubronchitis, Masern: Typisch doppelseitig (Hyperämie und Lymphknotenreaktion); tuberkulöser Hilus meist einseitig.
- Toxoplasmose: Isolierte Schwellung mediastinaler Lymphknoten möglich; Form einer interstitiellen Pneumonie seltener.
- Infektiöse Mononukleose: Kann sich als einfache Lymphknotenreaktion im Hilusbereich manifestieren; Atelektasen und miliare Veränderungen können sie begleiten.
- Sarkoidose, Morbus Boeck: Hilusvergrößerung beiderseits oft sehr massiv; Schatten scharf begrenzt; meist negative Tuberkulinreaktion; histologische Untersuchung von Probeexzisionsmaterial; miliare Form seltener; beide Formen können sich überlagern.
- Lymphogranulomatose: Kann sich weitgehend auf den Hilusbereich konzentrieren; Hauptkontingent maligner Mediastinaltumoren beim Jugendlichen und Erwachsenen.
- Mediastinalveränderungen beim Kind: Gutartige neurogene Geschwülste (nicht so selten); Zysten und Thymustumoren, maligne Neubildungen (selten).
- Geschwülste der Thyreoiden, des Thymus, Teratome und Perikardzysten: Vorwiegend im oberen, vorderen und mittleren Abschnitt des Mediastinums.
- Zystische Prozesse: Im mittleren Abschnitt.
- Neurogene Neubildungen: Im hinteren Abschnitt des Mediastinums.
- Neurinome: Gleichzeitig Destruktion von Wirbeln oder Rippen nicht selten.
- Sympathikogoniom: Bösartig, bevorzugt die ersten Lebensjahre.
- Metastatische Wucherungen: Greifen häufig auf das hintere Mediastinum über; dringen von dort nach vorne unter Einbeziehung der benachbarten Pleura.
- Erkrankungen der Wirbelkörper. Kalte Abszesse bei Wirbeltuberkulose.
- Substernale Struma: Kranial gelegen.
- Anomalien der großen Gefäße und des Herzens (EKG, Phono-KG, Angio-KG).
- Dextroposition der Aorta (kann Paratracheallymphknotenverschattung vortäuschen).
- Aortenaneurysma (Kompakte Verschattung bis weit in die Peripherie.

Die differentialdiagnostischen Möglichkeiten bei Hilusveränderungen umfassen praktisch alle Gewebe, die im Hilusbereich vorkommen; das sind Lymphknoten, Gefäße, Bronchien und Pleura. Als Nachbarorgane spielen das Mediastinum mit Thymus und Thyreoidea, das Herz mit seinen großen Gefäßen, der Ösophagus, hier lokalisierte Lymphknoten und die Wirbelsäule eine wichtige Rolle. Abklärung durch Ösophago-, Broncho-, Mediastino- und Thorakoskopie mit Probeexzision.

9.7.4.3 Differentialdiagnose tuberkulöser Segmentverschattungen

Ursache: Verschluß eines Bronchus mit Unterbrechung der Belüftung a) durch Kompression eines Bronchus von außen durch angeschwollene Lymphknoten (Obturationsatelektase), oder b) durch Verstopfung des Lumens nach Lymphknoteneinbruch
(Okklusionsatelektase).

Ergebnis: Großflächige Verschattungen, fächerförmig vom Hilus sich in die Peripherie
ausbreitend, oft flüchtig (früher Epituberkulose nach Eliasberg und Neuland).
● Fremdkörper, nach Aspiration in einen Bronchus mit Ventilstenose oder komplettem Verschluß eines Bronchus. *Röntgenbefund bei Ventilstenose:* Überblähung der befallenen Seite und Kompression der kontralateralen gesunden Seite bei Inspiration;
bei Exspiration kann die gesunde Seite wegen des verminderten Luftgehaltes eine Infiltrierung vortäuschen, während die befallene Seite, jetzt nicht überbläht, ein normales Bild zeigt. Bei komplettem Verschluß des Bronchiallumens wird die Luft aus dem
unbeatmeten Gebiet rasch resorbiert; es kommt zur Atelektase. Eine Oberlappenatelektase wird gelegentlich für eine Pleuritis mediastinalis superior anterior, eine
Mittellappenatelektase für eine Interlobärpleuritis, eine Unterlappenatelektase für
eine Pleuritis mediastinalis inferior posterior gehalten [39–43].
● Atelektase *ohne* Infektion hinter dem Verschluß (reine Atelektase), kann sich jederzeit wieder lösen, der ausgeschaltete Lungenbereich wieder belüften und voll funktionsfähig werden.
● Atelektase *mit* Infektion kann zu Retentionspneumonien, zu Induration, Karnifikation, aber auch zu Abszessen und Gangrän führen. Bronchoskopie mit Rekanalisierung des befallenen Bronchus; Entfernung des Fremdkörpers, evtl. auch Lipoms
oder Adenoms. Resektion funktionslos gewordener und infizierter Lungenabschnitte.
● Nekrotisierende Bronchitis (kann zu Ventil- oder komplettem Verschluß eines Lappen- oder Segmentbronchus mit Atelektase führen).
● Lobäre Pneumonie (entzündliche Infiltrierung eines Lappens).
● Bronchopneumonie (segmentär begrenzte Verschattungen möglich; meist Virusinfekte als Ursache, z. B. Rhinoviren, Grippe-, Parainfluenzaviren, Poxviren, Q-Fieber,
Ornithose und Mykoplasmen. Oft fehlende Hilusreaktion; relativ schnelle Rückbildung).
● Allergische Lungeninfiltrierungen (flüchtig).
● Sporotrichosen und primärer Lungensoor (können Segmentverschattungen hervorrufen).
● Lungenembolie, Lupus erythematodes, Periarteriitis nodosa und Erythema exsudativum multiforme (können fächerförmige Verschattungen bedingen. Sehr selten).
● Primäre Tumoren des Bronchus, Bronchialkarzinom (können zu Segment- und
Lappenverschlüssen führen. Tumorige Veränderungen der Hiluslymphknoten durch
Absiedlung wie bei Tbc. Bronchoskopische, zytologische, bakteriologische Abklärung).

- Anomalien des Zwerchfells, Lähmung des N. phrenicus, Nebenlungen, Lobus venae azygos.
- Lungensequestration mit Anomalien von Parenchym und Gefäßen.
- Mißbildungen des Perikards und Gefäßanomalien.
- Mukoviszidose (Bronchitis mit hilärer Reaktion, segmentale Verschattungen, miliare Herde; Bronchiektasen).

9.7.4.4 Differentialdiagnose der Miliartuberkulose

Die akute Miliar-Tbc ist im Röntgenbild durch kleine, hirsekorngroße, gleichmäßig über alle Lungenabschnitte verteilte Fleckschatten charakterisiert.

Bei der *chronischen Form* herrschen grobknotige Veränderungen vor. Die *akute Miliar-Tbc* kann in den Anfangsstadien einer einfachen Bronchitis mit Hyperämie der Lungengefäße gleichen. Tuberkulinreaktion und Blutbild helfen meist weiter. Eine Kontrollaufnahme nach 14 Tagen zeigt die weitere Entwicklung.

- Die Bronchitis kann in eine *miliare Pneumonie* übergehen; sie ist selten generalisiert, meist begrenzt auf einzelne Lungenabschnitte, besonders Mittel- und Unterfelder.
- Bronchitis bei Infektionskrankheiten, wie Masern, Keuchhusten und Windpocken, kann miliare Pneumonien bilden.
- Sarkoidose, Morbus Boeck; miliare Form mit Übergang von feinfleckigen zu grobfleckigen Herdbildungen.
- Listeriose und Histoplasmose mit miliaren Herden (können auch Verkalkungen aufweisen).
- Kokzidioidomykose und Blastomykose (feinfleckige Veränderungen mit kavernenähnlichen Bildern).
- Torulose mit Rundherden.
- Bronchitis obliterans (durch Einatmung von Nitrosegasen).
- Lungenfibrosen, durch Röntgenstrahlen, bei Mitralfehlern und in Begleitung rheumatischer Erkrankungen (es fehlen grobknotige Einlagerungen; Wabenbildungen herrschen vor).
- Farmerlunge und tropische Lungeneosinophilie.
- Tularämie, Psittakose und Lues (alle mit feinfleckigen Lungenveränderungen; jedoch häufiger großflächige Verschattungen).
- Pneumokoniosen (verschiedener Genese).
- Mikrolithiasis alveolaris pulmonum (unbekannte Ätiologie; gehäuft familiäres Vorkommen).
- Hämosiderose bei Mitralstenose (meist im Mittel- und Untergeschoß; gleichzeitig mit Glomerulonephritis; Verdacht auf Goodpasture-Syndrom).
- Histiozytose (feinfleckige Veränderungen).
- Amyloidose, Morbus Niemann-Pick und Morbus Gaucher (grobknotige Veränderungen).
- Granulomatose Wegener (Rundherde mit zentraler Nekrose).
- Retikuloendotheliose und Lymphogranulomatose (feinfleckige bis streifige Veränderungen).
- Rheumatischer Formenkreis, Sklerodermie und Erythematodes visceralis (als Begleiterscheinung streifig-fleckiger Veränderungen).
- Mukoviszidose (grobknotige Fleckelung bronchopneumonischer Herde um den Hilus; bei Miliar-Tbc mehr peripher).

● Alveolarkarzinose (grobfleckig; mittleres und höheres Alter).
● Hämatogene neoplastische Absiedlungen (meist in den basalen Lungenabschnitten; oft pleurale Reaktion durch kleine Embolien).

Bei der vorwiegend auf das Rö.-Bild gegründeten Diagnosestellung darf nicht außer acht gelassen werden, daß nicht weniger als 80 Krankheiten ein miliares oder pseudomiliares Lungenbild hervorrufen können [38].

9.7.4.5 Differentialdiagnose der chronischen Lungen-Tbc mit Hohlraumbildung

Nekrose oder Verkäsung führt zu Einschmelzung von Lungengewebe und zur Kavernenbildung. Bei gleichzeitiger Ventilbildung im zugehörigen Bronchus, oft infolge käsiger Bronchitis, entsteht eine *Blähkaverne*, nicht nur bei Tbc, auch bei Pneumonie mit Lungenabszeß. Bakteriologische Klärung.

Parasitäre Erkrankung mit Hohlraumbildung innerhalb des Lungenparenchyms:

● Aspargillome
● Präformierte Zysten mit sekundärer Pilzbesiedlung
● Lungenechinokokkus
● Pneumokoniosen
● Silikotische Schwielen mit zentralem Zerfall, oft gleichzeitig mit Tbc kombiniert
● Sarkoidose, M. Boeck
● Lymphogranulomatose
● Syphilitische Gummen mit Hohlraumbildung
● Neoplasmen mit zentraler Nekrose
● Angeborene Hohlraumbildungen
● Pneumatozelen, isolierte und multiple Zysten
● Wabenlunge
● Bronchiektasen, angeborene und erworbene, nach chronischer Bronchitis und Tbc
● Pseudokavernen, durch Projektionen von Gefäßen und anderen kontrastgebenden Geweben der Lunge und des Thorax bedingt.

9.7.4.6 Differentialdiagnose der Pleuritiden

Bei einer Pleuritis exsudativa ist zunächst mit 80–90%iger Wahrscheinlichkeit eine tuberkulöse Genese anzunehmen. Doch kann jeder Prozeß mit akutem oder chronischem Verlauf, infektiöser oder nichtinfektiöser Genese, der primär oder sekundär in der Lunge oder in der Thoraxwand lokalisiert ist, auf die Pleura übergreifen. Abklärung der Grundkrankheit. Klärung durch bakteriologische und histologische Pleurapunktatuntersuchung.

Intrapleuraler Erguß kann bedingt sein durch bakterielle Infektionen und durch Viruspneumonien; plurale Reaktionen bei:

● Mykoplasmeninfektionen
● Pilzerkrankungen, insbesondere Aktinomykose. Bakterielle Infektionen unspezifischer Erreger führen schneller zu einem Empyem als bei Tbc.
● Pleuraergüssen bei primär-chronischer Polyarthritis
● bei malignen pleuranahen Tumoren oder Folge von Tumorzellembolien aus Neubildungen in anderen Organen; z. B. Sympathikoblastom
● bei Lymphogranulomatose (76% der Patienten mit Pleurabeteiligung)

- bei Ovarialfibrose (*Meigs*-Syndrom) mit Aszites und Hydrothorax
- bei primären Pleuratumoren, Pleuraendotheliom; Adenokarzinom der Pleura
- bei Purpura *Schönlein* hyperglobulinaemica, *Waldenström*-Syndrom, kann Pleuritis Begleitsymptom sein.
- *Nach Thoraxtraumen:* Chylöse Ergüsse und Hämatothorax; dabei später Ablagerungen von Kalkplatten im Pleuraraum möglich wie bei Tbc und der Asbeststaubpleuritis.

Hinter einer Pleuritis mediastinalis superior anterior steckt meist eine Oberlappenatelektase, hinter einer Pleuritis mediastinalis inferior posterior meist eine Unterlappenatelektase und hinter einer Interlobärpleuritis meist eine Mittellappenatelektase [40–45]. Abklärung durch Bronchographie und Bronchoskopie.

9.8 Therapie der Tuberkulose

9.8.1 Grundlagen

Die Behandlung jeder tuberkulösen Erkrankung im Kindesalter hat gleichzeitig *zwei Prinzipien* zu berücksichtigen:
1. Die *spezifische Therapie* oder *Chemotherapie*, die gegen den Erreger gerichtet ist.
2. die *unspezifische Therapie* oder *allgemeine Maßnahmen*, die die Abwehrkräfte des Organismus fördern und seine hyperergische Reaktion unterdrücken sollen.

Nach einer Tbc-Infektion bei einem Kind, d. h. nach Tuberkulinkonversion, ist zunächst festzustellen:
a) Ob *nur Tuberkulinkonversion* nach Infektion oder bereits eine *Erkrankung*, eine Primär-Tbc, vorliegt.
b) Ob *stationäre Behandlung* erforderlich ist oder nicht.

Stationäre Behandlung ist erforderlich bei

1. schweren oder lebensbedrohlichen Erkrankungen, wie komplizierter Primärtuberkulose, Miliar- und Meningeal-Tbc, Pleuritis, ausgedehnter Lungen-, Knochen- oder Nieren-Tbc;
2. Tbc eines Kleinkindes (bis zu 4 Jahren);
3. Notwendigkeit einer Isolierung wegen Ansteckungsgefahr;
4. Notwendigkeit spezieller diagnostischer und therapeutischer Maßnahmen, wie Bronchoskopie, Biopsie;
5. Notwendigkeit therapeutischer chirurgischer Eingriffe
6. bei schlechten familiären und sozialen Verhältnissen, die eine entsprechende Behandlung in häuslicher Umgebung undurchführbar machen (soziale Indikation).

Seit Einführung der *Antibiotikatherapie* kommt es heute immer mehr auf *Prävention* an. Je früher man eine Tbc erfaßt und behandelt, desto besser sind die Heilungsaussichten. Letzte Konsequenz ist die Verhinderung der Infektion durch *Prophylaxe* und *Frühbehandlung* einer Primärinfektion durch *Prävention*. Damit wäre die *Ausrottung* der Tbc kein Problem mehr.

9.8.2 Spezifische Chemotherapie

Die Behandlung einer Tbc ist aufgrund ihrer besonderen Pathogenese und Pathophysiologie trotz wirksamer Antibiotika meist langwierig. Es müssen alle Voraussetzungen für die Durchführung einer optimalen Chemotherapie gegeben sein. Die Sensibilität der Erreger und die Verträglichkeit und Unschädlichkeit der therapeutischen Substanzen müssen laufend überprüft werden. Eine zunehmende Zahl von Kindern wird bereits mit *resistenten Keimen* infiziert [3–4]. Nicht jedes Kind verträgt die verschiedenen Chemotherapeutika. Es muß also eine stete Überwachung gewährleistet sein. Bei langem Gebrauch der Tuberkulostatika adaptieren sich Bakterien mit erhöhter Resistenz an ungünstigere Lebensbedingungen. Bei unzureichender Chemotherapie kommt es nur zur Unterdrückung der weniger resistenten Keime und damit zur Selektion und Vermehrung der resistenten Keime. Die Tuberkulostatika verlieren damit nicht nur ihre Wirksamkeit, sondern bewirken das Gegenteil. Man kann auch beobachten, daß TbB, die resistent geworden sind, nach einer zweiten Behandlungsserie oder nach längerer Therapiepause gegen die Präparate der ersten Behandlungsserie wieder sensibel werden. Während die Spätformen der Tbc, also die chronisch progrediente Lungen-Tbc Erwachsener, meist mit Dreierkombination über viele Monate behandelt werden, ist bei unkomplizierter Primär-Tbc i. allg. eine Monotherapie, bei komplizierter Primär-Tbc eine Zweierkombination ausreichend [54].

9.8.2.1 Besonderheiten bei der Durchführung der Chemotherapie im Kindesalter

Bei der Behandlung einer tuberkulösen Primärerkrankung im Kindesalter sind gegenüber der Erwachsenen-Tbc einige grundlegende Unterschiede zu berücksichtigen.

Der *Stoffwechsel* des Kindes, besonders des Kleinkindes, ist noch sehr labil und starken Schwankungen unterworfen. Eine spezifische Immunität wird erst allmählich aufgebaut und oft durch interkurrente unspezifische Infekte unterbrochen.

Bei zu intensiver Chemotherapie mit bakterizider Wirkung werden vermehrt Tuberkulotoxine freigesetzt, die eine zusätzliche schädigende Wirkung auf den sehr labilen Stoffwechsel des Kindes haben. Freigewordene Tuberkulotoxine führen im Gewebe zu Nekrose. Es kommt zu beschleunigter Erweichung der Verkäsungsprozesse, besonders in den Lymphknoten mit Abszedierung und weiterer Ausbreitung in die Umgebung.

Der Begriff der „therapia magna sterilisans" – aus der Therapie der akuten Infektionskrankheiten übernommen – kann nicht auf die Tbc übertragen werden. Eine solche gibt es hier nicht und wir schaden mit einer Hypermedikalisierung evtl. mehr, als wir nützen (vgl. 9.2.4).

Während bei Erwachsenen die Behandlung einer Tbc ein fast ausschließlich bakteriologisches Problem geworden ist, spielen die immunbiologischen Vorgänge im kindlichen Organismus mit wesentlicher Beteiligung des lymphatischen Systems eine entscheidende Rolle. Das Kind ist erst im Begriff, seine spezifische Immunität aufzubauen. Dazu braucht es viel Zeit und es darf nicht durch äußere Einflüsse nachteilig belastet werden.

Eine offene Lungen-Tbc des Erwachsenen kann unter kombinierter Chemotherapie heute in 3 Monaten bakterienausscheidungsfrei werden. Bei der Primär-Tbc des Kindes muß man auch heute mit mindestens 1 Jahr rechnen, bis auch die erkrankten Lymphknoten bakterienfrei geworden sind und sich eine stabile Immunität aufgebaut hat.

Die *Tierversuche* von Hasche-Klünder und Mutschler zeigen, daß die Tuberkulostatika nur in Spuren, also in ungenügender Konzentration, in verkäste Herde der Lymphknoten eindringen.

Hofmann (Wangen) hat in seinem Operationsmaterial in zahlreichen verkästen Lymphknoten nach mehr als 6monatiger intensiver Chemotherapie immer noch vermehrungsfähige TbB nachgewiesen.

Die durchschlagenden Erfolge der Chemotherapie bei der chronischen Tbc Erwachsener haben sich bei der Primär-Tbc im Kindesalter nicht so deutlich ausgewirkt. Eine überzeugende Wirkung konnte bisher nur bei noch nicht verkästen Lymphknotenprozessen festgestellt werden [2, 26, 46].

Es ist auffallend, daß unter der Chemotherapie in den letzten Jahren Komplikationen im Verlauf der Primär-Tbc prozentual eher zugenommen haben, wobei besonders Kleinkinder betroffen sind [9, 49].

Der Metabolismus des kindlichen Organismus ist gegenüber dem Erwachsenen deutlich beschleunigt. So ist der Wasserumsatz im Säuglingsalter in Relation zum Körpergewicht 4- bis 6mal höher als beim Erwachsenen. Um die erforderliche Konzentration der Tuberkulostatika im Gewebe zu erreichen, müssen deshalb die einzelnen Substanzen bei Kindern relativ höher dosiert werden als bei Erwachsenen. Aus dem gleichen Grund werden die einzelnen Medikamente nach Möglichkeit stoßweise in 1maliger oder höchstens 2maliger Dosis pro Tag gegeben.

Die Tuberkulostatika werden also bei Kindern am besten einzeln oder in Zweier-, und nur ausnahmsweise in Dreierkombination verabreicht. Kombinierte Chemotherapie ist nicht in erster Linie zur Erhöhrung der Effektivität, sondern zur Verhinderung der Resistenz notwendig.

So werden z. B. unter Isoniazid etwa 1 von 10^5 Bakterien, unter Rifampicin etwa 1 von 10^6 Bakterien resistent. Entwicklung einer Resistenz gegen beide Substanzen gleichzeitig ist erst bei etwa 1 von 10^{11} Bakterien zu erwarten.

Deshalb sollte man nur bei Patienten mit schwerer generalisierter oder ansteckungsfähiger Tbc kurzfristig mit 3, bei leichter oder chronischer Tbc mit 2 oder nur mit einem Medikament behandeln. Die Ansteckungsfähigkeit infektiöser Patienten bei einer offenen Lungen-Tbc kann mit Dreierkombination schneller beseitigt werden [5].

Die *Auswahl der Medikamente* sollte möglichst nach Sensibilitätsprüfung isolierter Bakterienstämme erfolgen. Wo dies nicht möglich ist, muß die Wahl nach der größten Wahrscheinlichkeit getroffen werden. Die therapeutischen Substanzen wirken in der Phase der aktiven Proliferation der Mykobakterien am besten. Bei Verlangsamung der Bakterienvermehrung nimmt die Effektivität rasch ab, was durch entsprechende Verlängerung der Behandlung kompensiert werden muß. Eine Eliminierung aller Bakterien ist trotzdem nur selten zu erreichen. Andere Faktoren, wie Einsicht und Mitarbeit sowie ausreichende Ruhe des Patienten, müssen mitberücksichtigt werden, um einen optimalen Behandlungserfolg zu erzielen.

9.8.2.2 Die wichtigsten Tuberkulostatika (Tabellen 2 und 3)

Isoniazid (INH), Rifampicin (RMP) und Ethambutol (EMB) haben eine sehr gute Wirkung und sind i. allg. gut verträglich. Streptomycin (SM), Prothionamid (PTH) und Pyrazinamid (PZA) haben eine etwas geringere Wirkung. Sie sind für Kinder toxisch und deshalb nur beschränkt anwendbar. Das Haupt- oder Basistherapeutikum ist das INH. Die dazu kombinierten Präparate, die in Abständen

Tabelle 2. Übersicht über die gebräuchlichen Tuberkulostatika. (Nach: P. Ch. Schmid [53])

Medikament	Präparate	Tagesdosis/kg KG	Applikation	Nebenerscheinungen	Wechselwirkung	Bemerkung
Isonikotinsäure- hydrazid = Isoniazid *INH*	Neoteben Isozid Rimifon Tebesium INH Tb-Phlogin	$10\left(\begin{array}{c}+5\\-2\end{array}\right)$ mg[a] max. 300–500 mg	p. o. 1- oder 2mal täglich	Hypersensibilität: Al- lergisches Exanthem, Fieber Periphere Neuritis, Neuritis N. optici Hepatotoxizität	Mit Diphenyl- hydantoin: Erhöhte Toxizität Mit Antazida, die Al- Salze enthalten: Hemmung der Resorption	Tbl. zu 50 mg 100 mg 200 mg
Rifampicin Rifampin *RMP*	Rifa Rimactan	15 ($\pm$5) mg[b] max. 600 mg	p. o. 1- oder 2mal täglich	Rotfärbungen von Körperflüssigkeiten Hepatotoxizität Leukopenie Thrombozytopenie: Gastrointestinale Unverträglichkeit	Mit Coumarin- derivaten: Vermin- derung der anti- koagul. Wirkung Mit oralen Kontra- zeptiva: Verminde- rung der kardialen Leistung Mit Glukokortikoiden: Verminderung der Steroidwirkung Mit Probeneciden: Erhöhung der RMP-Toxizität	Kapseln zu 150 mg 300 mg 450 mg 600 mg
Ethambutol *EMB*	Myambutol Etibi	20 ($\pm$5) mg[c] max. 1 000 mg	p.o. 1mal täglich (pro infusione)	Hypersensibilität: Al- lergisches Exanthem, Fieber, Arthritis Neuritis N. optici Gastrointestinale Unverträglichkeit Neurologische Erschei- nungen: Ver- wirrtheitszustände, Schwindelgefühl	Erhöhung der ZNS- Toxizität bei Meningitis und Enzephalitis (eigene Beobachtung)	Tbl. zu 100 mg 250 mg 400 mg 500 mg Amp. zu 200, 400 und 1 000 mg

Streptomycin *SM*	Streptomycin Streptomycinsulfat Streptothenat Solvo-strept	30 mg max. 1 g	i. m. 1- oder 2mal täglich (auch als Tropfinfusion)	Ototoxizität: Vestibular- oder Hörschädigung Hypersensibilität: Allergisches Exanthem Fieber Arthritis	Mit Cephalosporin: Vermehrte Nephrotoxizität Mit Diuretika: Vermehrte Otoxizität	Amp. zu 1 g Pulver 5 g Pulver Lösung: 1 g in 2 ml
Paraaminosalizylsäure *PAS*	PAS	300 mg max. 12 g	p. o. 2- bis 4mal täglich (auch als Tropfinfusion)	Gelegentlich: Hypersensibilität Hepatotoxizität Gastrointestinale Unverträglichkeit	Mit Probeneciden: Erhöhte PAS-Toxizität Mit Aspirin: Salizylintoxikation	Tbl., Drag., pro infusione Lösung instabil; empfindlich gegen Feuchtigkeit und Licht, daher Auflösung kurz vor Gebrauch!
Prothionamid *PTH*	Ektebin Peteha	15 ($\pm$5) mg max. 750 mg	p. o. 2mal täglich (pro infusione)	Gastrointestinale Unverträglichkeit Appetitlosigkeit Hypersensibilität Kopfschmerzen Schwindelgefühl Reaktionsvermögen eingeschränkt	Nicht bekannt Für Kinder weniger geeignet	Tbl. zu 250 mg Inj. Fl.
Pyrazinamid *PZA*	Pyrazinamid Pyrafat	30–40 mg max. 1,5–2 g	p. o. 1mal täglich 1,5 g oder 2mal wöchentlich 2,5 g	Gastrointestinale Unverträglichkeit Allergische Reaktion, Arthritis Hepatotoxizität Reaktionsvermögen eingeschränkt Hyperurikämie Arthralgie	Nicht bekannt Für Kinder nicht geeignet	Tbl. zu 500 mg

[a] Mittlere INH-Dosierung bei Kindern: 10 mg/kg KG; bei schwerer generalisierter Tuberkulose bis 15 mg/kg KG. Zur Prophylaxe 8 mg/kg KG

[b] Mittlere RMP-Dosierung bei 7- bis 11jährigen: 15 mg/kg KG unter 7 Jahren ansteigend bis 20 mg/kg KG; über 11 Jahren absteigend auf 10 mg/kg KG

[c] Mittlere EMB-Dosierung bei 7- bis 11jährigen: 20 mg/kg KG; unter 7 Jahren ansteigend bis 25 mg/kg KG; über 11 Jahren absteigend auf 15 mg/kg KG

Tabelle 3. Chemotherapie der verschiedenen Tuberkuloseerkrankungen. (Nach P. Ch. Schmid [53])

Erkrankung	Chemotherapeutikum	Tagesdosis (mg/kg KG) (Dauer in Monaten)	Dauer der Behandlung Stationär/Ambulant	Zusätzliche Therapie
I. *Tbc-Infektion* =Primoinfektion =Tuberkulinkonversion	INH	8–10	6 Monate ambulant	Keine
II. *Primär-Tbc* Unkompliziert	INH	10	12 Monate ambulant	–
III. *Primär-Tbc* Kompliziert (lokal progressiv, endobronchiale Tbc, Lykn.-Komplikation)	Zweierkombination INH (kontinuierlich) +RMP oder+EMB (alternierend[a]) oder+PAS oder+PZA	10 (12 Monate) 15 (±5) (1–3 Monate) 20 (±5) (1–3 Monate) 300 (1–3 Monate) 30 (1–3 Monate)	6–9 Monate stationär	– – – – –
	Monotherapie	Wie unter II.	6 Monate ambulant	–
IV. *Generalisierte Tbc* Postprimäre Frühkomplikation Meningitis tuberculosa Miliar-Tbc, Pleuritis Extrapulmonale Herde	Dreierkombination: INH (kontinuierlich) +SM +RMP (alternierend) oder+EMB	10 (+5) (12 Monate) 30 (1 Monat) 15 (±5) (1–3 Monate) 20 (±5) (1–3 Monate)	9–12 Monate stationär	Kortikosteriode 2 mg/kg KG/ Tag 4 Wochen
	dann Zweierkombination	Wie unter III.		
	Monotherapie als Reaktivierungsprophylaxe	Wie unter II.	6 Monate ambulant	Eventuell chirurgische Behandlung
V. *Postprimäre Tbc* Postprimäre Spätkomplikation Reaktivierungs-Tbc Chronische Organ-Tbc Pulmonal und Extrapulmonal	Dreierkombination INH (kontinuierlich) +SM +RMP (alternierend) oder+EMB oder+PAS oder+PTH (alternierend) oder+PZA	10 (12–24 Monate) 30 (1–2 Monate) 15 (±5) (1–3 Monate) 20 (±5) (1–3 Monate) 300 (1–3 Monate) 15 (±5) (1–3 Monate) 30 (1–3 Monate)	3–6–12 Monate stationär	Eventuell chirurgische Behandlung
	Zweierkombination	Wie unter III	6–9 Monate stationär/ ambulant	
	Monotherapie als Reaktivierungsprophylaxe	Wie unter II	6–12 Monate ambulant	

von 1–3 Monaten gewechselt werden, sollen dessen Wirkung unterstützen und v. a. eine Resistenzentwicklung der Keime verhindern.

Isoniazid (INH) ist eines der wirksamsten Medikamente mit bakterizider Potenz. Es wird rasch resorbiert und dringt schnell in Gewebe und in Körperflüssigkeiten (Liquor) ein. Es wird hauptsächlich durch die Nieren ausgeschieden. Kinder bekommen, bezogen auf Körpergewicht und Körperoberfläche, höhere Dosen als Erwachsene. Periphere Neuritis und Hepatotoxizität sind selten. Darum sind Leberfunktionsprüfungen bei Monotherapie i. allg. nicht erforderlich, außer bei bereits vorgeschädigter Leber. Echte INH-Hepatitiden und INH-Polyneuritiden sind im Kindesalter sehr selten. Bei zerebralen Anfallsleiden kann INH die Krampfschwelle senken, so daß es zu einer Erhöhung der Anfallsfrequenz kommen kann. INH hemmt in der Leber die Parahydroxylierung von DPH, so daß der Spiegel der Antikonvulsiva (Phenylhydantoin) im Blut bis zur Intoxikation ansteigen kann. Insgesamt wird das INH von Kindern gut vertragen.

Rifampicin (RMP) wirkt bakterizid, ist oral anwendbar – jetzt auch in flüssiger Form – und wird vom Darm gut resorbiert. Es dringt rasch ins Gewebe und in den Liquor ein. Wie INH ist auch RMP bei Kindern nur wenig toxisch. Leichte Leberschädigungen kommen allerdings in etwa 3–4% der behandelten Kinder vor. Sie sind meist nur vorübergehend nachweisbar und verschwinden nach wenigen Wochen, wenn RMP abgesetzt wird. Regelmäßige Leberfunktionsprüfungen (Transaminasen) in 4- bis 6wöchigen Abständen sind erforderlich. RMP wird nie allein, sondern immer zusammen mit INH, EMB, PTH, PZA oder SM, nicht mit PAS (Resorptionsverzögerung!), eingesetzt.

Ethambutol (*EMB*) ist eine hochwirksame Substanz, wirkt zuverlässig bakteriostatisch, nicht bakterizid, und wird von Kindern gut vertragen. Es hat die PAS fast ganz verdrängt. Es ist beträchtlich billiger als RMP. Eine gelegentlich auftretende *Neuritis N. optici* bildet sich nach Absetzen des Präparates innerhalb von 2–3 Wochen zurück. Aus diesem Grunde wird EMB nur kurzfristig (1 bis höchstens 3 Monate meist in Kombination mit INH) und im Wechsel eingesetzt. Regelmäßige *Augenkontrollen* (Visus, Gesichtsfeld, Farbtüchtigkeit, Augenhintergrund) in 6wöchigen Abständen sind erforderlich.

Streptomycin (*SM*), bei 35jähriger Erfahrung ältestes Tuberkulostatikum, wird nur parenteral verabfolgt, da es vom Darm kaum resorbiert wird. Wegen seiner *Toxizität*, besonders am 8. Hirnnerven, und bei der Verfügbarkeit wirksamerer und zuverlässigerer Substanzen sollte es auf die Behandlung von Miliar-Tbc und Meningitis beschränkt bleiben und höchstens 4 Wochen lang gegeben werden. Längerer Gebrauch bringt manchmal mehr Schaden als Nutzen [5].

----

[a] Um toxische Schädigungen durch die beiden Kombinationsmittel RMP und EMB zu vermeiden, wird empfohlen, diese neben dem kontinuierlich eingesetzten INH alle 1–3 Monate zu wechseln (alternierende Behandlung). Zweierkombination ist bei Kindern einer Dreierkombination vorzuziehen. Zweierkombination INH + RMP ist ebenso effektiv und weniger toxisch als die Dreierkombination INH + RMP + SM. Auftreten resistenter Keime wurde dabei nicht beobachtet [5]

Paraaminosalizylsäure (PAS), chemisch verwandt mit Aspirin, wird meist in Kombination mit INH oral gegeben. Es ist nicht sehr wirksam, vermindert jedoch die Resistenzentwicklung gegen andere Medikamente, v. a. gegen INH. Häufig (bei gut 5% der Kinder) tritt als Begleiterscheinung eine Gastritis auf, so daß die gleichzeitige orale Anwendung anderer Substanzen beinahe unmöglich wird. Außerdem kommt es zu Inappetenz, was sich auf den ganzen Krankheitsverlauf nachteilig auswirkt. Durch rationierte kleine Dosen zusammen mit der Nahrung kann man diese Erscheinungen reduzieren; i. v.-Infusionen sind bei Kindern kaum durchführbar. Bei interkurrenten fieberhaften Infekten soll wegen der nahen Verwandtschaft kein Aspirin gegeben werden (Gefahr akuter Salizylschädigung!). PAS wird bei Kindern nur noch selten angewandt.

Prothionamid (PTH) wird bei Kindern nur als Ersatzpräparat bei Unverträglichkeit oder bei Erregerresistenz gegen die Standardmittel angewandt. Kinder klagen häufig über Appetitlosigkeit, Schwindelgefühl und Kopfschmerzen. Oft muß es wegen gastrointestinaler Unverträglichkeit abgesetzt werden. Wir geben das Präparat deswegen nur in Ausnahmefällen.

Pyrazinamid (PZA) ist in letzter Zeit als sehr wirksames Präparat mehr in den Vordergrund gerückt. Es hat eine gute bakterizide Wirkung und wird bei Erwachsenen mit sehr gutem Erfolg eingesetzt. Es wird in letzter Zeit auch zur Mehrfachbehandlung bei Kindern empfohlen [28, 30]. Es ist jedoch lebertoxisch und wird nach unseren Erfahrungen, ebenso wie Prothionamid, von Kindern nicht besonders gut vertragen. Es besteht nicht selten eine gastrointestinale Unverträglichkeit. Das Präparat wird von uns vorläufig nur als Ersatz bei Resistenzentwicklung gegen andere Präparate eingesetzt.

Als weitere Präparate stehen bei Resistenzproblemen zur Verfügung: Cycloserin (CS), Capreomycin (CM), Kanamycin (KM) und Viomycin (VM).

Die Erfahrungen bei Kindern sind beschränkt; deshalb sollten diese Medikamente nur im Bedarfsfall als Ersatz eingesetzt werden (Tabelle 2).

9.8.3 Kortikosteroide

Bei schweren Tbc-Erkrankungen kann eine zusätzliche Kortikosteroidbehandlung neben den Tuberkulostatika von Nutzen sein [66]. Sie ist angezeigt bei stark exsudativer Entzündung und bei vermehrter Toxinbildung. Tuberkulöse Lymphknoten ohne Verkäsung sprechen meist gut an [46, 49]. Bei der Pleuritis exsudativa wird durch die exsudations- und proliferationshemmende Wirkung die Resorption beschleunigt, die Krankheitsdauer abgekürzt und eine Schwartenbildung verhindert.

Ein besonderes Indikationsgebiet ist die Miliar-Tbc und die Meningitis tuberculosa. Nach sofortiger i. v. Glukokortikoidgabe klingen schwere zerebrale Symptome oft rasch ab; dann kann oral weiterbehandelt werden. Durch Entzündungshemmung an der Hirnbasis kann meist ein Liquorstop verhindert werden. Bei der Miliar-Tbc mit massivem Befall des Lungenparenchyms bessern sich respiratorische Beschwerden gelegentlich. Bei einer Bronchus-Tbc können Kortikosteroide nützlich sein.

Dosierung: Bei Meningitis tuberculosa je nach Schwere der Erkrankung am 1. Tag 1- bis 3 mal 25 mg Prednisolon i. v. oder 40–50 mg Prednisolon oral. Sonst i. allg. zu Beginn bis zu 2 mg/kg KG. Allmähliche Reduzierung der Tagesdosis um jeweils 5 mg in Abständen von 3–5 Tagen je nach Situation.
Behandlung wird über 4–6 Wochen fortgesetzt.

In besonders schweren Fällen kann Prednisolon auch intrathekal gegeben werden; pro Injektion 2–10 mg; durchschnittlich 0,2 mg/kg KG für 8–14 Tage oder darüber, je nach klinischem Befund. Bei allen anderen tuberkulösen Erkrankungen, die eine Kortisonbehandlung angezeigt erscheinen lassen, beginnen wir mit oralen Dosen von 1–2 mg/kg KG und reduzieren alle 3–5 Tage um jeweils 5 mg. Behandlungsdauer etwa 4 Wochen.

9.8.4 Präventive Chemotherapie

Die Chemotherapie, die zu einer Revolutionierung in der Behandlung der Tbc geführt hat, kann auch zur *Verhinderung* einer manifesten Erkrankung dienen.

Es handelt sich also bei einer präventiven Chemotherapie um eine vorbeugende Behandlung von Personen, die infiziert sind, aber noch keine Krankheitssymptome zeigen.

In der präallergischen Phase kann das Haften der eingedrungenen Keime und damit das Angehen einer Infektion verhütet werden, solange Medikation erfolgt. Überleben die TbB trotz Behandlung, können sie eine Tbc oder mindestens eine Tuberkulinallergie erzeugen.

Bei Angehen einer Tbc-Infektion ist eine Tuberkulinreversion durch präventive Chemotherapie nicht mehr zu erwarten. Die präventive Chemotherapie kann aber in etwa 80% der Fälle eine hämatogene oder lymphogene Streuung verhindern.

Man unterscheidet eine *primäre* und eine *sekundäre* präventive Chemotherapie.

9.8.4.1 Primäre präventive Chemotherapie (Generalisierungsprophylaxe)

Sie dient neben der Ausheilung einer Primärinfektion oder einer Primär-Tbc gleichzeitig als Generalisierungsprophylaxe. Sie kann eine später aus reaktivierten Streuherden sich bildende postprimäre Tbc (Spätkomplikation) verhindern.

Indikation

Primäre präventive Chemotherapie ist angezeigt:
a) Bei Nichtreagenten auf Tuberkulin, wenn eine Infektion bei massiver Exposition mit hoher Wahrscheinlichkeit stattgefunden hat. Es handelt sich hierbei um eine Chemoprophylaxe. INH, tgl. 8 mg/kg KG in einer Dosis! Dauer 8–12 Wochen.
b) Bei Konvertoren, d. h. erstmals tbn-positiven, nicht mit BCG geimpften Personen, besonders bei starker Reaktion (Stempeltest zeigt Konfluenz der einzelnen Knötchen; Intrakutantest mit 10 IE GT zeigt Induration von mindestens 15 mm Durchmesser). Dauer 3–6 Monate.
c) Bei gesunden Befundträgern, wenn es sich um die erste Feststellung größerer röntgenologischer Herde handelt, besonders in Risikosituationen. Dauer 6 Monate.

9.8.4.2 Sekundäre präventive Chemotherapie (Reaktivierungsprophylaxe)

Diese soll eine Reaktivierung inaktiver Herde verhüten.

Indikation

a) Im Anschluß an eine behandelte aktive Tuberkulose.

b) Bei inaktiven Tbc, wenn Patient unter Kortison oder Immunsuppressiva steht, bei Erkrankung an Masern, Keuchhusten, Grippe, bei größeren chirurgischen Eingriffen unter Vollnarkose, bei Eintritt in die Pubertät oder Gravidität, bei frischem Diabetes mellitus, bei Zustand nach Magenresektion und bei Osteomyelofibrose.

Es handelt sich also um eine Exazerbations-, Rezidiv- und Generalisationsprophylaxe bei klinischen Sondersituationen. Man kann annehmen, daß sich nur noch eine geringe Zahl vermehrungsfähiger Bakterien innerhalb inaktiver Herde befindet, wovon nur noch vereinzelte Mutanten primärresistent sind. Es besteht also praktisch auch bei längerer Dauer keine Gefahr einer sekundären Resistenzentwicklung durch Monotherapie.

9.8.4.3 Präventive Chemotherapie nach Tuberkulinkonversion

Bei jedem nicht geschützten, frischinfizierten Kind sollte nach der Tuberkulinkonversion, auch ohne klinische Symptome eines aktiven Prozesses, eine präventive *Chemotherapie* durchgeführt werden (Tabelle 4).

Das in Tabelle 4 angeführte Schema soll im Einzelfall nach der jeweiligen Familiensituation flexibel angewandt werden. Bei Säuglingen und Kleinkindern bis zu 2 Jahren ist eine frische tuberkulöse Infektion mit virulenten Bakterien gleichbedeutend mit einer aktiven Primär-Tbc, d. h., bei einem nicht BCG-geimpften Säugling und Kleinkind, bei dem z. B. der Tuberkulintest stark positiv ausfällt oder bei dem eine Infektionsquelle bekannt ist, ist auch ohne Röntgenbefund eine aktive Primär-Tbc anzunehmen [23]. Bei einem solchen Kind kann eine kombinierte Chemotherapie angezeigt sein. Viele Säuglinge, besonders aus disponierten Familien, sind nicht in der Lage, gegen eine virulente oder massive tuberkulöse Primärinfektion eine wirksame Immunbarriere aufzubauen. Deshalb ist bei ihnen mit einer raschen Generalisierung zu rechnen. Eine wirksame Generalisierungsprophylaxe, evtl. mit Zweierkombination (Isoniazid + Myambutol), davon ca. 3–6 Monate unter klinischer Kontrolle, ist erforderlich.

Tabelle 4. Schema für präventive Chemotherapie nach Tuberkulinkonversion

Alter	Monotherapie mit Isoniazid	Dauer
Säuglinge und Kleinkinder bis zu 2 Jahren	10 mg/kg KG	Bis zu 12 Monaten, davon 3 Monate unter stationärer Beobachtung
Kleinkinder von 3–6 Jahren	8–10 mg/kg KG	6 Monate
Schulkinder	8 mg/kg KG	3 Monate
Röntgenkontrolle in 6-, 8- und dann in 12wöchigen Abständen		

9.8.4.4 Präventive Chemotherapie und BCG-Impfung

Die simultane Anwendung von Chemoprävention und Tbc-Schutzimpfung ist wegen der INH-Empfindlichkeit der BCG-Keime kontraindiziert. Die Impfung geht unter gleichzeitiger INH-Therapie nicht an; der Impfling bleibt tbn-negativ.

Kommt es innerhalb von 12 Wochen nach BCG-Impfung zu einer massiven Tbc-Exposition, so ist in der präallergischen Phase nach BCG-Impfung Chemoprophylaxe mit INH, nach Tuberkulinkonversion präventive Chemotherapie mit INH angezeigt (s. Tabelle 4). Es bleibt dabei offen, ob die Tuberkulinkonversion Folge der BCG-Impfung oder einer virulenten Infektion ist.

Bei Verdacht auf Tbc-Infektion des Neugeborenen ist Chemoprophylaxe bis zu 3 Monaten post partum angezeigt. Bei positivem Ausfall der Tuberkulinreaktion ist präventive Chemotherapie, bei negativem Ausfall BCG-Impfung angezeigt.

9.8.4.5 Nutzen einer präventiven Chemotherapie

Nichtinfizierte, die einem hohen Infektionsrisiko ausgesetzt sind (Kontakt mit einer Infektionsquelle bei enger Wohngemeinschaft), können für die Dauer der Medikation vor dem Angehen einer Infektion geschützt werden. Bei bereits infizierten, aber noch nicht positiv reagierenden Personen kann das Angehen der Infektion verhindert oder mindestens auf den Primärkomplex beschränkt werden. Bei Konvertoren kann die Entwicklung einer manifesten Tbc verhindert werden. Einer Reaktivierung von Altherden kann mit der präventiven Chemotherapie als Exazerbations- oder Rezidivprophylaxe wirksam vorgebeugt werden.

Präventivbehandlung kann Neuinfektionen und Neuerkrankungen verhindern.

9.8.4.6 Möglicher Schaden einer präventiven Chemotherapie

Unter INH-Therapie sind vereinzelt Leberschädigungen beobachtet worden. Sie sind bei jungen Menschen extrem selten und meist reversibel. Bei Personen über 35 Jahren, besonders wenn Alkoholabusus vorliegt, müssen diese berücksichtigt werden.

INH-Nebenwirkungen, wie Übelkeit, Magenbeschwerden, Hautausschläge, Arzneimittelfieber und periphere Neuropathien, sind möglich, aber selten. Eine vermutete mutagene oder karzinogene INH-Wirkung wurde beim Menschen bisher nicht beobachtet.

9.8.5 Allgemeine therapeutische Maßnahmen

Die Verfügbarkeit wirksamer Medikamente hat die früheren strengen Maßnahmen stark gelockert. Die meisten Kinder mit unkomplizierter Primär-Tbc (schätzungsweise etwa 95% aller Tbc-Erkrankungen im Kindesalter) können heute, wenn die Kriterien 1–6 (Abschn. 9.8.1) nicht zutreffen, ambulant behandelt werden und ein normales Leben führen. Sowohl die Einschränkung ihrer Aktivität als auch besondere Kost sind nicht nötig. Etwa 2 Monate nach Beginn der tuberkulostatischen Behandlung können geplante Schutzimpfungen durchgeführt werden. Bettruhe ist nur bei fieberhaften interkurrenten Infekten oder hoher Aktivität eines Prozesses notwendig. Wegen des chronischen Charakters der Tbc, des langsamen Ansprechens auf Therapie und wegen Neigung zu Reaktivierung, sollen Tbc-Patienten gewisse Zeit Schonung erhalten; z. B. 3 Monate Befreiung vom Schulsport. Bei pulmonaler Tbc sollten Röntgenuntersuchungen alle 6–8 Wochen bis zur Inaktivierung vorgenommen werden. Von da an können die Intervalle auf 3, dann auf 6 und schließlich auf 12 Monate erweitert werden.

Auch nach Abheilung, bzw. völliger Inaktivierung, einer Tbc sollte beachtet werden, daß interkurrente Infekte, Pubertät, schwere Streßsituation, große chirurgische Eingriffe in Vollnarkose, Unterernährung usw. eine Tbc reaktivieren können. Dabei Möglichkeit einer Ausbreitung der Infektion erwägen und entsprechende Untersuchungen auch anderer Organe vornehmen! Auch bei leisestem Verdacht auf Reaktivierung INH-Therapie einleiten (s. Tabelle 3)!

An Reaktivierung bei Kindern mit Tbc-Anamnese muß man auch denken bei unklarem Fieber, Gewichtsverlust und schlechtem Gedeihen. Dann entsprechende diagnostische Untersuchungen vornehmen!

9.8.6 Spezielle therapeutische Eingriffe

Das Ausmaß und die Art der Verkäsung, verflüssigte oder trockene Nekrose, bestimmen den Verlauf der Bronchiallymphknoten-Tbc. *Primär-Tbc* mit *Komplikationen*, v. a. mit Kompressionsstenosen durch erkrankte Lymphknoten und Obturaktionsatelektasen, haben in den letzten Jahren unter der Chemotherapie eher zugenommen.

Bei ausgedehnter Verkäsung hat die Chemotherapie keine sichere Chance mehr. Die Abstoßung der Nekrose, bzw. die Entleerung des Eiters auf natürlichem Wege, durch das Bronchialsystem kann in Einzelfällen eine Heilung in wenigen Tagen bringen. In der überwiegenden Zahl der Fälle dauert die Abstoßung und damit die bronchonoduläre Fistel jedoch längere Zeit.

Bronchoskopische Lokalbehandlung mit regelmäßiger Rekanalisierung des Lumens ist zur Erhaltung des peripher angeschoppten Lungenparenchyms dringend erforderlich. Wiederholtes Absaugen von Käse und Eiter aus abszedierten Lymphknoten kann sehr hilfreich sein [9].

Wiederholte Einbrüche in das Bronchialsystem und langdauernde Fistelbildung treten besonders bei abszedierter Paratracheallymphknoten-Tbc auf. Diese Prozesse können eine ungewöhnliche Ausdehnung mit Ausbildung mediastinaler Abszesse erreichen. Auch Durchbrüche in andere Organe kommen vor. Es kann zu sekundären Einbrüchen in das Lungenparenchym mit und ohne Kavernenbildung per continuitatem vom Mediastinum her kommen.

Als *Indikation* für eine *operative Ausräumung* abszedierter intrathorakaler Lymphknoten durch *Thorakotomie* gibt Hofmann an:
1. Stenose der Trachea; bei kleinen Kindern ein akut lebensbedrohliches Ereignis.
2. Paratracheale Abszesse, die sich vergrößern und persistieren. Eine sekundäre Kavernisierung entgeht dem Röntgennachweis.
3. Mediastinalabszesse mit diffuser Ausbreitung. Sie sind meist nur nach klinischen Gesichtspunkten erfaßbar.
4. Große persistierende Lymphknotentumoren mit poststenotischen Eiterungen. Verdacht einer Penetration in den Ösophagus. Diagnose erfolgt durch Röntgenaufnahme, Bronchoskopie, evtl. Bronchographie und Ösophagusdarstellung. Eindrucksvoll ist die rasche Erholung solcher, durch toxische Symptome schwerkranken Kinder nach dem Eingriff.

Resektionsbehandlung befallener Lungenabschnitte – *Lobektomie* oder *Segmentresektion* – ist angezeigt bei Lungeninfiltraten, die in Induration und Schrumpfung übergegangen sind. Sie neigen besonders in den kaudalen Lungenpartien zu Bronchiektasenbildung. Wegen rekurrierender Bronchopneumonien greifen sie allmählich auf gesunde Lungenabschnitte über.

Bei der *Lymphknoten-Tbc*, besonders im *Halsbereich*, ist neben der Chemotherapie eine operative Behandlung mit *Exstirpation* aller befallenen Lymphknoten Methode der Wahl [16, 46].

9.9 Prophylaxe der Tuberkulose

Es gibt 3 Möglichkeiten zur Prophylaxe:
1. *Expositionsprophylaxe:* Schutz vor Ansteckung
2. *Dispositionsprophylaxe* durch Immunisierung
3. *Chemoprophylaxe*

9.9.1 Expositionsprophylaxe

Da Kinder in der Regel von Erwachsenen angesteckt werden, müssen sie dadurch geschützt werden, daß diejenigen Personen, die mit Kindern und Jugendlichen in engem Kontakt stehen, ständig überwacht werden, z. B. Lehrer, Kindergärtnerinnen, usw. Kinder sollen nicht mit tbc-kranken Erwachsenen in Kontakt kommen, auch wenn diese unter Chemotherapie stehen.

9.9.2 Dispositionsprophylaxe durch Immunisierung

Neben allgemeinen Maßnahmen, die zur Erhaltung und Förderung einer optimalen Körperverfassung und Infektabwehr dienen, kann die in aller Welt millionenfach als wirksam erwiesene Tbc-Schutzimpfung mit dem BCG-Stamm (Bacillus Calmette-Guérin) empfohlen werden. Sie hat sich aufgrund jahrzehntelanger Erfahrung als eine der wirksamsten Waffen gegen die Primär-Tbc und ihre Folgen bewährt. Gleichzeitig dient sie als beste Prophylaxe gegen die Spätformen der Tbc, die sich größtenteils aus Streuherden entwickeln.

Eine *allgemeine* Impfung aller Neugeborenen ist zu empfehlen, solange das Infektionsrisiko in dem entsprechenden Land jährlich über 0,1% liegt.

Wo diese Empfehlung auf Schwierigkeiten stößt, ist in jedem Fall die Impfung von Säuglingen in tbc-gefährdetem Milieu und bei tbn-negativen Kindern vor der Pubertät dringend anzuraten. (Einzelheiten über die BCG-Impfung s. 9.9.4).

9.9.3 Chemoprophylaxe

Diese ist bei noch nicht infizierten, tbn-negativen, tbc-exponierten oder expositionsgefährdeten Personen jeglichen Alters angezeigt, um evtl. bereits in den Körper eingedrungene TbB zu inaktivieren und das Angehen einer tuberkulösen Infektion zu verhindern.

Prophylaxe mit Isoniazid (INH):

Dosierung: tgl. 8–10 mg/kg KG, möglichst in einer Dosierung;
Dauer: 3 Monate

Tuberkulintestungen in 6 wöchigen Abständen! Wird der Tuberkulintest positiv, also bei Tuberkulinkonversion, ist präventive Chemotherapie mit INH angezeigt. Tierexperimente beweisen, daß regelmäßige Einnahme von Isoniazid vor einer Infektion schützt. Bei nachgewiesener INH-Resistenz (etwa 4% primär-resistente Keime, die evtl. bei der Infektionsquelle nachgewiesen werden) können alternativ eingesetzt werden:
1. Rifampicin (RMP): Dosierung: Tgl. 15–20 mg/kg KG, in 1–2 Dosen.
2. Ethambutol (EMB): Dosierung: Tgl. 20–25 mg/kg KG in einer Dosis
   (s. Tabelle 2).

9.9.4 Tuberkuloseschutzimpfung mit BCG

Vakzination durch BCG-Impfung (ein attenuierter Stamm des Mycabacterium bovis) ist trotz weitverbreiteten Gebrauchs und trotz millionenfacher Bewährung umstritten. Zugrundeliegende Vorstellung ist, daß die Impfung mit attenuierten Bakterien eine ähnliche Immunität erzeugen kann wie eine einfache tuberkulöse Primärinfektion. Der Effekt müßte also darin bestehen, daß bei Geimpften, d. h. Sensibilisierten und Immunisierten, nach einer virulenten Infektion die Abwehr des Körpers und die Vernichtung der eingedrungenen Bakterien sofort einsetzt, so daß diese keine Gelegenheit haben, sich im Körper anzusiedeln und zu vermehren, während bei Nicht-Geimpften nach einer virulenten Infektion eine Latenzzeit von 6–8 Wochen besteht, ohne Abwehr und ohne Schutz. Der Impfschutz ist nicht 100%ig. Bei massiver virulenter Infektion reicht er nicht immer aus. Er erstreckt sich im wesentlichen auf die Verhinderung schwerer Generalisationsformen und postprimärer Erkrankungen. Die Vakzination soll bei tbn-negativen, expositionsgefährdeten Kindern dringend empfohlen werden. Der *Nachteil der BCG-Impfung* besteht darin, daß sie eine Tuberkulinkonversion hervorruft, die bei späteren Erkrankungen diagnostische Schwierigkeiten bereiten kann. In Ländern, in denen die Tbc bei Kindern nur noch selten vorkommt, ist der Tuberkulintest diagnostisch von größerem Wert als der Nutzen einer weitgestreuten BCG-Impfung.

9.9.4.1 Dauer des Impfschutzes

Die Dauer des erreichbaren Schutzes ist individuell sehr verschieden. Erfahrungen aus einigen Langzeitstudien zeigen, daß dieser relative Schutz 7–12 Jahre oder länger dauern kann. Nach einer Studie des British Medical Research Council (veröffentlicht in: Bull WHO 1972) hält der Impfschutz durchschnittlich 10 Jahre an. Dabei ergab sich bei der Aufgliederung, daß bis zu 5 Jahre post vaccinationem noch 85%, bis zu 10 Jahre post vaccinationem noch 70%, bis zu 15 Jahre post vaccinationen noch 55% der Fälle tbn-positiv geblieben sind. Das würde bedeuten, daß bei 10 jährigen Schülern in 70% der Fälle noch mit einem positiven Tuberkulintest nach BCG-Impfung zu rechnen ist, ja daß sogar 16- bis 17 jährige Schüler und Jugendliche noch zu 50% tbn-positiv reagieren. Meist ist bei ihnen die Impfnarbe noch nachweisbar. Es sollte gefordert werden, daß jeder BCG-Geimpfte 3 Monate nach erfolgter Impfung tuberkulingetestet wird, um den Impferfolg bzw. den Impfschutz mit dem positiven Test nachzuweisen. Erfahrungsgemäß gehen etwa 3–5% der Impfung nicht an, so daß diese Personen keinen Impfschutz besitzen, keine Impfnarbe haben und somit tbn-negativ bleiben. Da diese Testung p. v. oft übersehen und meist auch nicht mehr nach ihr gefragt wird, ist bei einem später erstmals nachgewiesenen positiven Tuberkulintest, auch bei einem BCG-geimpften Kind, aus Sicherheitsgründen eine Röntgenuntersuchung angezeigt. Diese sollte jedoch nur unter gewissen Voraussetzungen erfolgen, um eine unnötige Strahlenbelastung zu vermeiden. Nur bei folgenden Voraussetzungen ist bei einem tbn-positiven BCG-geimpften Kind eine Röntgenuntersuchung angezeigt:

1. bei fehlender Impfnarbe (meist linker, selten rechter Oberschenkel; linker Oberarm bei Türken und Jugoslawen),
2. bei klinisch verdächtigen Erscheinungen (Husten, Müdigkeit, Appetitlosigkeit, Temperaturerhöhung usw.),
3. bei möglicher oder bekannter Infektionsquelle (in der Familie oder Umgebung),
4. bei auffallend starker Tuberkulinreaktion $(+ + +)$.

Ist keine dieser Voraussetzungen erfüllt, ist eine Röntgenuntersuchung unnötig und deshalb zu unterlassen.

Gelegentlich reagieren BCG-geimpfte Kinder bei einer späteren Tuberkulintestung zunächst negativ und nach weiteren 1 oder 2 Jahren tbn-positiv. Als Grund hierfür gibt es 3 Möglichkeiten:

1. Die Impfung ist nicht angegangen; das Kind ist nach der Impfung tbn-negativ geblieben und jetzt frischinfiziert worden.
2. Der frühere Tuberkulintest hat versagt.
3. Die Tuberkulinreaktion ist im Laufe der Jahre nach der Impfung unterschwellig und jetzt durch den wiederholten Test provoziert, d. h. positiv geworden.

Da man bei jeder dieser 3 Möglichkeiten eine frische tuberkulöse Infektion nicht sicher ausschließen kann, ist aus Sicherheitsgründen eine Röntgenuntersuchung angezeigt.

9.9.4.2 Impftechnik

Gemäß den *Richtlinien des Deutschen Zentralkomitees zur Bekämpfung der Tuberkulose* wird die von *Wallgren* angegebene intrakutane Vakzination als Methode der Wahl empfohlen.

Zur Impfung verwendet man den durch ein spezifisches Kulturverfahren nach vielen Generationen für den Menschen apathogen gewordenen TbB-Stamm von Calmette-Guérin (BCG).

Die Impfung erfolgt im oberen Drittel der Außenseite des linken Oberschenkels über dem Trochanter mit dem BCG-Trockenimpfstoff (Behring-Werke). Er ist bei Aufbewahrung im Kühlschrank und vor Licht geschützt bis zu 1 Jahr verwendbar.

Es werden 0,1 ml in einer Tuberkulinspritze mit Feingraduierung streng intrakutan (nicht subkutan!) injiziert. Es soll sich dabei eine Hautquaddel von gut Linsengröße bilden. Nach 3–4 Wochen zeigt sich an der Impfstelle ein kleiner Knoten von braunroter bis blauroter Farbe, meist von etwa Linsengröße. Gelegentlich weist er eine zentrale kleine Einschmelzung mit geringer Absonderung, später mit einer Delle, Schuppen- oder Krustenbildung auf. Die zugehörigen Leistenlymphknoten schwellen manchmal leicht an.

Wird die BCG-Impfung im Anschluß an eine andere Impfung mit vermehrungsfähigen Erregern durchgeführt, soll ein zeitlicher Abstand von mindestens 4 Wochen dazwischenliegen. Nach einer BCG-Impfung sollen 3 Monate verstrichen sein, bevor eine weitere Impfung erfolgt. Wenig empfindliche Kinder reagieren manchmal nicht auf eine gewöhnliche Impfdosis. Bei diesen kann die Impfung mit einer doppelten Dosis wiederholt werden.

Vor der Schutzimpfung muß, außer bei Neugeborenen, durch einen Tuberkulintest geprüft werden, ob nicht bereits eine Tbc-Infektion stattgefunden hat. Eine erste Auswahl erfolgt durch die Pflasterprobe (Freka-Test). Ist sie negativ, folgt der Stempeltest (Tine-Test mit 5 IT) oder die Intrakutanprobe mit 10 IE; falls diese negativ ausfallen, mit 100 IE.

Die Impfung erfolgt unmittelbar nach der letzten negativen Tuberkulinreaktion. Bei Neugeborenen bis zu 6 Wochen ist die Tuberkulintestung überflüssig. Deshalb ist gleich nach der Geburt der günstigste Impftermin. Die Neonaten sollen aber mindestens 2–3 Tage alt sein. Frühgeborene unter einem Gewicht von 2 500 g sollen nicht geimpft werden. Das geimpfte Kind muß 6 Wochen lang vor einer Tbc-Exposition geschützt werden. Ältere Kinder müssen auch vor der Impfung 6 Wochen lang expositionsfrei und dann tbn-negativ geblieben sein. Ein Impferfolg kann angenommen werden, wenn die Tuberkulinprobe 10–12 Wochen nach der Impfung positiv ausfällt.

9.9.4.3 Effektivität der Impfung

Nach statistischen Berechnungen steht die Effektivität der Impfung unterhalb eines Infektionsrisikos von jährlich 1:1 000 in keinem Verhältnis mehr zu den Impfkomplikationen. Für ein geimpftes Neugeborenes ist dann die Wahrscheinlichkeit einer Impfkomplikation größer als die einer Tbc-Erkrankung. Im allgemeinen ist aber ein kleines Impfulkus oder eine periphere Lymphknotenbeteiligung noch keine gravierende Komplikation und bedeutet keinen Schaden für Leben und Gesundheit. Ein Impfulkus und eine Lymphadenitis, auch nach Abszedierung, heilt in spätestens 3 Monaten ab. Der Impfschutz ist millionenfach bestätigt worden. Zur Zeit wird mit einem Schutz von mindestens 80% gerechnet. Bei exakter Durchführung der Impfung kann dieser nach unserer Erfahrung bis zu 95% erhöht werden. Dafür sind folgende 5 Bedingungen zu beachten:
1. Der Impfling muß tbn-negativ und gesund sein (kein Immundefekt).
2. Der Impfstoff muß in Ordnung sein (Änderung der Virulenz möglich).
3. Die Impfung muß technisch einwandfrei durchgeführt werden (exakte intrakutane Quaddel von Linsengröße; nicht subkutan!).
4. Das Angehen der Impfung muß nachgewiesen und bestätigt werden (Tuberkulintest nach 3 Monaten; etwa 3–5% der Impfungen gehen nicht an. Nachweis der Impfnarbe!).
5. Der Impfling darf während der Inkubationszeit (10–12 Wochen) nicht exponiert werden.

9.9.4.4 Komplikationen und Nebenwirkungen bei der BCG-Impfung

Je nach Impfstamm sind Komplikationen bei der BCG-Impfung sehr unterschiedlich beobachtet worden. Der bei uns bis zum Jahre 1975 verwendete Stamm Göteborg hatte sich vielfach als zu schwach erwiesen. Auf Empfehlung der WHO wurde dann auf den virulenteren Stamm Kopenhagen umgestellt. Dabei kam es anfangs zu vielen starken Impfreaktionen mit Abszeß- und Ulkusbildung am Ort der intradermalen Injektion und zu Anschwellung und Abszedierung inguinaler Lymphknoten. Nach einer 2jährigen Impfpause wird jetzt mit einer wesentlich geringeren Dosis geimpft; die Impfdosis wurde von 2 Millionen auf 200 000 Keime reduziert. Seither wurden praktisch keine Impfkomplikationen mehr beobachtet. Eine verstärkte Geschwürbildung oder Vereiterung der zugehörigen Lymphknoten kann allerdings entstehen, wenn der Impfstoff nicht genügend gemischt oder wenn die intrakutane Impfung nicht lege artis durchgeführt wird, so daß Impfmaterial ins Unterhautzellgewebe gelangt. Ganz selten sind miliare Generalisierungen bei Fehlen jeglicher natürlicher Resistenz beobachtet worden. Wenn die Impfung versehentlich bei einem tbn-positiven Kind erfolgt, kommt es zu einer beschleunigten und verstärkten Reaktion an der Impfstelle (Koch-Phänomen).

9.9.4.5 Impfschäden nach BCG-Impfung bei Neugeborenen

Die BCG-Impfung ist auch unter Verwendung des von der World Health Organisation (WHO) empfohlenen Impfstoffes nicht frei von Risiken. Nebenreaktionen nach BCG-Impfung und Komplikationen treten immer wieder auf.

Therapievorschläge

Normale Impfreaktion

- Kleine oberflächliche Ulzera an der Impfstelle (Durchmesser bis 0,6 cm) und Schwellung der regionalen Lymphknoten bis Mandelgröße: Trockene Puderverbände zur Wundheilung (z. B. Azulenpuder, Nebacetinpuder)

Starke Impfreaktion

- Größere und tiefere Ulzera an der Impfstelle (Durchmesser über 0,6 cm): INH- oder Nebacetinpuder wegen Mischinfektion
- Lymphknotenschwellung über Mandelgröße: INH 8 mg/kg KG/Tag für 4–6 Wochen oder länger
- Drohende Abszedierung der Lymphknoten: INH 8–10 mg/kg KG/Tag bis zur Rückbildung

Impfschäden

- Abszedierung der Lymphknoten: Lymphknotenexzision; keine Inzision (Gefahr der chronischen Eiterung mit Fistelbildung durch Sekundärinfektion); INH 8–10 mg/kg KG/Tag bis zur Abheilung

Gesetzliche Grundlagen der Impfung

Der Begriff „Impfschaden" ist gesetzlich geregelt und wird in § 52 Abs. 1 Satz 1 des Bundes-Seuchengesetzes (BseuchG) wie folgt definiert:

„Ein Impfschaden ist ein über das übliche Ausmaß einer Impfreaktion hinausgehender Gesundheitsschaden."

Über die *Entschädigungspflicht bei Impfschäden* bestimmt § 51 Abs. 1 BSeuchG folgendes:

„Wer durch eine Impfung, die... von einer zuständigen Behörde öffentlich empfohlen und in ihrem Bereich vorgenommen... worden ist, einen Impfschaden erleidet, erhält wegen der gesundheitlichen und wirtschaftlichen Folgen des Impfschadens auf Antrag Versorgung in entsprechender Anwendung der Vorschriften des Bundesversorgungsgesetzes, soweit dieses Gesetz nichts Abweichendes bestimmt."

Auch wenn ein im Sinne der gesetzlichen Definition unstrittiger Impfschaden vorliegt, kann von den Versorgungsverwaltungen der Länder eine Entschädigung nur gewährt werden, wenn die Impfung öffentlich empfohlen ist. Darüber entscheiden die Bundesländer in eigener Zuständigkeit (DZK).

9.9.4.6 Argumente für die BCG-Impfung

Die Argumente zur weiteren Empfehlung der generellen BCG-Impfung als Immunprophylaxe sind:
- die immer noch hohe *Gesamtdurchseuchung* unserer Bevölkerung mit virulenten TbB (35–40% der Bevölkerung);
- die immer noch hohe Zahl an jährlichen *Neuerkrankungen* sowie der hohe *Bestand* an aktiven und ansteckungsfähigen Tbc;
- das immer noch hohe *Erkrankungsrisiko der starken durchseuchten älteren Jahrgänge;*
- *das dadurch bedingte hohe Infektionsrisiko* der noch nicht infizierten und nicht geschützten jüngeren Jahrgänge (Gegenden mit noch einem Infektionsrisiko von 3–4%, Windorfer);
- die Gefahr einer *Neueinschleppung* von Epidemien durch Einwanderer, Gastarbeiter und Rückwanderer.

9.9.4.7 Empfehlung der BCG-Impfung durch die WHO

Erst bei einem Infektionsrisiko unter 0,1% kann man eine Aufgabe der generellen BCG-Impfung aus epidemiologischer Sicht für vertretbar halten. Es wird von der WHO empfohlen, die Tuberkulose als epidemische Erkrankung erst dann als überwunden anzusehen, wenn die *Morbidität* auf 10:100000 Einwohner (bei uns noch 60:100000 E.), die *Mortalität* auf 2:100000 Einwohner (bei uns noch 4:100000 E.) und die *Durchseuchung* der Gesamtbevölkerung auf mindestens 10% (bei uns noch 35%) zurückgegangen ist.

9.9.4.8 Empfehlung der BCG-Impfung durch die Deutsche Gesellschaft für Kinderheilkunde vom 19.9.1973

„Die Deutsche Gesellschaft für Kinderheilkunde sieht bei der jetzigen Situation der Tuberkulose in der Bundesrepublik noch keine Möglichkeit, von der BCG-Impfung im Kindesalter abzugehen. Die Gesellschaft empfielt die BCG-Impfung weiterhin als erfolgreichste Vorbeugungsmaßnahme gegen die Tuberkuloseerkrankung, generell bei Neugeborenen und vor der Schulentlassung bei tuberkulinnegativen Kindern."

Diese Empfehlung ist von der Deutschen Gesellschaft für Kinderheilkunde sowie der Deutschen Gesellschaft für Sozialpädiatrie und dem Bundesverband der Kinderärzte Deutschlands auf dem Deutschen Kinderärztekongreß 1977 in Kiel aufs neue bestätigt worden.

Die Tbc Schutzimpfung gehört in den meisten Bundesländern zu den öffentlich empfohlenen Schutzimpfungen *„für Säuglinge, ferner für alle Tuberkulinnegativen, die mit Tuberkulosekranken in Wohngemeinschaften leben oder sonst tuberkulosegefährdet* *sind."* Letzte Bekanntmachung des Bayerischen Staatsministeriums des Innern vom 4. Februar 1977.

9.10 Prognose der Tuberkulose

Bei entsprechender rechtzeitiger Therapie ist die Prognose aller Tbc-Formen, mit Ausnahme des ZNS, sehr gut. Dies sollte gegenüber Eltern, Lehrern und allen Kontaktpersonen immer wieder nachdrücklich betont werden, um unnötige Ängste und Besorgnisse auszuräumen.

Prognose der Tbc des ZNS

Wenn ein Kind mit einer tuberkulösen Meningitis bereits zu Beginn der Therapie neurologische Symptome zeigt, ist eine Mortalität von 15% und bleibende neurologische Ausfälle in 75%, auch bei optimaler Therapie, zu warten. Bei Kindern, bei denen die Therapie erst im Koma begonnen wurde, ist eine Mortalität in 50% und neurologische Ausfälle bei den Überlebenden in 80–90% zu erwarten. Wenn dagegen die Therapie bereits vor Auftreten neurologischer Zeichen einsetzte, ist völlige Wiederherstellung zu erwarten. Bei Kindern unter 2 Jahren sind Mortalität und bleibende neurologische Schädigungen wesentlich höher als bei größeren Kindern. Häufigste Dauerschädigungen des ZNS sind: Verzögerung der Entwicklung, Lähmung kranialer Nerven, Hydrozephalus, Optikusatrophie, Taubheit und Paralyse [5].

9.10.1 Prognose und therapeutisches Vorgehen

In der Behandlung der Primär-Tbc können grundsätzlich 2 verschiedene Wege eingeschlagen werden. Bei *konservativem* Vorgehen wird versucht, alles zu unterlassen, was einen beginnenden Verkäsungsprozeß beschleunigen und zur Abszedierung führen könnte; v. a. Verhinderung zusätzlicher toxischer Einflüsse, keine Überbelastung durch mehrere Medikamente (Hypermedikalisierung) und nicht zu hohe Dosierung. Der Prozeß soll ohne Verflüssigung zur Ruhe kommen, eintrocknen, im günstigen Fall weitgehend resorbiert werden oder indurieren und verkalken.

Bei *aktivem* Vorgehen wird der Verkäsungsprozeß bis zur Verflüssigung, Abszedierung und Abstoßung beschleunigt. Der Prozeß kommt also nicht zur Ruhe, sondern wird eliminiert. Dies wird erreicht durch intensive bakterizide Chemotherapie durch Mehrfachkombination; dabei aktive Nachhilfe durch bronchoskopische Maßnahmen mit wiederholter Bronchialtoilette, Absaugen eingebrochenen verkästen Materials und Eiters; operatives Ausräumen verkäster und abszedierter Lymphknoten. Bei der chronischen Lungen-Tbc mit Kavernisierung soll die Reinigung der Kavernen durch Abstoßung nekrotischen Materials bis zur Bakterienfreiheit erreicht werden.

Wir haben in vielen Jahren bei unkomplizierten Primär-Tbc mit INH als Monotherapie keine schlechteren Heilerfolge erzielt als mit kombinierter Chemotherapie. Im Gegenteil: Wir haben immer wieder erfahren, daß manche unkomplizierte Primär-Tbc sich unter kombinierter Chemotherapie verschlechtert hat.

Da die kombinierte Chemotherapie in erster Linie zur Verhinderung einer Resistenzentwicklung dient, ist es fraglich, ob sich dann ein solcher Einsatz bei höchstens 4% primärresistenten Keimen lohnt, zumal früher einfache Primär-Tbc auch ohne Chemotherapie in etwa 95% der Fälle von selbst abheilten. Es ist wenig bekannt, wie sich der Organismus gegenüber resistenten Keimen verhält, vielleicht ähnlich wie gegenüber manchen atypischen Mykobakterien, die gegen Tuberkulostatika resistent (z. B. Mycobacterium Kansasii; vgl. 9.14.4), für den Menschen aber nur wenig pathogen sind.

9.11 Bekämpfung der Tuberkulose

9.11.1 Grundsätzliches zur Tuberkulosebekämpfung

Die Bekämpfung der Tbc ist zum einen eine individual-medizinische, zum anderen eine allgemein-öffentliche Aufgabe. Für die Individualmedizin bedeutet die Tbc-Bekämpfung Behandlung und Heilung von Tbc-Kranken, Verhinderung von Erkrankung, Siechtum und Tod, aber auch Verhinderung von Erkrankungsfolgen wie psychischem Trauma, Zerstörung von Familien und Beseitigung des sozialen Stigmas der Betroffenen. Diesen Zielen dient sowohl die kurative als auch die präventive Medizin. Der *öffentliche Gesundheitsdienst* hat v.a. die Aufgabe, die Infektionskette zu unterbrechen und weitere Ansteckungen zu verhindern.

Die Kontrollmaßnahmen des öffentlichen Gesundheitsdienstes bestehen wie bei allen übertragbaren Krankheiten aus Maßnahmen der Überwachung und der Eindämmung.

Überwachungsmaßnahmen konzentrieren sich auf jeden Kranken und auf jeden neu gefundenen Fall, die Eindämmung auf Kontaktpersonen und deren Behandlung.

Überwachung ist notwendig, um epidemiologische Daten über die Erkrankung, ihre Häufigkeit und Verteilung in der Bevölkerung, aber auch über ihre Aufschlüsselung nach Alter, Rasse, Geschlecht und Volksgruppen, sowie über soziale und regionale Bedingungen zu gewinnen. Die Überwachung soll Diagnostik und Therapie aller Patienten sichern, die Eindämmungsmaßnahmen eine Weiterverbreitung verhindern.

Je seltener die Tbc wird und je mehr sie in den Gesamtbereich der inneren Medizin übergeht, um so wichtiger sind die *Meldepflicht* und die dadurch ermöglichten *Überwachungsmaßnahmen.*

9.11.2 Seuchenhygienische Maßnahmen bei stationärer Unterbringung der Tuberkulosekranken

Bei gemeinsamer Unterbringung von Tbc-Kranken mit Patienten, die an einer anderen Krankheit leiden, sollte eine Diffamierung vermieden werden. Übertriebener Angst der Mitpatienten und des Pflegepersonals kann durch Aufklärung begegnet werden. Der über die Natur seiner Erkrankung und deren Heilungsaussichten aufgeklärte Patient wird Verständnis haben für die notwendigen Sicherheitsvorkehrungen, wie *Absonderung* und *Desinfektion*. Wenn ein nichttuberkulöser Mitpatient mit einem Tbc-Kranken engen Kontakt hatte, soll er auf die Gefahr einer Ansteckung und auf die Notwendigkeit entsprechender Kontrollen hingewiesen werden. Präventive Chemotherapie ist angezeigt.

Der bakteriologische Nachweis der Ansteckungsfähigkeit wird oft erst nach Tagen erbracht, nicht selten zufällig bei unspezifischer Symptomatik. Diagnostik unklarer Fälle erfordert oft umfangreiche Untersuchungen. Verdachtsfälle sollten so lange als infektionsgefährdend gelten, bis die bakteriologischen Untersuchungen abgeschlossen sind.

Ziel aller hygienischen Maßnahmen bei der Unterbringung von Tbc-Kranken mit anderen Kranken ist es, den Wahrscheinlichkeitsgrad der Übertragung von TbB weitgehend zu vermindern oder zu vermeiden. Die meisten Maßnahmen, die zum Schutz nichttuberkulöser Kranker erforderlich sind, lassen sich aus dieser Grundforderung ableiten. Dies betrifft sowohl die Unterbringung in einem Isolierzimmer, als auch Maßnahmen organisatorischer Art bei der gemeinsamen Nutzung diagnostischer und therapeutischer Einrichtung (Deutsches Zentralkomitee zur Bekämpfung der Tuberkulose).

9.11.3 Isolierung von Patienten

Im Bundesseuchengesetz wird die Isolierung in einem Krankenhaus dann zwingend vorgeschrieben, wenn bestimmte hochinfektiöse Krankheiten vorliegen. Bei allen ansteckenden, meldepflichtigen Krankheiten, also auch bei offener Tbc, richten sich die Isolierungsmaßnahmen nach der Kontagiosität der Krankheit. Dies gilt auch für Ansteckungsverdächtige. Die Absonderung gegenüber Nichttuberkulosekranken soll bis zum Ausschluß der Infektiosität durch Unterbringung in einem Einzelzimmer oder in einem Mehrbettzimmer gemeinsam mit anderen Tbc-Patienten erfolgen. Unter Tbc-Kranken kann auf die strikte Trennung zwischen „offenen" und „geschlossenen" Patienten verzichtet werden. Auch die nichtansteckungsfähigen Kranken erhalten i. allg. antituberkulöse Medikamente, die neben der kurativen Wirkung vor einer Superinfektion schützen.

Für ansteckungsfähige sowie für ansteckungsfähig verdächtige Tbc-Kranke sind besondere Waschgelegenheiten und Toiletten erforderlich, die nicht von unspezifisch Erkrankten benutzt werden dürfen. Die Sanitäreinrichtungen müssen einer laufenden Desinfektion unterworfen werden. Dem Tbc-Kranken ist, solange Ansteckungsfähigkeit besteht, der Kontakt mit anderen Patienten der Abteilung in Gemeinschaftsräumen, Speiseräumen und auf Korridoren zu untersagen. Bereithaltung von Einzelzimmern mit eigener Sanitärzone ist zweckmäßig; sie können sowohl der Isolierung von Tbc-Patienten als auch von anderen Patienten mit ansteckenden Krankheiten dienen.

Ärztliche Untersuchungen abgesonderter Patienten sollen im Krankenzimmer durchgeführt werden.

Es bestehen keine Bedenken, Tbc-Kranke, die unter Chemotherapie nicht mehr ansteckungsfähig sind, an gemeinsamen Veranstaltungen oder an Gemeinschaftsessen teilnehmen zu lassen (DZK zur Bekämpfung der Tbc).

9.11.4 Maßnahmen der Desinfektion

Solange Ansteckungsfähigkeit angenommen werden muß, sind Desinfektionsmaßnahmen erforderlich.

Die laufende Desinfektion erstreckt sich auf Leib- und Bettwäsche, Taschentücher,
Handtücher sowie deren Behältnisse, Eß- und Trinkgeschirr, Kleidung, Gebrauchsgegenstände, Fußböden, Möbel und Wände. Zur laufenden Wischdesinfektion (Entfernung von Eiweißbestandteilen bei wirksamer Desinfektion) sind Papiertücher geeignet, die mit Flächendesinfektionsmitteln befeuchtet und nach Gebrauch vernichtet
werden.

Erregerhaltige Körperausscheidungen müssen ebenfalls der laufenden Desinfektion
unterworfen werden.

Die Versorgung des Patienten wird erleichtert durch Verwendung von Einwegma-
terial (z. B. Sputumbecher, Eßgeschirr, das nach Gebrauch vernichtet werden kann).
Beim Umgang mit Schmutzwäsche in krankenhauseigenen oder gewerblichen Zen-
tralwäschereien sind Vorsichtsmaßnahmen zu beachten (Merkblatt des DZK: Desinfektionsmaßnahmen bei Tuberkulose, 1976).

Der Desinfektion medizinischer Instrumente und Geräte, die auch von nichttuberkulösen Patienten verwendet werden, ist besondere Beachtung zu schenken.

Prinzipiell ist im Krankenhaus alles benutzte Instrumentarium als potentiell infiziert anzusehen. Zur Vordesinfektion von thermostabilem Instrumentarium (Metall,
Glas, Keramik) werden hauptsächlich Kombinationspräparate verwendet, die gleichzeitig reinigen und desinfizieren. Nach einer entsprechenden Einwirkungszeit werden
die Materialien weiter aufbereitet und sterilisiert.

Thermolabiles Instrumentarium (Gummi, Kunststoff, Fiberglas) wird sofort nach
Gebrauch zur Vordesinfektion in eine Desinfektionslösung eingelegt. Nach entsprechender Einwirkungszeit wird gereinigt und dann die Hauptdesinfektion durchgeführt.

Das Narkoseinstrumentarium, Lungenfunktionsgeräte sowie alle Geräte, die Wasser zur Befeuchtung brauchen und direkt am Patienten angewendet werden (z. B. Inhalationsgeräte), bedürfen einer sorgfältigen laufenden Desinfektion, Reinigung und
Sterilisation sowie einer besonderen Aufbewahrung.

Bei gemischter Belegung eines Krankenhauses empfiehlt sich die Aufstellung eines
Hygieneplans, der den speziellen Umständen Rechnung trägt. Seine planmäßige
Durchführung zwingt zu kritischer Beurteilung und sinnvoller Anwendung der Desin-
fektions- und Sterilisationsmöglichkeiten.

Regelmäßige Kontrollen der Arbeitsweise und des Hygieneverhaltens von Ärzten
und Pflegepersonal sind zu empfehlen.

In der Röntgenabteilung soll der Kontakt zwischen ansteckungsfähigen Tbc-Kranken und anderen Patienten vermieden werden. Besondere Vorsicht bei Kindern! War-
tezeiten vermeiden! Röntgengeräte im kontaminierten Bereich regelmäßig desinfizieren (Wischdesinfektion oder Desinfektionsspray)! Telefonapparate im Bereich des
Krankenhauses, die auch von Tbc-Kranken benutzt werden, sind regelmäßig der üblichen Wischdesinfektion zu unterziehen.

Bevor ein Krankenzimmer oder Räume, die von ansteckungsfähigen Tbc-Kranken
benützt wurden, anderen nicht-Tbc-kranken Patienten zur Verfügung gestellt werden,
ist eine Schlußdesinfektion mit anschließender Reinigung durchzuführen. Diese umfassen das Bett und seine Ausrüstung, Einrichtungs- und Gebrauchsgegenstände so-

wie Wäsche und Fußböden. Im allgemeinen ist eine gründliche Flächendesinfektion ausreichend.

Bei Wiederbelegung mit Tbc-Kranken genügt Desinfektion des Bettes und seiner Ausrüstung sowie der Gebrauchsgegenstände (DZK).

9.11.5 Gesetzliche Grundlagen

Maßgeblich für die Tbc-Bekämpfung sind die Bestimmungen des Gesetzes zur Verhütung und Bekämpfung übertragbarer Krankheiten beim Menschen (BSeuchG v. 18.7.1961).

Zur *Meldepflicht* wird darin ausgeführt, daß jeder Erkrankungs-, Verdachts- und Todesfall an Tbc der Atmungsorgane, der Haut und der übrigen Organe meldepflichtig ist.

Im Krankenhaus trifft die Verpflichtung den leitenden Arzt, in Krankenhäusern mit mehreren selbständigen Abteilungen den leitenden Abteilungsarzt.

Die Krankenhäuser haben Aufnahme und Entlassung des Tbc-Kranken unverzüglich dem für den bisherigen Aufenthaltsort des Kranken zuständigen Gesundheitsamt zu melden.

Tritt die Meldepflicht erst während des Krankenhausaufenthaltes ein, so ist die Meldung dem für das Krankenhaus zuständigen Gesundheitsamt zu erstatten.

Nach § 41 des BSeuchG dürfen bei behördlich angeordneten Entseuchungen und Entwesungen nur Mittel und Verfahren verwendet werden, die vom Bundesgesundheitsamt auf Brauchbarkeit geprüft und in eine veröffentlichte Liste aufgenommen sind.

Die Liste der „Richtlinien für die Prüfung chemischer Desinfektionsmittel und der von der Deutschen Gesellschaft für Hygiene und Mikrobiologie als wirksam befundenen Desinfektionsmittel" hat keinen Anordnungscharakter, sondern ist lediglich eine Empfehlung. Sie gibt Aufschluß darüber, welche Desinfektionsmittel für den Gebrauch in Praxis und Krankenhaus geeignet sind (Merkblatt des DZK über „Desinfektionsmaßnahmen bei Tuberkulose", 1976). Die Aufgaben des Öffentlichen Gesundheitsdienstes sind im Rahmen der Bestimmungen des BSeuchG nach Landesrecht geregelt. Schuldhafte Verstöße gegen die gesetzlichen Bestimmungen können zur Verurteilung des Verantwortlichen wegen Körperverletzung, zu Schadenersatzleistung und Zahlung eines Schmerzensgeldes an den Geschädigten führen.

9.11.6 Ärztliche Maßnahmen bei Tuberkulose im Kindesalter

Für den behandelnden Arzt

- Meldung jeder Tuberkulinkonversion und Erkrankung im Kindesalter (zur Quellensuche). Die Häufigkeit der Tbc bei Kindern steht in stärkerem Maße als bei Erwachsenen in direktem Zusammenhang mit der Zahl der vorhandenen Infektionsquellen.
- Frühzeitige Behandlung (präventive Chemotherapie) bereits bei Tuberkulinkonversion zur Verhinderung einer manifesten Erkrankung.

– Bei positiver Tuberkulinreaktion und röntgenologischem Nachweis einer Primär-
  Tbc Verordnung einer präventiven Chemotherapie, um eine lymphadogene oder
  hämatogene Ausbreitung zu verhindern.

Für den Arzt im öffentlichen Gesundheitsdienst

– Nach Erhalt der Meldung Quellensuche im domiziliären und extradomiziliären
  Bereich (Hausgemeinschaft, Schule, Kindergarten). Durchführung von Umge-
  bungsuntersuchungen.
– Nach Auffindung der Infektionsquelle Veranlassung der stationären Behandlung.
– Suche nach weiteren Infizierten in der Umgebung des Offentuberkulösen. Tuberku-
  lindiagnostik.
– Bei Konvertoren Überweisung an den behandelnden Arzt zur präventiven Chemo-
  therapie (DZK).

9.11.7 Empfehlung des Deutschen Zentralkomitees zur Bekämpfung der Tuberkulose (DZK) zur Durchführung des § 47 Abs. 1–3 des Bundes-Seuchengesetzes (Novelle vom 2. 5. 1975)

Der § 47 Abs. 1–3 BSeuchG in der Fassung des Gesetzes zur Änderung des BSeuchG
vom 10. 5. 1975 (BGBl. I S. 1053) lautet:

(1) Lehrer, Schulbedienstete und zur Vorbereitung auf den Beruf des Lehrers in Schulen tätige
Personen haben vor Aufnahme ihrer Tätigkeit der zuständigen Behörde durch Vorlage eines
Zeugnisses des Gesundheitsamtes nachzuweisen, daß bei ihnen eine ansteckungsfähige Tuberkulose der Atmungsorgane nicht vorliegt. Das Zeugnis darf nicht älter als ein Jahr sein und muß
sich auf eine intrakutane Tuberkulinprobe oder auf eine Röntgenaufnahme der Atmungsorgane
stützen. Ist die Tuberkulinprobe positiv ausgefallen, ist in jedem Fall eine Röntgenaufnahme erforderlich. Solange dieser Nachweis nicht erbracht ist, dürfen sie ihre Tätigkeit nicht ausüben
und nicht beschäftigt werden.
(2) Der in Absatz 1 genannte Nachweis ist in jährlichen Abständen zu wiederholen. Ist bei einer
Schwangeren die Tuberkulinprobe bei der Wiederholungsuntersuchung positiv ausgefallen, darf
die Schwangere ihre Tätigkeit bis zur Beendigung der Schwangerschaft weiter ausüben. Danach
ist die Röntgenaufnahme der Atmungsorgane unverzüglich nachzuholen.
(3) Bei Wiederholungsuntersuchungen kann der Nachweis nach Absatz 1 auch durch das Zeugnis eines sonstigen Arztes geführt werden. In diesem Fall hat der Arzt eine Abschrift des Zeugnisses unverzüglich dem zuständigen Gesundheitsamt zu übersenden.

Zur Durchführung der intrakutanen Tuberkulinprobe gem. § 47 BSeuchG sind zur
Gewährleistung eines Höchstmaßes an Sicherheit und unter Berücksichtigung der
praktischen Gegebenheiten folgende Testverfahren geeignet:
1. Tuberkulinprobe mit 5 IE GT intrakutan (Mendel-Mantoux),
2. Stempeltest mit 5 oder 10 IE GT.
Bei negativem Ausfall eines dieser Tests kann auf eine Röntgenaufnahme der Lunge
verzichtet werden, es sei denn, daß subjektive Beschwerden des Probanden auf eine
Erkrankung der Lunge hinweisen oder er selbst eine solche Untersuchung wünscht.

Der Arzt kann eine weitere Testung mit 100 IE empfehlen, wenn eine sichere und
eindeutige Beurteilung der Reaktion nicht möglich ist. Bei Ablehnung einer weiteren
Testung ist eine Röntgenuntersuchung erforderlich.

Bei Wiederholungsuntersuchungen ist dem Tuberkulinnegativen eine erneute Testung zu empfehlen. Liegt bereits ein positives Ergebnis vor, ist eine Röntgenaufnahme erforderlich.

Eintragung des Ergebnisses in den „Internationalen Impfpaß" ist zweckmäßig. Die Eintragung soll lauten:

$$\text{Mendel-Mantoux 5 IE} \quad \frac{\text{negativ}}{\text{positiv}}$$

oder

$$\text{Stempeltest 5 oder 10 IE} \quad \frac{\text{negativ}}{\text{positiv}} \text{ (DZK)}$$

9.11.8 Empfehlung zur Beurteilung der Schulfähigkeit tbc-kranker bzw. -erkrankt gewesener Lehrer und Schüler und anderer Angehöriger der Erziehungs- und Kinderpflegeberufe

Der § 45 Abs. 1 des BSeuchG lautet:

„Lehrer, zur Vorbereitung auf den Beruf des Lehrers in Schulen tätige Personen, *Schüler*, Schulbedienstete und in Schulgebäuden wohnende Personen, die an einer meldepflichtigen übertragbaren Krankheit oder an ansteckender Borkenflechte (Impetigo contagiosa), Keuchhusten, Krätze, Masern, Mumps, Röteln, Windpocken erkrankt oder dessen verdächtig sind, dürfen die dem Unterricht dienenden Räume nicht betreten, Einrichtungen der Schulen nicht benutzen und an Veranstaltungen der Schule nicht teilnehmen, bis nach dem Urteil des behandelnden Arztes oder des Gesundheitsamtes eine Weiterverbreitung der Krankheit durch sie nicht mehr zu befürchten ist. Entsprechendes gilt im Falle der Verlausung."

Demnach ist für die genannten Personen, wenn sie an Tbc erkrankt oder dessen verdächtig sind, vor Wiederzulassung zur Berufstätigkeit oder zum *Schulbesuch* ein ärztliches Zeugnis erforderlich, daß Ansteckungsfähigkeit nicht vorliegt. Dieses Zeugnis kann vom behandelnden Arzt oder vom zuständigen Gesundheitsamt ausgestellt werden.

Im Interesse einer einheitlichen Beurteilung sollen die nachstehend gegebenen Empfehlungen des DZK, gleichgültig, ob sie von den Gesundheitsbehörden der Länder als verbindlich erklärt sind oder nicht, auch von dem behandelnden Arzt als Grundlage für ein gemäß § 45 BSeuchG auszustellendes Zeugnis angesehen werden. Es empfiehlt sich, daß der behandelnde Arzt Art und Umfang der bakteriologischen Kontrolle in seinem Zeugnis vermerkt.

Die Wiederzulassung von tbc-kranken oder erkrankt gewesenen Personen zum Schuldienst ohne vorherige bakteriologische Diagnostik ist keinesfalls mit den Bestimmungen des § 45 BSeuchG zu vereinbaren.

Für die *Beurteilung der Schulfähigkeit* werden folgende Untersuchungen als notwendig erachtet:

1. *Röntgenologische Diagnostik und Beurteilung*
1.1 Thoraxübersichtsaufnahme. Schirmbildaufnahme genügt nicht.
1.2 Schichtaufnahmen, falls zur Klärung erforderlich.
1.3 Vergleich mit früheren Aufnahmen zur Verlaufskontrolle.
2. *Bakteriologische Diagnostik und Beurteilung*
   Die bakteriologische Diagnostik ist bei der Frage der Wiederzulassung ausschlaggebend. Häufigkeit und Methodik der bakteriologischen Untersuchung spielen eine wichtige Rolle.
   Im Untersuchungsmaterial sollen keine Chemotherapeutika enthalten sein. Eine Unterbrechung der Therapie für 48 h vor Entnahme ist zu empfehlen.

Krankheitsverlauf und Befund	Maßnahmen
2.1 Nach Art und Dauer ausreichende Chemotherapie. Mindestens 3 negative Kulturen Röntgenologisch eindeutiger günstiger Heilungszustand Falls nur eine dieser Voraussetzungen nicht zutrifft, Maßnahmen wie unter 2.2	Untersuchungsserie bestehend aus 3maliger mikroskopischer und kultureller Kontrolle von Sammelsputum, Kehlkopfabstrich und/oder Magenspülwasser innerhalb von 2 Wochen
2.2 Nicht ausreichende oder keine Chemotherapie Mindestens 3 negative Kulturen Nicht eindeutig günstiger Röntgenbefund (z. B. Rundherd, Resthohlraum)	Drei Untersuchungsserien im Abstand von je 2 Wochen wie unter 2.1
2.3 Früher Bronchustuberkulose (auch Verdacht)	Zwei Untersuchungsserien wie unter 2.1. Bronchologische Kontrolle mit mikroskopischer und kultureller Untersuchung des Bronchialsekretes

Bei negativem Ausfall der bakteriologischen Untersuchungsergebnisse und damit übereinstimmendem Röntgenbefund bestehen keine Bedenken gegen eine Wiederzulassung zum Schuldienst oder *Schulbesuch*.

Das erforderliche ärztliche Zeugnis über die Wiederzulassung gemäß § 45 BSeuchG kann ausgestellt werden.

In den ersten 3 Monaten nach Wiederzulassung sind monatlich bakteriologische Kontrollen (einschließlich Kultur) erforderlich, danach 3 Kontrollen jeweils in 3 monatigem Abstand; später in jährlichem Abstand.

Die röntgenologische Untersuchung soll im ersten Jahr 2 mal, später 1 mal erfolgen.

9.12 Sarkoidose

9.12.1 Definition

Die Sarkoidose (Boeck-Besnier-Schaumann-Krankheit, Granulomatosis benigna) ist eine Systemerkrankung des Mesenchyms und als solche eine Reaktionskrankheit. Der retikuläre Anteil ist besonders betroffen. Die Krankheit ist durch eine granulomatöse epitheloidzellige Entzündung gekennzeichnet, die sich vom Tuberkel durch fehlende oder geringe Nekrose unterscheidet. Wenn sie auch in allen Organen auftreten kann, so werden doch bestimmte Organe bevorzugt befallen. Eine Abgrenzung isolierter Organsarkoidosen von unspezifischen sarkoiden Reaktionen, die bei verschiedenen Erkrankungen vorkommen, ist zu berücksichtigen [36].

9.12.2 Ätiologie und Pathogenese

Diese sind ungeklärt. Wegen der Ähnlichkeit der geweblichen Veränderungen mit denen bei Tbc hielt man sie lange für eine besondere Verlaufsform der Tbc. Eine tuberkulöse Ätiologie der Sarkoidose hat sich jedoch nicht bestätigt. Seit 1973 besteht deshalb auch keine Meldepflicht mehr. Bei der Sarkoidose besteht eine besondere immunologische Situation, die erst bei der Erkrankung in Erscheinung tritt. Eine Tuberkulinsensitivität nach früherer tuberkulöser Infektion wird abgeschwächt oder aufgehoben. Die Patienten sind nicht in der Lage, nach Übertragung immunkompetenter Zellen durch Bildung von Transferfaktor aktiv eine körpereigene Immunreaktion vom verzögerten Typ auszubilden. Sie können jedoch bei passiver Übertragung immunkompetenter Zellen für kurze Zeit eine positive Kutanreaktion zeigen. Somit liegt offenbar eine Funktionsausschaltung der immunkompetenten Zellen oder eine reduzierte oder beeinträchtigte Funktion der patienteneigenen Transferfaktoren für die Reaktion vom Spättyp zugrunde.

Eine BCG-Impfung führt auch nach Ausheilung einer Sarkoidose für höchstens 3 Monate zu einer positiven Tuberkulinreaktion. Die Immunreaktion vom Soforttyp ist nicht gestört. Die γ-Globuline sind meist erhöht, was auf eine normale Antikörperbildung hindeutet. Die Kveim-Reaktion mit einem Antigen aus sarkoidalen Gewebssuspensionen fällt in etwa 80% der Erkrankungen positiv aus.

Die Mehrzahl der Autoren vertritt die Auffassung, daß die Sarkoidose ein polyätiologisches Syndrom sei, das durch zahlreiche belebte und unbelebte Stoffe bei anlagebedingter, besonderer Reaktionsbereitschaft ausgelöst werden kann. Andere halten sie für eine eigenständige Erkrankung, die durch ein bisher noch unbekanntes spezifisches Agens ausgelöst wird [3, 36, 38].

Die Hypothese einer tuberkulösen Ätiologie ist in den Hintergrund getreten. Danach wäre die Sarkoidose eine durch Mykobakterien ausgelöste besondere Verlaufsform der Tbc [38].

9.12.3 Vorkommen und Häufigkeit

Die Sarkoidose, die bis vor wenigen Jahren als seltene Erkrankung angesehen wurde, ist heute keine Rarität mehr. Sie kommt auf der ganzen Welt vor, wird aber in ihrer Häufigkeit in den einzelnen Ländern sehr unterschiedlich beurteilt [12]. Viele Krankheitsfälle verlaufen gutartig und teilweise ohne subjektive Erscheinungen, so daß sie oft nur als Zufallsbefunde entdeckt werden. Die Dunkelziffer ist deshalb relativ hoch. Bei uns liegt die jährliche Rate an Sarkoidoseerkrankungen etwa bei 5 : 100 000 Personen [36]. Bei anderen Rassen liegt die Erkrankungshäufigkeit wesentlich höher; bei der schwarzen Bevölkerung etwa um das 15fache [12]. Unter Berücksichtigung einer Dunkelziffer von 30% wird bei uns die Zahl der Erkrankungsfälle z. Z. auf mindestens 10 000 geschätzt [72].

In den letzten 10 Jahren wird über steigende Jahresraten berichtet. Auch bei Kindern und Jugendlichen scheint sie nicht so selten zu sein, wie früher angenommen wurde [38]. Am häufigsten kommt sie im 3. Dezenium vor. Das weibliche Geschlecht ist etwas häufiger betroffen. Wir selbst haben sie in den letzten 20 Jahren bei ca. 18 000 Kindern, die wegen einer „Tuberkulose" zur stationären Behandlung eingewiesen wurden, 8 mal beobachtet (6 gesicherte und 2 Verdachtsfälle). In der Heidelberger Univ.-Kinderklinik wurden innerhalb von 5 Jahren unter ca. 16 000 Klinikaufnahmen 14 gesicherte (0,08%) und weitere 4 Verdachtsfälle (insgesamt ca. 0,1%) beobachtet [38].

Die Diagnose wurde bei diesen Kindern gestellt durch typischen röntgenologischen und histologischen Befund mit epitheloidzelligen Granulombildungen, besonders in Lymphknoten, mit vereinzelten Riesenzellen vom Langhans-Typ, keine Nekrosen, kein Nachweis von TbB, negativem Tuberkulin- und BCG-Test.

9.12.4 Klinisches Bild

Die Erkrankung beginnt schleichend, manchmal mit Husten und Brustschmerzen, meist aber symptomlos. Im weiteren Verlauf treten uncharakteristische Beschwerden auf mit Beklemmungsgefühl, zunehmendem Hustenreiz, Müdigkeit, Inappetenz, Gewichtsverlust, Übelkeit, Schweißneigung und abdominellen Beschwerden.

Ausgeprägte Krankheitssymptome sind zunehmende Schwäche und Krankheitsgefühl, chronischer therapieresistenter Husten, zunehmende Atemnot und Brustschmerzen, Auftreten von Hautherden (Erythema nodosum, Lupus Pernio Besniers, benignes Miliarlupoid Boecks, Granuloma pernio Zielers), sicht- und tastbar vergrößerte periphere Lymphknoten, besonders am Hals und in den Axillen, Erkrankung der Augen (Iritis oder Iridozyklitis und Chorioiditis), der Nerven (Fazialisparese) und der Speicheldrüsen (Febris uveo parotidea, Heerfordt-Syndrom). Fast alle Organe können befallen werden, insbesondere die intrathorakalen und abdominalen Lymphknoten, die Lungen, Milz, Leber, Nieren, Augen, Haut, Nasen-, Mund- und Rachenschleimhaut, Herz und Blutgefäße, das Nervensystem (Meningoenzephalitis, tumorartige und disseminierte Form), das Endokrinium (Hypophyse, Zwischenhirnhypophysensystem), das Urogenitalsystem, Störungen des Kalziumstoffwechsels, des Gastrointestinaltraktes, Erkrankungen der Knochen und Gelenke sowie die Skelettmuskulatur (Ostitis cystoides multiplex Jüngling). Die Erkrankung tritt in 2 deutlich voneinander abzugrenzenden Verlaufsformen auf:
1. Die *akute* Sarkoidose, die auch als Löfgren-Syndrom bezeichnet wird. Leitsymptome sind Erythema nodosum, Polyarthralgien und Vergrößerung der hilären und paratrachealen Lymphknoten.
2. Die häufigere *chronische* Verlaufsform mit schleichendem Beginn. Erst im weiteren Verlauf treten zunächst uncharakteristische und schließlich ausgeprägte Symptome auf.

Besondere Verlaufsformen bilden Sarkoidose zusammen mit Tbc sowie Übergangs- und Zwischenformen. Es handelt sich um Krankheitsbilder, bei denen sich aus einer Tbc eine Sarkoidose oder seltener aus einer Sarkoidose eine aktive Tbc entwickelt. Bei den Zwischenformen reichen die Befunde nicht aus, um zu entscheiden, ob eine Tbc oder eine Sarkoidose zugrundeliegt [36].

Die vielfältigen röntgenologischen Erscheinungsformen im Thoraxbereich wurden zur Abgrenzung gegenüber der Tbc in eine faßbare Ordnung gebracht. Man unterscheidet 4 verschiedene Formen:
1. Hilustyp,
2. miliare Form,
3. ausstrahlende fibröse Form (Streifenbildung vom Hilus zur Lungenperipherie) oder retikuläre Form (kommt im Kindesalter kaum vor),
4. Kombinationsformen.

Durch weitere Unterscheidung der Art der Lungeninfiltrationen wurde von Wurm et al. [77] mehr Systematik in den Ablauf der Lungensarkoidose gebracht. Diese Sy-

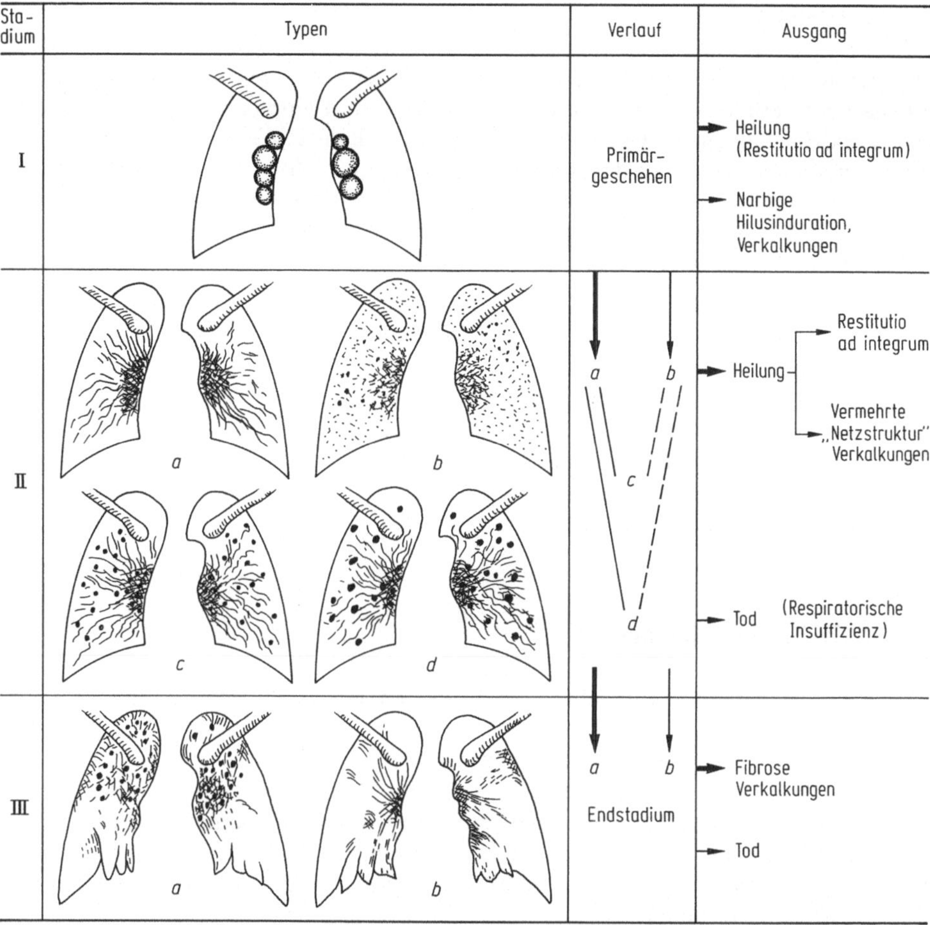

Abb. 9. Stadienverlauf der Sarkoidose. (Nach Schermuly u. Behrend [36])

stematik erkennt den stadienmäßigen Ablauf an und wird dem größeren Formenreichtum des Lungenbefalls gerecht (Abb. 9).

Danach wird als Stadium I die auf das Mediastinum beschränkte Lymphknotenver-
größerung ohne Beteiligung der Lunge bezeichnet. Das Stadium II wird in 4 Unterfor-
men unterteilt: Stadium IIa als retikuläre Form. Es handelt sich um appositionelle
Granulombildungen im peribronchialen, perivasalen und subpleuralen Interstitium.
Als Stadium IIb werden Herdbildungen infolge hämatogener Ausbreitung bezeichnet.
Beim Stadium IIc und IId handelt es sich um Kombinationen von lymphogen-inter-
stitiellen Infiltrationen mit hämatogen-miliarer kleinherdiger Aussaat. Dabei werden
Herde unter 5 mm als Stadium IIc, und über 5-mm-Durchmesser als Stadium IId be-
zeichnet. Das Stadium IIIa betrifft größere Einzelherde, die sog. Konglomeratform.
Stadium IIIb entspricht der narbigen Umwandlung von infiltrativen und proliferati-
ven Vorgängen.

9.12.5 Diagnose

Die diagnostischen Kriterien sind erfüllt, wenn mit dem Nachweis krankheitscharakteristischer Granulome in mehr als einem Organ (Haut, Lymphknoten, Tonsillen, Rachenmandeln, Knochenmark, Leber, Milz, Schleimhaut u. a.) der systemische Charakter erwiesen, ein sarkoidosespezifischer stadiengerechter Krankheitsablauf erkennbar ist und für die Sarkoidose spezifische bzw. charakteristische immunologische Befunde vorliegen. Die Kveim-Reaktion ist in ca. 80% der Fälle positiv; der Tuberkulintest ist oft negativ oder stark abgeschwächt.

Wichtige Laborbefunde: Hyperkalziurie und Erhöhung der Serumglobuline. Zwischen 10 und 30% der Kinder weisen eine Hyperkalzämie auf, deren Ursache unklar ist (Befall der Parathyreoidea?).

Der charakteristische histologische Befund von epitheloidzelligen Tuberkeln mit geringen oder fehlenden Nekrosen ist pathognomonisch. Die Diagnose soll auf Patienten mit übereinstimmenden charakteristischen klinischen Symptomen zusammen mit dem bioptischen Nachweis von epitheloidzelligen Tuberkeln oder einem positiven Kveim-Test beschränkt werden.

9.12.6 Differentialdiagnose

Für die differentialdiagnostischen Überlegungen empfiehlt sich zu unterscheiden [25]:
1. Mediastinale Lymphknotenvergrößerungen
2. Lungenbefall *mit* gleichzeitig bestehenden Lymphknotenvergrößerungen
3. Lungenbefall *ohne* erkennbare mediastinale Lymphknotenvergrößerungen. Dabei soll man weniger die willkürliche und schematische Stadieneinteilung, sondern vielmehr den Grundprozeß der Granulombildung und die zeitlich und lokal nachfolgende Fibrose im Auge behalten

9.12.6.1 Lymphknotenvergrößerungen

Für die durch Sarkoidose bedingte Lymphknotenvergrößerungen ist die Symmetrie mit Bevorzugung der rechten Seite und des Hilus gegenüber dem oberen Mediastinum charakteristisch. Typisch sind homogene, scharf und polyzyklisch begrenzte Lymphknotenschatten.
Auszuschließen sind:
- Tuberkulose. Meist einseitig; Tuberkulintest positiv;
- Lymphogranulomatose (*M. Hodgkin*). Typisch einseitiger Mediastinaltumor;
- myeloische Leukämie und
- großfollikuläres Lymhoblastom (*M. Brill-Symmers*). Bei beiden erreichen die Lymphknoten geringere Ausdehnung;
- Toxosplasmose. Streng symmetrische Lymphknotenvergrößerungen.
- Lymphosarkom.

Durch Mykobakterien, Leprabazillen oder durch Histoplasmen ausgelöste sarkoidoseähnliche Krankheitsbilder sind nur als Pseudosarkoidose anzuerkennen [14].

9.12.6.2 Lungenbefall bei gleichzeitigen Lymphknotenvergrößerungen

Er kommt vor bei:

- Tuberkulose. Betont einseitig. Tuberkulintest positiv; bei bronchogenen Streuungen (Bakteriennachweis!) und miliaren Herdbildungen, Entscheidung gelegentlich schwierig; bei Sarkoidose bleiben die Lungenspitzen eher frei; neben knotigen Herdbildungen regelmäßig auch interstitielle Infiltrationen. Bei sog. Zwischenformen ist die probatorische tuberkulostatische und nicht eine probatorische Kortikoidtherapie zu empfehlen.
- Lymphogranulomatose;
- Pneumokoniosen;
- Mykosen.
- Moniliasis, Lungensoor. Unterschiedlich wechselnde Röntgenbilder mit weichflekkigen Herden und streifigen Infiltrationen, bevorzugt in Mittel- und Unterlappen. Pilznachweis und versuchsweise antimykotische Therapie;
- Metastasierungen, hämatogen oder in Form einer Lymphangiosis. Erkennung schwierig. Anamnese. Lymphknoten- und Lungeninfiltrationen nehmen bei malignen Erkrankungen gleichzeitig zu; Fibrosezeichen werden meist vermißt;
- Staublungen. Meist härtere und schärfer begrenzte Einzelherde und schärfere Zeichnung der Lungenstrukturen;
- Histoplasmose. Verkalkungen in Einzelherden; bei uns selten; besonders bei der Landbevölkerung in den USA anzutreffen.

9.12.6.3 Kleinherdige und einzelne Lungenherde ohne interstitielle Infiltrationen und ohne Lymphknotenvergrößerungen

- Miliare Formen der Tbc
- Hämatogene Metastasen
- Lungenadenomatose

Kalkherde ohne Lymphknotenvergrößerung bei

- Mikrolithiasis abveolaris pulmonalis,
- Histoplasmose.

Streifig-netzförmige fibröse Lungenerkrankungen ohne Lymphknotenvergrößerung

- Zirrhotische Lungen-Tbc,
- Kollagenosen, wie Sklerodermie, chronische Polyarthritis, Lupus erythematodes visceralis, Dermatomyositis, Panarteriitis nodosa.
- Rezidivierende Pneumonien und Embolien
- Histiozytäre Retikulosen, wie M. Abt-Letterer-Siwe, eosinophiles Granulom und Xanthomatose
- Muskuläre Lungenzirrhose und idiopathische Hämosiderose (beide selten)
- Progrediente interstitielle Lungenfibrose Hamman-Rich (selten)

Verlaufsbilder sind für die Unterscheidung von einer Sarkoidose von größter Bedeutung [4, 14, 25, 36, 73–76] (s. auch 9.7.4.2 und 9.7.4.4).

9.12.7 Therapie

Eine kausale, auf einen Krankheitserreger ausgerichtete Therapie ist bei der noch unbekannten Ätiologie der Sarkoidose bislang nicht möglich.

Die Schwierigkeit beim therapeutischen Vorgehen erwächst aus der immunologischen Stellung der Erkrankung. Die Krankheit selbst ist ja ein „Heilungsvorgang", in dessen Verlauf der Körper sein individuelles Übergewicht über die Krankheitsnoxe entfaltet [38]. Die Krankheitssymptome erwachsen aus den über das Ziel hinausschießenden Abwehrmaßnahmen (mesenchymale Hyperplasie) des Makroorganismus. Jede gegen die Krankheitssymptome gerichtete Maßnahme verstärkt aber zwangsläufig die Position des Mikroorganismus und damit die primäre Noxe.

Da die Prognose im Kindesalter gut ist, sollte therapeutisch nur vorgegangen werden, wenn schwerwiegende lokale Symptome, z. B. ausgedehntere Lungenveränderungen mit Überlastung des Herzens, entstellende Hauterscheinungen, erhebliche Lymphknotenschwellungen, Augenveränderungen, hartnäckige Parotisschwellung, Otitis u. a., dazu veranlassen.

Die Bindegewebsproliferation kann systemartig mit Glukokortikoiden beeinflußt werden. Sie bilden deshalb die Therapie der Wahl. Bei der akuten Verlaufsform, dem Löfgren-Syndrom, das meist bei Kindern auftritt, führen sog. Antirheumatika (Antiphlogistika) oft zu einer schnellen Rückbildung der Arthralgien und des Erythema nodosum.

Die Wirksamkeit der Kortikoide ist bei Beteiligung der Augen (Iridozyklitistest), der Leber, der Milz und des Nervensystems durch die dabei meist rasche Besserung mit Rückbildung der Gewebsveränderungen bewiesen. Ein indirekter Beweis für ihre Wirksamkeit ist der meß- und sichtbar hemmende Einfluß auf die Entwicklung einer positiven Kveim-Reaktion [35, 59].

Es steht außer Zweifel, daß Kortikoide eine intensive Wirkung auf klinische, röntgenologisch und immunologisch erfaßbare Veränderungen bei der Sarkoidose ausüben [36].

Indikationen für die Kortikoidtherapie

Kortikoidtherapie ist angezeigt:

1. Im Stadium I der akuten und chronischen Verlaufsform, wenn sich Arthralgien und Erythema nodosum unter antiphlogistischer Therapie, oder wenn weitere Organmanifestationen (Augen, Nervensystem, Haut) und die Röntgenkontrolle des Thorax nach 3 Monaten keine spontane Rückbildung zeigen. Wegen der relativ hohen spontanen Rückbildungsrate der akuten Sarkoidose wird von manchen Autoren eine Kortikoidtherapie, besonders im Kindesalter, nicht für notwendig gehalten [71, 11, 38]. Nach anderen Autoren [36] wird jedoch durch möglichst frühzeitig einsetzende medikamentöse Therapie der Krankheitsverlauf erheblich abgekürzt und weitere Organmanifestationen möglicherweise verhindert.
2. Lungeninfiltrationen des Stadiums II, die sich innerhalb von 3 Monaten nicht spontan zurückbilden oder Progression erkennen lassen.
3. Lungeninfiltrationen des Stadiums III sind eine absolute Indikation. Bei bereits irreversibler Lungenfibrose bessern sich die Symptome, ohne den weiteren Krankheitsverlauf entscheidend zu ändern.
4. Entstellende Hautherde werden durch orale und lokale Applikation günstig beeinflußt.
5. Beteiligung des zentralen Nervensystems, der Augen und des Myokards sind eine dringende Indikation.
6. Hypersplenismus und Beteiligung der Speichel- und Tränendrüsen.

Die *Dosierung der Kortikoide* ist individuell zu handhaben. Bei schweren Erkrankungen Beginn mit einer täglichen Dosis von 40–50 mg Prednisolon oder Äquivalenzdosen für 4–6 Wochen. Bei Kindern anschließend reduzieren auf 20 mg, dann auf 10 mg und zuletzt auf 5 mg für jeweils mindestens 3 Monate. Die Gesamtdauer der Behandlung muß individuell variiert werden. Entscheidend ist, daß hoch dosiert und lange genug behandelt wird, evtl. über einen durchschnittlichen Zeitraum von 2 Jahren hinaus.

Eine früher übliche *tuberkulostatische* Therapie hat sich bei der Sarkoidose als nutzlos erwiesen. Nur bei Übergangsformen einer Sarkoidose in eine Tbc sollte unter einer Kortikoidlangzeittherapie eine präventive Chemotherapie mit INH (tgl. 8 mg/kg KG) für mehrere Monate erfolgen, um eine Aktivierung und Generalisierung zu vermeiden.

9.12.8 Verlauf und Prognose

Die jeweilige Organbeteiligung und die frühzeitige Stellung der Diagnose und Einleitung der Therapie sind für den Verlauf und die Prognose entscheidend.

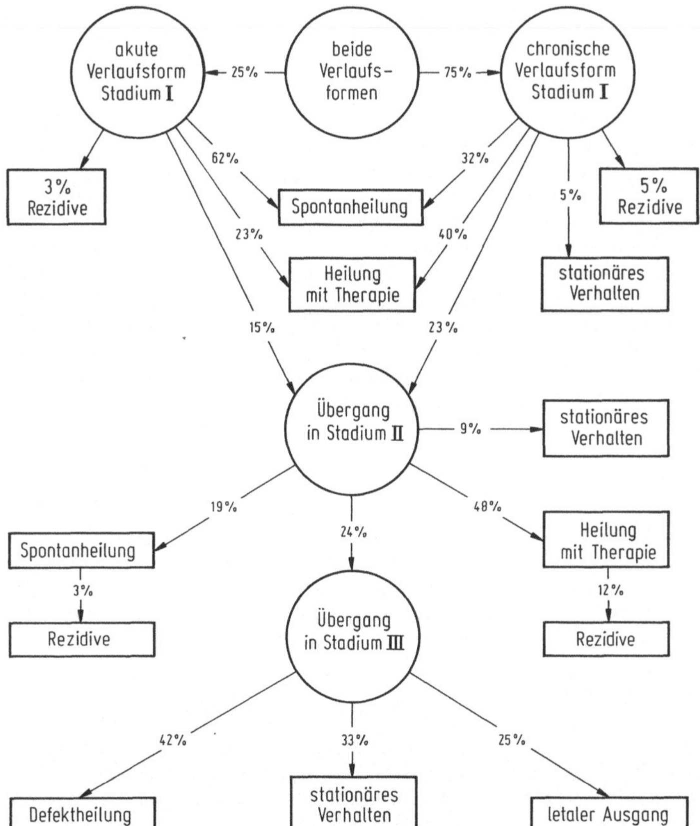

Abb. 10. Verlauf und Prognose der Sarkoidose. (Nach Schermuly u. Behrend [36])

Bei der *akuten* Verlaufsform kommt es innerhalb von 6–24 Monaten in 60–80% zu Spontanremissionen (Abb. 10). Die Prognose, besonders im Kindesalter, ist gut.

Bei der *chronischen* Form liegt die Remissionsrate bei 20–30%. Die Prognose ist i. allg. günstig, wenn die Erkrankung frühzeitig erkannt und konsequent behandelt wird.

Andernfalls ist bei 20–30% der Kranken mit einem chronisch-progredienten Verlauf und einem Ansteigen der Komplikationsrate (weitere Organbeteiligung, Zunahme der Lungenveränderungen bis zur ausgeprägten Fibrose) zu rechnen.

Die extrathorakalen Organherde bilden sich i. allg. mit den Lungenherden zurück.

Die Prognose bei Miterkrankung der Haut ist etwas ungünstiger als die bei Augenbeteiligung. Hautherde persistieren oft über Jahre. Durch respiratorische und kardiopulmonale Insuffizienz, die sich bei Lungenfibrose entwickelt, wird die Prognose ungünstig beeinflußt. Die Letalität liegt zwischen 5 und 10% aller Krankheitsfälle [36]. Der Krankheitsverlauf und die Prognose der Sarkoidose werden in Abb. 10 von Schermuly u. Behrend [36] schematisch dargestellt. Sie vermittelt einen Eindruck über die möglichen Verlaufsrichtungen der Erkrankung, wobei Abweichungen in den angegebenen Prozentzahlen je nach therapeutischer Aktivität möglich sind. Die mittlere Krankheitsdauer beträgt 2–3 Jahre [36, dort weitere Literatur; 75–76].

9.13 Nichttuberkulöse Mykobakteriosen

9.13.1 Definition

Neben Mycobacterium tuberculosis und bovis gibt es weitere Mykobakterien, die unter besonderen Bedingungen menschenpathogen sind und tbc-ähnliche Erkrankungen, sog. *Mykobakteriosen*, verursachen können. Dazu gehören das Mycobacterium leprae, ulcerans, kansasii, marinum, simiae und szulgai, avium, intracellulare und scrofulaceum, xenopei sowie fortuitum. Weiter gibt es eine große Anzahl nichtklassifizierter, früher „atypisch" genannter Mykobakterien ohne pathogenetische Bedeutung für den Menschen. Nichttuberkulöse Mykobakterien sind weniger virulent als TbB. Wenn sie zu einer Krankheit führen, ist diese besser lokalisiert. Nur bei verminderter Immunität und Abwehrlage verlaufen Erkrankungen schwerer. Die verschiedenen Spezies kommen praktisch überall vor, besonders im Boden, Wasser und in pflanzlichen Stoffen. Meistens ist es unmöglich, den Weg der Infektion festzustellen. Offensichtlich scheinen aber Respirations- und Gastrointestinaltrakt die Haupteintrittspforten zu sein.

9.13.2 Epidemiologie

Die Häufigkeit ihres Nachweises im Sputum, Magensaft und Urin liegt bei uns unter 1% nachgewiesener Mykobakterien. In warmen Ländern sind derartige Infektionen häufiger. Mykobakterien sind durch Koloniebildung, Morphologie, Wachstumsgeschwindigkeit, Temperaturabhängigkeit, biochemische, enzymatische und tierexperimentelle Methoden zu differenzieren.

9.13.3 Pathologische Anatomie

Das histopathologische Bild der Mykobakteriosen variiert erheblich. Das chronische Granulom mit Follikelbildung aus Langhans- und Epitheloidzellen sowie Lymphozyten steht im Vordergrund. Diese Zellformationen können aber auch bei verschiedenen parasitären Krankheiten vorkommen.

9.13.4 Ätiologie und Klinik

Erreger der *Lepra* ist das Mycobacterium leprae, ein naher Verwandter des Mycobacterium tuberculosis. Obwohl die Lepra heute fast nur noch in tropischen und subtropischen Gebieten vorkommt, ist sie eigentlich keine Tropenkrankheit. In früheren Jahrhunderten war sie auch in Mittel- und Nordeuropa heimisch und verursachte als „Aussatz" erhebliche Probleme der öffentlichen Gesundheitsfürsorge. Typisch ist das Mitbefallensein oberflächlicher peripherer Nerven (z. B. N. ulnaris). Bei der heutigen intensiven Bevölkerungsfluktuation muß man mit eingeschleppten Fällen rechnen, zumal die klinischen Erscheinungen im Beginn kaum auffallen. Auf der ganzen Welt wird die Zahl der Leprakranken z. Z. auf etwa 12 Millionen geschätzt (WHO 1977). Das Mycobacterium kansasii vermag Lungenveränderungen zu erzeugen, die röntgenologisch einer Tbc ähnlich sind. Sie unterscheiden sich jedoch von ihr durch ihre Epidemiologie und Prognose sowie durch Therapieresistenz gegen Tuberkulostatika. Mycobacterium simiae und szulgai können eine Lymphadenitis und eine Pneumonie verursachen. *Mycobacterium avium* wird mit Mycobacterium intracellulare und scrofulaceum zu einem Komplex pathogener Mykobakterien gerechnet. Sie können unter besonderer Disposition Lymphknoten- und Lungenerkrankungen hervorrufen. Bei Immundefizienz sind nach Mycobacterium-avium-Infektion schwere generalisierte Krankheitsverläufe wie bei BCG-Histiozytose beschrieben (typisches Granulationsgewebe mit massenhaft säurefesten Stäbchen). Mycobacterium xenopei kann ebenso wie Mycobacterium scrofulaceum infiltrative Lungenveränderungen hervorrufen. Das Mycobacterium fortuitum kann zu Haut-, Lymphknoten- und Lungenerkrankungen führen, bei Immundefizienz zu generalisierten Erkrankungen mit Todesfolge.

9.13.5 Diagnose

Für die Diagnose entscheidend ist der bakteriologische Befund. Spezifische Hauttests, z. B. bei der Lepra die Leprominreaktion, können diagnostisch hilfreich sein. Beim Nachweis säurefester Stäbchen handelt es sich i. allg. eher um Saprophyten als um pathogene Erreger.

9.13.6 Therapie

Die Lepra wird seit 1941 mit dem Sulfon Dapson (Diaminodiphenyl-Sulfon = DDS) behandelt. Frühzeitige Kombination mit Isoniazid und Protionamid (Kombinationspräparat Isoprodian) kann bei langfristiger Anwendung den Verlauf der Krankheit erheblich bessern. Vor allem scheint dadurch ihre Ausbreitung wesentlich eingedämmt zu werden. Die üblichen Tuberkulostatika scheinen wenig zu nützen. Eine gewisse Prophylaxe ist durch BCG-Impfung möglich. Die Therapie aller anderen Mykobakteriosen muß sich nach dem Antibiogramm richten. Bei symptomfreier Infektion, bei der nur Hauttests auf nichttuberkulöse Mykobakterien (sog. Sensitine) positiv sind, ist Therapie unnötig.

Manche Mykobakterien sind empfindlich gegen Isoniazid, Rifampicin, Ethionamid, Ethambutol oder Cycloserin. Eine Kombination kann sinnvoll sein. Das Kombinationspräparat Isoprodian (INH, Prothionamid und DDS) wird gegen Mycobacterium avium, kansasii und andere Mykobakterien als wirksam empfohlen.

Literatur

1. Ammann L (1973) Die Chemoprävention der kindlichen Tuberkulose. MMW 115:588–593
2. Brügger H (1963) Primärtuberkulose der Lunge. In: Opitz H, Schmid F (Hrsg) Infektionskrankheiten. Springer, Berlin Göttingen Heidelberg (Handbuch der Kinderheilkunde, Band V, S 674–708)
3. Doose H, Benderli C (1959) Beitrag zur Kenntnis der Boeckschen Erkrankung im Kindesalter. Monatsschr Kinderheilkd 107:218
4. Dressler M (1942) Über die Lungenbeteiligung bei der Granulomatosis benigna (Besnier-Boeck-Schaumannsche Krankheit). Ergeb Inn Med Kinderheilkd 62:282

5. Eichenwald HF, Tietzlaff TR (1980) Tuberculosis. In: Nelson (ed) Textbook of pediatrics. p 821–840
6. Freerksen E (1969) Medikamentöse Tuberkulosetherapie beim Kinde. Arch Kinderheilkd 8:513–518
7. Frost WH (1939) Am J Hyg [Sect A] 30:91
8. Gerbeaux J, Baculard A, Couvreur J (1965) Primäry tuberculosis in childhood. Am J Dis Child 110:110
9. Hofmann A, Thomas A, Herrmann K (1981) Komplikationen der Primärtuberkulose im Kindesalter. Diagnostik, bronchologische Lokalbehandlung, operative Indikation. Prax Klin Pneumol 35:127–140
10. Hübschmann P (1959) Die allgemeine Pathogenese der Tuberkulose auf Grund neuer Erkenntnisse. Tuberk Arzt 13,4:233–238
11. James DG (1969) Therapie der Sarkoidose. Internist (Berlin) 10:316
12. Jörgensen G (1966/67) Genetik der Sarkoidose. Arch Klin Exp Derm 227:16
13. Johnston RF, Wildrich KH (1974) "State of the Art" Review. The impact of chemotherapy on the care of patients with tuberculosis. Am Rev Respir Dis 109: 636–664
14. Kalkoff KW (1970) Definition und Ätiologie der Sarkoidose. Dtsch Med Wochenschr 95:505
15. Kohout J (1977) Chemotherapie der Tuberkulose. Facultas, Wien
16. Kühl J, Ströder J (1980) Halslymphknotentuberkulose im Kindesalter – eine immer noch aktuelle Problematik. Dtsch Med Wochenschr 105:595–600
17. Lincoln EM, Sewell EM (1963) Tuberculosis in children. McGraw-Hill, New York
18. Lock W (1977) Die BCG-Impfung aus epidemiologischer Sicht. Kinderarzt 8:474–481
19. Lock W (1981) Zur derzeitigen Tuberkulosesituation in der Bundesrepublik Deutschland. Bericht des deutschen Zentralkomitees zur Bekämpfung der Tuberkulose. Prax Klin Pneumol 35:557–563
20. Lorenz HM (1974) Neuere Aspekte der medikamentösen Tuberkulosebehandlung im Kindesalter. Taegl Prax 15:323–328
21. Lukas W (1982) Epidemiologie der Tuberkulose. Entwicklung seit Entdeckung des Erregers. Gegenwärtige Situation in der Bundesrepublik und voraussichtliche Weiterentwicklung. Eigendruck
22. Lydtin K (1960) Der Seuchenverlauf und die Ätiologie der Tuberkulose. Ther Berichte 32:81–86
23. Müller RW (1952) Tuberkuloseablauf im Körper. Thieme, Stuttgart
24. Müller RW (1963) Bekämpfung der Tuberkulose. In: Der Arzt des Öffentlichen Gesundheitsdienstes. Thieme, Stuttgart, S 592–609
25. Musshoff K, Weinreich J (1962) Differentialdiagnose seltener Lungenerkrankungen im Röntgenbild. Springer, Berlin Göttingen Heidelberg
26. Mutschler P, Hasche-Klünder G (1955) Über die Wirkung bakteriostatischer Mittel auf den tuberkulösen Lymphknoten. Beitr Klin Tuberk 114:406
27. Neumann G (1982) Zur Epidemiologie der Tuberkulose. Dtsch Aerztebl 45:2135
28. Nowak W (1982) Kurzzeitbehandlung der Tuberkulose bei Kindern. Wangener Tage 1982. Eigendruck
29. Opitz H (1933) Infektiosität der Kindertuberkulose unter besonderer Berücksichtigung der Bakterienausscheidungen bei gutartigen und unscheinbaren intrathorakalen Prozessen. Erg Tuberkuloseforsch 5:197
30. Otto H-S, Margdorf K (1981) Aktueller Stand der antituberkulösen Chemotherapie im Kindesalter. Prax Klin Pneumol 35:588–595
31. Palmer CE (1953) Tuberculin sensitivity and contact with tuberculosis. Am Rev Tuberc 68:678
32. Radenbach KL, Magdorf K (1981) Aktueller Stand der Chemoprophylaxe und der präventiven Chemotherapie gegen Tuberkulose im Kindesalter. Sozialpaediatrie 3:23–28
33. Ranke KE (1916) Primäraffekt, sekundäre und tertiäre Stadien der Lungentuberkulose auf Grund histologischer Untersuchungen der Lymphdrüsen der Lungenpforte. Dtsch Arch Klin Med 119:201, 297
34. Ranke KE (1917) Primäres, sekundäres und tertiäres Stadium der menschlichen Tuberkulose. Berl Klin Wochenschr 1917:397

35. Rupec M, Behrend H (1968) Zur Frage der Beeinflußbarkeit der Kveim-Reaktion durch Glukokortikoide. Z Haut Geschlechtskrankh 43:421
36. Schermuly W, Behrend H (1978) Sarkoidose. In: Strnadi F, Heuck F (Hrsg) Röntgendiagnostik der oberen Speise- und Atemwege, der Atemorgane und des Mediastinums. Springer, Berlin Heidelberg New York (Handbuch der medizinischen Radiologie, Bd 9, Teil 5a, S 249–422)
37. Schmid F (1963) Immunbiologie der Tuberkulose. In: Opitz H, Schmid F (Hrsg) Infektionskrankheiten. Springer, Berlin Göttingen Heidelberg (Handbuch der Kinderheilkunde, Bd V, S 646–661
38. Schmid F (1963) Die Boeck-Besnier-Schaumannsche Krankheit im Kindesalter. In: Opitz H, Schmid F (Hrsg) Infektionskrankheiten. Springer, Berlin Göttingen Heidelberg (Handbuch der Kinderheilkunde, Bd V, S 842–859)
39. Schmid PC (1950) Über die segmentale Anordnung schrumpfender Lungenabschnitte mit Bronchektasenbildung. ROFO 73:689
40. Schmid PC (1952) Lungenverschattungen, die das Bild einer Pleuritis mediastinalis oder interlobaris vortäuschen können. Dtsch Med Wochenschr 77:772
41. Schmid PC (1954) Interlobärbegrenzte schrumpfende Lungenprozesse bei Kindern. Monatsschr Kinderheilkd 102:359
42. Schmid PC (1954) Zur Differentialdiagnose paramediastinale Verschattungen des rechten Oberlappens und der Pleuritis mediastinalis superior. ROFO 81:629
43. Schmid PC (1955) Unterlappenatelektasen und ihre Differentialdiagnose zur Pleuritis mediastinalis inferior. Monatsschr Kinderheilkd 103:187
44. Schmid PC (1956) Thymushyperplasie oder Oberlappenatelektase? ROFO 84:20
45. Schmid PC (1956) Paramediastinaler Schatten eines atelektatischen Oberlappens. ROFO 85:199
46. Schmid PC (1960) Die Tuberkulose der Halslymphknoten bei Kindern. Enke, Stuttgart
47. Schmid PC (1976) Zur Frühbehandlung der Tuberkulose. Kinderarzt 6/2:117
48. Schmid PC (1977) Aktuelle Probleme der Kindertuberkulose. Fortschr Med 95,33:2009–2012, 95,37:2232–2234, 95,38:2315–2318
49. Schmid PC (1977) Infektionen und Erkrankungen durch Mykobakterien. In: Keller W, Wiskott A, Betke K, Künzer W (Hrsg) Lehrbuch der Kinderheilkunde, 4. Aufl. Thieme, Stuttgart, S 1764–1782
50. Schmid PC (1980) Immunprophylaxe durch BCG-Impfung. Sozialpaediatrie 8:280–284
51. Schmid PC (1980) Tuberkulose beim Kind – eine zyklische Infektionskrankheit. Med Welt 18:662–664
52. Schmid PC (1980) Probleme der Kindertuberkulose. Euromed 12
53. Schmid PC (1980) Tuberkulostatika und ihre Anwendung im Kindesalter. Fortschr Med 98:1731–1734
54. Schmid PC (1982) Zur Epidemiologie und Ätiologie der Tuberkulose seit Robert Koch. Fortsch Med 100, 12:499–503
55. Schmid PC (1984) Aktuelle Tuberkulindiagnostik. Dtsch Ärztebl Jg. 81, H. 31/32
56. Schütz I, Bartmann K (1969) In: Radenbach KL (Hrsg) XX. Intern Tuberc-Conf. New York, p 16
57. Sifontes E (1972) Tuberculosis. Infectious diseases. In: Barnet HL (Hrsg) Pediatrics. Meredith, New York, pp 662–690
58. Simon K (1970) Lungentuberkulose. Med Prax, Bd 45
59. Silzbach LE, Vieira LO, Waraich BA (1971) Effects of oral corticosteroids on Kveim reactivity in 30 Kveim-positive subjects with sarcoidosis. In: Leinsky L, Macholda F (eds) Proc V Internat Conf on Sarcoidosis. University Karlova, Praha
60. Spiess H (1959) Chemoprophylaxe und präventive Chemotherapie gegen Tuberkulose. Dtsch Med Wochenschr 32:1410–1415
61. Spiess H (1961) Neuere Ergebnisse der Tuberkuloseforschung. Monatsschr Kinderheilkd 109:166
62. Spiess H (1976) Die Tuberkuloseschutzimpfung. Impfkompendium. Thieme, Stuttgart
63. Spiess H (1980) Tuberkulose und nichttuberkulöse Mykobakteriosen. In: Bachmann KD et al. (Hrsg) Pädiatrie in Praxis und Klinik. Fischer, Stuttgart New York, S 12.126–12.147

64. Ström L (1951) Studies of tubercle bacilli Calmette vaccine, labelled with radioactive phosphorus. Acta Paediatr [Suppl] 83:154
65. Vogt D (1963) Epidemiologie der Tuberkulose. In: Opitz H, Schmid F (Hrsg) Infektionskrankheiten. Springer, Berlin Göttingen Heidelberg (Handbuch der Kinderheilkunde Bd V, S 624–640)
66. Wechselberg K (1963) Allgemeine Therapie der Tuberkulose und spezielle Therapie der Primärtuberkulose und hämatogenen Tuberkulose. In: Opitz H, Schmid F (Hrsg) Infektionskrankheiten. Springer, Berlin Göttingen Heidelberg (Handbuch der Kinderheilkunde, Bd V, S 773*-806
67. Weingärtner L (1963) Generalisationsformen der Tuberkulose. In: Opitz H, Schmid F (Hrsg) Infektionskrankheiten. Springer, Berlin Göttingen Heidelberg (Handbuch der Kinderheilkunde, Bd V, S 708–732, 742–749)
68. Windorfer A (1975) Zur Tuberkulose beim Kind. Bayer Aerztebl 3:496
69. Windorfer A (1975) Zur Notwendigkeit der BCG-Impfung. Bundesgesundheitsblatt 2:19
70. Windorfer A (1978) Gefährdung der Kinder und Jugendlichen durch Tuberkulose. Dtsch Med Wochenschr 103:1977
71. Wurm K (1968) Therapie der Sarkoidose. Radiologie 8:135
72. Wurm K (1969) Diagnostik der Sarkoidose. In: Wurm K (Hrsg) Bericht über die Sarkoidose-Tagung in Höchenschwand 1968. Selbstverlag, Höchenschwand
73. Wurm K, Reindell H (1962) Zur röntgenologischen Differentialdiagnose von Sarkoidose und Lymphogranulomatose. Radiologie 2:134
74. Wurm K, Reindell H (1963) Die mediastinalen Lymphknotenerkrankungen im Röntgenbild. Radiologie 3:42
75. Wurm K, Reindell H (1968) Zur Klinik der Sarkoidose. Radiologie 8:101
76. Wurm K, Reindell H (1968) Characteristica und Besonderheiten der Lungensarkoidose im Röntgenbild. Radiologie 8:103
77. Wurm K, Reindell H, Heilmeyer L (1958) Der Lungenboeck im Röntgenbild. Thieme, Stuttgart

10 Entzündliche Erkrankungen des Lungengerüstes

10.1 Die allergische Alveolitis

C. H. L. Rieger und H. von der Hardt

10.1.1 Definition

Die allergische Alveolitis ist eine nichtinfektiöse Entzündung des Lungenparenchyms
und der kleineren Bronchien, die bei disponierten Kindern durch Inhalation verschiedener organischer Partikel verursacht wird. Die Krankheit verläuft in akuten Schüben
oder, bei Kindern häufiger, chronisch. In beiden Fällen kommt es zu einer progressi-
ven Beeinträchtigung der Lungenfunktion. Synonyma sind „exogene allergische Alveolitis", „extrinsische allergische Alveolitis", „Vogelzüchterlunge", „Farmerlunge",
"extrinsic allergic bronchiolo-alveolitis" (England), "hypersensitivity pneumonitis"
(USA).

Über die Häufigkeit dieser Erkrankung im Kindesalter liegen keine genauen Angaben vor. Wegen der geringeren Expositionsmöglichkeit dieser Altersgruppe wird die
allergische Alveolitis wohl seltener diagnostiziert als im Erwachsenenalter, jedoch
dürften derzeit eine Reihe von Erkrankungen unentdeckt bleiben (Übersicht bei
[40]).

10.1.2 Ätiologie und Pathogenese

Die Krankheitsbezeichnung „allergische Alveolitis" spiegelt die Vorstellung wider,
daß diese Erkrankung auf eine besondere immunologische Reaktion zurückzuführen
ist. Die für das Kindesalter häufigsten Antigene sind in Tabelle 1 aufgeführt. Vogelan-
tigene spielen sicher die wichtigste Rolle, die anderen aufgeführten Partikelsorten sind
selten. Die Größe der einzelnen Staubpartikel muß unter 6 µ liegen, damit sie in die
Lungenperipherie gelangen können. Die molekularen Eigenschaften der Antigene
sind bisher nur wenig bekannt. Aus Micropolysporum faeni wurden mehrere hitzesta-
bile Glykopeptide isoliert, die Molekulargewichte zwischen 44 000 und 100 000 Dalton
besaßen [17].

Die Pathogenese der extrinsischen Alveolitis ist nicht vollständig geklärt. Einigkeit
besteht darin, daß die ursächliche immunologische Reaktion keine durch Immunglobulin E vermittelte Sofortreaktion ist. Damit unterscheidet sich die allergische Alveolitis nicht nur klinisch, sondern auch immunpathogenetisch grundsätzlich vom aller-

Tabelle 1. Ätiologie der allergischen Alveolitis (aufgeführt sind nur die im Kindesalter häufigen Antigene)

Antigen	Herkunft	Krankheitssynonyma
Proteine aus Federn, Vogel- serum und Vogelkot	Tauben, Hühner, Wellen- sittiche, Papageien, andere Ziervögel	Taubenzüchterlunge, Vogel- halterlunge
Schimmelpilze Micropolyspora faeni Thermoactinomyces vulgaris	Feuchtes Heu, kontaminierte Luftbefeuchter	Farmerlunge, „Ventilator pneumonitis"
Aspergillus fumigatus	Schimmel, schimmelige Blumenerde	Allergische Aspergillose
Antigene aus Serum und Hypophyse	Hypophysenextrakte	"Pituitary snufftaker's lung"

gischen (extrinsischen) Asthma bronchiale und der bronchopulmonalen Aspergillose.

Im Serum der Patienten werden präzipitierende Antikörper gegen das krankheitsauslösende Antigen nachgewiesen. Es handelt sich überwiegend um IgG-Antikörper. Aufgrund dieses Befundes wurde eine humorale Reaktion als Ursache der Erkrankung angenommen. Postuliert wurde ein Arthus-Phänomen (Typ-III-Reaktion nach Gell und Coombs), also eine Bindung des Antigens durch Immunglobuline mit anschließender Komplementaktivierung und Chemotaxis von Entzündungszellen durch Komplementspaltprodukte C_{3A}, C_{5A} und $C_{5,6,7}$. Die Bedeutung dieser präzipitierenden Antikörper für die Ätiologie der Erkrankung ist aber umstritten. So werden präzipitierende Antikörper auch bei asymptomatischen Personen gefunden, z. B. Antikörper gegen Taubenantigen bei bis zu 40% gesunden Taubenzüchtern ([1, 19] Tabelle 2). Bei einigen v. a. chronischen Verlaufsformen konnten keine präzipitierenden Antikörper nachgewiesen werden, obwohl die klinischen, radiologischen und auch histologischen Befunde für eine allergische Alveolitis typisch schienen. Die Entdeckung aber, daß organische Stäube über den alternativen Weg Komplement aktivieren kön-

Tabelle 2. Prozentuale Häufigkeit präzipitierender Antikörper (Immunodiffusion) im Serum gegen verschiedene Antigene. (Nach einer Zusammenstellung von Bartmann [1])

	Erkrankte Personen (in %)	Asymptomatische exponierte Personen (in %)	Nicht exponierte Personen (in %)
Farmerlunge – Micropolyspora faeni	60–85	20–55	bis zu 10
Vogelzüchterlunge – Taubenserum	65–100	15–57	bis zu 3
– Taubenkot	100	15–40	bis zu 3
– Wellensittichserum	85	bis zu 2,5	bis zu 2,5

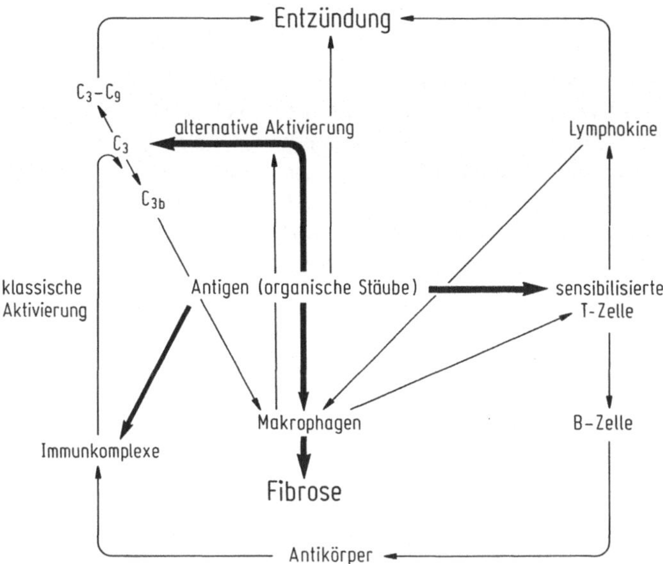

Abb. 1. Die möglichen Reaktionsformen, die bei der allergischen Alevolitis zur Entzündung und Fibrose führen. Von Bedeutung ist die Bildung von Immunkomplexen, die über den klassischen Weg zu Aktivierung des Komplementsystems führen, die Aktivierung des Komplementsystems über den alternativen Weg, ferner die Sensibilisierung von T-Zellen und über Aktivierung der Makrophagen die Entwicklung der Fibrose. Die interstitielle Entzündung kann auch direkt Folge der Beschaffenheit des Antigens (organischer Staub) sein. (Nach Turner-Warwick [47])

nen, scheint zumindest auf eine Mitwirkung des Komplementsystems hinzuweisen [18]. Neben humoralen Reaktionen scheinen auch zelluläre Immunmechanismen für die Erkrankung verantwortlich zu sein. Dafür sprechen v. a. die histologisch häufig nachweisbaren granulomatösen Entzündungen bei extrinsischer Alveolitis, die für zelluläre Immunreaktionen typisch sind. Im Tiermodell konnte die Disposition zur allergischen Alveolitis durch Transfer sensibilisierter Lymphozyten übertragen werden. Die Lymphozyten von Menschen mit allergischer Alveolitis, gelegentlich jedoch auch von asymptomatischen Personen, reagieren in vitro nach Antigenkontakt mit einer Produktion von Lymphokinen (z. B. Migrations-Inhibitions-Faktor oder Blastogener-Faktor-4). Zum gegenwärtigen Zeitpunkt wird deshalb angenommen, daß es bei Patienten mit allergischer Alveolitis zu einer Aktivierung des Antikörpersystems, des Komplementsystems und der zellulären Immunität kommt (Abb. 1), und daß die Krankheit selbst als Folge einer speziellen Interaktion dieser 3 Kompartiments des Immunsystems entsteht [7]. Eine genetische Prädisposition ist dabei nicht ausgeschlossen.

Die Folge akuter Krankheitsschübe bzw. der chronischen Verlaufsform einer allergischen Alveolitis ist in jedem Falle eine progressive interstitielle Fibrose, die zur Abnahme der Lungenelastizität und zur Vergrößerung der Diffusionsstrecke zwischen Alveolarwand und Lungenkapillare führt. Es resultieren eine verminderte Diffusionskapazität und durch Untergang von Alveolen eine verminderte Respirationsfläche: restriktive Ventilationsstörung (s. Diagnostik, Abschn. 10.1.6).

10.1.3 Pathologie

Das histologische Bild der Lungenveränderungen ist bei allen Varianten der extrinsischen Alveolitis ähnlich und unterscheidet sich nicht prinzipiell von interstitiellen Pneumonien anderer Genese. Die Art der Veränderungen hängt vielmehr von der Intensität der Antigenexposition und vom Stadium der Erkrankung ab. Die Befunde sind daher nur für das Stadium und den Schweregrad, jedoch nicht für die Ursache der Erkrankung von diagnostischem Wert. Alveolen, Interstitium und auch Bronchialwände sind mit Lymphozyten, Plasmazellen und Makrophagen infiltriert. Bei der subakuten Form finden sich im Gegensatz zur idiopathischen Lungenfibrose häufig nichtverkäsende Granulome, ähnlich dem Bild einer Sarkoidose. Die Proliferation und Desquamation von Alveolardeckzellen scheint bei den allergischen Alveolitiden ausgeprägter zu sein als bei interstitiellen Pneumonien unklarer Ätiologie (ausgenommen bei der Pneumonie von Typ Liebow, 10.3). Im chronischen Stadium können diese granulomatösen Veränderungen persistieren oder auch wieder verschwinden. Insgesamt wird die Intensität der entzündlichen Reaktion geringer und es entwickelt sich eine zunehmende Fibrose.

Akute Schübe bilden sich oft ohne Residuen zurück, sie führen je nach Dauer und Intensität der Exposition schließlich doch zu chronischen Veränderungen.

10.1.4 Klinik

Die akute Verlaufsform ist leicht mit einer bakteriellen Pneumonie zu verwechseln: 8–12 h nach Exposition beginnen Husten und Atemnot. Rascher Fieberanstieg, gekennzeichnet durch Schüttelfrost und eine erhebliche Beeinträchtigung des allgemeinen Befindens sind weitere typische Symptome. Bei der körperlichen Untersuchung finden sich Tachypnoe und Tachykardie sowie in schweren Fällen eine Zyanose. Bei der Auskultation hört man feinblasige Rasselgeräusche, deren Verteilung meist symmetrisch über beiden Lungenfeldern ist, gelegentlich aber auf einzelne Lappen beschränkt bleibt. Sämtliche Symptome verschwinden wenige Stunden nach Entfernung des Patienten aus dem allergenhaltigen Milieu, z.B. nach Aufnahme in einem Krankenhaus.

Diese akute Form der allergischen Alveolitis ist im Kindesalter eher selten. In der Regel beginnt die Erkrankung schleichend. Die Abnahme der körperlichen Leistungsfähigkeit, Müdigkeit und Gewichtsverlust gehen mit Husten und zunehmender Kurzatmigkeit einher. Die Körpertemperatur ist dann meist nicht erhöht, außer bei akuter Exazerbation bei intensiver Exposition. Anfangs ist nur bei körperlicher Belastung Luftnot bemerkbar, mit der Zeit entwickelt sich eine chronische Hypoxie, die aufgrund der erniedrigten Lungendehnbarkeit nicht mit einer Vertiefung der Atmung, sondern mit einer Tachypnoe kompensiert wird.

Bei der körperlichen Untersuchung wirken die Kinder je nach Stadium der Erkrankung weniger beeinträchtigt bis schwer krank. Zentrale Zyanose und Trommelschlegelfinger zeigen eine weit fortgeschrittene Fibrose an. Der Auskultationsbefund ist jetzt weitgehend normal, oder es werden nur diskrete feinblasige Rasselgeräusche gehört, meist über den Lungenunterfeldern.

10.1.5 Laborbefunde

Bei der akuten Verlaufsform ist die Blutsenkung beschleunigt, eine Leukozytose bis 20–25 000/mm³ mit Linksverschiebung kann nachgewiesen werden. Die Eosinophilie ist variabel. Bei der chronischen Verlaufsform ist die Blutsenkung meist nicht oder nur gering beschleunigt, Blutbildveränderungen werden nicht nachgewiesen.

Das Thoraxröntgenbild zeigt bei der akuten Verlaufsform retikuläre bis diffuse Infiltrationen wechselnder Intensität und unterschiedlicher Lokalisation. Veränderungen, lokalisiert in einzelnen Lungenlappen, wurden beschrieben. Pleuraergüsse und Vergrößerungen hilärer Lymphknoten gehören nicht zum Bild der allergischen Alveolitis. Bei der chronischen Verlaufsform stehen die Zeichen der Lungenfibrose im Vordergrund: vermehrte retikuläre Zeichnung ohne Infiltrationen, bei einseitig stärker ausgeprägtem Prozeß Verlagerungen dès Mediastinums zur kranken Seite. Insbesondere zu Beginn dieser chronischen Verlaufsform können röntgenologische Veränderungen fehlen.

Die 3 Hauptklassen der Immunglobuline sind bei der allergischen Alveolitis deutlich erhöht, wenn auch Ausnahmen beschrieben wurden [44]. Das IgE ist meist normal. Dies unterscheidet die allergische Alveolitis vom Asthma bronchiale. Die übrigen, derzeit verfügbaren immunologischen Tests können den Verdacht einer allergischen Alveolitis erhärten oder unwahrscheinlich machen. Beweiskraft besitzen sie nicht. Die wenigen immunologischen Untersuchungen, die in der Diagnostik der allergischen Alveolitis sinnvoll erscheinen, sind in Tabelle 3 zusammengefaßt.

Die Suche nach präzipitierenden Antikörpern sollte sich bei Kindern auf die wenigen Antigene beschränken, die klinische Relevanz besitzen. Kommerzielle Laboratorien bieten meist ein Suchprogramm an, das auf die Bedürfnisse der inneren Medizin zugeschnitten ist. Die Mehrzahl dieser Antikörpersuchtests spielt in der Pädiatrie keine Rolle. Die ungezielte Anwendung solcher Programme ist nicht nur überflüssig, sondern oft auch verwirrend, da aufgrund der bestehenden Hypergammaglobulinämie klinisch irrelevante natürliche Antikörper oft vermehrt vorhanden und als Präzipitine nachweisbar sind. Geeignete technische Bestimmungsmethoden sind die doppelte Diffusion nach Ouchterlony oder die Immunelektrophorese nach Grabar, modifiziert nach Scheidegger. Mit der bidimensionellen Immunelektrophorese werden falsch-positive Titer eher vermieden, mitunter muß erst das Serum weiter verdünnt werden, um falsch-negative Reaktionen bei Antikörperüberschuß auszuschließen.

Tabelle 3. Immunologische Untersuchungen bei Verdacht auf allergische Alveolitis

	Typischer Befund bei der allergischen Alveolitis
Immunglobuline G, A, M	Einzeln oder gemeinsam vermehrt
Immunglobulin E	Normal
Antinukleäre Faktoren	Nicht nachweisbar
Immunkomplexe	Nicht nachweisbar
Komplementfaktoren C_3, C_4	Normal oder vermehrt
Präzipitierende Antikörper (Vogelantigene, Thermoaktinomyces vulgaris, Micropolysporum faeni)	Vorhanden (als Nachweis der Exposition, kein Krankheitsbeweis)

Die Blutentnahme zur Antikörperbestimmung sollte noch *vor* konsequenter Umgebungsprophylaxe erfolgen, da der Antikörpernachweis schon kurz nach Entfernung der Krankheitsursache (Taube, Luftbefeuchter usw.) nicht mehr gelingt. Diese Tatsache muß auch bedacht werden, wenn nach längerem Aufenthalt im Krankenhaus oder einem Kurort die Möglichkeit einer allergischen Alveolitis erstmals erwogen und eine entsprechende Diagnostik begonnen wird.

Die Untersuchungen der zellulären Immunität, z. B. der Lymphokinproduktion nach Lymphozytenstimulation in vitro mit den inkriminierten Antigenen, gehören z. Z. noch nicht zur Routinediagnostik.

Die Lungenfunktionsuntersuchung ergibt eine restriktive Funktionsstörung: Die inspiratorische Kapazität und damit die Vitalkapazität und die Totalkapazität sind vermindert, ebenso ist die Lungendehnbarkeit erniedrigt. Der Atemwegswiderstand ist normal. Bei aktiven entzündlichen Reaktionen im Bereich der kleinen Bronchien können "trapped-gas"-Bezirke nachweisbar sein. Die CO-Diffusionskapazität ist erniedrigt, es besteht eine Hypoxie in Ruhe oder unter körperlicher Belastung, keine Hyperkapnie (außer im fortgeschrittenen Stadium der respiratorischen Insuffizienz).

10.1.6 Diagnose

Für die akute Verlaufsform ergibt sich die Diagnose meist bereits aus der typischen Anamnese: 6–8 h nach Allergenkontakt Auftreten der charakteristischen klinischen Symptome. Sehr viel schwieriger ist die Diagnose bei der im Kindesalter häufigeren chronischen Verlaufsform. Die Umgebungsanamnese ist sehr sorgfältig zu erheben, evtl. müssen Pilznährböden im Wohnbereich des Kindes aufgestellt werden, um typische sporenbildende Pilze anzuzüchten. Der Verdacht einer allergischen Alveolitis durch organische Partikel wird weiter erhärtet, wenn bei schon kurzfristiger Expositionsprophylaxe (z. B. stationärer Aufnahme der Kinder) die klinischen Symptome rückläufig sind: Verschwinden des Hustenreizes, rasche Normalisierung des Auskultationsbefundes, Zunahme der Vitalkapazität und Rückgang der Hypoxie. Der Nachweis präzipitierender Antikörper mittels Ouchterlony-Technik oder zweidimensionaler Immunelektrophorese erhärtet den klinischen Verdacht, beweist die Diagnose aber nicht. Intrakutantests mit den verdächtigen Allergenen ergeben typische verzögerte Reaktionen vom Typ III: 4–6 h nach Injektion entwickelt sich ein Erythem und eine Induration, vereinzelt mit zentraler Nekrose. Die Reaktion hält maximal 24 h an. Die Interpretation dieser Hauttests ist schwierig, da die Allergene nur wenig gereinigt sind. Die Diagnose einer allergischen Alveolitis wird mit diesen Tests nicht bewiesen.

Das gilt auch für inhalative Provokationstestungen, für die nur wenige und nichtstandardisierte Allergene zur Verfügung stehen. Die Inhalationstestung erscheint in Analogie zur inhalativen Provokation beim Asthma bronchiale als logische und einleuchtende Form der Diagnostik. Diese Tests sind für das Kindesalter bisher nicht standardisiert und gehören nicht zur Routinediagnostik. Akute Exazerbationen der Erkrankung wurden beschrieben.

Im Zweifelsfall wird die Diagnose erst mit der Lungenbiopsie gesichert. Die Indikation zur Biopsie sollte aber zurückhaltend gestellt werden. Wenn die klinische Manifestation typisch ist und Präzipitine sowie eine Hypergammaglobulinämie nachgewiesen wurden, so ist die Biopsie nicht indiziert. Bessern sich andererseits die klinischen

Symptome nach Umgebungssanierung nicht oder ist aufgrund des Röntgenbefundes die Differentialdiagnose zu anderen interstitiellen Lungenerkrankungen zweifelhaft oder wird der Verdacht einer bereits fortgeschrittenen Fibrosierung geäußert, so daß auch die Erfolgsaussichten einer Steroidbehandlung nicht ohne weiteres beurteilt werden können, dann ist eine Biopsie indiziert. Besonders der Nachweis von granulomähnlichen Formationen epitheloider Zellen im Lungeninterstitium und eine verstärkte Alveolarzellreaktion sprechen sehr für eine allergische Alveolitis.

10.1.7 Differentialdiagnose

Bei der akuten Verlaufsform der allergischen Alveolitis stehen differentialdiagnostisch interstitielle Pneumonien bei diversen Viruserkrankungen zur Diskussion. Neben verschiedenen Virustiteranalysen sollte auch an Mykoplasmeninfektionen, an Rikettsiosen- und Chlamydieninfektionen gedacht werden. Allergische Pneumonitiden auf nichtorganische Stoffe sind im Kindesalter selten, müssen aber beachtet werden (10.1.9).

Sehr viel schwieriger ist die Differentialdiagnose bei primär-chronischer Verlaufsform. Sie ist in den folgenden Abschnitten aufgeführt (10.2).

10.1.8 Therapie und Verlauf

Die wesentliche therapeutische Maßnahme bei der allergischen Alveolitis besteht in der Entfernung des schädigenden Antigens. Gelegentlich ist dies nicht möglich, z. B. bei Kindern mit „Taubenzüchterlunge" in ländlicher Umgebung. In diesen Fällen ist die endgültige Heilung nur dann zu erwarten, wenn die Kinder aus einer solchen Umgebung entfernt werden. Bei der akuten Verlaufsform erübrigt sich eine medikamentöse Therapie meist, da sich bei entsprechender Expositionsprophylaxe (z. B. stationäre Aufnahme des Kindes) die klinischen Symptome und die Funktionsstörungen der Lunge rasch normalisieren.

Bei chronischer Verlaufsform ist die systemische Steroidbehandlung notwendig und auch dann erfolgreich, wenn fibrotische Veränderungen noch nicht im Vordergrund stehen. Die Behandlung erfolgt initial mit 2 mg/kg KG/Tag über wenigstens 6–8 Wochen, dann langsam Reduktion der Dosis auf 1 mg bzw. 0,5 mg/kg KG/Tag. Die Behandlung ist abhängig von den Verlaufskontrollen der Laborparameter, wie BSG, Immunglobuline und Lungenfunktion. Normalisieren sich diese Werte und bleiben dann konstant, kann über Monate eine weitere Reduktion der Steroidtherapie versucht werden unter fortlaufender Kontrolle der genannten Parameter. Die Nebenwirkungen der Therapie sind erheblich.

Die definitive Prognose hängt vom Stadium der Fibrosierung und von der Ausschaltung des Antigens ab.

10.1.9 Sonderformen

Das klinische Bild der allergischen Alveolitis wird auch von nichtorganischen Partikeln verursacht, deren Zahl immer größer wird (Tabelle 4).

Tabelle 4. Medikamente und andere nichtorganische Substanzen, die im Kindesalter eine fibrosierende Alveolitis verursachen können

Zytostatika	*Varia*
Amethopterin (MTX)	Acetylsalicylsäure
Bleomycin	Hexamethonium
Busulfan	Paraquat
Chlorambucil	Salazosulfapyridin
Cyclophosphamid	Hydrochlorothiazid
	Talkumpuder (wie andere anorganische Stäube)
Chemotherapeutika	*Bariumsulfat* (nach akzidenteller Aspiration)
Nitrofurantoin	
Penicilline	
Sulfonamide	
Tuberkulostatica	
PAS	
Streptomycin	

Am wichtigsten sind wohl Medikamente, die wahrscheinlich über eine intrapulmonale Vaskulitis zu einer zunehmenden Fibrose der Lunge führen. Bekannt sind solche Lungenveränderungen bei folgenden Medikamentengruppen: Nitrofurantoine, Penicilline, Sulfonamide, Hexamethonium, Phenylbutazon, Phenylhydantoinpräparate und Kontrastmittel (v. a. jodhaltige).

Einige Zytostatika können ebenfalls zur interstitiellen Pneumopathie führen, wie Methotrexat, Bleomycin, Cyclophosphamid und Busulfan. Nach Aspiration von Bariumsulfat werden interstitielle Pneumonien beobachtet, ohne daß eine Fibrose auftritt.

Die Inhalation von talkhaltigen Pudern besonders im Säuglingsalter führt zu einer granulomatösen interstitiellen Lungenerkrankung mit Übergang in eine Fibrose (Abschn. 15.2). Histologisch sind Fremdkörpergranulome nachweisbar [22].

10.2 Fibrosierende Alveolitis – idiopathische diffuse Lungenfibrose

H. von der Hardt und C. H. L. Rieger

10.2.1 Definition

Fibrosierende Alveolitiden sind chronisch entzündliche Lungenerkrankungen, die vorwiegend das Interstitium betreffen, in unterschiedlichem Ausmaß eine Alveolarzellproliferation aufweisen und vereinzelt mit einer Schädigung im Bereich der Bronchiolen einhergehen. Die Erkrankungen gehen meist in eine Lungenfibrose über, die nach Monaten bis Jahren zum Tode des Patienten führt. Verschiedene Krankheitsbezeichnungen berücksichtigen unterschiedliche histologische Befunde im floriden Stadium der Erkrankung. So wird von chronischer interstitieller Pneumonie, von fibro-

Tabelle 1. Interstitielle Lungenerkrankungen im Kindesalter

Interstitielle Pneumonien durch bekannte Erreger
  Diverse Viren (auch konnatale Infektionen, z. B. Rötelnviren, Listerien)
  Mycoplasma pneumoniae
  Chlamydia psittaci
  Konnatale Infektionen und Infektionen des Früh- und Neugeborenen mit
    Chlamydia trachomatis
    Toxoplasma gondii
    Treponema pallidum
    Pneumocystis carinii

Allergische Alveolitis

Toxische Schädigungen des Lungenparenchyms
  Mit immunpathologischen Reaktionen (z. B. durch zahlreiche Medikamente)
  Ohne immunpathologische Reaktionen (z. B. Strahlenschäden, Schäden durch Sauerstoff,
    nach Lungenödemschocklunge, durch nichtorganische Stäube und Gase)

Im Rahmen diverser systemischer Erkrankungen
  Lupus erythematodes
  Sklerodermie
  Dermatomyositis
  Rheumatoide Arthritis
  Wegener-Granulomatose und Periarteriitis nodosa
  Sarkoidose
  Histiocytosis X
  Neurofibromatosis
  Diverse Speicherkrankheiten
  Hämoblastosen mit Befall des Lungenparenchyms

Spezielle Erkrankungen des Lungenparenchyms unbekannter Ätiologie
  Desquamative interstitielle Pneumonie Liebow
  Idiopathische Lungenhämosiderose
  Mikrolithiasis
  Alveolarproteinose

Die idiopathische diffuse Lungenfibrose (Hamman-Rich) unbekannter Ätiologie

---

sierender Alveolitis, von Intrinsic-Alveolitis, von cryptogener Pneumonitis und im fortgeschrittenen Stadium von kryptogener diffuser Lungenfibrose bzw. Hamman-Rich-Syndrom gesprochen. Die 1944 von Hamman u. Rich [24] beschriebene akute Verlaufsform der interstiellen Lungenfibrose unbekannter Ätiologie, die durch einen in wenigen Monaten tödlichen Verlauf charakterisiert ist, wird heute als Hamman-Rich-Krankheit bezeichnet.

Nach Turner-Warwick [48] ist die Diagnose der idiopathischen oder kryptogenen fibrosierenden Alveolitis bzw. der idiopathischen Lungenfibrose nur dann berechtigt, wenn bekannte Ursachen einer Alveolarwandfibrose ausgeschlossen werden konnten, wenn doppelseitige und persistierende Röntgenveränderungen nachgewiesen werden und wenn abhängig vom klinischen Stadium über beiden Lungenabschnitten feinblasige Rasselgeräusche zu hören sind.

Bekannte Ursachen interstieller Lungenerkrankungen im Kindesalter sind in Tabelle 1 zusammengefaßt. Entwickelt sich im Rahmen dieser Erkrankungen eine Lungenfibrose, wird diese als sekundäre Fibrose bezeichnet. Diese sekundären Fibrosen werden in den entsprechenden Kapiteln abgehandelt.

10.2.2 Ätiologie und Häufigkeit

Die Ätiologie der fibrosierenden Alveolitis bzw. der idiopathischen Lungenfibrose ist, wie die Krankheitsbezeichnung schon sagt, unbekannt. Es wird vermutet, daß bisher unbekannte Viren und verschiedene nichtorganische Partikel Ursache dieser Erkrankungen im Kindesalter sind. Besonders bei den chronischen, schleichenden Verlaufsformen ist nicht ausgeschlossen, daß die primäre Virusinfektion Monate bis Jahre zurückliegt und sich damit dem Nachweis entzieht. Immunologische Befunde wiederum lassen Beziehungen zu sog. Kollagenosen erkennen, insbesondere zum Lupus erythematodes, zur viszeralen Verlaufsform der rheumatoiden Arthritis, zur Dermatomyositis und Polymyositis, zu verschiedenen Formen der Vaskulitis. Bei diesen Erkrankungen werden interstitielle Lungenfibrosen beobachtet (10.4).

Familiäre Häufungen der fibrosierenden Alveolitis wurden im Kindesalter beschrieben und lassen einen genetischen Einfluß vermuten. Bonanni et al. [5] beschrieben 1965 eine Familie mit 8 Krankheitsfällen in 3 Generationen, die einen autosomal dominanten Erbgang vermuten ließ.

Die Häufigkeit der fibrosierenden Alveolitis und idiopathischen Lungenfibrose im Kindesalter kann nicht exakt angegeben werden; sicher ist diese Erkrankung selten. Fallbeschreibungen liegen aber für alle Altersgruppen vor, einschließlich für die ersten Lebenswochen [9].

10.2.3 Pathologie

Nach Scadding [43] und Liebow [30] werden die idiopathischen interstitiellen Lungenerkrankungen nach histologischen Kriterien geordnet. Danach wird einmal das gewöhnliche Bild der interstitiellen Pneumonie mit Fibrose (Hamman-Rich-Syndrom, im amerikanischen Schrifttum "usual interstitial pneumonitis: UIP) beschrieben und von dieser Verlaufsform abgetrennt die Desquamative Interstitielle Pneumonie Typ Liebow (DJP), die Lymphoide Interstitielle Pneumonie (LJP) und die interstitielle Riesenzellpneumonie. Ob es sich bei diesen histologischen Varianten um unterschiedliche Verlaufsformen einer Erkrankung oder um Erkrankungen mit unterschiedlicher Ätiologie handelt, ist aber unklar. Die Mehrzahl der Befunde zeigt, daß diese histologischen Varianten parallel in der Lunge nachgewiesen werden können. Möglicherweise spiegeln diese Befunde verschiedene Aktivitätsstadien der Entzündungsreaktion wider. Lediglich die interstitielle desquamative Pneumonie vom Typ Liebow scheint eine eigene Krankheit darzustellen (s. 10.3).

Der histologische Befund der fibrosierenden Alveolitis ist im wesentlichen durch entzündliche Exsudationen mit mononukleären Zellen (einschließlich Lymphozyten und Plasmazellen) in den Alveolarsepten gekennzeichnet, Retikulum- und Kollagenfasern sind vermehrt, die Grundstruktur des Acinus ist aber intakt. Die intraalveoläre Exsudation, die Makrophagen und Typ-II-Zellen enthält, ist weniger ausgeprägt. Mit zunehmender Fibrosierung wird die alveolare Architektur zerstört, einzelne Alveolen obliterieren bzw. sind zystisch erweitert, die zuführenden Bronchiolen zeigen ebenfalls z. T. erhebliche Strukturanomalien mit Obliterationen oder atypischen Epithelien. Dieser Umbau der peripheren Lungenstruktur erinnert an Honigwaben. Granulomatöse Veränderungen fehlen im Gegensatz zur allergischen Albeolitis, zur Sarkoidose und zu einigen Kollagenosen.

Makroskopisch sind die Lungen fest, die Oberfläche ist fein granuliert, d. h. netzartig gezeichnet, häufig sind kleine Emphysemblasen besonders im Bereich der Lungenspitzen zu erkennen. Meist ist die Lunge gleichmäßig in allen Abschnitten befallen, einseitig betonte Veränderungen wurden aber beschrieben. Die regionalen Lymphknoten können vergrößert sein.

10.2.4 Klinik

Die klinischen Symptome beginnen selten plötzlich, meist schleichend. Im Vordergrund stehen trockener Husten und Kurzatmigkeit, anfangs nur bei körperlicher Belastung, später auch in Ruhe. Die Körpertemperatur ist nicht erhöht. In wenigen Wochen bis Monaten erscheinen die Kinder zunehmend krank, sie verlieren an Gewicht, haben keinen Appetit und sind leicht ermüdbar. Sie entwickeln unterschiedlich rasch eine Zyanose und Trommelschlegelfinger. Bei der physikalischen Untersuchung fällt neben der Tachypnoe die flache Atmung auf, interkostale Einziehungen können sichtbar sein. Über allen Lungenabschnitten, deutlicher basal als apikal, sind feinblasige Rasselgeräusche zu hören, kein Giemen. Die Zeichen der Rechtsherzbelastung treten erst spät auf.

Bei manchen Kindern erscheint der Thorax auffallend flach, die Deformation kann auch seitenungleich sein. Diese Asymmetrie könnte auf einen einseitig stärkeren Schrumpfungsprozeß hinweisen.

10.2.5 Laborbefunde

Die Blutkörperchensenkungsgeschwindigkeit ist nur mäßig beschleunigt, das Blutbild ist unauffällig, insbesondere besteht keine Eosinophilie. Im Spätstadium entwickelt sich eine Polyglobulie. Nur bei einem Teil der Kinder ist die γ-Globulinfraktion vermehrt, die quantitative Bestimmung der Immunglobuline ergibt erhöhte Titer einzelner Ig-Klassen, v. a. hohe IgG-Titer. Das Gesamt-IgE ist normal, spezifisches IgE wird nicht nachgewiesen.

Bei 40–50% der erwachsenen Patienten mit idiopathischer fibrosierender Alveolitis werden antinukleäre Antikörper nachgewiesen. Bei der Mehrzahl dieser Patienten bleibt der Titer positiv, auch wenn die Titerstufen variieren können. Weder die Überlebensrate der Patienten noch die Steroidempfindlichkeit sind mit dem Nachweis antinukleärer Antikörper kombiniert [27]. Bei etwa 30% der Patienten sind auch die Rheumafaktoren positiv, wobei die Titer meist niedriger sind als bei Patienten mit Arthritis und gleichzeitigem Lungenbefall. Antinukleäre Antikörper und Rheumafaktoren sind selten im gleichen Serum gefunden worden [49].

Bislang gelang es nicht, lungenspezifische Antikörper nachzuweisen. In Tabelle 2 sind die wichtigsten immunologischen Befunde bei der fibrosierenden Alveolitis im Vergleich zu anderen sog. Kollagenkrankheiten aufgeführt.

Die Lungenfunktionsuntersuchung ergibt wie bei der allergischen Alveolitis das typische Bild der restriktiven Ventilationsstörung (10.1). Charakteristisch ist die verminderte CO-Diffusionskapazität, die auch zum Begriff des „alveolokapillären Blocksyndroms" geführt hat. Die daraus resultierende Hypoxie ohne gleichzeitige Hyperkapnie ist durch einen FiO_2 von 40% korrigierbar, da kaum intrapulmonale Ventilations-

Tabelle 2. Immunologische Befunde bei fibrosierender Alveolitis im Vergleich zu anderen Kollagenkrankheiten (die Prozentangaben beziehen sich auf die Häufigkeit des positiven Nachweises bei der entsprechenden Erkrankung im Erwachsenenalter). (Modifiziert nach Bartmann [1] und Turner-Warwick [48])

Erkrankungen	Antinukleäre Antikörper (in %)	Antikörper gegen glatte Muskulatur (in %)	Antimitochondriale Antikörper (in %)	Rheumafaktoren (in %)
Fibrosierende Alveolitis	35	5–10	10–15	30–50
Lupus erythematodes	100		5–10	30–40
Rheumatoide Arthritis	35			70–90
Dermatomyositis	20–30			25
Sklerodermie	40–80		10	40

Perfusions-Verteilungsstörungen vorliegen. Bei einzelnen Kindern lassen sich zusätzlich Obstruktionen im Bereich der kleinen Bronchien nachweisen ("Trapped-gas"-Bezirke). Sie sind Ausdruck entzündlicher Veränderungen im Bereich der Bronchiolen, wie sie histologisch im akuten Stadium gefunden werden können. Diese Funktionsstörung könnte ein Parameter für die entzündliche Aktualität der Erkrankung sein.

Das Thoraxröntgenbild zeigt am Anfang der Erkrankung nur zarte peribronchitische oder perivaskuläre Streifenzeichnungen. Milchglasartige, netzig-schleierförmige Trübungen weisen auf mehr exsudative Vorgänge hin. Im fortgeschrittenen Stadium überwiegt die diffuse feinretikuläre Strukturvermehrung, die besonders gut in der Peripherie zu beobachten ist und keine Bevorzugung eines Lungenfeldes zeigt. Der Befall einer Lunge kann vorherrschen und zum Bild der einseitig hellen Lunge führen (Abb. 1; Abschn. 12.2). Die fortschreitende Schrumpfung führt zu peripheren zystischen Erweiterungen der Bronchiolen und Alveolen, die besonders gut im Bereich der Lungenspitze, aber auch in der Peripherie der Unterfelder zu erkennen sind. Das Vollbild dieser zystischen Umwandlung entspricht dann der erworbenen Wabenlunge ("honey-comb lung").

10.2.6 Diagnose und Differentialdiagnose

Die Diagnose der interstitiellen Lungenfibrose ergibt sich aus den typischen klinischen Symptomen, dem Thoraxröntgenbild und den charakteristischen Laborbefunden. Die Diagnose wird schließlich durch die histologische Untersuchung einer Lungenbiopsie gesichert, die meist als offene Lungenbiopsie vorgenommen wird. Die Differentialdiagnose schließt alle sekundären Fibrosen mit ein, die verschiedenen Formen der interstitiellen Pneumonien, allergische Alveolitiden, Kollagenosen, Sarkoidose, Lungenhämosiderose und Alveolarproteinose, Mikrolithiasis, Speicherkrankheiten der Lunge und toxischen Schädigungen des Lungenparenchyms (Tabelle 1).

Die Diagnose der idiopathischen Lungenfibrose ist somit meist eine Ausschlußdiagnose. Der histologische Befund ist im fortgeschrittenen Stadium uncharakteristisch. Da die therapeutischen Konsequenzen monoton sind (10.2.7), ist die Indikation zur Biopsie umstritten. Sie ist besonders dann indiziert, wenn klinische Symptome und

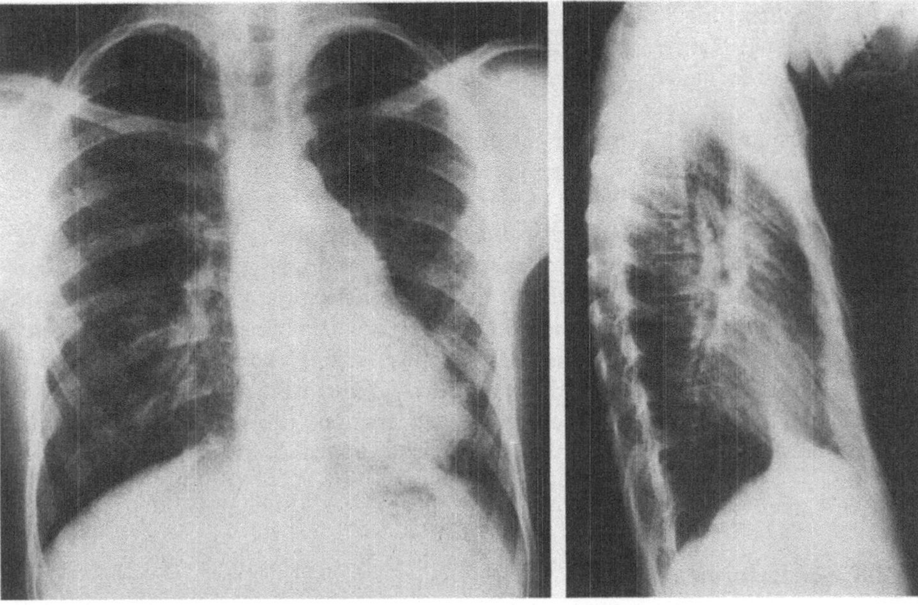

Abb. 1. a Interstitielle Lungenfibrose bei einem 10jährigen Jungen, stärker ausgeprägt im Bereich der linken Lunge mit Verziehung des Mediastinums nach links; **b** seitliche Aufnahme, man erkennt den deutlichen Flachthorax

Röntgenbefund widersprüchlich sind. Die Diagnose einer interstitiellen Lungenerkrankung kann nur so gesichert werden. Der histologische Befund ist auch für die therapeutische Entscheidung unerläßlich: Eine langfristige und hochdosierte Steroidbehandlung bedeutet einen erheblichen Eingriff und eine besondere Gefährdung des Kindes. Ergibt der histologische Befund eine bereits fortgeschrittene Fibrose, ist diese risikoreiche Behandlung nicht mehr gerechtfertigt. Sie ist bei mehr entzündlich-infiltrativen Veränderungen notwendig mit der Aussicht, zumindest einen Stillstand der Erkrankung zu erreichen.

10.2.7 Therapie und Prognose

Die Mehrzahl der Autoren ist der Ansicht, daß der klinische Verlauf der idiopathischen Lungenfibrose unbeeinflußbar von jeder Therapie in wenigen Monaten (Hamman-Rich-Krankheit) oder Jahren zum Tode führt. Andererseits wird immer wieder von eindrucksvollen klinischen Besserungen bis hin zur Ausheilung unter hochdosierter, z. T. jahrelanger Steroidtherapie berichtet. Wahrscheinlich sind diese Unterschiede durch unterschiedliche Krankheitsstadien bedingt wie auch durch Unterschiede in der Diagnose (10.2.8). Die Behandlung sollte mit 2 mg Prednison/kg KG/Tag beginnen für mindestens 6 Wochen, besser wohl 12–18 Wochen. Ändern sich in dieser Zeit die klinischen, radiologischen und funktionellen Parameter nicht, ist eine weitere Therapie zwecklos. Verbessert sich dagegen die Vitalkapazität, die Lungendehnbarkeit und die CO-Diffusion, kann eine Reduktion der Dosis versucht werden, z. B. für weitere 6–8 Wochen 1 mg Prednison/kg KG/Tag, dann 0,5 mg/kg KG usw. Weingärtner [52] empfiehlt eine Langzeittherapie mit 5–15 mg Prednison als Gesamttagesdosis für 1–3 Jahre unter fortlaufender Kontrolle der Röntgenbefunde und der Funktionswerte.

Die Kombination von Steroiden mit Immunsuppressiva und mit D-Penicillamin ist bei Erwachsenen mit Lungenfibrose versucht worden. Die Erfolge werden sehr unterschiedlich beurteilt, systematische Untersuchungen bei Kindern liegen nicht vor.

Bei zunehmender respiratorischer Insuffizienz und Rechtsherzbelastung werden symptomatische Maßnahmen, wie Sauerstoffinsufflation, Digitalisierung und Diuretika, notwendig sein, ohne daß damit der Krankheitsverlauf wesentlich beeinflußt werden kann. Die schwer geschädigte Lunge ist besonders infektionsgefährdet, bakterielle Bronchopneumonien können rasch zu irreversibler Dekompensation führen. Eine künstliche Beatmung sollte nicht mehr durchgeführt werden. Durch die Tracheostomie kann die Atemarbeit erleichtert werden, was von den jugendlichen Patienten im Terminalstadium der Erkrankung als Erleichterung empfunden wird.

10.2.8 Sonderformen

Histologische Untersuchungen von Lungengewebe bei Patienten mit der klinischen Diagnose einer interstitiellen Lungenfibrose unbekannter Ätiologie ergaben neben der klassischen undifferenzierten interstitiellen Entzündung (Pneumonitis) und Fibrose charakteristische Varianten, die möglicherweise eigenständige Erkrankungen mit von der Fibrose unterschiedlicher Prognose darstellen (10.2.3).

10.2.8.1 Die desquamative interstitielle Pneumonie Liebow

Sie wird ausführlich in Abschn. 10.3 dargestellt, da auch im Kindesalter für alle Altersgruppen mehrere Fallbeschreibungen vorliegen. Im Vordergrund der histologischen Befunde steht eine enorme, wenn auch monotone Proliferation der Alveolardeckzellen. Die Bronchiolen sind nicht miterkrankt, die Alveolarsepten enthalten Lymphozyten und polymorphkernige Granulozyten, insgesamt ist die interstitielle Zellinfiltration aber gering ausgeprägt.

10.2.8.2 Die lymphoide interstitielle Pneumonie

Diese von Liebow et al. [33] beschriebene interstitielle Erkrankung ist histologisch gekennzeichnet durch eine intensive Infiltration der Alveolarsepten mit reifen Lymphozyten, z. T. werden Germinationszentren gefunden. Die regionalen Lymphknoten sind nicht verändert. Die Serumimmunglobuline können deutlich vermehrt sein, besonders IgG und IgA. Die Erkrankung gleicht klinisch der interstitiellen Fibrose, der Verlauf ist langfristig, Steroide sollen unwirksam sein. Die LiP ist wiederholt in Verbindung mit anderen Erkrankungen wie dem Sjögren-Syndrom der Makroglobulinämie Waldenström, der perniciösen Anämie oder der chronischen aktiven Hepatitis beobachtet worden. Übergänge der LiP mit Sjögren-Syndrom in lymphogranulomatöse Erkrankungen wurden beschrieben [53].

10.2.8.3 Die Bronchiolitis obliterans (adulte Form)
mit diffuser Alveolarzellschädigung

Auch diese Form der interstitiellen Lungenerkrankung unbekannter Ätiologie wurde von Liebow [30] beschrieben. Im Vordergrund der histologischen Veränderungen stehen neben den für die interstitielle Pneumonie und Fibrose typischen Befunden in den Alveolarsepten erhebliche Schädigungen im Bereich der Bronchiolen mit Verlust des Epithels und Exsudation von amorphen Massen, die sich rasch organisieren und zu einer peripheren Bronchusobstruktion führen. Der Verlauf ist, soweit die wenigen Fallmitteilungen eine Beurteilung zulassen, rasch progredient. Neben der restriktiven Ventilationsstörung besteht auch eine schwere obstruktive Störung, besonders im Bereich der kleinen Bronchien ("small airway disease"). Eine langzeitige Steroidtherapie, initial in hoher Dosis, scheint sinnvoll zu sein. Wahrscheinlich stellt diese histologische Diagnose nur eine Sonderform entzündlicher oder toxischer Lungenschädigungen dar, die ganz unterschiedlich ausgeprägt einmal mehr zu Bronchusobstruktionen und Emphysem (sog. bronchioläres Emphysem, Abschn. 12.2), oder mehr zu vorwiegend interstitiellen Fibrosen oder schließlich mehr zu einer Alveolarzellreaktion führen. Fließende Übergänge dieser histologischen Veränderungen sind sicher nicht nur abhängig von der jeweiligen Ätiologie, sondern auch von der individuellen Reaktion und vom Krankheitsstadium.

Williams u. Phelan [54] berichten über 3 Kinder mit dem klinischen Bild einer obliterativen Bronchiolitis. Bei allen 3 Kindern setzte die Atemnot relativ plötzlich in den ersten Lebensjahren ein; 2 von ihnen hatten wechselnd ausgeprägt Giemen. Die faßförmige Thoraxkonfiguration war sehr ausgeprägt, 2 von ihnen entwickelten eine schwere respiratorische Insuffizienz. Die Bronchographie ergab ein regelrechtes Aufzweigungsmuster der Bronchien ohne wesentliche Form- und Kaliberanomalien. Steroide auch in hohen Dosen beeinflußten die Erkrankung kaum.

Das in Abb. 2 wiedergegebene Thoraxröntgenbild stammt von einem jetzt 10 jährigen Mädchen, das seit dem 3. Lebensjahr durch eine extreme Inspirationsstellung des Thorax auffiel. Das Kind ist respiratorisch insuffizient, zeigt eine permanente Zyanose und Trommelschlegelfinger. Giemen ist nur leise endexspiratorisch zu hören. IgE normal, die übrigen Immunglobuline liegen im oberen Normbereich, das α-1-Antitrypsin im Serum ist normal, Schweißelektrolyte auch bei wiederholter Untersuchung nicht erhöht. Behandlungsversuche mit β-2-Mimetika, Xantinderivaten und Steroiden in hohen Dosen beeinflußten die Überblähung nicht. Eine Lungenbiopsie konnte aufgrund der respiratorischen Insuffizienz nicht mehr durchgeführt werden. Die Lungenfunktionsuntersuchung ergab das für eine Obstruktion der kleinen Bronchien typische Muster. Die Annahme liegt nahe, daß bei diesem Kind eine frühere Virusinfektion zu einer schweren und irreversiblen Destruktion im Bereich der peripheren Bronchien geführt hat. Besonders Adenoviren (Typ 21) können ähnliche Destruktionen verursachen [2].

10.2.8.4 Die familiäre fibrozystische Lungendysplasie

1959 berichteten Donohue et al. [16] über 5 Säuglinge mit interstitieller Lungenfibrose mit familiärer Häufung. Der histologische Befund entsprach dem typischen Befund beim Hamman-Rich-Syndrom. Die Autoren konnten bei Durchsicht der Literatur zeigen, daß von 87 Fallmitteilungen 23 eine familäre Belastung aufwiesen, z. T. wur-

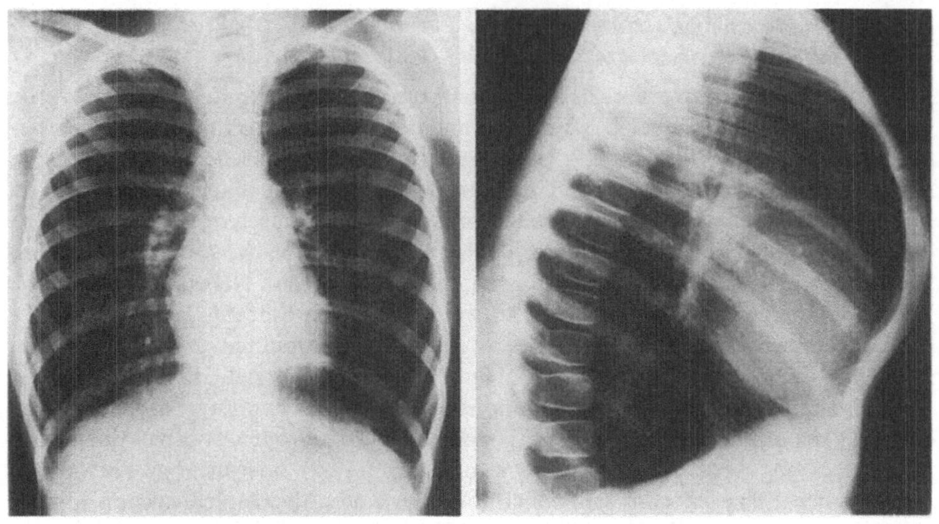

a   b

Abb. 2. a Extreme Überblähung bei einem zum Zeitpunkt der Röntgenaufnahme 7 jährigen Mädchen mit persistierender peripherer Bronchusobstruktion ("small airway disease"); **b** seitliche Aufnahme; man erkennt den enorm erweiterten retrosternalen Raum

den in diesen Familien auch gehäuft sog. Kollagenosen nachgewiesen [5]. Es bleibt offen, ob allein die familiäre Belastung eine eigene Krankheitsbezeichnung rechtfertigt.

10.2.8.5 Die Hecht-Riesenzellpneumonie

Auch diese Erkrankung unbekannter Ätiologie verläuft überwiegend im Lungeninterstitium. Die Alveolarsepten sind verbreitet, verquollen und reichlich mit Lymphozyten durchsetzt. In der Regel besteht eine entzündliche Mitreaktion der Alveolen mit Makrophagen, Granulozyten und hyalinen Membranen im Alveolarlumen. Charakteristisch sind Riesenzelltransformationen der Alveolardeckzellen mit intranukleären und intrazytoplasmatischen Einschlußkörpern. Die Ätiologie dieser Erkrankung ist unklar, wahrscheinlich handelt es sich um eine besondere Reaktionsform auf das Masernvirus (Abschn. 8.2).

10.3 Die desquamative interstitielle Pneumonie Liebow

C. H. L. Rieger

10.3.1 Definition und Häufigkeit

Diese Pneumonie ist eine chronische Entzündung des Lungeninterstitiums und der Alveolen. Ihre Ursache ist nicht geklärt. Sie wurde 1965 erstmals von Liebow et al. [32] als selbständige Krankheit beschrieben und kommt v. a. im Erwachsenenalter vor. Bei

Kindern ist sie selten, bis 1980 wurden 28 Fälle veröffentlicht [45]. In der Hälfte dieser
Fälle lag der Beginn der Erkrankung noch vor dem Ende des 1. Lebensjahres.

10.3.2 Pathogenese

Die Entzündungsreaktionen, die zur Entwicklung dieser interstitiellen Pneumonie
führen, sind nicht geklärt. Die Entdeckung zirkulierender Immunkomplexe im Serum
einiger Patienten weist auf die Möglichkeit einer Immunregulationsstörung hin. Das
gleichzeitige Vorkommen weiterer immunologischer Erkrankungen bei einigen Patienten (z. B. Glomerulonephritis, chronische Granulomatose, akute lymphatische
Leukämie) paßt zu dieser Annahme, läßt sich aber auch als atypische Reaktion auf
einen Infektionserreger denken.

Die Suche nach Bakterien, Viren, Pilzen, Mykoplasmen oder Protozoen war bisher
ebenso erfolglos wie die Suche nach Autoantikörpern (antinukleäre Faktoren, Rheumafaktoren).

10.3.3 Pathologie

Makroskopisch werden, meist in den Unterlappen, herdförmige Verdickungen des
Lungengewebes gefunden. Histologisch fällt eine anfangs ödematöse Erweiterung der
interstitiellen Septen auf, die mit Plasmazellen, Lymphozyten und Histiozyten, gelegentlich auch mit Eosinophilen, infiltriert sind. Die Alveolarräume sind mit mononukleären Zellen ausgefüllt, von denen 90% als Makrophagen und 10% als Pneumozyten vom Typ II angesehen werden. Viele Makrophagen enthalten Lipoidvakuolen und
PAS-positive Granula. Mit fortschreitender Erkrankung wird die aktive interstitielle
Entzündung durch eine zunehmende Fibrose ersetzt.

10.3.4 Klinik und Diagnose

Tachypnoe, Dyspnoe und Gedeihstörungen sind die häufigsten klinischen Symptome
der interstitiellen desquamativen Pneumonie. Der Husten ist trocken. Im fortgeschrittenen Stadium entwickeln sich Zyanose und Trommelschlegelfinger. Fieber ist kein
obligates Symptom, wird jedoch in etwa der Hälfte der Fälle beobachtet. Die Auskultation ergibt entweder keinen pathologischen Befund oder feinblasige Rasselgeräusche über den befallenen Lungenpartien. Das Thoraxröntgenbild zeigt unterschiedliche Verdichtungen besonders in den beiden Unterfeldern. Der Befund ist nicht typisch. Die klinischen Symptome sind nicht charakteristisch, sie erlauben keine Differentialdiagnose zu anderen interstitiellen Lungenerkrankungen. Die Diagnose kann
nur durch eine Lungenbiopsie gesichert werden.

10.3.5 Therapie

Im Gegensatz zur diffusen Lungenfibrose führen Steroide bei der interstitiellen desquamativen Pneumonie in den meisten Fällen zu einer eindrucksvollen klinischen
Remission. Wie bei anderen interstitiellen Lungenerkrankungen wird eine Anfangs-
dosis von 2 mg Prednison/kg KG/Tag empfohlen. Die Behandlung muß mit niedrigen

Steroiddosen über Monate bis Jahre fortgesetzt werden. Die zusätzliche Gabe von Cyclophosphamid wird vereinzelt empfohlen, ist aber meist nicht notwendig.

10.3.6 Prognose

Die Langzeitprognose der interstitiellen desquamativen Pneumonie Liebow ist deutlich besser als die bei diffuser Lungenfibrose unklarer Ätiologie. Überlebenszeiten über viele Jahre sind berichtet worden. Die Prognose ist abhängig vom Stadium der Fibrosierung. In einer Serie von 14 Patienten starben $^1/_3$ nach Monaten bis 4 Jahren nach Diagnosestellung [26].

10.4 Erkrankungen der Lunge bei Kollagenosen

H. von der Hardt und C. H. L. Rieger

10.4.1 Einleitung

Eine Gruppe von ätiologisch unklaren, mehr oder weniger generalisierten Erkrankungen des Bindegewebes und der Gefäße können zu einer Schädigung des Lungenparenchyms führen. Histopathologisch steht die Nekrose kollagener Fasern und eine nicht immer obligate Vaskulitis im Vordergrund der Veränderungen. Die radiologischen Lungenveränderungen dieser Erkrankungen sind sehr ähnlich, so daß ihre Zuordnung von den übrigen klinischen Symptomen abhängt. Auch aus den histopathologischen Lungenveränderungen kann nur ausnahmsweise die zugrunde liegende spezifische Erkrankung des kollagenen Bindegewebes diagnostiziert werden.

Nach Turner-Warwick [47] sind im wesentlichen 5 Typen pathologischer Lungenveränderungen nachzuweisen, die entweder Teil einer generalisierten Erkrankung des Organismus sind oder auf die Lunge beschränkt bleiben.
1. Knotige Veränderungen mit Vaskulitis
   - mit ausgeprägter Nekrotisierung *generalisiert* bei der Wegener-Granulomatose und bei der rheumafaktorpositiven systemischen Form der rheumatoiden Arthritis oder mehr *lokalisiert* ebenfalls bei der Wegener-Granulomatose, bei der rheumafaktornegativen rheumatoiden Arthritis und als bisher unklassifizierbare Form, d. h. keiner Krankheitsentität zuzuorden
   - mit vorherrschender Granulombildung bei geringer oder fehlender Nekroseneigung wie bei der von Liebow et al. [33] beschriebenen lymphatoiden Granulomatose der Lunge und bei der allergischen Granulomatose [10]
2. Eosinophile Lungeninfiltrate mit Vaskulitis
   - *generalisiert* bei der allergischen Granulomatose, bei der Periarteriitis nodosa und bei einzelnen Medikamentenüberempfindlichkeiten (wie bei Penicillin oder Sulfonamiden)
   - *lokalisiert* bei der „eosinophilen Pneumonie" mit Bluteosinophilie
3. Diffuse Lungeninfiltrate ohne Eosinophilie, aber mit Vaskulitis
   - *generalisiert* beim Lupus erythematodes, bei Medikamentenunverträglichkeit und bei der Serumkrankheit

4. Diffuse Lungeninfiltrate ohne Eosinophilie mit Ausbildung einer Lungenfibrose und nur vereinzelt nachweisbarer Vaskulitis, aber mit Nachweis von Autoantikörpern
   - *generalisiert* bei der fibrosierenden Alveolitis mit Vaskulitis v. a. im Bereich der Finger und Zehen, bei der Sklerodermie, bei der fibrosierenden Alveolitis im Rahmen der rheumatoiden Arthritis, bei der Polymyositis und beim Sjögren-Syndrom
   - *lokalisiert* bei der idiopathischen und isolierten fibrosierenden Alveolitis
5. Intrapulmonale Blutungen
   - *generalisiert* (mit Autoantikörpernachweis) beim systemischen Lupus erythematodes und beim Goodpasture-Syndrom
   - *lokalisiert* (ohne Autoantikörpernachweis) bei der adulten Form der idiopathischen Lungenhämosiderose wie auch bei der idiopathischen Lungenhämosiderose des Kindesalters

Diese Zusammenstellung bleibt insgesamt aber unbefriedigend, solange die Ätiologie der Erkrankungen unklar ist. Einige der aufgeführten Syndrome wurden nur im Erwachsenenalter beschrieben, wenngleich nicht ausgeschlossen ist, daß sie im Kindesalter ebenfalls vorkommen können. In den folgenden Abschnitten werden die Lungenveränderungen bei einigen Erkrankungen kurz beschrieben, die im Kindesalter ebenfalls geläufig sind.

10.4.2 Wegener-Granulomatose

Das Syndrom ist gekennzeichnet durch die Bildung granulomatöser Veränderungen mit Nekrose kollagenen Gewebes und mit nekrotisierender Vaskulitis v. a. im Bereich des oberen Respirationstraktes (nekrotisierende Rhinitis und Sinusitis), der Lunge, der Nieren und vereinzelt auch der Haut und im Bereich anderer Organe. Einige Patienten haben auch flüchtige Symptome einer Polyarthritis [37]. Die Bildung zirkulierender Immunkomplexe wird vermutet, IgG konnte mit der Immunfluoreszenztechnik in den Glomerula der Nieren nachgewiesen werden, dagegen nicht in der Lunge. Auch Komplementablagerungen werden nicht gefunden. Bei einzelnen Patienten sind Rheumafaktoren positiv. Lokalisierte Veränderungen nur in der Lunge wurden beschrieben.

Das Thoraxröntgenbild zeigt noduläre Veränderungen, z. T. großflächig, lokalisiert oder diffus in der Lunge verteilt, Höhlenbildungen wurden beschrieben (DD zur Tuberkulose). Eine blutige Expektoration wird beobachtet.

Die Erkrankung führt unbehandelt meist in wenigen Monaten zum Tode (respiratorische und/oder renale Insuffizienz). Der Krankheitsverlauf kann durch Steroide verzögert werden. Die Anwendung von Cyclophosphamid scheint die Prognose der Erkrankung entscheidend verbessert zu haben [37].

10.4.3 Periarteriitis nodosa

Die Periarteriitis nodosa ist eine im Kindesalter selten vorkommende Erkrankung, wenn auch Beschreibungen für das Säuglingsalter vorliegen [42]. Der Manifestationsgipfel liegt im Kindesalter zwischen dem 8. und 10. Lebensjahr. Erkrankt sind v. a. die kleineren Arterien und Arteriolen, histologisch ist die Nekrose der Gefäßwand kennzeichnend (nekrotisierende Angiitis). Charakteristisch ist die ausgeprägte Bluteosinophilie. Die pulmonalen Veränderungen äußern sich klinisch entweder als therapieresistentes, schweres Asthmasyndrom oder als Bronchopneumonie. Besonders bei dieser Verlaufsform werden im Thoraxröntgenbild flüchtige, unilaterale und bilaterale Infiltrationen gesehen, die an ein Löffler-Syndrom erinnern, mitunter treten auch unilaterale oder retikulonoduläre Veränderungen auf. Blutiger Auswurf läßt an eine Lungenhämosiderose denken. Diskrete Pleuraergüsse sind häufig nachzuweisen. Sie enthalten reichlich Eosinophile.

Neben der Bluteosinophilie sind die Hypergammaglobulinämie und die stark beschleunigte BKS recht charakteristisch. Die spezielle immunologische Diagnostik gibt meist wenig Informationen: Zirkulierende Autoantikörper werden nicht nachgewiesen, die Komplementwerte sind normal bis leicht erhöht.

Die Prognose der Erkrankung wird selten von den pulmonalen Veränderungen bestimmt, die Behandlung mit Steroiden in hoher Dosis und über lange Zeit ist notwendig.

Von der Periarteriitis nodosa abzugrenzen ist die infantile Periarteriitis nodosa, die wahrscheinlich mit dem mukokutanen Lymphknotensyndrom (MCLS, M. Kawasaki) identisch ist. Es handelt sich dabei um eine generalisierte Vaskulitis, die in den kleinen Gefäßen der Haut beginnt, jedoch bevorzugt mittlere und große Arterien befällt. Die Gesamtdauer der Erkrankung beträgt meist ca. 6 Wochen. Während der etwa 1–2 Wochen dauernden akuten Phase sind Fieber, Halslymphknotenschwellungen, Konjunktivitis, Extremitätenödeme und ein polymorphes Exanthem die vorherrschenden Symptome. Neben dem Befall anderer Organe (Leber, Darm, Gallenblase, Myokard) kommt es, wenn auch selten, zu peribronchitischen und zu alveolären Infiltrationen. Die klinische Bedeutung der Lungenbeteiligung ist gering. Die Prognose wird bestimmt durch das Ausmaß der Myokarditis während der akuten Phase und durch die Ausbildung von Aneurysmen der Koronarien und anderer Arterien, welche noch nach langer Zeit rupturieren können. Laborchemisch findet sich während der akuten Phase eine Leukozytose, eine Anämie, eine BKS-Erhöhung sowie eine Erhöhung des IgE. Eine Thrombozytose tritt meist am Ende der 2. Krankheitswoche auf. Die Behandlung erfolgt mit Aspirin, evtl. in Kombination mit Steroiden. Der Einsatz von Steroiden allein ist kontraindiziert, da dies die Entstehung von Aneurysmen erheblich zu begünstigen scheint [14].

10.4.4 Rheumatoide Arthritis

Im Verlaufe der rheumatoiden Arthritis mit viszeraler Beteiligung können sowohl flüchtige ein- oder beidseitige und wechselnde Pneumonien (rheumatoide Pneumonien) sowie subchronische interstitielle Veränderungen mit Übergang in eine Fibrose beobachtet werden (fibrosierende Alveolitis mit rheumatoider Arthritis [8]). Bei einzelnen Patienten stehen intrapulmonale noduläre Veränderungen mit Nekrosen und mit Vaskulitis ganz im Vordergrund. Bei ihnen sind auch subkutane Rheumaknötchen häufig, die Rheumafaktoren zeigen einen sehr hohen Titer. Die im Thoraxröntgenbild nachweisbaren knotigen Veränderungen sind meist im Durchmesser 1–3 cm groß, werden eher in den Oberlappen nachgewiesen, sind einzeln oder multipel und können „wandern", d.h. sie treten in verschiedenen Lungenregionen zu unterschiedlichen Zeiten auf. Vereinzelt wandeln sich diese nodulären Strukturen in Höhlen um, meist bilden sie sich ohne Residuen zurück [41]. Diese Beschreibungen gelten v.a. für das Erwachsenenalter. Im Kindesalter ist die klinische pulmonale Manifestation der rheumatoiden Arthritis sehr selten, wenn auch Lungenfunktionsuntersuchungen in ca. 30% der erkrankten Kinder pathologische Veränderungen zeigen [55].

Die Beziehung zwischen interstitieller Lungenfibrose und rheumatoider Arthritis ist von zahlreichen Autoren untersucht worden. Es wird geschätzt, daß etwa 10–20% aller Patienten mit idiopathischer interstitieller Lungenfibrose an einer rheumatoiden Arthritis leiden, wenn auch Zahlen für das Kindesalter nicht vorliegen. Die histologischen Veränderungen variieren mit dem Stadium der Erkrankung. Im akuten Stadium werden dichte Rundzellenfiltrationen in den Alveolarwänden gefunden, nur vereinzelt desquamative Veränderungen mit intraalveolären Fibrinablagerungen. Im späten Stadium herrscht mehr die Fibrose vor mit Destruktion der alveolären Struktur, Ausbildung eines honigwabenartigen Musters. Diese interstitiellen Veränderungen sollen mehr bei Jungen vorkommen [28].

10.4.5 Rheumatisches Fieber

Die rheumatische Pneumonie ist eine meist tödliche Komplikation des akuten rheumatischen Fiebers. Sie kommt in etwa 10–15% der Fälle vor und ist durch eine rasch progrediente Atemnot gekennzeichnet. Die klinische Untersuchung ergibt nur diskrete Befunde, Rasselgeräusche können ganz fehlen. Das Thoraxröntgenbild zeigt flüchtige Infiltrate, die einem Lungenödem ähneln können. Histologisch wird eine nekrotisierende Vaskulitis nachgewiesen, eine Exsudation in die Alveolen und eine Infiltration des Interstitiums mit Entzündungszellen. Eine wirksame Therapie ist nicht bekannt, Steroide beeinflußen den Krankheitsverlauf nicht entscheidend.

10.4.6 Lupus erythematodes disseminatus

Die Lungen- und Pleurabeteiligung ist beim Lupus erythematodes disseminatus nicht ungewöhnlich. Im Erwachsenenalter wird die pulmonal-pleurale Manifestation bei 40–50% der erkrankten Personen gesehen, am häufigsten Pleuraergüsse, meist bilateral. Im Kindesalter wird die pulmonale Mitbeteiligung auf 20% der erkrankten Personen geschätzt [12]. Die intrapulmonalen Röntgenveränderungen sind seltener, sie zeigen sich als streifige Verschattungen, beidseitige retikuläre Veränderungen, vereinzelt auch fleckige Verdichtungen unterschiedlicher Größe. Diffuse fibrotische Veränderungen sind ungewöhnlich. Vereinzelt werden Atelektasen und ein hochstehendes Zwerchfell beobachtet.

Histopathologisch zeigt die Pleura eine dichte Infiltration mit Lymphozyten und Plasmazellen. Den fleckigen Veränderungen im Thoraxröntgenbild liegen uncharakteristische lymphozytäre und mononukleäre Zellinfiltrationen (interstitielle Pneumonitis) zugrunde mit diskreter intraalveolärer Exsudation. Das Ausmaß der intrapulmonalen Vaskulitis (Hämoptoe) kann sehr unterschiedlich sein, sie ist im Kindesalter seltener als im Erwachsenenalter. Die Vermehrung kollagener Fasern spiegelt die Röntgenveränderungen der interstitiellen Fibrose wider.

Der hervorstechendste Laborbefund ist der Nachweis von LE-Zellen. Sie werden bei anderen pulmonalen Erkrankungen mit hohen antinukleären Antikörpertitern sehr selten gefunden.

Antinukleäre Antikörper sind immer, wenn auch in unterschiedlicher Konzentration, zu finden, Rheumafaktoren in ca. 30% der erkrankten Personen, komplementbindende Antikörper in bis zu 70%, allerdings keine ausschließlich gegen Lungengewebe gerichteten Antikörper, d. h. keine organspezifischen Antikörper. IgG- und IgM-Werte sind bei 25–30% der Patienten erhöht, das IgA ist häufiger erniedrigt. Liegen keine gleichzeitigen Nierenveränderungen vor, sind CH50 und C3 normal oder leicht erhöht [47]. Die pleuralen Veränderungen sprechen gut auf die Steroidbehandlung an, dagegen sind die intrapulmonalen Veränderungen wenig beeinflußbar. Während die interstitielle Fibrose bei Lupus erythematodes prognostisch ungünstig ist, sind die fleckigen Lungenveränderungen meist nur flüchtig, ihr rascher Wechsel ist geradezu charakteristisch. Sie geben erhebliche differentialdiagnostische Schwierigkeiten zu infektiösen Veränderungen, was insbesondere bei der Entscheidung zur hochdosierten Steroidtherapie von großer Bedeutung sein kann.

10.4.7 Sklerodermie

Die pulmonale Beteiligung bei der Sklerodermie ist seit langem bekannt und wird durch spezielle Funktionsuntersuchungen häufig nachgewiesen, d. h. in etwa 60–70% der erkrankten Personen [51]. Die klinischen Symptome können diskret sein: trockener Reizhusten, eventuelle Belastungsdyspnoe, in Abhängigkeit vom Krankheitsstadium gehäuft Bronchopneumonien. Das Thoraxröntgenbild zeigt nebeneinander honigwabenartige Veränderungen, eine diffuse Fibrose und eher subpleural gelegene kleine Zysten. Auch retikulonoduläre Strukturen, die hilusnah angeordnet sind, werden beobachtet. Auch wenn das Thoraxröntgenbild unauffällig ist, kann die pulmonale Beteiligung mit speziellen Funktionsuntersuchungen nachweisbar sein: verminderte Lungenvolumina, niedrig normale oder erniedrigte Lungendehnbarkeit, verminderte CO-Diffusion. Die pulmonalen Veränderungen sind unterschiedlich rasch progredient und bestimmen schließlich die Prognose dieses im Kindesalter seltenen Leidens. Die Diagnose der Erkrankung ist dann schwierig, wenn die pulmonalen Symptome den charakteristischen Hautveränderungen vorausgehen. Die Thoraxröntgenveränderungen sind nicht typisch. Sie werden auch bei anderen Erkrankungen beobachtet, z. B. bei der idiopathischen Lungenfibrose, der Sarkoidose, der Histiozytose usw. Die Histologie von Biopsiematerial ist uncharakteristisch. Auf die Erkrankung hinweisend ist eine Hypomotilität der Speiseröhre im Breischluck, meist kombiniert mit den klinischen Symptomen der Dysphagie.

Antinukleäre Antikörper werden in der Mehrzahl der Fälle nachgewiesen, selten Rheumafaktoren. Immunfluoreszenzuntersuchungen von biopsiertem Lungenmaterial ergaben nur selten den Nachweis von IgG-Ablagerungen und Komplement im Bereich der Alveolarwände.

Eine hochdosierte Steroidtherapie beeinflußt die Lungenveränderungen so lange günstig, wie keine Fibrosierung eingetreten ist; die systemische Sklerose wird dadurch kaum beeinflußt.

10.4.8 Dermatomyositis – Polymyositis

Auch diese Erkrankung ist im Kindesalter selten. Sie betrifft besonders die Haut, die Schleimhäute und die quergestreifte Muskulatur. Im fortgeschrittenen Stadium führt

die Schwäche der Atemmuskeln zur Hypoventilation und zu rekurrierenden Pneumonien bzw. zu Aspirationspneumonien (verminderter Hustenstoß, gestörter Schluckakt). Eine primäre interstitielle Fibrose bei Dermatomyositis ist bekannt, die Veränderungen im Thoraxröntgenbild sind aber nicht charakteristisch, sie können retikulo-
nodulär sein und dann eine Miliartuberkulose vortäuschen [39].

Während die muskulären und Hautsymptome mitunter gut auf Steroide ansprechen, können die Lungenveränderungen persistieren und erst mit Cyclophosphamid
günstig beeinflußt werden. Es ist unklar, ob diese Diskrepanz auf unterschiedliche immunologische Reaktionen zurückzuführen ist. Sind die Lungenveränderungen mehr
Folge der Hypoventilation und rekurrierenden Aspiration, ist eine intensive Physiotherapie zu veranlassen, kombiniert mit der Gabe von Antibiotika.

10.4.9 Eosinophile Lungeninfiltrate

Blut- und Gewebseosinophilie werden bei einer ganzen Reihe bronchopulmonaler Erkrankungen gefunden. Das gilt v. a. für das Asthma bronchiale im Kindesalter, sei es
die extrinsische oder die intrinsische Form. Pulmonale Erkrankungen mit Eosinophilie ohne Symptome des Asthma bronchiale treten im Zusammenhang v. a. mit Wurm-
erkrankungen auf, besonders bei Askaridiasis (eosinophile Lungeninfiltrate,
Abschn. 8.4.2), bei der Aspergillose (Abschn. 8.3.1), bei zahlreichen Medikamenten-
unverträglichkeiten (v. a. Nitrofurantoin, Paraaminosalizylsäure, Isoniazid, Penicillin und v. a. Sulfonamide) und schließlich als idiopathische pulmonale Eosinophilie
unbekannter Ursache, z. T. im Zusammenhang mit der Panarteriitis nodosa.

Bei Medikamentenüberempfindlichkeit führen besonders Penicillin und Sulfonamide neben Exanthemen und Bluteosinophilie zu pulmonalen Infiltrationen, die mitunter histologisch eine Vaskulitis zeigen. Die klinischen Symptome sind Fieber, Husten,
Dyspnoe, Zeichen der intrapulmonalen und intrapleuralen Exsudation. Im Thoraxröntgenbild zeigen sich diffuse, noduläre Infiltrationen, häufig findet sich ein Pleura-
schatten. Wird das Medikament fortgelassen, bessern sich die klinischen Symptome
rasch, die Röntgenveränderungen können über Wochen nachweisbar sein, sprechen
aber gut auf Steroide an. Die idiopathische pulmonale Eosinophilie [50] wird seltener
im Kindesalter als im Erwachsenenalter beobachtet. Beschreibungen bei jungen Säuglingen liegen vor. Die Patienten sind erheblich krank, zeigen Gewichtsverlust und haben hohes Fieber, die BKS ist stark beschleunigt, im peripheren Blut Leukozytose und
Eosinophilie. Hinweise für eine Vaskulitis werden evtl. am Augenhintergrund gesehen; der Befall größerer Gefäße, besonders im Bereich der Niere, wurde nicht beobachtet. Die Thoraxröntgenveränderungen können sehr unterschiedlich sein: diffuse
feinfleckige Verschattungen in allen Lungenabschnitten oder ausgedehnte, konfluierende Verschattungen, die pneumonischen Infiltrationen ähneln. Bronchogramme ergeben keine pathologischen Befunde.

Das IgE im Serum ist unabhängig von der Bluteosinophilie nicht bei allen Patienten
erhöht. Ein Teil der Patienten hat gleichzeitig Symptome eines Asthma bronchiale, die
IgE-Werte dieser Patienten sind eher niedriger.

Ob die pertussoide eosinophile Pneumonie des jungen Säuglings [38] hier eingeord-
net werden darf, ist unklar. Die Säuglinge haben Husten, Dyspnoe, gering erhöhte
Temperatur und eine Bluteosinophilie. Im Thoraxröntgenbild sind diffuse, mehr interstitielle Veränderungen zu erkennen, die sich in 2–3 Monaten zurückbilden. Die
Ätiologie dieser prognostisch günstigen Erkrankung ist unbekannt.

10.5 Die idiopathische Lungenhämosiderose

H. von der Hardt

10.5.1 Definition und Ätiologie

Die idiopathische Lungenhämosiderose ist definiert als eine Erkrankung der Alveolarsepten mit wiederholten intraalveolären Blutungen, mit Hämosiderinablagerungen im Interstitium und mit sekundärer Eisenmangelanämie. Die Ätiologie dieser Erkrankung ist unklar. Im Gegensatz zum Goodpasture-Syndrom konnten immunologische Prozesse bei der idiopathischen Lungenhämosiderose nicht nachgewiesen werden: keine Antikörper gegen Lungengewebe, keine Immunkomplexe.

10.5.2 Häufigkeit

Die Erkrankung ist selten. Die idiopathische Lungenhämosiderose wird v. a. im Schulalter und bei jungen Erwachsenen beobachtet, klinische Beobachtungen in den ersten Lebensmonaten liegen aber vor.

10.5.3 Pathologie

Makroskopisch erscheint die Lunge braun und induriert. Die Veränderungen können diffus oder multilokulär sein. Histologisch werden in den Alveolen Siderophagen und freies, scholliges Hämosiderin nachgewiesen. Die Alveolarepithelien sind hyperplastisch und z. T. desquamiert, die Alveolarkapillaren können ektatisch sein, sind aber nicht rupturiert. Keine Zeichen einer Vaskulitis. Auch im perialveolären interstitiellen Gewebe Hämosiderinablagerungen, Siderozyten und v. a. reichlich Mastzellen. Die elastischen Fasern sind degeneriert-fragmentiert, im fortgeschrittenen Stadium herrscht eine interstitielle Fibrose vor. Mit der Immunofluoreszenztechnik konnten weder Immunglobulinablagerungen noch Ablagerungen von Komplement oder Fibrinogen nachgewiesen werden [46].

10.5.4 Klinik

Während eines akuten Schubes der Erkrankung steht die Dyspnoe im Vordergrund der klinischen Symptome. Sie kann unterschiedlich ausgeprägt sein. Weniger häufig wird Husten beobachtet, der in ca. 50% mit einer Hämoptoe kombiniert ist. Bei kleinen Kindern wird das blutige Sekret verschluckt. Es kommt dann eher zur Hämatemesis oder zur Meläna. Im fortgeschrittenen Stadium der Erkrankung, insbesondere bei zunehmender Fibrosierung, wird eine Zyanose beobachtet. Subpleurale Blutungen führen zu Pleura- und Peritonealreizungen. Der physikalische Untersuchungsbefund der Lunge ist wechselnd. Der Perkussionsbefund ist meist unauffällig, auskultatorisch ergeben sich im akuten Schub einer Lungenblutung fein- bis mittelblasige Rasselgeräusche, im Intervall ist das Atemgeräusch altersentsprechend unauffällig. Charakteristisch ist die im akuten Schub ausgeprägte hypochrome Anämie, die im Intervall in leichter Ausprägung bestehen bleiben kann, sich aber auch völlig normalisiert. Die Eisenmangelanämie kann den pulmonalen Symptomen vorausgehen. Andererseits können diese auch zuerst bestehen. Leber und Milz sind im Intervall nicht vergrößert, während eines akuten Schubes können sie anschwellen. Fieber tritt im akuten Schub auf.

10.5.5 Laborbefunde

Typisch ist die mikrozytäre, hypochrome Anämie. Die Serum-Eisen-Konzentration ist infolge massiver Eisenablagerungen in der Lunge niedrig. In anderen Organen konnte eine vermehrte Eisenablagerung nicht nachgewiesen werden. Die fast immer nachweisbare Retikulozytose weist auf eine permanente Regeneration hin, die Erythropoese ist im Knochenmark aktiviert. Die Retikulozytose und die häufig zu beobachtende Hyperbilirubinämie leichten Grades führen zur Fehldiagnose einer hämolytischen Anämie.

Die Eosinophilen können im Blut mit Werten bis zu 20–30 rel.-% vermehrt sein. Im Intervall kann eine Leukopenie bestehen, während eines akuten Schubes häufig eine Leukozytose. Auch die Thrombozyten können erniedrigt sein, allerdings kaum unter $40\,000/mm^3$.

Die Blutkörperchensenkungsgeschwindigkeit ist meist normal.

Bei entsprechenden klinischen Symptomen ist der Nachweis von Siderophagen im expektorierten Bronchialsekret bzw. im Magenspülwasser nahezu beweisend. Im Intervall werden Siderophagen nur vereinzelt gefunden.

Das Thoraxröntgenbild zeigt während eines akuten Schubes z. T. eindrucksvolle Verdichtungen, makronodulär, wobei die Verteilung seitendifferent sein kann. Diese makronodulären Verdichtungen können im Intervall völlig verschwinden. Im fortgeschrittenen Stadium der Erkrankung zeigt die Thoraxaufnahme im Intervall mehr mikronoduläre, miliare Veränderungen, schmetterlingsförmig perihilär angeordnet (Abb. 1). Bei manchen Kindern erinnert das Röntgenbild an ein Lungenödem, bei anderen an eine miliare Tuberkulose, an eine Gaucher-Erkrankung (Abschn. 11.1) oder an eine Wegener-Granulomatose (Abschn. 10.4.2).

Die Lungenfunktionsveränderungen entsprechen denen einer restriktiven Ventilationsstörung mit verminderten Lungenvolumina, verminderter Lungendehnbarkeit und verminderter CO-Diffusion.

10.5.6 Diagnose und Differentialdiagnose

Die Diagnose ergibt sich aus der typischen Kombination von pulmonalen Symptomen und hypochromer Anämie. Charakteristisch ist der schubweise Verlauf. Die Hömoptoe weist auf die intrapulmonale Blutung hin. Der Nachweis von Siderophagen im Sputum bzw. im Magensaft erhärtet den Verdacht. Im Intervall kann die Diagnose sehr schwierig sein, da die für die Erkrankung typischen Symptome nicht nachzuweisen sind. Die Diagnose wird durch die Biopsie gesichert, die aber ein erhöhtes Risiko hat (akute Blutung). Bei typischen Befunden mit Nachweis von Siderophagen im Sputum ist die Biopsie unnötig. Die Differentialdiagnose schließt v. a. andere Erkrankungen mit Lungenblutungen ein.

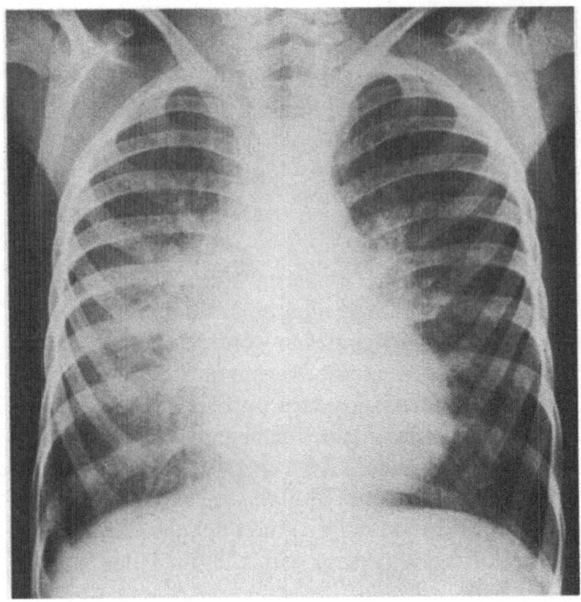

Abb. 1. Lungenhämosiderose bei einem 6 jährigen Jungen

Beim *Goodpasture-Syndrom* ist die Lungenhämosiderose kombiniert mit einer Glomerulonephritis. Im Gegensatz zur idiopathischen Lungenhämosiderose wird beim Goodpasture-Syndrom histologisch eine nekrotisierende Alveolitis mit degenerativen Veränderungen der Basalmembranen der Alveolarkapillaren gefunden, vereinzelt eine Arteriitis. Hämosiderose und Alveolarepithelproliferation stehen nicht im Vordergrund. Beim Goodpasture-Syndrom werden Antikörper gegen Basalmembranen im Bereich der Lunge, der Nierenglomerula und im Serum nachgewiesen [3]. Initial kann die Lungenhämosiderose den renalen Veränderungen vorausgehen, die Differentialdiagnose zur idiopathischen Lungenhämosiderose ist dann nahezu unmöglich. Die renalen Veränderungen können sich beim Goodpasture-Syndrom auch vor den pulmonalen Symptomen manifestieren. Die Letalität der Erkrankung ist meist infolge der renalen Insuffizienz hoch (70% innerhalb der ersten 1–3 Jahre).

1962 wurden bei Säuglingen mit einer *Kuhmilchproteinallergie* Lungenveränderungen beschrieben, die einer pulmonalen Hämosiderose entsprechen. Diese Kinder hatten zusätzlich eine chronische Rhinitis, eine rekurrierende Otitis media und eine Entwicklungsverzögerung. Die charakteristischen Symptome verschwanden, wenn kuhmilchfreie Diät gegeben wurde [25]. Das Syndrom ist auch bei Kleinkindern beschrieben worden. Diffuse Lungenblutungen treten auch bei anderen Nahrungsmittelallergien auf, so bei Aufnahme von Sojamilch oder Erdnußbutter. Bei Kleinkindern mit Lungenhämosiderose sollten sorgfältige allergische-immunologische Untersuchungen stets vorgenommen werden (RAST, IgG4-Antikörper).

Eine *sekundäre pulmonale Hämosiderose* wird bei angeborenen Herzfehlern mit pulmonaler Stauung beobachtet.

Schließlich wird die *Lungenhämosiderose auch im Zusammenhang mit Immunkomplexerkrankungen* beobachtet, v. a. beim Lupus erythematodes. Histologisch liegt diesen Lungenblutungen eine Vaskulitis zugrunde.

10.5.7 Therapie

Die Therapie der Lungenhämosiderose ist symptomatisch: Transfusionen bei ausgeprägter Anämie (gewaschene Erythrozyten), Sauerstoffinsufflation (evtl. Beatmung mit PEEP) und im akuten Schub auch antibiotische Therapie zum Schutz vor bakterieller Superinfektion. Die orale Eisenzufuhr ist nicht sinnvoll. Sie beeinflußt kaum die hypochrome Anämie, verstärkt aber die intrapulmonale Eisenablagerung [15]. Im Intervall empfehlen manche Autoren die Splenektomie, ohne daß damit der Krankheitsverlauf wesentlich beeinflußt werden konnte. Tatsächlich scheinen aber nach Splenektomie die Intervalle zwischen 2 Schüben verlängert zu sein. Der Grund dafür ist nicht bekannt, da ein vermehrter Abbau von Erythrozyten in der Milz nicht nachgewiesen werden konnte.

Kortikosteroide werden im akuten Schub in hoher Dosis eingesetzt (2–4 mg/kg KG Prednison), im Intervall wird eine niedrige Basistherapie mit 0,1 mg/kg KG Prednison empfohlen, evtl. alternierende Therapie. Die Behandlung mit Steroiden im Intervall ist aber umstritten. Ob damit die Schubfrequenz günstig beeinflußt werden kann, wird bezweifelt. Möglicherweise wird durch die Steroidbehandlung lediglich die Entwicklung der Lungenfibrose verzögert [23]. Nach 1 Jahr sollte versucht werden, die Steroidtherapie zu beenden.

Die Behandlung mit Immunsuppressiva (Azathioprin oder Cyclophosphamid) wird unterschiedlich bewertet, bei der idiopathischen Lungenhämosiderose ohne Nachweis von immunologischen Phänomenen sollte die Behandlung nicht begonnen werden [6]. Die Behandlung mit Azathioprin ist besonders dann gerechtfertigt, wenn die Steroiddosis aufgrund der Nebenwirkungen reduziert werden muß. Die Azathioprindosis beträgt dann etwa 1,2–5 mg/kg/Tag. Eine Monotherapie mit Immunsuppressiva ist abzulehnen. Entscheidend für den Langzeitverlauf ist die Remobilisation des im Lungeninterstitium abgelagerten Eisens. Nur so kann die Entwicklung der schließlich letalen Lungenfibrose verzögert bzw. verhindert werden. Die Behandlung mit Desferrioxamine scheint gute Erfolge für die langfristige Prognose der Erkrankung zu bringen (25 mg/kg KG/Tag). Die 24 h Urinausscheidung des Eisens sollte 3–4 mg pro Gramm zugeführten Desferrioxamine betragen. Regelmäßige Messungen der Urinausscheidung sind also notwendig, um zu entscheiden, ob die Behandlung mit Desferrioxamine weitergeführt werden muß.

10.5.8 Verlauf und Prognose

Der Verlauf der Erkrankung ist sehr variabel. Typisch sind die schubweisen intrapulmonalen Blutungen, die meist 3–10 Tage andauern. Die symptomfreien bzw. symptomarmen Intervalle können unterschiedlich lange sein. Akute Schübe werden durch verschiedene allgemeine oder in den Lungen lokalisierte infektiöse Erkrankungen ausgelöst, wie im Zusammenhang mit Keuchhusten, Varizellen, Masern oder banalen Virusinfektionen. Der klinische Zustand im Intervall hängt vom Ausmaß der langsam fortschreitenden Fibrosierung der Lunge ab. Im Finalstadium kommt es zur pulmonalen Hypertension mit Rechtsherzbelastung und schließlich Rechtsherzinsuffizienz. Nicht selten tritt die fatale Dekompensation im Zusammenhang mit einem neuen Schub auf. Dagegen ist der Tod im akuten Schub ungewöhnlich.

Die Überlebenszeiten sind ganz unterschiedlich, man rechnet im Durchschnitt mit
einer Mortalität von 50% der Patienten innerhalb der ersten 5 Jahre. Bei einzelnen Patienten wird gleichzeitig eine Myokarditis beobachtet, die akut zum Tode führen
kann. Ob es sich hierbei um eine eigene Erkrankung handelt, wird unterschiedlich bewertet.

10.6 Die Alveolarproteinose

H. von der Hardt

10.6.1 Definition und Ätiologie

Die Alveolarproteinose ist charakterisiert durch Mukoproteinablagerungen in den
Alveolen und durch eine zunehmende respiratorische Insuffizienz. Die Erkrankung
tritt eher bei Erwachsenen auf, Beschreibungen im Kindesalter liegen aber vor. Die
Ätiologie ist unklar. Wahrscheinlich handelt es sich um einen Defekt im Proteinstoff-
wechsel der Alveolarepithelien. Die die Erkrankung auslösenden Mechanismen sind
nicht bekannt [34].

10.6.2 Pathologie

Die Diagnose wird durch die histologische Untersuchung von bioptischem Material
gesichert bzw. aus Material, das durch Bronchialwaschungen gewonnen wurde [35].
Die Lunge erscheint fest und dicht. Die Oberfläche ist mit grau-gelben Knötchen übersät, deren Durchmesser mehrere Zentimeter betragen kann. Histologisch sind unterschiedlich große Alveolarbezirke mit einem granulären eosinophilen und stark PAS-
positiven Material ausgefüllt, ohne daß die Alveolarsepten verändert sind. Die intraalveolären Ablagerungen können ganz unterschiedlich verteilt sein, völlig intakte Alveolen neben erkrankten Alveolen werden beobachtet. Vereinzelt werden doppelbre-
chende Kristalle in den Einschlüssen gefunden. Möglicherweise geht diesen Ablagerungen eine Nekrose degenerierter Alveolardeckzellen voraus.

10.6.3 Klinik

Die Erkrankung beginnt meist plötzlich mit allgemeinem Krankheitsgefühl, Gewichtsverlust, Erbrechen und Durchfall, Reizhusten und zunehmender Kurzatmigkeit. Ein schleichender Beginn wurde beschrieben. Initial ist die häufigste Fehldiagnose eine Pneumonie, meist als Bronchopneumonie oder mehr interstitielle Pneumonie
eingestuft. Charakteristische Laborbefunde gibt es nicht. Das rote Blutbild ist unauffällig, die Blutkörperchensenkungsgeschwindigkeit kann normal oder auch stark beschleunigt sein. Der Plasmaproteinspiegel und die Albumin-Globulin-Relationen sind
normal.
   Die Veränderungen im Thoraxröntgenbild zeigen vom Hilus ausgehende symmetrische kleinfleckige oder knotenartige Verschattungen, die perihilären Lymphknoten

sind nicht vergrößert (Differentialdiagnose zur Sarkoidose). Mitunter erinnert das Röntgenbild an eine Lungenfibrose.

Bakteriologische, virologische und mykologische Untersuchungen ergaben keine · positiven Befunde.

Etwa $^2/_3$ der mitgeteilten Autopsien ergaben eine Atrophie des Thymus. Charakteristische Immundefekte wurden aber nicht nachgewiesen [13].

10.6.4 Therapie und Verlauf

Eine spezifische Therapie ist nicht bekannt. Kortikosteroide helfen nicht. Wiederholte Bronchialspülungen sollen den Krankheitsverlauf günstig beeinflussen, auch Heilungen wurden beschrieben [34, 36]. Die Spülungen werden mit großen Mengen von Flüssigkeit (bis zu 10–20 l isotonische Kochsalzlösung unter Zusatz von Heparin, beim Erwachsenen) durchgeführt. Allerdings sind auch Spontanheilungen bekannt. In der überwiegenden Mehrzahl sterben die Patienten wenige Monate bis Jahre nach Ausbruch der Erkrankung. Der Krankheitsverlauf ist bei der Frühmanifestation in den ersten Lebensjahren besonders progressiv. Haworth (zitiert nach [29]) berichtete über 4 Neugeborene mit alveolärer Proteinose, die innerhalb von 3–6 Monaten starben.

10.7 Die Mikrolithiasis

H. von der Hardt

10.7.1 Definition und Ätiologie

Die Krankheit ist charakterisiert durch kalkhaltige Konkremente in den Alveolen, diffus in allen Lungenabschnitten. Die Ätiologie ist unklar, Störungen v. a. im Kalziumstoffwechsel wurden vermutet [21]. Eine familiäre Belastung ist nicht ausgeschlossen [11].

10.7.2 Pathologie

Im fortgeschrittenen Stadium der Erkrankung haben die Lungen ein erhöhtes Gewicht, die Schnittfläche ist rauh, die Lunge knirscht beim Durchschneiden. Histologisch werden konzentrisch geschichtete kalkhaltige Konkremente gefunden, die die Alveolen ausfüllen, während die Alveolarsepten intakt sind und nur sekundär durch Nekrose zerstört sein können. Entzündliche Veränderungen werden niemals nachgewiesen. Die Histogenese dieser Konkremente ist unbekannt.

10.7.3 Klinik und Laborbefunde

Die klinischen Symptome sind schleichend progredient, meist wird die Diagnose aufgrund eines Thoraxröntgenbildes vermutet, das aus anderen Gründen angefertigt wird. Erst bei fortgeschrittenem Befall stellt sich eine anfängliche Belastungs-, später Ruhedyspnoe ein. Charakteristische Laborbefunde gibt es nicht. Die Lungenfunktion ist im Anfangsstadium der Erkrankung bei schon sichtbaren Röntgenveränderungen noch unauffällig. Im fortgeschrittenen Stadium herrschen dann die Befunde einer restriktiven Lungenerkrankung vor.

Das Röntgenbild zeigt initial miliarartig verteilte, meist mehr hiluszentrierte Verkalkungen, die eine tuberkulöse Aussaat oder eine Sarkoidose imitieren können [4]. Mit zunehmendem Befall werden die Röntgenveränderungen ausgeprägter, feinflekkig und durch Projektion übereinander auch großfleckig. Sie sind mehr im Unter- und Mittelfeld lokalisiert.

10.7.4 Diagnose und Differentialdiagnose

Die Diagnose wird im Initialstadium nur aus der Lungenhistologie gestellt. Es wurde bereits darauf hingewiesen, daß die Erkrankung meist zufällig entdeckt wird. Die Differentialdiagnose schließt v. a. die Miliartuberkulose und die Sarkoidose ein. Diffuse, miliarartige Verkalkungen wurden auch nach Varizellenpneumonie beschrieben (Abschn. 8.2). Sie sind kreisrund, im Durchmesser 1–2 mm und gleichmäßig in der Lunge verteilt. Im fortgeschrittenen Stadium ist das Röntgenbild charakteristisch.

10.7.5 Verlauf und Prognose

Die Mikrolithiasis ist ein langsam progredientes Leiden, das über Jahrzehnte verlaufen kann. Langzeitbeobachtungen lassen einen schubartigen Ablauf der Erkrankung vermuten, charakteristisch sind überhäufig rekurrierende Bronchopneumonien. Die Patienten sterben meist an der akuten kardialen Dekompensation.

Literatur

1. Bartmann K (1979) Immunological tests in diagnosis and follow up of alveolitis. Bronchopneumologie 29:10
2. Bates DV, Macklem PT, Christie RV (1971) In: Respiratory function in disease. Saunders, Philadelphia, p 192
3. Beirne GJ, Octaviano GN, Kopp WL, Bruns RO (1968) Immunhistology of the lung in Goodpasture's Syndrome. Ann Intern Med 69:1207
4. Beyreder J, Fischer B, Garaguly F, Gerstner L, Pantucek F (1980) Mikrolithiasis alveolaris pulmonum. Wien Med Wochenschr 15:519
5. Bonanni PP, Frymoyer JW, Jacox RF (1965) A family study of idiopathic pulmonary fibrosis. Am J Med 39:411
6. Byrd RB, Gracey DR (1973) Immunosuppressive treatment of idiopathic pulmonary hemosiderosis. JAMA 226:458
7. Caldwell JR, Pearce DE, Spencer C (1973) Immunologic mechanisms in hypersensitivity pneumonitis. I. Evidence for cell-mediated immunity and complement fixation in pigeon breeder's disease. J Allergy Clin Immunol 52:225
8. Cervantes-Perez P, Toro-Perez AH, Rodriguez-Jurado MP (1980) Pulmonary involvement in rheumatoid arthritis. JAMA 243:1715

9. Chabrolle J-P, DeMontis G, LeLoch H, LeVinh L, Rossier A (1978) Fibrose pulmonaire interstitielle idiopathique du norrisson. Pediatrie 33:231

10. Churg J, Strauss L (1951) Allergic granulomatosis, allergic angeiitis and periarteritis nodosa. Am J Pathol 27:277

11. Coffrey PR, Altmann RS (1965) Pulmonary alveolar microlithiasis occurring in premature twins. J Pediatr 66:758

12. Coleman WP, Derbes VJ, Jolly HW, Nesbitt LT (1977) Collagen disease in children. A review of 71 cases. JAMA 237:1095

13. Colon AR, Lawrence RD, Mills SD, O'Connell EJ (1971) Childhood pulmonary alveolar proteinosis. Am J Dis Child 121:481

14. Cremer H, Kleihauer E, Rieger C, Runge H, Schweier P (1981) Das Kawasaki-Syndrom (Mukokutanes Lymphknotensyndrom=MCLS) in der Bundesrepublik. Paediatr Prax 25:243

15. Donlan CJ, Srodes HC, Duffy FD (1975) Idiopathic pulmonary hemosiderosis. Chest 68:577

16. Donohue WL, Laski B, Uchida J, Munn JD (1959) Familial fibrocystic pulmonary dysplasia and its relation to the Hamman Rich syndrome. Pediatrics 24:786

17. Edwards JH (1978) Methodology involved in fractionating microplyspora faeni antigens. In: Fink J, Salvaggio K (eds) NIAID workshop on antigens in hypersensitivity pneumonitis proceedings. J Allergy Clin Immunol 61:199

18. Edwards JH, Baker JT, Davies BH (1974) Precipitin test negative farmer's lung – activation of the alternative pathway of complement by moldy hay dust. Clin Allergy 4:379

19. Fink JN, Barboriak JJ, Sosman AJ, Bukosky RJ, Arkins JA (1968) Antibodies against pigeon serum proteins in pigeon breeders. J Lab Clin Med 71:20

20. Fink JN, Moore VL, Barboriak JJ (1975) Cellmediated hypersensitivity in pigeon breeders. Int Arch Allergy Appl Immunol 49:831

21. Geubelle F, Lambrechts A, Chantraine JM, Lambrechts L (1971) Pulmonary alveolar microlithiasis: an intestinal (inborn) error? Acta Paediatr Belg 25:69

22. Gutermuth M, Schirg E, Steinbacher D, Weiß H (1980) Akzidentelle Aspiration von Babypuder. Intensivmed Prax 2:83

23. Gutteberg TJ, Moe PJ, Noren CE (1979) Diagnosis and therapeutic studies in idiopathic pulmonary hemosiderosis. Acta Paediatr Scand 68:913

24. Hamman L, Rich AR (1944) Acute diffuse interstitial fibrosis of the lungs. Bull Johns Hopkins Hosp 74:177

25. Heiner DC, Sears JW, Kniker WT (1962) Multiple precipitins to cow's milk in chronic respiratory disease. Am J Dis Child 103:634

26. Hewitt CJ, Hull D, Keeling JW (1977) Fibrosing alveolitis in infancy and childhood. Arch Dis Child 52:22

27. Johnson A, Turner-Warwick M (1978) Interstitial pneumonias and fibrosing alveolitis. In: Turner-Warwick M (Ed) Immunology of the lung. Year Book Medical Publishers, Chicago, p 227

28. Laitinen O, Nissila M, Salorinne Y, Aalto P (1975) Pulmonary involvement in patients with rheumatoid arthritis. Scand J Respir Dis 56:297

29. Laplane R, Fontaine JL, Fessard C et al. (1968) La protéinose alvéolaire pulmonaire de l'enfant. Presse Med 76:1857

30. Liebow AA (1975) Definition and classification of interstitial pneumonias in human pathology. Alveolar Interstitium of the Lung. In: Hertzog H (ed) Progress in Respiration Research 8. Karger, Basel

31. Liebow AA, Carrington CB (1973) Diffuse pulmonary lymphoreticular infiltrations associated with dysproteinemia. Med Clin North Am 57:809

32. Liebow AA, Steer A, Billingsley JG (1969) Desquamative interstitial pneumonia. Am J Med 39:369

33. Liebow AA, Carrington CR, Friedman PJ (1972) Lymphatoid granulomatosis. Hum Pathol 3:457

34. Martin RJ (1978) Pulmonary alveolar proteinosis. Am Rev Respir Dis 118:970

35. Martin RJ, Coalson JJ, Rogers RM, Horton FO, Manous LE (1980) Pulmonary alveolar proteinosis: the diagnosis by segmental lavage. Am Rev Respir Dis 121:819

36. Montani S, Barras G (1969) Le lavage bronchopulmonaire dans la protéinose alvéolaire. Schweiz Med Wochenschr 99:1721
37. Moorthy AV, Chesney RW, Segar WE, Groshong T (1977) Wegener granulomatosis in childhood: prolonged survival following cytotoxic therapy. J Pediatr 91:616
38. Oetgen WJ (1977) Pertussoid eosinophilic pneumonia. Pulmonary infiltrates with eosinophilia in very young infants. Chest 71:492
39. Park S, Nyman WL (1975) Total pulmonary involvement in dermatomyositis. Am J Dis Child 129:723
40. Pepys J (1969) Hypersensitivity diseases of the lungs due to fungi and other organic dusts. Monogr Allergy 4
41. Petty TL, Wilkins M (1966) The five manifestations of rheumatoid lung. Dis Chest 49:75
42. Raffi A, Laurent R (1970) La périartérite noueuse de l'enfant et du nourrisson. J Méd Besançon 6:399
43. Scadding JG (1974) Diffuse pulmonary alveolar fibrosis. Thorax 29:271
44. Stiehm ER, Reed CE, Tooley WH (1967) Pigeon breeder's lung in children. Pediatrics 39:904
45. Stillwell PC, Norris DG, O'Connel EJ, Rosenow EC, Weiland LH, Harrison EG (1980) Desquamative interstitial pneumonitis in children. Chest 77:165
46. Thomas HM, Irwin RS (1975) Classification of diffuse intra-pulmonary hemorrhage. Chest 68:483
47. Turner-Warwick M (1978) "Connective tissue" disorders of the lung with or without necrotizing angiitis. In: Turner-Warwick M, Immunology of the lung. Year Book Medical Publishers, Chicago, p 248
48. Turner-Warwick M (1978) Interstitial pneumonias and fibrosing alveolitides. In: Turner-Warwick M (ed) Immunology of the lung, Year Book Medical Publishers, Chicago, p 216
49. Turner-Warwick M, Haslam P (1971) Antibodies in some chronic fibrosing lung disease. I. Non organspecific autoantibodies. Clin Allergy 1:83
50. Turner-Warwick M, Assem ESK, Lockwood M (1976) Cryptogenic pulmonary eosinophilia. Clin Allergy 2:362
51. Weaver AL, Divertie MB, Titus JL (1967) The lung in scleroderma. Mayo Clin Proc 42:754
52. Weingärtner L (1969) Diffuse interstitielle progressive Lungenfibrose im Kindesalter. Dtsch Med Wochenschr 90:511
53. Weisbrodt JM (1976) Lymphomatoid granulomatosis of the lung, associated with a long history of benign lymphoepithelial lesions of the salivary glands and lymphoid interstitial pneumonitis. Report of a case. Am J Clin Pathol 66:792
54. Williams HE, Phelan PD (1975) Respiratory illness in childhood. Scientific Publication, Oxford
55. Athreya BH, Doughty RA, Bookspan M, Schumacher HR, Sewell EM, Chatten J (1980) Pulmonary manifestations of juvenile rheumatoid arthritis. Clinics in Chest Medicine 1:361

11 Systemerkrankungen mit pulmonaler Beteiligung

H. von der Hardt

11.1 Speicherkrankheiten

Von den zahlreichen Stoffwechselkrankheiten ohne und mit intrazellulärer Speicherung verschiedener Substrate werden hier nur die *Glykogenose Typ Pompe* und die Lipoidosen besprochen, die mit mehr oder weniger ausgeprägten Lungenveränderungen einhergehen können. Das gilt für folgende *Sphingolipidosen:* Phosphorsphingolipidose *Niemann-Pick,* Gangliosidose Typ *Landing* und Typ *Sandhoff,* und Zerebrosidose *Gaucher.* Daneben existiert eine isolierte *Cholesterinspeicherkrankheit* der Lunge, deren Ätiologie ungeklärt ist.

11.1.1 Die Glykogenose Typ Pompe

Nur bei diesem Typ der Glykogenspeicherkrankheit ist eine nennenswerte Beteiligung der Lunge bekannt. Die Alveolarräume sind angehäuft mit Makrophagen, die zahlreiche Glykogenvakuolen enthalten. Das Interstitium zeigt eine entzündliche Reaktion. Speicherzellen werden auch dort vereinzelt nachgewiesen. Die Lungenbeteiligung ist für den klinischen Verlauf unerheblich, die Kinder sterben meist im 1. Lebensjahr an Herzinsuffizienz. Die Hauptspeicherorte dieser Glykogenspeicherkrankheit sind Leber, Herz- und Skelettmuskel.

11.1.2 Die Sphingolipidose Niemann-Pick

Die frühinfantile Verlaufsform manifestiert sich in den ersten Lebensmonaten mit zunehmender Hypotrophie, mit Hepatosplenomegalie und mit progredienten neurologischen Störungen, die schließlich zum frühzeitigen Tod des Kindes meist vor Ende des 1. Lebensjahres führen. Verzögerte Verlaufsformen wurden aber beschrieben, ebenso eine ausschließlich viszerale Manifestation ohne Beteiligung des ZNS. Diese Patienten können das Erwachsenenalter erreichen, die Lunge ist immer miterkrankt.

Die Lungenveränderungen können klinisch latent bleiben und werden zufällig im Thoraxröntgenbild entdeckt [4], oder sie fallen im Zusammenhang mit rekurrierenden Bronchopneumonien auf, selten wird eine Dyspnoe (meist Belastungsdyspnoe) beobachtet. Im Vordergrund der Röntgenveränderungen stehen miliare oder retikulonoduläre Verdichtungen, besonders perihilär. Die mediastinalen Lymphknoten sind nicht vergrößert. Manchmal erinnert das Röntgenbild an eine Wabenlunge [7]. Die beschriebenen Röntgenveränderungen der Lunge sind nicht krankheitsspezifisch. Sind die übrigen klinischen Symptome diskret, wie bei der viszeralen Verlaufsform, wird differentialdiagnostisch v. a. an die Miliartuberkulose, die Sarkoidose und auch an die Histiozytose zu denken sein.

11.1.3 Die Zerebrosidose Gaucher

Auch diese Speicherkrankheit zeigt unterschiedliche Verlaufsformen. Die Frühform manifestiert sich in den ersten Lebensmonaten, die Kinder sterben meist im 2. Lebensjahr. Bei der Spätform treten die klinischen Symptome vor dem vollendeten 10. Lebensjahr auf, nur bei einer kleinen Zahl der Patienten erst im 2. oder 3. Lebensjahrzehnt. Während bei der Frühform die neurologischen Symptome fortschreiten, stehen sie bei der späten Manifestationsform nicht im Vordergrund. Die Zerebroside lagern sich vorzugsweise in den lymphatischen und hämatopoetischen Systemen ab. Dort werden die typischen Gaucher-Zellen nachgewiesen. Leitsymptome sind die Hepatosplenomegalie, der psychomotorische Stillstand und tetraspastische Zeichen. Die pulmonale Beteiligung ist histologisch meist nachzuweisen (Gaucher-Zellen im Bereich der Kapillaren, der Lymphgefäße und in den Alveolen), die klinischen Symptome können aber sehr variieren [18]. In der Regel leiden die Patienten an rekurrierenden Bronchopneumonien, selten an Dyspnoe- und Tachypnoe. Das Thoraxröntgenbild zeigt retikuläre Veränderungen beider Lungen, die in Verbindung mit einer Hepatosplenomegalie an eine Speicherkrankheit denken lassen. Manchmal werden Gaucher-Zellen im expektorierten Bronchialsekret nachgewiesen.

11.1.4 Die Gangliosidose Typ I (Landing) und Typ II (Sandhoff)

Bei beiden Gangliosidosen ist im Gegensatz zur Tay-Sachs-Krankheit die Mitbeteiligung der Lunge beschrieben worden. Besonders beim Typ I kann schon in den ersten Lebenswochen Atemnot beobachtet werden, später herrschen rekurrierende Bronchopneumonien vor. Die pulmonalen Symptome können Ursache des frühen Todes einer dieser Kinder sein. Die radiologischen Veränderungen sind untypisch. Beschrieben wurden eine vermehrte perihiläre Zeichnung und diskrete, diffuse Verdichtungen in beiden Lungenfeldern.

11.1.5 Die Cholesterinspeicherkrankheit der Lunge (Cholesterinpneumonie)

Ob es sich bei dieser Erkrankung um eine echte Speicherkrankheit handelt, ist unklar. Die Mehrzahl der Autoren zählt diese seltene Erkrankung zu den Lipoidpneumonien und bezeichnet sie als endogene Lipoidpneumonie, d. h. ohne Nachweis einer exogenen Zufuhr von öligen Substanzen (Abschn. 15.1). Histologisch werden Cholesterinablagerungen in Makrophagen nachgewiesen, die in den Alveolarsepten, aber auch in den Alveolen selbst angehäuft sind [5]. Im übrigen besteht eine chronische Pneumonie mit unterschiedlich ausgeprägter Fibrose [8]. Cholesterinablagerungen in anderen Organen wurden nicht beobachtet. Die Prognose ist zweifelhaft, die zunehmende respiratorische Insuffizienz führt schließlich zum Tode der Patienten. Eine Therapie ist nicht bekannt [14].

11.2 Die Phakomatosen

Die Phakomatosen sind angeborene Dysplasien vorwiegend von Organen des Ekto-
derms und vereinzelt von Organen des Mesoderms. Zu ihnen gehören die tuberöse
Hirnsklerose Bourneville-Pringle, die Neurofibromatose von Recklinghausen, die von
Hippel-Lindau-Erkrankung und die Angiomatose Sturge-Weber. Pulmonale Symptome werden v. a. bei den beiden erstgenannten Formen beschrieben.

11.2.1 Die tuberöse Hirnsklerose Bourneville-Pringle

Für diese autosomal-dominant vererbte Erkrankung ist folgende Symptomtrias charakteristisch: Adenoma sebaceum und sog. "white spots", zerebrale Anfälle, geistige
Behinderung. Die Erkrankung der Lunge tritt hinter Miterkrankungen des Herzens
und der Niere zurück, sie wird mit einer Frequenz von etwa 10% angegeben und wurde bisher nicht bei Kindern beschrieben [11]. Die radiologischen Veränderungen sind
nicht spezifisch. Anfänglich überwiegt eine verstärkte retikuläre Zeichnung, später
zeigt sich das Vollbild einer interstitiellen Fibrose mit kleinzystischen Veränderungen
(Honigwaben), vereinzelt treten auch große Pseudozysten auf, die Ursache eines
Pneumothorax sein können. Histologisch fällt neben den zahlreichen, meist subpleural gelegenen Überblähungszonen eine charakteristische interstitielle Fibromyomato-
se auf.

11.2.2 Die Neurofibromatose von Recklinghausen

Die Erkrankung wird autosomal-dominant vererbt, befällt v. a. die Schwan-Scheiden
und die Glia im Bereich des ZNS. Charakteristisch sind Pigmentflecke der Haut (café
au lait), Neurofibrome im Bereich der Haut und innerer Organe und daraus resultierende neurologische Symptome. Zahlreiche Organe können befallen sein. Im Thorax
werden Neurofibrome im Mediastinum, im Lungenparenchym (meist einzeln), im Bereich von Trachea und Bronchien und in der Pleura beobachtet. Diese Tumorlokali-
sationen sind im Kindesalter selten. Die Prognose dieser Tumoren bleibt zweifelhaft,
eine maligne Entartung ist durchaus möglich [15]. Eine interstitielle Lungenfibrose
wird ebenfalls beschrieben [12].

11.3 Das Marfan-Syndrom

Die beim Marfan-Syndrom zu beobachtenden Veränderungen des knöchernen Thorax beeinträchtigen die Atmungsfunktion nur dann, wenn sich eine nennenswerte Skoliose bzw. Kyphoskoliose entwickelt. Dagegen werden vorwiegend im Erwachsenenalter restriktive, auch obstruktive Ventilationsstörungen beschrieben, die histologisch
einem Lungenemphysem zuzuordnen sind. Zum Teil fallen erhebliche zystische Veränderungen im Lungenparenchym auf, die Ursache eines Spontanpneumothorax sein
können. Bei wiederholtem Auftreten eines Pneumothorax im jugendlichen Alter ist an

das Marfan-Syndrom zu denken [10]. Die Ursache dieses obstruktiven Emphysems ist unklar. Vermutlich führt die allgemeine Bindegewebsstörung zu einer übermäßigen Wandinstabilität der Bronchiolen mit exspiratorischem Kollaps, d. h. mit zunehmender Überblähung der distal gelegenen Alveolarabschnitte. Für diese Interpretation sprechen die Ergebnisse von Lungenfunktionsuntersuchungen, die v. a. "trapped-gas"-Bezirke und ein erhöhtes "closing volume" ergeben haben.

11.4 Die Histiozytose X

Diese Erkrankung des retikulohistiozytären Systems tritt im Säuglings- und Kleinkindesalter (bis zum vollendeten 2. Lebensjahr) als generalisierte und unbehandelt rasch zum Tode führende Form auf (Morbus Abt-Letterer-Siwe), während die eher chronische Variante als Morbus Hand-Schüller-Christian im Kleinkindesalter, das meist isolierte eosinophile Granulom v. a. im jugendlichen Alter und bei jungen Erwachsenen vorkommt [9].

Beim *Morbus Abt-Letterer-Siwe* wird die charakteristische Proliferation der Histiozyten weniger in den Knochen als v. a. in verschiedenen viszeralen Organen und in der Haut nachgewiesen. Die Lungenveränderungen können klinisch latent bleiben. Sie werden dann eher zufällig im Thoraxröntgenbild entdeckt. Andere Säuglinge leiden an Dyspnoe, Tachypnoe und trockenem Husten.

Das Röntgenbild zeigt in beiden Lungen eine diffuse Transparenzminderung besonders in den basalen Anteilen, kombiniert mit miliaren Veränderungen, die an eine Tuberkulose denken lassen. Die hilären Lymphknoten sind sehr selten vergrößert, Pleuraergüsse fehlen meist. Bei manchen Patienten erinnert das Lungenbild an eine Wabenlunge mit kleinzystischen, peripher gelegenen Aufhellungszonen [16]. Die Perforation einer solchen subpleural gelegenen Überblähungszone führt zum Pneumothorax. Dieses Ereignis kann bei der Histiozytose X wiederholt auftreten. Die Ätiologie der Überblähungszonen wird unterschiedlich erklärt: bronchioläre Obstruktion mit Ventilmechanismus oder Nekrose orginärer Strukturen bei histiozytärer Granulombildung.

Im Gegensatz zur Abt-Letterer-Siwe-Krankheit stehen beim *Morbus Hand-Schüller-Christian* lokalisierte, wenn auch multiple Granulomherde im Vordergrund der histiozytären Zellproliferation und führen zu der charakteristischen Trias: Exophthalmus (Befall der Orbita), Diabetes insipidus (Befall der Hypophyse) und Landkartenschädel (Granulome im Bereich der Schädelkalotte). Diese Symptome werden selten gleichzeitig festgestellt, besonders der Diabetes insipidus kann erst im Laufe der Erkrankung auftreten. Der Übergang in die akute, disseminierte Form ist möglich.

Die Lungenveränderungen sind ähnlich denen beim M. Abt-Letterer-Siwe, werden meist zufällig im Röntgenbild festgestellt (bei ca. 30% der erkrankten Personen) und sind nur selten Grund akuter Lebensbedrohung [1].

Beim *eosinophilen Granulom* sind die meist solitären Granulome aus Histiozyten und eosinophilen Granulozyten im Knochen nachzuweisen. Ein isolierter Befall der Lunge wurde beschrieben [3], allerdings sehr selten im Kindesalter. Die Veränderungen im Thoraxröntgenbild entsprechen denen bei der disseminierten Form, ein Pneumothorax kann wiederholt auftreten. Die Diagnose kann nur histologisch gesichert werden. Nach weiteren Herden im Skelettmuskel muß immer gesucht werden.

Die akute disseminierte Form der Histiozytose X (Abt-Letterer-Siwe) muß von der *malignen Histiozytose* abgegrenzt werden. Die Differenzierung erfolgt licht- und elektronenmikroskopisch unter Zuhilfenahme der Zytochemie [6]. Im Gegensatz zur Histiozytose X ist bei der malignen Histiozytose das Knochenmark mit malignen Zellen durchsetzt; die Lymphknoten, besonders auch die des Mediastinums, sind durch Tumorzellinfiltration vergrößert. Das Lungenparenchym ist nur selten beteiligt. Es stellen sich dann im Thoraxröntgenbild multiple noduläre Verdichtungen im Parenchym dar. Die Prognose dieser Erkrankung ist schlecht. Der Tod tritt in wenigen Monaten ein, der Erfolg der kombinierten Chemotherapie kann noch nicht präzise beurteilt werden. Die maligne Histiozytose ist selten, sie manifestiert sich eher im Schulkindes- oder im Erwachsenenalter.

11.5 Lungenbeteiligung bei diversen malignen Erkrankungen

Primäre Tumoren des Mediastinums, der Atemwege, des Lungenparenchyms und der Pleura wurden im Abschn. 4 besprochen.

Beim *Morbus Hodgkin* ist die Beteiligung des Lungenparenchyms altersabhängig. Sie wird bei 1- bis 10 jährigen Kindern mit weniger als 3%, bei 11- bis 15 jährigen Kindern mit ca. 14% angegeben. Bei Befall des Lungenparenchyms wird die Erkrankung dem Stadium IV zugeordnet [17]. Im Thoraxröntgenbild stellen sich die Lungenveränderungen als homogene und konfluierende oder als knotige Verdichtungen dar, die Mitbeteiligung hilärer oder mediastinaler Lymphknoten ist nicht obligat. Eine primäre Erkrankung des Lungenparenchyms wird angenommen, ist aber sicher selten. Pleuraergüsse werden bei pulmonalem Befall bei Morbus Hodgkin ebenfalls beobachtet. Große intrathorakale Lymphknoten können zu folgenden Komplikationen führen: Vena-cava-superior-Syndrom, Phrenikusparese, Rekurrenzparese, bronchoösophageale Fisteln und Atelektasen.

Auch bei den verschiedenen Formen des *Lymphosarkoms* ist eine primäre Erkrankung des Lungenparenchyms beschrieben, wenn auch selten (in weniger als 1% der Erkrankungsfälle), im Vordergrund steht vielmehr der Befall der mediastinalen Lymphknoten und des Thymus. Der primäre Parenchymbefall kann im Thoraxröntgenbild eine segmentale oder lobäre Pneumonie vortäuschen, andererseits finden sich meist solitäre noduläre Veränderungen. Bei sekundärer Infiltration sind ähnliche Verdichtungen mehr in den basalen Lungenabschnitten zu finden, meist multipel.

Bei der *akuten lymphatischen Leukämie* des Kindesalters werden neben vergrößerten hilären und mediastinalen Lymphknoten auch parenchymatöse Veränderungen gefunden, die Folge intrapulmonaler Blutungen und Infektionen sein können. Allerdings werden histologisch bei bis zu 50% aller Patienten auch diffuse leukämische Infiltrationen des Lungenparenchyms nachgewiesen, die weniger häufig im Thoraxröntgenbild zu erkennen sind (sog. leukämische Pneumonie [2]). Die Röntgenveränderungen können sehr variabel sein: miliare Knötchen, retikulonoduläre Strukturen, homogene Verdichtungen. Mitunter resultiert eine restriktive Funktionsstörung, seltener eine obstruktive Funktionseinschränkung. Vereinzelt kommt es durch Gefäßokklusion mit Tumorzellmassen zum akuten Lungeninfarkt. Diese vielfältigen Veränderungen können auch durch aufgepfropfte Infektionen bedingt sein, die bei der Leukämie besonders häufig auftreten, begünstigt durch die aggressive Chemotherapie. Als Erreger kommen neben Pneumocystes carinii bakterielle Problemkeime (Pseudomas, Klebsiella pneumoniae) und Pilze (Candida) in Frage.

11.6 Pulmonale Beteiligung bei primären Erkrankungen des Immunsystems

Störungen des Immunsystems, angeboren oder erworben, führen gehäuft zu infektiösen Erkrankungen der Atmungsorgane [13]. Bei angeborenen Immundefekten neigen die Kinder schon in den ersten Lebenswochen bis Lebensmonaten zu wiederholten eitrigen Infektionen im HNO-Bereich: eitrige Rhinitiden, Sinusitiden und Otitiden; sehr typisch für kombinierte Immundefekte sind Candidainfektionen in diesem Bereich.

Rekurrierende und chronische Bronchitiden und Bronchopneumonien geben erste Hinweise auf Störungen der humoralen Immunität, sie werden auch beim Wiskott-Aldrich-Syndrom, bei Störungen der Phagozytose und bei Komplementdefekten häufiger beobachtet. Bei guter und konsequenter Therapie sollte es möglich sein, die Entwicklung von Bronchiektasen zu verhindern (besonders bei der Agammaglobulinämie), die immer eine höhere Gefährdung für das weitere Leben dieser Kinder bedeutet.

Störungen der zellulären Immunität, meist in Kombination mit humoralen Störungen ("severe combined immune deficiencies"), führen frühzeitig zu mehr interstitiellen Pneumonien mit Problemkeimen, besonders zu Pilzpneumonien.

Über die immunologische Diagnostik bei bronchopulmonalen Erkrankungen s. Abschn. 3.4.

Literatur

1. Avery ME, McAfee JG, Guild HG (1957) The course and prognosis of reticulo endotheliosis (eosinophilic granuloma, Schüller-Christian disease and Letterer-Siwe disease): a study of forty cases. Am J Med 22:636
2. Bodey GP, Powel RD, Hersh EM, Yeterian A, Freireich EJ (1966) Pulmonary complications of acute leukemia. Cancer 19:781
3. Farinacci CJ, Jeffrey HC, Cackey RN (1951) Eosinophilic granuloma of the lung: report of two cases. US Armed Forces Med J 2:1085
4. Gerbeaux J, Grunberg J, Baculard A, Tournier G, Boccon-Gibod L, Cohen-Solal D (1971) Forme prolongeé de la maladie de Niemann-Pick à manifestation exclusivement respiratoire. Sem Hop Paris 47:1348
5. Giese W (1971) Speicherungskrankheiten der Lunge. Pathologische Anatomie der Lungenspeicherung. Pneumonologie 145:278
6. Haas RJ, Janka G, Helming M, Meister P (1982) Sogenannte Histiozytose-X und maligne Histiozytose. Onkologie 5:4

7. Lachman R, Crocker A, Schulman J, Strnad R (1973) Radiological findings in Niemann-Pick disease. Radiology 108:659
8. Leroy D, Jaubert F, Jijndt S, Lavaud J, Mallet R (1977) Pneumopathie interstitielle à cholestérol chez l'enfant. Ann Pediatr (Paris) 24:397
9. Lichtenstein L (1953) Integration of eosinophilic granuloma of bone, Letterer-Siwe disease and Hand-Schüller-Christian disease as related manifestation of a single nosologic entity. Arch Pathol 56:84
10. Lipton RA, Greenwald RA, Seriff NS (1971) Pneumothorax und bilateral honey combed lung in Marfan Syndrome. Am Rev Respir Dis 104:924
11. Malik SK, Pardee N, Martin CJ (1970) Involvement of the lungs in fibrous sclerosis. Chest 58:538
12. Patchewsky AS, Atkinson WG, Hoch WS, Gordon G, Lipshitz HJ (1973) Interstitial pulmonary fibrosis and von Recklinghausen's disease. An ultra structural and immunofluorescent study. Chest 64:459
13. Polmar SH (1976) Immunodeficiency and pulmonary disease. In: Kirkpatrick CH, Reynolds HY (eds) Dekker, New York
14. Sundberg RH (1959) Cholesterol pneumonitis. Dis Chest 36:594
15. Vaillaud JC, Farouz SZ, Sarrouy CH (1967) Les manifestations therapeutiques de la neuro-fibromatose de Recklinghausen chez l'enfant. Rev Pediatr (Paris) 3:93
16. Weber WN, Mar Golin FR, Nielsen SL (1969) Pulmonary histiocytosis X, a review of 18 patients with reports of 6 cases. Am J Roentgenol 107:280
17. Whitcomb WE, Schwarz MJ, Keller AR, Flannery EP, Blom J (1972) Hodgkin's disease of the lung. Am Rev Respir Dis 106:79
18. Wolson AH (1975) Pulmonary findings in Gaucher's disease. Am J Roentgenol 123:712

12 Störungen der Ventilation und Zirkulation

12.1 Erworbene Atelektasen, Mittellappensyndrom

H. von der Hardt

12.1.1 Definition

Atelektasen sind luftleere, d. h. korrekter: luftarme Lungenbezirke, die die gesamte Lunge, einzelne Lappen und Segmente, aber auch nur kleinere Untereinheiten betreffen können. Unterschieden werden Obstruktionsatelektasen und Kompressionsatelektasen. Obstruktionsatelektasen werden auch als Resorptionsatelektasen bezeichnet (12.1.2). Sogenannte primäre Atelektasen, d. h. Lungenbezirke, die nach der Geburt nicht belüftet wurden, werden hier nicht besprochen. Sie sind selten, die Bezeichnung primäre Atelektasen ist umstritten.

12.1.2 Ätiologie und Pathogenese

Kompressionsatelektasen sind im Kindesalter eher selten. Sie entstehen bei Kompression des entsprechenden Lungenabschnittes durch extrapulmonale und intrapulmonale Prozesse, sei es bei Pleuraergüssen, bei Pneumothorax (besonders Spannungspneumothorax), bei Tumoren, bei Zwerchfellhochstand und Zwerchfellhernien.

Dagegen sind *Obstruktionsatelektasen* (auch Resorptionsatelektasen genannt) häufig im Kindesalter. Sie entstehen bei vollständigem oder auch partiellem Verschluß eines Bronchus oder im Bereich der Bronchiolen. Bei Verschluß eines Haupt- oder Lappenbronchus wird die Luft im distalen Alveolarbezirk rasch resorbiert. Innerhalb von wenigen Minuten bis Stunden ist der Luftgehalt im betroffenen Lungenabschnitt erheblich vermindert, das Gewebe retrahiert sich aufgrund der gewebeeigenen Retraktionskräfte und die benachbarten Strukturen verlagern sich zum atelektatischen Bezirk hin. Wird die Obstruktion beseitigt, öffnet sich die Atelektase rasch. Bleibt die Atelektase längere Zeit bestehen, öffnet sie sich nicht mehr oder nur unvollständig, auch dann, wenn die Ursache der Obstruktion beseitigt ist. Die Zeitspanne, die zu einer irreversiblen Atelektase führt, ist unterschiedlich. Sie ist abhängig von Begleitfaktoren, besonders von Infektionen (12.1.6).

Die Ursachen von Obliterationen großer Bronchien sind zahlreich (Tabelle 1). Sie werden im Kindesalter am häufigsten durch Fremdkörperaspiration und durch Sekretverlegungen verursacht, während Atelektasen bei bronchialer Lymphknotentuberkulose selten geworden sind (Kap. 9).

Tabelle 1. Ätiologie von Obstruktionsatelektasen im Kindesalter

Fremdkörper
"mucoid impaction"
   Mukoviszidose
   Asthma
   Unspezifische Bronchitiden/Bronchopneumonien mit Hypersekretion
   Bronchitis fibroplastica
   Bronchitis circumscripta
   Aspergillose
   Mangelhafte „Bronchialtoilette" bei intubierten bzw. tracheotomierten Patienten
   Sekretstase bei primären oder sekundären Bronchusstenosen

Bronchusstenosen
   Angeboren (Abschn. 3.3)
   Erworben
      Intraluminär (Tumoren)
      Intramural (Tumoren, entzündliche Wanddestruktion)
      Extrabronchial mit Bronchuskompression (Tumoren, parabronchiale Lymphknoten
         bei malignen Erkrankungen oder bei Tuberkulose, Kompression durch Herzgefäß-
         anomalien)

Die Atelektasen durch Obstruktion kleiner Bronchien und Bronchiolen treten meist im Zusammenhang mit entzündlich-obliterierenden Erkrankungen dieser Atemwegsabschnitte auf. Diese meist sehr viel peripherer lokalisierten Atelektasen haben eine schlechtere Prognose; eine frühzeitige entzündliche Verklebung und Fibrosierung verhindert die Wiederbelüftung dieser Lungenbezirke (Infektionsatelektasen).

12.1.3 Lokalisation

Die Lokalisation der Atelektasen ist abhängig vom Verschluß des jeweiligen Bronchus. Die Kenntnis der Topographie der einzelnen Lungenlappen und -segmente erlaubt die eindeutige Zuordnung der Röntgenbefunde (Abb. 1). Bei jungen Säuglingen sind Atelektasen besonders häufig im rechten Oberlappen (schlechte Drainage aus diesem Lappen bei überwiegender Rückenlage); im Klein- und Schulkindesalter werden häufiger Atelektasen im rechten Mittellappen gefunden (12.1.7.2).

12.1.4 Klinik und Laborbefunde

Die klinischen Symptome der Atelektasen werden von ihrem Ausmaß und ihrer Ätiologie bestimmt. Husten, Dyspnoe und Fieber können vorherrschen, besonders eindrucksvoll bei Fremdkörperaspiration (Abschn. 6.6). Ebenso variabel ist der physikalische Untersuchungsbefund: verminderter Atemexkursionen auf der erkrankten Seite, evtl. verstärkte interkostale Einziehungen und eine Schiefhaltung zur kranken Seite. Der Klopfschall ist gedämpft, das Atemgeräusch ist abgeschwächt. Bei kleineren Atelektasen fallen keinerlei pathologische Befunde auf.

Das Thoraxröntgenbild zeigt je nach Lokalisation und Ausmaß eine meist scharf begrenzte Verschattung mit Verlagerung benachbarter Strukturen zur kranken Seite:

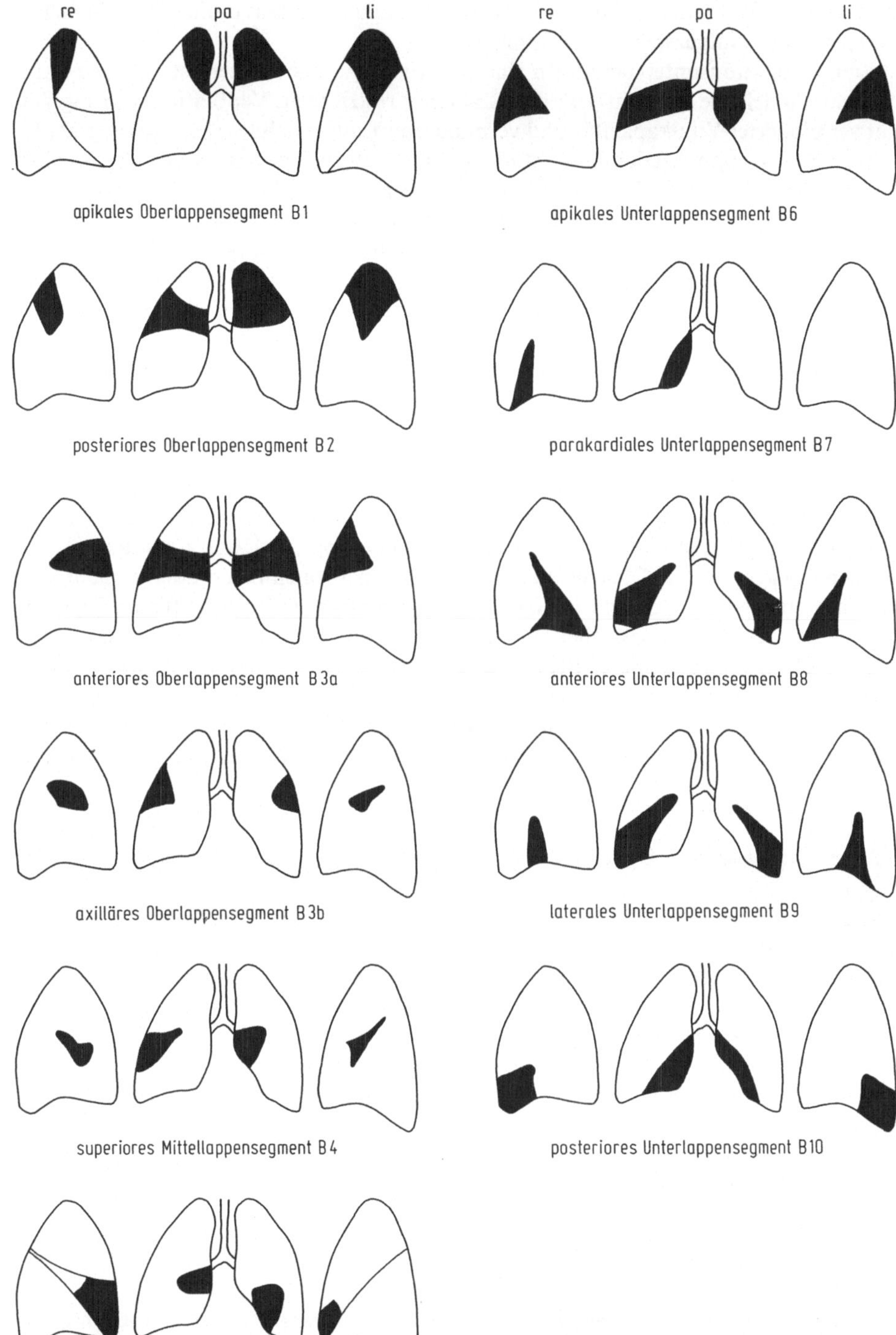

Abb. 1. Darstellung der Segmentatelektasen im Thoraxröntgenbild

Verlagerung des Mediastinums, hochgezogene Lappenspalten, in dem benachbarten Lungengewebe aufgezweigtes Gefäßmuster.

Lungenfunktionsuntersuchungen sind meist von geringem Interesse. Je nach Ausmaß der Atelektase herrscht v. a. das Bild einer restriktiven Ventilationsstörung vor mit verminderter Vitalkapazität und verminderter Lungendehnbarkeit. Bei Segment-, aber auch bei Lappenatelektasen ist die globale Lungenfunktion in der Regel völlig normal (Kompensation durch das übrige Lungengewebe). Die Ventilations-Perfusions-Szintigraphie ist manchmal für die Differentialdiagnose von Bedeutung: Die Ventilation ist im betroffenen Lungenabschnitt aufgehoben, meist ist eine Restperfusion noch nachweisbar. Der arterielle pO_2 ist in der Regel erniedrigt (intrapulmonaler Rechts-links-Shunt), bei gleichzeitiger Hypokapnie (kompensatorische Hyperventilation).

Die Diagnose wird gesichert durch die bronchologische Untersuchung, die häufig für die weitere Therapie entscheidend ist.

Bei Obstruktion der großen Bronchien wird mit der Bronchoskopie die Ursache der Obstruktion geklärt. Fremdkörper werden extrahiert, Sekretpfröpfe werden abgesaugt, Granulome oder endobronchiale Tumoren werden evtl. abgetragen. Bei unklaren Stenosen im einsehbaren Bereich oder bei unauffälligem Bronchialsystem wird die Bronchographie angeschlossen. Entweder weist ein Stop des Kontrastmittels auf die mehr peripher gelegene Obstruktion eines kleineren Bronchus hin oder es stellt sich ein zusammengedrängtes und rarifiziertes Bronchialsystem im betroffenen Segment dar als Zeichen der sehr peripher gelegenen, meist durch Entzündung und Sekret bedingten Obstruktion kleinerer Bronchien oder Bronchiolen. Im Einzelfall wird durch das hygroskopische Kontrastmittel das peripher verstopfende Sekret mobilisert. Bei länger bestehender Atelektase dient die Bronchographie v. a. zur Dokumentation von evtl. bereits irreversiblen Änderungen, v. a. von Bronchusdeformationen und Bronchiektasen.

12.1.5 Diagnose und Differentialdiagnose

Die Diagnose einer Atelektase ist meist durch das Thoraxröntgenbild eindeutig zu stellen. Es kann mitunter schwierig sein, eine pneumonische Infiltration eines Lungensegmentes von einer Atelektase zu unterscheiden. Meist fehlt bei pneumonischen Infiltrationen die Verlagerung benachbarter Strukturen zur erkrankten Seite und die Grenzen der Verschattung sind nicht scharf, sondern verwachsen. Atelektasen einer Lunge können mit einem massiven Pleuraerguß verwechselt werden: Dieser führt nicht zu einer Verlagerung des Mediastinums zur kranken, sondern zur gesunden Seite; der physikalische Befund ist eindeutig.

Im jungen Säuglingsalter ist bei einseitiger Atelektase differentialdiagnostisch an eine Lungenagenesie zu denken (Abschn. 3.4).

12.1.6 Therapie und Verlauf

Ausgedehnte Atelektasen einer Lunge gehen meist mit erheblichen klinischen Symptomen einher. In der Regel besteht eine Notfallsituation. Ist die Ätiologie durch die Anamnese nicht eindeutig zu klären, sollte unverzüglich bronchoskopiert werden. Die

Therapie bei Lappen- und Segmentatelektasen richtet sich nach der Grundkrankheit. Meist ist eine Sekretverflüssigung und Sekretmobilisation durch Inhalationen, durch Vibrationsklopfmassage und durch Lagerungsdrainage ausreichend. Umstritten ist der Zeitpunkt zur antibiotischen Therapie besonders dann, wenn keine Entzündungszeichen nachweisbar sind. Die Entscheidung zur antibiotischen Therapie sollte nicht nur von der vermuteten Ätiologie, sondern auch von der Erfahrung bestimmt werden, daß hypoventilierte Lungenbezirke rasch bakteriell besiedelt werden können. Die Langzeitprognose einer Atelektase wird durch eine zusätzliche bakterielle Infektion erheblich verschlechtert. Komplikationen, wie Abszesse und Pleuropneumonien, sind durch den frühzeitigen Einsatz von Antibiotika noch vor Auftreten entsprechender klinischer Symptome deutlich seltener geworden.

Das weitere Schicksal einer Atelektase ist abhängig von der Dauer der Bronchusobstruktion. Konnte die Obstruktion schon in kurzer Zeit beseitigt werden, ist eine Wiederbelüftung des Lungenareals ohne bleibende Funktionseinschränkungen zu erwarten. Bleibt die Atelektase dagegen lange bestehen, entwickelt sich eine lokale Fibrose des Parenchyms und eine zunehmende und irreparable Dilatation der entsprechenden Bronchien. Allerdings sind die Meinungen darüber, in welcher Zeit eine Atelektase irreversibel wird bzw. ab wann auch bei wiedereröffneter Lunge diese Region eine bleibende Funktionseinschränkung zeigt, unterschiedlich. Meist wird eine Zeit von ca. 6 Wochen angegeben.

12.1.7 Sonderformen

12.1.7.1 Die Dystelektase

Mit diesem in der Radiologie häufig verwendeten Begriff wird keine Sonderform einer Atelektase im Kindesalter bezeichnet. Vielmehr wird mit diesem Begriff eine Minderbelüftung eines Lungenareals beschrieben, ohne daß das Ausmaß einer Atelektase vorzuliegen scheint. Dystelektasen werden als Vorstufen von Atelektasen gesehen. Die Bezeichnung ist verwirrend.

12.1.7.2 Das Mittellappensyndrom

1948 berichteten Grahan et al. [6] zusammenfassend über das Mittellappensyndrom. Charakteristisch sind persistierender Husten, der meist produktiv ist, mitunter Hämoptoe und rezidivierende Pneumonien im rechten Mittellappen mit Übergang in eine Atelektase oder Schrumpfung. Schließlich bilden sich im Mittellappen Bronchiektasen aus.

Es handelt sich nicht um eine eigene Erkrankung, sondern vielmehr um eine besondere Disposition des rechten Mittellappens, v. a. der Mittellappenbronchien aufgrund besonderer anatomischer Gegebenheiten. Die beiden Mittellappenbronchien gehen gemeinsam ziemlich rechtwinklig vom Bronchus intermedius ab. Die Drainage dieser Bronchien könnte daher beeinträchtigt sein, zumal die im Abzweigungswinkel zahlreich vorhandenen Lymphknoten häufig entzündlich vergrößert sind und eine zentrale Stenose der Mittellappenbronchien verursachen. Das Mittellappensyndrom wurde besonders bei Kindern mit Tuberkulose beschrieben. Die vergrößerten tuberkulösen Lymphknoten im Abzweigungswinkel wurden als Ursache dafür angesehen. Culiner hat 1966 diese Interpretation aber weitgehend verworfen [3]. Für ihn liegt die beson-

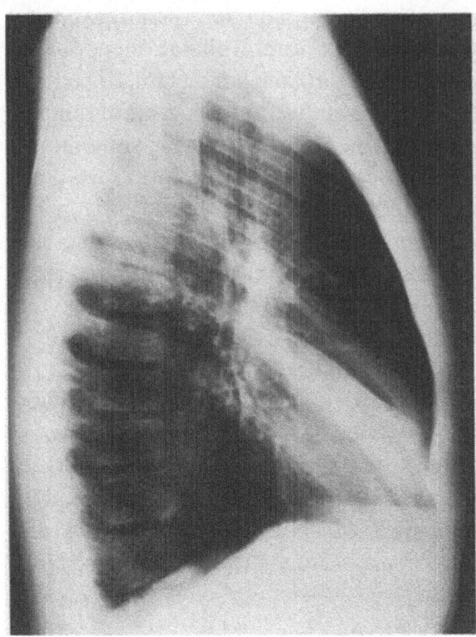

Abb. 2. Mittellappenatelektase bei einem
8 jährigen Jungen

dere Vulnerabilität des rechten Mittellappens in der anatomischen Isolation dieses
Lappens vom benachbarten Ober- und Unterlappen begründet. Die Möglichkeiten einer kollateralen Ventilation sind für diesen Lappen besonders ungünstig oder fehlen
ganz. Das gilt v. a. für das Kindesalter, da sich die Kollateralventilation erst mit dem
weiteren Wachstum voll entwickelt.

Mit Rückgang der Tuberkulose werden bei Kindern nicht-spezifische entzündliche
Erkrankungen des rechten Mittellappens zunehmend häufiger beschrieben. An zweiter Stelle nach der Tuberkulose stehen Sekretverlegungen und Entzündungen speziell
dieses Lappens bei Kindern mit Asthma bronchiale. Die klinischen Symptome entsprechend denen bei persistierenden entzündlichen Atelektasen in anderen Lungenlappen: produktiver Husten, mitunter Hämoptoe, selten Dyspnoe. Der Thoraxröntgenbefund zeigt die charakteristische Verschattung besonders im lateralen Strahlengang (Abb. 2).

Die bronchologische Diagnostik sollte dann durchgeführt werden, wenn die Verschattung über länger als 4–6 Wochen besteht, oder bei wiederholter Verschattung.
Damit wird die Ätiologie geklärt und das Ausmaß der anatomischen Störung festgelegt.

Die weitere Therapie richtet sich nach diesen Befunden. Liegen noch keine Bronchiektasen vor und erscheint das Gewebe noch wenig geschrumpft, sollte eine intensive Physiotherapie über Monate, selten über Jahre, durchgeführt werden. Gegebenenfalls ist bei Hinweis auf bakterielle Infektionen in diesem Lappen eine antibiotische
Behandlung über 3–6 Wochen notwendig, selten eine prophylaktische Langzeittherapie (s. chronische Bronchitis, Abschn. 6.1.1). Bei definitiver Schrumpfung des Lappens und bei Bronchiektasen ist die Indikation zur Lappenresektion davon abhängig,
ob es gelingt, mit der genannten konservativen Therapie die Hypersekretion zu unterdrücken und zukünftige bakterielle Infektionen zu verhindern. Gelingt das nicht, soll-

te der Lappen entfernt werden, damit nicht die übrige Lunge durch wiederholte bakterielle Infektionen gefährdet wird.

12.1.7.3 Akute Atelektase bei peripherer Obstruktion

1976 beschrieben Gerbeaux et al. [5] aufgrund von 12 Fallbeobachtungen eine plötzlich auftretende Lappenatelektase ohne nachweisbare Obstruktion des zuführenden Hauptbronchus. Die Beobachtung wurde nur bei Säuglingen und Kleinkindern gemacht. Die Atelektase trat meist im Zusammenhang mit oder nach einer schwerwiegenden Bronchopneumonie bzw. Broncholitis auf. Als Erreger der zugrundeliegenden Infektion wurden v. a. Adenoviren und Influenzaviren Typ A nachgewiesen. Die Atelektase manifestierte sich plötzlich während oder erst Wochen nach der akuten Erkrankung. In der Regel wurde eine akute Fremdkörperaspiration angenommen. Die Atelektase ist endgültig, sie widersetzt sich jeglicher Therapie, der Lappen schrumpft rasch. Die Ursache dieses plötzlichen und irreversiblen Alveolarkollaps ist unklar.

Müller et al. [12] berichteten 1982 über 3 Kinder (1 Kleinkind und 2 Schulkinder) mit akuter Atelektase eines ganzen Lungenlappens (Abb. 3). Die endoskopische Untersuchung ergab lediglich mukopurulentes Sekret in den einsehbaren Bronchien. Der in den 3 Fällen vermutete akut aspirierte Fremdkörper konnte nicht nachgewiesen werden, war zumindest bei 2 der 3 Patienten aufgrund der Anamnese auch unwahrscheinlich. Bei allen 3 Kindern gelang es, nach Spülungen der erkrankten Seite mit isotonischer Kochsalzlösung und N-Acetylcystein und unter intensiver Physiotherapie die Totalatelektase innerhalb von 24 h vollständig zu lösen. Die Autoren machen für dieses Ereignis eine akute Sekretobstruktion verantwortlich ("acute mucoid impaction"), ohne daß bei der bronchologischen Spülung chrakteristische Sekretpfröpfe hätten abgesaugt werden können. Möglicherweise liegt auch dieser akuten Totalatelektase eine sehr peripher gelegene, d. h. bronchioläre Entzündung mit Obstruktion und Hypersekretion zugrunde.

Diese Interpretation findet ihre Entsprechung im Begriff der Infektionsatelektase, erstmals von Brennemann u. Holinger [1] im Zusammenhang mit der akuten Laryn-

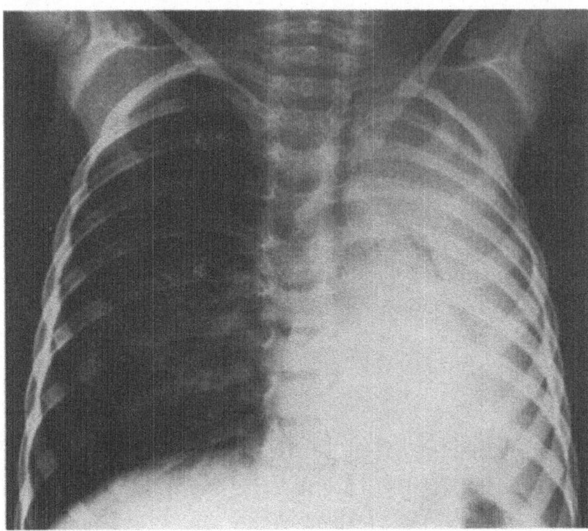

Abb. 3. Akute Totalatelektase links bei einem 3 jährigen Jungen

gotracheobronchitis beschrieben. Diese Infektionsatelektasen wurden 1955 von Griffith [7] v. a. bei Säuglingen und Kleinkindern ausführlich dargestellt.

12.1.7.4 Atelektasen bei Keuchhusten und Masern

Im Verlauf einer Keuchhustenerkrankung (Abschn. 8.3) werden sehr charakteristisch phrenikohiläre Verdichtungen rechts und links neben dem Herzen gefunden, die als Zonen verminderter Belüftung (Sekretverlegungen kleiner Bronchien) zum Begriff der „Keuchhustenlunge" geführt haben. Atelektasen werden mit einer Häufigkeit von 1 : 6 im Laufe der Erkrankung beobachtet, meist in der 2.–3. Woche [9]. Die Atelektasen bilden sich v. a. in den Mittellappensegmenten sowie in der Lingula und in den Segmenten 8. Sie können wochenlang bestehen bleiben, sind selten irreversibel und führen ausnahmsweise zur Entwicklung bleibender Bronchiektasen. Die bronchologische Behandlung dieser Atelektasen ist nur bei Kollaps mehrerer Segmente oder Lappen gerechtfertigt, oder bei zusätzlicher, persistierend mukopurulenter Sekretion. Diese Untersuchung soll möglichst nicht während der akuten Krankheitsphase durchgeführt werden. Bei ausgedehnten Segmentatelektasen ist die zusätzliche antibiotische Therapie gerechtfertigt zum Schutz vor zusätzlicher bakterieller Infektion dieser Lungenbezirke. Atelektasen bei Masern sind typische Infektionsatelektasen infolge bronchiolärer, d. h. sehr peripher gelegener ausgedehnter Entzündungen. Sie werden bei Masern selten beobachtet und haben eine schlechte Rückbildungstendenz; eine frühzeitige bronchologische Behandlung ist notwendig.

12.2 Erworbenes Emphysem und Syndrom der einseitig hellen Lunge

H. von der Hardt

12.2.1 Definition

Die von Laennec gegebene Definition des Emphysems ist bis heute gültig: Es handelt sich um eine Überdehnung der Alveolen und eine Destruktion ihrer Wand. Zur Definition des Emphysems gehören also auch pathohistologische Veränderungen, die bei einer akuten Überblähung, z. B. im Zusammenhang mit der Fremdkörperaspiration, nicht oder noch nicht eingetreten sein müssen. Trotzdem werden auch diese akuten Überblähungen klinisch als Emphysem bezeichnet und sind hier mit aufgeführt. Die überwiegende Mehrzahl der im Kindesalter zu beobachtenden emphysematösen Lungenveränderungen zeigt keine oder nur geringgradige histopathologische Veränderungen. Das Emphysem des Kindesalter unterscheidet sich damit grundlegend vom chronischen Emphysem des Erwachsenen.

12.2.2 Pathologie und Ätiologie

Pathologisch-anatomisch und -histologisch werden 2 Emphysemtypen unterschieden: das *zentrilobuläre Emphysem* und das *panlobuläre Emphysem*.

Beim *zentrilobulären Emphysem* liegt die primäre Störung im Zentrum des Acinus, also im Bereich der Bronchioli respiratorii 1.–3. Ordnung. Meist kommt es infolge einer entzündlich-obliterativen Erkrankung des zum Acinus führenden Bronchiolus zu einer Überblähung der Bronchioli respiratorii; es bilden sich zystenartige Erweiterungen, die konfluieren können. Makroskopisch erscheint die Schnittfläche sehr unregelmäßig gemustert, kleine und größere Höhlen liegen dicht beieinander, dazwischen intakte Parenchymstrukturen. Die Alveolen werden nur indirekt in Mitleidenschaft gezogen, sei es, daß sie durch Konfluenz Teil der Zysten werden, sei es, daß sie komprimiert die sog. Wand dieser Emphysemblasen bilden. Aufgrund der morphologischen Befunde wird dieser Emphysemtyp auch als *bronchioläres obstruktives Emphysem* bezeichnet. Es wird im Kindesalter besonders bei aggressiven entzündlichen Erkrankungen der Bronchialperipherie und des benachbarten Parenchyms beobachtet, besonders nach Adenovirus-, RS-Virus-(Bronchiolitis) und Masernvirusinfektion oder bei Mukoviszidose und Asthma bronchiale. Diese Emphysembezirke können diffus die gesamte Lunge betreffen; sie werden auch nur lokalisiert nachgewiesen in einem Lungenlappen oder Lungensegment, in Abhängigkeit vom Ausmaß der lokalen Schädigung.

Demgegenüber steht das *panlobuläre Emphysem* (auch *destruktives panazinäres Emphysem* genannt), bei dem der gesamte Acinus, einschließlich der terminalen Funktionseinheit aus Ductus alveolaris und Alveolus, betroffen ist. Bei diesem Emphysemtyp ist die Umwandlung der Lunge sehr viel homogener; intaktes Parenchym wird in den befallenen Bezirken kaum noch nachgewiesen. Dieser Emphysemtyp ist im Kindesalter selten, er wird v. a. beim α-1-Antitrypsin-Mangel gefunden. Die angeborene Wabenlunge entspricht makroskopisch eher dem Bild des panlobulären Emphysems.

Zwischen beiden Emphysemtypen gibt es fließende Übergänge. Die klinische Einteilung des Emphysems (einschließlich der akuten Überblähung), die sich mehr an der Ätiologie orientiert, entspricht nicht immer den morphologischen Befunden. Klinisch wird v. a. das *obstruktive Emphysem* vom *kompensatorischen Emphysem* unterschieden. Das *obstruktive Emphysem* kann Folge einer bronchiolären und peribronchiolären, meist entzündlichen Stenose sein und führt zum zentrilobulären Emphysem (s. oben), oder ist Folge der partiellen Obstruktion eines größeren Bronchus (Ventilmechanismus) mit poststenotischer Überblähung der entsprechenden Lungenbezirke (*obstruktives bronchiales Emphysem*). Destruktionen der Lungenstrukturen werden bei diesem Emphysem nur im fortgeschrittenen Stadium gefunden (Sekundärfolgen); meist entspricht das bronchiale Emphysem einer akuten Überblähung, die nach Beseitigung der Obstruktion reversibel ist. Die Ursachen obstruierender Bronchusstenosen sind im Kindesalter zahlreich, sie können intrabronchial, extrabronchial oder in der Bronchuswand gelegen sein (Tabelle 1). Das obstruktive bronchiale und bronchioläre Emphysem kann besonders bei entzündlichen Erkrankungen kombiniert auftreten.

Die Überblähung eines Lungenlappens oder -segmentes bei Volumenabnahme benachbarter Lungenbezirke wird *kompensatorisches Emphysem* genannt. Eine solche Überdehnung der Lunge wird bei benachbarten Atelektasen oder nach Resektion von Anteilen der Lunge beobachtet, die Totalatelektase einer gesamten Lunge führt zur kompensatorischen Überblähung der anderen Lunge mit Verlagerung des Mediastinums zur kranken Seite. Einige Autoren sprechen noch vom *sklerotischen Emphysem*, das im Kindesalter selten ist. Es stellt eine Kombination aus obstruktiven bronchiolärem und kompensatorischem Emphysemtyp dar und wird v. a. bei interstitiellen

Tabelle 1. Ätiologie des obstruktiven bronchialen Emphysems

Intraluminäre Bronchusstenosen
  Fremdkörperaspiration
  Tumoren und Granulationen (Tuberkulose)
  Partielle Sekretobstruktionen
  Angeborene Schleimhautsegel

Intramurale Bronchusstenosen
  Angeborene Knorpelfehlbildungen
  Intramurale Tumoren

Extrabronchiale Bronchusstenosen (Bronchuskompression)
  Adenopathien
  Tumoren
  Zysten
  Gefäßanomalien

Lungenerkrankungen (interstitiellen Pneumonien und Lungenfibrosen) gefunden (Abschn. 10.2 und 10.3).

12.2.3 Klinik und Laborbefunde

Die klinischen Symptome des Emphysems bei Verschluß eines großen Bronchus können sehr dramatisch sein oder völlig fehlen, abhängig von der Ursache und von der Aktualität der Obstruktion. Der Husten ist meist weniger vorherrschend, dagegen imponiert bei plötzlichem und ausgedehntem Emphysem eine zunehmende Dyspnoe und evtl. auch Zyanose mit Hyperkapnie. Die Atemexkursionen der kranken Seite sind vermindert, im Gegensatz zur Atelektase können die Interkostalräume eher vorgewölbt sein, das Zwerchfell steht tief und ist wenig atemverschieblich. Juguläre oder sternale Einziehungen fallen auf. Der Klopfschall ist hypersonor, das Atemgeräusch ist leise. Das Thoraxröntgenbild ist charakteristisch und läßt den emphysematösen Lungenbezirk als eine vermehrt transparente Zone erkennen, dessen Gefäßstruktur eine fächerartige Aufzweigung zeigt. Mitunter sind die Nachbarstrukturen zur gesunden Seite hin verlagert, besonders das Mediastinum oder angrenzende Lappenspalten. Bei akuter Überblähung v. a. der Oberlappen entwickelt sich häufig eine sog. *Mediastinalhernie:* Überblähte Lungenteile sind auf der anderen Seite des Mediastinums sichtbar (Abb. 1), meist drängen sie sich im Bereich des vorderen Mediastinum zur Gegenseite (vordere Mediastinalhernie). Im lateralen Strahlengang ist der retrosternale Raum stark erweitert.

Aufnahmen in In- und Exspirationsphase zeigen eine Verschiebung des Mediastinums während der Ausatmung hin zur gesunden Seite: Holzknecht-Jakobson-Phänomen (Abschn. 6.6).

Schließlich fällt im Thoraxröntgenbild auf, daß das Zwerchfell der emphysematösen Seite abgeflacht ist und tief steht, die Zwerchfellverschieblichkeit ist vermindert.

Zusätzliche Untersuchungen, wie Lungenszintigraphie und Lungenfunktion, erübrigen sich meist bei Obstruktionen der großen Bronchien. Bei der „bronchiolären Obstruktion" zeigt die Szintigraphie qualitativ das "air-trapping" im befallenen Lungenbezirk; die kombinierte Lungenvolumenbestimmung mit Ganzkörperplethysmogra-

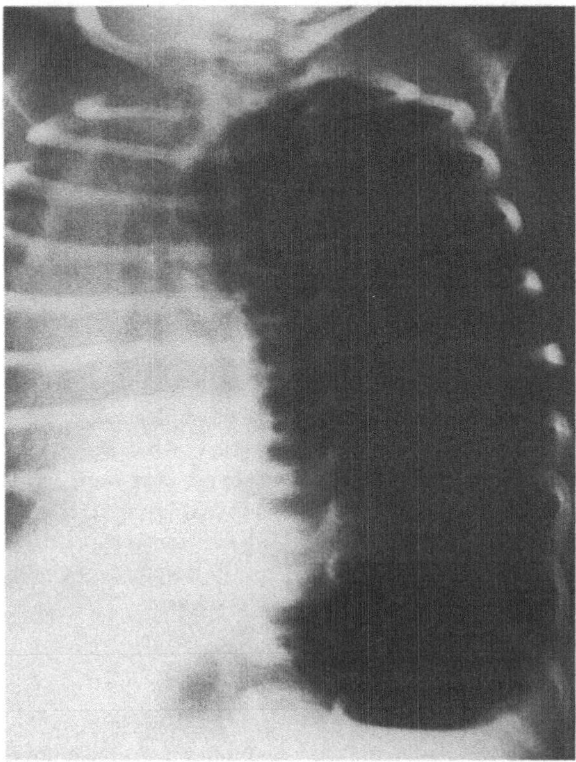

Abb. 1. Mediastinalhernie bei einem Säugling mit lobärem Emphysem des linken Oberlappens

phen und mit der Fremdgasanalyse quantifiziert diesen Befund. Das ganzkörperplethysmographisch gemessene Lungenvolumen ist meist deutlich erhöht. Die dynamisch gemessene Lungendehnbarkeit dagegen ist erniedrigt (Ventilationsasynchronismus), während die statisch gemessene Lungendehnbarkeit eher erhöht sein kann (Verlust der Retraktion der Alveolarsepten). Die für dieses Emphysem ursächliche Obstruktion der kleinen Bronchien ist besonders gut in der Analyse von Fluß-Volumen-Kurven zu erkennen (Abschn. 2.3.5).

Die bronchologische Untersuchung wird v. a. bei meist einseitigen Obstruktionen der großen Bronchien mit mehr oder weniger akutem Emphysem notwendig sein, um die Ursache der Obstruktion zu klären und ggf. zu beseitigen: z. B. Fremdkörper, Sekretpfröpfe usw. Bei akutem Emphysem einer Lunge mit Kompression der anderen Seite ist diese Untersuchung mit erhöhtem Risiko belastet, abhängig vom Ausmaß der Ventilationsstörung.

12.2.4 Diagnose und Differentialdiagnose

Die Diagnose des Emphysems ergibt sich eindeutig aus dem Röntgenbild in Verbindung mit den klinischen Daten. Nur ausnahmsweise kann es bei Fremdkörperaspiration schwierig sein, zu entscheiden, ob die Obstruktion auf der Seite der Minderbelüftung liegt mit konsekutiver Überblähung der anderen Lunge, oder auf der Seite des Emphysems mit Kompression der gegenseitigen Lunge. Meist aber ist die Entscheidung durch Auskultation und durch Röntgenaufnahmen in In- und Exspiration zu treffen.

Die Differentialdiagnose der verschiedenen Ursachen intraluminärer, intramuraler und extrabronchialer Bronchusstenosen wurde in Abschn. 3.3 ausführlich besprochen, insbesondere ist an Gefäßanomalien (Gefäßringe) zu denken.

Im Neugeborenen- und jungen Säuglingsalter ist mitunter die Differentialdiagnose zwischen lobärem Emphysem, zystadenomatöser Fehlbildung, Zwerchfellhernie und Emphysem durch Sekretobstruktion schwierig (Abschn. 3.4). Große intrapulmonal gelegene Zysten können nicht nur Anlaß zur Verwechslung mit einem Emphysem geben, sondern können, besonders bei bronchogenen Zysten, durch Kompression benachbarter Bronchien ein obstruktives Emphysem zusätzlich verursachen. Schließlich können zahlreiche Artefakte ein Emphysem vortäuschen (Abschn. 12.2.6.2).

Mitunter wurden auf Thoraxröntgenbildern von Kindern und Jugendlichen meist lokalisierte multizystische „emphysematöse" Lungenbezirke gesehen, deren Ätiologie rückblickend nur schwer zu klären ist. Sind Bronchiektasen ausgeschlossen, bleibt meist offen, ob es sich um eine angeborene Fehlbildung oder um ein eher zentrilobuläres Emphysem nach entzündlichen Erkrankungen der Bronchiolen handelt. Die histologische Klärung ist selten möglich, da die Resektion des betroffenen Areals nur ausnahmsweise notwendig ist und sekundäre Infektionen die Differenzierung zwischen angeborenen und erworbenen Veränderungen erheblich erschwert.

12.2.5 Therapie und Verlauf

Jede akute Überblähung einer Lunge sollte möglichst rasch ätiologisch geklärt und besonders bei klinischen Symptomen unverzüglich behandelt werden. Die Intensität der jeweiligen Maßnahmen hängt von der Ätiologie ab: Bronchoskopie bei Fremdkörperaspiration und Sekretobstruktion, Bronchospasmolytika und Sekretolytika bei Asthma bronchiale, Mukoviszidose und evtl. bei der Broncholitis, frühzeitige Operation bei kongenitalem Emphysem usw. Akute Überblähungen mit Ventilmechanismus können lebensbedrohlich sein.

Die Landzeitprognose des bronchiolären Emphysems ist wiederum von der Grundkrankheit abhängig, meist werden bleibende Funktionsstörungen regionaler Lungenabschnitte durch das Wachstum der übrigen Lunge im Kindesalter voll kompensiert. Die Entscheidung zur Resektion umschriebener emphysematöser Lungenbezirke hängt im wesentlichen von den klinischen Symptomen ab. Lassen sich weder in Ruhe noch unter körperlicher Belastung wesentliche Funktionseinschränkungen nachweisen, zeigt der klinische Verlauf, daß keine rekurrierenden eitrigen Bronchopneumonien aufgetreten sind, kam es bisher nicht zum Pneumothorax, ist keine Indikation zum operativen Vorgehen gegeben. Ebenso ist Zurückhaltung geboten, wenn in verschiedenen Lungenabschnitten emphysematöse Lungenveränderungen nachgewiesen werden konnten.

12.2.6 Sonderformen

12.2.6.1 Der α-1-Antitrypsin-Mangel

Das α-1-Antitrypsin ist ein Glykoprotein. Es wird von der Leber gebildet und wandert in der α-1-Globulin-Fraktion der Serumelektrophorese mit. Das α-1-Antitrypsin ist wesentlicher Bestandteil der Proteinaseninhibitoren, die die aus dem Pankreas, dem Verdauungstrakt und aus den segmentkernigen Granulozyten und Makrophagen freigesetzten proteolytisch wirkenden Proteasen inaktivieren. Das α-1-Antitrypsin inaktiviert vor allem die Elastasen. Verschiedene Phänotypen wurden für das Proteaseninhibitorsystem (Pi-System) beschrieben, die einen homozygoten oder heterozygoten Erbträger charakterisieren. 24 verschiedene Allele konnten inzwischen nachgewiesen werden. Homozygote Personen mit dem Pi-ZZ-Merkmal (auch PiZ) weisen deutlich erniedrigte Werte für das α-1-Antitrypsin auf (um 25 mg/100 ml, Normwerte zwischen 200 und 300 mg/100 ml), ebenso heterozygote Personen mit dem PiSZ-Merkmal (α-1-Antitrypsin-Werte unter 80 mg/100 ml [15]). Dagegen ist es umstritten, ob heterozygote Merkmalsträger vom PiMZ- und PiMS-Typ ebenfalls ein erhöhtes Krankheitsrisiko aufweisen. Homozygote Personen mit dem PiZZ-Merkmal und nachgewiesenem α-1-Antitrypsin-Mangel können aber klinisch völlig gesund sein. In der Normalbevölkerung finden sich nur etwa 0,6% homozygote Personen mit α-1-Antitrypsin-Mangel und nur etwa 5% heterozygote Personen. 85–90% der Bevölkerung tragen das Merkmal PiMM und sind gesund. Die aufwendigen Antitrypsinbestimmungen erübrigen sich, wenn bei der Serum-Eiweiß-Elektrophorese der α-1-Globulin-Spiegel über 0,2% liegt. Der α-1-Antitrypsin-Mangel wird autosomal-rezessiv vererbt. Die pulmonale Manifestation der Erkrankung ist charakterisiert durch ein panlobuläres Emphysem. Wahrscheinlich zerstören die nicht inaktivierten proteolytischen Fermente die elastischen Fasern im Lungeninterstitium.

Die pulmonalen Veränderungen werden überwiegend bei jungen Erwachsenen beobachtet. Pulmonale Symptome des α-1-Antitrypsin-Mangels sind im Kindesalter selten, Fallbeschreibungen bei Säuglingen und Kleinkindern liegen vor [14]. Eine plausible Erklärung für diese Altersabhängigkeit der pulmonalen Symptome gibt es nicht. Es wurde vermutet, daß der relativ geringe Anteil elastischer Fasern im Bereich der Alveolarsepten des Kindes die später typischen klinischen Symptome dissimuliert. Vielmehr äußert sich im Kindesalter die pulmonale Beteiligung bei α-1-Antitrypsin-Mangel in einer fortschreitenden Dyspnoe mit meist unproduktivem Husten und Giemen, also Zeichen der Bronchusobstruktion [4]. Diese Bronchusobstruktion kann erhebliche Ausmaße erreichen, die Lungen sind extrem überbläht, Bronchospasmolytika helfen nicht. Das Bild erinnert an ein "small airway-disease". Entsprechend ergibt die Funktionsanalyse eine Obstruktion vorwiegend der kleineren Bronchien, die Lungenelastizität ist durch den Ventilationsasynchronismus vermindert. Damit gehört die pulmonale Manifestation des α-1-Antitrypsin-Mangels im Kindesalter zum bronchiolären Emphysemtyp (Abschn. 12.2.2).

Im Kindesalter führt der α-1-Antitrypsin-Mangel allerdings häufiger zu einem cholostatischen Ikterus mit Übergang in eine Leberzirrhose. In den Hepatozyten werden PAS-positive Granula nachgewiesen. Eine kausale Therapie der pulmonalen Erkrankung bei α-1-Antitrypsin-Mangel gibt es nicht. Die Kinder sollten vor Atemwegsinfektionen geschützt werden; insbesondere sind bakterielle Infektionen gefährlich, da durch die Leukozytenansammlung im Bronchialsekret Proteasen reichlich freigesetzt werden. Von manchen Autoren wird eine langfristige und auch prophylaktische antibiotische Therapie empfohlen. Reizstoffe, wie Tabakrauch und Staub, sollten nicht inhaliert werden. Eine Substitution von α-1-Antitrypsin ist wegen der kurzen Halbwertszeit nicht sinnvoll.

12.2.6.2 Das Syndrom der einseitig hellen Lunge – MacLeod-(Swyer-James-)-Syndrom

1953 beschrieben Swyer u. James [13] erstmals das einseitige Emphysem, MacLeod stellte dieses Syndrom ausführlich 1954 vor [11]. Heute wird dieses Syndrom definiert als eine im Thoraxröntgenbild auffallende *einseitig verstärkt transparente und gleichzeitig verkleinerte Lunge,* während die Lunge der anderen Seite völlig normal erscheint. Die vermehrte Transparenz geht auf eine verminderte Lungendurchblutung auf dieser Seite zurück, das pulmonale Gefäßsystem erscheint zwar normal angelegt, aber schmächtig. Das Bronchogramm ergibt ein regelrechtes Bronchialsystem, wenn auch sehr charakteristisch die mehr peripher gelegenen Bronchien rarifiziert erscheinen und periphere Füllungen nur unvollständig erzielt werden können.

Die Ätiologie dieses Syndroms ist unklar. Es handelt sich nicht nur um eine primäre Fehlanlage des Lungengefäßsystems (z. B. einseitige Hypoplasie [8]). Kinder mit diesem radiologischen Befund weisen häufig in der Anamnese rekurrierende obstruktive Bronchitiden, v. a. Bronchiolitiden, auf. Die einseitige helle und kleine Lunge wird auch als Folge wiederholter Virusinfektionen des Lungenparenchyms mit wechselnd ausgeprägter bronchiolärer Obstruktion angesehen. Histopathologische Befunde unterstützen diese Annahme: So wurden peribronchiale Fibrosen, irreguläre obstruktive Bronchitiden und benachbarte emphysematöse Alveolarbezirke gefunden. Die Hypovaskularisation ist eher Folge dieser sehr peripheren Strukturstörung: Reflektorische

Tabelle 2. Ätiologie der „einseitig hellen Lunge". (Nach Couvreur [2])

Umschriebene vermehrte Transparenz

Angeboren:	Lobäres Emphysem
	Zystadenomatoide Malformation
	Angeborene lokalisierte Bronchusstenose
	Lungenzysten, bronchogene Zysten
	Hypoplasie/Aplasie eines Astes der A. pulmonalis
Erworben:	Umschriebenes bronchiales obstruktives Emphysem (erworbene lokalisierte Bronchusstenose, Fremdkörperaspiration, "mucoid impaction" usw.)
	Umschriebenes bronchioläres Emphysem bei entzündlichen Erkrankungen (z. B. Masernvirus-, Adenovirusinfektion usw.)
	Pneumatozelen, gereinigte Lungenabszesse
	Fibrosklerotisches Emphysem bei interstitiellen Lungenerkrankungen
	Kompensatorisches Emphysem in Nachbarschaft von Atelektasen
	Lokalisierte erworbene Bronchiektasen

Diffuse, einseitig vermehrte Transparenz

Angeboren:	Kompensatorische Emphysem bei Aplasie oder Hypoplasie der kontralateralen Lunge
	Hypoplasie bzw. Aplasie der A. pulmonalis
	Angeborene Hauptbronchusstenose
Erworben:	Obstruktives bronchiales Emphysem bei erworbenen Stenosen des Hauptbronchus (v.a. nach Fremdkörperaspiration)
	Diffuses obstruktives bronchioläres Emphysem (akut oder chronische entzündliche Erkrankungen, Swyer-James-Syndrom)
	Kompensatorisches Emphysem bei Totalatelektase oder Schrumpfung nach Resektion der kontralateralen Seite

Vasokonstriktion einerseits und Wiedereröffnung von Shuntwegen, durch die das alveolare Kapillarbett umgangen wird.

Der Röntgenbefund, meist ein Zufallsbefund, kann keinerlei klinischen Krankheitszeichen zugeordnet werden: Die körperliche Aktivität der Kinder ist nicht eingeschränkt, die Hypoventilation und Hypoperfusion der „erkrankten Seite" wird von der gesunden Seite voll kompensiert. Die Differentialdiagnosen einseitiger oder lediglich auf einen Lappen beschränkter Transparenzsteigerungen sind sehr zahlreich. Sie sind in Tabelle 2 zusammengefaßt [2]. Extrapulmonale Ursachen müssen ausgeschlossen werden. Dazu gehören neben einseitigen Anomalien der Rippen, des Schulterblattes und der Wirbelsäule auch Formanomalien des Thorax, Muskelhypo- oder -aplasien (besonders des M. pectoralis major) und Aplasien der Brust. Häufiger sind technische Fehler bei Anfertigung von Thoraxröntgenaufnahmen, wie mangelhafte Zentrierung und fehlerhafte Entwicklung des Filmes, zu beachten. Eine einseitige Überblähung wird auch dann vorgetäuscht, wenn die kontralaterale Seite der Lunge verdichtet erscheint, z. B. bei Pleuraschwarten und Pleuraerguß. Das konsekutive Emphysem bei schrumpfenden Prozessen der kontralateralen Seite oder bei Hyperplasie der benachbarten Lungenbezirke wurde bereits erwähnt.

12.2.6.3 Das interstitielle Emphysem (s. Kap. 16)

12.3 Der Spontanpneumothorax

H. von der Hardt

12.3.1 Definition

Der Pneumothorax ist eine Ansammlung von Luft im Pleuraraum. Die Luft gelangt entweder transthorakal oder durch Ruptur des Lungenparenchyms und der Pleura visceralis zwischen die Pleurablätter. Der Spontanpneumothorax tritt plötzlich und unerwartet ohne erkennbare Ursachen ein, im Gegensatz zum Pneumothorax bei Verletzungen der Thoraxwand und des Lungenparenchyms oder bei künstlicher Beatmung (z. B. beim Atemnotsyndrom des Frühgeborenen, Kap. 16).

12.3.2 Ätiologie und Pathogenese

Der spontan auftretende Pneumothorax wird durch Ruptur einer Alveole mit Ruptur der Pleura visceralis verursacht. Alveolen rupturieren nur, wenn entweder der intraalveoläre Druck plötzlich drastisch erhöht wird oder wenn eine Vorschädigung bestand.

Akute intraalveoläre Druckerhöhungen treten v. a. bei Hustenstößen (besonders beim Keuchhusten und bei der Fremdkörperaspiration, aber auch bei Masern und diversen Bronchopneumonien) und im akuten Asthmaanfall auf. Dagegen sind die Vorschädigungen des Parenchyms, die schließlich mit oder auch ohne Hustenstoß einen Pneumothorax verursachen können, zahlreich. Besonders bronchopulmonale Erkrankungen mit emphysematösen Veränderungen im Alveolarbereich begünstigen einen

Tabelle 1. Ätiologie des Spontanpneumothorax im Kindesalter

Akute Hustenstöße (z. B. Pertussis)

Akute bronchiale/bronchioläre Obstruktion
   Asthma bronchiale
   Fremdkörperaspiration
   "mucoid impaction"

Chronische bronchiale/bronchioläre Obstruktion
   Mukoviszidose
   Asthma bronchiale
   Chronische Fremdkörperaspiration
   Endobronchiale Tuberkulose
   Angeborene und erworbene Stenosen

Strukturelles Emphysem bei diversen Erkrankungen
   Pneumatozelen und Abszeßhöhlen bei bakteriellen Pneumonien (besonders
      Staphylokokkenpneumonie)
   Bronchioläres Emphysem bei viralen Bronchopneumonien (besonders Masern, Adenoviren,
      Influenzaviren)
   Interstitielle Pneumonien und interstitielle Lungenfibrosen unbekannter Ätiologie
      (Honigwabenlunge)
   Bronchopulmonale Dysplasie nach Langzeitbeatmung
   Marfan-Syndrom
   Tuberöse Sklerose Bourneville-Pringle
   Histiozytose X
   Hämosiderose

Angeborene Lungenzysten und angeborene Wabenlunge

---

spontanen Pneumothorax, neben Asthma bronchiale, Bronchiolitis und Mukoviszidose v. a. die zahlreichen interstitiellen Entzündungen bzw. Erkrankungen mit regionalen Fibrosen und Überblähungszonen (Tabelle 1).

Besonders erwähnt wird das Marfan-Syndrom, bei dem diffuse emphysematöse
Veränderungen und isolierte Emphysemblasen nachgewiesen werden können
(Abschn. 11.3).

Auch bei der tuberösen Sklerose Bourneville (Abschn. 11.2.1) kann v. a. im jugendlichen Alter ein Pneumothorax spontan auftreten. Histopathologisch werden zahlreiche kleine Zysten nachgewiesen, das interstitielle Gewebe zeigt die typischen fibroma-
tösen Veränderungen.

12.3.3 Klinik und Laborbefunde

In der Regel führt der Spontanpneumothorax zu dramatischen klinischen Symptomen: akuter intrathorakaler Schmerz, trockener Husten, Tachypnoe, Dyspnoe
und Zyanose. Ist der Pneumothorax massiv (Totalkollaps der Lunge einer Seite) oder
entwickelt sich ein zunehmender Spannungspneumothorax mit Verlagerung des Mediastinums zur kranken Seite, besteht akute Lebensgefahr.

Der physikalische Untersuchungsbefund ist meist eindeutig: aufgehobene Atemexkursionen, hypersonorer Klopfschall, leises bis aufgehobenes Atemgeräusch. Der
Herzspitzenstoß ist zur gesunden Seite verlagert, ebenso die typischen Auskultations-

punkte des Herzens. Das Thoraxröntgenbild sichert die Diagnose: Erhebliche Transparenzsteigerungen der erkrankten Seite ohne nachweisbare Gefäßstrukturen.

12.3.4 Diagnose und Differentialdiagnose

Die Diagnose des Pneumothorax ergibt sich aus den klinischen Symptomen, den physikalischen Untersuchungsbefunden und dem Röntgenbild. Radiologisch kann besonders bei abgekapseltem Pneumothorax die Differentialdiagnose zur Zwerchfellhernie im Neugeborenenalter schwierig sein, ebenso zu ausgedehnten Lungenzysten und zu großen postpneumonischen Pneumatozelen. Meist sind in diesen vermehrt transparent erscheinenden Lungenabschnitten Gefäßstrukturen immer noch erkennbar (Betrachtung der Bilder vor einer hellen Lampe, Beurteilung einer Exspirationsaufnahme). Fatal ist die Verwechslung eines Pneumothorax im Neugeborenenalter mit lufthaltigen Dünndarmschlingen bei Zwerchfellhernie. Mitunter weisen Darmgeräusche bei der Auskultation auf diese angeborene Fehlbildung hin.

12.3.5 Therapie und Verlauf

Ein kleiner, asymptomatischer Pneumothorax bildet sich meist innerhalb von 48–96 h spontan zurück. Die Resorption der Luft kann durch eine erhöhte O_2-Konzentration in der Atemluft beschleunigt werden. Während der Restitutionsphase sollten akute Hustenstöße verhindert werden, Hustensedativa sind dann gerechtfertigt. Bei ausgedehntem Pneumothorax mit Atembeschwerden sowie bei Spannungspneumothorax ist die sofortige Drainage notwendig, mitunter lebensrettend. Es genügt meist ein

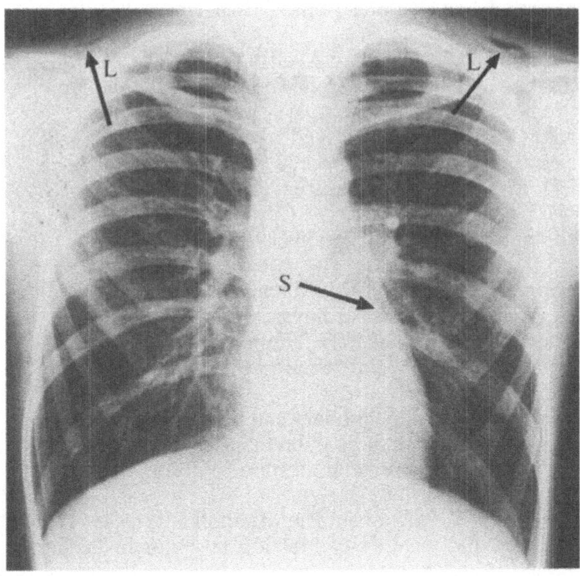

Abb. 1. Mediastinal- und Hautemphysem bei einem 6jährigen Jungen mit Asthma-Syndrom. *L*, Luftansammlung in der Subkutis; *S*, diskreter Luftspalt im Mediastinum

Wasserschloß am externen Drainageende, eine Saugdrainage mit niedrigem Sog (bis zu 10 cm H_2O) kann die Expansion der Lunge beschleunigen. Bei stärkerem Sog wird das Leck im Bereich der viszeralen Pleura u. U. offen gehalten.

Bei rezidivierendem Spannungspneumothorax, so beim Marfan-Syndrom oder bei peripherem bullösem Emphysem, sind thoraxchirurgische Eingriffe notwendig. Pleuraverklebungen durch Instillation von verschiedenen Substanzen (z. B. von Tetrazyklinen oder 50%iger Glucoselösung [10]) wurden versucht, der Erfolg wird unterschiedlich beurteilt.

12.3.6 Das Pneumomediastinum

Nicht selten entweicht im Zusammenhang mit einem Pneumothorax oder isoliert Luft über das Lungeninterstitium entlang der Lymphspalten und Gefäßscheiden in das Mediastinum und führt zu charakteristischen Röntgenveränderungen (Abb. 1). Über die obere Thoraxapertur findet die Luft rasch Anschluß an das subkutane Gewebe, es bildet sich das charakteristische Hautemphysem aus. Die Komplikation ist dann harmlos, eine spezielle Therapie erübrigt sich.

Literatur zu Abschn. 12.1–12.3

1. Brennemann J, Holinger H (1938) Acute Laryngotracheobronchitis. Am J Dis Child 55:667
2. Couvreur J (1979) Hyperclarté pulmonaire unilatérale. In: Gerbeaux J, Couvreur J, Tournier G (eds) Pathologi respiratoire de l'enfant. Flammarion Médicine Sciences, Paris, p 438
3. Culiner MM (1966) The right middle lobe Syndrome. A non-obstructive complex. Dis Chest 50:57
4. Gerbeaux J, Grimfeld A, Gaultier C, Baculard A, Mensch B, Tournier G (1975) Syndromes pulmonaires obstructifs de l'enfant avec déficit en alpha-1-antitrypsine (trois observations). Nouv Presse Med 4:3045
5. Gerbeaux J, Couvreur J, Gaultier C, Tournier G, Baculard A, Grimfeld A (1976) Le syndrome d'atjlectasie péripheriaue systématisie chez l'enfant à propos de 12 observations. Ann Pediatr (Paris) 23:457
6. Graham EA, Burford TH, Mayer JH (1948) Middle lobe syndrome. Postgrad Med 4:29
7. Griffith MJ (1955) Infectious atelectasis. Arch Dis Child 28:170
8. Houk VN, Kent DC, Fosburg RG (1967) Unilateral hyperlucent lung: a study in pathophysiology and etiology. Am J Med Sci 253:406
9. Jernelius H (1965) Pertussis with pulmonary complications. A follow up study. Acta Paediatr Scand 53:247
10. Luck SR, Raffensperger JG, Sullivan HJ, Gibson L (1977) Management of pneumothorax in children with chronic pulmonary disease. J Thorac Cardiovasc Surg 78:834
11. MacLeod WM (1954) Abnormal transradiancy of one lung. Thorax 9:147
12. Müller W, Rieger CH, Hardt H von der (1982) Totalatelektasen einer Lunge. 3. Jahrestagung für paediatrische Pneumologie, München
13. Swyer JR, James GCM (1953) A case of unilateral pulmonary emphysema. Thorax 8:133
14. Talamo RC, Levison H, Lynch MJ (1971) Symptomatic pulmonary emphysema in childhood associated with hereditary alpha-1-antitrypsin and elastase inhibitor deficiency. J Pediatr 79:20
15. Vance JC, Hall WJ, Schwartz RH, Hyde RW, Roghmann KJ, Mudholkar GC (1977) Heterozygous alpha-1-antitrypsin deficiency and respiratory function in children. Pediatrics 60:263

12.4 Lungenödem

H.B. von Stockhausen

12.4.1 Definition und Pathophysiologie

Der ungehinderte Blutfluß durch das pulmonale Gefäßsystem sowie die Größe des interstitiellen Flüssigkeitsraumes spielen eine zentrale Rolle für die Ventilation und den alveolären Gasaustausch. Wie in jedem anderen Organ findet auch im Kapillarbett der Lunge ständig eine Filtration in den Extravasalraum statt, wobei das Lungengewebe im Vergleich zu anderen Organen als besonders wasserreich angesehen werden kann [17]. Die Größe des transvaskulären Flüssigkeitstransportes läßt sich nach dem Starling-Gesetz aus der Differenz des transmuralen hydrostatischen und kolloidosmotischen Drucks, multipliziert mit dem jeweiligen Filtrationskoeffizienten, bestimmen (Tabelle 1). Physiologischerweise stehen kapilläre Filtration und pulmonale Lymphdrainage im Gleichgewicht, wobei der Lymphfluß auf das 5- bis 10fache ansteigen kann, ohne daß der Wassergehalt des Interstitiums wesentlich zunimmt [19]. Als zusätzlicher Sicherheitsfaktor zur Vermeidung eines Lungenödems kann angesehen werden, daß mit ansteigendem Lymphfluß der perivaskuläre onkotische Druck abnimmt und gleichzeitig der Gewebsdruck etwas zunimmt [7, 18]. Erst wenn bei weiterer Steigerung der transvaskulären Filtration die physiologischen Kompensationsmechanismen nicht mehr ausreichen, kommt es zunächst zu einer Flüssigkeitsanreicherung des perivaskulären Gewebes, dann zu einem Ödem des Alveolarwandinterstitiums und schließlich zu einem Durchbruch des Ödems in die Alveolen selbst. Inwieweit das Alveolarepithel dabei gegenüber einem zunehmenden interstitiellen Ödem eine Barriere bildet, ehe es zur Überflutung der Alveolen kommt, ist nicht bekannt [8]. Die Ursache eines interstitiellen Ödems hat zumindest keinen Einfluß auf die Durchlässigkeit des Alveolarepithels [18]. Wahrscheinlich hängt die schrittweise Ausbreitung des Ödems allein von der unterschiedlichen Gewebscompliance ab, die vom perivaskulären Interstitium bis zur Alveolarwand abnimmt. Ein Lungenödem ist keine selbständige Krankheitseinheit, sondern Ausdruck eines gestörten Verhältnisses von kapillärer Filtration und Lymphdrainage, wobei nach Ansicht von Staub [18] die primäre Störung praktisch immer im Bereich der Kapillarwand liegt.

Tabelle 1. Das Starling-Gesetz und seine unmittelbaren Folgen auf den transvaskulären Flüssigkeitstransport

---

$$Qf = K(Pmv - Ppmv) - K\delta(\pi mv - \pi pmv)$$

Qf   – transvaskuläre Nettofiltration (ml/h · 100 g Lungenfeuchtgewicht)
K   – transvaskulärer Filtrationskoeffizient (ml/h · cm H_2O · 100 g Lungenfeuchtgewicht)
δ – Reflexionskoeffizient für Plasmaproteine
Pmv   – hydrostatischer Druck in der Kapillare (cm H_2O)
Ppmv – hydrostatischer Druck im perivaskulären Interstitium (cm H_2O)
πmv   – onkotischer Druck des Plasmas (cm H_2O)
πpmv – onkotischer Druck des perivaskulären Interstitiums (cm H_2O)

Anstieg von Pmv, πpmv und K bzw. ein Abfall von Ppmv, πmv und δ führen zu einer Zunahme der transvaskulären Nettofiltration Qf

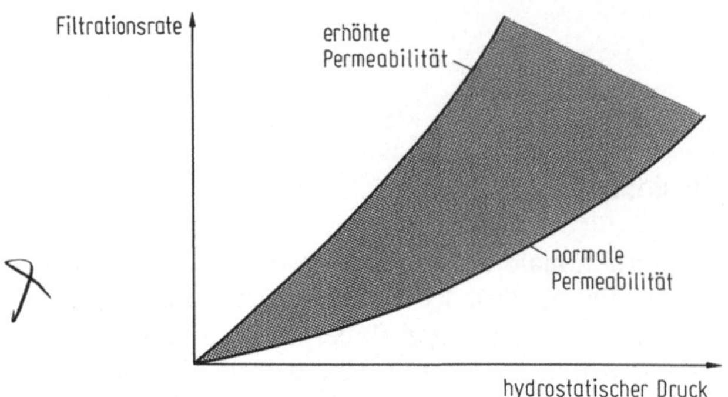

Abb. 1. Beziehung zwischen hydrostatischem Druck und Filtrationrate in Abhängigkeit von der Permeabilität der Lungenkapillaren. (Modifiziert nach Staub [18])

12.4.2 Ätiologie

In Anlehnung an die Starling-Gleichung werden grundsätzlich zwei Hauptursachen des Lungenödems unterschieden. Entweder kommt es überwiegend aus kardiogenen Ursachen zu einem Blutstau im kleinen Kreislauf mit Erhöhung des pulmonalen Kapillardruckes, oder es steht eine vermehrte Permeabilität der Kapillaren im Vordergrund. Entsprechend ist die interstitielle Lymphe im ersten Fall besonders eiweißarm oder sie erreicht bei erhöhter Kapillarwanddurchlässigkeit nahezu den Proteingehalt des Plasmas [18]. In Wirklichkeit kommt es in der Regel zu einer mehr oder weniger starken Vermischung beider Möglichkeiten. So wird ein erhöhter pulmonaler Kapillardruck in Verbindung mit einer vermehrten Permeabilität der Kapillaren den stärksten transvaskulären Flüssigkeitstransport verursachen (Abb. 1). Im einzelnen sind die Ursachen eines Lungenödems sehr vielfältig (Tabelle 2). Für das frühe Kindesalter von besonderer Bedeutung sind die Folgen eines Sauerstoffmangels bzw. eines Sauerstoffüberangebotes. So haben neuere Untersuchungen von Bland et al. [2] ergeben, daß es bei neugeborenen Lämmern als Folge einer Hypoxie in weit stärkerem Maße zu einem Anstieg des pulmonalen Kapillardruckes und der transvaskulären Filtration kommt als bei ausgewachsenen Schafen. Das vorwiegend bei Kindern und Jugendlichen zu beobachtende Lungenödem in großer Höhe wird auch auf Sauerstoffmangel zurückgeführt [14]. Umgekehrt scheint auch die toxische Wirkung hoher Sauerstoffkonzentrationen bei Früh- und Neugeborenen ausgeprägter zu sein als bei Erwachsenen [9].

12.4.3 Klinik und Differentialdiagnose

Die pathophysiologischen Folgen eines Lungenödems sind für die Atmung trotz unterschiedlichster Genese praktisch immer gleich. Bereits mit zunehmendem interstitiellem Ödem kommt es zu einer Abnahme der Compliance sowie zu einer mäßigen Diffusionsstörung. Klinisch ist dieses Stadium durch Dyspnoe und Reizhusten charakterisiert. In der Phase des alveolären Ödems wirkt sich zusätzlich eine Reduktion der Ventilationsfläche und ein damit verbundener Rechts-links-Shunt für den Gasaustausch höchst ungünstig aus. Klinisch besteht jetzt eine hochgradige Atemnot mit Tachykardie, Unruhe und zentraler Zyanose bei gleichzeitig zunehmender Blässe der Peripherie. Über der Lunge sind diffuse, mittelblasige Rasselgeräusche auskultierbar. In

Tabelle 2. Ursachen des Lungenödems. Grobe Einteilung nach pathophysiologischen Mechanismen

---

Vorwiegend durch überhöhten pulmonalen Kapillardruck

Kardiogen: z. B. Linksherzversagen, Mitralstenose

Hypoxie, Hyperkapnie: z. B. Obstruktion der extrathorakalen Atemwege bei extremer Tonsillenhypertrophie oder Pierre-Robin-Syndrom [2, 12]

Neurogen: z. B. durch erhöhten Hirndruck bei Hirnödem nach Schädeltraumen, Hirntumoren oder Meningoenzephalitis [6]

Höhenkrankheit: Vorwiegend bei Kindern und Jugendlichen in Höhen über 3 000 m [15, 16]

Iatrogen: z. B. Infusion zu großer Flüssigkeitsmengen

Vorwiegend durch erhöhte Permeabilität der Lungenkapillaren

Infektiös, toxisch: z. B. Sepsis durch gramnegative Bakterien, Pneumonien durch Viren und Pneumocystis carinii, insbesondere bei gleichzeitig bestehender Immunsuppression [4, 16]

Exzessive Freisetzung von Histamin, Kininen und Katecholaminen: z. B. allergische Reaktionen, akute Pankreatitis, Schlangen- und Skorpiongift [11, 16]

Opiate, Sedativa, Narkotika: Häufige Todesursache bei Heroinabhängigen bzw. einmaliger Überdosierung [16]

Toxische Arzneimittelwirkungen: z. B. Nitrofurantoin, Methotrexat, Salizylsäure [16]

Leukoagglutininreaktion nach Transfusion von Leukozytenkonzentraten [16]

Vermehrte Permeabilität und erhöhter Druck in den Lungenkapillaren

Adultes Respiratory Distress Syndrom (Schocklunge)

Toxizität hoher Sauerstoffkonzentrationen [3, 20]

Rauchvergiftungen, insbesondere nach Verbrennung von Kunststoffen [16]

Inhalation von toxischen Industriegasen: z. B. Stickstoffdioxyd, Phosgen, Halogene, Herbizide, Schwefelwasserstoff, Toluiden, Zinkoxyd, Treibgase von Sprays [16]

Ertrinkungsunfall: Süßwasser und Salzwasser [1]

Mendelson-Syndrom nach Aspiration von saurem Mageninhalt [16]

Lungenembolie, Fettembolie [16]

Akute Lungenblutung bei Neugeborenen [5]

Hydrops congenitus bei Rh-Inkompatibilität

Sog. Flüssigkeitslunge bei Urämie

Sonstige Ursachen

Extreme Hypalbuminämie

Akute Lungenreexpansion nach Punktion eines Pleuraergusses [21]

Behinderte Lymphdrainage: z. B. massive Lungenfibrose, diffuse Metastasierung der Lunge

---

besonders ausgeprägten Fällen hört man bereits mit bloßem Ohr die charakteristische Rasselatmung, während gleichzeitig ein leicht rosa tingiertes, schaumiges Sputum in den Mundwinkeln austritt. Röntgenologisch imponiert eine etwas unscharfe, angedeutet schmetterlingsförmige beidseitige Hilusvergrößerung (Abb. 2). Mit zunehmender Symptomatik ist eine retikuläre Zeichnung mit fleckiger bis diffuser Trübung auf dem Röntgenbild zu erkennen. Das Herz ist v. a. bei kardiogenen Ursachen deutlich vergrößert (Abb. 2). Wenn gleichzeitig sog. Kerley-Linien als Ausdruck einer vermehrten Flüssigkeitsansammlung in den Lymphbahnen der Interlobärspalten erkenn-

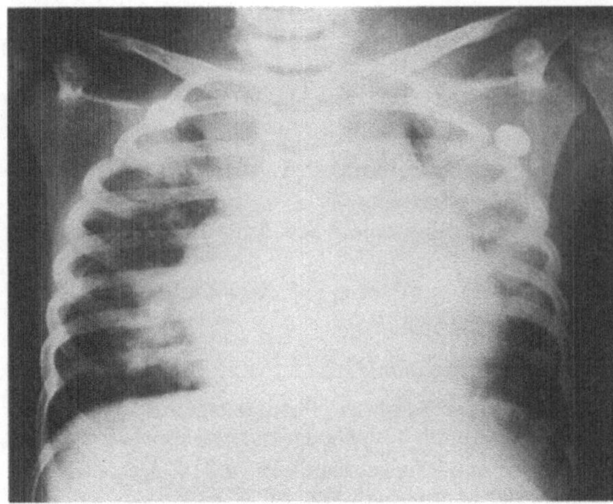

Abb. 2. Interstitielles und beginnendes alveoläres Lungenödem bei einem 4jährigen Knaben 24 h nach erfolgreicher Reanimation eines Herz-Kreislauf-Stillstands, zu dem es kurze Zeit nach Beendigung einer Notlaparotomie bei gleichzeitiger Sepsis gekommen war. Man erkennt die typische Hilusvergrößerung, eine fortschreitende diffuse Eintrübung sowie angedeutete Kerley-Linien *rechts*. Das Herz ist beidseitig deutlich vergrößert

bar sind, sprechen die Röntgenologen vom typischen Bild einer Lungenstauung. Man versucht damit, röntgenologisch eine exakte Unterscheidung von einer aktiven Hyperämie der Lunge bei vermehrtem Links-rechts-Shunt oder einer interstitiellen Pneumonie zu treffen [10,13]. Dennoch kann röntgenologisch die Differentialdiagnose zwischen einem Lungenödem und einer diffusen interstitiellen Pneumonie in manchen Fällen schwierig sein [10]. Neben Klinik und Röntgenbild ist daher für die Diagnose eines Lungenödems im Hinblick auf die vielfältige Ätiologie die Vorgeschichte von besonderer Bedeutung.

12.4.4 Therapie

In der Regel setzt das Lungenödem akut ein und zeigt eine rasche Progredienz. Klinik und arterielle Blutgase (PaO_2 und $PaCO_2$) kennzeichnen am besten den Grad der respiratorischen Insuffizienz bei einem Lungenödem und bestimmen damit auch das therapeutische Vorgehen (Tabelle 3). Soweit möglich, sollen auslösende Noxen rasch ausgeschaltet werden. Im übrigen steht im Vordergrund aller Bemühungen, den alveolären Gasaustausch zu verbessern und den Folgen des Starling-Gesetzes im Hinblick auf die Kapillarfiltration in der Lunge entgegenzuwirken. Durch Reduktion des venösen Angebotes ("preload") und des Auswurfwiderstandes ("afterload") des linken Ventrikels wird die Lungenstauung reduziert, aber auch ein Lungenödem infolge vermehrter Kapillarpermeabilität günstig beeinflußt (vgl. Abb. 1). Direkt läßt sich durch Antihistaminika und und Kortikosteroide die Permeabilitätsstörung leider nur wenig bessern. Die Gabe von 20%igem Humanalbumin zur Anhebung des onkotischen Drucks hat nur einen Sinn, wenn dieser im Plasma deutlich erniedrigt ist und gleichzeitig keine wesentlich vermehrte Kapillardurchlässigkeit besteht [18]. Anerkannt wirksamste Maßnahme bei einem lebensbedrohlichen Lungenödem ist die künstliche Beatmung mit positiv endexspiratorischem Druck (PEEP). Durch die Beatmung wird der perivaskuläre Druck in der Lunge erhöht und das Herzzeitvolumen gesenkt [11]. Die Dauer einer Beatmung wird von den Ursachen des Lungenödems

Tabelle 3. Therapie des Lungenödems

Interstitielles Ödem (PaCO$_2$ normal bis erniedrigt)

Lagerung: Oberkörper hoch, Beine tief

Sauerstoffzufuhr: PaO$_2$ sollte bei Säuglingen 80–100, bei älteren Kindern 100–120 mmHG sein

Diuretika (z. B. Furosemid 1–2 mg/kg KG)

Einschränkung der Flüssigkeitszufuhr um 30% des altersabhängigen Tagesbedarfes

Digitalisierung (altersabhängige Sättigungsdosis innerhalb von 2–3 Tagen)

Massives alveoläres Ödem (PaO$_2$ unter 50 mmHg, PaCO$_2$ > 60 mmHg)

Intubation und Beatmung mit PEEP (PEEP 6–10 cm H$_2$O)

Dopamin und Dobutamin (3–5 bzw. 5–10 µg/min und kg KG)

Nitroglyzerin (0,1–0,7 µg/min und kg KG)

Morphin (0,1–0,2 mg/kg KG i.v.)

Unblutiger Aderlaß durch wechselseitig angebrachte Blutdruckmanschetten an Armen und Beinen

---

und dem Ausmaß der Lungenschädigung abhängen. Im Einzelfall wird man stets versuchen, nach Normalisierung der Blutgaswerte den Patienten möglichst rasch vom Respirator zu entwöhnen.

Eine Digitalisierung sollte beim akuten Lungenödem, soweit notwendig, eher langsam durchgeführt werden. Allgemein haben sich gerade beim kardialen lebensbedrohlichen Lungenödem Katecholamine, wie Dopamin und Dobutamin, im Hinblick auf ihren Einfluß auf myokardiale Kontraktibilität, Hämodynamik und Diurese als besonders günstig erwiesen. Die Anwendung von Morphin beim Lungenödem erfolgt weitgehend empirisch, wobei man sich vorstellt, daß der fatale Circulus vitiosus von Todesangst, Dyspnoe und gesteigerter Arbeitsbelastung des Herzens durch eine Dämpfung des Atemzentrums durchbrochen wird. Wegen der Gefahr einer Steigerung des Liquordruckes beim neurogenen Lungenödem ist Morphin in solchen Fällen jedoch zu vermeiden. Die bei Erwachsenen in den letzten Jahren äußerst wirkungsvoll eingesetzte Therapie mit Nitroglyzerin zur Senkung von Preload und Afterload hat sich in der Pädiatrie bisher noch nicht durchgesetzt, auch wenn durchaus erste Erfahrungen bestehen [14].

Literatur

1. Aepli R (1975) Physiopathologie des Ertrinkungsunfalls. Schweiz Med Wochenschr 105:161–165
2. Bland RD, Bressack MA, Haberkern CM, Hansen TN (1980) Lung fluid balance in hypoxic, awake newborn lambs and mature sheep. Biol Neonate 38:221–228
3. Block ER, Fisher AG (1977) Hyperoxia and lung serotonin clearance. A new observation. Chest 71:289–291
4. Brigham KL, Woolverton WC, Blake LH, Staub NC (1974) Increased sheep lung vascular permeability caused by pseudomonas bacteremia. J Clin Invest 54:792–804
5. Cole VA, Normand ICS, Reynolds EOR, Rivers RPA (1977) Pathogenesis of hemorrhagic pulmonary edema and massive pulmonary hemorrhage in the newborn. Pediatrics 51:175–187
6. Ducker TB, Simmons RL, Martin AM jun (1969) Pulmonary edema as a complication of intracranial disease. Am J Dis Child 118:638–641

7. Erdmann AJ, Vaughan TR jun, Brigham KL, Woolverton WC, Staub NC (1975) Effect of increased vascular pressure on lung fluid balance in unanesthetized sheep. Circ Res 37:271–284
8. Fishman AP, Renkin EM (1979) Pulmonary edema. American Physiological Society, Bethesda, Maryland
9. Frank L, Autor AP, Roberts RJ (1977) Oxygen therapy and hyaline membrane disease: The effect of hyperoxia on pulmonary superoxide dismutase activity and the mediating role of plasma or serum. J Pediatr 90:105–110
10. Gutheil H (1978) Röntgenuntersuchung des Herzens. In: Bachmann KD, Ewerbeck H, Joppich G, Kleihauer E, Rossi E, Stalder GR (Hrsg) Pädiatrie in Praxis und Klinik, Bd I. Fischer & Thieme, Stuttgart New York, pp 7.16–7.20
11. Hossli G, Gattiker R (1981) Lungenödem. In: Lawin P (Hrsg) Praxis der Intensivbehandlung, 4. Aufl. Thieme, Stuttgart, pp 28.1–28.9
12. Jerasaty RM, Huszar RJ, Basu S (1969) Pierre Robin syndrome: Cause of respiratory obstruction, cor pulmonale, and pulmonary edema. Am J Dis Child 117:710–716
13. Munk J (1974) The radiological differentiation between acute diffuse interstitial pneumonia and pulmonary interstitial oedema in infancy and early childhood. Br J Radiol 47:752–757
14. Schranz D, Stopfkuchen H, Jüngst BK (1981) Hämorrhagisches Lungenödem und Herzkreislaufinsuffizienz nach isoliertem Schädelhirntrauma. Kombinierte Behandlung mit Dobutamin und Nitroglyzerin. Monatschr Kinderheilkd 129:248–250
15. Scoggin CH, Hyers TM, Reeves JT, Grover RF (1977) High-altitude pulmonary edema in the children and young adults of Leadville, Colorado. N Engl J Med 297:1269–1272
16. Shanies HM (1977) Noncardiogenic pulmonary edema. Med Clin North Am 61:1319–1337
17. Staub NC (1974) Pulmonary edema. Physiol Rev 54:678–811
18. Staub NC (1978) Pulmonary edema due to increased microvascular permeability to fluid and protein. Circ Res 43:143–151
19. Staub NC (1978) Pulmonary edema. Physiologic approaches to management. Chest 74:559–564
20. Stern L (1975) Oxygen toxicity in premature infants. Albrecht Von Graefes Arch Klin Exp Ophthalmol 195:71–76
21. Wagaruddin M, Bernstein A (1975) Re-expansion pulmonary oedema. Thorax 30:54–60

12.5 Lungenembolie

H.B. von Stockhausen

Als Lungenembolie bezeichnet man eine akute partielle Verlegung der Strombahn des kleinen Kreislaufs durch eingeschwemmte Thromben oder auch Fremdkörper. Reflektorisch bzw. durch Freisetzung von Serotonin und anderen vasoaktiven Substanzen kommt es zusätzlich zu einer Konstriktion der kleinen Lungenarterien. Bei einer fulminanten Embolie ist die rechte Herzkammer der plötzlichen Widerstandserhöhung nicht gewachsen. Kleinere Embolien können zu Tachykardie, Dyspnoe, Pleuraschmerzen, Hämoptoe, Blutdruckabfall und Herzrhythmusstörungen führen. Im EKG können sich Zeichen einer akuten aurikulären und ventrikulären Belastung zeigen. Eine exakte Diagnose ist v. a. im Kindesalter in den meisten Fällen nur durch ein Lungenszintigramm (Abb. 1) oder eine Angiographie der A. pulmonalis möglich [5]. Die Therapie ist insbesondere bei kleineren Lungeninfarkten symptomatisch (Sauerstoffzufuhr, Digitalisierung, Sedierung). Bei massiven Lungenembolien muß, soweit ein chirurgischer Eingriff nicht möglich ist, eine Fibrinolyse mit anschließender Antikoagulanzientherapie durchgeführt werden. Erfreulicherweise sind Lungenembolien

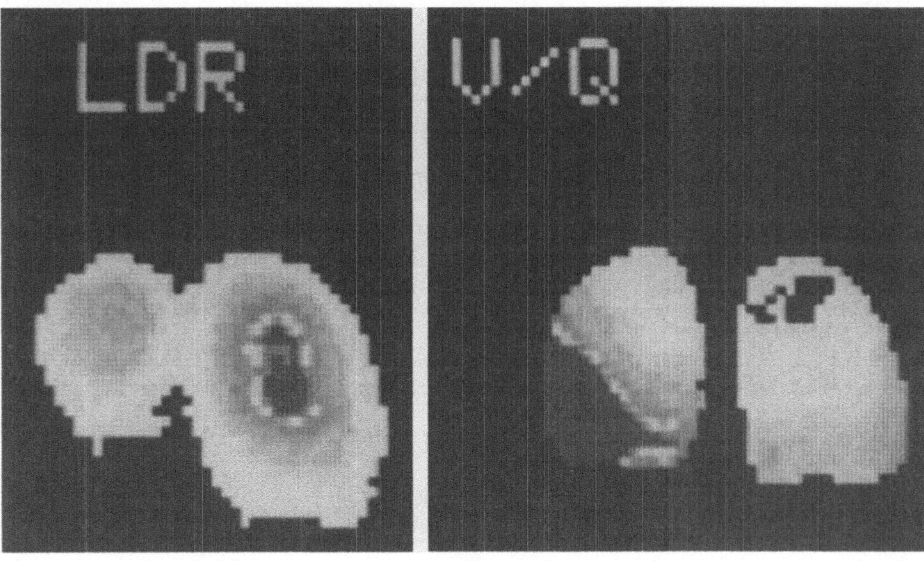

Abb. 1 a, b. Ventilations-Perfusions-Szintigramm (Dorsalansicht) bei einem Jungen mit nephrotischem Syndrom. **a** Die Perfusion ist im linken Unterlappen ausgefallen bei erhaltener Ventilation. **b** Daraus ergibt sich ein stark erhöhter (*dunkler Bereich*) Ventilations-Perfusions-Index im Unterlappen

im Kindesalter selten, auch wenn ihre Ätiologie durchaus vielfältig sein kann (Tabelle 1) [1, 4, 6, 7]. Vereinzelt können sie bereits bei Neugeborenen beobachtet werden [2]. Aus diesem Grunde werden wahrscheinlich die wenigen Fälle einer tödlich verlaufenden Lungenembolie im Kindesalter erst bei der Sektion entdeckt [3]. Durch die rasche Entwicklung der Herz- und Gefäßchirurgie selbst im frühesten Kindesalter sowie durch den allgemein vermehrten Einsatz von zentralen Venenkathetern zur parenteralen Langzeiternährung muß jedoch auch bei Kindern häufiger mit thrombembolischen Prozessen im Bereich der großen Gefäße gerechnet werden.

Tabelle 1. Ursachen einer Lungenembolie im Kindesalter

1. Angeborener familiärer Mangel an Antithrombin III
2. Sekundärer Antithrombin-III-Mangel nach einer Östrogentherapie z. B. bei Mädchen mit Hochwuchs [1]
3. Septische Lungenembolie nach eitriger Thrombophlebitis durch lokale Verletzungen, Abszesse oder nach Langzeitinfusionen in periphere Venen
4. Thrombosen nach zentralen Venenkathetern
5. Ventrikuloatrialer Shunt bei Hydrozephalus [7]
6. Nach ausgedehnten Operationen am Herzen und den großen Gefäßen
7. Extreme Thrombozytosen, Polycythaemia vera
8. Vaskulitiden und Kollagenosen einschließlich Kawasaki-Syndrom
9. Nephrotisches Syndrom und hämolytisch-urämisches Syndrom [4]
10. Homocystinurie [6]

Literatur

1. Blombäck M, Hall K, Ritzén M (1983) Estrogen treatment of tall girls: Risk of thrombosis? Pediatrics 72:416–419
2. Dworsky M, Kohaut E, Jander P, Ceballos R (1980) Neonatal embolism due to thrombosis of the ductus arteriosus. Radiology 134:645–646
3. Jones DRB, MacIntyre IMC (1975) Venous thromboembolism in infancy and childhood. Arch Dis Child 50:153–155
4. Lieberman E, Heuser E, Gilchrist GS, Donnell GN, Landing BH (1968) Thrombosis, nephrosis, and corticosteroid therapy. J Pediatr 73:320–328
5. McNeil BJ, Hessel SJ, Branch WT, Bjork L, Adelstein SJ (1976) Measures of clinical efficacy. III. The value of the lung scan in the evaluation of young patients with pleuritic chest pain. J Nucl Med 17:163–169
6. Munnich A, Saudubray JM, Dautzenberg MD, Parvy P, Ogier H, Girot R, Manigne P, Frezal J (1983) Diet-responsive proconvertin (factor VII) deficiency in homocystinuria. J Pediatr 102:730–734
7. Noonan JA, Ehmke DA (1963) Complications of ventriculovenous shunts for control of hydrocephalus. N Engl J Med 269:70–74

13 Erkrankungen der Pleura und des Mediastinums

13.1 Erkrankungen der Pleura

C.H.L. Rieger

Die Pleura ist eine seröse Membran, deren äußerer, parietaler Teil die innere Thoraxwand und das Zwerchfell auskleidet. Mediastinal schlägt sie sich auf die Strukturen des Hilus um und geht in die Pleura visceralis über, die die Lungen vollständig umschließt. Auf diese Weise sind die beiden Pleurahöhlen voneinander und vom Mediastinum anatomisch getrennt.

Primäre Erkrankungen der Pleura, wie das Mesotheliom (Kap. 4), kommen beim Kind kaum vor. Eine sekundäre Beteiligung bei Erkrankungen der Lunge, des Herzens oder der Abdominalorgane ist jedoch häufig. Sie ist durch die Beeinträchtigung des Patienten und die häufige Ergußbildung meist leichter zu erfassen als die Grundkrankheit. Die oft eindrucksvolle Klinik der Pleuritis darf aber nicht von ihrem Symptomcharakter und der Suche nach der Ursache ablenken.

13.1.1 Diagnostik

13.1.1.1 Klinische Untersuchungen

Leitsymptome der Rippenfellentzündung sind atemabhängige Schmerzen, Atemnot (inspiratorisches Stöhnen), Fieber und verminderte Atemexkursionen der betroffenen Seite. Die Auskultation ergibt ein sehr typisches Reibegeräusch, das inspiratorisch und auch exspiratorisch zu hören ist (Pleuritis sicca).

Die Schmerzen und der typische Auskultationsbefund verschwinden oder sind a priori nicht vorhanden, wenn die entzündeten Pleurablätter durch Exsudat voneinander getrennt sind (Pleuritis exsudativa). Die Perkussion ergibt dann eine Dämpfung, die Auskultation eine Abschwächung des Atemgeräusches und der Schalleitung. Letztere wird beim Kind mit Hilfe der Bronchophonie untersucht, d. h. man prüft auskultatorisch die Schalleitung hoher Frequenzen (Flüstersprache, z. B. „sechsundsechzig"). Die Anwendung des Stimmfremitus, also die palpatorische Prüfung der Schalleitung tiefer Frequenzen, ist bei Kindern vor dem Stimmbruch meist schwierig.

Die Zeichen der klinischen Untersuchung können in ihrem Wert beeinträchtigt werden, wenn angrenzende Lungenbezirke komprimiert sind und eine bessere Schalleitung entwickeln. Bronchialatmen und verstärkte Fortleitung geflüsterter oder gesprochener Worte können deshalb auch bei Ergußbildung vorkommen.

13.1.1.2 Röntgenuntersuchung

Für eine deutlich sichtbare Verschattung des Zwerchfell-Rippen-Winkels ist beim Erwachsenen eine Ergußmenge von 500–600 ml erforderlich; beim Kind, je nach Alter, entsprechend weniger. Röntgenuntersuchungen in aufrechter Körperhaltung ergeben eine homogene Verschattung, deren obere Grenze eine von lateral nach medial abfallende schräge Linie bildet. Bei länger bestehenden Entzündungen mit teilweiser Verklebung der Pleurablätter, aber auch in Abhängigkeit von der jeweiligen Ursache, kann es zu atypischen Ergußbildungen kommen, z. B. dorsal, subdiaphragmal oder auch interlobär (abgekapselter Erguß).

Bei größeren Ergüssen ist die Unterscheidung von Infiltraten oder Atelektasen nicht leicht. Die Verlagerung des Mediastinums zur kontralateralen Seite beim Erguß, zur kranken Seite bei der Atelektase, ist ein hilfreiches Zeichen, das jedoch versagt, wenn sowohl Atelektase als auch Erguß vorhanden sind. Fehlen Pleuraadhäsionen, kann ein Erguß durch Lageänderung des Patienten nachgewiesen werden: der Erguß „läuft aus".

13.1.1.3 Ultraschall

Die Sonographie ist zur Identifizierung von Pleuraergüssen gut geeignet. Sie wird in der Regel nicht erforderlich sein und ersetzt nicht die Röntgendiagnostik, da sie tiefere Strukturen im Bereich der Lunge nicht erfassen kann. Sie kann jedoch subpleurale Ergüsse oder abgekapselte Ergüsse nachweisen. Dies ist besonders wichtig bei hochviskösen oder schon teilweise organisierten Exsudaten, die dann schwierig zu aspirieren sind.

13.1.1.4 Diagnostische Pleurapunktion

Ist die Diagnose gestellt oder liegt der Verdacht auf einen Pleuraerguß vor, ist die Punktion indiziert. Nur dann, wenn Ursache und Art des Ergusses durch die Kenntnis der Grundkrankheit klar sind (M. Still, systemischer Lupus erythematodes) und gleichzeitig keine wesentliche Beeinträchtigung der Atemfunktion vorliegt, darf auf eine Punktion verzichtet werden. In allen anderen Fällen stellt die Untersuchung der Pleuraflüssigkeit einen wichtigen, oft den entscheidenden Schritt zur Diagnose der Grundkrankheit dar.

Technik der Pleurapunktion: Am sitzenden Patienten wird zunächst die Ergußgrenze perkutiert. Bei kleineren Ergüssen sollte möglichst nahe am oberen Ergußrand, bei größeren etwa 1–2 Rippenabstände unterhalb der Scapula in der hinteren Axillarlinie punktiert werden. Die Aspiration erfolgt mit einer Plastikspritze, Dreiwegehahn und 1 er-Kanüle. Nach Desinfektion der Haut und Lokalanästhesie führt man die Nadel am Oberrand der Rippe ein. Wenn sie zu weit eingedrungen ist und die viszerale Pleura erreicht, tritt ein Hustenreiz auf. Dieses Zeichen ist jedoch nicht zuverlässig. Bei kleineren Ergüssen wird nur so viel entnommen, wie für die Diagnose wichtig ist; bei großen Ergüssen sollte möglichst viel abpunktiert werden. Dadurch wird nicht nur eine Verbesserung der Atmung erreicht, sondern auch die Voraussetzung für den röntgenologischen Nachweis vorher nicht sichtbarer Lungenveränderungen geschaffen. Aus diesem Grund und zum Ausschluß eines möglicherweise entstandenen Pneumothorax sollte nach jeder Punktion eine Kontrollröntgenaufnahme erfolgen. Komplikationen

Tabelle 1. Interpretation laborchemischer Parameter der Pleuraflüssigkeit

Untersuchung	Ergebnis	Interpretation
Leukozytenzahl	$< 1\,000/\text{mm}^3$ $500\text{--}2\,500/\text{mm}^3$ $> 10\,000/\text{mm}^3$	Transudat Tuberkulose, Tumor Empyem
Differenzierung der Leukozyten	Vorwiegend Lymphozyten	Tuberkulose, Tumor, Pneumonie unter antibiotischer Behandlung
	Vorwiegend Neutrophile	Sterile Begleitergüsse bakterieller Pneumonien, Tbc im Anfangsstadium, Empyem
Gram-Färbung	Gramnegative Bakterien	z. B. Haemophilus influenzae, Darmbakterien
	Grampositive Bakterien	z. B. Staphylokokken, seltener Pneumokokken oder Streptokokken
Ziehl-Neelsen-Färbung	Positiv	Tuberkulose (Bei Tbc-Pleuritis jedoch meist negativ)
Pilzfärbung	Positiv	Mykose (z. B. Candida, Actinomykose)
Kultur (anaerobe und aerobe Keime, Mykobakterien, Pilze)	Positiv	Infektion mit dem entsprechenden Erreger
Zytologie	Maligne Zellen	Tumor (z. B. Lymphom, Neuroblastom)
Amylase	Serumamylase exzessiv erhöht	Pankreatitis, Pankreasfistel

sind neben dem Pneumothorax selten ein Hämothorax oder eine Infektion. Bei tiefer Punktion der rechten Seite kann die Leberkapsel verletzt werden.

Untersuchung der Pleuraflüssigkeit: Zur Untersuchung von Pleuraaspiraten steht eine Vielzahl von Tests zur Verfügung (s. Tabelle 1), die jedoch selten alle durchgeführt werden müssen. Vielmehr begrenzt oft schon die makroskopische Beschaffenheit des Aspirates (hämorrhagisch, serös, purulent oder chylös) die Notwendigkeit weiterer Diagnostik.

Bei unklaren Verhältnissen ist die Unterscheidung zwischen Transudat und Exsudat vorrangig. Ein Transudat (Hydrothorax) entsteht bei erhöhtem hydrostatischem (Herzinsuffizienz) oder erniedrigtem plasmaonkotischem Druck (nephrotisches Syndrom) in den Kapillaren der Pleura, bzw. der angrenzenden Lungenpartien. Die Größe der Kapillarporen ist dabei nicht verändert, so daß es nicht zur vermehrten Eiweißausscheidung kommt. Ein Transudat kann sich auch „e vacuo" bilden, wenn sich die Lunge infolge von Adhäsionen oder nach Resektion nicht vollständig ausdehnen kann und durch die rasche Resorption von Luft aus dem Pleuraraum dort ein verminderter Druck entsteht.

Exsudate entstehen durch entzündliche Erweiterungen und Schädigungen der Pleurakapillaren. Hierbei kommt es nicht nur zum Austritt von Flüssigkeit, sondern auch

Tabelle 2. Unterscheidung zwischen Exsudat und Transsudat im
Pleuraraum. (Aus: Light et al. [5])

Parameter	Transsudat	Exsudat
Gesamteiweiß	<3 g/dl	>3 g/dl
Spezifisches Gewicht	<1016	>1016
$\dfrac{\text{Gesamteiweiß Pleura}}{\text{Gesamteiweiß Serum}}$	$<0,5$	$>0,5$
$\dfrac{\text{LDH Pleura}}{\text{LDH Serum}}$	$<0,6$	$>0,6$
LDH	<200 IU	>200 IU

von Plasmaproteinen in die Pleurahöhle. Chylöse Ergüsse und solche bei Lymphab-
flußstörungen bilden pathophysiologisch eine Ausnahme (Chylothorax, 13.1.3), werden aber wegen ihrer Zusammensetzung zu den Exsudaten gerechnet.

Die Unterscheidung zwischen Exsudat und Transsudat erfolgt in erster Linie durch
Bestimmung des Eiweißgehaltes und des spezifischen Gewichts. Unter alleiniger Anwendung dieser Parameter werden jedoch etwa 20% aller Ergüsse falsch klassifiziert,
so daß in den vergangenen Jahren die zusätzliche und gleichzeitige Bestimmung der
Laktatdehydrogenase (LDH) und der Serum-LDH des Serumproteins eingeführt
wurde. Mit den in Tabelle 2 angegebenen Parametern ist daher eine bessere Unterscheidung als bisher möglich.

13.1.2 Die Pleuritis

13.1.2.1 Pleuritis sicca

Bei dieser Form der Pleuritis kommt es zu keiner oder nur zu einer geringen Exsudat-
bildung. Die Pleura ist stumpf, geschwollen und mit Fibrinauflagerungen bedeckt.
Diese Form der Entzündung ist nicht charakteristisch für eine bestimmte Ursache; sie
kann sich zurückbilden, ebenso aber auch in eine exsudative Pleuritis übergehen oder
deren Endphase darstellen.

Die Pleuritis sicca ist durch Schmerzen bei der Atmung und verminderte Atemexkursionen auf der betroffenen Seite charakterisiert. Bei der Auskultation ist ein sehr
typisches Reibegeräusch zu hören, das in der Regel sowohl inspiratorisch als auch exspiratorisch wahrnehmbar ist. Im Gegensatz zu intrapulmonalen, durch Sekrete verursachten Geräusche, kann es durch Husten nicht beeinflußt werden. Im Gefolge
trockener Pleuritiden kommt es häufig zu bleibenden Pleuraadhäsionen.

13.1.2.2 Pleuritis exsudativa durch bakterielle Infektionen

Bei allen Formen bakterieller Pneumonien können Pleuraergüsse auftreten. Sterile Be-
gleitergüsse kommen v.a. bei Pneumokokkenpneumonien vor, während bei der Staphylokokkenpneumonie, besonders im Säuglingsalter, das primäre Pleuraempyem gefürchtet ist (Abschn. 8.2). Selten können auch Streptokokken, Haemophilus influenzae und Pneumokokken zu Empyembildungen führen. Welche der beiden Exsudatfor-

men vorliegt, ist nur durch die Punktion zu unterscheiden. Bei niedriger Zellzahl ($<10\,000/mm^3$) mit negativem Ergebnis der Gram-Färbung ist eine Drainage nicht erforderlich. Diese Form des Ergusses bildet sich in der Regel mit der zugrundeliegenden Pneumonie zurück. Gelegentlich, zumal bei Patienten mit verminderter Resistenz, kann jedoch auch noch Tage nach Behandlungsbeginn ein Empyem entstehen. Unvollständige Entfieberung oder erneut auftretender Temperaturanstieg lassen an diese Komplikation denken. In einem solchen Falle ist ebenso wie bei primär bestehendem Empyem das Anlegen einer Pleuradrainage obligatorisch (13.1.4).

Wenn das Anlegen einer Drainage primär versäumt wurde, können Kinder wochenlang, trotz intensivster antibiotischer Therapie, weiterfiebern. Das Exsudat ist oft nicht mehr zu aspirieren, sondern nur noch sonographisch nachweisbar. In dieser Situation ist eine frühe Dekortikation bzw. Ausräumung des in Organisation befindlichen Ergusses indiziert (13.1.4).

Durch Viren und Mykoplasmen bedingte Pleuritiden: Eine Pleurabeteiligung kommt bei viralen Pneumonien vor. Adeno-, ECHO- und Cocksackie-Viren sind für solche Verlaufsformen verantwortlich. Am bekanntesten ist die epidemische Pleurodynie (Bornholm-Erkrankung), die v. a. im Sommer auftritt und durch die Pleurabeteiligung charakterisiert ist. Erreger ist ein Cocksackie-B-Virus. Pleuraergüsse treten auch bei Mykoplasmenpneumonien auf, ohne daß diesem Befund eine prognostische oder praktische Bedeutung zukommt. Die Pleuraergüsse bei Viruspneumonien und Mykoplasmeninfektionen sind serös, selten blutig tingiert, enthalten wenig Rundzellen und bilden keine Schwarten. Eine therapeutische Punktion ist nur bei ausgedehntem Erguß notwendig.

Bei Tuberkulose (Kap. 9): Die Tuberkulose war früher für den weitaus größten Teil der exsudativen Pleuritiden im Kindesalter verantwortlich. Sie ist als hyperergische Reaktion der Pleura auf die Anwesenheit einiger weniger Tuberkelbakterien zu verstehen, welche selten nachweisbar sind. Die Erreger gelangen entweder von einem pleuranahen Primärherd oder lymphogen in den Pleuraraum. Die Prognose der Erkrankung ist gut [6]. Die Rückbildung des Exsudates kann durch Anwendung von Steroiden drastisch verkürzt werden.

Durch Pilzinfektionen: Exsudate, die durch Pilze hervorgerufen sind, kommen in Mitteleuropa bei Kindern nur selten vor. Am ehesten finden sie sich bei Candidapneumonien bei immunsupprimierten Patienten sowie bei Aktinomykosen. Die Aspiration ist u. U. schwierig, da die Exsudate aufgrund blander Verlaufsformen oft länger bestehen und sehr viskös sein können. Der Pilznachweis gelingt im Exsudat fast nie.

Durch sonstige Ursachen: Im Rahmen einer Polyserositis können z. B. beim systemischen Lupus erythematodes, beim Morbus Still oder auch durch Medikamente (Nitrofurantoin, Methysergid, Hydralazin, Isoniazid, Diphenylhydontoin) induziert, Pleuritiden auftreten. Eine Punktion ist nur notwendig, wenn die Atmung beeinträchtigt ist.

Tumoren der Lunge oder Brustwand (z. B. metastasierende Neuroblastome) können eine Pleuritis erzeugen, in der keine Tumorzellen nachweisbar sind. Der Nachweis maligner Zellen gelingt in der Regel erst, wenn die Pleura selbst infiltriert ist. Diese Ergüsse, ebenso wie Exsudate bei Lungeninfarkten, können serös oder blutig sein. Schließlich sind Entzündungen unterhalb des Zwerchfells, z. B. ein subdiaphragmatischer Abszeß oder eine Pankreatitis, in die Differentialdiagnose mit einzubeziehen. Gelegentlich bildet sich nach einer nekrotisierenden Pankreatitis eine Fistel zur linken oder rechten Pleurahöhle aus. Die Symptome des Pleuraergusses herrschen dann vor, während die Pankreatitis abgeklungen ist. Das Pleuraexsudat enthält in diesen Fällen exzessive Mengen Pankreasamylase.

13.1.3 Chylothorax

13.1.3.1 Ätiologie, Pathogenese

Ein Chylothorax entsteht durch Austritt von Chylus aus dem Ductus thoracicus ins Mediastinum und von da aus in eine der beiden Pleurahöhlen. Er ist im Kindesalter selten.

Grundsätzlich lassen sich 3 Formen des Chylothorax unterscheiden: eine kongenitale, eine traumatische und eine obstruktive Form. Der kongenitale oder neonatale Chylothorax ist in der Pädiatrie am häufigsten. Die Ursache ist unklar. Ein Geburtstrauma mit gesteigertem venösem Druck, resultierender Stauung und Ruptur des Ductus thoracicus wird als eine mögliche Deutung angeführt. Bei Neugeborenen, die thorakotomiert werden oder zur Autopsie kommen, finden sich in der Regel jedoch weder eine Verletzung noch Anomalien. Daneben kommt der kongenitale Chylothorax bei seltenen Syndromen vor, wie z.B. dem Noonan-Syndrom und der thorakalen Lymphangiektasie.

Der traumatische Chylothorax tritt entweder nach scharfen oder stumpfen Thoraxverletzungen auf oder entwickelt sich nach Operationen im Bereich des Ösophagus oder des Herzens, insbesondere wenn eine Mobilisierung der Aorta nötig ist [3].

Obstruktive Formen des Chylothorax entstehen im Gefolge fibrosierender Prozesse, wie der fibrosierenden Mediastinitis, oder sie werden durch Neoplasmen verursacht. Ein solcher Prozeß muß jedoch sehr ausgedehnt sein, um einen Chylothorax zu erzeugen, da normalerweise ein reiches Kollateralsystem zu den hinteren interkostalen Lymphgefäßen und dem rechten bronchiomediastinalen Stamm besteht.

13.1.3.2 Anatomie

Der Ductus thoracicus entspringt in Höhe von L 1–L 2 aus der Cisterna chyli. Hinter der Aorta, in Höhe von Th 9, tritt er durch das Zwerchfell und läuft bis Th 5 rechts der Wirbelsäule, hinter dem Ösophagus entlang zwischen Aorta und V. azygos. Etwa in Höhe von Th 4 kreuzt der Ductus die Wirbelsäule und verläuft hinter der linken A. subclavia bis in Höhe von Th 1, wo er in den Venenwinkel der V. jugularis interna und der V. subclavia sinistra einmündet. Eine Verletzung des Ductus unterhalb von Th 5 verursacht einen rechtsseitigen, oberhalb von Th 5 einen linksseitigen Chylothorax. Voraussetzung für den Übertritt in die Pleurahöhle ist ein Defekt in der Pleura mediastinalis. Wenn ein solcher Defekt primär nicht vorhanden ist, kann der Chylus zunächst das ganze Mediastinum füllen, ehe schließlich – nach 2–10 Tagen – eine Perforation der Pleura mediastinalis erfolgt. Beim Neugeborenen, vor der ersten Fütterung, sieht der Chylus serös aus, danach milchig-trüb. Seine Elektrolyt- und Bikarbonatkonzentration entspricht der des Serums, sein Proteingehalt schwankt zwischen 2,2 und 6 Gm/l. Der Fettgehalt liegt zwischen 4 und 5 Gm/l.

13.1.3.3 Klinik und Therapie

Die klinischen Symptome des Chylothorax entsprechen denen des Pleuraergusses: Atemnot, eingeschränkte Atemexkursion, Dämpfung, abgeschwächtes Atemgeräusch. Im Röntgenbild findet sich eine Verschattung mit Verlagerung des Mediastinums zur kontralateralen Seite. Die Diagnose wird durch Aspiration des Ergusses gesichert.

Die Therapie ist zunächst konservativ, da der Erguß sich oft schon nach einer Punktion nicht mehr ansammelt. Wenn mehrere Punktionen oder eine permanente Drainage nötig werden, so ist der Verlust an Flüssigkeit, Elektrolyten, Bikarbonat, Eiweiß und Kalorien zu ersetzen [9]. Als Nahrungsfette sollten mittelkettige Triglyzeride gegeben werden, die unmittelbar ins Portalblut aufgenommen werden. In hartnäckigen Fällen empfiehlt sich eine totale parenterale Ernährung, um die Chylusmenge möglichst weitgehend zu reduzieren [1]. Nur wenn sich wochenlang immer wieder Chylus ansammelt, ist eine chirurgische Intervention gerechtfertigt. Sie besteht in der Ligatur des Ductus kurz über dem Zwerchfell. Da beiderseits des Ductus thoracicus Kollateralsysteme nach kranial führen, entsteht durch diese Maßnahme kein Lymphstau.

13.1.4 Pyothorax

Die häufigste Ursache für den Durchbruch von Eiter in die Pleurahöhle ist die nekrotisierende Staphylokokkenpneumonie des Säuglings [7] (Abschn. 8.2). Häufig tritt gleichzeitig ein Pneumothorax auf (Pyopneumothorax). Ein Pyothorax kann jedoch auch aus einem subphrenischen Abszeß, einer Brustwandphlegmone oder als postoperative Komplikation nach Thoraxeingriffen entstehen. Ösophagusperforationen und perforierende Traumen sind weitere, seltene Ursachen.

Die Symptome und diagnostischen Zeichen sind die der Pleuritis purulenta. Wie bei der Pleuritis wird die Diagnose durch die Punktion gestellt. Hierbei ist insbesondere die Abnahme aerober und anaerober Kulturen wichtig.

Die wichtigste Maßnahme in der Therapie des Pyothorax ist das Anlegen einer geschlossenen Thoraxdrainage, wobei ein Sog von 10–15 cm H_2O mit einer Saugpumpe aufrechterhalten werden sollte, bis für 24–48 h kein Eiter mehr gefördert wird. Wenn sich Empyemkammern entwickeln, können mehrere Drainagen gleichzeitig erforderlich werden [8].

Die antibiotische Therapie sollte intravenös und hochdosiert erfolgen. Die Wahl des Antibiotikums richtet sich nach dem verursachenden Keim. Vor Isolierung des Erregers empfiehlt sich die Gabe zweier bakterizider Antibiotika, von denen zumindest eines wirksam gegen penicillinasebildende Staphylokokken sein sollte. Für die initiale Therapie eignen sich z. B. Ampicillin 200 mg/kg KG/Tag in Kombination mit Stapenor 100 mg/kg KG/Tag. Beide Antibiotika müssen in 6 stündlichen Abständen, d. h. 4 mal täglich, i. v. gegeben werden. Die Gabe von Steroiden, intrapleuralen Antibiotika und proteolytischen Enzymen, wie sie früher gelegentlich durchgeführt wurde [4], hat sich nicht durchgesetzt. Sie sollte, zumal im Hinblick auf die Gefahr der Allergisierung gegen Antibiotika und Enzyme, bei der lokalen Applikationsform nicht mehr angewandt werden.

Falls es unter geschlossener Drainage und systemischer Antibiotikagabe nicht zu einer Ausdehnung der Lunge kommt, schlägt Hartl eine aktive Expansion vor [2].

Als Indikation gibt er an:

1. die hochgradige Mediastinalverschiebung und zu langsame Ausdehnung durch einfache Saugung,
2. den rezidivierenden Kollaps,
3. den wiederholten Kollaps beider Lungen, zeitlich voneinander verschieden,
4. den primär beidseitigen Kollaps.

Je nach klinischer Situation wird es häufig ratsam sein, eine solche Maßnahme mit einer bronchologischen Untersuchung zu verbinden, da die Ursache eines fortbestehenden Empyems z. B. auch ein intrabronchialer Fremdkörper sein kann. Bei Versagen der Drainagetherapie und bei Fortbestand von Entzündungszeichen ist eine Dekortikation angezeigt.

In der Regel ist die Diagnose des Pleuraempyems im Kindesalter ausgezeichnet. Röntgenologische Veränderungen, die beim Abschluß der Therapie meist noch vorhanden sind, verschwinden entweder vollständig oder bis auf geringe Überreste. Es ist sehr fraglich, ob es im Kindesalter überhaupt eine echte Schwartenbildung ("pleural thickening") gibt. Vielmehr muß bei Fortbestand eines breiten Pleuraschattens mit der Existenz eines chronischen Empyems gerechnet werden, das auch noch nach Jahren eine Drainage bzw. Dekortikation erfordert [8].

13.1.5 Hämatothorax

Die Ansammlung von Blut im Thoraxraum ist im Kindesalter meist die Folge von Traumen. Das Blut kommt in der Regel entweder aus einem Lungengefäß oder aus der Thoraxwand. Ein Hämatothorax kann sowohl im Gefolge eines Spontan- als auch eines traumatischen Pneumothorax auftreten. Verdächtig ist die rasche Ansammlung intrapleuraler Flüssigkeit im Zusammenhang mit einem Pneumothorax. Sie sollte eine rasche Punktion veranlassen. Seltene Ursachen sind die Erosion eines Thorakalgefäßes durch maligne oder granulomatöse Prozesse sowie die Ruptur eines Aneurysmas.

Die Drainage des Blutes nach außen ist notwendig und in jedem Falle indiziert, da sonst ein Fibrothorax entsteht. Gleichzeitig ist eine intensive Überwachung zur Kontrolle des Blutverlustes und eventueller Schocksymptome nötig. Venöse Blutungen in den Pleuraraum stehen in der Regel rasch, wenn sich die Lunge wieder ausgedehnt hat. Bei arteriellen Blutungen wird in den meisten Fällen eine Thorakotomie erforderlich sein.

Pneumothorax s. Abschn. 12.3.

Literatur

1. Brodman RF, Zavelson TM, Schiebler GL (1974) Treatment of congenital chylothorax. J Pediatr 85:516
2. Hartl H (1978) Chirurgie der Respirationsorgane. In: Bachmann KD, Ewerbeck H, Joppich G, Kleinhauer E, Rossi E, Stalder GR (Hrsg) Pädiatrie in Praxis und Klinik, Kap 6.8.7. Fischer & Thieme, Stuttgart New York
3. Higgins CB, Mulder DG (1971) Chylothorax after surgery for congenital heart disease. J Thorac Cardiovasc Surg 61:411

4. Huxtable KA, Tucker AS, Wedgwood RJ (1964) Staphylococcal pneumonia in childhood. Am J Dis Child 108:262
5. Light RW, MacGregor MC, Luchsinger PC, Ball WC (1972) Pleural effusions: The diagnostic separation of transudates and exsudates. Ann Intern Med 77:507–513
6. Lincoln EM, Davies PA, Bovorukutti S (1958) Tuberculous pleurisy in children. Am Rev Respir Dis 77:721
7. Ravitch MM, Fein R (1961) The changing picture of pneumonia and empyema in infants and children. JAMA 175:1039
8. Sabiston DC, Hopkins EH, Cooke RE, Bennett IL (1959) The surgical management of complications of Staphylococcal pneumonia in infancy and childhood. J Thorac Cardiovasc Surg 38:421
9. Siegler RL, Pearce MB (1978) Metabolic acidosis from the loss of thoracic lymph. J Pediatr 93:465

13.2 Erkrankungen des Mediastinums

H. J. Zimmermann

13.2.1 Anatomie

Topographisch repräsentiert das Mediastinum den mittleren Bereich der Thoraxkavität, vorne begrenzt vom Sternum, hinten durch die Wirbelsäule und seitlich durch die mediale Fläche der rechten und linken Pleura. Im Mediastinum befinden sich Thymus, Herz und große Gefäße, Trachea, rechter und linker Hauptbronchus, Ösophagus, Vagus, Phrenikus, Sympathikusstränge und Ductus thoracicus. Aus klinisch-topographischen Gründen hat sich eine Unterteilung des Mediastinums in 4 Räume durchgesetzt: vorderes, hinteres, oberes und mittleres Mediastinum (Abb. 1).

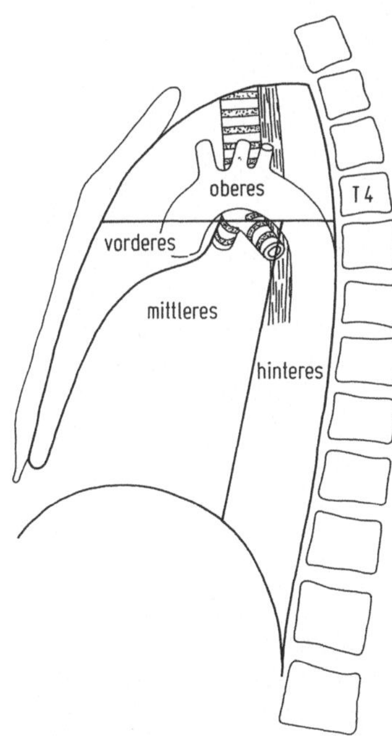

Abb. 1. Einteilung des Mediastinums im Sagittalschnitt

Oberes Mediastinum: Raum oberhalb der Verbindung von Thorakalwirbel 4 und Manubrium sterni. Inhalt: Trachea, Aortenbogen, Karotis, A. und V. subclavia, V. innominata und V. pulmonalis, V. cava superior, größter Teil des Thymus, Phrenikusnerven, reichlich Lymphknotengruppierungen und Lymphgefäße.

Vorderes Mediastinum: Raum unterhalb des oberen Mediastinums, nach vorne vom Sternum, nach hinten vom Perikard, nach unten vom Zwerchfell abgegrenzt. Inhalt: Restthymus, zahlreiche Lymphknoten, Fettgewebe.

Mittleres Mediastinum: In ihm finden sich Herz und Perikard, Lymphknoten und Lymphgefäße.

Hinteres Mediastinum: Raum begrenzt hinten durch Wirbelsäule, vorne durch den rückwärtigen Teil des Perikards, oben durch das obere Mediastinum, unten durch das Zwerchfell. Inhalt: Ösophagus, Ductus thoracicus, Aorta descendens, Vagus, Phrenikus, Sympathikusstränge und zahlreiche Lymphknoten.

13.2.2 Mediastinitis

13.2.2.1 Ätiologie

Die bakterielle Infektion des Mediastinalraumes ist immer eine gefährliche Erkrankung, v. a. auch deshalb, da er über keine anatomischen Barrieren gegen die Ausbreitung der Infektion verfügt. Die Mediastinitis kann sich aufgrund mehrerer Bedingungen entwickeln [6]:
1. Perforation des Pharynx, Ösophagus oder Trachea durch Entzündung, thermische oder chemische Schädigungen, durch Fremdkörper, Verletzungen bei endoskopischen Untersuchungen oder Eingriffen, Verletzungen durch Thoraxtraumen.
2. Nach pulmonalen, ösophagealen und kardiochirurgischen Eingriffen.
3. Absteigende Infektionen bei retropharyngealen oder zervikalen Abszessen.
4. Eitrige Einschmelzung mediastinaler Lymphknoten.

13.2.2.2 Klinik

Im typischen Falle beginnt die akute Mediastinitis plötzlich mit Schüttelfrost, hohem Fieber, Tachykardie, Tachypnoe. Die Kinder wirken schwerkrank und haben Schmerzen bei der Atmung und beim Schlucken. Bei einer Infektion im oberen Mediastinum werden die Schmerzen retrosternal, bei Infektionen im unteren Mediastinum dorsal zwischen den Schulterblättern angegeben. Bei Infektionen des oberen Mediastinums kann die Kompression der großen Gefäße durch ein begleitendes Ödem zu Schwellungen und Ödemen von Kopf und Hals führen. Bei Befall des hinteren Mediastinums kann die Diagnose Mediastinitis manchmal erst aufgrund freier Luft im Röntgenbild oder aufgrund eines Hautemphysems am Hals gestellt werden. Atypisch entwickelt sich die Mediastinitis häufig nach thorakochirurgischen Eingriffen, wenn die Erreger durch eine prophylaktische Antibiotikagabe an Virulenz eingebüßt haben. Mehrere Tage nach der Operation auftretendes Fieber, Verschlechterung des Allgemeinbefindens und allgemeine Entzündungszeichen, wie Leukozytose und Beschleunigung der BKS, sollten an die Komplikation denken lassen, ehe eine Rötung und evtl. Eiterung im Bereich der Thorakotomienarbe die Wundinfektion anzeigen. Bei der Untersuchung läßt sich manchmal eine Schwellung im Bereich der Supraklavikular-

grube finden sowie eine Druckschmerzhaftigkeit des Sternums. In schweren und fortgeschrittenen Fällen tritt als Folge des behinderten venösen Rückstromes eine Einflußstauung am Hals auf. Stridor als Zeichen der Trachealkompression, ein Chylothorax (Ductus thoracicus) oder neurologische Zeichen, wie Heiserkeit (N. recurrens),
Zwerchfellparese (N. phrenicus) und Horner-Syndrom (Ganglion stellatum), sind seltenere Komplikationen.

13.2.2.3 Diagnose

Die Diagnose wird aufgrund der klinischen Symptome gestellt. Die Thoraxröntgenun-
tersuchung zeigt im typischen Fall eine Verbreiterung des Mediastinums, bei schreien-
den Säuglingen ist dieses Zeichen jedoch schwer zu verwerten. Eine Verdrängung von
Trachea oder Ösophagus, Pneumomediastinum sowie Spiegelbildung als Hinweis auf
Abszeßbildung sind weitere Hilfen für die röntgenologische Diagnose.

13.2.2.4 Therapie

Ist eine Verletzung der Trachea, der Bronchien oder des Ösophagus die Ursache der
Mediastinitis, so steht die chirurgische Versorgung dieser Organe an erster Stelle.
Hierbei werden bakteriologische Proben gewonnen. In jedem Falle sollten Blutkulturen entnommen werden. Bei frühzeitiger Diagnose und kleiner Eintrittspforte genügt eine hochdosierte systemische, antibiotische Therapie. Bis zum Nachweis des Erregers wird eine Kombination gewählt, die sowohl grampositive als auch gramnegative Erreger erfaßt, z. B. Cefuroxim und Mezlocillin. Wenn eine Entfieberung nicht innerhalb weniger Tage erfolgt oder wenn röntgenologische oder klinische Zeichen einer
Abszeßbildung auftreten, ist die chirurgische Drainage indiziert. Diese erfolgt in der
Regel durch eine supraklavikuläre Inzision, der Zugang liegt zwischen Ösophagus und
Trachea einerseits und der Karotisscheide andererseits. Posteriore mediastinale Eiterungen sind am besten durch einen extrapleuralen paravertebralen Zugang oder aber
transpleural erreichbar.

13.2.3 Pneumomediastinum

13.2.3.1 Definition

Pneumomediastinum oder Mediastinalemphysem bezeichnet die Ansammlung von
Luft im Mediastinum.

13.2.3.2 Ätiologie

Für das Pneumomediastinum kommen im wesentlichen 3 Ursachen in Betracht:
1. Ein alveoläres Leck; hierbei tritt Luft aus Alveolen ins Interstitium der Lunge und
   entweicht entlang den Gefäßscheiden ins Mediastinum.
2. Eine Verletzung oder durch pathologische Veränderungen bedingte Perforation
   des Ösophagus oder des Tracheobronchialbaumes.
3. Eindringen von Luft ins Mediastinum, die von kranialen oder kaudalen anatomischen Strukturen stammt.

Alveoläres Leck

Die Bedingungen, die zu dieser Form des Pneumomediastinums führen, sind v. a. bei
der Beatmung von Früh- und Neugeborenen mit Atemnotsyndrom (RDS) durch die

hohen Inspirationsdrucke und den benötigten positiven endexspiratorischen Druck sowie durch die unregelmäßige Druckverteilung in der RDS-Lunge gegeben. Dementsprechend findet sich das Pneumomediastinum – gewöhnlich als Vorläufer eines beginnenden interstitiellen Emphysems (Kap. 16) – am häufigsten in dieser Patientengruppe.

Die Voraussetzung für diese Form des Pneumomediastinums ist das Auftreten eines Druckgradienten zwischen Alveolen und Interstitium, wie dies die klassischen Studien von M. T. Macklin u. C. C. Macklin [5] gezeigt haben. Der Druckgradient bewirkt einen Einriß der Alveolenbasis und zwingt die Luft ins Interstitium, von wo aus sie entlang der Gefäßscheiden ins Mediastinum und in den Pleuraraum entweicht. Die Bedeutung des röntgenologisch nachweisbaren Pneumomediastinums beim beatmeten RDS-kranken Neugeborenen liegt darin, daß frühzeitig ein deutlicher Hinweis auf ein progredientes, interstitielles Emphysem gegeben wird (Kap. 16).

Jenseits der Neugeborenenperiode ist das Pneumomediastinum aufgrund alveolärer Lecks seltener. Es tritt noch am ehesten im Asthmaanfall auf. Als gelegentliche Komplikation ist es bei Mukoviszidose oder bei Pneumonien berichtet worden. In der Adoleszenz sowie bei jungen Erwachsenen (meist Männern) tritt ein Pneumomediastinum auch spontan auf. Manchmal, aber keineswegs immer, ist Husten vorausgegangen. Der Beginn ist dabei durch substernale, in die Arme und in den Hals ausstrahlende Schmerzen gekennzeichnet.

Verletzungen des Ösophagus, der Trachea und Bronchien

Während diagnostischer oder therapeutischer Eingriffe (Bronchoskopie, Ösophagoskopie, Varizenverödung) kann es zur Perforation von Ösophagus oder Trachea kommen. Ob es zu einer klinisch erkennbaren Luftansammlung im Mediastinum kommt, hängt von der Größe der Verletzung ab. Die Bedeutung dieser Form des Mediastinalemphysems liegt in erster Linie darin, daß sie eine Verletzung und damit die Gefahr der Mediastinitis signalisiert.

Trachea und Bronchusabrisse nach schwerem Thoraxtrauma bedingen rasch ein klinisch dramatisches Bild. Der große Defekt im Tracheobronchialbaum führt schnell zu schwerer Dyspnoe, Einflußstauung, Zyanose und Hautemphysem. Hier ist die unverzügliche Thoraxoperation gefordert (Kap. 14).

Eindringen von Luft ins Mediastinum von kranial und kaudal

Am häufigsten in dieser Kategorie sind Luftansammlungen, die nach Tracheotomien auftreten. Auch nach Operationen im Halsbereich kann ein Pneumomediastinum entstehen. Gelegentlich kann freie Luft als Folge einer Magen-Darm-Perforation entlang den vorgegebenen anatomischen Zwerchfellücken (Hiatus ösophagi) ins Mediastinum gelangen.

13.2.3.3 Diagnose und Klinik

Die Symptomatik freier mediastinaler Luft ist abhängig von ihrer Ausdehnung und der Art der zugrundeliegenden Erkrankung. Die röntgenologisch nur häufig wenige Stunden nachweisbaren zarten perikardialen Luftsicheln beim RDS-kranken Neugeborenen entgehen meist der klinischen Beobachtung. Symptome verursacht mediastinale Luft dann, wenn ein komprimierender Effekt auf Gefäße und Trachea entsteht. Substernaler Schmerz, Tachypnoe und Dyspnoe sind frühe, Zyanose und obere Einflußstauung sowie Hauptemphysem spätere Zeichen. Bei der Perkussion des Sternalbereichs kann ein sonorer Klopfschall auffällig sein, die Auskultation offenbart das Geräusch entweichender Luft. Röntgenologisch findet sich eine durch Luftansammlungen bedingte, deutlichere Abgrenzung von Strukturen des Mediastinums, wie z. B. des Herzens oder der großen Gefäße. Im Halsbereich sind die Muskelschichten und die Subkutis durch strichförmige Luftansammlungen demarkiert. Große Luftansammlungen zeigen eine Verbreiterung des Mediastinums. Eine Abdrängung der Pleura parietalis von der Thoraxwand kann fälschlich die Diagnose eines Pneumothorax provozieren.

13.2.3.4 Therapie

Kleinere Luftansammlungen beim beatmeten Neugeborenen bedürfen keiner direkten Therapie, da sich die mediastinale Luft rasch resorbiert, ebenso die durch Operation im Halsbereich eingetretene Luft. Bei massivem Emphysem mit Zeichen von Atemnot und Zirkulationsproblemen muß das Mediastinum entlastet werden. Eine Dekompression durch Nadelaspirationen oder eine Dauerdrainage wird am besten durch die Fossa supraclavicularis hinter dem Sternum durchgeführt. Bei Pneumomediastinum als Folge größerer Verletzungen im Bereich des Ösophagus oder des Tracheobronchialbaumes muß die chirurgische Versorgung dieser Läsionen und eine suffiziente antimikrobielle Mediastinitisbehandlung angeschlossen werden.

13.2.4 Ösophagusperforation

Die Perforation kann primär den unversehrten und sekundär den vorgeschädigten Ösophagus treffen.

Primäre Ösophagusperforation

In verschiedenen Berichten wurde eine spontane Ösophagusruptur beim Neugeborenen beschrieben [1, 2, 4]. Zumeist wird der erhöhte intraösophageale Druck während der Entbindung für die Ruptur des mit Amnionflüssigkeit gefüllten Ösophagus verantwortlich gemacht. Die meisten Kinder entwickeln dabei sehr rasch Zeichen der Atemnot und regurgitieren blutiges Sekret. In über $^3/_4$ der Fälle ist die Perforationsstelle zur rechten Thoraxseite hin gelegen; dort entwickelt sich ein Hydropneumothorax. Am häufigsten ist der mittlere Ösophagusbereich betroffen, gefolgt vom distalen Teil. Somit ist die Entwicklung einer plötzlich auftretenden Atemnot in Kombination mit einem rechtsseitigen Hydropneumothorax pathognomonisch für eine Ösophagusperforation beim Neugeborenen. Nach sofortiger Drainage der rechten Thoraxhälfte muß die Thorakotomie und die Versorgung des Ösophaguslecks angeschlossen werden. Bei älteren Kindern ist das stumpfe Thoraxtrauma die häufigste Ursache für die Perforation eines nicht vorgeschädigten Ösophagus [3]. Substernalschmerz, Dysphagie und Hautemphysem im Halsbereich sind vorhanden. Das Röntgenbild des Thorax zeigt Pneumomediastinum, Subkutanemphysem, Pleuraflüssigkeit und evtl. Pneumothorax. Die Lokalisation und die Ausdehnung der Verletzung kann am besten durch die orale Instillation eines wasserlöslichen Kontrastmittels sichtbar gemacht werden. Akute Komplikation ist die Mediastinitis. Auch hier ist der sofortige thoraxchirurgische Eingriff Pflicht.

Sekundäre Ösophagusperforation

Häufigste Ursache für diese Form der Schädigung ist die Laugenverätzung. Diese führt zunächst zu Spasmus und Ödem, gefolgt von Ulzerationen der Ösophaguswand. Bei massiver Schädigung kommt es nach wenigen Tagen zu einer Nekrotisierung wechselnder Ausdehnung des Ösophagus. Diese nekrobiotische Katastrophe geht einher mit allen Zeichen der akuten Mediastinitis: Die schwerkranken Kinder haben Schüttelfrost und hohes Fieber, Tachypnoe und Dyspnoe sowie heftige mediastinale Schmerzen. Im verbreiterten Mediastinum des Thoraxröntgenbildes kann meist freie Luft nachgewiesen werden. Nur die vollständige Entfernung allen nekrotischen Gewebes, die Anlage einer kollaren Speichelfistel, die ausgiebige Drainage des mediastinalen Raumes und eine breite antibiotische Behandlung kann die betroffenen Kinder vor Schlimmerem bewahren.

Verschluckte Fremdkörper, die auf dem Weg zum Magen – sei es durch ihre Größe oder bizarre Form – im Ösophagus aufgehalten werden, sind nicht selten Ursache für Ulzerationen der Ösophaguswand. Auch hier kann es nach geraumer Zeit sekundär zur Perforation kommen, weshalb spätestens nach 6 h die Indikation zur endoskopischen Extraktion gegeben ist. Münzen, Fischgräten, Legosteine oder Hühnerknochen können aber auch noch bei der endoskopischen Extraktion den Ösophagus perforieren. Größere Fremdkörper im Ösophagus verursachen durch ihre Druckwirkung auf die Trachea Stridor. Fehlt dieses Zeichen, so fallen die Kinder durch Eßunlust oder Dysphagie auf. Im Zweifel kann ein Ösophagusbreischluck im Seitbild die Situation klären, wenn auf der Leeraufnahme sich die Fremdkörper nicht darstellen sollten. Der häufigste Sitz der Fremdkörper ist knapp unterhalb der krikopharyngealen Enge.

Eine seltene Ursache der sekundären Ösophagusverletzung ist die Perforation einer Ösophagusanastomose durch eine fälschlicherweise postoperativ durchgeführte Magenkatheterisierung.

13.2.4.1 Klinik

Die Symptome der Ösophagusperforation sind Zeichen der mediastinalen Entzündung: Retrosternalschmerzen mit Fieber, Tachykardie, Tachypnoe, Dysphagie und Atemnot.

13.2.4.2 Diagnose und Therapie

Wenn bei entsprechender Anamnese und Klinik der Verdacht auf Perforation des Ösophagus besteht, muß rasch durch Röntgenkontrastuntersuchung (wäßriges Kontrastmittel) Gewißheit geschaffen werden, damit unverzüglich die notwendigen chirurgischen Maßnahmen durchgeführt werden können; eine Ösophagoskopie erübrigt sich meist und sollte nur im Zweifel durchgeführt werden.

Literatur

1. Aaromon JA, Cwyes S, Louw JJ (1975) Spontaneous esophageal rupture in the newborn. J Pediatr Surg 10:459
2. Chunn VD, Geppert LJ (1962) Spontaneous rupture of the esophageus in the newborn. J Pediatr 60:404

3. Geley L (1975) Ösophagusperforation im Kindesalter – Diagnose und Therapie. Z Kinderchir 17:138
4. Lee SB, Kuhn JP (1976) Esophageal perforation in the neonate. Am J Dis Child 130:325
5. Macklin MT, Macklin CC (1944) Malignant interstitial emphysema of the lungs and mediastinum as an important occult complication in many respiratory diseases and other conditions as an interpretation of the clinical literature in the light of laboratory experiments. Medicine 23:281
6. Ravitch MM, Sabiston DC (1979) Mediastinal infection, cysts and tumours. In: Ravitch MM (ed) Pediatric surgery, 3rd edn, vol 1. Year Book Medical Publishers, Chicago, pp 492–495

13.3 Erworbene Erkrankungen des Thoraxskeletts

H. von der Hardt

Über angeborene Anomalien einschließlich Trichterbrust s. Abschn. 3.7. Von den erworbenen Erkrankungen werden nur diejenigen aufgeführt, die zu einer nennenswerten Beeinträchtigung der Atmung führen. Das gilt besonders für die *Skoliose*, während die *Rachitis* kaum noch so schwer verläuft, daß eine Störung der Ventilation auftritt.

13.3.1 Die Skoliose

Die Ätiologie der Skoliose, die in der Regel mit einer Kyphose kombiniert ist, bleibt oft unklar. Von den bekannten Ursachen sind neben angeborenen Fehlbildungen der Wirbelkörper v. a. die Erkrankungen zu nennen, die zur Destruktion der Wirbelkörper führen: Tuberkulose, unspezifische Spondylitiden, vertebrale und paravertebrale Tumoren einschließlich Metastasen. Skoliosen können auch bei schweren einseitigen Lungenerkrankungen auftreten, v. a. bei überwiegend einseitigen Lungenfibrosen und nach Pneumonektomien. Ausgedehnte Pleuraschwarten sind im Kindesalter selten Ursache einer zunehmenden Skoliose (13.1.2). Schließlich führen neuromuskuläre Erkrankungen zur Skoliose, v. a. diverse Myopathien. Bei 70–80% der Skoliosen bleibt die Ätiologie aber unklar: idiopathische Skoliose.

Die Skoliose führt, abhängig vom Grad der Deformation, zu einer erheblichen psychischen Beeinträchtigung, während die Beeinträchtigung der kardiopulmonalen Funktion sehr schwierig abzuschätzen bzw. zu objektivieren ist. In wenigen Ausnahmen ist die durch die Skoliose bedingte Funktionseinschränkung bis zur Pubertät gering und wird kompensiert. Mit Beginn der Pubertät ist bei der Mehrzahl der erkrankten Kinder eine deutlich stärkere Zunahme der Skoliose festzustellen (aggressive Phase der Skoliosekrankheit), die im Einzelfall zur frühzeitigen kardiorespiratorischen Insuffizienz führen kann.

An den Pneumologen werden zwei Fragen gestellt:
1. Welcher Funktionsparameter ist geeignet, die Rückwirkung der Skoliose auf die Lungenfunktion zu objektivieren und den weiteren Fortgang der Funktionseinschränkung zu verfolgen?
2. Ergeben sich aus diesen Funktionsuntersuchungen objektive Kriterien, um den Zeitpunkt einer operativen Therapie präzise festlegen zu können?

Von den zahlreichen Funktionsuntersuchungen wurden bisher am besten die Beziehungen zwischen *Vitalkapazität* und Ausmaß der Skoliose untersucht [4]. Zwischen

Abnahme der Vitalkapazität und Zunahme des Skoliosewinkels besteht eine gute Korrelation; die Streuung ist aber so groß, daß aus der Einzeluntersuchung keine sinnvolle Information gewonnen wird [2]. Ähnlich enttäuschend waren Verlaufsuntersuchungen, die für den Einzelfall keine parallele Entwicklung beider Meßgrößen zeigten: Selbst bei einer Verdoppelung des Skoliosewinkels muß keine Änderung der Vitalkapazität festgestellt werden.

Die mit der Heliumverdünnungsmethode gemessene *funktionelle Residualkapazität* ist auch bei schweren Skoliosen meist normal. Ganzkörperplethysmographische Untersuchungen, insbesondere zur Messung von „Trapped-gas"-Bezirken, liegen nicht vor.

Dagegen fällt bei fortgeschrittenen Skoliosen ein vermindertes *Atemzugvolumen* auf (Folge der knöchernen Deformation), das *Atemminutenvolumen* wird aber durch eine höhere Atemfrequenz in den Grenzen der Norm gehalten [1].

Atemmechanische Untersuchungen wurden nur vereinzelt vorgenommen. Während der Atemwegswiderstand meist normal ist, ist die Thoraxdehnbarkeit erniedrigt. Die Lungendehnbarkeit ist nur dann vermindert, wenn wiederholte Bronchopneumonien zu einer Fibrosierung des Lungenparenchyms geführt haben. Bisher ist unklar, ob atemmechanische Funktionsgrößen den Fortgang der Erkrankung und damit den der Funktionseinschränkung präzise beschreiben.

Szintigraphische Untersuchungen der regionalen Ventilation und Perfusion ergeben interessante Einblicke, wenn auch die bisherigen Ergebnisse nicht einheitlich sind. So können besonders in den basalen Abschnitten der Lunge auf der konkaven Seite Änderungen des Ventilations-Perfusions-Quotienten nachzuweisen sein, die das Mißverhältnis von Ventilation und Perfusion widerspiegeln. Sie sind Ursache der im fortgeschrittenen Stadium nachweisbaren Hypoxämie (intrapulmonaler Shunt [6]).

So haben bisher *Blutgasanalysen* die größte Bedeutung, um die Funktionseinschränkung bei Skoliose zu objektivieren und das Fortschreiten der Erkrankung verfolgen zu können. Diese Blutgasanalysen werden bei leichten Formen der Fehlstellung nur bei körperlichen Belastungstests pathologische Veränderungen ergeben, v. a. Hypoxie unter Belastung, während im fortgeschrittenen Stadium schon in Ruhe eine Hypoxie und schließlich Hyperkapnie auffallen kann. Besonders die Ruhehyperkapnie signalisiert das Finalstadium der Erkrankung. Es besteht wiederum eine gute Korrelation zwischen dem erniedrigten arteriellen pO_2 und der Größe des Skoliosewinkels, die Streuung der Einzelwerte ist weniger groß als für die Vitalkapazität.

Die Entscheidung zur *operativen Korrektur* der Skoliose kann von Funktionsuntersuchungen kaum abhängig gemacht werden. In der Regel hängt diese Entscheidung mehr von der Verlaufsuntersuchung ab: Nimmt der Skoliosewinkel unter konservativer Therapie fortlaufend zu, entwickelt sich aus der Belastungshypoxämie eine Ruhehypoxämie, evtl. auch Hyperkapnie, schreitet die restriktive Ventilationsstörung (Abnahme der Vitalkapazität) fort, ist das operative Vorgehen zu erwägen. Es gibt keine Funktionsgröße, mit der die operative Therapie zwingend befürwortet werden kann, wenn auch der Übergang einer Partialinsuffizienz in eine Globalinsuffizienz bedrohlich ist und mit einer konservativen Therapie kaum noch Aussicht auf Erfolg besteht. Das Ausmaß dieser Funktionseinschränkung limitiert nicht die Entscheidung zur Operation. Sie informiert vielmehr darüber, ob auch postoperativ eine mechanische Atemhilfe noch einige Zeit eingesetzt werden muß. Das scheint dann der Fall zu sein, wenn die Vitalkapazität um mindestens 50% des Sollwertes vermindert ist, wobei der

Sollwert nicht auf die Körpergröße, sondern besser auf die Körperoberfläche bezogen werden sollte [3].

Chirurgische Maßnahmen haben zum Ziel, das Fortschreiten der Skoliose zu verhindern und damit die zunehmende Funktionseinschränkung zu stoppen. Eine Verbesserung der Lungenfunktion wird nicht immer erreicht. Konservative redressierende Maßnahmen, wie Gipsschalen und Korsetts, können sogar zu einer Einschränkung der Lungenfunktion führen [7].

Die im Einzelfall sehr komplizierten Fragen (Zeitpunkt der Operation, prä- und postoperative Therapie) sind übersichtlich von Meister [8] zusammengestellt worden.

13.3.2 Die Rachitis

Bei der Rachitis des Kindesalters werden neben den charakteristischen Veränderungen der Rippen im Bereich der Knochen-Knorpel-Grenze auch Veränderungen des Lungenparenchyms beschrieben, die mit der Diagnose „Rachitislunge" zusammengefaßt wurden. Es ist unklar, ob diese parenchymatösen Veränderungen nicht doch nur auf die gestörte Stabilität des Thoraxskeletts zurückgeführt werden können, die ihrerseits zu einer Minderbelüftung besonders basaler Lungenanteile führen. Die in diesen Bezirken verminderte mukoziliare Clearance begünstigt rezidivierende Bronchopneumonien. Allerdings wird neben diesen mechanischen Gründen noch eine interstitielle Schädigung der Lunge selbst beobachtet, die für die Rachitis typisch zu sein scheint: hämorrhagische Alveolitis und interstitielles, lymphozytenreiches Ödem. Es bleibt offen, ob diese Veränderungen nicht doch auf eine interstitielle virale Infektion zurückzuführen sind. Die Veränderungen des Thoraxröntgenbildes betreffen das Skelett und das Parenchym: Der kostosternale Winkel ist stark vergrößert, das Brustbein steht vor, die Knochen-Knorpel-Grenzen der Rippen sind aufgetrieben, die knöchernen Strukturen erscheinen kalkarm, vereinzelt sind Frakturen zu erkennen. Das Lungenparenchym zeigt eine verstärkte retikuläre Zeichnung, die basalen Lungenabschnitte erscheinen hypertransparent bei meist abgeflachten Zwerchfellkuppeln, häufig werden bronchopneumonische Infiltrationen nachgewiesen [5].

Bei der klinischen Untersuchung fällt die charakteristische in- und exspiratorische Bewegungsanomalie auf: Die oberen Thoraxabschnitte scheinen starr in Inspirationsstellung fixiert, die unteren Thoraxabschnitte sinken inspiratorisch ein. Die Atmung scheint nur vom Zwerchfell ausgeführt zu sein, dessen Bewegungen flach sind und schneller als normal erscheinen.

13.4 Erworbene Erkrankungen des Zwerchfells

H. von der Hardt

Tumoren, die vom Zwerchfell ausgehen können (besonders das Rhabdomyosarkom), wurden in Kap. 5 besprochen. Über traumatische Schädigungen Kap. 14.

Die erworbene Zwerchfellähmung tritt bei Schädigungen des N. phrenicus auf, besonders bei komplizierter Entbindung (geburtstraumatische Zwerchfellparese,

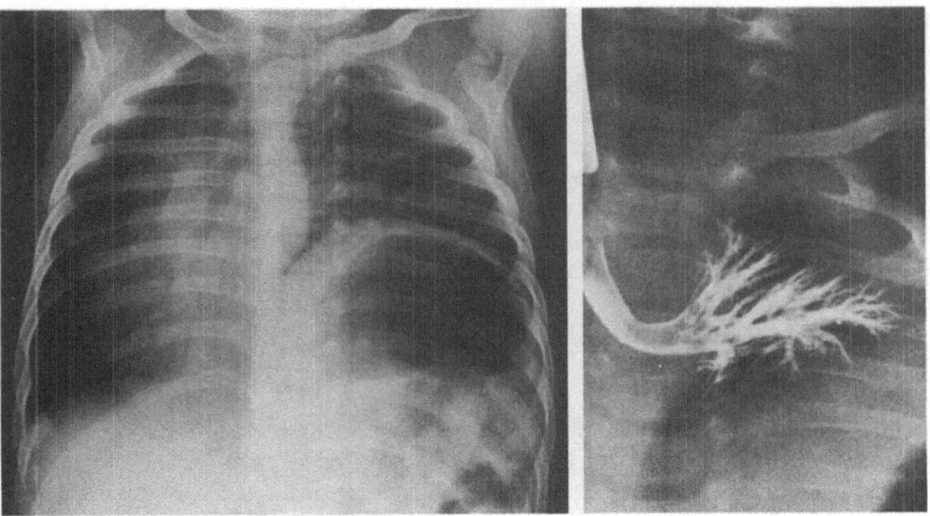

a   b

Abb. 1. a Zwerchfellhochstand links bei einem 4 Monate alten Säugling mit Dyspnoe nach komplizierter vaginaler Entbindung. **b** Bronchogramm: Die gesamte linke Lunge ist hochgedrängt und komprimiert

Abb. 1), postoperativ oder im Rahmen einer hilären Lymphknotentuberkulose. Diese Komplikation ist allerdings selten. Die durch tuberkulöse Lymphknoten bedingte Zwerchfellähmung wird fast nur links beobachtet. Meist bildet sie sich unter Therapie wieder zurück, wenn auch erst in Monaten. Das Röntgenbild des Thorax zeigt den Zwerchfellhochstand, mitunter darüber eine verminderte Transparenz des Lungenparenchyms. Bei der Durchleuchtung ist die charakteristische paradoxe Bewegung der kranken Seite während In- und Exspiration zu erkennen.

Im allgemeinen wird die operative Zwerchfellraffung, wie bei der erst im Kindesalter zufällig festgestellten angeborenen Relaxatio diaphragmatica infolge Muskelhypoplasie (Abschn. 3.5), nur dann befürwortet, wenn durch die Hochdrängung des Zwerchfells Symptome wie Dyspnoe oder rekurrierende Bronchopneumonien im komprimierten Lungenanteil verursacht werden. Allerdings besteht ein erhöhtes Risiko, daß sich im komprimierten, basalen Lungenabschnitt Bronchiektasen entwickeln können. Kinder mit Zwerchfellhochstand sollten daher regelmäßig nachuntersucht werden, bronchologische Untersuchungen sind nur dann indiziert, wenn die Indikation zur Operation präzisiert werden soll [9].

Literatur zu Abschn. 13.3 und 13.4

1. Allaire Y (1979) Scoliosez chez l'enfant. In: Gerbeaux J, Couvreur J, Tournier G (eds) Pathologie respiratoire de l'Enfant, 2ᵉed. Gerbeaux J, Couvreur J, Tournier G(eds) Flammarion, Paris p 488
2. Allaire Y, Gaultier C, Boule M, Girard F (in press) Relationship between arterialised blood gases and vital capacity and angle of dorsal scoliosis during childhood and adolescence.
3. Bjure J, Grimby G, Nachemson A (1968) Correction of body height impredicting spirometric values in scoliotic patients. Scand J Clin Lab Invest 21:190

4. Coock CD, Barrie H, Forest de SA, Helliesen PJ (1960) Pulmonary physiology in children. III: Lung volumes, mechanics of respiration respiratory muscle strength in scoliosis. Pediatrics 25:766
5. Khajavi A, Amirhakimi GH (1977) The rachitic lung. Pulmonary findings in 30 infants and children with malnutritional ridats. Clin Pediatr (Phila) 16:36
6. Littler WA, Brown JK, Roal R (1972) Regional lung function in scoliosis. Thorax 27:420
7. Makley JT, Herndon CH, Inkley S, Doershuk C, Matthews LW, Post RH, Littelle AJ (1968) Pulmonary function in paralytic and non paralytic scoliosis before and after treatment. J Bone Join Surg (Am) 50:1379
8. Meister R (1980) Atemfunktion und Lungenkreislauf bei thorakaler Skoliose. Thieme, Stuttgart
9. Szekely E, Farkas E (1978) Pediatric bronchology. Akad. Kiadó, Budapest

14 Traumatische Erkrankungen der Thoraxorgane

D. Helbig

14.1 Verletzungen des Brustkorbes

Brustkorbverletzungen sind im Kindesalter vorwiegend durch Verkehrsunfälle bedingt. Mit der steigenden Zahl schwerer kindlicher Unfälle gewinnen sie zunehmend an Bedeutung.

Kühnl et al. [7] stellten bei einem Kollektiv von 810 schwerverletzten Kindern fest, daß $^2/_3$ (542) dieser Kinder Einzelverletzungen erlitten hatten, 268 Verletzungen an mehreren Körperabschnitten. Unter den Einzelverletzungen fand sich in 26 Fällen, also bei 2,84%, eine isolierte Thoraxverletzung. Insgesamt waren Thoraxverletzungen mit 5,81% im Krankengut vertreten. Dabei war die Thoraxwand weitaus am häufigsten einer Läsion ausgesetzt. In den meisten Fällen war die Therapie konservativ, 4 Kinder mußten thorakotomiert werden. Grundsätzlich ist zwischen geschlossenen und offenen Brustkorbverletzungen zu unterscheiden.

14.1.1 Geschlossene Brustkorbverletzungen

Entstehung

Geschlossene Brustkorbverletzungen sind Folge eines stumpfen Traumas.

Die Intensität und die Dauer der Gewalteinwirkung bestimmen das Ausmaß der Schädigung. Infolge der Elastizität des kindlichen Brustkorbes besteht nicht selten ein Mißverhältnis zwischen den erlittenen geringen, oder oft auch gänzlich fehlenden äußeren Brustwandveränderungen einerseits und dem Ausmaß der Beeinträchtigung der Thoraxorgane andererseits. Jedes Kind, das ein stärkeres Thoraxtrauma erlitten hat, bedarf daher einer sehr sorgfältigen klinischen Untersuchung und Beobachtung.

14.1.1.1 Commotio thoracis, Contusio thoracis, Compressio thoracis

Entstehung

Wirkt eine stumpfe Gewalt, wie Schlag, Stoß oder Anprall, kurzfristig auf den Thorax ein, so entsteht eine Commotio thoracis. Das Trauma pflanzt sich in Form einer Druckwelle auf die Organe des Brustkorbes fort und ruft als Ausdruck der Erschütterung auf nervalen Wegen einen Schock hervor.

Bei der Contusio thoracis resultieren als Folge der Druckwelle über die nervale Alteration der Thoraxorgane hinaus zusätzlich pathologisch-anatomische Organveränderungen.

Bei der Compressio thoracis wird der kindliche Thorax durch eine stumpfe, breit angreifende Gewalt so stark zusammengepreßt, daß eine massive Druckstreuung entsteht.

Klinische Zeichen

Bei der Commotio thoracis sind die klinischen Zeichen durch die Symptome des Schocks geprägt. Ein unmittelbarer Reflextod liegt im Bereich der Möglichkeit. Sichtbare Verletzungsfolgen an der Brustwand fehlen.

Bei der Contusio thoracis stehen primär ebenfalls die Symptome des Schocks im Vordergrund. Die Brustwand weist in der Regel stärkere Verletzungsfolgen auf. Die resultierenden Organveränderungen können mannigfaltig sein. Fast immer sind Kontusionsherde in der Lunge und posttraumatische Atelektasen vorhanden.

Bei der Compressio thoracis sind Gesichts-, Hals- und Schulterbereich des verletzten Kindes auffallend geschwollen, die Haut tief blaurot verfärbt und von petechialen Blutungen übersät. Blutextravasate finden sich im Bereich der Konjunktiven und im Bereich der Schleimhaut des Mundes. Auch Sehstörungen durch Glaskörperblutungen sind möglich. Die Druckstauung bei stark komprimierender Gewalteinwirkung auf den Thorax entsteht, weil es im Augenblick des Traumas gleichzeitig zum reflektorischen Glottisverschluß und zum Anspannen der Bauchpresse kommt. Durch den starken Überdruck im Thorax wird das Blut rückläufig in das Venensystem gepreßt. Da die Venen im Kopf-Hals-Bereich keine verschlußfähigen Klappen besitzen, reicht die rückläufige Druckwelle bis in die Peripherie dieser Region. Kleinere Venen sind dieser erhöhten Druckbelastung nicht gewachsen und zerreißen.

Therapie

Oft sind beim Kind außer der primären Schockbekämpfung keine weiteren therapeutischen Maßnahmen erforderlich. Gegebenenfalls ist assistierte Beatmung angezeigt [5].

14.1.1.2 Fraktur des Sternums

Entstehung

Isolierte Frakturen des Sternums sind im Kindesalter außerordentlich selten und können nur durch ein erhebliches, direkt auf das Brustbein einwirkendes Trauma zustande kommen.

In den meisten Fällen handelt es sich um einen Querbruch ohne jede Dislokation. Falls eine solche dennoch auftritt, wird das distale Fragment nach kranial und vor das proximale Bruchstück verlagert.

Klinische Zeichen

Diese sind in erster Linie durch die stets gleichzeitig vorhandene Contusio cordis charakterisiert.

Therapie

Wenn eine Dislokation fehlt, ist lediglich Ruhigstellung durch Flachlagerung erforderlich. Bei vorhandener Dislokation ist in jedem Fall eine operative Reposition mit anschließender Fixierung durch Kirschner-Drähte durchzuführen.

14.1.1.3 Rippenfrakturen

Rippenfrakturen treten im Kindesalter relativ selten auf, da die noch sehr elastischen Rippen Biegungsbeanspruchungen in hohem Maße gewachsen sind.

Von Frakturen betroffen werden hauptsächlich die Rippen im mittleren Thoraxbereich; die oberen Rippen sind durch den Schultergürtel geschützt, die unteren vermögen wegen ihrer größeren Beweglichkeit einem auf sie einwirkenden Stoß besser auszuweichen.

Bei Rippenfrakturen im Kindesalter handelt es sich meist um Infraktionen mit fehlender Dislokation. Vollständige Frakturen mit Zerreißung auch des Periostschlauches und Verschiebung der Frakturenden sind seltener, ebenso der Stückbruch; Frakturen an mehreren Rippen, die Serienfraktur, ist dagegen häufig.

Klinische Zeichen

Schmerzen und Atemnot. Eine diagnostische Röntgenuntersuchung ist nicht unbedingt zuverlässig, da sich Fissuren oder Frakturen ohne Verschiebung dem röntgenologischen Nachweis entziehen können.

Therapie

Bei unkomplizierten Rippenfrakturen genügt Ruhigstellung durch einen zirkulären Verband aus elastischen Binden. Die dachziegelförmigen Heftpflasterverbände verursachen beim Kind durch Irritation der Haut oft mehr Beschwerden als die Fraktur selbst. Bei beiderseitigen Rippenserienfrakturen kann infolge respiratorischer Insuffizienz eine Dauerbeatmung notwendig werden [5].

14.1.1.4 Traumatische Brustwandhernie

Entstehung

Die Vorbedingung für eine traumatische Brustwandhernie, bei der Teile von Brustorganen durch eine Lücke in der Brustwand bis unter die Haut hervortreten, ist eine stumpfe Gewalteinwirkung, die zu einer Zerreißung der interkostalen Weichteile führt. Beim Kind handelt es sich v. a. um Verletzungen, die durch Fahrradstangen hervorgerufen wurden. Bei der Brustwandhernie tritt in der Regel die Lunge durch die Lücke im Bereich der Brustwand, weshalb vielfach die nicht korrekte Bezeichnung „Lungenhernie" Verwendung findet.

Da bei der Brustwandhernie ein Bruchsack fehlt, ist diese Bezeichnung ebenso wie die Bezeichnungen Lungenhernie eigentlich nicht richtig, der Begriff „Lungenprolaps" wäre vorzuziehen.

Klinische Zeichen

Im Bereich der Brustwand findet sich eine Vorwölbung von weicher Konsistenz, die bei der Atmung eine Größenänderung im Sinne der paradoxen Bewegung erfährt. Die Hernie ist fast immer reponibel, nach der Reposition läßt sich die Bruchpforte tasten. Beschwerden bestehen kaum.

Therapie

Die Behandlung besteht in jedem Fall in operativer Revision. Die Lunge wird reponiert und die Bruchpforte mittels türflügelartiger Periostlappen, die von den benachbarten Rippen entnommen werden, gedeckt.

14.1.1.5 Hautemphysem

Entstehung

Eine Luftansammlung im Subkutangewebe der Brustwandung hat in den meisten Fällen eine perforierende Rippenfraktur mit gleichzeitiger Eröffnung des Atemtraktes als Ursache.

Nur in seltenen Fällen steht das Hautemphysem mit einer Infektion durch gasbildende Erreger im Zusammenhang.

Klinische Zeichen

Das Hautemphysem, das auf kleinere Bezirke beschränkt bleiben kann, sich bisweilen aber auch auf den ganzen Körper ausdehnt, läßt sich charakteristisch knisternd unter der Haut palpieren.

Eine diagnostische Röntgenuntersuchung ist unerläßlich, schon im Hinblick auf den meist vorhandenen Pneumothorax oder auf ein evtl. bestehendes Mediastinalemphysem.

Therapie

Umschriebene Hautemphyseme bedürfen keiner Behandlung und bilden sich spontan zurück. Ein Pneumothorax ist zu behandeln. Bei gleichzeitig bestehendem Mediastinalemphysem ist mitunter eine Mediastinotomie mit Drainage erforderlich.

14.1.2 Offene Brustkorbverletzungen

Offene Verletzungen der Brustwand mit Eröffnung des Brustraumes sind beim Kind sehr selten. Bei penetrierenden Weichteilverletzungen sind meist Rippenfrakturen vorhanden, praktisch immer ein Pneumothorax, häufig auch Lungenverletzung oder Blutungen aus verletzten Interkostalgefäßen oder aus der A. mammaria.

Therapie

Nach Intubationsnarkose ist stets eine sorgfältige operative Revision der Thoraxorgane erforderlich.

14.2 Pneumothorax

Auch der traumatisch bedingte Pneumothorax kann alle bekannten Verlaufsformen des Pneumothorax zeigen und alle Grade der klinischen Auswirkung, die letztlich als Grundlage für die Unterteilung dienen.

14.2.1 Geschlossener Pneumothorax

Ein geschlossener Pneumothorax liegt vor, wenn es nach dem Eindringen der Luft in den Pleuraspalt wieder zur Verklebung der pathologischen Pleura- bzw. Lungenöffnung gekommen ist. Ein Fortschreiten des Pneumothorax ist nicht zu erwarten.

Entstehung

Der geschlossene traumatische Pneumothorax ist möglich durch Verletzung infolge Durchspießung bei Rippenfrakturen, durch einen kleineren pleuranahen Bronchuseinriß oder durch Platzen von pleuranahen Emphysembläschen, z. B. bei der Compressio thoracis.

Klinische Zeichen

Abgeschwächtes oder amphorisches Atemgeräusch und hypersonorer Klopfschall sind richtungsweisend; bei mäßiger Drucksteigerung im Pleuraraum ist der Gasaustausch kaum gestört.

Therapie

In den meisten Fällen kann man die Spontanresorption der pathologischen Luftansammlung abwarten. Eine Thoraxdrainage wird nur selten erforderlich.

14.2.2 Offener Pneumothorax

Wir unterscheiden zwischen einem direkt offenen oder äußeren offenen Pneumothorax und einem indirekt offenen oder inneren Pneumothorax. Ein direkt offener Pneumothorax liegt vor, wenn die Außenluft durch eine offene Verletzung der Thoraxwand in den Pleuraspalt gelangt ist und diese Öffnung bestehen bleibt. Ein indirekt offener Pneumothorax liegt vor, wenn bei unverletzter Thoraxwand eine Verbindung zwischen Bronchialbaum und Pleuraraum entstanden ist, und wenn diese Verbindung nach dem Eindringen der Luft in den Pleuraraum bestehen bleibt.

Der klinische Verlauf hängt von dem Grad der Öffnung der Brusthöhle bzw. der Breite der Bronchialfistel ab. Bei breiter Öffnung bzw. Fistel kollabiert die Lunge rasch, und es kann über einen Vagusreflex zum Exitus letalis kommen. Auf jeden Fall kann sich die kollabierte Lunge bei der Inspiration kaum ausdehnen. Die Einschränkung der Atemfläche hat einen ungenügenden Gasaustausch zur Folge. Er wird noch dadurch verringert, daß die gesunde Lunge beim Inspirium neben der Luft über die Trachea zusätzlich noch sauerstoffarme und kohlensäurereiche Luft aus der Kollapslunge ansaugt. Beim Exspirium strömt ein Teil der Ausatmungsluft wieder in die Kollapslunge zurück (Pendelluft). Das Mediastinum wird durch Zunahme des negativen intrapleuralen Druckes im Bereich der gesunden Lunge während des Inspiriums und durch den damit verbundenen Sog nach der gesunden Seite gezogen und bewegt sich mit dem Exspirium rasch wieder nach der offenen Brusthöhle hin. Diese als Mediastinalflattern bezeichnete Bewegung des Mediastinums geht mit schwerer Alteration der großen Gefäße sowie mit bedrohlichen Herz- und Kreislaufstörungen einher.

Klinische Zeichen

Es kann primär zum Atemstillstand kommen. Ist das nicht der Fall, so ist die Atmung zunächst stürmisch und geht dann allmählich in eine langsame Preßatmung über. Letztere entsteht infolge eines reflektorischen Glottisschlusses während des Exspiriums. Atemnot und Zyanose werden laufend stärker, die Halsvenen sind durch Behinderung des venösen Rückflusses prall gefüllt.

Therapie

Eine Punktionsbehandlung hat kaum Aussicht auf Erfolg. Bleibt bei angelegter Saugdrainage und trotz eines regulierten Dauersogs der Pneumothorax unverändert bestehen und entfaltet sich die Lunge nicht, was aber nur sehr selten der Fall ist, muß die
Fistel bzw. der Defekt operativ verschlossen werden. Bei zu langem Abwarten besteht
die Gefahr, daß die kollabierte Lunge sich infolge entzündlicher Prozesse nicht mehr
ausdehnen kann und sich ein kompensatorisches Emphysem der gesunden Seite fixiert.

14.2.3 Spannungspneumothorax

Enstehung

Ein Spannungspneumothorax liegt vor, wenn aufgrund eines Ventilverschlusses im
Bereich der Fistel zwar jeweils Luft bei der Einatmung in den Pleuraraum einströmt,
sie aber bei der Ausatmung nicht mehr entweichen kann. Die klinischen Zeichen des
Überdrucks im Pleuraraum nehmen ständig zu.

Klinische Zeichen

Zunehmende Zyanose und Atemnot.

Therapie

Entlastung durch sofortige Punktion bzw. durch sofortiges Einlegen einer Thoraxdrainage.

14.3 Hämatothorax

Entstehung

Der Hämatothorax entsteht u. a. durch traumatisch bedingte Gefäßrupturen, v. a.
durch Läsionen der A. intercostalis bzw. der A. mammaria. Es kann aber auch, z. B.
bei schweren Autounfällen, zu einer Aortenruptur kommen, die sich u. U. auch allmählich über ein Aortenaneurysma entwickeln kann.

Klinische Erscheinungen

Mediastinalverdrängung, Dyspnoe und eine Exsanguinationssymptomatologie sind
für große Blutungen charakteristisch [2].

Therapie

Diese richtet sich nach dem klinischen Zustand. Bei akuter Bedrohung muß das
blutende Gefäß operativ versorgt werden. Bei weniger dramatischer Situation kann
man abwarten, bis eine spontane Blutstillung stattfindet, wobei zu bedenken ist, daß
das Blut im Pleuraspalt relativ lange flüssig bleibt. Wenn es nach Absaugen des flüs-
sigen Blutes zum Nachlaufen des Hämatothorax kommt, muß ebenfalls chirurgisch
eingegriffen werden. In den meisten Fällen kann man aber abwarten. Ausgefallenes
Fibrin kann allerdings zu größeren Verschwartungen und zur Bildung von Hämato-
thoraxresthöhlen Anlaß geben. Verbleiben Resthöhlen über längere Zeit, ist eine Dekortikation angezeigt.

14.4 Verletzungen der Lunge und des Bronchialsystems

14.4.1 Stumpfe Verletzungen

14.4.1.1 Lungenkontusion

Entstehung

Auslösende Ursache ist ein stumpfes, örtlich gegen den Brustkorb wirkendes Trauma. Bei der Lungenkontusion kommt es zu feinen Zerreißungen von Alveolarvenen und Gefäßen, die zu diffusen Blutaustritten in das Gewebe führen. Grobe Parenchymverletzungen fehlen.

Nach dem Schweregrad lassen sich folgende Kontusionsformen unterscheiden.
1. Kleinere Blutungen mit resultierendem bronchopneumonischem Charakter, das häufigste Bild der Lungenkontusion
2. Das begrenzte Lungenhämatom, das im Röntgenbild als Rundherd imponiert
3. Das sog. zystische Hämatom, eine Höhlenbildung im Bereich der Blutung, die als Folge von Resorptionsvorgängen bei gleichzeitigem Vorhandensein von Bronchialfisteln aufzufassen ist, also Luft enthält
4. Die Kontusionspneumonie mit nekrotisch gangränösem Parenchymzerfall

Klinische Zeichen

Die Symptome des Schocks sind stets vorhanden. Eine reduzierte Atemfläche kann mit Störungen des Gasaustausches und Drosselung der Blutzufuhr einhergehen, führt zur Hypoxie und Acidose und im weiteren durch pulmonale Hypertension und erhöhte Kapillarpermeabilität zum Lungenödem.

Therapie

In den meisten Fällen genügt eine symptomatische Allgemeinbehandlung einschließlich der Säuberung der Atemwege und der Gabe von Antibiotika, ggf. ist eine Dauerbeatmung und die Bekämpfung der Acidose erforderlich. Eine chirurgische Revision erübrigt sich in der Regel.

14.4.1.2 Schocklunge (s. auch Abschn. 12.4)

Entstehung

Die Schockursache liegt in einem traumatisch bedingten Blutvolumenmangel. Blutverlust, Gewebszertrümmerung und direkte Organläsionen führen zum Schocksyndrom mit ungenügender Kapillarperfusion, respiratorischer Insuffizienz und metabolischen Störungen.

Als das führende pathophysiologische Substrat des Schocks wird eine akute generalisierte Kapillarwandinsuffizienz mit Permeabilitätsstörung und ödematöser Verbreiterung der Transitstrecke zwischen Kapillaren und Zellen angesehen. Entsprechend sind Organe mit hoher Membran- und Filterleistung, wie Lunge und Niere, besonders rasch Funktionsstörungen ausgesetzt [10]. Die Lunge reagiert auf persistierende oder ungenügend behandelte Hypovolämie und der damit verbundenen Hypoxie sehr rasch; es resultiert ein düsterrotes, schweres, feuchtes und kaum mehr Luft enthaltendes Organ, das die Anforderungen des Gasaustausches nicht mehr erfüllen kann. Die Nomenklatur "capillary leak syndrome" scheint für die Schocklunge am zutreffendsten, weil der Übertritt von Blutflüssigkeit in das Interstitium der Lunge einen konstanten und für den klinischen Verlauf entscheidenden Befund darstellt [11]. Das mikroskopische Bild der Schocklunge ist nicht ganz einheitlich. Die primären Veränderungen spielen sich offenbar an den Gefäßen ab, v.a. im Sinne einer Endothelläsion. Daneben werden Mikrohämorrhagien von einzelnen Autoren als Frühbefunde erwähnt. Konstante Folgen sind eine Erhöhung der Permeabilität, Aufquellung der Gefäßwände, das perivaskuläre und interstitielle Ödem und erweiterte Lymphspalten. Ein intraalveoläres Ödem entsteht bevorzugt bei einer Drucksteigerung im linken Vorhof, und die viel diskutierten hyalinen Membranen verdanken ihre Entstehung dem ausgetretenen Fibrin. Sie werden auch als Folge einer O_2-Intoxikation oder äquivalent als eine Hypokoagulabilität interpretiert.

Im fortgeschrittenen Stadium der Schocklunge ist ein Teil der Alveolen kollabiert und atelektatisch.

Therapie

Eine Besonderheit der Schocklunge ist, daß die interstitielle Flüssigkeitsansammlung medikamentös kaum zu beeinflussen ist. Der Schwerpunkt der Behandlung liegt daher in der Prophylaxe, d.h. in Sofortmaßnahmen gegen die periphere Kreislaufinsuffizienz, um den pathogenetischen Ablauf des Schockgeschehens zu unterbrechen. Die sog. therapeutischen Maßnahmen stellen nichts anderes dar als eine Fortsetzung der prophylaktischen Maßnahmen; eine zu spät einsetzende Behandlung ist kaum mehr gut zu machen. Auffüllung des Gefäßsystems, v.a. auch durch Blutersatz, Unterstützung der Lungenventilation durch intermittierend assistierte Beatmung und die Durchbrechung des Sympatikotonus, z.B. mit Hydergin [1], sind gleichrangig. Als medikamentöse Prophylaxe kann möglicherweise eine Heparinisierung gelten [11].

Setzt die Therapie nicht früh genug ein oder wird sie inkonsequent durchgeführt, resultieren Dauerschäden in Form einer respiratorischen Insuffizienz. Es entsteht ein pulmonaler Hochdruck sowie eine Verteilungsstörung in der Lunge mit Erhöhung der alveoloarteriellen Sauerstoffdifferenz und entsprechend erniedrigtem Sauerstoffdruck im arteriellen Blut, wobei die Kohlensäurespannung bei starker Hyperventilation normal oder erniedrigt sein kann. Maschinelle Beatmung ist dann oft zwingende Folge.

Differentialdiagnose. Die Unterscheidung zwischen Schocklunge und Kontusionslunge ist im Anfangsstadium schwierig.

14.4.1.3 Lungenruptur

Die Lungenruptur stellt die schwerste Form der Lungenkontusion dar. Sie ist durch eine grobe Parenchymzerreißung gekennzeichnet. Die gleiche Lungenschädigung kann auch durch eine starke Lungenüberblähung infolge einer ankommenden Druckwelle entstehen; so z.B. als Narkosezwischenfall bei plötzlich zu starkem Narkosegasangebot oder durch einen zu starken Sog während der Bronchialtoilette beim Neugeborenen unmittelbar nach der Geburt, beim älteren Kind meistens nach einem Unfall mit akuter extremer Erniedrigung des Alveolardruckes.

Klinische Zeichen

Lungenrupturen können akut tödlich verlaufen, wenn durch Aspiration von Blut in den Bronchialbaum und Verstopfung der Lungenwege die Ventilation unterbrochen ist.

Therapie

Meist konservativ durch Intubation, Bronchialtoilette und Beatmung. Beim komplizierten Pneumothorax, Hämatothorax oder einem Bronchialabriß ist die operative Revision unumgänglich.

14.4.1.4 Bronchusruptur (partieller Bronchuseinriß, Bronchusabriß)

Entstehung

Bronchusrupturen oder -einrisse sind meist Folge von großer, stumpfer Gewalt, wenn sie in sagittaler Richtung auf einen noch weitgehend elastischen Thorax eintrifft. Daher kommen Bronchuseinrisse und -abrisse vorwiegend bei Kindern und kaum bei Erwachsenen vor. Die sagittale Gewalteinwirkung führt zu einer Umformung des Thorax mit Verkleinerung des sagittalen, und Vergrößerung des transversalen Durchmessers. Die beidseitig nach lateral verdrängten Lungen üben auf die Bronchien einen Zug aus, der besonders an der Ansatzstelle des Lig.interbronchiale an der Bifurkation so stark wird, daß der Bronchus ein- oder abreißen kann. Eine interbronchiale Druckerhöhung durch reflektorischen Glottisschluß spielt sicher zusätzlich eine wichtige Rolle.

In seltenen Fällen entsteht eine Bronchusfraktur. Bei ihr erschöpft sich die Gewalteinwirkung an den äußeren Wandschichten der Knorpelspangen, wodurch der Schleimhautzylinder und der membranöse Anteil des Bronchus erhalten bleiben.

Klinische Zeichen

Frische Bronchusverletzungen haben keine speziellen Merkmale. Die Diagnose Bronchusruptur oder -abriß ist bei der Vielzahl uncharakteristischer Symptome nicht leicht zu stellen. Im Röntgenbild zeigt sich evtl. eine Unterbrechung des Luftbandes des betroffenen Bronchus. Am aufschlußreichsten ist eine Bronchoskopie oder eine Bronchographie. Die Bronchusruptur kann ohne Sekundärfolgen abheilen. Bronchusabrisse führen zum narbigen Verschluß der Stümpfe und zur Atelektase des entsprechenden Segmentes.

Therapie

Bei kleineren Bronchuseinrissen genügt eine Saugdrainage der Pleurahöhle. Bei Abrissen ist rekonstruktives operatives Vorgehen anzustreben.

14.4.2 Penetrierende Verletzungen der Lunge und des Bronchialsystems

Entstehung

Penetrierende Lungenverletzungen und penetrierende Verletzungen des Bronchialbaums können
a) durch von außen eindringende Fremdkörper zustande kommen und
b) von innen über die Trachea.

Zu der ersten Gruppe gehören häufig Steckgeschosse von Luftgewehren, zur zweiten Gruppe aspirierte Fremdkörper, die sekundär perforieren, falls sie unbemerkt bleiben.

Klinische Zeichen

Diese richten sich nach der Art der Verletzung und sind nicht unbedingt charakteristisch. Rezidivierende eitrige Pneumonien, Ventilverschlüsse und Obstruktionsatelektasen können einen Verdacht auslösen.

Therapie

Die chirurgische Intervention richtet sich nach der vorliegenden Verletzung. Ausgiebige Bronchialtoilette und Revision unter Sicht mittels Bronchoskopie sind Voraussetzungen und Vorbedingung für den operativen Eingriff.

14.5 Verletzungen des Mediastinums

Isolierte Verletzungen des Mittelfeldes sind aufgrund seiner geschützten Lage im Brustkorb sehr selten. Dagegen wird es häufig, besonders im Rahmen schwerer Verkehrsunfälle, im Sinne der Begleitverletzung bei anderen Organläsionen in Mitleidenschaft gezogen. Man unterscheidet geschlossene Verletzungen, offene Verletzungen und das mediastinale Emphysem.

Entstehung

Geschlossene Mediastinalverletzungen treten im Rahmen einer Commotio, Contusio oder Compressio thoracis auf.

Offene Mediastinalverletzungen, meist penetrierende Verletzungen, sind sowohl von außen als auch vom Ösophagus und der Trachea her möglich, von außen v. a. durch Pfählungs- und Stichverletzungen, von innen durch perforierende Fremdköprer im Ösophagus oder in der Trachea, auch durch Instrumente.

Therapie

Die Behandlung der Mediastinalverletzungen richtet sich nach der Art der Organbeteiligung. Bei Verdacht ist sorgfältige Beobachtung in jedem Fall erforderlich.

14.5.1 Mediastinales Emphysem

Entstehung

Vorbedingung für das Zustandekommen eines Mediastinalemphysems ist die Kommunikation mit Außenluft, entweder auf direktem Wege über eine penetrierende Verletzung der Thoraxwand oder indirekt über eine Verletzung des Bronchialsystems oder auch eines Bauchhohlorgans, wenn gleichzeitig ein Zwerchfellriß vorhanden ist. Pleura- oder Lungenverletzungen führen, besonders wenn ein Spannungspneumothorax vorliegt, recht häufig zu einem Mediastinalemphysem, wobei die unter Überdruck stehende Luft durch eine Läsion in der mediastinalen Pleura oder entlang der Bronchien in den mediastinalen Raum eindringt.

Klinische Zeichen

Spannungsgefühl unterhalb des Sternums ist charakteristisch, ausstrahlende Schmerzen zum Hals hin können bestehen, die Konturen des Jugulums und der Supraklavikulargrube sind verstrichen. Zyanose und Einflußstauung im Bereich der oberen Hohlvene führen zum Kreislaufversagen.

Therapie

In vielen Fällen kann eine Spontanresorption abgewartet werden. Zur lokalen Druckentlastung hat sich die Mediastinotomie vom Hals her als wirksam erwiesen. Der Mediastinalraum wird hierbei auf stumpfem Wege möglichlichst tief und breit eröffnet und drainiert. Punktionen sind wirkungslos.

14.6 Verletzungen des Ductus thoracicus (s. auch Abschn. 13.1.1)

Entstehung

Zu einer Wandverletzung des Ductus thoracicus kann es im Kindesalter im Verlauf von schweren Unfällen, die mit Brustwirbelfrakturen einhergehen, kommen. Es entwickelt sich ein meist massiver Chylothorax.

Klinische Zeichen

Der Chylothorax entwickelt sich meist erst nach einer Latenzzeit, dann aber mit akuten Symptomen. Er führt zum Kollaps der Lunge und zur Mediastinalverdrängung; im weiteren Verlauf ist eine zunehmende Dystrophie durch permanenten Verlust an Fett und Eiweiß schwer aufzuhalten. Die Latenzzeit bei der Entstehung des Chylothorax erklärt sich durch vorübergehende Verlegung der Verletzungsstelle mit Blut- oder Fibringerinsel oder weil der Chyloerguß zunächst im hinteren Mediastinalraum stumm bleiben kann. Vorbedingung für die Ausweitung zum Chylothorax ist eine Verletzung der mediastinalen Pleura; wenn sie primär fehlt, genügt der Druck des Mediastinalergusses, um sie herbeizuführen. Der Erguß ist charakteristisch milchig-trübe, Blutbeimengungen sind möglich, freie Fettkörperchen im Sediment erlauben im Zweifelsfall die Sicherstellung der Diagnose. Bei unklarem Befund erreicht man durch perorale Fettzufuhr bzw. durch fettangereicherte Nahrung eine wesentliche Verstärkung der chylösen Beschaffenheit des Exsudates innerhalb von 12–24 h.

Therapie

Der traumatische Chylothorax läuft nach einer Punktion sofort nach, ebenso bei der Behandlung mit Saugdrainagen. Starke Fett- und Eiweißverluste sind unausbleiblich.

Punktionen oder eine Saugdrainage sind daher nur initial und kurzfristig zulässig, wobei durch perorale Nahrungs- und Flüssigkeitskarenz gleichzeitig eine Drosselung des Chylusflusses zu versuchen ist. Falls man durch die genannten Maßnahmen nicht innerhalb von 10 Tagen einen Rückgang des Chylusergusses erreicht, ist im Hinblick auf die drohende Inanition die operative Freilegung und Unterbindung der verletzten Lymphstränge angezeigt, was mitunter etwas schwierig ist, da der Verlauf des Ductus thoracicus sehr häufig von der Norm abweicht, und sein Auffinden sowie das der Wandverletzung Probleme aufgeben kann.

Wegen der anatomischen Abnormität des Ductus thoracicus wird von vielen Autoren zwecks Verödung des verletzten Lymphganges eine kurzstreckige Teilresektion im oberen und unteren Anteil empfohlen, oder eine Unterbindung unmittelbar supradiaphragmal.

Verletzungen des Truncus thoracicus entstehen meist in der Gegend des 3.–4. Brustwirbels; beim rechtsseitigen Chylothorax ist die Verletzung entsprechend des Verlaufes des Brustlymphganges i. allg. unterhalb des 4. Brustwirbelkörpers anzunehmen, beim linksseitigen Chylothorax, der wesentlich seltener ist, oberhalb des 3. oder 4. Brustwirbels. Der transthorakale Zugang für die operative Wundversorgung erfolgt in Höhe der 6. Rippe. Eine isolierte und sehr sorgfältige Stumpfunterbindung ist anzustreben.

14.7 Verletzungen des Ösophagus (s. auch Abschn. 13.2)

Ösophagusverletzungen sind im Kindesalter ingesamt selten.

Entstehung

a) Direkte Ösophagusverletzungen werden durch äußere Gewalteinwirkung, z. B. durch einen Stich, hervorgerufen, oder von innen durch Fremdkörper, auch durch eingeführte Instrumente.

Verletzungen durch Fremdkörper oder durch instrumentelle Manipulationen können zu einer inkompletten Wandverletzung führen, auch nur zu einem Haarriß oder zu einer kompletten Ruptur, und alle Abschnitte des Ösophagus betreffen. Prädestiniert ist eine narbig oder entzündlich veränderte Ösophaguswanderung, so im Bereich von Divertikeln, nach Laugenverätzung, oberhalb von Stenosen, bei der Achalasie, bei primärem oder sekundärem Megaösophagus sowie bei jeder Form des gastroösophagealen Refluxes mit Begleitösophagitis.

b) Indirekte Verletzungen des Ösophagus entstehen durch starke Kompression des Brustkorbes aufgrund der damit verbundenen Druckverlagerung.

Zu dieser Gruppe gehört als seltenes Ereignis auch die Ruptur eines pathologisch nicht veränderten Ösophagus beim Neugeborenen als Geburtstrauma. Das in der Speiseröhre befindliche Fruchtwasser wirkt durch die starke Druckbelastung während der Geburt nach dem Prinzip der hydraulischen Presse und führt zur Berstung der im übrigen völlig normalen Speiseröhrenwandung. Der meist 1–6 cm lange Riß liegt dann in der Regel dicht oberhalb des Zwerchfells links posterior und verläuft parallel zur Längsachse der Speiseröhre.

Therapie

Nach primärer Schockbekämpfung ist die Indikation zum operativen Eingriff immer gegeben. Entweder wird die Ösophaguswunde mit Einzelknopfnähten verschlossen; falls die Perforation länger zurückliegt, oder eine Primärnaht nicht möglich ist, muß man sich mit dem Einlegen einer gezielten Mediastinaldrainage begnügen, die natürlich auch bei einer primären Wundnaht erforderlich ist. Eine temporäre Gastrostomie sichert in schweren Fällen die Nahrungszufuhr.

14.8 Verletzungen des Herzens und der großen Gefäße

Die Möglichkeit einer direkten traumatischen Schädigung des Herzens und der großen Gefäße ist im Kindesalter sehr selten. Grundsätzlich unterscheiden wir offene und geschlossene Verletzungen, und Verletzungen durch Stromdurchfluß.

Bei offener Herzverletzung muß, gleichgültig ob die Blutung nach außen, ins Mediastinum oder in den Herzbeutel hinein stattgefunden hat, immer die sofortige operative Revision erfolgen.

Geschlossene Herzverletzungen unterscheiden sich wesentlich durch ihren Schweregrad. Falls es nicht sofort zum nervösen Reflextod kommt, bleibt die Alteration des Herzens häufig ohne Folgen.

Die Ursachen geschlossener Herzverletzungen lassen sich grundsätzlich durch 4 Formen der Gewalteinwirkung charakterisieren:
1. Stöße und Schläge gegen die Thoraxwand, v. a. im vorderen Bereich, gelegentlich auch gegen den Oberbauch.
2. Aufschlagen mit der Brust gegen feste Gegenstände, z. B. gegen ein Autolenkrad oder eine Fahrradlenkstange.
3. Abrupte Geschwindigkeitsänderung des Organismus durch große Beschleunigung oder plötzliche Abbremsung bei hoher Geschwindigkeit, z. B. beim Sturz aus dem Fenster.
4. Auftreffen von Detonationswellen auf den Thorax bei einer Explosion.

Das Herz findet sich im Thoraxraum frei aufgehängt und ist kranial durch die V. cava superior und die Aorta, kaudal durch die V. cava inferior in seiner Lage fixiert. Durch die beiderseits ein- und austretenden Lungengefäße besteht Verbindung zu der luftgefüllten Lunge derart, daß ein Schwingen des Herzens aufgrund einer Gewalteinwirkung bis zu einem gewissen Grad abgefangen werden kann. Kräfte, die Schleuderbewegungen des Herzens verursachen, werden weitgehend auch durch die dämpfende Wirkung des breit auf dem Zwerchfell aufsitzenden Herzbeutels aufgefangen. Die relativ nachgiebige Fixierung schützt das Herz gegen geringere Traumatisierung sehr gut. Bei starker Gewalteinwirkung wird diese jedoch elastisch übertragen, v. a. wenn die Wucht der Gewalt nicht durch eine Frakturierung der Brustwand abgefangen wird. Daher kommt es bei Kindern und Jugendlichen aufgrund der größeren Elastizität des Brustkorbes häufiger zu einer traumatischen Alteration des Herzens als bei älteren Leuten [5].

Therapie

Die Behandlung der Herzkontusion ist in erster Linie konservativ. Dauerbeatmung und kardiale medikamentöse Stützung können notwendig werden. Eine Indikation zur operativen Revision besteht nur bei freier Blutung oder beim Hämatoperikard mit Kompression des Herzens.

14.9 Verletzungen des Zwerchfells

Entstehung

Offene Zwerchfellverletzungen kommen am häufigsten mit noch anderen schweren Traumafolgen im Rahmen von Verkehrsunfällen zustande. Geschlossene Zwerchfellverletzungen haben zu 75% Verzögerungs- und Beschleunigungskräfte bei Straßenverkehrsunfällen, in 13% Verschüttungen, und in 12% einen Sturz aus größerer Höhe als Ursache [4, 6, 8].

Wenn eine plötzliche Gewalteinwirkung zu einer starken Drucksteigerung im Bauchraum führt, spannt sich das Zwerchfell reflektorisch an. Die Gewebeelastizität wird dadurch vermindert. Es kann zum Einriß in Richtung der Gewalteinwirkung kommen: Bei Gewalteinwirkung in der Sagittalebene zum sagittalen Zwerchfelleinriß, bei Gewalteinwirkung in der Frontalebene zum frontalen (lateralen) Einriß. Der traumatische Zwerchfellriß findet sich stets am Übergang der Zwerchfellmuskulatur zur Sehnenplatte.

Der linksseitige Zwerchfelleinriß ist wesentlich häufiger und findet sich etwa in 90% der Fälle. Rechts absorbiert die Leber einen Teil der Druckwellen [9]. Doppelseitige Zwerchfelleinrisse sind extrem selten. Der Einriß ist meist vollständig, d. h. nur selten bleibt das Peritonaeum intakt. Beim vollständigen Zwerchfelleinriß werden die Baucheingeweide durch den Unterdruck sofort in den Thorax eingesogen. Es kann zur Interposition von Netz, Magen, Kolon und Dünndarm kommen. Die Milz ist häufig mitverletzt [3].

Klinische Zeichen

Die Symptomatologie ist uneinheitlich, je nach Lokalisation und Größe des Einrisses sowie nach Art und Umfang des Eingeweidevorfalls. Die klinischen Zeichen reichen von Dyspnoe, Akrozyanose bis lediglich zu Schmerzen im Abdomen oder zu phrenikusbedingten Schmerzen im Bereich der linken Schulter. Meist zeigt erst die operative Versorgung den Umfang, die Lokalisation und die Größe des Zwerchfelleinrisses. Die Röntgenaufnahmen des Abdomens und des Thorax zeigen die Zwerchfellkuppe entrundet, das Mediastinum zur Gegenseite verschoben; oberhalb des Zwerchfells stellen sich die in den Thorax eventrierten lufthaltigen Baucheingeweide dar.

Therapie

Verschluß des Einrisses.

14.10 Neonatales Thoraxtrauma

Unter den neonatalen Verletzungen von Brustorganen kommt dem Pneumothorax die größte Bedeutung zu.

Entstehung

Der Pneumothorax entwickelt sich durch die direkte Ruptur einer pleuranahen Lungenzyste, durch Ruptur eines pleuranahen interstitiellen Emphysems oder in der überwiegenden Mehrzahl der Fälle durch Ruptur von artifiziellen Emphysembläschen als Folge einer künstlichen Beatmung, die wegen Asphyxie, bei Entfaltungs- oder Verteilungsstörungen, bei Aspiration von Fruchtwasser oder wegen einer Asphyxie bei einem Membransyndrom post partum durchgeführt werden mußte.

Als seltene geburtstraumatische Verletzungen im Bereich des Thorax gelten der Hämatothorax, die Mediastinalblutung, die Thymusblutung und die neonatale spontane Ruptur des Ösophagus (s. 14.7).

Literatur

1. Ahnfeld F (1972) Spätergebnisse nach Operationen von Gallengangsatresien. Intensivmed Prax 1:67–74
2. Bachmann KD (1966) Der Hämatothorax. In: Opitz H, Schmid F (Hrsg) Handbuch für Kinderheilkunde, Bd 7. Springer, Berlin Heidelberg New York, S. 323–325
3. Ehrensperger I (1972) Die traumatische Zwerchfellruptur beim Kind. Z Kinderchir 11:433–449
4. Epstein II et al. (1968) Rupture of the right hemidiaphragm due to blunt trauma. J Trauma 8:19–24
5. Glinz W (1974) Respiratorische Insuffizienz beim Mehrfachverletzten. Langenbecks Arch Chir 337:165–173
6. Klok PAA (1967) Diaphragmatic rupture following indirect trauma. Scand J Thorac Cardiovasc, Surg 1:213–215
7. Kühnl P, Gögler E, Daum R (1972) Schwere und multiple Verletzungen im Kindesalter 1953–1967. Z Kinderchir 11:124–141
8. Miller JD et al. (1968) Traumatic rupture of the diaphragm after blunt injury. Br J Surg 55:423–428
9. Schäfer U (1972) Die traumatische Zwerchfellruptur unter besonderer Berücksichtigung der chronischen Phase. Z Kinderchir 11:450–458
10. Trentz U (1980) Diagnostik und Soforttherapie beim traumatischen Schock. Langenbecks Arch Chir 352:221–223
11. Wiemers K (1974) Schocklunge – Beatmungslunge – Transfusionslunge. Langenbecks Arch Chir 337:276–280

15 Intoxikationen und physikalische Einwirkungen

A. Fenner

15.1 Intoxikationen

15.1.1 Definition

Im Rahmen dieses Buches sollen unter diesem Begriff drei Situationen diskutiert werden: Die toxische Wirkung von Substanzen auf die Atemwege nach Inhalation; toxische Wirkungen von Substanzen, die durch Inhalation in den Körper gelangen, ihre toxische Wirkung jedoch außerhalb des Respirationsorganes entfalten; toxische Wirkungen von solchen Substanzen auf die Atemorgane, die unter krankhaften Umständen im Körper gebildet und über die Atemorgane mit der Exspirationsluft ausgeschieden werden.

15.1.1.1 Toxische Wirkung auf die Atemwege nach Inhalation

Sauerstoff

Durch die zunehmende Verwendung von Sauerstoff in der Therapie ateminsuffizienter Patienten sind in den letzten Jahren Schäden am Respirationsorgan selbst, wie auch an anderen Organsystemen (ZNS, Augen) manifest geworden. Diese werden im Abschn. 16 ausführlich erörtert.

Die Rauchvergiftung

Bei Bränden kann es zur Inhalation großer Mengen von Rauch kommen. Dabei kommen – je nach Zusammensetzung des Rauches – verschiedene pathogenetische Mechanismen in Betracht:
1. Durch Verminderung des Sauerstoffgehaltes in der rauchgeschwängerten Luft kann eine Hypoxie entstehen.
2. Die im Rauch enthaltenen Substanzen bewirken eine Irritation der Bronchialschleimhaut, die meist durch einen intensiven Hustenreiz beantwortet wird.
3. Je nach Art der verbrannten Substanzen können direkte toxische Wirkungen auf den Respirationstrakt entstehen (z. B. Nitrosegase führen zu einer lokalen Wirkung von Salpetersäure auf die Schleimhaut).
4. Im Rauch enthaltene toxische Substanzen können über den Respirationstrakt als Eintrittspforte in die Blutbahn gelangen und Schädigungen an anderen Stellen des Körpers verursachen. Hier ist an die Kohlenmonoxyd-(CO-)Vergiftung zu denken, die sowohl als Teilsymptom der Rauchvergiftung wie auch unter anderen Umständen auftreten kann: Laufenlassen von Verbrennungsmotoren in geschlossenen

Räumen, Leuchtgasvergiftung usw. Die weitere Diskussion der CO-Vergiftung findet sich unter 15.1.1.2.
5. Bei geringer Entfernung von der Rauchquelle können durch die Hitzeentwicklung außerdem thermische Schäden an der Schleimhaut des Respirationstraktes auftreten.

Therapeutisch besteht die wichtigste Maßnahme bei Rauchvergiftungen im Abtransport des Patienten aus dem die toxischen Gase enthaltenden Milieu. Die weiteren Maßnahmen müssen zunächst auf die ausreichende Versorgung des Organismus mit Sauerstoff gerichtet sein, eine lokale Therapie der Atemwege ist dann erforderlich, wenn im Mund-Nasen-Rachen-Bereich Zeichen lokaler Schäden deutlich sind.

Nitrosegase, Phosgen, usw.

Die Inhalation von toxischen Substanzen als akzidentelles Ereignis ist auch anderweitig möglich. Besonders gefährlich sind in diesem Zusammenhang Nitrosegase und Phosgen, wobei in beiden Fällen durch Berührung der Gase mit der feuchten Schleimhaut anorganische Säuren entstehen, die eine Verätzung der Schleimhaut des Respirationstraktes zur Folge haben. Einem ersten Stadium, das durch Hustenreiz, Schwindel und Kratzen im Hals gekennzeichnet ist, folgt oft ein freies Intervall von 3–24 h, dem sich als zweites akutes Stadium ein Lungenödem anschließt.

Die Inhalation anderer toxischer Substanzen (Senfgas, Äthylenchlorhydrin, Schwefeldioxyd, Tetrachlorid usw.) ist prinzipiell möglich, jedoch im Kindesalter selten.

Auch die Inhalation von Chlor (Cl_2) und/oder Salzsäure (HCl), die im gewerblichen Bereich v. a. in der chemischen Großindustrie beobachtet wird, ist im Kindesalter selten, da ein stechender Geruch dieser Substanzen die Inhalation schädlicher Mengen meist verhindert. Es kommt dabei zur direkten Einwirkung von Chlorionen auf die Bronchialschleimhaut bzw. das Alveolarepithel mit nachfolgendem Lungenödem. Die Therapie besteht in der sofortigen Gabe von Sauerstoff sowie der Applikation von Kortikosteroiden (i. v.), bei Auftreten von Lungenödem müssen die dafür erforderlichen therapeutischen Maßnahmen ergriffen werden.

Die Indikation zur Frühbronchoskopie und/oder -ösophagoskopie ist immer dann gegeben, wenn der Unfallhergang eine indirekte Ätzwirkung auf die Schleimhaut des Ösophagus und/oder des Bronchialbaumes vermuten läßt. Dieses ist insbesondere der Fall, wenn Ätzspuren im Bereich der Mund- und Rachenschleimhaut gesehen werden oder wenn Schluckbeschwerden bzw. ein unstillbarer Husten auf Verletzungen der weiter innen gelegenen Schleimhaut schließen lassen.

Metallpneumonien

Die sog. „Metallpneumonien" durch Berillium, Vanadium, Kadmium, Chromsäure, Osmiumsäure, Uran und Mangan sind im Kindesalter ebenfalls selten. Generell kommt es bei diesen chronischen Inhalationen von Metallstäuben zu einer chronischen Schädigung des respiratorischen Epithels, wodurch bakteriellen Pneumonien der Weg gebahnt wird. Seit der Antibiotikaära ist die Prognose gut.

Halogenierte Kohlenwasserstoffe

Halogenierte Kohlenwasserstoffe sind heute als Lösungsmittel und Reiniger in Haushalt und Industrie weit verbreitet. Durch versehentliche Einnahme aus falsch gekennzeichneten Behältern oder durch unbeabsichtigte Inhalation der Dämpfe kann es, insbesondere bei Kleinkindern, zu akuten Intoxikationen mit diesen Substanzen kommen. Die wichtigsten Vertreter sind: 1,2-Dichloraethan; Tetrachlorkohlenstoff; Tetrachloräthylen; Chloroform; 1,1,2-Trichloräthylen; 1,1,1-Trichloraethan.

Die Substanzen gelangen bei inhalativer Einnahme direkt in den Respirationstrakt, bei intestinaler Einnahme teilweise ebenfalls während des Schluckaktes, teilweise nach Resorption aus dem Magen-Darm-Trakt über den Blutweg, da die Lunge als Ausscheidungsorgan dient. Die Folge ist eine ausgedehnte Aspirationspneumonie, die klinisch durch Atemnot und Zyanose gekennzeichnet ist. Je nach Art der Substanz können auch schwere systemische Symptome (Bewußtseinstrübung bis hin zum Koma) beobachtet werden. Überraschenderweise sind röntgenologisch feststellbare Veränderungen oft erst nach 12–24 h sichtbar, deshalb muß die Therapie zunächst allein auf der Basis der klinischen Symptome vorgenommen werden.

Bei intestinaler Einnahme ist eine vorsichtige Magenspülung nur dann indiziert, wenn maximal 1 h seit der Einnahme vergangen ist. Jede Maßnahme, die einen Brechreflex auslösen kann, ist sorgfältig zu vermeiden, damit nicht durch das Hochbringen toxischen Materials eine abermalige Inhalation bewirkt wird. Die Magenspülung innerhalb der 1. h sollte mit Paraffinum subliquidum und Glaubersalz erfolgen. Eine wichtige Maßnahme zur Beschleunigung der Elimination der toxischen Substanzen ist die Hyperventilationstherapie: Hierbei wird eine künstliche Hyperventilation mittels Respirator vorgenommen, wobei dem Inspirationsgas CO_2 zum Ausgleich der hyperventilationsbedingten Alkalose beigemischt wird. Diese Therapie ist jedoch kompliziert und nicht ohne Risiko, deshalb sollte sie nur in speziell darin geübten Zentren durchgeführt werden. Systemisch wird die Gabe von Kortison empfohlen, außerdem ein Breitbandantibiotikum (z. B. Cephalotin) zum Schutz gegen eine sekundäre bakterielle Pneumonie.

Lipoidpneumonie

Früher kam es im Säuglingsalter gelegentlich zu schleichend verlaufenden Pneumonien durch chronische Inhalation von öligen Substanzen, die in Medikamenten, wie Abführmitteln, Nasentropfen und Vitaminpräparaten, enthalten sind. Die Erkrankung ist wegen ihres schleichenden Verlaufes schwer zu diagnostizieren. Sie ist vermeidbar und sollte nicht mehr vorkommen.

„Talkumaspiration"

Die Aspiration größerer Mengen Talkum (Magnesiumsilikat) kann zur Aspirationspneumonie führen.

Gefährlicher für Säuglinge war früher das in vielen Babypudern enthaltene Zinkstearat, weil es bei Aspiration dieser Verbindung in den Schleimhäuten des Bronchialbaumes zur Bildung komplexer Zink-Eiweiß-Verbindungen mit pyrogener Wirkung kommen konnte, durch welche das „Zinkfieber" ausgelöst wurde.

Chronische Staubinhalation

Pneumokoniosen durch chronische Staubinhalation (Silikose, Byssinose, Bagassose, Paprikaspalterlunge, Tabakose, Hanflunge, Getreidestaublunge usw.) sind fast ausschließlich berufsbedingt und kommen daher nur bei Erwachsenen vor. In unseren Breiten käme in ländlichen Gegenden allenfalls die Getreidestaublunge in Betracht, die jedoch erst nach Jahren manifest wird und daher selbst bei Beginn im Kindesalter kaum je so früh Symptome hervorruft.

Ob die chronische Inhalation von Industriegasen, die in unserer Umgebungsluft zunehmen, schon zu Schäden an den Atemorganen des Kindes führen können, ist bisher unbekannt.

Paraquate (Gramoxone)

Diese Substanz ist ein Bestandteil vieler Herbizide mit einer außerordentlich hohen Toxizität; von der 20%igen Lösung kann bereits ein Schluck für den Menschen tödlich sein. In erster Linie ist das Paraquat ein gefährliches Leber- und Nierengift. Nach initialen gastrointestinalen Erscheinungen kommt es deshalb zur Hämaturie und zum Ikterus. Die Patienten sterben jedoch meist 1–2 Wochen nach Einnahme von Paraquat an schweren Lungenveränderungen, die durch schwerste Nekrosen der Alevolarzellen und des Bronchialepithels mit nachfolgender Lungenfibrose gekennzeichnet sind.

Diesen pulmonalen Veränderungen sollte bereits zu Beginn der Behandlung durch Kortisongabe (Prednison 1 mg/kg/24 h) vorgebeugt werden.

15.1.1.2 Toxische Wirkung inhalativ aufgenommener Substanzen außerhalb des Respirationstraktes

Die Möglichkeit, toxische Substanzen über die Atemwege in den Organismus einzubringen und außerhalb des Respirationsorganes einwirken zu lassen, wird insbesondere in der Anästhesiologie genutzt. Von diesen beabsichtigten Effekten, die ja auch eine „gezielte Intoxikation" darstellen, soll hier ausdrücklich nicht die Rede sein.

CO-Vergiftung

Die Möglichkeit der Inhalation von CO wurde bereits erwähnt (s. S. 611). Durch seine Affinität zum Hämoglobinmolekül kommt es rasch zur Verdrängung des O_2 vom Hämoglobin und damit zur Verminderung der O_2-Aufnahmekapazität des Hämoglobins. Es entsteht eine Hypoxie aus nichtpulmonaler Ursache. Die Patienten fallen durch ihre rosige Hautfarbe und die kirschroten Schleimhäute auf. Entnimmt man ihnen Venenblut, so imponiert ebenfalls die hellrote Farbe, die auch bei Erhitzen bzw. Zusetzen von $^1/_{10}$ n Salzsäure bestehen bleibt; nicht CO-haltiges Blut würde durch diese Maßnahmen braun bzw. braun-schwarz werden.

Die Therapie besteht in der Gabe von hohen Sauerstoffkonzentrationen in der Einatmungsluft, wobei auf die Messung des arteriellen oder transkutanen O_2-Druckes kein Verlaß sein kann: Dieser ist normal bzw. bei Atmung von vermehrtem Sauerstoff erhöht; die Bestimmung des Sauerstoffgehaltes im Hämoglobin ist allein aussagekräftig.

"Glue sniffing"

Toluol ist heute in vielen Substanzen als Lösungsmittel enthalten: in Farbverdünnern, Klebestoffen und Reinigungsmitteln. Unter Jugendlichen kann es gelegentlich zur gewohnheitsmäßigen, manchmal suchtartigen Inhalation dieser Substanzen kommen, wodurch ein rauschartiger Zustand erzeugt wird. Als Folgeerscheinungen dieser Gewohnheit sind hämatologische Krankheiten, Herzrhythmusstörungen, Leber- und Nierenschäden sowie neurologische Abbauvorgänge beschrieben worden.

Bei abruptem Entzug nach häufigem Gebrauch über längere Zeit kommt es zu Entzugserscheinungen: Kopfschmerzen, Schwindel, Schweißausbruch. Substanzen, die sowohl auf die Atemwege als auch an anderen Stellen des Organismus toxische Wirkungen entfalten, wurden unter 15.1.1.1 behandelt.

15.1.1.3 „Endogene Intoxikation"

CO_2-Vergiftung

Bei pulmonaler Insuffizienz ist durch verminderte Elimination von CO_2 die Vermehrung dieses Gases im Körper möglich. Erfolgt diese Anhäufung mit einer hohen Steigerungsrate innerhalb weniger Stunden, kommt es zur CO_2-Narkose: Diese ist gekennzeichnet durch zunehmende Somnolenz, die ihrerseits eine Verminderung des Atemantriebes bewirken und dadurch einen gefährlichen Circulus vitiosus in Gang setzen kann. Die Therapie muß hier darauf ausgerichtet sein, die Lungenfunktion zu verbessern. Kontraindiziert sind alle Drogen, die eine weitere Verminderung des Atemantriebes herbeiführen können (z. B. Sedativa), auch Sauerstoff!

Häufiger ist die chronische Form der CO_2-Erhöhung, in der klassischen Situation bei Mukoviszidose im Kindesalter: Hier entwickelt sich die CO_2-Erhöhung im Verlauf von Wochen und Monaten, so daß der Organismus zum Ausgleich der respiratorischen Acidose vermehrt Bikarbonat retiniert und dadurch eine kompensierte respiratorische Acidose schafft. Die erhöhte CO_2-Spannung im Blut ist unter diesen Umständen symptomlos.

Auch in dieser Situation muß selbstverständlich die Therapie darauf ausgerichtet sein, die Lungenfunktion zur Norm zurückzubringen.

Urämie

Bei Urämie werden harnpflichtige Substanzen teilweise über die Atmung eliminiert, was am urinösen Geruch der Ausatmungsluft des Patienten bemerkbar wird. Eine über längere Zeit bestehende Urämie kann durch Ablagerung harnpflichtiger Substanzen zu einer urämischen Pleuritis führen. Die Therapie muß gegen die Grundkrankheit gerichtet sein.

Das Tabuenca-Syndrom

In Spanien wurde im Jahre 1981 eine Epidemie einer toxischen Pneumonie mit hoher Letalität beobachtet, als deren Ursache der Genuß eines illegal vertriebenen Speiseöls aufgedeckt werden konnte. Das Öl wurde als Rapsöl verschiedener Konzentrationen, das mit Sojaöl, Rizinusöl, Olivenöl, tierischen Fetten und Anilin vermischt war, identifiziert. Das Ölanilid wird als Ursache der toxischen Pneumonie angesehen.

Klinisch ist die Erkrankung durch Fieber, gefolgt von Atemnot, Übelkeit, Erbrechen, Hautjucken und Allgemeinerscheinungen gekennzeichnet, im weiteren Verlauf steht die Atemnot im Vordergrund. Röntgenologisch findet sich eine Pneumonie von interstitiellem Charakter, die oft mit ausgeprägten Pleuraergüssen einhergeht. Eine spezifische Therapie ist nicht bekannt, Kortikosteroide wirken günstig auf die unspezifischen Symptome Pruritus und Exanthem, haben jedoch keinen Einfluß auf die pulmonale Symptomatologie. In schweren Fällen muß eine künstliche Beatmung mit Sauerstoff durchgeführt werden.

Soweit möglich, ist das schädliche Öl eingezogen und vernichtet worden.

Literatur

1. Hayden JW, Peterson RG, Bruckner JV (1977) Toxicology of Toluene (Methylbenzene): Review of current literature: Clin Toxicol 11:549–559
2. Kilburn KH (ed) (1974) Pulmonary reactions to organic materials. Ann NY Acad Sci 221:1–390
3. Tabuenca JM (1981) Das Tabuenca-Syndrom – eine neue epidemisch auftretende Krankheit. Sozialpaediatrie 3:455–459
4. Watson JM (1979) Glue sniffing. Two case reports. Practitioner 222:845–847

15.2 Physikalische Einwirkungen auf die Atemwege

15.2.1 Die Aspirationspneumonie

15.2.1.1 Definition

Die Aspirationspneumonie ist eine Bronchopneumonie, die sich nach der Aspiration von meist flüssigem Material in die Atemwege entwickelt. Im Gegensatz zu dem weiteren Begriff „Aspirationssyndrom", unter dem alle Krankheitserscheinungen der Lunge nach akzidenteller Inhalation lungenfremden Materials subsumiert werden können (Abschn. 6.6), möchten wir dieses Kapitel limitiert wissen auf diejenigen Zustandsbilder, die als Pneumonie nach Aspiration anzusehen sind.

15.2.1.2 Ätiologie und Pathogenese (s. Tabelle 1)

Die häufigste Manifestationsart, in der die Aspirationspneumonie dem Pädiater begegnet, ist die Aspirationspneumonie des Neugeborenen. Auch hier muß deutlich unterschieden werden zwischen bloßer Fruchtwasseraspiration, wie sie unter der Geburt häufig beobachtet wird, und der gefährlichen Aspirationspneumonie, die insbesondere dann auftreten kann, wenn das mütterliche Fruchtwasser bereits infiziert oder mekoniumhaltig war (Mekoniumaspirationssyndrom). Diese letztere Situation kommt insbesondere bei übertragenen Schwangerschaften bzw. nach vorzeitigem Blasensprung vor.

Ebenfalls häufig in der Neugeborenenperiode anzutreffen ist die Aspiration von Erbrochenem, da Spucken und Erbrechen in der Neugeborenenperiode und im jungen Säuglingsalter häufig vorkommen. Eine weitere Gruppe gefährdeter Kinder sind die Patienten mit Gastroenteritis, Anfallsleiden, obstruktiven abdominellen Erkrankungen (Ileus) und schließlich die Gruppe von Kindern, die entweder iatrogen (z. B. Anästhesie) oder durch Erkrankungen oder Unfall (Intoxikation, Schädel-Hirn-Trauma) an Bewußtseinstrübung oder -verlust leiden.

Prädisponiert für die Aspiration sind auch Patienten mit angeborenen Fehlbildungen, die mit abnormen anatomischen Verbindungen (tracheoösophageale Fisteln) oder Koordinationsstörungen des Schluckmechanismus (Mongolismus, familiäre Dysautonomie) einhergehen.

Über die Inhalation toxischer Substanzen als akzidentelles Ereignis, insbesondere die halogenierten Kohlenwasserstoffe, wurde bereits in anderem Zusammenhang berichtet (s. Abschn. 15.1).

Tabelle 1. Differentialdiagnose der möglichen ätiologischen Faktoren bei Aspiration von Flüssigkeit

Anatomische Ursachen	Funktionelle Ursachen
1. Hiatushernie	1. Erbrechen jeglicher Genese
2. Atresien und Stenosen im Bereich des Gastrointestinaltraktes	2. Achalasie (Kardiainsuffizienz)
3. Tracheoösophageale Fisteln	3. Neuromuskulär bedingte Schluckstörungen – Zerebralparese
4. Vaskuläre Anomalien	– Myasthenie
5. Lippen-Kiefer-Gaumen-Spalte	– Neuromuskuläre Systemkrankheiten
6. Unterkieferdysmorphien z. B. Pierre-Robin-Syndrom	(z. B. M. Werdnig-Hoffmann) – Familiäre Dysautonomie
7. Strikturen im Ösophagus (nach Verätzungen)	4. Mukoviszidose 5. Metabolische Erkrankungen, die mit häufigem Erbrechen einhergehen
8. Tumoren	– Adrenogenitales Syndrom
9. Fremdkörper im Ösophagus	– M. Addison
10. Ösophagusvarizen	– Diabetes mellitus
	– Galaktosämie
	– Urämie u.v.a.
	6. Mendelson-Syndrom
	7. Toxinbedingte Lähmung des Schluckmechanismus
	8. „fatigue aspiration"

15.2.1.3 Pathologie

Die Schwere der Erkrankungen in den Lungen und damit auch des klinischen Zustandsbildes ist entscheidend abhängig von:
der Art des aspirierten Marterials,
der Menge des aspirierten Materials,
dem Alter und der Widerstandskraft des betroffenen Patienten

Art des aspirierten Materials: Säurehaltige Substanzen (Mageninhalt) führen zu einer „chemischen Pneumonie", insbesondere dann, wenn der pH-Wert des aspirierten Materials unter pH 3,0 liegt (Mendelson-Syndrom). Ist Milch ein wesentlicher Teil des Aspirates, so kommt es zur vorübergehenden Obstruktion der Bronchiolen und zu rascher Invasion bakterieller Keime, die in der Milch einen guten Nährboden vorfinden. Mekonium im aspirierten Fruchtwasser führt, je nach Konzentration, zur Verstopfung der feinen Verzweigungen des Bronchialbaumes mit nachfolgendem Ventilmechanismus: Bei den Neugeborenen resultiert eine Obstruktion mit Überblähung der Lungen, der Thorax steht in maximaler Inspirationsstellung. Ist das Fruchtwasser vorher infiziert (vorzeitiger Blasensprung), so führt die Aspiration keimhaltigen Materials zur sofortigen Entwicklung einer bakteriellen Pneumonie, am häufigsten und gefürchtetsten durch Streptokokken der Gruppe B (Abschn. 8.3).

Die Menge des aspirierten Materials ist oft schwer abzuschätzen: Ereignet sich die Aspiration im Verlauf einer Fütterung, so kann die Menge in etwa errechnet werden aus den bekannten Werten der bereits im Magen befindlichen Nahrung und dem Volumen, das nach der Aspiration noch aus dem Magen abgesaugt werden kann. Eine Fehlerquelle liegt jedoch auch hier in der Regel darin, daß nicht bekannt ist, ob vor der Fütterung noch ein „Magenrest" vorhanden war. Es zeigt sich daher immer wieder, daß Schätzwerte in bezug auf das Volumen des Aspirates mit hohen Fehlermöglichkeiten behaftet sind.

Alter und Widerstandskraft: Sofern es sich um Neugeborene (insbesondere Frühgeborene) handelt, muß an die besondere immunologische Situation dieser Altersgruppe gedacht werden: Das Spektrum bakterieller Keime umfaßt neben dem Streptococcus B und dem Staphylococcus aureus insbesondere die Gruppe der gramnegativen Erreger; die Ausbreitungstendenz von Infektionen bei Neugeborenen muß an die Möglichkeit der Sepsis denken lassen.

15.2.1.4 Klinik

Die klinischen Symptome sind außerordentlich variabel. Von der völligen Symptomlosigkeit bis zum akuten Erstickungsanfall mit reflektorischem Tod werden alle Möglichkeiten und Schweregrade respiratorischer Symptome beobachtet: Der ausgeprägte Hustenanfall, die starke Erhöhung der Atemfrequenz mit Dyspnoe und Zyanose, sogar der Bronchospasmus.

15.2.1.5 Diagnostik

Ausmaß und Schweregrad der Aspiration können nur im Röntgenbild erkannt werden. Besteht eine Diskrepanz zwischen dem schweren klinischen Zustandsbild und nur gering ausgeprägten röntgenologischen Veränderungen, so sollte die Röntgenaufnahme nach 12 h wiederholt werden, weil die röntgenologisch sichtbaren Veränderungen oft der Klinik nachhinken. Besteht nach leichterer Aspiration nicht gefährlichen Materials die Frage, ob sich aus der Aspiration eine Aspirationspneumonie entwickelt, kann das weiße Blutbild (Linksverschiebung bei Leukozytose) sowie bei Neugeborenen auch das Verhalten der Thrombozyten (Thrombozytopenie) hilfreich sein.

Bei wiederholten Aspirationen muß die Diagnostik außerdem darauf ausgerichtet sein, eine evtl. bestehende Grundkrankheit zu erkennen: Hier ist insbesondere an die angeborenen Fehlbildungen im Bereich der Trachea gedacht (Abschn. 3.2). Während die Fistel bei gleichzeitig bestehender Ösophagusatresie diagnostisch keine Schwierigkeiten bereitet, kann es sehr schwer sein, eine isolierte tracheoösophageale Fistel zu erkennen. Schwierigkeiten bereiten oft auch vaskuläre Fehlbildungen, die durch Impression von Trachea und/oder Ösophagus Schluckstörungen und damit Anlässe zur Aspiration darstellen (Abschn. 3.6).

15.2.1.6 Differentialdiagnose

Wurde das Ereignis der Aspiration nicht beobachtet, so kommen differential-diagnostisch andere Pneumonieformen sowie kardiale Erkrankungen in Frage.

15.2.1.7 Verlauf

Entsprechend der unterschiedlichen Ausprägung der klinischen Symptome ist auch der Verlauf außerordentlich variabel.

Als Sonderform der Aspirationspneumonie wurde 1948 von Mendelson [5] eine Pneumonieform beschrieben, die nach geburtshilflich bedingten Narkosen auftrat. Durch den hohen intraabdominellen Druck bei Frauen in der Spätschwangerschaft kommt es in dieser Patientengruppe offensichtlich besonders leicht zum Reflux von

Magensäure, die dann aspiriert werden kann. Der Begriff „Mendelson-Syndrom" wird inzwischen für alle durch Aspiration von Magensäure entstandenen Postnarkosepneumonien (auch bei komatösen Patienten) gebraucht.

15.2.1.8 Therapie

Zunächst einmal müssen, sofern das akute Ereignis der Aspiration beobachtet wird, alle Bemühungen darauf gerichtet sein, das aspirierte Material so weit wie möglich aus dem Bronchialbaum zu entfernen. Dies geschieht durch Absaugen des Nasen-Rachen-Raumes sowie insbesondere durch gezieltes intratracheales Absaugen unter laryngoskopischer Sicht. Bei sehr massivem Füllungszustand des Tracheobronchialbaumes mit Aspirat kann die Notbronchoskopie lebensrettend sein. Die weitere Therapie richtet sich nach der Art des aspirierten Materials und der Schwere des klinischen Zustandsbildes: Oft ist die Gabe von Antibiotika indiziert, vielfach muß auch künstlich beatmet werden. Immer sollte gleich nach dem Ereignis eine offene Magensonde gelegt werden, damit der Magen leergehalten und die Gefahr weiterer Aspirationen vermieden werden kann.

15.2.1.9 Komplikationen

In der Lunge kann es zu Atelektasenbildung in den besonders stark mit Aspirat gefüllten Partien kommen. Der Ventilmechanismus mit Überblähung bei Mekoniumaspiration wurde bereits erwähnt, die Sepsisgefahr bei Früh- und Neugeborenen ebenfalls. Bei massiver Aspiration ist die Gefahr des akuten Rechtsherzversagens gegeben.

15.2.1.10 Prognose

Allgemeine Feststellungen können hier ebenso wenig getroffen werden wie in den Abschn. 15.2.1.4 und 15.2.1.7: Die Prognose hängt von denselben Faktoren ab, die auch für Schweregrad und Dauer des Verlaufes verantwortlich sind.

15.2.2 Der Ertrinkungsunfall

15.2.2.1 Pathogenese und Pathologie

Die Vorgänge, die sich beim Ertrinkungsunfall abspielen, lassen sich in mehrere Phasen einteilen:

a) Bei etwa 10–40% aller Ertrinkungsunfälle tritt sehr rasch ein Laryngospasmus auf, der das Eindringen von Wasser in den Bronchialbaum verhindert. Wird der Patient in dieser frühen Phase gerettet, so ist nicht mit Folgekrankheiten zu rechnen ("dry drowning"). Es kann jedoch in dieser Phase auch zum reflektorischen Herzstillstand kommen, so daß der Tod akut eintritt. Bei der Obduktion findet man unauffällige Lungen.

b) Tritt der Laryngospasmus nicht ein oder kommt es nach primärem Laryngospasmus durch die einsetzende Hypoxie zu einer Erschlaffung der Larynxmuskulatur, so dringt Wasser ungehindert in den Bronchialraum ein und füllt den gesamten Respirationstrakt aus ("wet drowning").

c) Die 3. Phase hängt von Menge und Beschaffenheit des in den Respirationstrakt eingedrungenen Wassers ab: Handelt es sich um Süßwasser (20 mOsm), kommt es innerhalb weniger Minuten zur Resorption großer Mengen des eingedrungenen Wassers (ca. 1 ml/kg) in das Kreislaufsystem, da das Blut eine wesentlich höhere Osmolalität hat (310 mOsm). Diese wiederum bedingt sowohl eine intravasale Hämolyse als auch eine Hypervolämie mit den entsprechenden Folgen für das Herz-Kreislauf-System, insbesondere die Ausbildung eines Lungenödems. Durch die Hämolyse entsteht auch eine Hyperkaliämie, die ihrerseits zum Kammerflimmern führen kann. Bei der Ertrinkung im Meerwasser (ca. 1 100 mOsm) erfolgt der Flüssigkeitsshift in umgekehrter Richtung: Das gegenüber dem Blut hyperosmolare Wasser zieht weitere Gewebsflüssigkeit aus dem Blut in die Alveolen, wodurch primär und innerhalb ganz kurzer Zeit ein schweres Lungenödem und im Kreislaufsystem eine Hypovolämie mit Schock resultieren. Das Ostseewasser mit seinem geringen Salzgehalt ist gegenüber dem Blut fast isoosmolar und bietet daher die günstigsten Überlebenschancen.

15.2.2.2 Therapie

Nach Bergung des Ertrunkenen muß die Therapie am Unfallort und während des Transportes zum Krankenhaus zunächst darauf gerichtet sein, durch entsprechende Lagerung möglichst viel von dem eingedrungenen Wasser aus dem Respirationstrakt zu entfernen. Künstliche Beatmung, im Extremfall als Mund-zu-Mund- bzw. Mund-zu-Nase-Beatmung durchgeführt, kann, zusammen mit extrathorakaler Herzmassage, dazu beitragen, die Sauerstoffversorgung des Organismus zu verbessern und die Entwicklung des Lungenödems zu verzögern. Für die weiteren therapeutischen Überlegungen in der Klinik sind die Fragen nach der Herz- und Kreislaufsituation (Kammerflimmern, Lungenödem, Hyper- oder Hypovolämie) sowie das Ausmaß der röntgenologisch erkennbaren Aspiration von entscheidender Bedeutung. Eine kontinuierliche EKG-Überwachung empfiehlt sich nicht nur zur Kontrolle der eigentlichen Herzfunktion, sondern auch wegen der möglichen Elektrolytverschiebung, insbesondere bei Süßwasserertrinkung. Die Indikation zur künstlichen Beatmung (mit PEEP) sollte großzügig gestellt werden, da sowohl der Gasaustausch verbessert als auch das Lungenödem günstig beeinflußt werden kann.

15.2.2.3 Prognose

Ist es gelungen, das Herz-Kreislauf-System des Ertrunkenen innerhalb 24 h zu stabilisieren, so hängt die weitere Prognose entscheidend davon ab, wie ausgeprägt der mit dem Unfall verbundene asphyktische Insult war. Es ist jedoch oft überraschend und erfreulich, daß Patienten im Kindesalter, die über mehrere Tage bewußtlos sind, später ohne Residualschaden das Krankenhaus verlassen.

15.2.3 Strahlenschäden an den Atemorganen

Der zunehmende Gebrauch ionisierender Strahlen in der Therapie bösartiger Erkrankungen und die besseren Überlebenschancen pädiatrischer Patienten mit Malignomen bedingen eine Zunahme solcher Patienten, die mit Strahlenschäden in den verschiedensten Organsystemen leben müssen. Strahlenschäden an den Respirationsorganen sind v.a. zu erwarten nach Therapie von Wilms-Tumoren oder Neuroblastomen, die entweder als Primärtumor ihren Sitz im Thoraxbereich haben oder häufig zur Metastasierung in die Lunge geführt haben (Kap. 4).

Die sog. Strahlenfibrose, die sich an der Lunge ausbilden kann, ist in ihrem Ausmaß selbstverständlich abhängig von der Dosierung und der Häufigkeit der Strahlenexposition. Die Strahlenfibrose entwickelt sich in 4 Stadien:
a) Proliferation: Neubildung und Aktivierung der Bindegewebszellen (Fibroblasten)
b) Zunahme der Grundsubstanz
c) Synthese kleinmolekularer Kollagenvorstufen
d) Bildung von reifem Kollagen und Anordnung des Kollagens zu Faserstrukturen (Fibrillogenese).

Klinisch sind während der Stadien a) und b) keine Symptome oder solche zu erwarten, wie sie auch mit entzündlichen Lungenerkrankungen einhergehen: Husten, vermehrte Schleimproduktion. Nach Ausbildung der Strahlenfibrose entspricht die Symptomatologie derjenigen der Lungenfibrose anderer Ätiologie (Abschn. 10).

Die Therapie besteht in symptomatischen Maßnahmen zur Bekämpfung des Hustens und der Schleimproduktion sowie in der möglichst exakten Prophylaxe zur Verhinderung von Erkältungskrankheiten und Pneumonien. Der Strahlentherapeut ist darauf hinzuweisen, daß die Dosis zur Behandlung der Malignome möglichst gering gehalten werden sollte; außerdem sollte, wenn irgend möglich, ein größerer Abstand zwischen den einzelnen Strahlendosen gewählt werden, da in den frühen Stadien der Strahlenfibroseentwicklung die Reversibilität der Veränderungen noch besteht.

Literatur

1. Bublitz G (1973) Morphologische und biochemische Untersuchungen über das Verhalten des Bindegewebes bei der strahlenbedingten Lungenfibrose. Thieme, Stuttgart (Normale und Pathologische Anatomie, Heft 26)
2. Cumming WA, Reilly BJ (1972) Fatigue aspiration. A cause of recurrent pneumonia in infants. Radiology 105:387–390
3. Danus O, Casar C, Larrain A, Pope II CE (1976) Esophageal reflux – an unrecognized cause of recurrent obstructive bronchitis in children. J Pediatr 89:220–224
4. Margulies SI, Brunt PW, Donner MW, Silbiger ML (1968) Familial dysautonomia. A cineradiographic study of the swallowing mechanism. Radiology 90:107–112
5. Mendelson CC (1948) The aspiration of stomach contents into the lung during obstetric anesthesia. Am J Obstet Gynecol 52:191–204

16 Das Atemnotsyndrom

H. B. von Stockhausen und A. Fenner

16.1 Definition

Das Atemnotsyndrom des Neugeborenen ist eine akute Erkrankung der Lungen während der ersten Lebenstage, die als Folge eines entwicklungsbedingten Surfactantmangels überwiegend bei Unreifgeborenen vorkommt. Synonyma sind: *Respiratory distress syndrome* (RDS); Syndrom der hyalinen Membranen; *Hyaline membrane disease* (HMD).

16.2 Morphologische und funktionelle Entwicklung des Respirationstraktes während der Fetalzeit
(s. auch Abschn. 2.1 und 2.2)

Am 24. Tag der vorgeburtlichen Entwicklung wird die Lungenanlage durch Ausknospung aus dem Entoderm erstmals nachweisbar. Sie ist nach Wachstum und Differenzierung zunächst als ein glanduläres Organ anzusehen, dessen Flüssigkeitsproduktion an der Entstehung des Fruchtwassers und seiner Zusammensetzung einen wichtigen Anteil hat. In der 26.–28. Woche entwickeln sich aus den Ductus alveolares rasch zunehmend die Alveolen, deren Epithel aber noch nicht die charakteristische Abflachung der reifen Lunge aufweist. Auch die Kapillardichte um die Alveolen ist in dieser Entwicklungsphase noch relativ gering.

Histologische Untersuchungen der reifen Neugeborenenlunge haben ergeben, daß das Alveolarepithel überwiegend von zwei Zelltypen gebildet wird [2]. Die häufigere Typ-I-Zelle (Pneumozyt I) ist klein und flach, während die Typ-II-Zelle (Pneumozyt II) durch ihre Größe sowie zahlreiche Vakuolen und größere Einschlußkörper auffällt. Letztere lassen bei Spezialfärbung als besonderes Charakteristikum ein lamellär angeordnetes osmiophiles Material erkennen (Abb. 1). Es wird angenommen, daß hier die Synthese des Surfactant (Synonyma: oberflächenaktives Material, Antiatelektasenfaktor) oder zumindest seine Speicherung erfolgt. Stellt die Ausbildung von Alveolen mit dem abgeflachten Alveolarepithel die morphologische Voraussetzung zur postnatalen Lungenatmung dar, so muß das Vorhandensein des die Alveolarwand auskleidenden monomolekularen Surfactantfilmes als funktionelle Vorbedingung angesehen werden.

Die Funktion des Surfactant besteht darin, die in den Alveolen insbesondere bei verkleinertem Durchmesser am Ende der Exspiration sich ungünstig auswirkenden

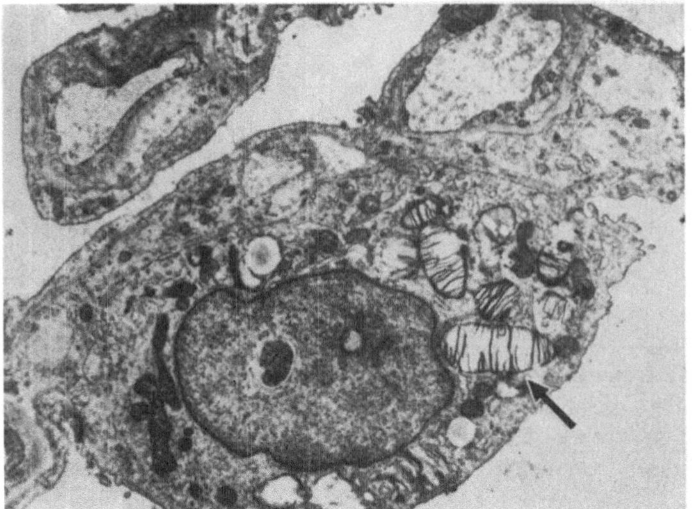

Abb. 1. Elektronenmikroskopische Aufnahme eines Pneumozyten II mit zahlreichen Vakuolen und dem in typischer Weise lamellär angeordneten osmiophilen Material

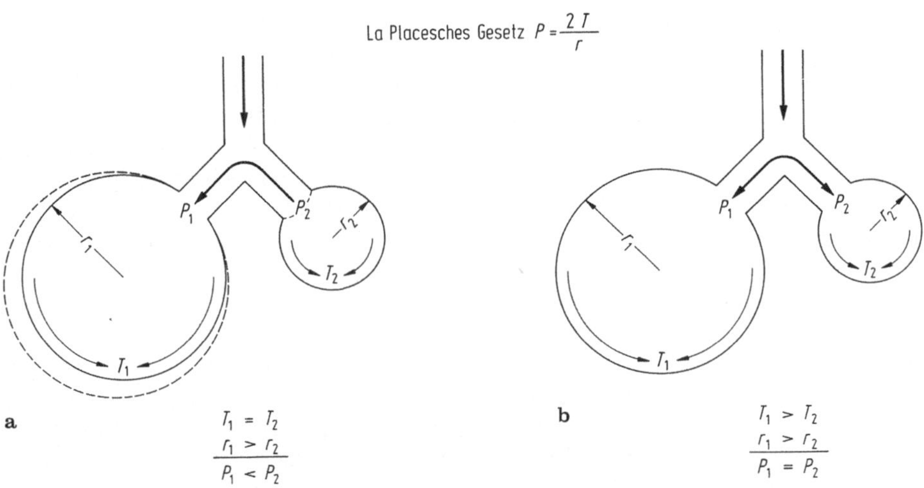

Abb. 2 a, b. Das La Placesche Gesetz für kugelförmige Gaskörper mit flüssiger Grenzschicht (air-liquid-interface) und seine Auswirkungen auf miteinander verbundene Gaskugeln (Alveolen) von unterschiedlicher Größe. **a** Bei fehlendem Surfactant wird durch Verkleinerung einer Alveole der Gasdruck (P_2) erhöht, was zu einer Instabilität der Alveolen führt. **b** Die Kompression des physiologischerweise vorhandenen Surfactant reduziert die Oberflächenspannung bei Verkleinerung der Alveole, so daß der Gasdruck im Prinzip gleich bleibt. P = Gasdruck, T = Oberflächenspannung, r = Alveolenradius

Oberflächenkräfte zu reduzieren und einem Alveolarkollaps entgegenzuwirken (Abb. 2). Somit ist diese Substanz dafür verantwortlich, daß bei Ruheatmung die sog. funktionelle Residualkapazität bzw. bei forcierter Exspiration ein noch ausreichendes Residualvolumen in der Lunge erhalten bleibt.

Chemisch besteht der Surfactant aus einem Komplex von Phospholipiden, Proteinen, Glukose und Spuren von Mukoplysacchariden, doch sind noch nicht alle Einzelheiten seiner Zusammensetzung bekannt. Gesichert ist, daß Phospholipide die größte Rolle spielen und etwa 75–85% des Surfactant ausmachen [29, 47]. Lezithin (Phosphatidylcholin), Phosphatidylglyzerol (PG) und Phosphatidylinositol (PI) sind die wichtigsten im Surfactant vorkommenden Phospholipide. Der qualitative Nachweis von Surfactant kann postmortal indirekt durch Druck-Volumen-Diagramme an Lungenpräparaten geführt werden. Außerdem ist auch die Messung der Oberflächenspannung im Lungenhomogenat oder eine direkte Bestimmung der einzelnen Komponenten des Surfactant mit Hilfe der Dünnschichtchromatographie möglich [8, 28].

16.3 Epidemiologie, Ätiologie und Pathophysiologie

Es kann heute als gesichert gelten, daß das Atemnotsyndrom in der ganzen Welt und bei allen Rassen auftritt. Berichte, denen zufolge bei afrikanischen Kindern diese Erkrankung nicht vorkommt, haben sich nicht bestätigt. Jedoch ist die Frage nach der Rolle der mütterlichen Ernährung noch nicht eindeutig geklärt. So wird angenommen, daß die Ernährung mit einem hohen Anteil von Palmfett, wie sie in afrikanischen Ländern üblich ist, einen günstigen Effekt auf die frühzeitige Surfactantbildung beim ungeborenen Kind haben könnte, da das Palmfett große Mengen Palmitinsäure enthält [31].

Von den zahlreichen prädisponierenden Faktoren eines Atemnotsyndroms spielt die Frühgeburtlichkeit die größte Rolle (Tabelle 1). So wird bei Frühgeborenen mit einem Geburtsgewicht unter 2500 g das Atemnotsyndrom in 10–16% beobachtet. Analysiert man das Sektionsmaterial von an Atemnotsyndrom verstorbenen Kindern, so beträgt das Schwangerschaftsalter in 86% der untersuchten Fälle weniger als 37 Wochen [8].

In den Vorbemerkungen über die fetale Lungenentwicklung ist bereits auf die zentrale Rolle des Surfactant bei der Entstehung eines Atemnotsyndroms hingewiesen worden. Erst der Surfactantmangel führt zu alveolärer Instabilität und zur Entstehung von Atelektasen. Die direkten Folgen sind eine Erniedrigung der Compliance und eine eingeschränkte alveoläre Ventilation bei gleichzeitig zunehmendem intrapulmonalem Rechts-links-Shunt.

Tabelle 1. Prädisponierende Faktoren für das Auftreten eines Atemnotsyndroms

1. Gesichert	Frühgeburtlichkeit
	Kaiserschnittentbindung ohne Wehentätigkeit
2. Wahrscheinlich	Mütterlicher Diabetes mellitus
	Zweiter Zwilling häufiger betroffen als ersterer
3. Möglich	Männliche Kinder häufiger erkrankt als weibliche
	Familiäre Disposition
	Antepartale vaginale Blutungen

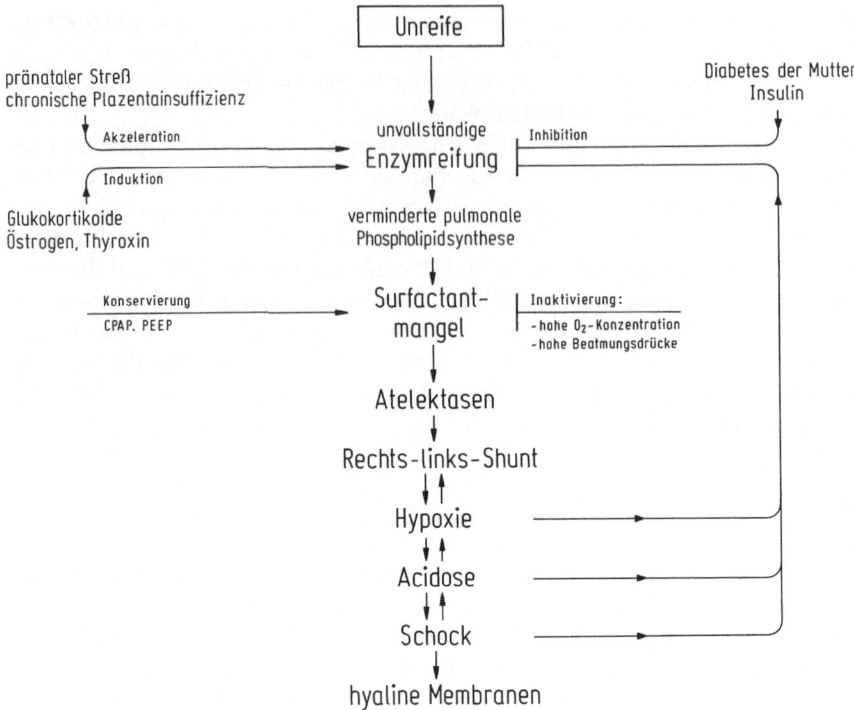

Abb. 3. Schematische Darstellung der Pathogenese des Atemnotsyndroms bei Früh- und Neugeborenen. (Nach [12, 28])

Auch wenn zahlreiche zusätzliche Faktoren Produktion und Elimination des Surfactant positiv bzw. negativ beeinflussen können, ist die Frühgeburtlichkeit als wichtigste Ursache der unvollständigen Enzymreifung der Phospholipidsynthese anzusehen (Abb. 3). Acidose, Hypoxie, Schock und pulmonale Hypoperfusion sind im Gegensatz zum adulten RDS nicht, wie lange Zeit angenommen [18], kausale Faktoren, sondern eher Folgezustände des Atemnotsyndroms. Sie können nach Art eines Circulus vitiosus den Krankheitsverlauf jedoch negativ beeinflussen. So beträgt die Halbwertszeit des Surfactant nur 14 h. Für seine Nachproduktion ist neben einer ausreichenden O$_2$-Versorgung und einem stabilen Kreislauf wahrscheinlich auch eine genügende Substratzufuhr von entscheidender Bedeutung [8]. Dennoch bleiben viele Detailfragen, die die Variabilität von Schweregrad und Verlauf eines Atemnotsyndroms erklären könnten, z. Z. noch unbeantwortet.

16.4 Pathologie

Die Lunge von Kindern, die während der akuten Krankheitsphase verstorben sind, ist auffallend dunkelrot, praktisch luftleer und in ihrer Konsistenz leberartig. Die histologische Untersuchung ergibt je nach Todeszeit etwas unterschiedliche Befunde. So

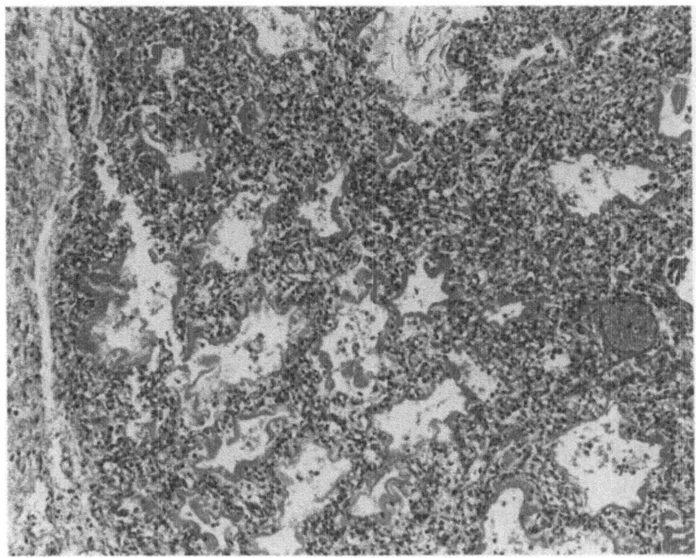

Abb. 4. Histologisches Präparat einer Atemnotsyndromlunge mit typischen hyalinen Membranen

weisen die Lungen von unmittelbar post partum verstorbenen Kindern außer Atelektasen und einer Kongestion weiter Lungenabschnitte kaum Veränderungen auf. Bei später verstorbenen Kindern findet man darüber hinaus vermehrte Granulozyten und Makrophagen, ein interstitielles Ödem, vereinzelte Hämorrhagien und v. a. ein charakteristisches hyalines Material (Abb. 4). Dieses eosinophile Material besteht überwiegend aus Fibrin und Zelltrümmern. Es kleidet zahlreiche Bronchioli terminales und Ductus alveolares membranähnlich aus. Früher hat man dem hyalinen Material eine primäre Rolle bei der Entstehung der Krankheit zugeschrieben, was zu dem Begriff "hyaline membrane disease" führte. Man nahm an, daß es sich um transformiertes Material von aspiriertem Fruchtwasser handeln könnte. Heute ist bekannt, daß die hyalinen Membranen erst im Verlaufe der Krankheit entstehen und als ein typisches Schockäquivalent der Lunge anzusehen sind. Entsprechend sind hyaline Membranen auch bei der Schocklunge des Erwachsenen bekannt, nur daß beim sog. adulten Atemnotsyndrom der Schock die primäre Ursache ist, während beim Atemnotsyndrom des Früh- und Neugeborenen der Surfactantmangel das Primum movens darstellt.

16.5 Klinik

In der Ära der neonatalen Intensivmedizin muß es fast anachronistisch anmuten, wenn klinische Zeichen und Verlauf dieser Erkrankung so dargestellt werden, wie sie früher beobachtet wurden. Dennoch erscheint dieses wichtig aus zwei Gründen: 1. Nicht überall in der Welt existiert eine neonatale Intensivmedizin; 2. mancher Verlauf unter Intensivtherapie wird erst verständlich, wenn man weiß, wie die Erkrankung ohne diese Therapie ablaufen würde.

Eines der wichtigsten und interessantesten Merkmale des Atemnotsyndroms ist die Möglichkeit der Vorhersage: Treten nicht innerhalb von 12 h nach der Geburt Zeichen des Atemnotsyndroms auf, ist mit der Entstehung dieser Erkrankung nicht mehr zu rechnen. Das in der Literatur vielfach zitierte „freie Intervall", das als Kennzeichen der Initialphase angesehen wurde, muß als Folge mangelhafter klinischer Beobachtung gewertet werden. Zwar besteht eine ausgeprägte Neigung zur Zunahme der Symptome während der ersten 12–24 Lebensstunden, doch sind die Kinder niemals in den ersten Stunden nach Geburt völlig erscheinungsfrei.

Leitsymptom ist die Atemnot, die durch Erhöhung der Atemfrequenz auf Werte von 120–140/min steigen kann. Hinzu kommen Nasenflügeln, Einziehungen (jugulär, sternal und interkostal) und eine zunehmende Zyanose. Charakteristisch ist das "grunting", ein während der Exspirationsphase hörbares Stöhnen, das durch Glottisschluß zustandekommt, mit dem offensichtlichen Ziel, den intrapulmonalen Druck zu erhöhen und die Atelektasenbildung zu vermindern (Abschn. 5.2). Bei der Lungenauskultation ist ein über allen Lungenfeldern abgeschwächtes Atemgeräusch typisch. Am Ende der Inspiration ist manchmal ein feines Knisterrasseln zu hören. Mit Fortschreiten der Erkrankung ist das Atemgeräusch nahezu vollständig aufgehoben, und die Kinder wirken insgesamt schwerkrank. Sie sind schlaff und neigen zur Hypothermie. Ohne Behandlung treten schließlich rasch die Zeichen des Kreislaufschocks auf (Blässe, periphere Zyanose, verminderte Harnausscheidung). Zur Klassifizierung des klinischen Befundes hat sich vielerorts der "Silverman-Score" durchgesetzt (Abb. 5).

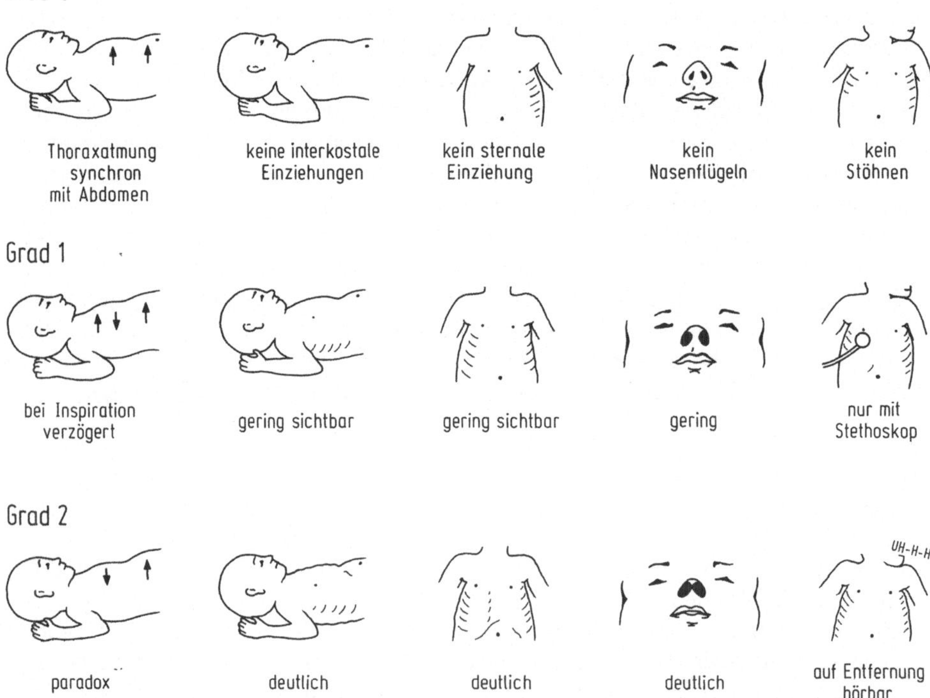

Abb. 5. Klinische Einteilung der Schweregrade eines Atemnotsyndroms (Silverman-Score)

16.6 Diagnose und Differentialdiagnose

16.6.1 Antepartale Diagnostik

Lungenflüssigkeit und Fruchtwasser stehen in offener Verbindung, was durch die fetalen Atembewegungen noch zusätzlich intensiviert wird. Auf dieser Basis ist es möglich, antepartal den Zeitpunkt einer ausreichenden Lungenreife durch Untersuchung der Phospholipide im Fruchtwasser zu bestimmen [4, 14]. In vielen geburtshilflichen Abteilungen wird bereits heute eine antepartale Lungenreifediagnostik bei drohender Frühgeburt im durch transabdominale Punktion gewonnenen Fruchtwasser betrieben, wobei sowohl Screeningmethoden als auch genauere quantitative Verfahren zur Verfügung stehen. Als Standardtest gilt heute die Bestimmung der L/S-Ratio, des Verhältnisses von Lezithin zu Sphingomyelin [11]. Beträgt die L/S-Ratio mehr als 2,0, dann ist die Entwicklung eines Atemnotsyndroms unwahrscheinlich. In einem großen Kollektiv normaler Schwangerschaften wurde ermittelt, daß die 50er Perzentile der L/S-Ratio den Wert 2,0 zwischen der 34. und 36. Woche erreicht. Eine Übersicht der gängigen Methoden zur Bestimmung der Phospholipide zeigt Tabelle 2.

16.6.2 Postpartale Diagnostik

Neben den anamnestischen Angaben (Frühgeburtlichkeit, Kaiserschnittentbindung usw.) und den klinischen Befunden (16.5) haben das Thoraxröntgenbild und die Blutgase die größte Bedeutung zur Beurteilung von Schweregrad und Prognose eines Atemnotsyndroms sowie für die Indikationsstellung therapeutischer Maßnahmen. Röntgenologisch wird das Atemnotsyndrom nach Giedeon [10] in 4 Stadien eingeteilt (Abb. 6a–d). In leichten Fällen im Stadium I stellt sich röntgenologisch lediglich eine feine retikulogranuläre Zeichnung dar, die durch das dichte Nebeneinander von kleinsten belüfteten und unbelüfteten Lungenbezirken entsteht. Bei fortgeschrittenem Atemnotsyndrom imponiert eine zunehmende Minderbelüftung der Lunge mit unscharfen Lungen-Herz- und Lungen-Zwerchfell-Grenzen, während sich die meist dilatierten

Tabelle 2. Gegenüberstellung von 6 Methoden zur Bestimmung der fetalen Lungenreife. (Nach Diedrich u. Krebs [4])

Methode	Handhabung	Zeitaufwand	Ablesbarkeit	Eignung
Oberflächenspannung	Einfach (Kreißsaal)	5–10 min	Direkter Meßwert	Screening
Clements-Test	Einfach (Kreißsaal)	20 min	Beurteilung des Schaumringes	Screening
L/S-Ratio	Klinische Labor-Dünnschichtchromatographie	ca. 3 h	Absorptionsphotometrische Messung	Sichere Methode
Lezithin	Labor enzymatisch	45 min	Photometrisch	Einfach, sehr genau
Fluoreszenzpolarisation	Mikroviskosimeter	30 min	Ablesen des Meßwertes	Gut, Gerät zu teuer

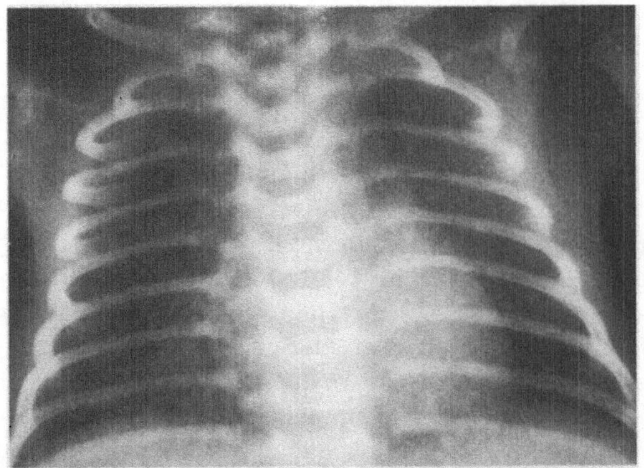

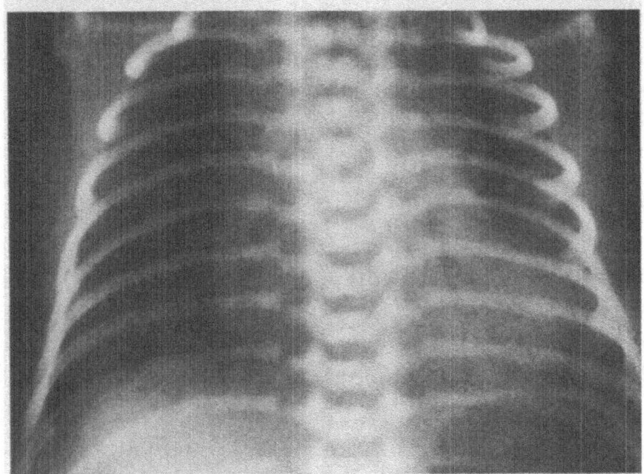

Abb. 6 a–d. Röntgenbilder von
verschiedenen Schweregraden
eines Atemnotsyndroms bei
Frühgeborenen in der Einteilung
nach Giedeon [10] **a** Stadium I:
Retikulogranuläre Zeichnung;
b Stadium II: Verstärkte
granuläre Zeichnung und
positives Luftbronchogramm;
c Stadium III: Zunehmende
Unschärfe der Herz-Lungen- und
Lungen-Zwerchfell-Grenzen;
d Stadium IV: Sog. „weiße Lunge"

Bronchien als lufthaltiges System abheben („positives Luftbronchogramm"). Im Endstadium ist das typische Bild der weißen Lunge charakteristisch.

Die Blutgaswerte zeigen anfänglich eine mäßige gemischte respiratorische und metabolische Acidose, doch kann der Kohlendioxydpartialdruck anfangs noch normal sein. Ein erhöhter PCO_2-Wert ist Zeichen einer zunehmenden respiratorischen Insuffizienz. Hypoxie, unterstützt durch Hypothermie, kann schließlich aber auch zu einer ausgeprägten Laktatacidose führen.

Auch beim Neugeborenen besteht die Möglichkeit, Hinweise über die Produktion von Surfactant zum Zeitpunkt der Geburt und im weiteren Verlauf zu gewinnen. So können unmittelbar post partum im Absaugsekret von Pharynx und Magen oder bei intubierten Patienten auch fortlaufend aus Trachealaspirat die Phospholipide bestimmt werden. Durch entsprechende Untersuchungen konnte Obladen [29] zeigen, daß beim Atemnotsyndrom neben einer deutlichen Verminderung des Lezithins ein völliges Fehlen von Phosphatidylglyzerol als charakteristisch anzusehen ist.

Lungenfunktionsuntersuchungen sind zur Diagnostik des Atemnotsyndroms routinemäßig zu aufwendig, doch haben sie für die Charakterisierung der pathophysiologischen Folgen dieser Erkrankung dennoch eine große Bedeutung. So ist die Compliance in Abhängigkeit vom Schweregrad des Atemnotsyndroms bis deutlich unter

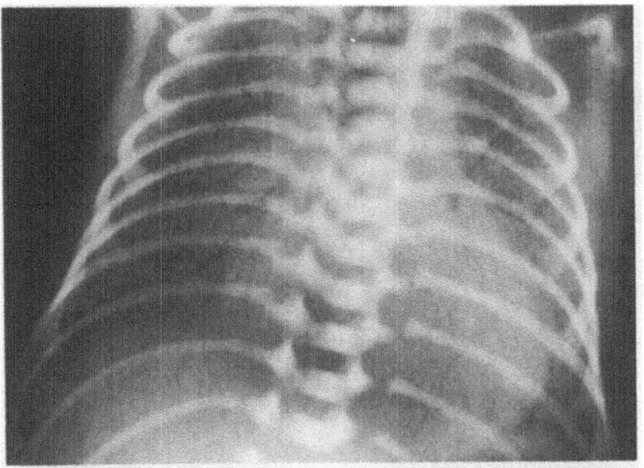

Abb. 6c, d

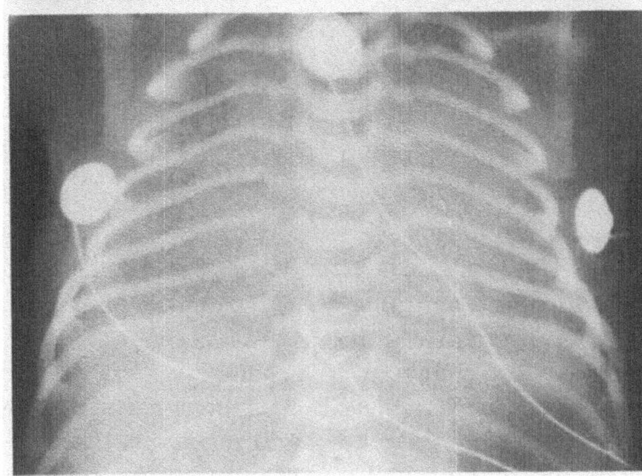

1 ml/cm H_2O erniedrigt, während die Resistance als Folge der Dilatation der Bronchien eher im positiven Sinne leicht vermindert ist. Das Tidalvolumen ist bei hoher Atemfrequenz und relativ erhöhtem Totraumvolumen stark reduziert und die Atemarbeit maximal erhöht [16].

Eine weitere Diagnostik (Elektrolyte, Serumproteine, Gerinnungsfaktoren usw.) ergibt sich aus dem Verlauf. Für die Initialphase und den Therapiebeginn genügen neben Röntgenaufnahme und Blutgaswerten zunächst Hämatokrit und Blutzucker.

16.6.3 Differentialdiagnose

Die Begriffe „Atemnotsyndrom" und „neonatale Atemnot" wurden früher zur Charakterisierung aller bei Neugeborenen beobachteten Atemstörungen weitgehend synonym gebraucht. Inzwischen ist der Begriff „Atemnotsyndrom des Neugeborenen" im Sinne der oben festgelegten Definition (16.1) gegenüber einer großen Zahl differential diagnostischer Möglichkeiten klar abgegrenzt (Tabelle 3). Sternale bzw. interkostale Einziehungen in Verbindung mit exspiratorischem Stöhnen ("grunting") und einer auffallenden Abschwächung des auskultierbaren Atemgeräusches sind die charakteri-

Tabelle 3. Differentialdiagnose des Atemnotsyndroms

Postasphyxiesyndrom
Primäre Atelektasen, kardiopulmonales Syndrom
Transitorische Tachypnoe, "wet lung disease"
PFC-Syndrom (*persistent fetal circulation*)
Extreme Hämokonzentration (HK > 0,80)
Volumenmangelschock nach Blutung unter der Geburt
Vitium cordis congenitum mit Zyanose
Lungenödem mit akuter Lungenblutung
Aspiration von Mekonium oder Blut
Streptokokken-B-Sepsis
Pneumothorax
Phrenikusparese
Mißbildungen im Bereich der Atemwege: z. B.
– Choanalatresie
– Pierre-Robin-Syndrom
– Ösophagusatresie mit Trachealfistel
– Zwerchfellhernie bzw. Relaxatio diaphragmatica
– Lungenhyoplasie z. B. beim Potter-Syndrom
Kongenitale Myopathie

stischen klinischen Zeichen des Atemnotsyndroms. Sie sind Ausdruck einer verminderten funktionellen Residualkapazität als Folge des beschriebenen Surfactantmangels und werden in gleicher Ausprägung bei kaum einer anderen Atemstörung in der Neonatalperiode beobachtet.

Auf eine Thoraxröntgenaufnahme kann dennoch nicht verzichtet werden, um den prognostisch und therapeutisch wichtigen Schweregrad des Atemnotsyndroms abzuschätzen (Abb. 6a–d). Andererseits lassen sich röntgenologisch zahlreiche Ursachen von respiratorischen Störungen (z. B. Fehlbildungen, Pneumothorax, Aspirationssyndrom usw.) leicht abgrenzen. Größere Schwierigkeiten kann die Unterscheidung der leichten Form des Atemnotsyndroms von der transitorischen Tachypnoe ("wet lung disease") bereiten, die durch einen verzögerten Abtransport der bis zur Geburt physiologischen intrabronchialen und intraalveolären Flüssigkeit zustandekommt.

Zunehmende Bedeutung hat in den letzten Jahren die Streptokokken-B-Sepsis erlangt, deren frühe Verlaufsform auch röntgenologisch kaum vom Atemnotsyndrom zu unterscheiden ist [36]. Eine Hilfe kann hier das Blutbild sein, soweit eine Leukopenie mit Neutropenie und Linksverschiebung schon am 1. Lebenstag vorliegt. Auch die Bestimmung des C-reaktiven Proteins (CRP) hat sich als schnell ansteigender Index für die Diagnose einer Infektion bewährt. Die endgültige Diagnose der perinatal erworbenen Infektion mit B-Streptokokken kann jedoch nur durch eine bakteriologische Untersuchung bzw. sehr viel schneller durch eine Gegenstromelektrophorese gestellt werden [44].

Die postpartale kardiorespiratorische Adaptation, die durch zunehmende Perfusion der Lunge nach entsprechender Druckabnahme in der A. pulmonalis ensteht, kann durch Hypoxie, Acidose und Hyperkapnie in den ersten Lebensstunden rückgängig gemacht werden. Ein erneuter Anstieg des Perfusionswiderstandes im Lungenkreislauf führt dann zu einer Zunahme des Rechts-links-Shunts über die fetalen Blutwege. Man spricht in einem solchen Fall von einer sekundären Form des

Syndroms der persistierenden fetalen Zirkulation (PFC-Syndrom). Das primäre idiopathische PFC-Syndrom als Folge einer angeborenen Hypertrophie der Muskulatur der Lungenarteriolen ist dagegen sehr selten und gilt als prognostisch ungünstig [19]. Ein Atemnotsyndrom III.–IV. Grades geht regelmäßig mit einem erhöhten Rechtslinks-Shunt einher und kann in manchen Fällen differentialdiagnostische Schwierigkeiten gegenüber einem primären PFC-Syndrom oder einem Vitium cordis congenitum mit Rechts-links-Shunt bereiten. In allen Fällen bestehen ausgeprägte Tachypnoe und Zyanose trotz Sauerstoffzufuhr. Die Untersuchung der arteriellen Blutgase und der Hyperoxietest helfen in dieser Situation differentialdiagnostisch weiter. Der $PaCO_2$ ist bei zyanotischen Vitien (z. B. Transposition der großen Gefäße oder primäres PFC-Syndrom) im Gegensatz zum Atemnotsyndrom normal oder nur geringgradig erhöht. Im Hyperoxietest steigt dagegen der PaO_2 selbst unter kontrollierter Beatmung mit einem FiO_2 von 1,0 bei diesen Patienten im Gegensatz zum Atemnotsyndrom kaum über 25 mmHg an. Wegen der Möglichkeit zur kontinuierlichen Registrierung bei gleichzeitiger Vermeidung einer invasiven Untersuchung wird der Hyperoxietest heute in der Regel durch die Messung des transkutanen PO_2 ($tcPO_2$) durchgeführt.

Besteht ein normaler arterieller Blutdruck trotz ausgeprägter Hypoxie, kann ein diagnostischer Therapieversuch mit Tolazolin (1–2 mg/kg KG) angeschlossen werden. Tolazin ist eine vasodilatorische Substanz vom Typ der α-Rezeptoren-Blocker, die ihren Angriffspunkt an den kleinen Arterien und Arteriolen des pulmonalen, aber leider auch des großen Kreislaufs hat.

16.7 Verlauf

Durch den Einsatz von Atemhilfen (CPAP) und künstlicher Beatmung ist der typische Verlauf des ausgeprägten Atemnotsyndroms klinisch und röntgenologisch heute kaum noch allgemein bekannt. Blutgaswerte, Hyperoxietest, Röntgenaufnahmen und der vielerorts übliche klinische Score nach Silverman alarmieren den Therapeuten rechtzeitig, wann welche Maßnahmen zu treffen sind. Tabelle 4 ist mit voller Absicht einer älteren Publikation (1968) entnommen, aus der der „klassische Verlauf" vor Beginn der Intensivneonatologie und moderner geburtshilflicher Maßnahmen zur Asphyxieprophylaxe hervorgeht [41]. Klinisch läßt sich das Atemnotsyndrom in 3 Stadien einteilen. Regelmäßig bestehen erste klinische Zeichen bis zur 6. Lebensstunde. Bei anhaltender Progredienz wird meist bis zur 36. Stunde der Höhepunkt des klinischen Bildes erreicht. Bei sehr unreifen Frühgeborenen mußte in früheren Jahren mit einem raschen Übergang vom Stadium II mit den Zeichen der extremen Dyspnoe in einen Zustand der völligen Erschöpfung mit respiratorischer Insuffizienz und den Zeichen des Kreislaufschocks (Stadium III) gerechnet werden [41]. Eine „fixierte Herzfrequenz" (silentes Kardiorespirogramm) mit Werten zwischen 120 und 140 Herzschlägen/min bereits im Stadium I–II wird als prognostisch ungünstiges Symptom angesehen. Sie kann als Ausdruck einer autonomen Dysregulation gedeutet werden.

Tabelle 4. Klinischer Verlauf und Stadieneinteilung des Atemnotsyndroms. (Nach [41])

	Symptom		
	Beginnendes Atemnot-syndrom	Maximale Dyspnoe	Stadium der Erschöpfung
Hautfarbe	Rosig	Blaß rosa, grauer Unter-ton	Blaß-graue Zyanose
Atemfrequenz	Beschleunigt, 50–65/min	Tachypnoe, 60 bis über 100/min	Bradypnoe, Schnapp-atmung
Exspiratorisches Stöhnen	Leises Stöhnen, oft etwas Schaum vor dem Mund	Lautes Stöhnen, offener Mund, Nasenflügeln	Kein Stöhnen
Retraktionen des Sternums	Keine oder geringe Ein-ziehungen	Starke Einziehungen	Geringe Einziehungen, soweit keine Schnapp-atmung besteht
Auskultations-befund	Meist regelrechtes Atemgeräusch, Ent-faltungsknistern	Stark abgeschwächtes Atemgeräusch	Kein Atemgeräusch hörbar
Herzaktion	Normal	Tachykard	Häufig bradykard
Ödeme	Geringe Ödeme in Abhängigkeit vom Reifegrad	Mäßig starke Ödeme	Oft starke Ödeme
Leber	Unauffällig	Leicht vergrößert	Deutlich vergrößert
Darmtätigkeit	Regelrecht	Abgeschwächt	Paralytischer Ileus
Nierenfunktion	unauffällig	Oligurie, Urin meist alkalisch	Oligurie bis Anurie
Spontanbewegungen	Lebhaft	Vermindert	Träge bis fehlend
Muskeltonus	Normal	Abgeschwächt	Fehlend
Neugeborenenreflexe	Lebhaft	Abgeschwächt	Fehlend
Röntgenbild	Stadium 1	Stadium 2–3	Stadium 4
pH des Blutes	Normal bis leicht erniedrigt	Mäßig erniedrigt	Stark erniedrigt
$PaCO_2$	Normal bis leicht erniedrigt	Leicht erhöht	Stark erhöht
St.-Bikarbonat	Mäßig erniedrigt	Erniedrigt	Stark erniedrigt
PaO_2	Unter O_2-Zufuhr normal	Starke O_2-Abhängigkeit	Selbst bei einem FiO_2 von 1,0 deutlich erniedrigt
Lebensalter	4–10 h	12–36 h	24–48 h

Nur im II. Stadium kann es noch zu einer spontanen Heilung des Atemnotsyn-droms kommen. Bei gleichem Schweregrad eines Atemnotsyndromes hat sich gezeigt, daß die zu einer höheren Atemfrequenz fähigen Patienten im Durchschnitt ihre Atem-not besser kompensieren können und eher überleben [18]. Aus der Zeit mit aus-schließlich konservativer Therapie ist bekannt, daß bei überlebenden Kindern eine oft kritische Besserung bis zum Ende des 2. oder 3. Lebenstages erfolgt, wobei die kli-nische Heilung den anatomischen und röntgenologischen Befunden vorauseilt. Das Einsetzen einer Diurese mit Gewichtsverlust zeigt am besten, daß die beim Atemnot-syndrom gestörten Kreislaufverhältnisse sich stabilisiert haben. Dagegen wird das hyaline Material der Membranen erst im Verlauf von Tagen und Wochen durch Gra-nulozyten und Makrophagen abgebaut.

16.8 Prävention

Zwei Präventivmaßnahmen sind an erster Stelle zu nennen: Reduktion der Frühgeburtlichkeit und Vermeidung von Asphyxie und Hypoxie in der Perinatalphase. Leider konnte die Frühgeborenenrate in den letzten 30 Jahren nicht nennenswert gesenkt werden. Über die Inzidenz des Atemnotsyndroms gibt es unterschiedliche Berichte: In den USA sowie in der Schweiz und den skandinavischen Ländern wird eine Abnahme gemeldet, bei uns zeichnet sich diese Entwicklung noch nicht so eindeutig ab.

Zusätzlich haben in den letzten Jahren von verschiedenen Seiten andere intensive Bemühungen zur Vermeidung eines Atemnotsyndroms stattgefunden. So wurde versucht, die Surfactantsynthese bei drohender Frühgeburt bereits intrauterin zu stimulieren. Diese Entwicklung wurde durch bessere Kenntnis über die Biochemie des Surfactant und die vielerorts eingeführte Lungenreifediagnostik im Fruchtwasser unterstützt.

Liggins u. Howie [20] konnten im Tierexperiment und wenig später auch in einer kontrollierten Studie bei Frühgeborenen zeigen, daß eine 1- bis 2malige Gabe von Kortikosteroiden an die Mutter 24–72 h vor Geburt die postnatale Entstehung eines Atemnotsyndroms signifikant reduziert. Wie mittlerweile aus Gewebekulturen bekannt ist, kommt es nach Zufuhr von Kortikosteroiden kurzfristig zu einer Enzyminduktion, die eine gesteigerte Synthese von Phosphatidylcholin und Phosphatidylglyzerol zur Folge hat [12]. Inzwischen sind die ersten Befunde von Liggins von zahlreichen Untersuchern bestätigt worden. Über die besten Ergebnisse wird nach Gabe von insgesamt 6–12 mg Dexa- und Betamethason in der 28.–34. Gestationswoche berichtet, sofern gleichzeitig eine Asphyxie vermieden werden kann und die Geburt mindestens 24 h bzw. spätestens 7 Tage nach der Steroidgabe erfolgt [5].

Auch andere Hormone (Thyroxin, 17-β-Östradiol, zyklisches AMP) können die Synthese von Phosphatidylcholin im Tierexperiment und in der Gewebekultur steigern. Thyroxin ist nicht plazentagängig, doch ist es in einer kleineren, nicht kontrollierten Studie bereits mit Erfolg intraamnial bei drohender Frühgeburt appliziert worden [22]. Thyreotropin releasing Hormon (TRH) ist dagegen plazentagängig und führt bei trächtigen Kaninchen zu einer signifikanten Beschleunigung der Lungenreife [35]. Sollten toxische Nebenwirkungen für den Feten und die Mutter ausgeschlossen werden, könnte nach Ansicht von Gross [12] die kurzfristige Behandlung der Mutter mit TRH bei drohender Frühgeburt in Zukunft eine brauchbare Methode werden. Vereinzelt ist über günstige Ergebnisse nach Gabe von Östrogenen berichtet worden, wobei die Erfolge bei männlichen Frühgeborenen besser waren [39]. Wegen der nicht abzusehenden endokrinologischen Folgen wird jedoch allgemein vor der Anwendung von Östrogenen gewarnt.

Theophyllin und Koffein können als Xanthinderivate über eine Inhibierung der Phosphodiesterase zu einem Anstieg der Konzentration an zyklischem AMP führen. Im Tierexperiment und in der Gewebekultur konnte auf diese Weise eine Steigerung der Syntheserate von Phosphatidylcholin beobachtet werden. Leider sind bisher keine epidemiologischen Untersuchungen darüber bekannt, ob starker Kaffeegenuß der Mutter in der Schwangerschaft mit einer verminderten Atemnotsyndromrate bei Frühgeborenen einhergeht.

Einen ganz neuen therapeutischen Weg haben Großpietzsch et al. [13] beschritten, indem sie schwangeren Frauen bei drohender Frühgeburt Dipalmitoylphosphatidylcholin (DPPC) intraamnial injizierten. Tierexperimentelle Voruntersuchungen hatten ergeben, daß sich das DPPC vorwiegend in der Lunge des Feten anreichert. Bei bisher noch zu kleiner Fallzahl konnten die Autoren die positiven Tierexperimente jedoch nicht ganz überzeugend bei menschlichen Frühgeborenen reproduzieren. Eine andere Methode der Surfactantsubstitution ist von Fujiwara et al. [9] sowie Morley et al. [24] beschrieben worden, die unmittelbar post partum während der Reanimationsmaßnahmen im Kreißsaal bei besonders gefährdeten Frühgeborenen verschiedene Präparationen eines künstlichen Surfactant mit Erfolg in die Trachea instillierten.

16.9 Therapie

Die Behandlung des neonatalen Atemnotsyndroms ist nach übereinstimmender Auffassung heute nur auf einer neonatologischen Intensivstation mit allen Möglichkeiten der Intensivmedizin gewährleistet [33, 34]. Diese schließt durch einen Transportdienst den Beginn der Therapie bereits im Kreißsaal und während der Verlegung in die neonatale Intensivstation ein. Es muß unbedingt bereits von der ersten Minute post partum dafür gesorgt werden, daß Atmung und Kreislauf unter Kontrolle sind und Hypoxie, Acidose, Hypoglykämie und Hypothermie vermieden werden. Andernfalls kann sich leicht aus einer zunächst noch unbedeutend erscheinenden Atemstörung nach 1–2 h eine nicht mehr zu beherrschende respiratorische Insuffizienz entwickeln.

Engmaschige klinische Beobachtungen und Kontrolle der arteriellen Blutgase in Verbindung mit der Röntgenuntersuchung klären meist Diagnose, Schweregrad und Progredienz des Krankheitsbildes. Eine zusätzliche Entscheidungshilfe für die einzuschlagende Therapie bieten der Hyperoxietest und die damit verbundene fortlaufende Registrierung des transkutanen pO_2. Auf diese Weise können auch während jeglicher Manipulationen am Patienten eine Beeinträchtigung wie auch eine Besserung der respiratorischen Situation sofort erkannt werden.

Wichtigste therapeutische Maßnahme ist neben der ausreichenden Zufuhr von Sauerstoff eine Atemhilfe zur Erzeugung eines kontinuierlichen positiven Atemwegsdruckes (CPAP = continuous positive airway pressure), oder – im Falle eines ernsteren Verlaufes – die Respiratorbehandlung mit positiv-endexspiratorischem Druck (PEEP = positive end-expiratory pressure). CPAP, PEEP oder eine relative Verlängerung der Inspirationszeit führen zu einer Anhebung des Atemwegsmitteldruckes, womit einem Alveolarkollaps entgegengewirkt wird. Die Folgen sind eine bessere Entfaltung der Lunge, eine Abnahme des Rechts-links-Shunts und dadurch eine bessere Oxygenierung des Blutes.

Der Einsatz einer Atemhilfe mit CPAP sollte großzügig gehandhabt werden, und zwar bereits beim Auftreten von diskreten Zeichen eines Atemnotsyndroms. Besonders bei kleinen Frühgeborenen hat sich die Anwendung von CPAP schon während des Intensivtransportes vom Kreißsaal zur neonatologischen Intensivstation zur Prävention eines Atemnotsyndroms bewährt, indem die Zahl der primären Intubationen mit anschließender Langzeitbeatmung zurückgegangen ist. Zahlreiche Methoden sind

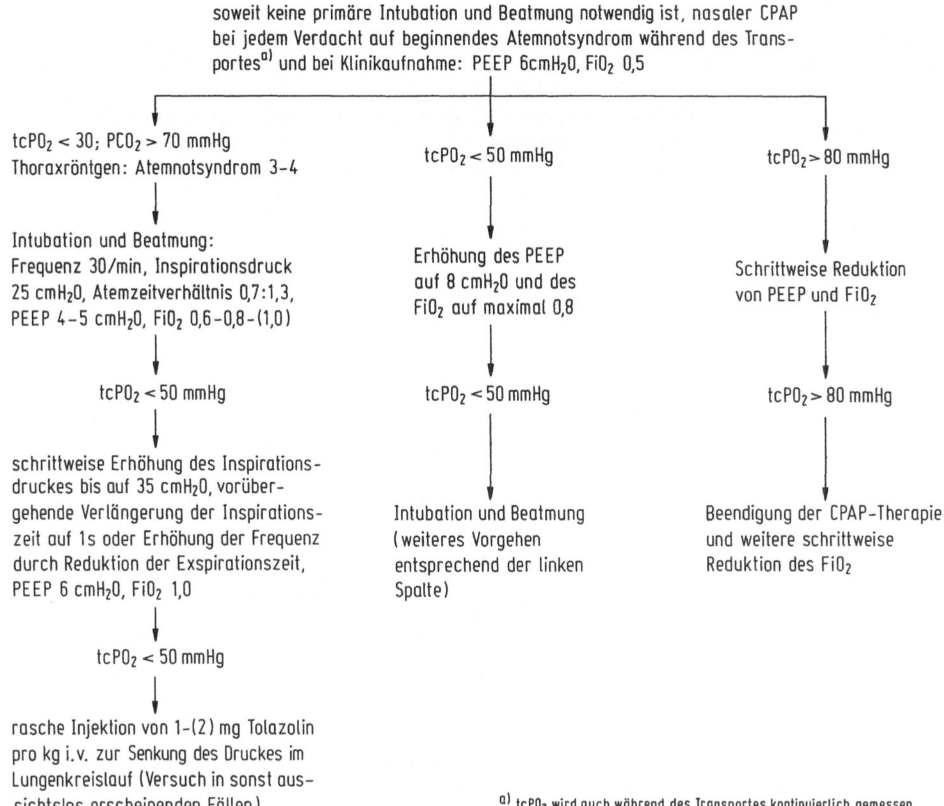

Abb. 7. Vereinfachtes Therapieschema beim Atemnotsyndrom des Früh- und Neugeborenen hinsichtlich Indikation für O_2-Zufuhr, CPAP und Beatmung an der Klinik für Neonatologie der Medizinischen Hochschule Lübeck

zur Erzielung eines kontinuierlich-positiven Atemwegsdruckes empfohlen worden, doch haben sich in letzter Zeit v. a. der nasale bzw. endotracheale CPAP durchgesetzt.

Die Indikation zur maschinellen Beatmung ist gegeben, wenn es trotz Anhebung des kontinuierlich positiven Atemwegsdruckes auf 6–8 cm H_2O bei einem FiO_2 von maximal 0,8 zur respiratorischen Insuffizienz kommt ($tcpO_2 < 50$, $pCO_2 > 70$ mm Hg; Abb. 7). Auch ein mangelhafter Atemantrieb besonders bei sehr unreifen Frühgeborenen kann eine zusätzliche Indikation zur Beatmung darstellen. Als Beatmungsmethode der Wahl hat sich allgemein eine Kombination von Spontanatmung unter CPAP mit intermittierender Positivdruckatmung (IMV = *i*ntermittent *m*andatory *v*entilation) bewährt. Entsprechende Respiratoren liefern kontinuierlich Atemgas, so daß der Patient zwischen den einzelnen mechanischen Inspirationen in Abhängigkeit von der eingestellten Frequenz während der „Exspirationsphase des Respirators" spontan atmen kann. Vor allem in der Entwöhnungphase mit zunehmender Reduktion der primär notwendigen Beatmungsfrequenz eignet sich diese Methode gut. Vereinzelt in der Literatur beschriebene alternative Beatmungstechniken, die einerseits extrem niedrige

Tabelle 5. Ergänzende Therapie beim Atemnotsyndrom des Früh- und Neugeborenen

1. Antibiotika	Auch unter Beatmung ist ohne zwingenden Grund (Verdacht auf Sepsis) eine antibiotische Therapie oder Prophylaxe beim Atemnotsyndrom grundsätzlich nicht indiziert. Wegen differentialdiagnostischer Schwierigkeiten zur foudroyant verlaufenden Frühform der Streptokokken-B-Sepsis ist jedoch die Gabe von 250 000 E Penicillin G/kg KG beim Atemnotsyndrom am ersten Lebenstag zu empfehlen
2. Puffertherapie	Größte Zurückhaltung gegenüber jeglicher Pufferzufuhr, seitdem die Möglichkeit zur Beatmung besteht! Bei $pH < 7,2$ bzw. Basenexzeß < -10 mmol/1 langsame Infusion von Bikarbonat in Kombination mit 5%iger Glucose mit dem Ziel, den Basenexzeß zu halbieren: $$\text{Bikarbonat (mmol)} = \frac{\text{Basenexzeß}}{2} \cdot \frac{\text{kg KG}}{3}$$
3. Sedierung bzw. Muskelrelaxierung	Zur Koordinierung der Atmung des Kindes mit dem Respirator ist bei schwerem Atemnotsyndrom häufig eine Sedierung und in manchen Fällen eine Muskelrelaxierung notwendig; z. B. Luminal 10–20 mg/kg KG/Tag. Relaxanzien: Alloferin initial 0,3 mg/kg KG bei Wiederholung 0,1 mg/kg KG oder Pancuronium 0,03 mg/kg KG (längere Wirkungsdauer als Alloferin)
4. Schocktherapie	Bei Hypotonie zunächst rasche Infusion von 10–20 ml 5%igem Humanalbumin pro kg KG. Anschließend Dauerinfusion von Dopamin in Kombination mit Dobutamin (Dosierung: 2–5 bzw. 5–10 µg/min und kg/ KG)
5. Diuretika	Möglichst Zurückhaltung gegenüber Diuretika (Furosemid). Bei Oligurie Einsatz nur bei normalem Blutdruck und Serumnatrium
6. Bluttransfusion	Bei beatmeten Früh- und Neugeborenen Transfusion von Erythrozytenkonzentrat bei Hämatokrit $< 0,45$ in der ersten Lebenswoche bzw. bei Unterschreiten der 2-Sigma-Grenze der altersgemäßen Normwerte in der folgenden Zeit
7. Infusionstherapie und Ernährung	Der Energie- und Flüssigkeitsbedarf von beatmeten Früh- und Neugeborenen ist gegenüber nicht beatmeten Kindern reduziert. Ein persistierender Ductus arteriosus und die Entwicklung einer bronchopulmonalen Dysplasie werden durch iatrogene Überwässerung des Patienten in den ersten Lebenstagen unterstützt (Vorgehen im einzelnen s. Tabelle 6). Trotz Beatmung so bald wie möglich auf orale Ernährung übergehen, die nur bei anatomischer Passagebehinderung, bei Muskelrelaxierung und am Tage der Extubation kontraindiziert ist
8. Physiotherapie	Regelmäßige Umlagerung des Patienten sowie Vibrations- und Klopftherapie zur Vermeidung von Pneumonien und Atelektasen

Beatmungsfrequenzen (10–15/min) bei erhöhtem Druckplateau mit verlängerter exspiratorischer Pause oder eine hochfrequente Beatmung (80–120/min) bei relativ niedrigem Inspirationsdruck bevorzugen, haben bisher noch keine größere Verbreitung gefunden. Allerdings läßt sich eine anhaltende Hypercapnie im Zusammenhang mit relativ geringen Oxygenierungsproblemen häufig durch Erhöhung der Frequenz bei ev. gleichzeitiger Reduktion von PEEP und Inspirationsdruck beherrschen.

Erst die Einführung moderner Beatmungstechniken in Kombination mit leicht desinfizierbaren Beatmungssystemen bei gleichzeitiger optimaler Anfeuchtung und Erwärmung des Atemgases hat in den letzten 10 Jahren zu einer signifikanten Reduktion der Letalität des Atemnotsyndroms bei Früh- und Neugeborenen geführt. Bis zum Be-

Tabelle 6. Schema zur Durchführung der parenteralen Infusionstherapie bei beatmeten Früh- und Neugeborenen in den ersten Lebenstagen. (Modifiziert nach von Stockhausen [42])

Geburts-gewicht (in kg)	Tägliche Infusionsmenge in ml/kg KG [a, b]					Höchst-menge [c] (ml/kg KG)
	1.	2.	3.	4.	5. Tag	
5,0	200 (5·40)	250 (5·50)	300 (5·60)	350 (5·70)	400 (5·80)	100
4,0	200 (4·50)	240 (4·60)	280 (4·70)	320 (4·80)	360 (4·90)	120
3,0	180 (3·60)	210 (3·70)	240 (3·80)	270 (3·90)	300 (3·100)	120–130
2,0	140 (2·70)	160 (2·80)	180 (2·90)	200 (2·100)	220 (2·110)	130–140
1,0	80 (1·80)	90 (1·90)	100 (1·100)	110 (1·110)	120 (1·120)	150

[a] Zusammensetzung der Infusionslösungen: 1. Nahrungsstoffe: 1. Tag: 5- oder 10%ige Glucoselösung, 2. Tag: 10%ige Glucose und 1 g Aminosäuren/kg KG, 3. Tag: 10%ige Glucose und 2 g Aminosäuren/kg KG, 4.–7. Tag: zusätzlich 1–2 g Fett/kg KG als 10%ige Fettemulsion; Humanalbumin nach Maßgabe, Serumkonserven (z. B. Biseko) 3 mal wöchentlich 10 ml/kg KG; 2. Elektrolytzusätze jeweils pro 100 ml Glucoselösung 2,0 mmol Natrium, 1,5 mmol Kalium (als KCl oder KH_2PO_4), 0,5 mmol Kalzium, 0,2 mmol Magnesium, 1,5 mmol Phosphat (ab 4.–7. Lebenstag)

[b] Orale Nahrungszufuhr wird bei der Berechnung der täglichen Flüssigkeitsmenge mitberücksichtigt

[c] Früh- und Neugeborene ohne apparative Beatmung erhalten als Höchstmenge 20–30 ml bei Neugeborenen bzw. 30–50 ml/kg KG bei Frühgeborenen an Flüssigkeit mehr; auch wird die tägliche Flüssigkeitszufuhr nicht um 10, sondern um 20 ml/kg KG gesteigert

ginn der neonatalen Intensivmedizin mit der Möglichkeit zur Langzeitbeatmung haben unendlich viele, oft sehr widersprüchliche therapeutische Vorschläge kaum eine Besserung der Prognose gebracht [18]. Auch heute ist neben der komplikationsreichen und höchst aufwendigen Beatmung bisher eine allgemein zu empfehlende medikamentöse Therapie nicht bekannt. Die in Tabelle 5 aufgezählten Maßnahmen sind als symptomatische Ergänzungstherapie in bestimmten Situationen zu betrachten. Die Überwachung des Kreislaufes (Blutdruck) und seine eventuelle Korrektur durch Gabe von Humanalbumin oder Katecholaminen (z. B. Dopamin) kann auch bei Früh- und Neugeborenen mit Atemnotsyndrom in manchen Fällen lebensrettend sein. Auf die Bedeutung eines ausreichenden Hämatokritwertes für Entwicklung und Prognose des Atemnotsyndroms haben Linderkamp et al. [21] durch ihre Untersuchungen aufmerksam gemacht.

Bei beatmeten Patienten mit schwerem Atemnotsyndrom ist besonders in der Frühphase die Gefahr einer Überwässerung und meist konsekutiven Hyponatriämie groß. Eine exakte Flüssigkeitsbilanz bei gleichzeitig bedarfsangepaßter Zufuhr von Wasser, Elektrolyten und Nahrungsstoffen ist daher unumgänglich (Tabelle 6).

Trotz aller dieser Maßnahmen ist die Hoffnung auf eine kausale Therapie bisher noch nicht aufgegeben worden, wie die bereits erwähnten Berichte über die intratracheale Surfactantsubstitution oder die Versuche mit einer Gabe von L-Thyroxin bei gefährdeten Frühgeborenen zeigen [38].

16.10 Komplikationen

Die durch die Langzeitbeatmung selbst bei sehr kleinen und unreifen Frühgeborenen
erzielten Behandlungserfolge haben Neonatologen und Pathologen gleichzeitig mit
Krankheitsbildern vertraut gemacht, die als unmittelbare oder mittelbare Folgen der
Beatmung anzusehen sind (Tabelle 7). Nur noch selten ist das Atemnotsyndrom selbst
direkte Todesursache. Häufiger sind Pneumothorax, Sepsis und Hirnblutung in der

Tabelle 7. Komplikationen im Verlauf der Langzeitbeatmung
bei Früh- und Neugeborenen mit Atemnotsyndrom

1. Komplikationen im Bereich des Respirationstraktes

  Lobäres und generalisiertes Emphysem
  Extraalveoläre Gasansammlung
  – Interstitielles Emphysem
  – Mediastinalemphysem
  – Hautemphysem
  – Pneumothorax
  – Pneumoperikard
  – Pneumoperitonaeum
  Atelektasen
  Infektionen der Atemwege
  – Eitrige Rhinitis
  – Eitrige Tracheobronchitis
  – Bronchopneumonien (Aspirationspneumonie)
  – Pleuraempyem
  Bronchopulmonale Dysplasie
  Schocklunge, Lungenödem, Lungenblutung
  Direkte mechanische Folgen der Langzeitintubation
  – Verformung und Nekrosen im Bereich der Nase
  – Stimmbandläsionen
  – Subglottische Stenosen, Tracheomalazie
  – Defekt der Schneidezähne (vorwiegend bei oraler
       Intubation)

2. Extrapulmonale Komplikationen

  Sepsis, Meningitis
  Komplikationen im Bereich von Herz und Kreislauf
  – Persistierender Ductus arteriosus Botalli
  – Chronische Rechtsherzüberlastung
  Rezidivierender Subileus
  Lebervergrößerung
  Kleinzystische Nierendegeneration
  Anämie
  Elektrolytentgleisungen, Ödeme, Schwartz-Bartter-Syndrom
  Rippenfrakturen
  Zerebrale Schäden
  – Intrakranielle Blutung
  – Hydrozephalus
  – Hypoxische Hirnschädigung
  – Spastische Zerebralparese, BNS-Krämpfe
  Retrolentale Fibroplasie

Frühphase der Beatmung sowie bronchopulmonale Dysplasie, persistierender Ductus arteriosus Botalli und chronische pulmonale Infektionen nach bereits über Wochen durchgeführter Respiratortherapie Ursache für den schließlich letalen Ausgang. Bei 60–70% der beatmeten Früh- und Neugeborenen muß mit Komplikationen unterschiedlichster Art im Verlauf der Langzeitbeatmung gerechnet werden [43].

Die einzelnen Komplikationen lassen sich in bronchopulmonale und extrapulmonale Komplikationen unterteilen, wobei die extrapulmonalen in der Regel nur indirekt mit der Beatmung bzw. dem Atemnotsyndrom in Zusammenhang gebracht werden können.

Die größte klinische Relevanz von allen Komplikationen beim Atemnotsyndrom unter Beatmung hat die extraalveoläre Gasansammlung in Form des Spannungspneumothorax oder des selteneren Pneumoperikards (Abb. 8 a und b [30, 45]). Ohne sofortige Therapie in Form der Drainage über ein Wasserschloß führt der Spannungspneumothorax innerhalb weniger Minuten zum Tode. Um keine Zeit zu verlieren, ist nach Durchleuchtung des Thorax mit Hilfe einer Kaltlichtquelle eine sofortige diagnostische und therapeutische Probepunktion notwendig (Abb. 8 a). Wegen der gleichmäßigen Verteilung von Mikroatelektasen und überblähten Alveolen ist beim Atemnotsyndrom die Gefahr einer Alveolarruptur bereits unter Spontanatmung mit 3–4% sehr groß und kann unter Beatmung auf 10–20% ansteigen [30]. Meist ist die Gefahr des Pneumothorax am 2.–3. Beatmungstag am größten, wenn sich die respiratorische Situation bereits zu bessern beginnt. In der Regel führt eine Alveolarruptur zunächst zu einem interstitiellen Emphysem, ehe sich die Luft in Richtung Hilus und Mediastinum ausbreitet und es in dieser Region zum Pleuraeinriß kommt. Nur auf diese Weise ist bei Neugeborenen die relativ häufige Entstehung des Pneumoperikards, Pneumomediastinums oder gar Pneumoperitonaeums verständlich.

Gelegentlich kann die Beatmung nach Besserung des Atemnotsyndroms zu einer regionalen Überblähung führen, so daß Emphysem und Atelektase gleichzeitig nebeneinander bestehen und durch einen bedrohlichen Circulus vitiosus die respiratorische Situation erneut verschlechtern. Die Abb. 9 a und b zeigen den Verlauf bei einem solchen Patienten, bei dem schließlich eine isolierte Intubation der atelektatischen rechten Lunge deren Wiederentfaltung bei gleichzeitiger Entlastung der überblähten linken Lunge ermöglichte. Atelektasen sind eine sehr häufige Komplikation im Verlauf der Langzeitbeatmung; befallen wird vorwiegend der rechte Oberlappen [48]. Besonders leicht können sie nach wochenlanger Beatmung 1–2 Tage nach Extubation auftreten, doch lassen sie sich in der Regel durch intensive physikalische Therapie oder passagere Atemhilfen mit CPAP gut beherrschen.

Eine bakterielle Infektion der Hauptbronchien kann auch durch sorgsamste Hygiene und Gabe von Antibiotika nicht vermieden werden. Spätestens 1–2 Wochen nach Beginn der Beatmung lassen sich im Absaugsekret von Trachea und großen Bronchien regelmäßig überwiegend gramnegative Keime nachweisen. Dennoch sind ausgedehnte Bronchopneumonien unter Langzeitbeatmung relativ selten. Regelmäßiges, aber auch nicht zu häufiges Absaugen unter sterilen Bedingungen nach vorheriger Instillation von 1–2 ml physiologischer Kochsalzlösung, intensive Physiotherapie mit Vibrationsmassage und Fingerperkussion sowie Lagewechsel der Patienten alle 2–3 h sind geeignete Maßnahmen zur Vermeidung von Atelektasen und pulmonalen Infektionen.

Die in den ersten Tagen zunächst erfolgreich erscheinende Respiratortherapie des Atemnotsyndroms wird durch eine Komplikation oft wochenlang verlängert, die erst

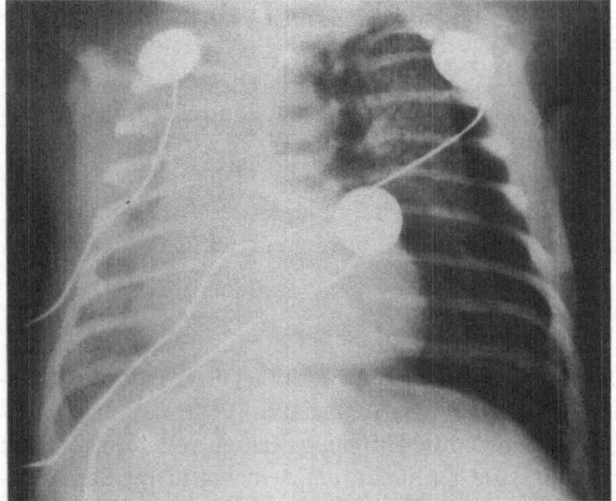

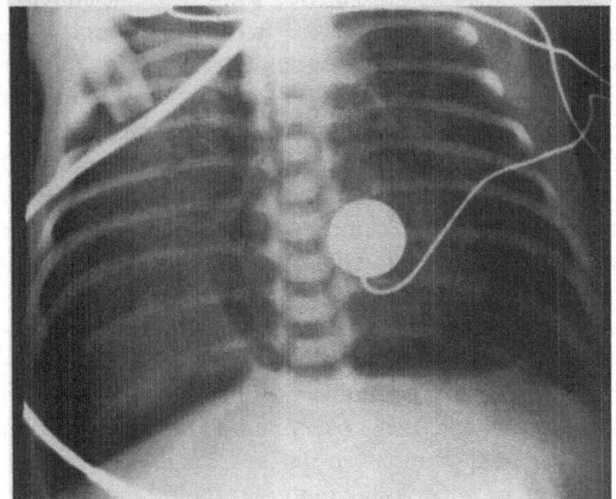

Abb. 8. a Spannungspneumothorax links am 3. Lebenstag bei
einem beatmeten Frühgeborenen
mit Atemnotsyndrom. Zustand
nach diagnostischer und
therapeutischer Probepunktion
mit einem Butterflysystem vor
Anlegen einer Pleuradrainage.
b Pneumoperikard,
Pneumomediastinum und
Mantelpneu rechts bei einem
1 250 g schweren Frühgeborenen
unter Beatmung

Tabelle 8. Die wichtigsten pathologisch-anatomischen Veränderungen der Lunge bei bronchopulmonaler Dysplasie
(Beatmungslunge)

 1. Emphysematöse Zysten
 2. Atelektasen
 3. Interstitielles Ödem
 4. Zerstörung des Ziliarapparates
 5. Nekrotisierende Bronchiolitis
 6. Obstruktion der Bronchiolen durch eosinophile
    Trümmer
 7. Epithelmetaplasien
 8. Chronisch verfettende Bronchopneumonien
 9. Mediahyperplasie der kleinen Lungenarterien
10. Zunehmende interstitielle Fibrose

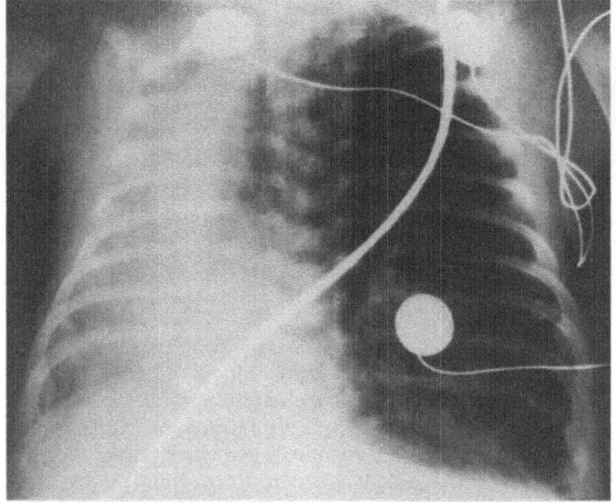
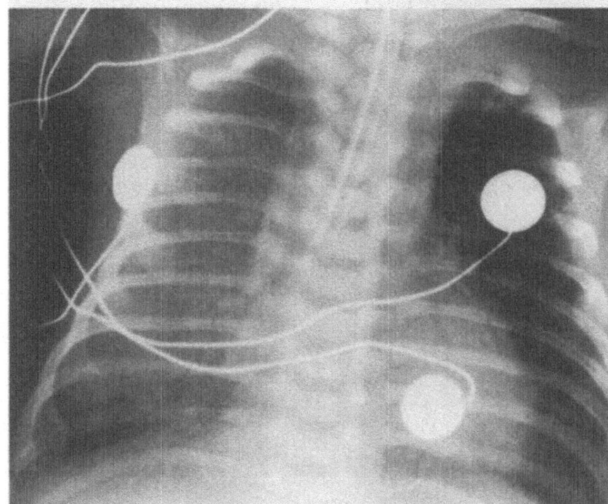

Abb. 9. a Weitgehende Atelektase der rechten Lunge bei gleichzeitiger massiver Überblähung der linken Lunge unter Beatmung.
b Wiedereröffnung der Atelektase und langsame Rückbildung der Überblähung nach gezielter Intubation des rechten Hauptbronchus und Beatmung der rechten Seite über insgesamt 1 Woche

1967 kurz nach Beginn der ersten Langzeitbeatmung von Früh- und Neugeborenen als neue pulmonale Erkrankung entdeckt und unter dem Namen „bronchopulmonale Dysplasie" von Northway et al. [27] erstmalig beschrieben wurde. Pathologisch-anatomisch ist das Krankheitsbild durch eine Vielfalt von Befunden charakterisiert, die in Tabelle 8 zusammengestellt sind [32]. Multiple Epithelmetaplasien im Bereich der kleinen Bronchien haben zu dem bei manchen Pathologen sicher mit Recht umstrittenen Begriff der bronchopulmonalen Dysplasie geführt. Den pathologisch-anatomischen Veränderungen entsprechen ebenso vielfältige Befunde im Röntgenbild. Nach dem Schweregrad haben Northway u. Rosan [26] die bronchopulmonale Dysplasie röntgenologisch in 4 Stadien eingeteilt: Stadium I entspricht dem Atemnotsyndrom Stadium III–IV (Abb. 10a); Stadium II: zunehmende grobgranuläre bis kleinfleckige Zeichnung und ein deutliches interstitielles Emphysem; Stadium III: zusätzliche Ausbildung kleiner emphysematöser Bezirke (Abb. 10b); Stadium IV: ausgeprägte streifi-

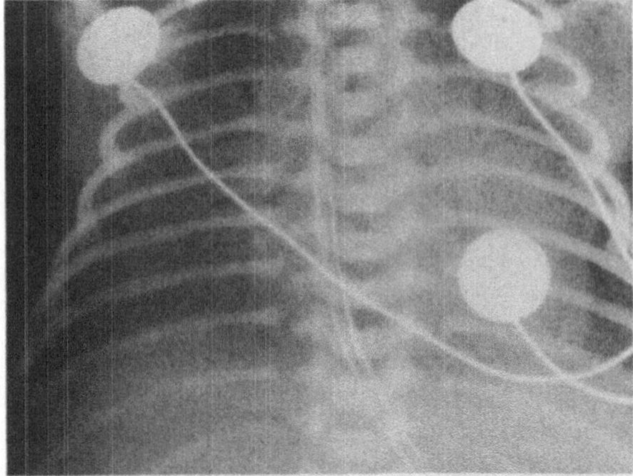

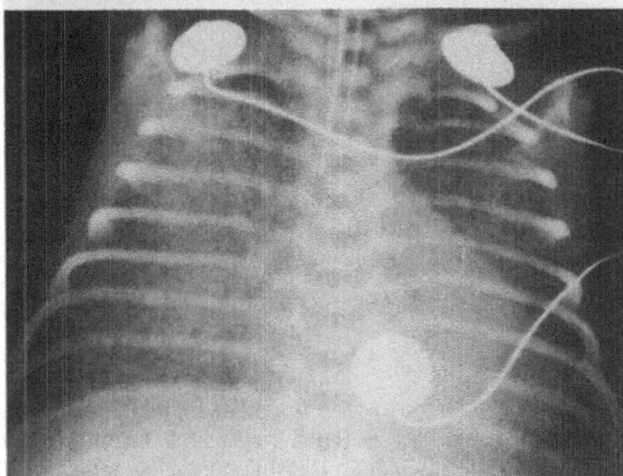

Abb. 10 a–d. Verschiedene Entwicklungsstadien einer bronchopulmonalen Dysplasie (BPD) bei einem Frühgeborenen, das wegen eines schweren Atemnotsyndroms insgesamt 3 Monate beatmet wurde. **a** 2. Lebenstag: Atemnotsyndrom Stadium III–IV bzw. BPD Stadium I; **b** 11. Lebenstag: Bronchopulmonale Dysplasie (BPD) Stadium II–III mit diffuser kleinfleckiger Zeichnung, interstitiellem Emphysem und einzelnen Emphysemzysten; **c** nach 9 Wochen Beatmung: BPD Stadium IV; **d** Patient im Alter von 6 Monaten. Bis auf noch deutliche Überblähung erstaunliche Rückbildung der BPD

ge bis wabige Zeichnung mit größeren Emphysemzysten sowie Infiltraten und Atelektasen (Abb. 10c). Differentialdiagnostisch können manchmal gewisse Schwierigkeiten im Vergleich zur Mekoniumaspiration oder zum Mikity-Wilson-Syndrom bestehen. Dieses Syndrom tritt bei unreifen Frühgeborenen nach Atemnotsyndrom mit längerer Sauerstoffzufuhr auf, ohne daß eine Beatmung durchgeführt wurde. Es wird diskutiert, ob es sich beim Mikity-Wilson-Syndrom um eine abgeschwächte Form bzw. ein der bronchopulmonalen Dysplasie verwandtes Krankheitsbild handelt. Bemerkenswert ist, daß es in den letzten Jahren mit zunehmender Verbreitung der Langzeitbeatmung um das Mikity-Wison-Syndrom ruhiger geworden ist. Häufig wird synonym zum Begriff der bronchospulmonalen Dysplasie auch von der Beatmungslunge des Früh- und Neugeborenen gesprochen und damit ein Vergleich mit der Respiratorlunge des Erwachsenen nach Beatmung einer Schocklunge impliziert [25].

Als Ursache der bronchopulmonalen Dysplasie werden an erster Stelle der anfangs in hohen Konzentrationen notwendige Sauerstoff in Verbindung mit hohen Beatmungsdrucken und dem Faktor Zeit diskutiert. Tierexperimente und In-vitro-Kulturen von Epithelzellen des Respirationstraktes von Frühgeborenen sprechen für eine

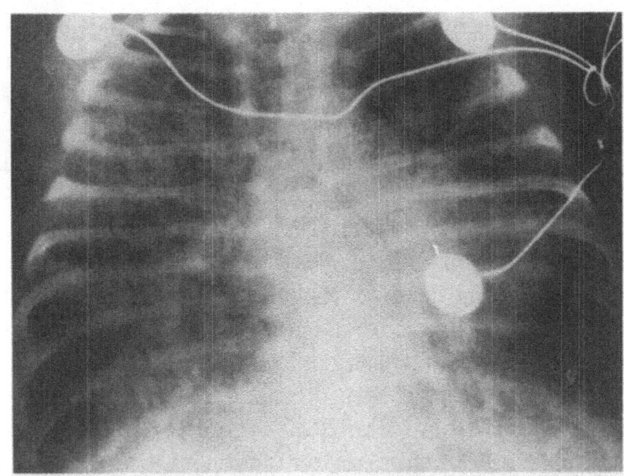

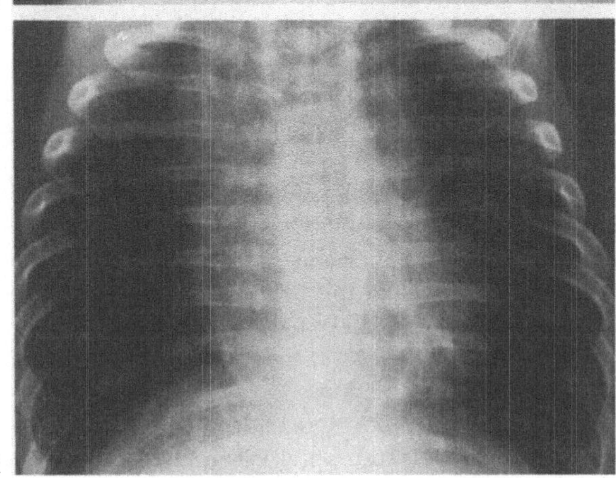

Abb. 10c, d

direkte Schädigung des respiratorischen Flimmerepithels und der Pneumozyten II durch Sauerstoffkonzentration von 60% und höher [3]. Zunächst kommt es zu einer Inaktivierung des Zilienapparates und zu einer vermehrten Schleimproduktion der Epithelzellen. Gleichzeitig zeigen die Pneumozyten II eine gesteigerte Aktivität mit erhöhter Ausscheidung von osmiophilen Partikeln. Wenig später kann es zu Epithelnekrosen im Bereich der kleinen Bronchien sowie zu amitotischen Teilungen und Abstoßung der Pneumozyten II in die Alevolen kommen [37]. Hinzu kommt, daß hohe Sauerstoffkonzentrationen die DNS-Synthese in der Lunge hemmen und daß die zur Elimination von freien Sauerstoffradikalen so bedeutsame Superoxyddismutase bei Frühgeborenen offensichtlich vermindert ist. Unreife, vermehrte Blutfülle der Lunge durch einen persisierenden Ductus arteriosus Botalli, iatrogene Überwässerung des Kindes während der Beatmung, rezidivierende pulmonale Infektionen, interstitielles Emphysem, Aspiration von Nahrung, Vitamin-E-Mangel und nicht zuletzt eine nicht ganz fehlerfrei durchgeführte Beatmung sind die wichtigsten z. Z. diskutierten Faktoren, die der Entwicklung der bronchopulmonalen Dysplasie in unterschiedlicher Intensität Vorschub leisten. Bei der Beatmung von Frühgeborenen mit Atemnotsyndrom Stadium III–IV und einem Geburtsgewicht unter 1 500 g muß in 20–50% der Fälle mit einer bronchopulmonalen Dysplasie gerechnet werden [46]. Die Letalität der schweren Form der bronchopulmonalen Dysplasie (Stadium IV) kann bis zu 40% betragen. Dennoch ist die Prognose meist nicht so ungünstig, wie aus den oft erschütternden Röntgenbilder vielleicht zu erwarten wäre (Abb. 10a–d). Die kindliche, noch rasch wachsende Lunge verfügt offensichtlich über eine erstaunliche Reparationsfähigkeit, so daß bereits im Alter von 2–3 Jahren in vielen Fällen röntgenologisch keine wesentlichen Veränderungen mehr zu erkennen sind.

Die sicherste Prophylaxe zur Verhinderung der bronchopulmonalen Dysplasie ist die Vermeidung der Langzeitbeatmung. Will man aber eine Zunahme hypoxischer Schäden des Neugeborenen oder gar eine wieder ansteigende Letalität des Atemnotsyndroms verhindern, so wird man vorerst die höchst aufwendige und langwierige Langzeitbeatmung in Kauf nehmen müssen, solange nicht neue und wirksamere therapeutische Maßnahmen gefunden werden. Versuche mit der Gabe von Vitamin E zur Prophylaxe der bronchopulmonalen Dysplasie sind theoretisch begründet, doch haben die Ergebnisse bereits durchgeführter Programme bisher nicht überzeugen können [7]. Wahrscheinlich ist die bronchopulmonale Dysplasie ein zu multifaktorieller Prozeß, als daß es möglich wäre, durch den Eingriff in einen Punkt der Kausalkette entscheidende Fortschritte zu erzielen.

Wegen der oft sehr langwierigen und höchst problematischen Folgen werden allgemein neben der bronchopulmonalen Dysplasie die subglottische Stenose und die Tracheomalazie gefürchtet. Hier ist die Langzeitintubation als direktes Trauma anzusehen, wobei die Häufigkeit einer Stenosebildung nicht mit der Beatmungsdauer, sondern mit dem Außenumfang des Tubus und der Häufigkeit von Reintubationen korreliert [1]. Wer ausreichende Erfahrung mit der Beatmung von Neugeborenen hat, sollte deshalb dieses Trauma weitgehend vermeiden können.

Die extrapulmonalen Komplikationen stehen in der Regel nur in einem indirekten Zusammenhang mit der Beatmung und sollen daher nur kurz erwähnt werden. Größte Relevanz für den Erfolg einer Beatmung und für die Ausbildung einer bronchopulmonalen Dysplasie hat der persistierende Ductus arteriosus Botalli. Es besteht heute Einigkeit darüber, daß bei beatmeten Frühgeborenen ein hämodynamisch wirksamer Ductus so früh wie möglich medikamentös durch Indomethacin oder chirurgisch verschlossen werden sollte [23].

Infektionen und intrakranielle Blutungen können bei unreifen Frühgeborenen auch ohne Beatmung relativ häufig auftreten, doch ist ihre Inzidenz unter Beatmung eher erhöht. Hypoxische Hirnschäden können jedoch nicht als Folge der Beatmung angesehen werden, zumal es das erklärte Ziel der Beatmung ist, diese gerade zu vermeiden. Gehäuftes Auftreten von zerebralen Schäden spricht daher i. allg. für eine zwischenfallreiche Beatmung.

Die retrolentale Fibroplasie ist als Folge der strengen Kontrolle des arteriellen pO_2 in den letzten Jahren erheblich zurückgegangen. Andererseits zeigt sich bei sehr unreifen Frühgeborenen, daß auch unter Normoxie die retrolentale Fibroplasie auftreten kann. Es muß daher davon ausgegangen werden, daß auch in Zukunft diese schwere Komplikation nicht völlig vermieden werden kann, da durch die moderne Intensivtherapie immer mehr extrem unreife Kinder am Leben erhalten werden.

16.11 Prognose

Die neonatale Intensivmedizin hat in den letzten 10 Jahren zu einer Reduktion der Letalität des Atemnotsyndroms von 50–70% auf 10–30% geführt, was sich in einem Rückgang der gesamten Neugeborenensterblichkeit widerspiegelt [33]. In der Frühphase der Erkrankung braucht heute kaum noch ein Patient zu sterben, sofern nicht Komplikationen wie Spannungspneumothorax, Sepsis oder intrakranielle Blutungen auftreten. Sehr viel mehr wird die Spätprognose des Atemnotsyndroms auch bei überlebenden Kindern durch die beschriebenen pulmonalen und extrapulmonalen Komplikationen beeinflußt.

Kinder nach überstandener bronchopulmonaler Dysplasie durch Langzeitbeatmung sind in den ersten Lebensjahren durch Infekte der Luftwege vermehrt und gefährdet. Während Kinder nach künstlicher Beatmung wegen Atemnotsyndrom ohne zusätzliche pulmonale Komplikationen im Schulalter völlig normale Atemfunktionswerte auch unter Belastung zeigen, können nach durchgemachter bronchopulmonaler Dysplasie auch später noch lange Zeit bei Anstrengung eine erhöhte Atemfrequenz und ein vermindertes Atemzugvolumen beobachtet werden [6, 15]. Zahlreiche Untersucher haben zeigen können, daß die Zahl der behinderten Kinder trotz anfänglicher Befürchtungen zu Beginn der neonatalen Intensivmedizin während der letzten Jahre ständig abgenommen hat [17, 40]. Wichtig ist dabei die Feststellung, daß der Schweregrad des Atemnotsyndroms keinen Einfluß auf die spätere Entwicklung des Kindes hat. Geburtsgewicht, Gestationsalter und Ausmaß der perinatalen Asphyxie sind für die spätere Prognose sehr viel gewichtiger als ein durchgemachtes Atemnotsyndrom.

Literatur

1. Allen TH, Steven IM (1972) Prolonged nasotracheal intubation in infants and children. Br J Anaesth 44:835–840
2. Avery ME, Fletcher BD (1974) The lung and its disorders in the newborn infant, 3rd edn. Saunders, Philadalphia Toronto London
3. Boat TF, Kleierman JI, Fanuro AA, Matthews LW (1973) Toxic effects of oxygen on cultured human neonatal respiratory epithelium. Pediatr Res 7:607–615
4. Diedrich K, Krebs D (1980) Antepartale Diagnostik und Prophylaxe des Atemnot-Syndroms. Fortschr Med 98:970–972
5. Doran TA, Swyer P, MacMurray B et al. (1980) Results of a double-blind controlled study on the use of betamethasone in the prevention of respiratory distress syndrome. Am J Obstet Gynecol 136:313–320
6. Durand M, Rigatto H (1979) Control of tidal volume and respiratory frequency in infants with bronchopulmonary dysplasia (BPD). Pediatr Res 13:533 A
7. Ehrenkranz RA, Ablow RC, Warshaw JB (1979) Prevention of bronchopulmonary dysplasia with vitamin E administration during the acute stages of respiratory distress syndrome. J Pediatr 95:873–878
8. Farrel PM, Avery ME (1975) State of art: hyaline membrane disease. Am Rev Respir Dis III:657–688
9. Fujiwara T, Chida S, Watabe Y, Maeta H, Morita T, Abe T (1980) Arteficial surfactant therapy in hyaline-membrane disease. Lancet I:55–59

10. Giedion A (1967) Die Atemnot des Neugeborenen in radiologischer Sicht. Paediatr Paedol 3:201–212
11. Gluck L, Kulovich MV, Borer RC jun, Brenner PH, Anderson GG, Spellacy WN (1971) Diagnosis of the respiratory distress syndrome by amniocentesis. Am J Obstet Gynecol 109:440–445
12. Gross I (1979) The hormonal regulation of fetal lung maturation. Clin Perinatol 6:377–395
13. Großpietzsch R, Fenner A, Klink F, Klitzing L von (1981) Enrichment of surfactant in preterm fetal lungs by intra-amnial administration of DPL. Prog Resp Res 15:285–292
14. Hallman M, Teramo K, Kankaanpää K, Kulovich F, Gluck L (1980) Prevention of respiratory distress syndrome: current view of lung maturity studies. Ann Clin Res 12:36–44
15. Heldt GP, McIlroy MB; Hansen TN, Tooley WH (1980) Exercise performance of the survivors of hyaline membrane disease. Pediatrics 96:995–999
16. James LS (1959) Physiology of respiration in newborn infants and in the respiratory distress syndrome. Pediatrics 24:1069–1101
17. Kamper J (1978) Long term prognosis of infants with severe idiopathic respiratory distress syndrome I. Neurological and mental outcome. Acta Paediatr Scand 67:61–69
18. Keuth U (1965) Das Membransyndrom des Früh- und Neugeborenen. Springer, Berlin Heidelberg New York
19. Levin DL, Heymann MA, Kitterman JA, Gregory GA, Phibbs RH, Rudolph AM (1976) Persistant pulmonary hypertension of the newborn infant. J Pediatr 89:626–630
20. Liggins GC, Howie RN (1972) A controlled trial of ante partum glucocorticoid treatment for prevention of respiratory distress syndrome in premature infants. Pediatrics 50:515–525
21. Linderkamp O, Versmold HT, Fendel H, Riegel KP, Betke K (1978) Association of neonatal respiratory distress with birth asphyxia and deficiency of red cell mass in premature infants. Eur J Pediatr 129:167–173
22. Mashiach S, Barkai G, Sack J, Stern E, Goldman B, Brish M, Serr DM (1978) Enhancement of fetal lung maturity by intraamniotic administration of thyroid hormone. Am J Obstet Gynecol 130:289–293
23. Merritt TA, DiSessa TG, Feldman BH, Kirkpatrick SE, Gluck L, Friedman WF (1978) Closure of patent ductus arteriosus with ligation and indomethacin: A consecutive experience. J Pediatr 93:639–646
24. Morley CJ, Bangham AD, Miller N, Davis JA (1981) Dry arteficial lung surfactant and its effect on very premature babies. Lancet I:64–68
25. Müller KM (1979) Folgen der Respiratorbeatmung an Tracheobronchialsystem und Lunge. In: Ahnefeld FW, Bergmann H, Burri C, Dick W, Halmagyi M, Hossli G, Rügheimer E (Hrsg) Akutes Lungenversagen. Springer, Berlin Heidelberg New York, S 275–287
26. Northway WH, Rosan RC (1968) Radiographic features of pulmonary oxygen toxycity in the newborn: Bronchopulmonary dysplasia. Radiology 41:49–58
27. Northway WH, Rosan RC, Porter DY (1967) Pulmonary disease following respirator therapy of hyaline-membrane disease: Bronchopulmonary dysplasia. N Engl J Med 276:357–368
28. Obladen M (1978) Factors influencing surfactant composition in the newborn. Eur J Pediatr 128:129–143
29. Obladen M (1979) Tracheale Phospholipid-Zusammensetzung und Atemnot-Syndrom des Neugeborenen. Fortschr Med 97:403–408
30. Ogata ES, Gregory GA, Kitterman JA, Phibbs RH, Tooley WH (1976) Pneumothorax in the respiratory distress syndrome: Incidence and effect on vital signs, blood gases, and pH. Pediatrics 58:177–183
31. Okoh O, Großpietzsch R, Klitzing L von (1979) Hat die Ernährungsgewohnheit mit hohem Anteil an Palmöl (Palmitinsäure) Einfluß auf die niedrige Atemnotsyndromrate in Nigeria? Monatsschr Kinderheilkd 127:669–674
32. Reid L (1979) Bronchopulmonary dysplasia-pathology. J Pediatr 95:836–841
33. Riegel K, Hohenauer L, Lemburg P, Loewenich V von (1979) Intensivmedizin für Neugeborene. Monatsschr Kinderheilkd 127:1–13
34. Roberton NRC (1979) Management of hyaline membrane disease. Arch Dis Child 54:838–844

35. Rooney SA, Marino PA, Gobran LI (1979) Thyreotropin-releasing hormone increases the amount of surfactant in lung lavage from fetal rabbits. Pediatr Res 13:623–625
36. Roos R (1978) Infektionen durch B-Streptokokken in der Neonatalzeit. Monatsschr Kinderheilkd 126:540–548
37. Schnoy N, Blümke S, Barckow D, Schirop T (1982) Ultrastrukturelle Frühveränderungen des Alveolarepithels nach normobarer Ventilation reinen Sauerstoffs. In: Schildberg FW, dePay AW (Hrsg) Atemstörungen im Rettungsdienst. Perimed, Erlangen, S 183–187
38. Schönberger W, Grimm W, Emmrich P, Gempp W (1980) Thyroid administration lowers mortality in premature infants. Eur J Pediatr 133:181 A
39. Shanklin DR, Wolfson SL (1970) Aqueous estrogens in the management of respiratory distress syndrome. J Reprod Med 5:54–71
40. Stewart AL, Turcan DM, Rawlings G, Reynolds EOR (1977) Prognosis for infants weighing 1 000 g or less at birth. Arch Dis Child 52:97–104
41. Stockhausen HB von (1968/1969) Klinik und Therapie des Atemnotsyndroms bei Neugeborenen. Schleswig-Holst Aerztebl 22/23:12/2
42. Stockhausen HB von (1981) Überlegungen zur Durchführung einer angepaßten parenteralen Infusionstherapie bei Früh- und Neugeborenen in der ersten Lebenswoche. Klin Paediatr 193:311–314
43. Stopfkuchen H, Eckert HG, Emmrich P, Tröger J (1979) Komplikationen und Überlebensraten bei mechanisch beatmeten Früh- und Neugeborenen. Monatsschr Kinderheilkd 127:454–460
44. Storm W (1981) Nachweis bakterieller Antigene bei antibiotisch vorbehandelten Patienten durch Gegenstromimmunelektrophorese. Klin Paediatr 193:39–40
45. Thibeault DW, Lachman RS, Raul VR, Kwomg MS (1973) Pulmonary interstitial emphysema, pneumomediastinum and pneumothorax. Am J Dis Child 126:611–614
46. Tooley WH (1979) Epidemiology of bronchopulmonary dysplasia. J Pediatr 95:851–855
47. Vidyasagar D, Bhat R (1977) Hyaline membrane disease. Ann Rev Obstet Gynecol 6:223–245
48. Whitfield JM, Jones MD jun (1980) Atelectasis associated with mechanical ventilation for hyaline membrane disease. Crit Care Med 8:729–731

17 Respiratorische Insuffizienz

K. Bernsau

17.1 Definition und Einteilung

Bei der respiratorischen Insuffizienz ist der Gasaustausch in der Lunge gestört. Ist die zentrale Atemregulation erhalten, kann die Störung bei den meisten Lungenerkrankungen durch eine vermehrte oder forcierte Atmung so kompensiert werden, daß der atmungsabhängige Stoffwechsel aufrecht erhalten wird: Kompensierte respiratorische Insuffizienz (klinische Zeichen: Tachypnoe oder Dyspnoe). Aus klinischer Sicht kann man jedoch abhängig von der Grundkrankheit auch von drohender respiratorischer Insuffizienz sprechen.

Liegt eine Hypoxie (niedriger pO_2) bei noch normalem oder ernierigtem pCO_2 vor, so spricht man von einer Partialinsuffizienz. Besteht neben der Hypoxie zusätzlich eine respiratorische Acidose (erhöhter pCO_2), so handelt es sich um eine Globalinsuffizienz. Partial- und Globalinsuffizienz können unter dem Begriff „dekompensierte respiratorische Insuffizienz" zusammengefaßt werden.

Im klinischen Alltag kann es jedoch sehr schwierig sein, zu erkennen, wann eine kompensierte in eine dekompensierte respiratorische Insuffizienz übergeht und ab wann eine Respiratortherapie sinnvoll eingesetzt werden sollte.

Man kann versuchen, erkennbare und meßbare Kriterien zur Objektivierung der Dekompensation zusammenzustellen. Für die Entscheidung, ob eine künstliche Beatmung notwendig ist, hat jedoch stets eine Abwägung folgender Kriterien vorauszugehen:

1. die Grunderkrankung,
2. das aktuelle klinische Bild (vgl. Tabelle 5),
3. die aktuellen Blutgaswerte,
4. zeitlicher Verlauf der Symptomatik und Blutgaswerte,
5. Berücksichtigung der Erfahrung des Therapeuten.

Leider gibt es kein einzelnes und zugleich entscheidendes objektives Zeichen: Im Individualfall muß der behandelnde Arzt entscheiden, welche Symptome in einer Summe von Parametern das größte Gewicht haben.

Die für eine respiratorische Insuffizienz typischen Grunderkrankungen sind in Tabelle 1 nach funktionellen Gesichtspunkten zusammengestellt. Neben obstruktiven und restriktiven Ursachen einer respiratorischen Insuffizienz gibt es Ventilations-, Perfusionsverteilungsstörungen, Diffusionsstörungen und Störungen der Atemregulation. Bei vielen respiratorischen Erkrankungen kann eine der erwähnten funktionellen Ursachen im Vordergrund stehen. Daneben können eine oder mehrere der übrigen

Tabelle 1. Ursächliche Krankheitsbilder mit häufiger respiratorischer Insuffizienz, unterteilt nach funktionellen Gesichtspunkten

---

1. Krankheiten mit überwiegend obstruktiver respiratorischer Insuffizienz

Extrathorakale Atemwege:
  Epiglottitis
  Stenosierende Laryngotracheitis (Krupp)
  Subglottische Stenose (nach Extubation, nach Dekanülierung)
  Fremdkörperaspiration
  Laryngospasmus (einschließlich Ertrinken)
  Stimmbandparese
  Gefäßring
  Laryngo-, Tracheomalazie
  Ödem durch Verbrennung, allergische Reaktion
  Mediastinaltumor

Intrathorakale Atemwege:
  Asthma und obstruktive Bronchitis
  Aspirationssyndrom
  Mukoviszidose
  Rauchvergiftung, Verätzung
  Postoperative Sekreteindickung

2. Krankheiten mit überwiegend restriktiver respiratorischer Insuffizienz

Mit Verminderung des Lungenvolumens:
  Lungenhypoplasie
  Lungensequestration
  Zwerchfellhernie
  Lobäremphysem
  Pneumothorax
  Pleuraerguß
  Atelektasen
  Pneumonie

Mit Verminderung der Lungendehnbarkeit:
  Idiopathisches Atemnotsyndrom (IRDS)
  „Atemnotsyndrom des Erwachsenen" (ARDS nach Trauma und Schock)
  Lungenödem
  Lungengerüsterkrankungen
  Interstitielle Pneumonie

Mit Deformierung des Thorax:
  Schwere Kyphoskoliose, „Rigid-spine"-Syndrom
  Trauma mit Rippenserienfraktur
  Asphyxierende thorakale Dystrophie

3. Respiratorische Insuffizienz mit möglicher Diffusionsstörung

Lungengerüsterkrankungen
Interstitielle Pneumonie
O_2-Intoxikation
Lungenödem

4. Respiratorische Insuffizienz mit überwiegender Störung der zentralen Atemregulation

Erhöhter Hirndruck (Schädel-Hirn-Trauma, Ertrinken, Reye-Syndrom, Hirntumor)
Hirnstammtumoren
Narkose, Medikamentenintoxikation
Metabolische Intoxikation
Infektionen des ZNS (Meningoenzephalitissyndrom)
Undine-Syndrom

5. Respiratorische Insuffizienz mit Störungen der neuronal-muskulären Funktion

Guillian-Barré-Syndrom
Poliomyelitis, spinale Muskelatrophien
Traumatische Querschnittslähmung
Zwerchfellparese
Tetanus
Progressive Muskeldystrophien

Ursachen zusätzlich vorhanden sein oder im Laufe der Erkrankung nacheinander oder zusammen auftreten.

Werden die gegenregulierenden Atemanstrengungen des Patienten durch Fortschreiten der Grundkrankheit oder durch Erschöpfung ineffektiv, so kommt es zur Dekompensation mit Partial- oder Globalinsuffizienz sowie in unterschiedlicher Geschwindigkeit zum nachfolgenden kardiorespiratorischen Arrest. Eine derartige Entwicklung kann man am ehesten bei der obstruktiven respiratorischen Insuffizienz erwarten. Klinische Vorboten können starke Unruhe und schließlich zunehmende Somnolenz mit Tachykardie und Schweißausbruch sein.

Bei Verlust der zentralen Atemregulation mit oberflächlicher periodischer Atmung oder ineffektiver Schnappatmung, sowie beim zentralen Atemstillstand ist die Indikation zur künstlichen Beatmung leichter zu stellen. Als objektive Kriterien finden sich hier unter Zimmerluftatmung regelmäßig ein niedriger pO_2, ein hoher pCO_2 und ein niedriger pH-Wert im Sinne einer respiratorischen Acidose.

17.2 Kardiopulmonale Reanimation

Es gibt 2 Formen plötzlicher Zwischenfälle, die zu einer reanimationsbedürftigen Situation führen können: Entweder es kommt primär zu einem Atemstillstand oder zu einem Kreislaufstillstand. Beide Ereignisse treten nur äußerst selten aus scheinbar völliger Gesundheit auf. Als Ursache des plötzlichen Atemstillstandes findet man am häufigsten die neonatale Apnoe, als häufigste Ursache des Kreislaufstillstands die nicht vorhersehbar tachykarde Rhythmusstörung bei strukturell normalem Herz. In der überwiegenden Mehrzahl der Ereignisse liegt jedoch eine länger dauernde Organerkrankung (Lunge, Herz, zentrales Nervensystem) oder eine Systemerkrankung zugrunde.

Sowohl die finale Ateminsuffizienz als auch der drohende Herzstillstand kündigen sich durch erkennbare Symptome an. Atem- und Herzstillstand als annähernd simultanes Ereignis findet man am ehesten beim Schädel-Hirn-Trauma.

Die Hypoxietoleranzzeit, d.h. die Zeit, die das Gehirn bei anschließend sachgemäßer Reanimation ohne Schaden übersteht, ist individuell unterschiedlich: Je nach Ausgangssituation variiert die Phase des reversiblen Hirntodes zwischen 3 und 7 min. Daraus geht jedoch hervor, daß eine Reanimation unmittelbar nach Erkennen der Notsituation einsetzen muß. Wegen der kurzen Zeitspanne bis zur irreversiblen Hirnschädigung bleibt also keine Zeit, einen überlegten Therapieplan aufzustellen. Primär ist es notwendig, daß, gleich welche Ursache einer kardiopulmonalen Notsituation zu-

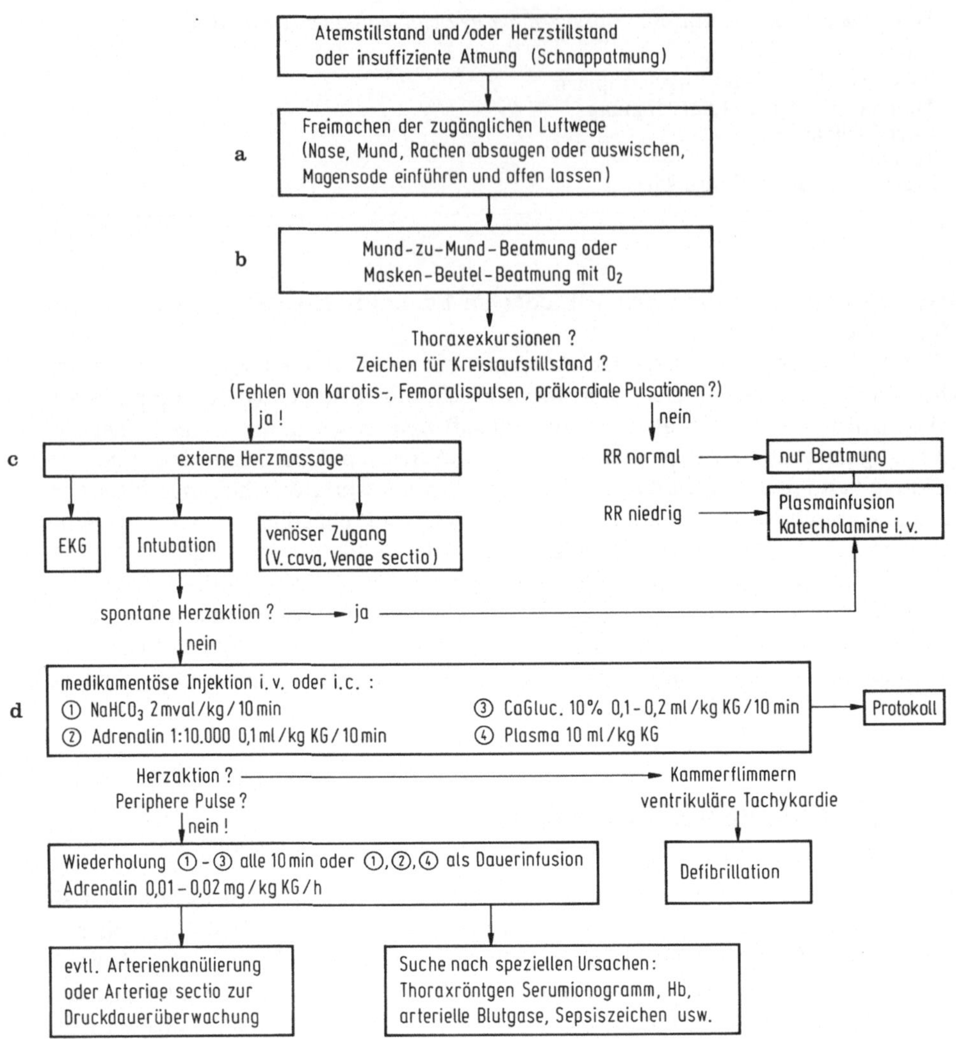

Abb. 1 a–d. Praktisches Vorgehen bei Reanimation eines Kindes mit akutem Atem- und Kreislaufstillstand. (Modifiziert nach Fallis u. Jarvis [3])

grunde liegt, alle einsetzenden Handlungen nach einem Behandlungsschema ablaufen müssen. Dieses muß nach Art eingeübter Handgriffe wie ein Reflex ablaufen. Erst während oder nach Beendigung dieses initialen Therapieschemas ist die Grunderkrankung für die weitere diagnostische und therapeutische Planung zu berücksichtigen.

Für alle Lebensalter hat sich das von Safar et al. [10] eingeführte sog. ABCD-Schema bewährt (A = Airway, B = Breathing, C = Circulation, D = Drugs), s. dazu Abb. 1.

Für die Aussichten einer Reanimation bietet das Säuglings- und Kindesalter günstigere Voraussetzungen als das Erwachsenenalter. Bei der Mund-zu-Mund-Beatmung eines Säuglings wird in der Regel für die Insufflation nicht wesentlich mehr als der physiologische Totraum des Atemspenders benötigt. Aus diesem Grunde ist die Beatmung mit annähernd 21% Sauerstoff möglich. (Das gemischte Ausatemgas enthält dagegen nur 16–18% Sauerstoff). Für die Entfaltung der Lungen wird darüber hinaus nur ein geringer Druck benötigt, so daß der Reanimator nicht so schnell erschöpft.

Die Herzmassage ist im Kindesalter ebenfalls effektiver, da der elastische Thorax leichter komprimiert werden kann und so eine fast vollständige Ventrikelentleerung zustande kommt. Allerdings ist bei unsachgemäßer Technik die Verletzungsgefahr ebenfalls erhöht: Im Säuglingsalter kann das Ansetzen des Massagedruckpunktes im unteren Drittel des Sternums zu einer Leberruptur, die Hyperinflation der Lungen zum Pneumothorax führen. Dagegen sind Rippenserienfrakturen im Kindesalter seltener als bei Erwachsenen.

17.2.1 Reihenfolge und Beschreibung des Reanimationsvorganges
(Abb. 1)

Unmittelbar nach Erkennung der bedrohlichen Situation sollten die Voraussetzungen für eine Notfallbeatmung geschaffen werden: Zu diesem Zweck wird der Mund- und Rachenraum inspiziert und ggf. gründlich abgesaugt oder mit dem Finger und einem Tuch von gröberen Bestandteilen (z.B. von regurgitiertem Mageninhalt) befreit. Wenn möglich, sollte eine Magenablaufsonde gelegt werden. Anschließend sofortiger Beginn der Mund-zu-Mund-Beatmung oder, falls möglich, Beatmung mit Maske (z.B. Rendell-Baker-Maske, Gr.O–5) und selbstentfaltendem Insufflationsbeutel (z.B. Ambu- oder Laerdahl-Beutel). Für die Mund-zu-Mund-Beatmung und spätere Herzmassage sollte der Patient auf eine möglichst harte Unterlage gebracht und anschließend der Kopf in eine sog. „Schnüffelposition" noch dorsal flektiert werden. Gleichzeitig wird der Unterkiefer mit einer Hand nach kranial und ventral fixiert. Die Luft läßt sich jetzt nach mittlerer Inspiration der Hilfsperson bei Kindern über Nase und Mund, bei Jugendlichen unter Verschluß der Nasenöffnungen über den Mund applizieren. Während dieses Vorgangs sollte der Helfer darauf achten, daß sich der Thorax ausreichend hebt. Andernfalls muß der Kopf noch weiter nach dorsal flektiert werden, um zu vermeiden, daß der Zungengrund sich vor die Glottis legt. Sind die Instrumente schon gerichtet, ist es günstiger, die primäre Ventilation über eine Gesichtsmaske mit Hilfe eines selbstentfaltenden Beatmungsbeutels und 100% O_2 durchzuführen. Keinesfalls sollte jedoch die Zeit bis zum Einsetzen der Mund-zu-Mund-Beatmung mit Suchen nach Gerätschaften vertan werden. Ähnliches gilt für die primäre Intubation, die nur dann bevorzugt werden sollte, wenn das Instrumentarium bereitliegt und der Helfer die Intubationstechnik sicher beherrscht. Andernfalls ist die Intubation auf einen späteren Zeitpunkt zu verschieben.

Nach 5–10 Atemhüben muß geprüft werden, ob ein begleitender Herzstillstand oder eine Kreislaufinsuffizienz besteht: Palpation des Femoralispulses und des Präkordiums. Bei fehlenden Zeichen der Herzaktion ist eine sofortige Herzmassage indiziert. Hierbei müssen entweder 2–3 Finger oder der Handballen in den Bereich zwischen unterem und mittlerem Sternumdrittel aufgesetzt und mit dem Handballen der anderen Hand in Richtung Wirbelsäule komprimiert werden. Massagefrequenz zwischen 120 beim Neugeborenen und 60 beim Jugendlichen.

Tabelle 2. Medikamente für die Reanimation

Medikament	Medikamenten-konzentration	Einzeldosis	Dosierung für Dauerinfusion
Adrenalin (Suprarenin)	1 mg/ml	Lösung 1:10000 0,1 ml/kg = 0,01 mg/kg i.v. oder i.c.	0,01–0,02 mg/kg/h
Alupent (Orciprenalin)	0,5 mg/ml	0,1 ml/kg = 0,05 mg/kg i.v.	0,04 mg/kg/h
Ca-Gluconat 10%	~0,5 mval/ml = 100 mg/ml	0,05–0,1 mval/kg	Variabel nach Serum Ca^{++}
Humanalbumin 5% Plasma-Protein-Lösung	Isoton	10 ml/kg	10 ml/kg/h
Dopamin	Nicht einheitlich	–	0,3 (–1,0) mg/kg/h
Lasix (Furosemid)	10 mg/ml	1 mg/kg	10 mg/kg/24 h
Mannit 20% (Osmofundin)	0,2 g/ml	0,5–1,0 g/kg	Nur Kurzinfusion
Pantolax (Suxamethoniumchlorid)	Nicht einheitlich	1 mg/kg	–
Pancuroniumbromid	2 mg/ml	0,1 mg/kg	–

Wenn je ein Helfer für Ventilation und Herzmassage zur Verfügung steht, empfiehlt es sich, daß einer der Beteiligten laut mitzählt, damit ein regelmäßiger Arbeitsrhythmus entsteht. Herzmassage und Beatmungsfrequenz sollten ein Verhältnis von 5:1 haben.

Nach Beobachtungen von Dölp et al. [2] sinkt der Blutdruck bei Unterbrechung der Herzmassage sofort auf Null und steigt erst nach mehreren Kompressionsstößen erneut auf den Ausgangswert an. Aus diesem Grunde wird heute beim intubierten Patienten die kontinuierliche Herzmassage empfohlen.

Sobald alle Instrumente für die Intubation bereit sind, kann in einer zügigen Aktion die Intubation vorgenommen werden. Parallel dazu muß ein sicherer, möglichst zentraler Venenzugang geschaffen werden (z. B. V.-subclavia-Punktion, Venae sectio). Läßt sich dies nicht sofort durchführen, so empfiehlt sich bei Therapieresistenz auf mechanische Maßnahmen die sofortige intrakardiale Injektion von Natriumbikarbonat (1 mval/kg KG), Suprarenin (O,1 ml/kg KG) der 1:10000 verdünnten Lösung), Calciumgluconat 10% (0,1–0,2 ml/kg KG). Anschließend können Suprarenin und Natriumbikarbonat über eine zentralvenöse Dauertropfinfusion verabreicht werden (Tabelle 2).

Zur Erfolgsbeurteilung und Therapiekontrolle gehört es, zum Ausschluß von Kammerflimmern den Patienten an einen EKG-Monitor anzuschließen; außerdem regelmäßige bis kurzfristige Kontrollen arterieller Blutgase, Palpation der Pulse (Blutdruckmessung) und Beobachtung der Hautfarbe und der Pupillenreaktion.

Nach erfolgreicher Reanimation mit Stabilisierung des Kreislaufes muß der Patient auch bei scheinbar ausreichender Spontanatmung noch für Stunden intubiert und beatmet auf einer Intensivstation sorgfältig überwacht bleiben. Erst nach 24 stündigem ereignislosem Verlauf kann die Respiratortherapie beendet und der Patient unter

Berücksichtigung der Grunderkrankung bei ausreichender Spontanatmung extubiert werden.

Die Prognose nach einer Kardiopulmonalen Reanimation ist abhängig vom Zeitpunkt des Einsetzens der Maßnahmen, von der Anzahl und Erfahrung der Helfer sowie wesentlich von der Grunderkrankung.

Die Dauer einer Wiederbelebung muß und kann nur vom Verlauf abhängig gemacht werden. Verbindliche Zeitangaben gibt es nicht. Eigene Erfahrungen zeigten, daß selbst nach einstündiger Herzmassage schließlich doch noch eine stabile Herz- und Kreislauffunktion zu erzielen war. Dabei muß jedoch als Leitlinie die Kontrolle der wichtigsten vitalen Parameter dienen: Innerhalb von 10–20 min sollten keine Hypoxie, Hyperkapnie, weite Pupillen und Nullinien-EKG vorliegen. Die metabolischen Acidose kann dagegen u. U. lange Zeit persistieren. Vor Abbruch der Reanimation muß neben der aktuellen Situation die voraussichtliche Prognose der Grundkrankheit berücksichtigt werden.

17.3 Atemhilfen mit kontinuierlich erhöhtem Atemwegsdruck (CPAP)

Je nach Form einer respiratorischen Insuffizienz kann für die Behandlung ein unterschiedlicher Zugang zu den Atemwegen gewählt werden. Die kritische obere Luftwegsobstruktion und die Globalinsuffizienz sind klare Indikationen für eine tracheale Intubation und ggf. für eine anschließende künstliche Beatmung. Bei einer Partialinsuffizienz mit überwiegender Hypoxie und normalem Atemantrieb sowie bei speziellen Lungenerkrankungen kann bereits die Applikation kontinuierlich erhöhten Atemwegsdrucks (CPAP = Continuous positive airway pressure) bei Spontanatmung erfolgreich eingesetzt werden.

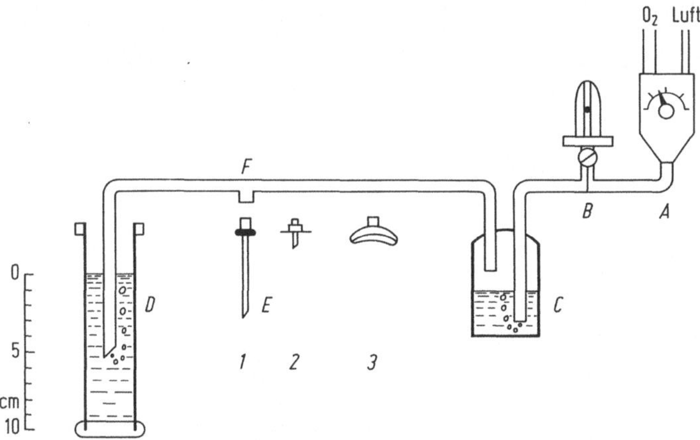

Abb. 2. Schema zur Applikation von kontinuierlich positivem Atemwegsdruck bei spontan atmenden Patienten (CPAP). *A* O_2-Luft-Mischer; *B* Flowmeter für Gasgemisch; *C* Gasbefeuchter; *D* Wasserschloß: Die Eintauchtiefe des Gasrohres bestimmt den endexspiratorischen Druck in cm H_2O; *E* Applikationsformen für CPAP: *1* intratrachealer Tubus, *2* einläufiger Nasaltubus, *3* Maske

17.3.1 Applikationsformen von CPAP (Abb. 2)

Bei den in Deutschland gebräuchlichen Methoden wird CPAP entweder invasiv über
einen Trachealtubus oder nichtinvasiv mit einer über Nase und Mund fixierten Maske
oder über einen ein- oder doppelläufigen Nasaltubus verabreicht. Der gleiche Effekt
läßt sich auch mit einer Unterdruckkammer erzielen, in welche Stamm und Extremitäten des Patienten gelagert werden. Die Kammer wird im Halsbereich mit Irisblende
abgedichtet. Andere CPAP-Methoden bedienen sich einer Kopfüberdruckkammer
(Kopfbox nach Gregory) oder einer auf das Gesicht aufgesetzten abgedichteten Über-
druckkammer.

17.3.2 Indikation und Auswirkung von kontinuierlich erhöhtem Atemwegsdruck (CPAP und PEEP) (Tabelle 3)

Atemstörungen, die sich zur Behandlung mit CPAP eignen, sind das idiopathische
Atemnotsyndrom des Frühgeborenen sowie das interstitielle und alveoläre Lungenödem. Diese Erkrankungen gehen in der Regel mit einer Verkleinerung der funktionellen Residualkapazität (FRC) und der Compliance, sowie der Erhöhung der funktionellen intrapulmonalen Rechts-links-Shunts und der $AaDO_2$ einher. Beim Atemnotsyndrom ist außerdem die funktionelle Totraumventilation vergrößert. Die aufgezählten Lungenfunktionsänderungen führen zu einer arteriellen Hypoxie.

Die Auswirkungen von CPAP und PEEP auf die Lungenfunktion sind in allen Einzelheiten bisher noch nicht geklärt. Festzustehen scheint jedoch folgendes: Der kontinuierlich erhöhte Atemwegsdruck führt beispielsweise auf dem Höhepunkt eines
Atemnotsyndroms nicht sofort zu einer transpulmonalen Übertragung auf den Pleu-
ra- bzw. Ösophagusdruck. Offensichtlich entsteht zunächst bei der Dehnung und Entfaltung von kollabierten oder primär atelektatischen Alveolen ein Druckgefälle, welches mit zunehmender Normalisierung der FRC kleiner wird. Parallel normalisiert
sich die zunächst erniedrigte statische Compliance.

Tabelle 3. Wirkung von CPAP oder PEEP.
(↗ Anstieg, ↘ Abfall, = gleichbleibend,
FRC = Funktionelle   Residualkapazität,
V_T = Atemzugvolumen, V_D = Totraumvolu-
men, C_{tot} = Gesamtcompliance, HZV = Herz-
zeitvolumen, $AaDO_2$ = Alveoloarterielle O_2-
Differenz

	Therapeutische Dosis bewirkt	Überdosis bewirkt
FRC	↗	↗↗
V_T	↘	↘↘
V_D/V_T	↘	↗
C_{tot}	↗	↘
HZV	=	↘
PCO_2	=	↗
Pa O_2	↗	↗ bis ↘
$AaDO_2$	↘	↘ bis ↗

Bei Applikation von CPAP beim Atemnotsyndrom kommt es durch Verminderung von Atemfrequenz und Zugvolumen zu einer Erniedrigung des Atemminutenvolumens. Gleichzeitig kommt es jedoch nicht zu einer Verminderung der alveolären Ventilation, was auf eine Verminderung der Quotienten V_D/V_T hinweist [4]. Mit Verbesserung der Lungenfunktion durch CPAP vergrößert sich die Gefahr der Nebenwirkungen. Erniedrigt man den endexspiratorischen Druck nicht parallel zur Funktionsverbesserung, kommt es zu einer pathologischen Erhöhung der FRC, Erhöhung der Totraumventilation mit pCO_2-Anstieg und zu einer weiteren Verminderung des Atemzugvolumens. In dieser Phase vermindert sich der arterielle pO_2 meist jedoch noch nicht. Der jetzt bis zu 90% transpulmonal übertragene CPAP kann zu einer Verminderung des venösen Rückstroms zum Herzen infolge Druckerhöhung in beiden Vorhöfen und somit zu einer Herzinsuffizienz führen. Die beschriebenen Kreislauferscheinungen können bei einem Volumenmangel auch bereits zu Beginn der CPAP-Behandlung auftreten.

Ein Ungleichgewicht von überdehnten und atelektatischen Alveolen begünstigt die Gefahr alveolärer Rupturen mit nachfolgendem interstitiellem Emphysem, Pneumothorax und Pneumomediastinum.

17.3.3 Indikationen für nichtinvasiv applizierten CPAP (Tabelle 4)

Bei Früh- und Neugeborenen ist das Atemnotsyndrom die Hauptindikation für CPAP. Da sich gezeigt hat, daß schon bei frühzeitiger Anwendung der nichtinvasiven CPAP-Methoden eine Intubation und nachfolgende Ventilation vermieden werden können, gelten folgende Richtlinien: Wenn man für einen arteriellen pO_2 von 50 Torr mehr als 40% FiO_2 benötigt, so rechtfertigt der funktionelle intrapulmonale Rechts-links-Shunt die Applikation von CPAP. Häufig rezidivierende leichte Apnoen sind ebenfalls eine Indikation für CPAP, da erhöhter endexspiratorischer Druck offenbar auf reflektorischem Wege Apnoen hemmt [5]. Es ist hervorzuheben, daß die oben genannten Indikationen nicht für Neugeborene mit Globalinsuffizienz und nur eingeschränkt als primäre Behandlungsmethode für Frühgeborene unter 1250 g Geburtsgewicht gelten. Hier ist eine primäre Intubation und evtl. intermittierende maschinelle Ventilation (freie Übersetzung für IMV = Intermittent mandatory ventilation) günstiger. Andererseits hat sich aber auch gezeigt, daß Neugeborene mit einem pCO_2 bis 60 Torr gelegentlich noch erfolgreich mit CPAP behandelt werden konnten.

Tabelle 4. Indikationen und Kontraindikationen für primäre Therapie mit CPAP

Möglich Indikationen für primäre Therapie mit CPAP

Rezidivierende Apnoen des Frühgeborenen
IRDS (wenn PaO_2 kleiner 50 Torr bei FiO_2 40%)
Tracheo- oder Bronchomalazie

Kontraindikationen für primäre Therapie mit CPAP

IRDS bei Geburtsgewicht unter 1250 g (oder < 30. Gestationswoche)
Komplizierte Apnoen
Volumenmangel und Kreislaufschock
Atemdepression (z. B. bei Hirnblutung)

Als Kontraindikation für CPAP gilt jede Art von Volumenmangel oder Kreislaufschock.

Es gibt nur wenige Indikationen, die im höheren Lebensalter den Einsatz von CPAP rechtfertigen: Gelegentlich ist ein Behandlungsversuch bei Erkrankungen, welche mit Tracheo- oder Bronchomalazie einhergehen, möglich. Bei Kindern im Alter über 12 Monaten wird nur eine CPAP-Applikation mit Naseotreachealtubus oder über Tracheostoma in Frage kommen.

Die Überwachung der CPAP-Therapie erfordert Kontrollen der FiO_2, des ungehinderten kontinuierlichen Gasflusses, des Tubuslecks und des Atemwegsdrucks, sowie des $TcpO_2$ und/oder der Blutgase. Eine Ruhigstellung mit Sedativa und sorgfältige Kontrolle der Tubusfixierung, sowie regelmäßige Trachealtoilette sind notwendige Sicherheitsvorkehrungen gegen bedrohliche Komplikationen. Zur Vermeidung einer Magendistension empfiehlt sich die Einführung einer stets offen zu haltenden nasogastrischen Sonde. Die Ernährung kann dann über eine oberhalb des Thoraxniveaus aufgehängte Bürette erfolgen.

17.3.4 Vergleich verschiedener CPAP-Applikationsformen

Bisher gibt es keine kontrollierte Studie über Vor- und Nachteile der verschiedenen CPAP-Methoden. Aus Publikationen über die genannten Verfahren ist folgendes zu ermitteln:

Nasal-CPAP (NCPAP = Applikation eines einfachen oder doppelläufigen Tubus im Nasenvorhof; Fixierung wie nasotrachealer Tubus). Bei NCPAP kommt es relativ leicht je nach Kopflage und Mundöffnung zu wechselnden Luftlecks. Unter hohem Frischgasfluß (8–10 l/min) und bei ruhigem Patienten kann dieser Nachteil vermieden werden. Erhöhte Atemwegswiderstände haben nach eigenen Erfahrungen keine praktische Bedeutung, wenn man den vor dem Tubus gemessenen endexspiratorischen Druck nicht unter 3 cm H_2O einstellt.

Masken-CPAP (MCPAP = Silikonmaske wird unter Wechsel der Maskengröße entweder ohne oder mit Augen- und Mundeinschluß appliziert; Fixierung mit Gazemaske, Silikongummi oder Klettenverschluß). Bei dieser Methode kommt es u. U. je nach Relation von Kopf zu Maskengröße zu einer klinisch bedeutsamen Totraumvergrößerung. Ob die nachfolgende pCO_2-Erhöhung oder der erhöhte zirkuläre Fixierungsdruck zur mitgeteilten [8] Häufung von zerebellaren Blutungen führt, ist bisher nicht geklärt.

CNP-Kammer (Stamm und Extremitäten werden in eine Unterdruckkammer gelagert; Abdichtung im Halsbereich mit Irisblende und zusätzlichen Hilfsmitteln). Diese Methode erlaubt wegen technischer Probleme bei der Abdichtung der Kammer im Halsbereich nur die Behandlung von größeren Neugeborenen (über 2 000 g). Als größter Nachteil erweist sich die schlechte Zugänglichkeit des Stammes und der Extremitäten für die Routinepflege. Die hierfür notwendige Öffnung der Kammer führt zum Zusammenbruch des Unterdrucks und kann eine Hypoxie des Kindes zur Folge haben. Zur exakten Dosierung der meist zusätzlich notwendigen Sauerstofftherapie ist die Applikation einer Kopfhaube notwendig.

17.4 Indikationen und Methoden zur Intubation und Tracheostomie

17.4.1 Zur Intubation

Im Rahmen einer Reanimation, bei der beatmungspflichtigen respiratorischen Insuffizienz und bei der kritischen oberen Luftwegsobstruktion ist eine Intubation die un-

Tabelle 5. Endotrachealtubusgrößen (Anhaltswerte)

Alter	Tubusinnendurchmesser [mm]
Neugeborene < 1 500 g	2,5
1 500–3 000 g	3,0
1– 6 Monate	3,5
7–12 Monate	4,0
13–18 Monate	4,5
19–36 Monate	5,0
3– 4 Jahre	5,5
5– 6 Jahre	6,0
6– 7 Jahre	6,5
8– 9 Jahre	7,0
10–11 Jahre	7,5
12–14 Jahre	8,0

erläßliche Voraussetzung für eine regelrechte alveoläre Ventilation. Ob primär eine naso- oder orotracheale Intubation vorgenommen wird, ist nicht von entscheidender Bedeutung. Das Vorgehen ist letztlich von der Erfahrung des Therapeuten sowie von den momentanen örtlichen Gegebenheiten abhängig.

Bei einer längerfristig vorausgeplanten Intubation ist mit Ausnahme der Narkoseeinleitung der nasotrachaele Weg für das Kindesalter zu bevorzugen. Bis zum 12. Lebensjahr können ungeblockte Tuben aus weichem Plastikmaterial (z. B. Portex, Rüschelit) benutzt werden. Bei älteren Kindern und Jugendlichen sind Tuben mit 1–2 aufblasbaren Manschetten (möglichst vorgelehnt) oder aus Latexschaum vorrätig zu halten.

Folgende Voraussetzungen und Vorteile der nasotrachealen Intubation ergeben sich: Die Wahl der Tubusgröße ist von der Passierbarkeit der Nasenöffnung abhängig. In der Regel ist jeder Tubus, der durch die Nase eingeführt werden kann, auch für die Trachea angemessen. Voraussetzung ist jedoch die Passage des geknickten nasopharyngealen Abschnitts, die am besten mit einem in den Hypopharynx eingeführten Absaugkatheter als Führungsmandrin gelingt (Anhaltswerte für altersgemäße Tubusgrößen s. Tabelle 5).

In Nasenhöhe ist der Tubus sicher fixierbar, was die Gefahr der arteffiziellen Extubation und des traumatischen Hin- und Hergleitens in der Trachea bei Kopflagewechsel vermindert. Für den Patienten ist die nasotracheale Intubation komfortabler, da ein Würgereiz beim Schlucken entfällt und die Mundpflege besser durchführbar ist.

Die orotracheale Intubation hat weiterhin ihren Platz in der Reanimation und zur Narkosevorbereitung. Hierbei werden abknicksichere Latextuben mit Spiralverstärkung bevorzugt. Wenn jedoch keine Extubation unmittelbar nach der Narkose zu erwarten ist, sollte noch unter Narkoseeinwirkung die nasotracheale Umintubation vorgenommen werden. Wenn eine Beatmung mit geblocktem Tubus nicht zu umgehen ist, so empfiehlt sich entweder die Applikation von minimalem Manschettendruck durch Luftinsufflation und 0,5- bis 1 stündiger Deflation, oder die Manschettenfüllung mit Wasser und Applikation eines definierten hydrostatischen Druckes bis zum Verschwinden der Tubuslecks über ein in individueller Höhe fixiertes Bürettensystem [12]

17.4.2 Zur Tracheostomie

Ist ein Ende der intubationspflichtigen Krankheitsphase nicht absehbar, so ist die Tracheostomie unter kontrollierten Bedingungen in Erwägung zu ziehen.

Im Gegensatz zum Neugeborenen, bei dem erfahrungsgemäß die Intubation über Wochen und Monate ohne Schaden toleriert werden kann, ist bei 5–6% der Kleinkinder und Jugendlichen unter Langzeitintubation mit einer subglottischen Läsion und nachfolgender Stenosierung zu rechnen. Die subglottische Stenose ist nicht nur von der Intubationsdauer abhängig, sondern ihre Entstehung ist besonders dann zu erwarten, wenn die primäre Intubation traumatisch oder auf dem Boden einer entzündeten Trachea erfolgte. Insgesamt empfiehlt sich eine Tracheostomie bei allen Patienten jenseits des Säuglingsalters, die länger als 2–3 Wochen intubiert sind. Für den Zeitpunkt ist letztlich auch die nicht absehbare Möglichkeit der Beendigung von Atemhilfe oder Beatmungstherapie entscheidend.

Eine kritische subglottische Postextubationsstenose sollte zunächst durch Reintubation mit einem kleineren Tubus behandelt werden. Jeder weitere Extubationsversuch im Abstand von mindestens einer Woche empfiehlt sich dann nur noch nach vorausgehender endoskopischer Inspektion. Bei Persistenz oder Progredienz der Stenose kann jetzt gezielt bei liegendem Tubus die Tracheostomie angeschlossen werden.

17.5 Künstliche Beatmung

17.5.1 Klinisches Bild der respiratorischen Insuffizienz und Indikation zur Respiratortherapie

Das klinische Bild der respiratorischen Insuffizienz wird bestimmt durch die Grunderkrankung. Die Leitsymptome, welche hierbei einzeln oder kombiniert auftreten können, sind in Tabelle 6 zusammengestellt. Sie erlauben eine klinische Verlaufsbeurteilung und eine begrenzte Beurteilung des Schweregrades, wobei jedoch die Gewichtung wiederum von der ursächlichen Erkrankung bestimmt werden kann. Insgesamt kann man 2 Krankheitsgruppen unterscheiden.

17.5.1.1 Die akute respiratorische Insuffizienz

Hierher lassen sich Krankheiten zuordnen, welche unverzüglich notfallmäßige Intubation und künstliche Beatmung erforderlich machen.

17.5.1.2 Prolongierte oder drohende respiratorische Insuffizienz

Zu dieser Gruppe gehören chronisch-rezidivierende oder akute Krankheiten, in deren Verlauf es langsam oder plötzlich zu lebensbedrohlicher respiratorischer Insuffizienz kommen kann. Diese Krankheiten lassen einen zeitlichen Spielraum für konservativ-medikamentöse und physikalische Maßnahmen zu. Hier kommt es darauf an, bei sorgfältiger Überwachung Erfolg oder Mißerfolg der Behandlung rechtzeitig zu erkennen. Letztlich wird bei jeder Verschlechterung die schwierige Entscheidung zu treffen sein, ob die respiratorische Insuffizienz so weit fortgeschritten ist, daß eine künstliche Beatmung nicht mehr zu vermeiden ist. In dieser Situation gibt es nicht immer

Tabelle 6. Klinische Hinweise auf eine drohende oder manifeste respiratorische Insuffizienz

---

Tachypnoe
Apnoe (Bradypnoe)
Änderung des Atemtyps (tiefe, oberflächliche, unregelmäßige Atmung)
Zeichen der Dyspnoe (Orthopnoe, Nasenflügelatmung; epigastrische, juguläre Einziehungen)

In- und/oder exspiratorischer Stridor, Giemen
Verlängertes Exspirium
Stöhnende Atmung
Thorax in Inspirationsstellung fixiert
Leises oder fehlendes Atemgeräusch

Zyanose
Hautblässe mit Schweißausbruch
Tachykardie, Bradykardie, Arrhythmie
Blutdruckabfall
Herzstillstand

Unruhe
Erhöhte Erregbarkeit
Verwirrtheit
Somnolenz
Koma

---

klare, durch Laborparameter definierte Beatmungsindikationen. Vielmehr wird das momentane Bild des Krankheitsverlaufs und die Erfahrung des Therapeuten das Vorgehen bestimmen.

Beispiel: Bei einem unruhigen Patienten mit schwerem Status asthmaticus und aktuell ermittelten normalen arteriellen Blutgaswerten wird eine plötzliche offensichtliche Somnolenz mit blasser Zyanose, schwachen Atemexkursionen und fehlendem Atemgeräusch auch ohne Blutgaskontrolle zur sofortigen Intubation und Beatmung zwingen. Die jetzt voraussichtlich pathologische Blutgasanalyse ist für die Beatmungsindikation praktisch belanglos.

Mit den in Tabelle 7 zusammengestellten Daten wird versucht, getrennt nach Altersgruppen, die *Indikationen zur künstlichen Beatmung* nach klinischen Kriterien und Blutgaswerten zu objektivieren.

Schließlich gibt es auch Indikationen zur Respiratortherapie ohne Zeichen der respiratorischen Insuffizienz. Diese basieren auf der Erfahrung einer sich voraussichtlich anbahnenden respiratorischen Insuffizienz, beispielsweise nach kardiovaskulären Operationen mit Hilfe der Herz-Lungen-Maschine und größeren abdominalchirurgischen Eingriffen bei Neugeborenen. Eine derartige prophylaktische Respiratorbehandlung berücksichtigt die Erfahrung, daß die sofortige postoperative Extubation häufig zu einer rasch zunehmenden respiratorischen Insuffizienz mit kritischer Verminderung der FRC und nachfolgendem hypoxischem Herzversagen führen kann.

17.5.2 Ziele der Respiratortherapie

Das Behandlungsziel der künstlichen Beatmung ist die Normalisierung des gestörten pulmonalen Gasaustausches, d.h. die Wiederherstellung einer normalen alveolären Ventilation mit Normokapnie und Normoxie. In den historischen Anfängen der Respiratortherapie war man zunächst bestrebt, mit intermittierender Überdruckbeat-

Tabelle 7. Indikationen zur künstlichen Beatmung (nur verbindlich im Kontext mit klinischer Symptomatik und Krankheitsverlauf!)

Allgemeine funktionelle Indikation	Neugeborenes		Älteres Kind	Bestimmende Beatmungsform
Überwiegende alveoläre Hypoventilation	Komplizierte Apnoen, Während und nach Reanimation $PaCO_2 \geq 60$ Torr *und* $pH < 7,25$[a] oder $PaCO_2 \geq 70$ Torr[c]		Zentrale Apnoe, Schnappatmung, Während und nach Reanimation $PaCO_2 > 60$ Torr *und* $pH < 7,25$[b] Kritische Luftwegs-obstruktion mit schneller Progredienz	IPPV
Überwiegend vergrößerte $AaDO_2$	IRDS des Frühge-borenen[a, d]	**< 1 500 g:** $PaO_2 < 50$ Torr bei $FiO_2 = 0,6$ **> 1 500 g:** $PaO_2 < 50$ Torr bei $FiO_2 = 0,8$ und CPAP 10 cm H_2O	$PaO_2 < 60$ Torr bei $FiO_2 = 1,0$[b] ARDS Lungenödem	CPPV (erhöhter Atemwegs-mitteldruck)
	Lungenödem (bei kongenitalen Vitien, Hydrops, Sepsis)			

[a] Nach Mannino u. Gluck [6]   [c] Nach Boros u. Orgil [1]
[b] Nach Pagtakhan u. Chernick [7]   [d] Nach Reynolds [9]

mung die beobachteten pulmonalen Kompensationsmuster zu imitieren oder nachahmend zu verstärken. So wurde beispielsweise das Atemnotsyndrom des Frühgeborenen mit den typischen Symptomen Hypoxie und Tachypnoe durch ein sich hieran orientierendes Beatmungsmuster behandelt: hohe Beatmungsfrequenz, hohe inspiratorische Sauerstoffkonzentration und hoher Inspirationsdruck. Ein therapeutischer Durchbruch war mit dieser Behandlung jedoch nicht zu erzielen.

Heute werden Respiratortechnik und Beatmungsmethoden überwiegend funktionellen Gesichtspunkten untergeordnet: Diejenige Beatmungsmethode und Respiratoreinstellung ist „richtig", die erfahrungsgemäß bei einem bestimmten Krankheitsbild erfolgreich eingesetzt wurde und die zugleich bei dem individuellen Patienten normale Funktionen wiederherstellt. Wir sprechen deswegen von „differenzierten Beatmungstechniken" [12]. Dabei gilt, daß jede Abweichung im Kontext von Ventilation, Oxygenierung und Lungerperfusion eine individuelle Kette von am Respirator einstellbaren Gegenmaßnahmen erforderlich machen kann.

Beispielsweise erfordern disseminierte Atelektasen und interstitielles Ödem mit hoher $AaDO_2$ eine andere Beatmungstechnik als interstitielles Emphysem oder obstruktives Syndrom mit Hyperkapnie. Die verschiedenen Beatmungstechniken haben also nicht das Ziel, die normale Atmung nachzuahmen, sondern lediglich deren gestörte Funktion zu ersetzen. Die Dauer der Respiratoranwendung wird durch IMV-Beatmungstechniken so kurz wie möglich gehalten, da es hiermit gelingt, die Eigenatmung als schonendste und wirkungsvollste Form für den Gasaustausch vorteilhaft mit der künstlichen Beatmung zu kombinieren.

17.5.3 Beatmungsmethoden

Bei der Anwendung von Respiratoren ist es wissenswert, welche Beatmungsformen mit einem Gerät erzeugt werden können.

17.5.3.1 Kontrollierte Beatmung

Definition: Maschinelle Normo- oder Hyperventilation eines Patienten, dessen Spontanatemantrieb entweder durch Hypokapnie oder krankheitsbedingt bzw. medikamentös zentral unterdrückt ist. Die kontrollierte Beatmung ist bei fast allen Patienten mit respiratorischer Insuffizienz die initiale Beatmungsform der Wahl.

17.5.3.2 Assistierte Beatmung

Definition: Maschinelle Ventilation, bei der die Inspirationsphase durch einen vom Patienten erzeugten initialen inspiratorischen Unterdruck als Triggerimpuls eingeleitet werden kann. Bei erhaltenem Spontanatemantrieb und Erreichen einer verstellbaren Triggerschwelle bestimmt der Patient die Respiratorfrequenz. Alle übrigen Charakteristika des Atemzyklus, wie Inspirationsvolumen, In- und Exspirationsdruck, Exspirationszeit usw., können jedoch nicht vom Patienten beeinflußt werden. Wird der Respirator nur gelegentlich durch den Patienten getriggert, spricht man von einer gemischt-assistiert-kontrollierten Beatmung. Für die assistierte Beatmung gibt es keine spezielle Indikation. Die Vorteile dieser Beatmungsform sind in der Vergangenheit sicher überschätzt worden. Insbesondere erwies sich die Annahme, daß mit einer allmählichen Erhöhung der Triggerschwelle die Entwöhnung vom Respirator leichter gelingt, als nicht zutreffend. Es ist anzunehmen, daß diese Beatmungsform durch die vorteilhafte IMV-Methode ersetzt werden wird.

17.5.3.3 Beatmung mit intermittierender maschineller Ventilation (IMV)

Definition: Maschinelle Ventilation mit wählbarer Frequenz, bei welcher eine beliebige Interferenz zwischen Respiratorzyklen und Spontanatmungszyklen ohne CO_2-Rückatmung möglich ist. Die Gefahr der Exspirationsgasrückatmung wird dadurch vermindert, daß ein Frischluftgasstrom im Überfluß kontinuierlich in der In- und Exspirationsphase durch die Respiratorschläuche fließt. Es hat sich gezeigt, daß mit dieser Beatmungsform u. a. Neugeborene und junge Säuglinge vorteilhaft behandelt werden können, weil die effektivere und die Lunge schonendere Spontanatmung frühzeitig nutzbar gemacht werden kann. Dies trifft auch dann zu, wenn die alleinige Spontanatmung für eine suffiziente Ventilation noch nicht ausreichen würde. Der Respirator kann bei niedriger Frequenzeinstellung durchaus nur noch ein Adjuvans der Spontanatmung sein. Nachteile der vollständigen Frequenzdissoziation von Respirator und Patient haben sich zumindest im Säuglingsalter nicht ergeben. Bei älteren Patienten kann es gelegentlich zu Unruhe oder Hustenreiz kommen, wenn der Maschinenzyklus in die Exspirationsphase der Spontanatmung fällt.

17.5.3.4 Beatmung mit SIMV (synchronisierte IMV)

Definition: Maschinelle Ventilation mit wählbarer Frequenz und beliebiger Spontanatmungsmöglichkeit des Patienten. Eine CO_2-Rückatmung wird dadurch verhindert, daß der Patient durch einen präinspiratorisch erzeugten Unterdruck wie bei der assistierten Beatmung den Respirator triggern kann. Das Triggersignal hat jedoch keine

Überdruckphase zur Folge, sondern gibt nur einen Frischluftgasstrom frei, der gerade für die Inspiration des Patienten ausreicht. Das Triggersignal dient außerdem dazu, den Maschinenzyklus mit der Inspirationsphase des Patienten zu synchronisieren. Nachteile der synchronisierten IMV-Methoden zeigen sich u. a. bei Frühgeborenen, da die notwendige Gerätetriggerung durch den Patienten nicht gewährleistet ist. Für ältere Kinder haben sich derartige Geräte jedoch bewährt: Durch kontinuierliche Reduzierung der Respiratorfrequenz gelingt eine Entwöhnung leichter.

17.5.4 Formen des Beatmungsdrucks

IPPV (intermittent positive pressure ventilation) Die älteste maschinelle, über einen Trachealtubus applizierte Frischgaszufuhr ist die intermittierende Überdruckbeatmung, bei welcher der inspiratorisch positive Druck mit Beginn der Exspiration auf atmosphärisches Niveau (ZEEP = zero endexpiratory pressure) absinkt. In der positiven Druckphase strömt das Frischgas in die Atemwege und vergrößert das intrathorakale Gasvolumen. In der Exspirationsphase kommt es entsprechend der Gesamtelastizität von Lunge und Thorax zu einem passiven Rückstrom der Ausatemgase. Das endexspiratorisch in den Atemwegen zurückgehaltene Gas entspricht dem funktionellen Residualvolumen.

CPPV (continuous positive pressure ventilation)Läßt man das Ausatemgas gegen einen Widerstand abströmen oder verhindert man mechanisch (z. B. mittels eines in den Ausatemschenkel eingebauten Wasserschlosses), daß der Atemwegsdruck endexspiratorisch auf Null absinkt, so spricht man von einer kontinuierlich positiven Überdruckbeatmung. Mit dieser Beatmungsdruckform wird die FRC künstlich vergrößert, was bei Erkrankungen mit disseminierten Atelektasen sinnvoll sein kann. Die pathophysiologischen Auswirkungen und Gefahren sind vergleichbar mit denjenigen, des für die CPAP-Spontanatmung beschrieben wurden (s. 17.3.2). Die Applikation von PEEP über einen erhöhten Ausatemwiderstand erzeugt eine stärkere Erhöhung des Atemwegsmitteldruckes als über ein Wasserschloß, da während der gesamten Ausatemphase der Gasabstrom behindert wird. Dies führt zu einem verzögerten Absinken des Inspirationsdruckes. Nicht kontrollierbare Blähungsfolgen und nachteilige Auswirkungen auf den venösen Rückstrom zum Herzen bei plötzlicher Änderung der Lungenmechanik (z. B. Husten, Unruhe) erfordern wegen der damit verbundenen Gefahr eines Alveolarlecks erhöhte Aufmerksamkeit. Da die Methode entbehrlich ist, sollte PEEP möglichst nur über ein mechanisches Gegendruckventil oder über ein Wasserschloß appliziert werden.

IPPV und/oder CPPV mit inspiratorischer Druckbegrenzung

Bei volumenkonstanten Respiratoren und bei zeitgesteuerten Flow-Generationen kann man den Inspirationsdruck künstlich begrenzen. Nach einem kurzen inspiratorischen Druckanstieg wird der Atemwegsdruck auf einem Plateauniveau gehalten. Trotzdem strömt das Frischgas bis zum Ende der Inspiration entsprechend dem konstanten Druckgradienten weiter in die Atemwege. Man spricht so von einer Plateaubeatmung ("inflation hold"). Diese Methode soll zu einer ausgewogenen Verteilung des Inspirationsgases in den Lungen führen. Ohne Erhöhung des Spitzendruckes wird die inspiratorische Phase der Lungenentfaltung verlängert.

Der Vollständigkeit halber sollen noch zwei weitere Beatmungsdruckformen erwähnt werden:

Bei der *Wechseldruckbeatmung* wird am Ende der Exspiration ein variabler Sog erzeugt. Diese Beatmungsmethode sollte heute nicht mehr angewendet werden, weil sicher erwiesen ist, daß ein negativer Atemwegsdruck durch Bronchialkollaps Atelektasen erzeugen kann.

Bei der *kontinuierlichen Unterdruckbeatmung* (CNPV = continuous negative pressure ventilation) handelt es sich um eine Tankrespiratortherapie, bei der der Patient nach dem Prinzip der eisernen Lunge mit Ausnahme des Kopfes in einer Unterdruckkammer gelagert ist. Die gute Wirksamkeit der Methode ist nachgewiesen. Sie soll u. a. Vorteile durch Vermeidbarkeit der Intubation bei der Behandlung des idiopathischen Atemnotsyndroms haben (geringere Häufigkeit der bronchopulmonalen Dysplasie). Diese Respiratortherapie konnte sich jedoch in Europa nicht durchsetzen, da sie zahlreiche Nachteile besitzt (Abdichtungsprobleme, Auskühlungsgefahr, untere Limitierung des Körpergewichtes bei ca. 2 000 g, schlechte Zugänglichkeit für die Pflege des Patienten).

17.5.5 Steuerung des Respiratorzyklus

17.5.5.1 Druckgesteuerte Beatmung

Prinzip: Dem Patienten wird ein variabler Frischgasflow bis zum Erreichen eines einstellbaren Grenzdruckes appliziert. Im Moment der Überschreitung des genannten Druckes wird das Ausatemventil auf Exspiration geschaltet und der Druck fällt entsprechend der passiven Entleerung der Lungen auf einen einstellbaren endexspiratorischen Druck ab. Die Inspirationszeit ist abhängig vom Gasfluß, vom Gesamtatemwegswiderstand und vom eingestellten Grenzumschaltdruck. Die Inspirationszeit zusammen mit einer wählbaren Atempause bestimmt die Beatmungsfrequenz einer gewünschten kontrollierten Beatmung.

Druckgesteuerte Respiratoren sind in der Regel preiswert und lassen sich netzstromunabhängig mit pneumatischen Steuerventilen regulieren. Bei Patienten mit überwiegend normaler Lungenfunktion (z. B. bei zentraler oder peripherer Atemlähmung) lassen sich diese Geräte auch heute noch kostengünstig einsetzen. Bei Patienten mit krankhafter Lungenmechanik, insbesondere bei Patienten mit Wechsel von Resistance und Compliance, sind druckgesteuerte Respiratoren sehr pflegeaufwendig, weil Druck und Flow ständig nachreguliert werden müssen. Wenn beispielsweise der Atemwegswiderstand durch Sekretansammlung bei einem gegebenen Gasfluß ansteigt, wird der Umschaltdruck schneller erreicht und als Folge auch die Frischgaszufuhr früher beendet. Dadurch resultiert u. U. trotz Drucküberwachung eine den Patienten gefährdende unbemerkte Hypoventilation (Industrieprodukte s. Tabelle 8).

17.5.5.2 Volumenkonstante Beatmung

Prinzip: Dies läßt sich am besten am Modell von Zylinder und Kolben erläutern: Ein bestimmtes Volumen wird mittels Kolben durch Rückzug im Zylinder eingestellt und

Tabelle 8. In der Pädiatrie gebräuchliche Respiratoren

Volumengesteuerte Respiratoren mit Drucklimitierungsmöglichkeit

Siemens Servoventilator 900 B/C
Bennett MA1-B
Dräger UV1
Bourns LS104/150 (speziell für Säuglinge)

Druckgesteuerte gasflußlimitierende Respiratoren

Bird Mark 8
Bennett PR 2
Dräger Assistor 644/744

Zeitgesteuerte Respiration mit kontinuierlichem Gasfluß und Drucklimitierungsmöglichkeit

Dräger Babylog 1
Stephan SIMV-Respirator
Bourns BP 200
Baby Bird
Loosco AIV
McGaw-Veriflo CV200

anschließend so lange in Gegenrichtung in die Atemwege vorgetrieben, bis der Zylinder entleert ist. Typischerweise applizieren Kolben und Zylinder volumengesteuerter Geräte das Gas jedoch nicht direkt in die Luftwege des Patienten, sondern sie komprimieren ein primär vorgewähltes Füllvolumen in einem Beatmungsbeutel (Sekundärsystem; Prinzip: "bag in bottle"), so daß dieser sich in die Atemwege des Patienten entleert. Entsprechend der Gesetzmäßigkeit, $p \sim \dot{V} \cdot R_{AW}$, ist zu erwarten, daß bei primärer Vorwahl des Zugvolumens der Beatmungsdruck P eine sekundäre Größe ist, die ihrerseits abhängig vom Gesamtatemwegswiderstand (R_{AW}) und von der Geschwindigkeit des applizierten Gasvolumens ($\dot{V}$) ist. Bis auf eine Ausnahme (Bourns-LS 104) sind alle derartigen Respiratoren für Erwachsene konzipiert. Sie besitzen ein im Vergleich zum Thoraxvolumen des Säuglings und Frühgeborenen riesiges inneres kompressibles Volumen. Bei nicht vermeidbarem Tubusleck, bei relativ hoher Resistance und niedriger Compliance kommt es leicht zu unbemerkten Änderungen des Atemzugvolumens, da sich der Beatmungsdruck infolge des großen kompressiblen Gerätevolumens nur minimal ändert. Wegen der beschriebenen Eigenschaften sind volumenkonstante Respiratoren erst bei größeren Kindern (ca. 10 kg) gut anwendbar. Neben der dann recht sicheren Volumenkonstanz besitzen diese Geräte i. allg. alle Vorzüge eines gut ausgestatteten Respirators: Einrichtungen für assistierte Beatmung, Seufzeratmung, IMV-Beatmung mit und ohne Druckbegrenzung, CPAP und Flowvariation, eingebauter O_2-Luftmischer, Medikamenteninhaliereinrichtung, Atemzug- und Atemminutenvolumenkontrolle, Beatmungsdruckmonitor, Temperaturwarnung, Stromausfallalarm. Die Geräte eignen sich besonders gut zur Beatmung von Kindern mit Lungenerkrankungen und nach operativen Eingriffen in der Herzchirurgie. Als größter Nachteil ist der hohe Anschaffungspreis zu nennen (Industrieprodukte s. Tabelle 8).

17.5.5.3 Zeitgesteuerte Beatmung mit kontinuierlichem Frischgasstrom

Prinzip: Ein am Respirator einstellbarer kontinuierlicher Frischgasfluß wird durch modifizierten Verschluß des Ausatemventils während der Inspirationsphase in die Atemwege des Patienten geleitet. Der erzeugte inspiratorische Überdruck kann durch Geräteeinstellung limitiert werden. Die Exspiration erfolgt passiv entsprechend der Gesamtelastizität von Thorax und Lungen, wobei das exspiratorische Atemvolumen dem kontinuierlichen Frischgasstrom beigemischt wird. Der endexspiratorische Druck kann am Ausatemventil erhöht werden. Die Zeiten für In- und Exspiration sind frei variierbar, so daß beliebige Frequenzen und Atemzeitverhältnisse eingestellt werden können. IMV und CPAP sind leicht einstellbar. Die Zeitsteuerung erfolgt entweder elektrisch oder pneumatisch. Geräte dieses Typs lassen eine differenzierte Beatmung zu und sind insbesondere für die Beatmung von Früh- und Neugeborenen geeignet.

Folgende Nachteile sind zu erwähnen: Die Geräte sind nur bis zu einem Patientenalter von ca. 3 Jahren anwendbar und besitzen meist keinen Druckmonitor. Das Atemminutenvolumen läßt sich wegen des kontinuierlichen Gasflusses nur mit komplizierten Apparaturen (z. B. Pneumotachograph) messen. Meist ist eine große Zahl von Zusatzgeräten erforderlich: O_2-Luft-Mischer, O_2-Meßgerät, Atemgas-Temperatur-Monitor, Medikamentenvernebler, Beatmungsdruckmonitor.

Für Anfänger ist das Gerät wegen der Vielfalt an Einstellungsmöglichkeiten schwierig zu bedienen (Industrieprodukte s. Tabelle 8).

17.5.6 Primäreinstellung des Respirators

Die Primäreinstellung des Respirators vor oder unmittelbar nach Konnektion mit dem Patienten ist bei Kindern einfach zu handhaben, bereitet jedoch dem Anfänger erfahrungsgemäß erhebliche Probleme. Nach vorausgegangener Funktionskontrolle, insbesondere z. B. nach Ausschluß von Leckagen im Patientensystem, soll die Atemfrequenz bei volumenkonstanten Respiratoren direkt, beim zeitgesteuerten Respirator indirekt (z. B. Inspirationszeit 1 s, Exspirationszeit 1,4 s), auf einen mittleren Wert von z. B. 25/min vorgewählt werden. Nunmehr wird der Patient angeschlossen und das Atemzugvolumen (an zeitgesteuerten Respiratoren der Inspirationsdruck bei einem Basisflow von 5–8 l/min) so lange erhöht, bis die Thoraxexkursionen vergleichsweise normal erscheinen. Bei unruhigen Patienten empfiehlt sich die vorherige Gabe eines intravenös applizierten, kurzwirkenden Sedativums (z. B. Diazepam). Bei ständiger sorgfältiger Beobachtung von Hautfarbe, Pulsqualität und Herzfrequenz kann nach 5–10 min mit Hilfe einer Blutgasanalyse aus hyperämisiertem Kapillarblut die Effektivität der Primäreinstellung überprüft und evtl. korrigiert werden.

Die oft empfohlene Primäreinstellung des Atemzugvolumens, der Atemfrequenz oder des Atemminutenvolumens nach Tabellennormalwerten ist sinnlos, ja sogar gefährlich, weil diese Normwerte nicht das für jeden Respirator unterschiedliche kompressible Volumen, sowie das jeweilige patientenspezifische Tubusleck berücksichtigen. Erfahrungsgemäß wird die oben genannte Primäreinstellung zu einer kurzfristig ungefährlichen *Hyper*ventilation, dagegen Tabellennormwerte zu einer gefährlichen *Hypo*ventilation, führen. Nach Kenntnis der ersten Blutgasanalyse wird man nunmehr die nachfolgenden Kriterien einer differenzierten Beatmungstechnik berücksichtigen.

17.5.7 Differenzierte Beatmungstechnik

17.5.7.1 Einfluß der Respiratoreinstellung auf die arteriellen Blutgase

Eine arterielle Hyperkapnie entsteht infolge einer alveolären Hypoventilation. Dabei ist die funktionelle Totraumventilation, erkennbar an der Vergrößerung des Quotienten V_D/V_T, nicht selten erhöht. Mit einem volumenkonstanten Respirator läßt sich die alveoläre Hypoventilation am besten durch Vergrößerung des Atemzugvolumens normalisieren. Am zeitgesteuerten Respirator mit kontinuierlichem Gasfluß läßt sich eine Besserung der alveolären Hypoventilation am wirkungsvollsten durch Erhöhung des Inspirationsdruckes erzielen. Für beide Respiratortypen kann zwar die Erhöhung der Respiratorfrequenz auch zu einem Anstieg des Atemminutenvolumens führen, jedoch muß bei Erkrankungen mit erniedrigter $AaDO_2$ mit einer verstärkten Totraumventilation gerechnet werden.

17.5.7.2 Hypoxie

Während für den Ausgleich einer alveolären Hypoventilation nur 2 Stellglieder am Respirator variiert werden müssen, stehen für die Normalisierung einer arteriellen Hy-

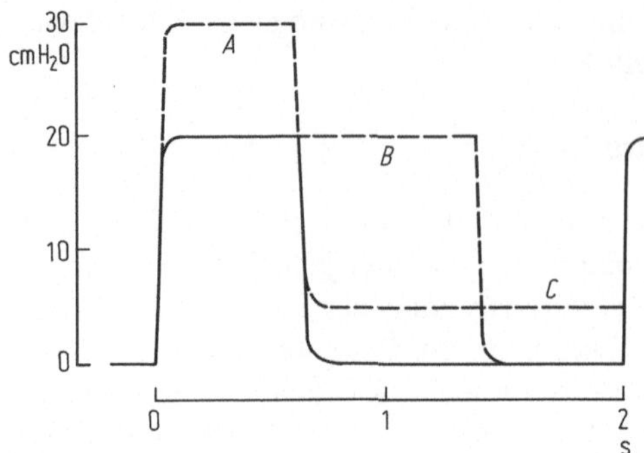

Abb. 3. Atemwegsdruckkurven, die durch einen zeitgesteuerten Respirator mit Druckbegrenzung und kontinuierlichem Gasfluß erzeugt wurden. Respiratorfrequenz 30 min. Der Atemwegsmitteldruck entspricht der integrierten Druckkurve während eines Atemzyklus. *A* Inspirationsdruckerhöhung; *B* Inspirationszeitverlängerung; *C* Exspirationsdruckerhöhung; (Nach Reynolds [9])

poxie differenziertere Regulierungsmöglichkeiten zur Verfügung: Eine begleitende Hypoxie bei alveolärer Hypoventilation läßt sich entweder durch die oben genannten Respiratoreinstellungen oder allenfalls durch eine zusätzliche mäßige Erhöhung der inspiratorischen O_2-Konzentrationen (FiO_2) auf beispielsweise 30% normalisieren. Steht jedoch, wie z. B. beim idiopathischen Atemnotsyndrom oder beim Lungenödem, die Hypoxie im Vordergrund, so empfiehlt sich primär eine hohe FiO_2 von z. B. 80–90%. Verbessert sich der arterielle pO_2 nicht bis in den Normbereich (>60 Torr), so wird als nächster Schritt eine Erhöhung des Atemmitteldrucks sinnvoll sein. Diese führt nach Reynolds [9] bei allen Lungenerkrankungen mit disseminierten Atelektasen und verminderter FRC zu einer Verbesserung der Oxygenierung. Der Atemwegsmitteldruck kann durch PEEP, Verlängerung der Inspirationszeit und Erhöhung des Inspirationsdruckplateaus angehoben werden (Abb. 3). Die Inspirationsdruckerhöhung ist jedoch zur Vermeidung einer Atemwegsschädigung als letzte Maßnahme zu ergreifen.

Jede Erhöhung des Atemwegsmitteldruckes führt zu einer Verbesserung der FRC. Dieser sinnvolle Effekt, der bis zur Normalisierung ungefährlich ist, kann bei Erreichen pathologischer Bereiche zu einem Alveolarleck mit nachfolgender Entwicklung von interstitiellem Emphysem, Mediastinalemphysem oder Pneumothorax führen. Es kommt zu einer Vergrößerung des Quotienten V_D/V_T und zu einer Behinderung des venösen Rückstroms.

Es ist daher unerläßlich, daß die differenzierte Respiratortherapie sorgfältig überwacht wird: regelmäßige Kontrollen des pCO_2 und pH aus Kapillarblutproben, Überwachung des arteriellen pO_2, entweder über eine arterielle Verweilkanüle oder bei Säuglingen mittels kontinuierlicher $TcpO_2$-Messung.

Den Behandlungsverlauf kann man nunmehr annähernd „titrieren": Ist eine arterielle Normoxie oder Hyperoxie eingetreten, so kann man in kleinen Schritten zunächst die FiO_2 bis 50% senken. Anschließend wird der Atemwegsmitteldruck zunächst durch Verminderung des Inspirationsdruckes, dann der Inspirationszeit und schließlich des PEEP gesenkt. Parallel gelingt es, meist schon von der kontrollierten Beatmung auf IMV überzugehen. Es ist jedoch jederzeit damit zu rechnen, daß ein Reduktionsschritt zu einer drastischen und progredienten Hypoxie führt. In einem solchen Fall mißlingt es nicht selten, durch Rücknahme des letzten Schrittes die ursprüngliche Situation wieder herzustellen. So muß man u. U. die gesamte Prozedur von vorn beginnen.

17.5.8 Respiratortherapie spezieller Formen der respiratorischen Insuffizienz

17.5.8.1 Behandlung der zentralen und peripheren Atemlähmung

Hinsichtlich der in Frage kommenden ursächlichen Krankheiten s. Tabelle 1. Die künstliche Beatmung bei Patienten mit zentraler oder peripherer Atemlähmung erfordert keine besondere Respiratortechnik. Vielmehr entstehen Probleme durch die nicht selten notwendige Langzeitbeatmung. Entsprechend der voraussichtlichen Beatmungsdauer sollte die Entscheidung zur Tracheostomie spätestens nach 2 wöchiger Beatmung getroffen werden.

Wegen der fehlenden Schutzreflexe (Husten- und Schluckreflex) ist von Anbeginn eine sorgfältige physikalische Therapie mit regelmäßigem Umlagern, Absaugen von Trachea, Mund- und Rachenraum, Inhalationen sowie Vibrations- und Klopfmassagen notwendig, um Atelektasen und Pneumonien zu verhindern.

Zur künstlichen Beatmung kommen alle oben genannten Respiratoren in Frage. Dabei empfiehlt sich zur Atelektasenprophylaxe die CPPV-Methode mit leicht erhöhtem PEEP von 3–4 cm H_2O. Eine Seufzerbeatmung, die mit volumenkonstanten Respiratoren möglich ist, kann ebenfalls sinnvoll sein.

Größere Probleme entstehen in der Phase der möglichen Krankheitsausheilung, wenn der Atemantrieb oder die Muskelkraft für eine längere Spontanatmung noch nicht ausreicht. Hier kann man am ehesten mit der IMV-Technik trainieren, wobei jedoch damit zu rechnen ist, daß der Patient interkurrent zeitweilig kontrolliert beatmet werden muß. Zeichen der Dyspnoe, Unruhe, Tachykardie, Schweißausbruch und Hyperkapnie signalisieren die Erschöpfung der Eigenatmung.

Bei respiratorischer Insuffizienz durch ein Schädel-Hirn-Trauma im Rahmen eines Polytraumas können Lungenödem, Schocklunge oder Lungenkontusion nicht selten eine initiale differenzierte Beatmungstechnik erforderlich machen.

Ein Sonderfall ist die Respiratortherapie des Tetanus. Wenn eine tiefe Sedierung die tetanischen Anfälle nicht zuverlässig unterdrücken kann, empfiehlt sich eine Muskelrelaxierung mit Tubocurarin oder Pancuronium mit kontrollierter Beatmung. Zur Vermeidung eines Ileus bei notwendiger Sondenernährung sollte die Muskelrelaxierung in möglichst großen Intervallen unterbrochen werden [11].

17.5.8.2 Respiratortherapie bei idiopathischem Atemnotsyndrom des Neugeborenen (IRDS)

Unter der Voraussetzung, daß eine Beatmungsindikation durch typische Zeichen der Globalinsuffizienz bei IRDS (s. Tabelle 7) feststeht, wird die differenzierte Respiratortherapie eingeleitet. Hierfür eignet sich am besten ein zeitgesteuerter Respirator mit kontinuierlichem Gasfluß. Behandlungsziel ist die Beatmung mit möglichst niedriger FiO_2, niedrigem Inspirationsdruck und niedriger Beatmungsfrequenz in einem Ausmaß, daß bei erhaltener Spontanatmung keine Zeichen der respiratorischen Insuffizienz mehr vorhanden sind: Eine initial notwendige kontrollierte Beatmung wird auf IMV mit Reduktion der Respiratorfrequenz und schließlich auf CPAP umgestellt.

Die primär empfohlene Respiratoreinstellung geht aus Tabelle 9 hervor.

Tabelle 9. Primäre IMV-Einstellung bei IRDS. (Nach Mannino u. Gluck [6])

	Initial	Nach Stabilisierung
Inspirationsplateau $< 1\,500$ g	18–20 (−25)	18–20 cm H_2O
Inspirationsplateau $\geqq 1\,500$ g	20–25 (−35)	18–25 cm H_2O
PEEP	2–4	2–4 cm H_2O
Inspirationszeit	1,0	1,2–2,0 s
Frequenz	30–20	20–10 und weniger
I:E-Relation	1:1	1:2
FiO_2	80–100%	$<80\%$ (je nach $TcpO_2$)

Wenn die erste arterielle Blutgasanalyse weiterhin eine Hypoxie ($PaO_2 > 50$ Torr) zeigt, so sollte zunächst der PEEP erhöht und/oder die Inspirationszeit verlängert werden. Findet man gleichzeitig oder isoliert eine Hyperkapnie, so kann am besten der Inspirationsdruck oder evtl. auch die Beatmungsfrequenz erhöht werden.

Erreicht man eine Normoventilation bei PaO_2 über 80 Torr, so kann zunächst in 5 %-Schritten die FiO_2 bis 50% vermindert werden. Hierbei eignet sich als Kontrollparameter am besten die kontinuierliche $TcpO_2$-Messung. Als nächster Schritt kann der Inspirationsdruck vermindert und parallel die In- und Exspirationszeit (Frequenzminderung) verlängert werden. Die Spontanatmung des Patienten ist hierbei erwünscht: Bei unkompliziertem Verlauf atmet der Patient nach 24–48 h mit einer IMV-Frequenz von unter 10 bei 40% FiO_2.

Je nach Reife des Frühgeborenen können sich ab 2. Lebenstag erhöhter Sauerstoffbedarf bei interstitiellem Ödem durch hämodynamisch wirksamen Ductus Botalli oder gehäufte Apnoen einstellen. Beide Ursachen können mit speziellen Behandlungsmaßnahmen (Indometacin, operative Ductusligatur, Theophyllin) beeinflußt werden.

Bei schwerem Atemnotsyndrom können die initialen Beatmungsmaßnahmen gelegentlich nicht zum Erfolg führen. Hier muß geprüft werden, ob möglicherweise ein Volumenmangel oder ein erhöhter Lungengefäßwiderstand zu einer pulmonalen Hypoperfusion mit Symptomatik einer persistierenden fetalen Zirkulation geführt haben. Behandlungsversuche mit Volumenexpansion und Tolazolin sind gerechtfertigt.

Zusätzlich kann die unkoordinierte Eigenatmung eine rasche Wirksamkeit der initialen Respiratortherapie verhindern. Insbesondere bei reiferen Neugeborenen empfiehlt sich dann eine vorübergehende Muskelrelaxierung beispielsweise mit Pancuronium.

Die Entwöhnung vom Respirator muß nach klinischen Kriterien unter häufigen Blutgaskontrollen erfolgen. Der Erfolg ist entscheidend von der Unreife des Frühgeborenen bzw. den damit verbundenen Komplikationen, wie Alveolarleck, Sepsis, Apnoen und Nahrungsunverträglichkeit, abhängig. Je früher eine erfolgreiche Extubation möglich ist, desto geringer ist die Wahrscheinlichkeit des Entstehens einer bronchopulmonalen Dysplasie. Diese kann ihrerseits zur häufigsten Ursache einer Langzeitbeatmung werden.

Nach der Extubation, welche bei stabiler Spontanatmung unter CPAP von $+3$ cm H_2O nach 12–24 h vorgenommen werden kann, sollte erneut kurzfristig ein FiO_2 von 50–80% über eine Kopfhaube appliziert werden. Falls sich Zeichen der Dyspnoe mit Einziehungen oder Apnoen einstellen, kann die Verabreichung von nasalem CPAP sinnvoll sein.

17.5.8.3 Respiratortherapie bei schwerem Asthma

Die künstliche Beatmung bei Asthma bronchiale ist nur dann indiziert, wenn sich das Krankheitsbild trotz aggressiver medikamentöser und physikalischer Therapie mit Bronchosekretolytika, Theophyllin, Kortikosteroiden und β-Mimetika zunehmend verschlechtert oder Zeichen der akuten Globalinsuffizienz auftreten.

Durch gleichzeitiges Vorkommen disseminierter und regionaler Bezirke mit Überblähung, Atelektase und normaler Ventilation bei erhöhtem Atemwegswiderstand kommt es zu einer erhöhten Totraumventilation, Ventilations-Perfusions-Verteilungsstörung sowie verstärkter in- und exspiratorischer Atemarbeit. Daraus ergeben sich große Unterschiede der Zeitkonstanten „K" [K = Compliance Resistance] in den einzelnen Lungenarealen, welche insgesamt die ungünstigsten Voraussetzungen für eine maschinelle Überdruckbeatmung bedeuten.

Die Respiratortherapie des Asthma stellt somit allenfalls eine Ultima ratio mit hohem Risiko dar. Darüber hinaus zeigt sich nicht selten mit Beginn der künstlichen Beatmung eine initiale Verschlechterung der Obstruktionssymptomatik.

Da die Respiratorbehandlung keine Kausaltherapie ist, sondern nur die Phase der respiratorischen Insuffizienz überbrückt, muß die medikamentöse Therapie unbedingt fortgesetzt werden.

Als Respirator eignet sich am besten ein volumenkonstantes Gerät.

Wegen der unterschiedlichen Zeitkonstanten des Lungengewebes erreicht man eine Senkung des pCO$_2$ zunächst nur durch Hyperventilation normaler oder weniger obstruierter Lungenbezirke. Dieses gelingt am ehesten initial durch eine relativ hohe Atemfrequenz (z. B. 30/min) mit hohem Zugvolumen und konsekutiv erhöhtem Inspirationsdruck. Die Inspirationszeit sollte möglichst kurz, die Exspirationszeit möglichst lang sein. Nach Besserung der Obstruktion kann die Atemfrequenz drastisch gesenkt werden (z. B. 10/min). Ob zusätzlich zur Verhinderung von Bronchialkollaps ein mäßiger PEEP von 3–4 cm H$_2$O nützlich ist, muß im Einzelfall geprüft werden.

Sofern sich initial wegen starker Unruhe mit ineffektiver Gegenatmung eine Muskelrelaxierung oder tiefe Sedierung als notwendig erweist, muß man damit rechnen, daß die Fähigkeit zur aktiven Exspiration verlorengeht: Der Thorax verbleibt in zunehmend tiefer Inspirationsstellung. Eine sofortige Handventilation und manuelle exspiratorische Thoraxkompression mit 2 Personen hat sofort einzusetzen. Parallel dazu empfiehlt sich eine Bronchiallavage mit 0,9%iger Kochsalzlösung und intensive Inhalationsbehandlung mit β-Mimetika. Als letzte Möglichkeit kommt auch eine Vollnarkose in Frage, die nicht selten zusätzlich zu einer Verminderung der Bronchialobstruktion führt.

Als typische Komplikation der Beatmungstherapie des Asthma können ein Alveolarleck mit nachfolgendem Mediastinal- oder Hautemphysem, sowie ein entlastungsbedürftiger Pneumothorax auftreten.

Unter Fortsetzung der medikamentösen Therapie kommt es in der überwiegenden Mehrzahl der Fälle spätestens nach 48 h zu einer Besserung der obstruktiven Symptome, so daß der Patient über IMV vom Respirator entwöhnt und extubiert werden kann. Kriterien für den Beginn der Entwöhnung sind zunehmende Atemexkursionen des Thorax, die eine Verminderung des Atemzugvolumens erlauben, Abnahme der Viskosität des Bronchialsekretes und Verminderung des exspiratorischen Giemens.

17.5.9 Entwöhnung vom Respirator und Extubation

17.5.9.1 Entwöhnungsphase

Die Entscheidung, wann ein Patient vom Respirator abtrainiert werden kann, ist unter modernen Behandlungsmöglichkeiten mit der IMV-Technik und bei laufender Überwachung von EKG, Atmung, Hautfarbe, Blutdruck und Blutgasen mit geringst möglichem Risiko möglich. Eine nach der Extubation erneut auftretende respiratorische Insuffizienz durch Fehlbeurteilung der Fähigkeit zur Spontanatmung mit zunehmender Verminderung der FRC ist heute fast immer vermeidbar.

Sobald der Patient nach kontinuierlicher Erniedrigung der Respiratorfrequenz schließlich unter CPAP von 3–4 cm H_2O und FiO_2 von 21% über 6–12 h eine ruhige Atmung bei stabiler Puls- und Atemfrequenz und normalen Blutgaswerten zeigt, kann er extubiert werden.

Die klinische Symptomatik sollte jedoch für eine Ausheilung oder Besserung der Grundkrankheit sprechen.

Als Kontraindikationen zur Extubation sind folgende Symptome zu nennen: benötigte FiO_2 über 40%, Unruhe des Patienten, große und möglicherweise zähe Sekretmengen, instabiler Kreislauf und fehlende Schutzreflexe (Husten- und Schluckreflex).

17.5.9.2 Extubation

Zur Vorbereitung der Extubation sollte der Patient noch einmal gründlich intratracheal und nach Entfernung der Magensonde pharyngeal und oral abgesaugt werden. Bei älteren Patienten ist es sinnvoll, diese über die beabsichtigte Maßnahme und über die notwendige Mitarbeit nach der Extubation zu informieren. Wenn der Patient ruhig und spontan an einem Beatmungsbeutel atmet, wird unter tiefer inspiratorischer Blähung der Tubus herausgezogen. Nasenöffnung und Epipharynx werden sofort noch einmal gründlich abgesaugt.

17.5.9.3 Postextubationsphase

Wegen der Aspirationsgefahr sollte der Patient in den nächsten 6 h keine Nahrung zugeführt bekommen, da in dieser Zeit die Glottis trotz vorhandenen Hustenreflexes häufig noch nicht geschlossen werden kann. Luftbefeuchtung mit Kaltdampfvernebler sowie regelmäßige 1- bis 2 stündige oro- und nasopharyngeale Absaugungen fördern den Hustenreflex und dienen der Sekretentfernung. In ausgewählten Fällen der Neugeborenenphase kann die Applikation von angefeuchtetem und angewärmtem Sauerstoff über eine Kopfhaube sinnvoll sein. Zur Vermeidung von Atelektasen ist in der Postextubationsphase die Lagerungs-, Klopf- und Vibrationsbehandlung nach Inhalation von Kochsalzlösung fortzusetzen. Jeder extubierte langzeitbeatmete Patient sollte 12–24 h auf der Intensivstation überwacht bleiben. Eine Röntgenaufnahme des Thorax nach Extubation ist unerläßlich.

Literatur

1. Boros SJ, Orgil AA (1978) Mortality and morbidity associated with pressure and volume limited infant ventilators. Am J Dis Child 132:865–869
2. Dölp R, Ahnefeld FW, Dick W (1974) Die kardiopulmonale Wiederbelebung – Variation der Methodik. Anaesthesist 23:450
3. Fallis JC, Jarvis DA (1979) Management of acute cardiorespiratory collapse or arrest. In: Black JA (ed) Paediatric emergencies, Butterworths, London, pp 3–5
4. Gregory GA, Edmunds H, Kitterman J et al. (1975) CPAP and pulmonary and circulatory function after cardiac surgery in infants less than three months of age. Anaesthesiology 43:426
5. Kattwinkel J (1977) Neonatal apnea: pathogenesis and therapy. J Pediatr 90:342
6. Mannino FL, Gluck L (1979) The management of respiratory distress syndrome. In: Thibeault DW, Gregory GA (eds) Neonatal pulmonary care. Addison-Wesley, Reading London Amsterdam, p 261
7. Pagtakhan RD, Chernick V (1977) Intensive care in respiratory disorders. In: Kendig EL, Chernick V (eds) Disorders of the respiratory tract in children. Saunders, Philadelphia, pp 143–160
8. Pape KE, Armstrong DL, Fitzhardinge PM (1976) Central nervous system pathology with mask ventilation in very low birth infants: a new etiology of intracerebellar hemorrhages. Pediatrics 58:473
9. Reynolds EOR (1974) Pressure wave form and ventilator settings for mechanical ventilation in servere hyaline membrane disease. Int Anaesthesiol Clin 12:259
10. Safar P, Escarraga LA, Drawdy L, McMahon M, Redding J, Norris A (1959) Wiederbelebung I und II. Anaesthesist 8:228
11. Smythe PM, Bowie MD, Voss JT (1974) Treatment of tetanus neonatonum with muscle relaxants and intermittend positive pressure ventilation. Br Med J 1:223
12. Wolf G (1977) Die künstliche Beatmung auf Intensivstationen, 2. Aufl. Springer, Berlin Heidelberg New York

Sachverzeichnis